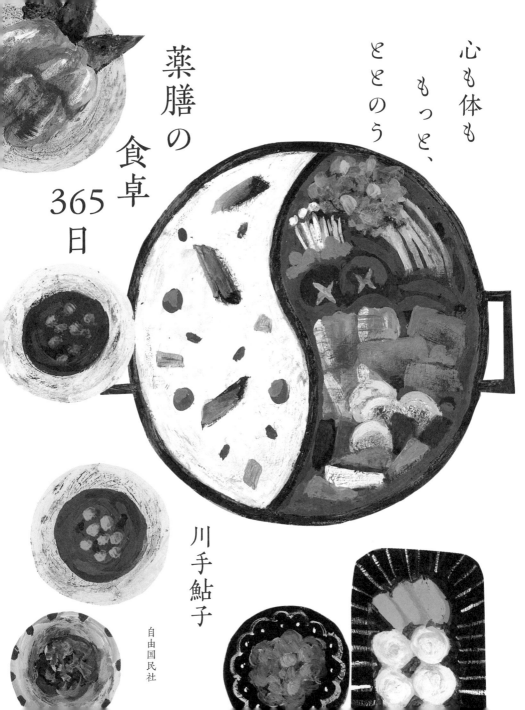

心も体も
もっと、
ととのう

薬膳の食卓365日

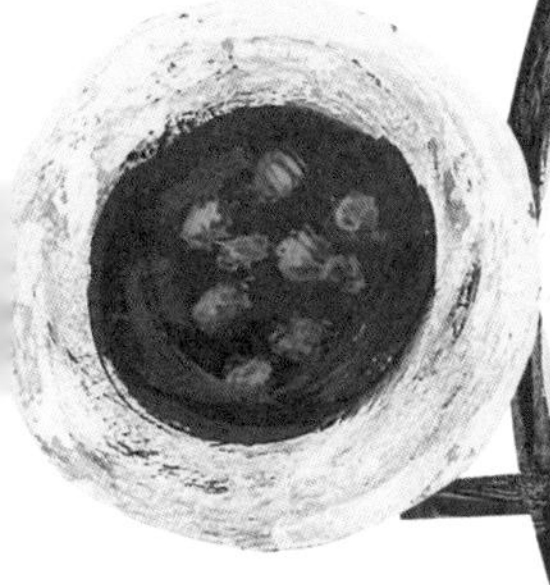

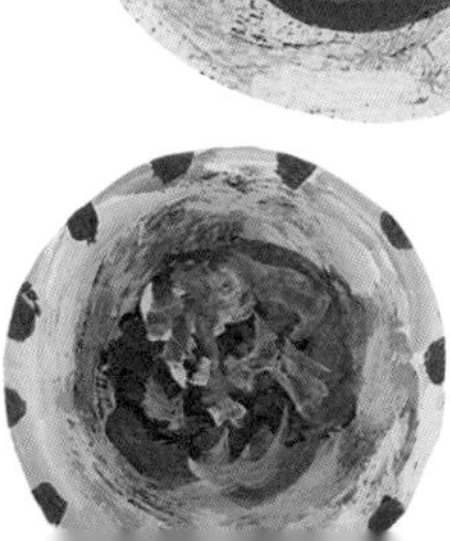

川手鮎子

自由国民社

はじめに

新型コロナウイルスとの長い戦いの中、私たちは不自由な生活を余儀なくされました。

家にいる時間が増え、外食の機会が減ったこともあり、料理に関心を持つ方が増えてきたといわれています。

前回、私は『心も体もととのう漢方の暮らし365日』を執筆させていただき、皆様から**薬膳**に関するご質問をたくさんいただきました。

薬膳というと何かしら難しいレシピがあって、分量を正確に計りながら作る料理と考えていらっしゃる方が多いようです。

しかしそうではありません。

薬膳は、今のご自分の体調に合わせて食材を選んで調理する料理なのです。

例えば今日は寒くて風邪をひきそうだから、いつものコーンスープに生姜を摺《す》って入れれば、それは薬膳になります。

食べすぎ飲みすぎで食欲がない時には、ごはんをおかゆにすればそれは薬膳になりますし、もし足がむくんだり重だるい時は小豆を加えた小豆がゆに、食欲がない時はダイコンを加えたダイコンがゆにすればそれは薬膳になります。

皆様の中には、料理上手で毎日工夫して美味しい料理を作っていらっしゃる方、忙しくてスーパーやコンビニで調理済みの料理を利用している方など、様々なライフステージやライフスタイルをお持ちの方々がいらっしゃると存じます。

私がご提案するのは、それぞれのご家庭で作られている料理やスーパーで求めた出来合いの料理に、他の食材を少し足したり、差し替えることで、薬膳としての効果をプラスしていただく方法です。これに**〝ちょい足し薬膳〟**と、勝手に名前をつけさせていただきました。

スーパーやデパートの食品売り場に並んでいるものの中には、漢方薬の材料になっているものがたくさんあるのです。

また、皆様の体質が一人ひとり異なるように、食料品売り場に並んでいる野菜や肉や魚たちにも一つひとつ違う働きがあるので、ご自分の体質にマッチングする食材を選ぶことが大切になります。

薬膳の知識を中心に、それぞれの生活スタイルや体質に合う食材を紹介していきたいと考えています。

今回、私は、中医学のバイブルといわれている『**黄**《こう》**帝内経**《ていだいけい》』の教えを中心に、薬膳の基礎的なルールを紹介し、体の不調の改善、アンチエイジング、免疫力アップ、そのために使われるお勧めの食材を説明させていただきます。

『黄帝内経』には、「季節の法則に背くことなく、養生すれば100歳まで生きることが可能である」と書かれています。

それに従い、本書では春夏秋冬の季節に合わせて、皆様の健康に役立つための知恵を紹介させていただきたいと思っています。

現在の皆様の体は、今までご自分が食べてきたもので出来ているといっても過言ではありません。

漢方は「未病」といって、病気になる前の健康づくりが得意です。今の食事が5年後、10年後のあなたを作っていくことを考えれば、毎日の食事は健康な体を作る上でとても大切になってきます。

新型コロナウイルスの登場後もなお、地球温暖化、地震や豪雨などの天災、また戦争など信じられない出来事が私たちの環境を取り巻いています。

こんな時代だからこそ、毎日、健康に、明るく過ごしていきたいものですね。

この本が皆様の免疫力を強化し、毎日の健康な生活のお役に立てれば幸いです。

薬剤師・国際中医師　川手鮎子

目次

12月

1月

6月

9月

10月

11月

※寒《かん》熱《ねつ》（五性《ごせい》）、五味《ごみ》、帰《き》経《けい》の表示について

平、甘　脾・肝・腎

各食材のこの表示の見方については、
☞1月17日をご覧ください。

12月

冬至

12月21日〜22日頃

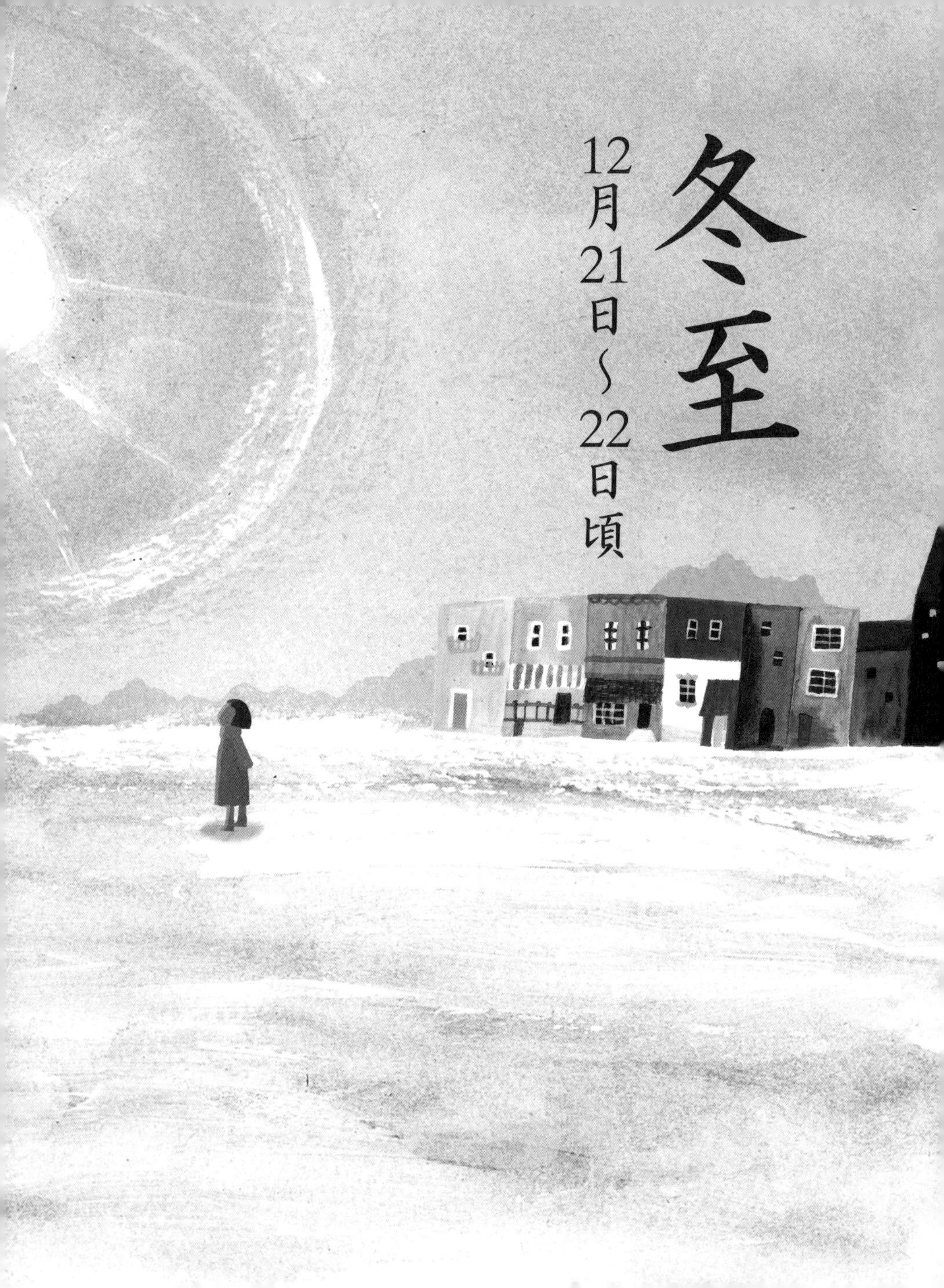

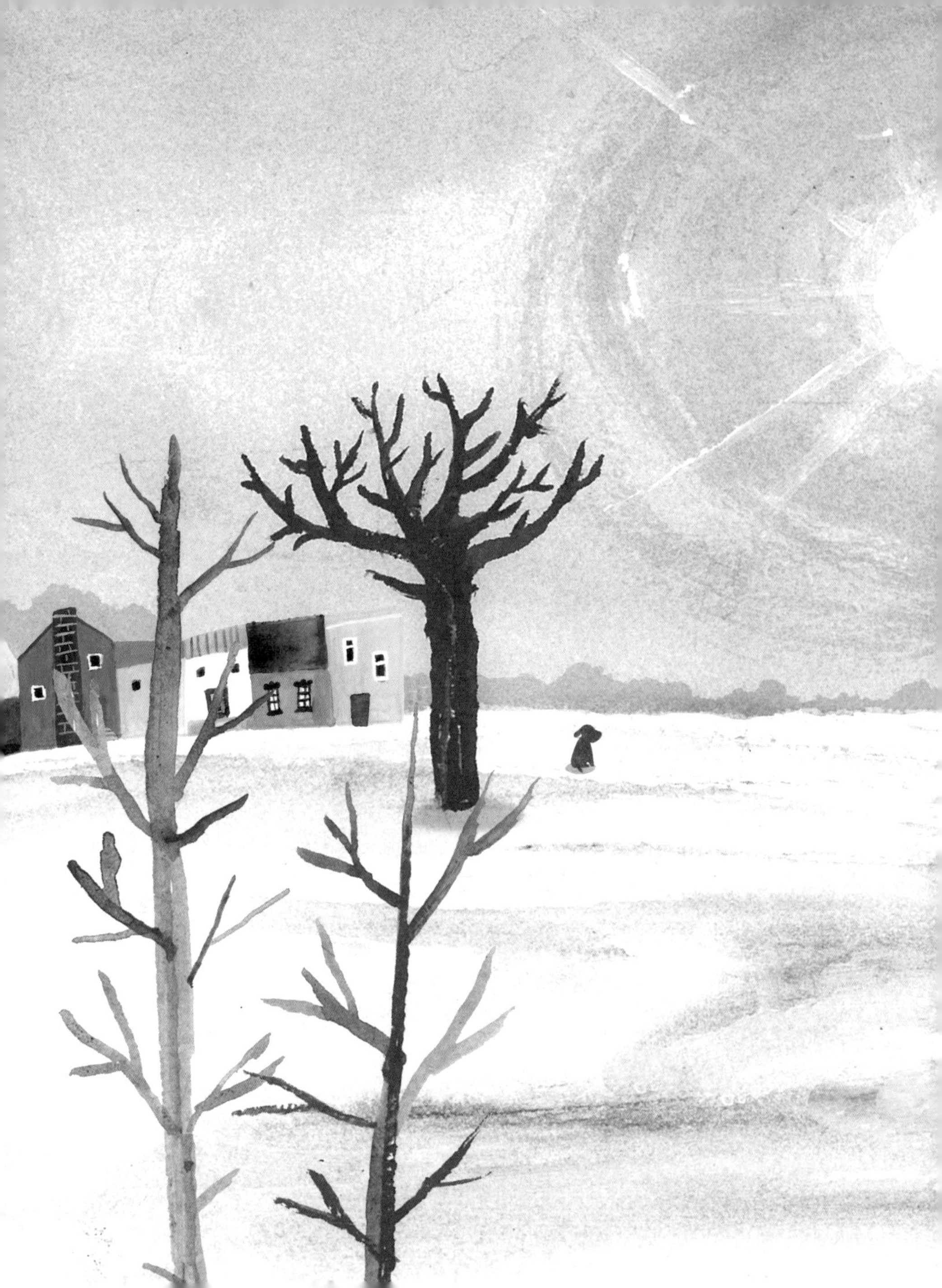

12/21

一年の移り変わり

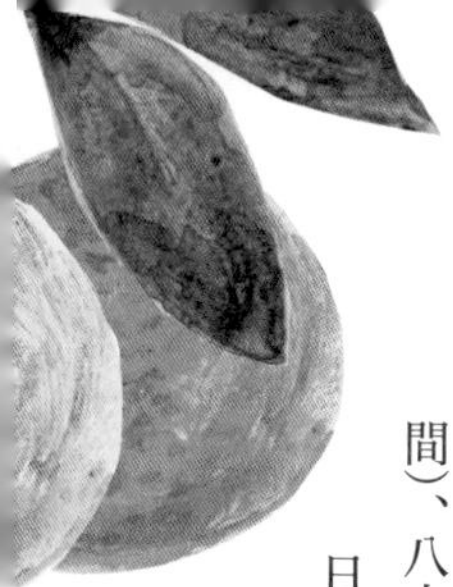

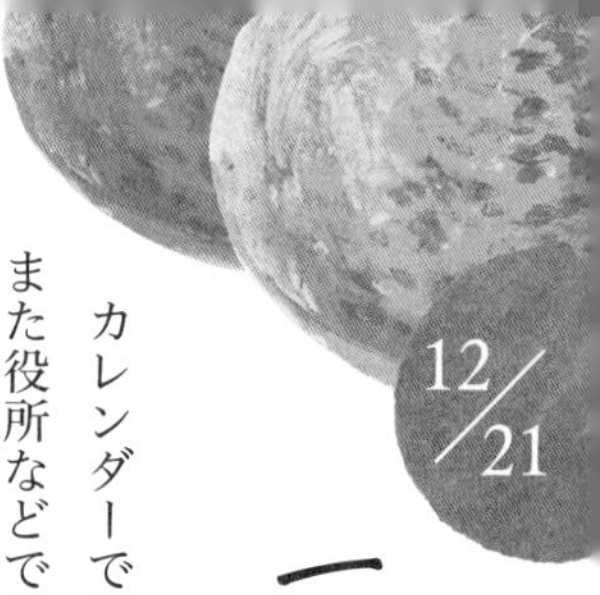

カレンダーでは1月1日が一年の始まりとされ、また役所などでは新年度の始まりは4月1日とされています。私は**陰陽の移り変わり**という観点から、冬至を一年の起点とさせていただきました。

陰陽でいうと冬至は陰が一番深くなる日、夏至は陽が一番深くなる日です。つまり冬至は一番夜が長く、夏至は一番昼が長くなります。

夜と昼が同じ長さになる日はそれぞれ春分と秋分になり、その間に立春、立夏、立秋、立冬が入ったものが八節《はっせつ》になります。その間をさらに雨水、啓蟄、など二つずつ入れたものが二十四節気《にじゅうしせっき》です。

二十四節気は中国で作られたものなので、日本ではさらに雑節を作りました。節分（2月2日頃）、彼岸（春分の日と秋分の日を挟んだそれぞれ前後三日間）、八十八夜（5月2日頃）、入梅（6月11日頃）、半夏生《はんげしょう》（7月1日頃）、二百十日（9月1日頃）、二百二十日（9月11日頃）などです。

今のように天気予報がない時代には八十八夜の茶摘み、二百十日頃稲の開花時にやってくる台風の注意など、季節ごとの目安にしていたのでしょう。

この本では冬至から始まり、一年を冬、春、梅雨、夏、秋に分けて、それぞれの季節に影響される五臓《ごぞう》の働き、起こりやすい不調やお勧めの食材を紹介させていただきます。

＊　＊　＊

冬至は、一年で太陽の位置が最も低くなるので、昼が最も短く、反対に夜が一番長くなります。それ以降は少しずつ太陽が高くなり、明るい時間も少しずつ長くなります。

冬至は太陽の力が一番弱くなった日で、それ以降は再び太陽の力が強くなっていく日ととらえ、一陽《いちよう》来復《らいふく》といって、その日から陽が始まる日といわれています。

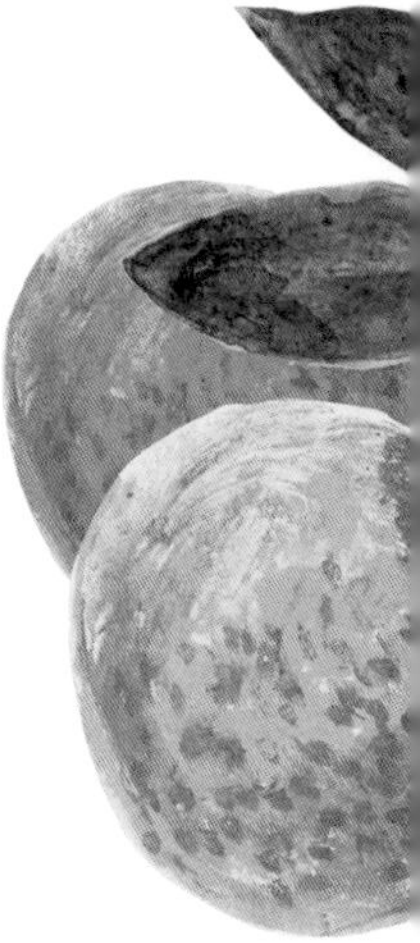

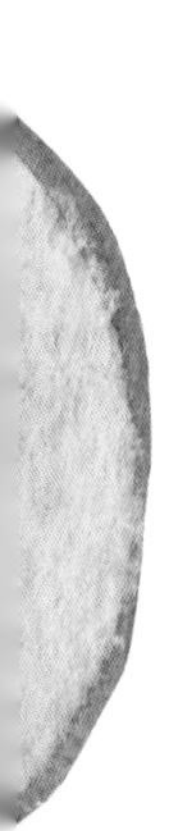

12/22

冬至に食べるもの

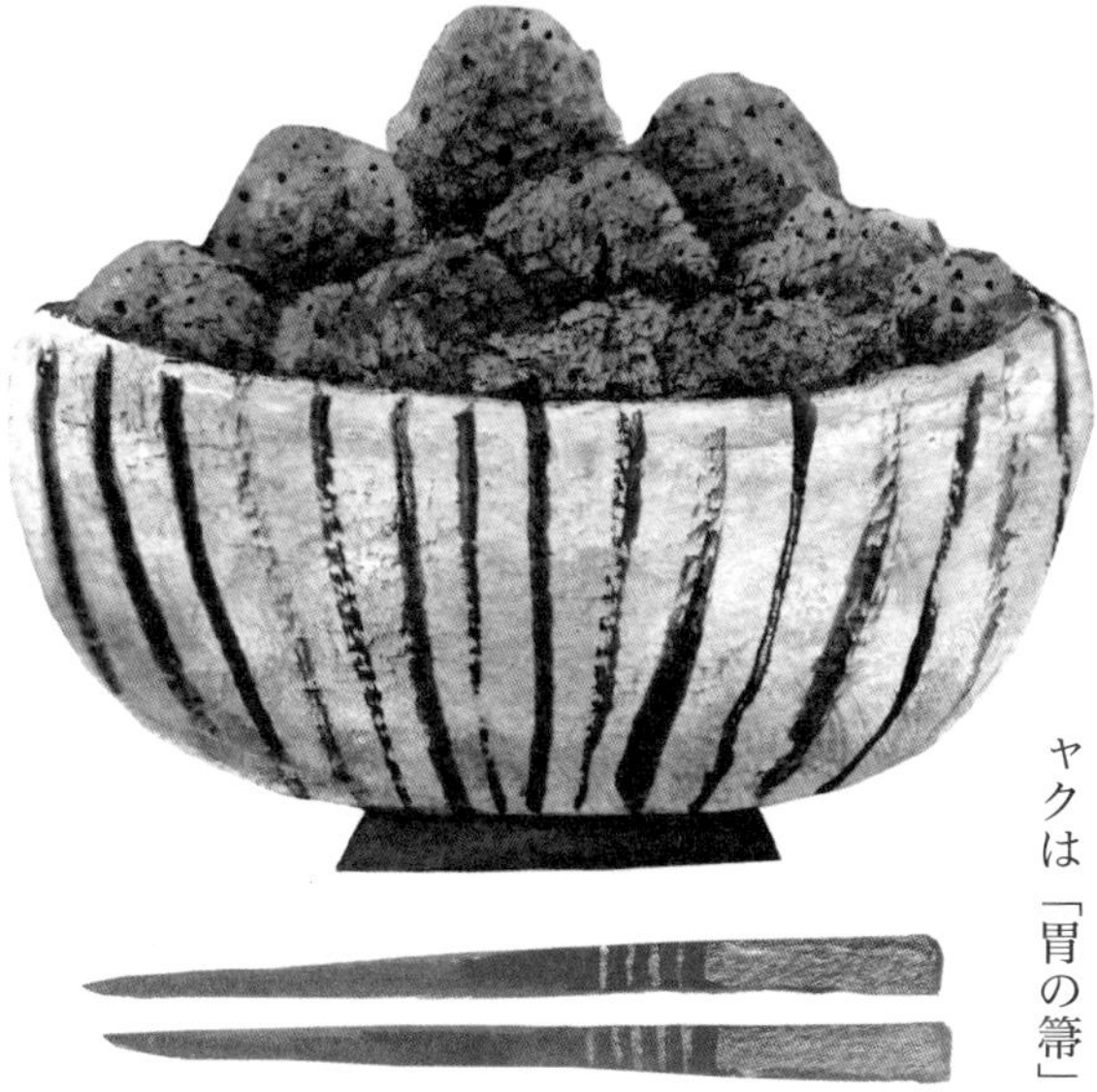

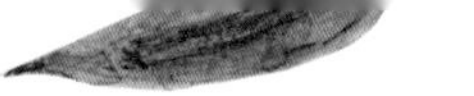

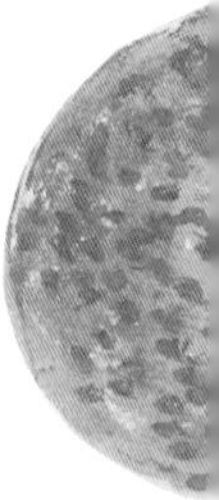

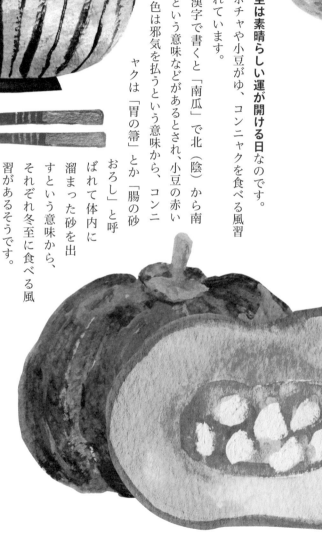

つまり、**冬至は素晴らしい運が開ける日**なのです。

冬至にはカボチャや小豆がゆ、コンニャクを食べる風習があるといわれています。

カボチャは漢字で書くと「南瓜」で北（陰）から南（陽）へ向かうという意味などがあるとされ、小豆の赤い色は邪気を払うという意味から、コンニャクは「胃の箒」とか「腸の砂おろし」と呼ばれて体内に溜まった砂を出すという意味から、それぞれ冬至に食べる風習があるそうです。

カボチャは体を温めて胃腸を整え、気を補う食材です（☞6月12日）。また小豆は身体の中の余分な水分を排出し、解毒の効能もあり、胃腸に優しく栄養補給できる食材です（☞1月12日）。

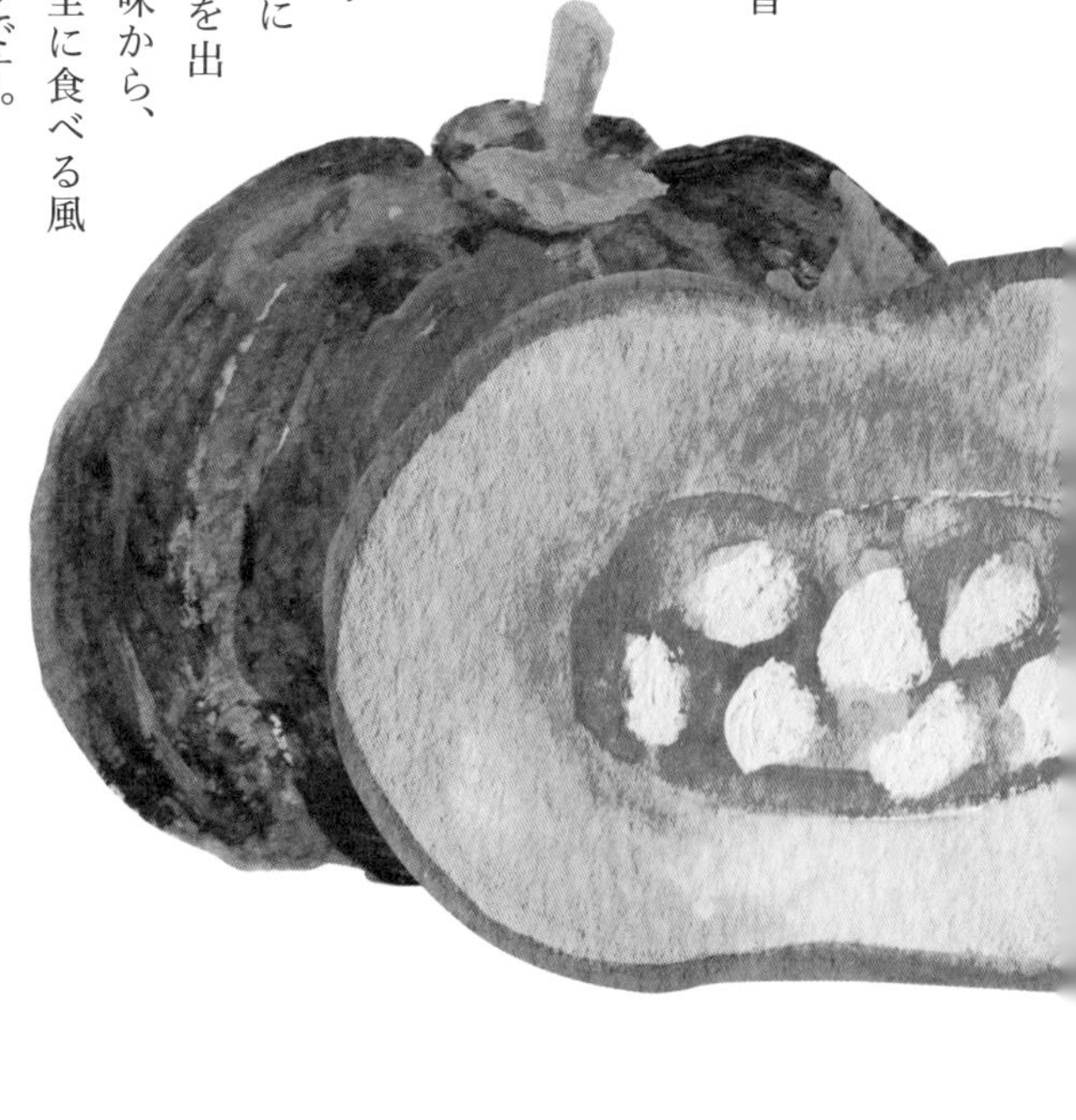

12/23

賢い男は料理がうまい

70年代、私がまだ新米主婦だった頃、『聡明な女は料理がうまい　女ひとりの優雅な食卓から—パーティのひらき方まで』という本が出版されました。桐島洋子さんという、私と同年代のジャーナリストが書いたベストセラーで、2012年に復刊されています。

今では、雑誌やブログ、インスタグラムなどで様々な料理のレシピが簡単に見られるようになり、本格的なレシピから簡単な手抜き料理のレシピまで、家にいながら楽しめるようになりました。

特に目覚ましい変化は、男性がどんどん台所に入ってくるようになったことです。

男性が料理を楽しんでいる姿はとてもかっこよくて素敵だと思いませんか？

男性アスリートが成績をアップするために食事を研究する様子が雑誌などに掲載されています。

最近は自分の健康やパフォーマンス向上のため、自分自身で食事を管理できる素敵な若い男性が増えてきています。

私はこれからの時代、聡明な男性は人任せではなく自分自身の健康管理のために料理をしてほしいと思います。「男子、厨房に入るべからず」などと言って、女性任せの健康管理しかできない古い男性もいるようですが、もったいないです。

これからは料理もジェンダーレスの時代であってほしいです。

＊　＊　＊

寒い季節になると、腰痛が起こる冷え症の人ばかりでなく、疲れがとれないと訴える人、雨が降ると頭痛が起こる人など色々な方がご相談にいらっしゃいます。もちろん親からもらった体質ということもありますが、実は、多くの部分は今までの食生活を含む**生活習慣**によるものが多いのです。

生活習慣が偏ると、身体のバランスが崩れて、自分が気づかないうちに病気の一歩手前の未病になってしまうこともあります。

12/24

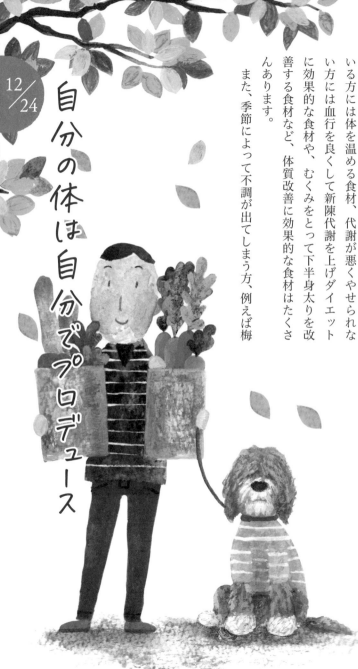

自分の体は自分でプロデュース

食事は毎日食べますし、私達の体はその毎日食べている物から作られていますので、自分の体質を知り、その改善に効果的な食材を選ぶことは、体質改善の近道になるわけです。

例えば、貧血気味の方には血を増やす食材、ストレスをためやすい方には気を巡らせる食材、冷えている方には体を温める食材、代謝が悪くやせられない方には血行を良くして新陳代謝を上げダイエットに効果的な食材や、むくみをとって下半身太りを改善する食材など、体質改善に効果的な食材はたくさんあります。

また、季節によって不調が出てしまう方、例えば梅雨時に体がむくみやすい方にはむくみをとる食材、真夏に暑い中で仕事やスポーツをする方には喉の渇きを癒し体の熱を冷ます食材……というように、季節に合わせた食材もたくさんあります。

良い体調を保つためには、あなた自身の体質に合った、適切な食材をとることが大切です。

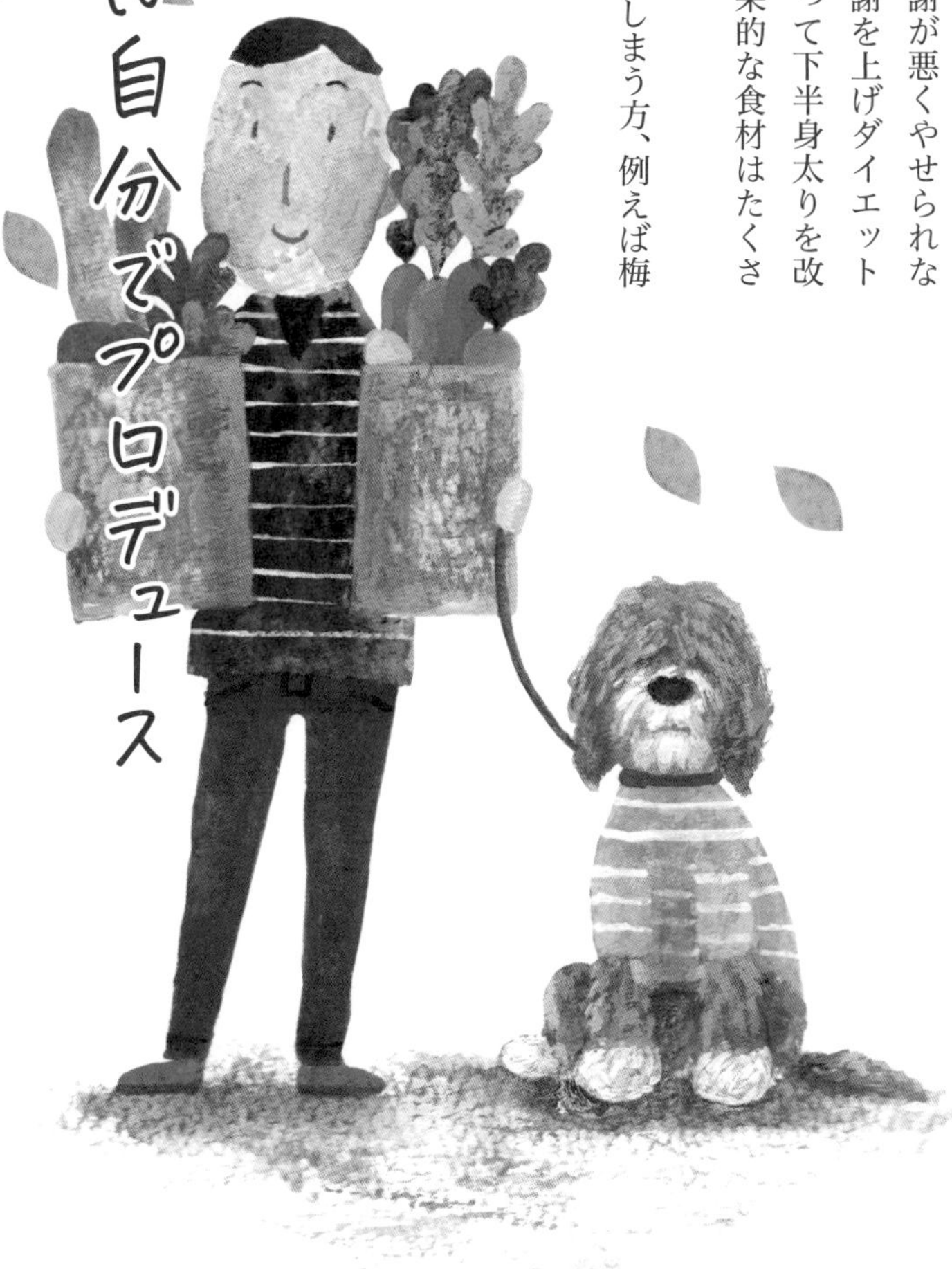

12/25

毎日の食事が薬膳料理

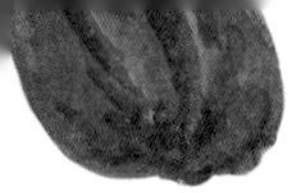
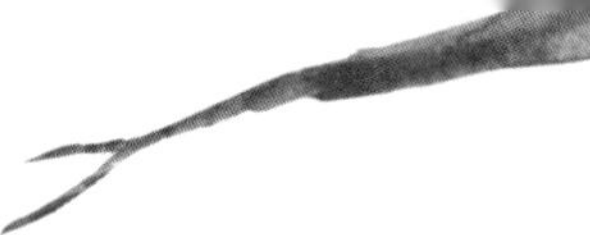
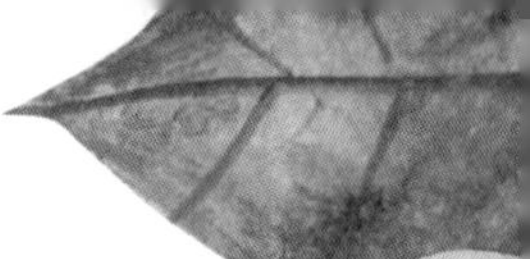
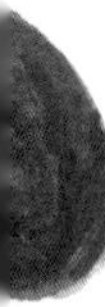

皆様は、薬膳というと何か特別な食材や、漢方薬の原料が入っている料理だと思っていませんか？

中国では古くから食事を通じて健康を維持したり、治療に役立ててきたという歴史があります。2000年以上も前には食医という医者がいて、王様の毎日の健康を維持するための食事を考えていたという記述があります。

病気の人を食事で治す食療法というものもありますが、私がお勧めしたいのは、いつもの食事をちょっと変えてみるだけの「**ゆるゆる薬膳**」です。

食材には体を冷やしたり、温めたり、気を巡らせたり、血を増やしたりなど、それぞれ効能があります。薬膳の考え方で食材を上手に活用した食事をいただくことで、体を健康に保ち、病気の予防や回復だけでなく、老化防止にも役立てることができます。

実は、皆様が普段スーパーで買って食べている食材にはそれぞれ効能があって、中には漢方薬に配合されている生薬として使われているものもたくさんあるのです。

「医食同源」という言葉もあるように、本来食べ物と薬の垣根はありません。例えば葛根湯《かっこんとう》という漢方薬の中には葛根《カッコン》、桂皮《ケイヒ》、大棗《タイソウ》、ショウキョウという生薬が含まれていますが、葛根はクズの根、桂皮はシナモン、大棗はナツメ、ショウキョウは生姜《しょうが》のことなのです。どれも身近な食材ですね。

このように薬膳とは特別な料理ではなく、それぞれの人の体質や不調に合わせ、スーパーなどで売られている食材や食品を上手に活用して、それをおいしく調理して食べることで体質の改善や病気の予防・改善にも繋がる料理のことだと考えています。

＊　＊　＊

胃腸が疲れた、胸やけがする、食欲がない時など、**おかゆ**が食べたくなりませんか？

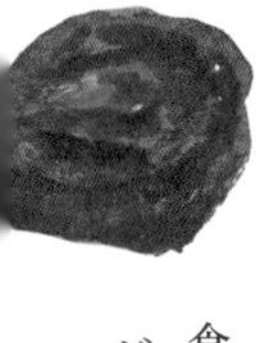

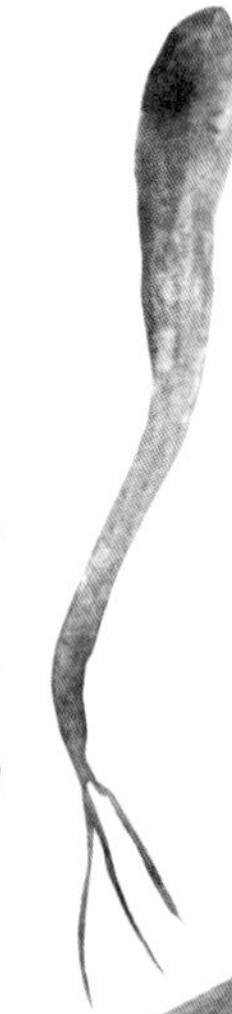
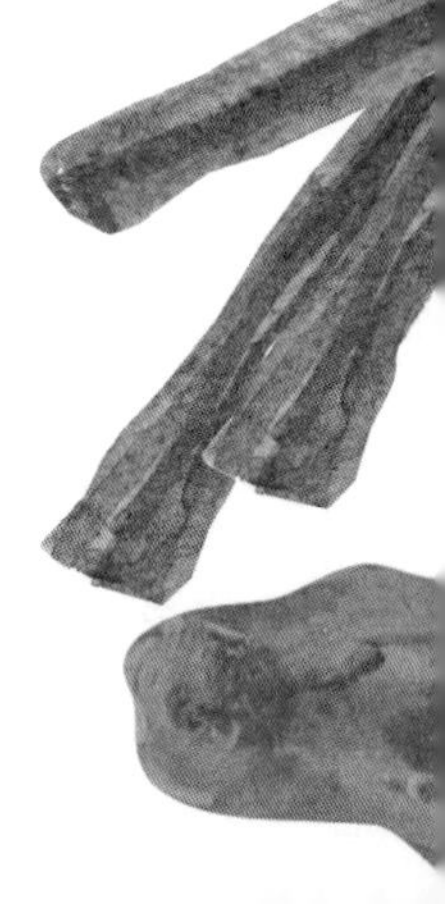

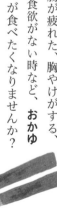

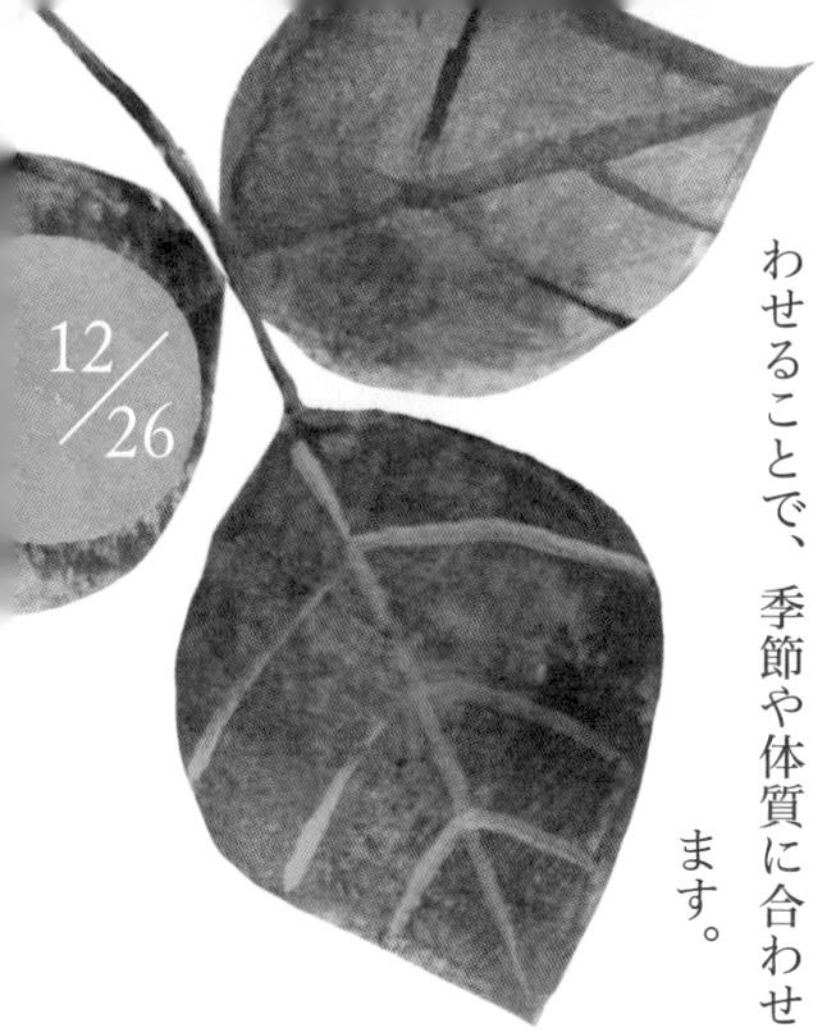

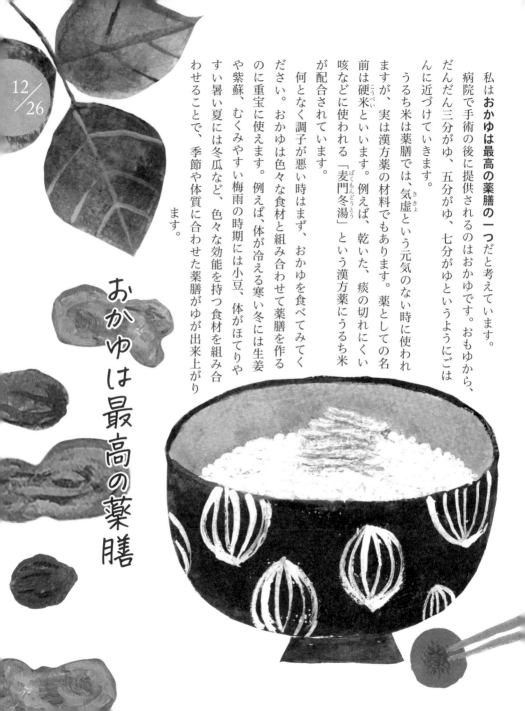

おかゆは最高の薬膳

私は**おかゆは最高の薬膳の一つ**だと考えています。病院で手術の後に提供されるのはおかゆです。おもゆから、だんだん三分がゆ、五分がゆ、七分がゆというようにごはんに近づけていきます。

うるち米は薬膳では、気虚《ききょ》という元気のない時に使われますが、実は漢方薬の材料でもあります。薬としての名前は硬米《こうべい》といいます。例えば、乾いた、痰の切れにくい咳などに使われる「麦門冬湯《ばくもんどうとう》」という漢方薬にうるち米が配合されています。

何となく調子が悪い時はまず、おかゆを食べてみてください。おかゆは色々な食材と組み合わせて薬膳を作るのに重宝に使えます。例えば、体が冷える寒い冬には生姜や紫蘇、むくみやすい梅雨の時期には小豆、体がほてりやすい暑い夏には冬瓜など、色々な効能を持つ食材を組み合わせることで、季節や体質に合わせた薬膳がゆが出来上がります。

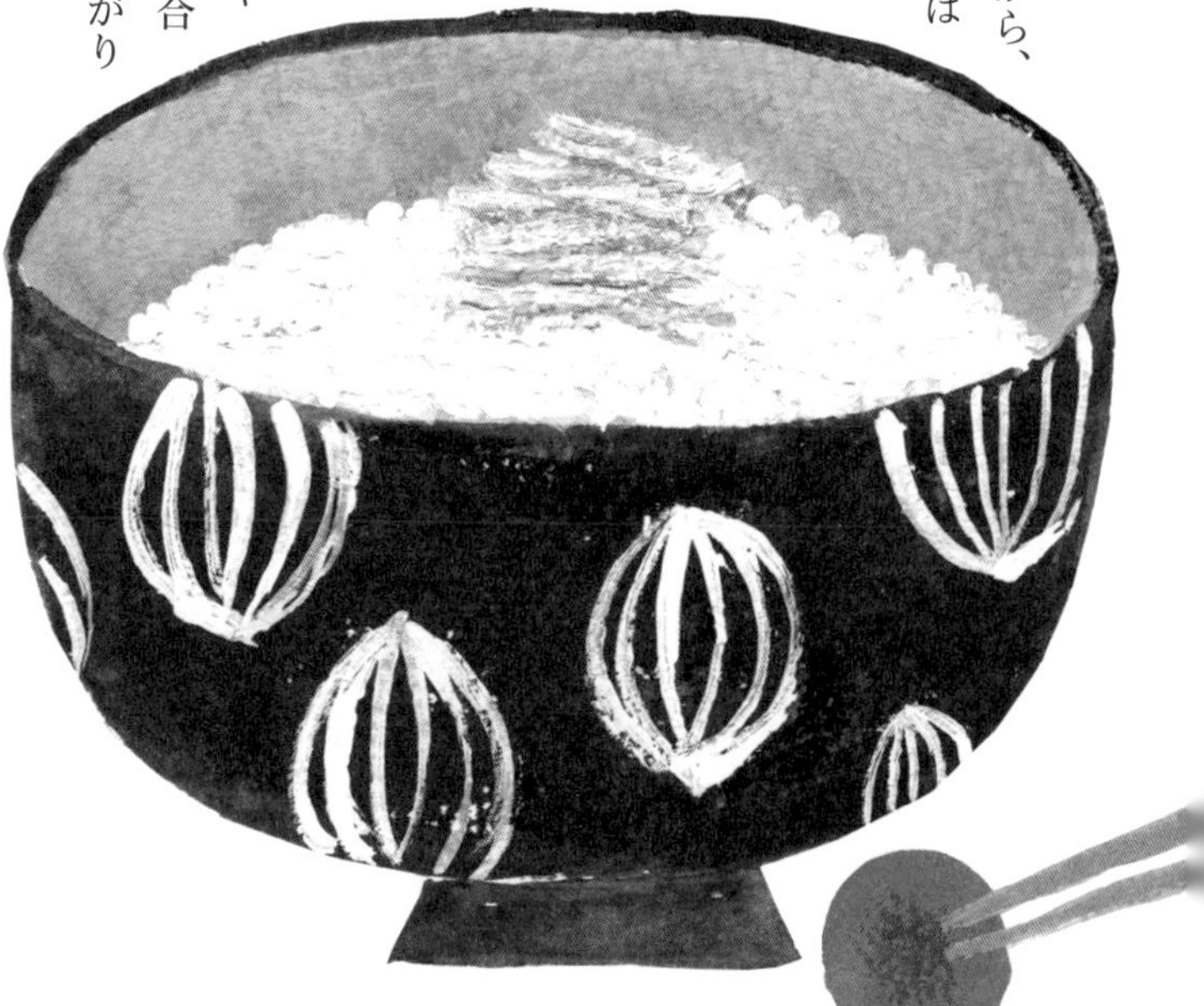

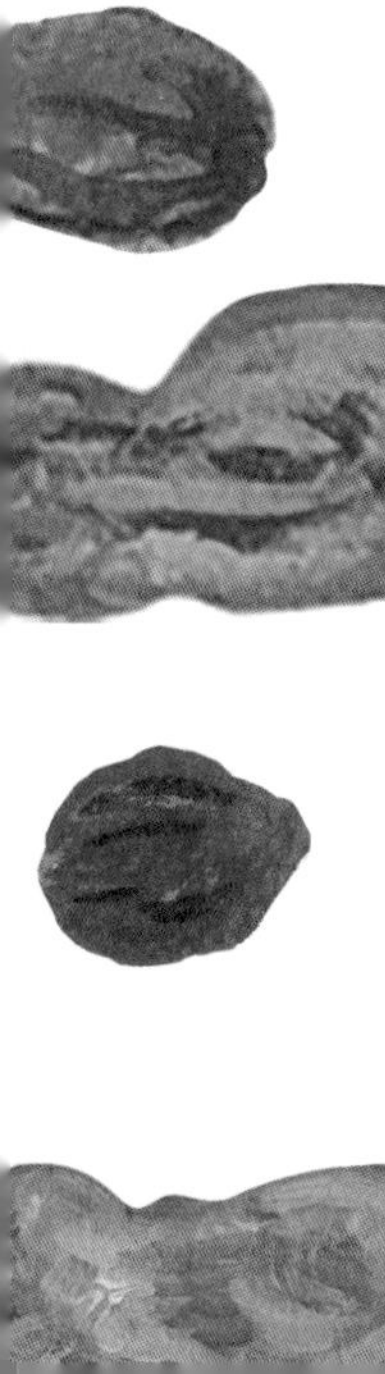

12/27

体全体のバランスを整えましょう

［薬膳のルール・その1］

薬膳のルーツは中医学ですので、中医学の基本となる「五行説」を簡単に説明しましょう。

自然界を構成する基本物質を、**木**《もく》・**火**《か》・**土**《ど》・**金**《こん》・**水**《すい》の5つと定めています。そして、この基本物質を人間の体にも応用します。具体的には、**肝**《かん》・**心**《しん》・**脾**《ひ》・**肺**《はい》・**腎**《じん》という5つの臓器（五臓）に当てはめます。

この五臓は、西洋医学でいう肝臓、心臓、脾臓、肺、腎臓とイコールではなく、色々な役割を担っています。自然界に起こる色々なストレスの中で五臓はお互いに助けあったり、けん制しあったりして、身体のバランスを保っています。

例えば、肝と心のように隣り合っている臓器は**相生**《そうせい》という関係でお互いに助けあっています。一方、肝と脾のように一つおきの臓器は**相克**《そうこく》という関係で、お互いにけん制しあっています。

このようにお互いに関係しあいながら、それぞれが役割を持って、身体のバランスを保っている状態でいられれば、健康でいられます。

この五行説という理論は、中医学や薬膳だけでなく、占いで有名な風水や方位学、四柱推命など色々な分野で使われています。お互いに相生と相克の関係を保ちつつ、全体では5つの基本物質が五角形のバランスを保ちながら自然界を形作っているという考えです。

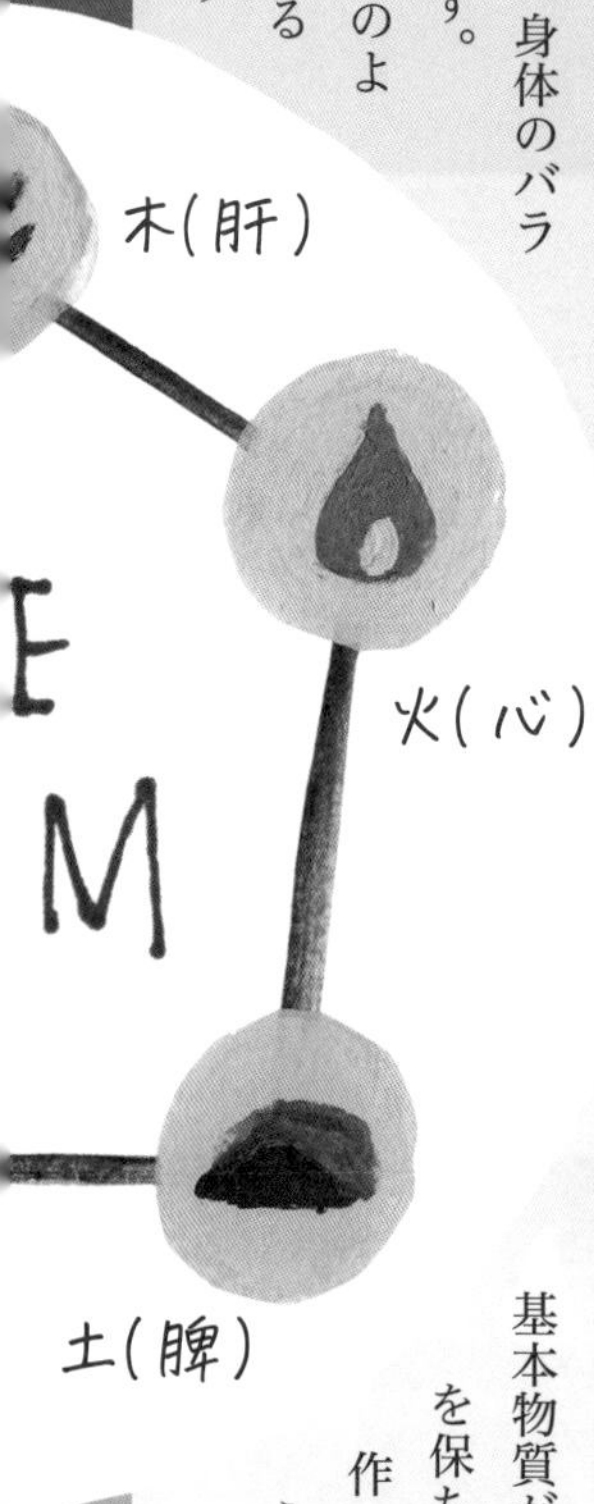

季節の変化は五臓の働きに影響する

私達の体の中では、五臓が五角形のバランスを保つことで健康でいることができます。

五臓のうちどの臓器の働きが弱くなっても、逆に強くなりすぎても他の臓器に影響が及んで体に不調をもたらします。

つまり、五臓は「ワンチーム」なのです。

【薬膳のルール・その2】

日本には四季があります。

そして、自然は変えることができません。

自然の変化は時に苦しいこともありますが、日本人はそれを生活の中に上手に取り込みながら生活を楽しんできた歴史があります。季節ごとに行われてきた行事や祭事もその一つでしょう。

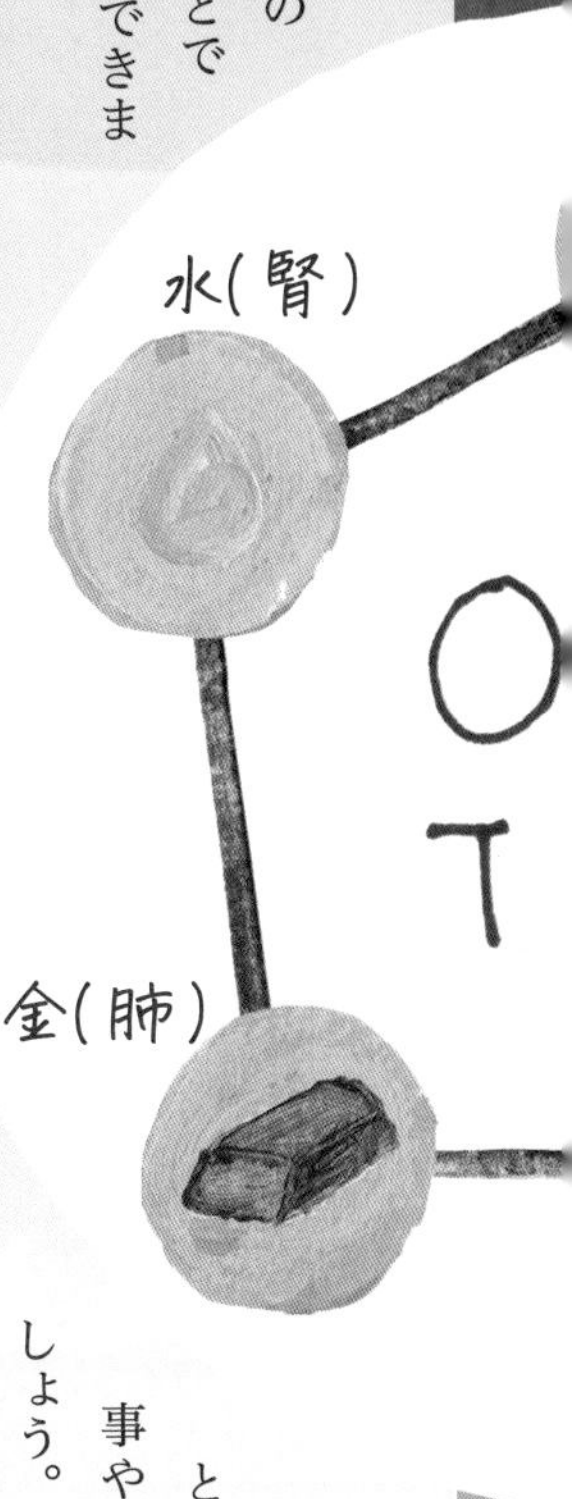

それぞれの季節は五臓の働きに影響を及ぼします。

具体的には、**春は肝、梅雨は脾、夏は心、秋は肺、冬は腎に関連した体調の変化が起こりやすくなります。**

世の中には夏が苦手な暑がりの人や、寒い冬が嫌いな冷え性の人など、色々な体質の人がいます。

それぞれの方がそれぞれの季節を楽しく健康に過ごすために、活用するとよい食べ物があります。この知恵がつまり漢方であり、薬膳なのです。

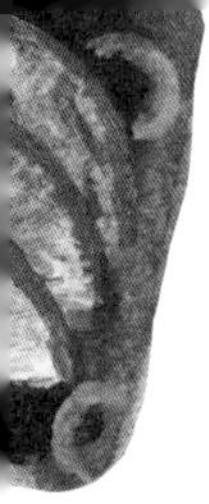
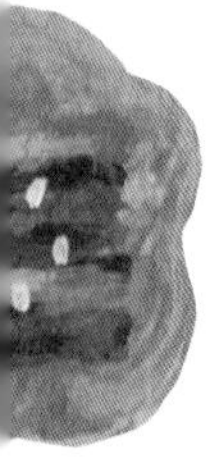
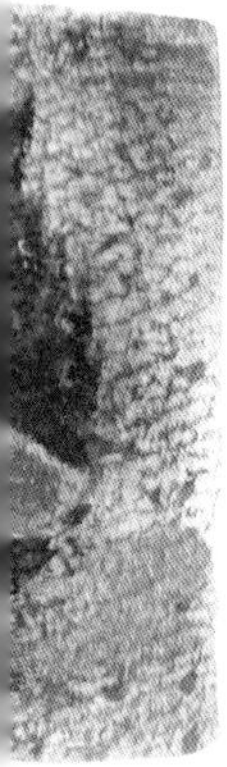

12/29

寒は温め、熱は冷やす

［薬膳のルール・その3］

寒いか暑いか、冷たいか温かいかということは、普段の生活の中でも普通に意識することですが、漢方ではこの「**寒熱**」というルールを大切にします。どういうことかというと、例えば、体に不調が起こった時、その原因が冷え（寒）にあるのか、熱にあるのかで治療法が全く違ってくるのです。

西洋医学でも腰痛や膝の痛みのある時に、温める湿布か冷やす湿布か使い分けることはあります。でも、生理痛や腹痛の場合は主に痛み止めの飲み薬が処方され、温める飲み薬とか冷やす飲み薬というような寒熱のルールを確認することはあまりないように思います。これに対して漢方では、生理痛や腹痛だけでなくほとんどの治療で、その原因が寒なのか熱なのかを考えて薬を選びます。

同じように、薬膳では普段台所で使っているような普通の食材にも寒熱のルールを適用します。

具体的には、一つひとつの食材に、体を冷やす傾向のあるもの、温める傾向のあるもの、どちらでもないものという意味で「**寒《かん》・涼《りょう》・平《へい》・温《おん》・熱《ねつ》**」の5つの区別をつけています。

普段から色々なものをバランス良く食べていれば特に心配はないのですが、もし、あなたの体に不調がある場合は、あなたが普段食べているものが寒熱のいずれかに偏っていないかどうかチェックしてみると、体の不調の原因がわかるかもしれません。

普段から色々なものを好き嫌いせずにまんべんなく食べていれば、特に気をつけなくても寒熱が偏ることはあまりないでしょう。しかし長い人生ですので、食の好みが偏るように、無意識に口にしている食材の寒熱にも少しずつ偏りが出来てしまうものです。覚えておいてください。

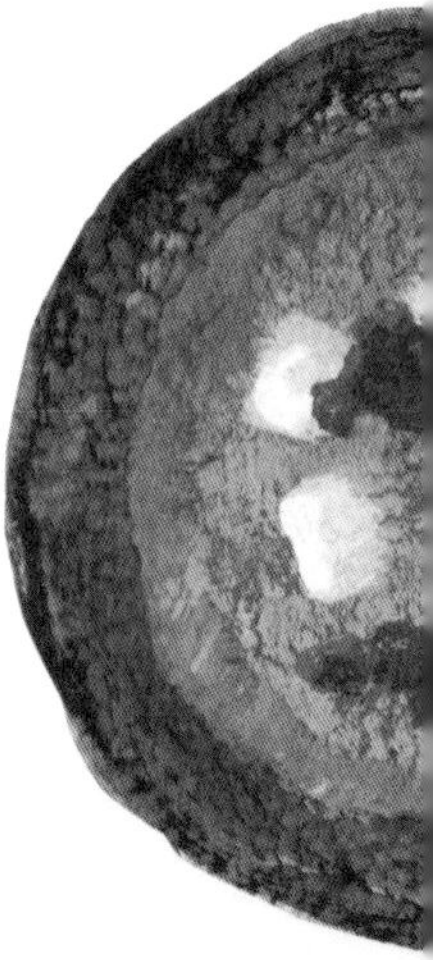
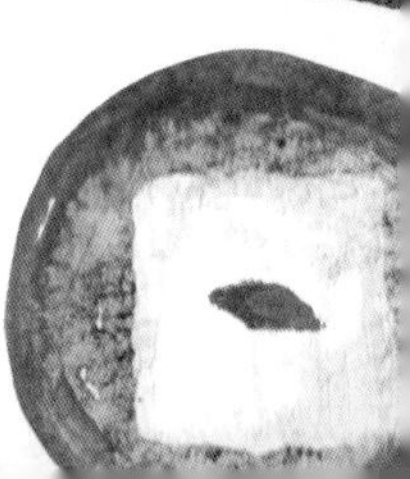

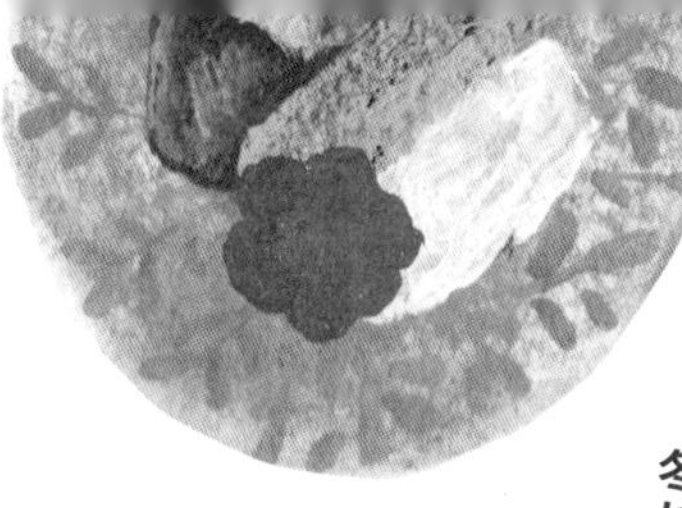

12/30

食卓は色とりどりに

［薬膳のルール・その4］

高校生の時、家庭科の先生から「食卓には色々な色をそろえましょう」と教えていただきました。確かに、盛り付けによっておいしさがグーンとアップされることがありますよね。

漢方では食べ物には、季節や臓器に関連する色や味があると考えます。例えば、

春には青い（緑色の）食べ物、酸っぱい味
夏には赤い食べ物、苦い味
梅雨の季節には黄色い食べ物、甘い味
秋には白い食べ物、辛い味
冬には黒い食べ物、塩からい味

色と味にはそれぞれ意味があります。

漢方では「中庸《ちゅうよう》」という言葉をよく使います。「極端に多すぎることもなく、少なすぎることもなく、調和がとれた状態」という意味です。

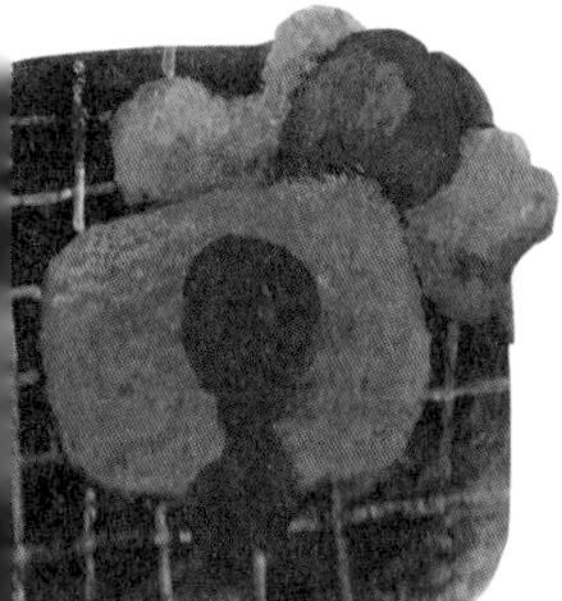

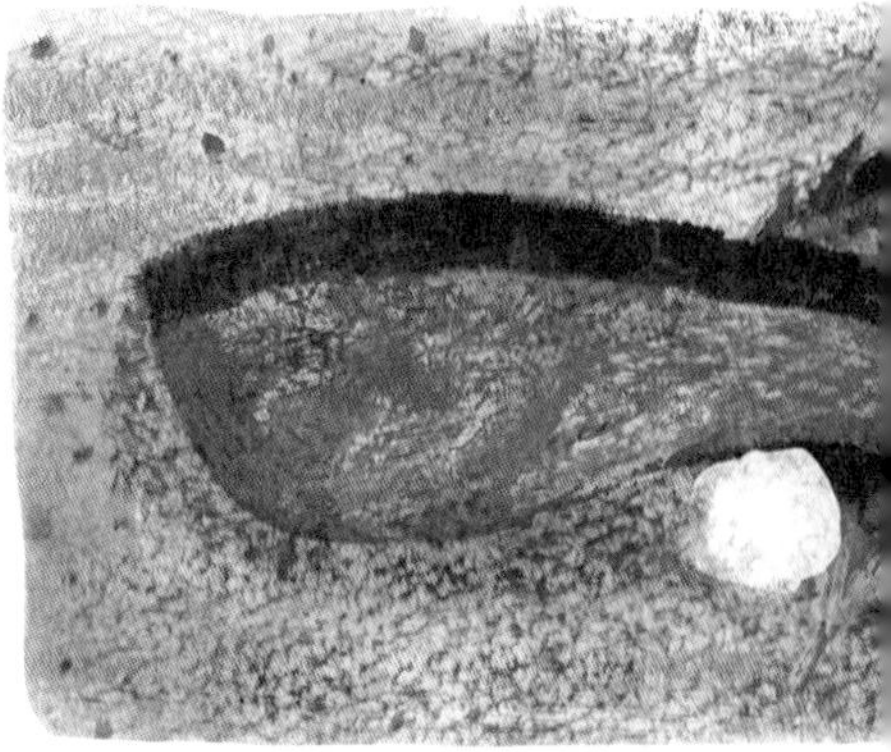

漢方はバランスを大切にする学問です。食材それぞれが持つ性質や効能を上手に生かして偏りがないようにすると、健康的な食卓になりますよ。

漢方を勉強したことで、高校時代の先生の教えが正しかったということに改めて気づきました。

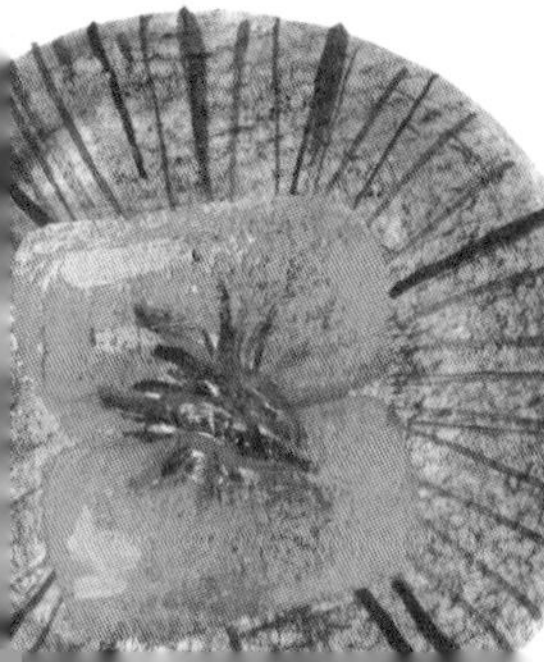

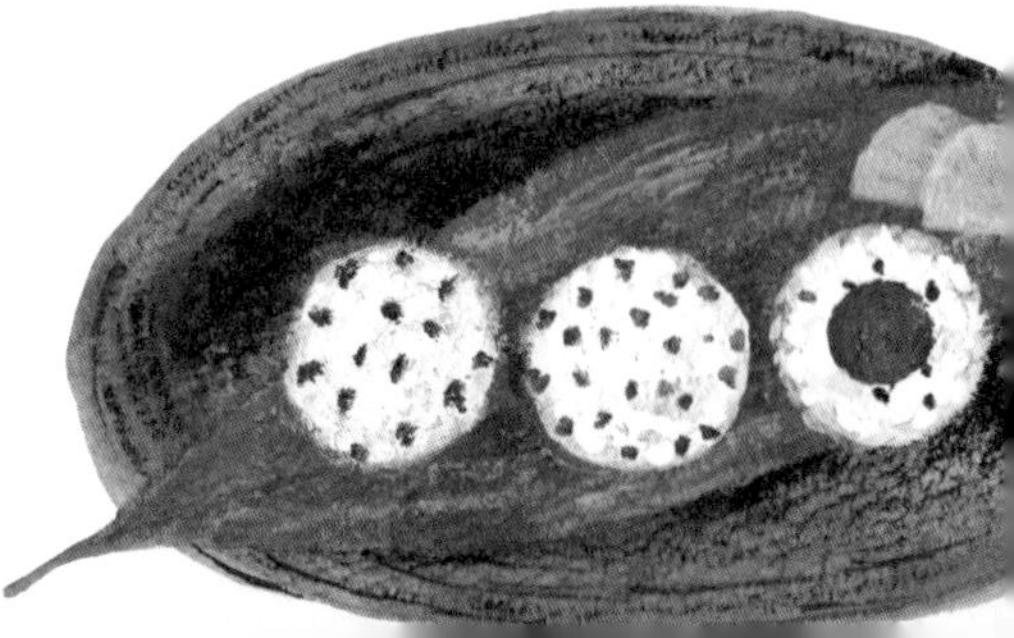

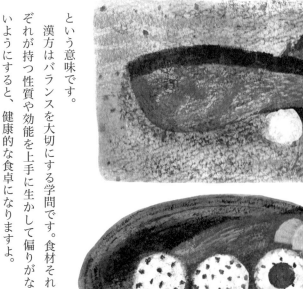

12/31

体質の偏りを正しましょう

［薬膳のルール・その5］

店頭でご相談を受けると、多くの方は「私は小さい頃から太りやすい体質だから」とか「昔から冷え症でした」とおっしゃる方が多いです。

ＤＮＡの理論から言えば、生まれつきの体質を親から受け継いだということも確かにあるでしょう。

しかし、私達の体は毎日食べているもので作られています。過去に食べてきた食事の偏りや生活習慣から生まれている体質もあるのは事実でしょう。

特に寒熱のルール（☞12月29日）は、長い間には大きな体質の偏りを生み出します。

冷たいものを過食したり、寒いところで働いたりした時の一時的な冷えであれば、温かい食べ物やマッサージで比較的早く解消できるでしょう。

しかし、そのままの生活習慣が長く続いて手当てが遅れると「陽虚《ようきょ》」という本当の冷え症体質になってしまいます。

また、いつもイライラする傾向のある方の「気滞《きたい》体質」、元気がなく疲れやすい「気虚《ききょ》体質」、貧血気味で顔色につやがない「血虚《けっきょ》体質」、雨の日や曇りになると調子が悪くなる「水毒《すいどく》体質」、肩こりや痔核に悩む「瘀血《おけつ》体質」、体を潤す必要な体液が不足した「陰虚《いんきょ》体質」など様々な体質のために、原因不明の体の不調を感じていらっしゃる方がたくさんいます。

薬膳にはそれらの体質に、それぞれお勧めする食材があります。

漢方では、その長い歴史の中で様々な体質に良いとされる色々な薬や食材が研究されてきたのです。

これが2000年とも4000年ともいわれる長い歴史の中で実証されてきた漢方の知恵ですね。

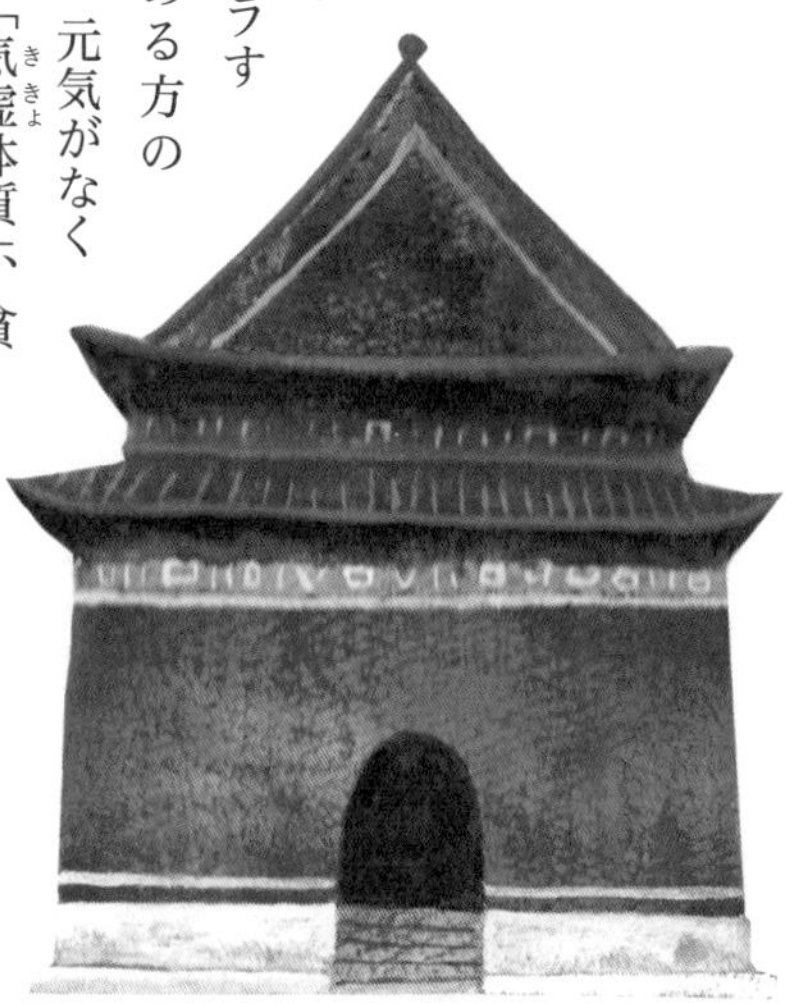

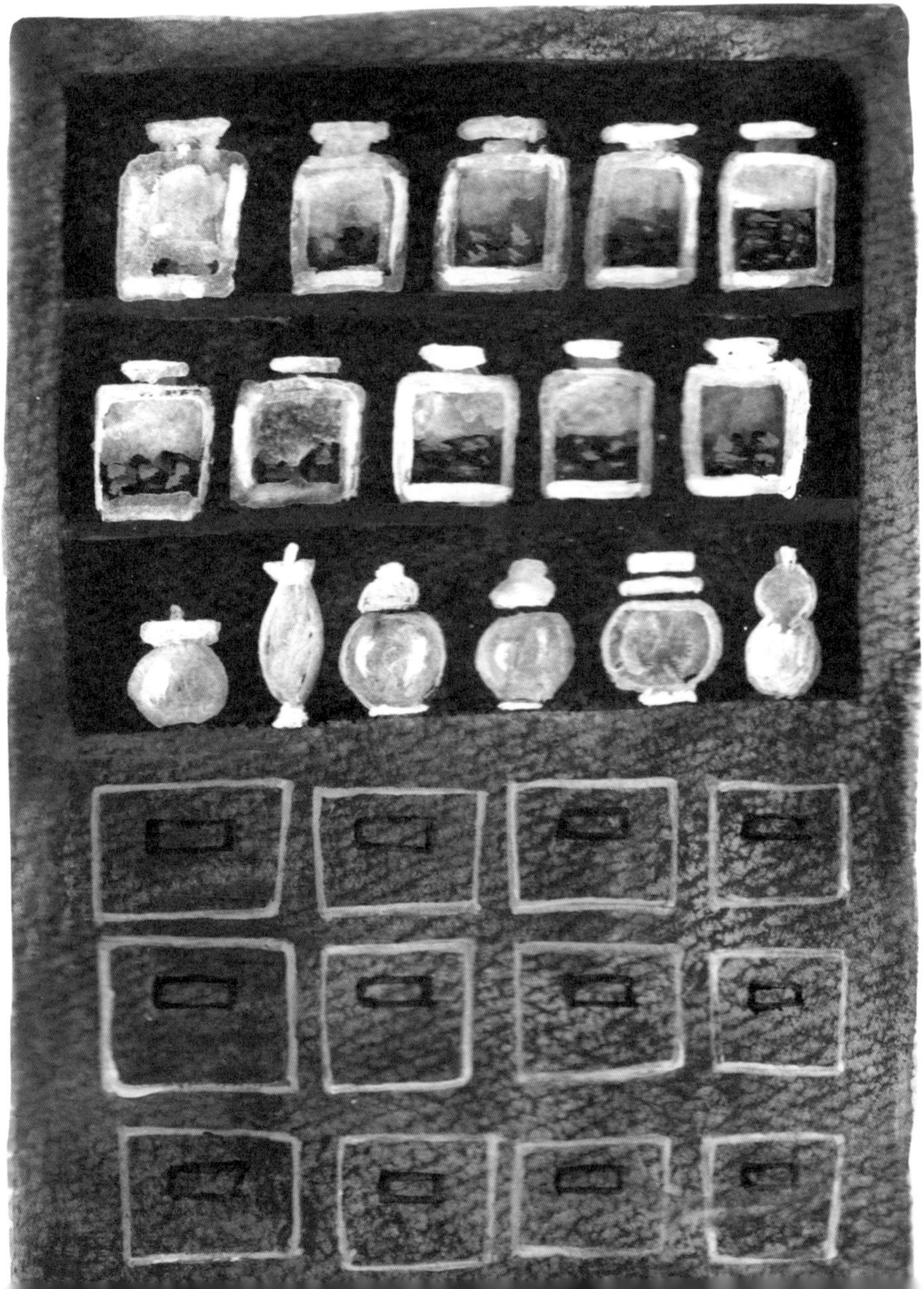

元旦は、まずお屠蘇《とそ》から

1/1

あけましておめでとうございます。

お屠蘇は最近はあまりメジャーな習慣ではないようですが、私が小さい頃は元日の朝、布団から起きると母が用意してくれた新しい下着を着て、身支度を整えると一家そろって食卓につき、「おめでとう」といってお屠蘇をいただきました。大晦日には、母は夜遅くまでおせちをつくり、最後にお屠蘇を用意して、元旦の準備が完了しました。

お屠蘇には無病息災を祈るとか邪を追い払うとか色々な説があるようですが、私が子どもの頃の我が家では、お屠蘇をいただくことで改めて家族そろって新年を迎えたことに感謝する行事だったように思います。おちょこに一杯だけ注いでもらった元日の朝のお屠蘇は甘くてほんのり薬の香りがしたのを今でも思い出します。

お屠蘇の作り方は簡単。大晦日に屠蘇散《とそさん》を清酒もしくはみりんに漬け込んでおくだけです。

調合はそれぞれ微妙に異なりますが、屠蘇散の中身は白朮《ビャクジュツ》、山椒、桂皮《ケイヒ》（シナモン）、陳皮《チンピ》（みかんの皮）などです。それぞれ胃腸の働きを良くしたり、血行を良くしたり、風邪をひかないようにする生薬が含まれています。

お屠蘇は一年の邪気を払い、無病息災を祈り、心身ともに改まるという願いを込めていただく薬酒です。今でも胸キュンの思い出の味です。

＊　＊　＊

おせちの中身には一つひとつ意味があります。

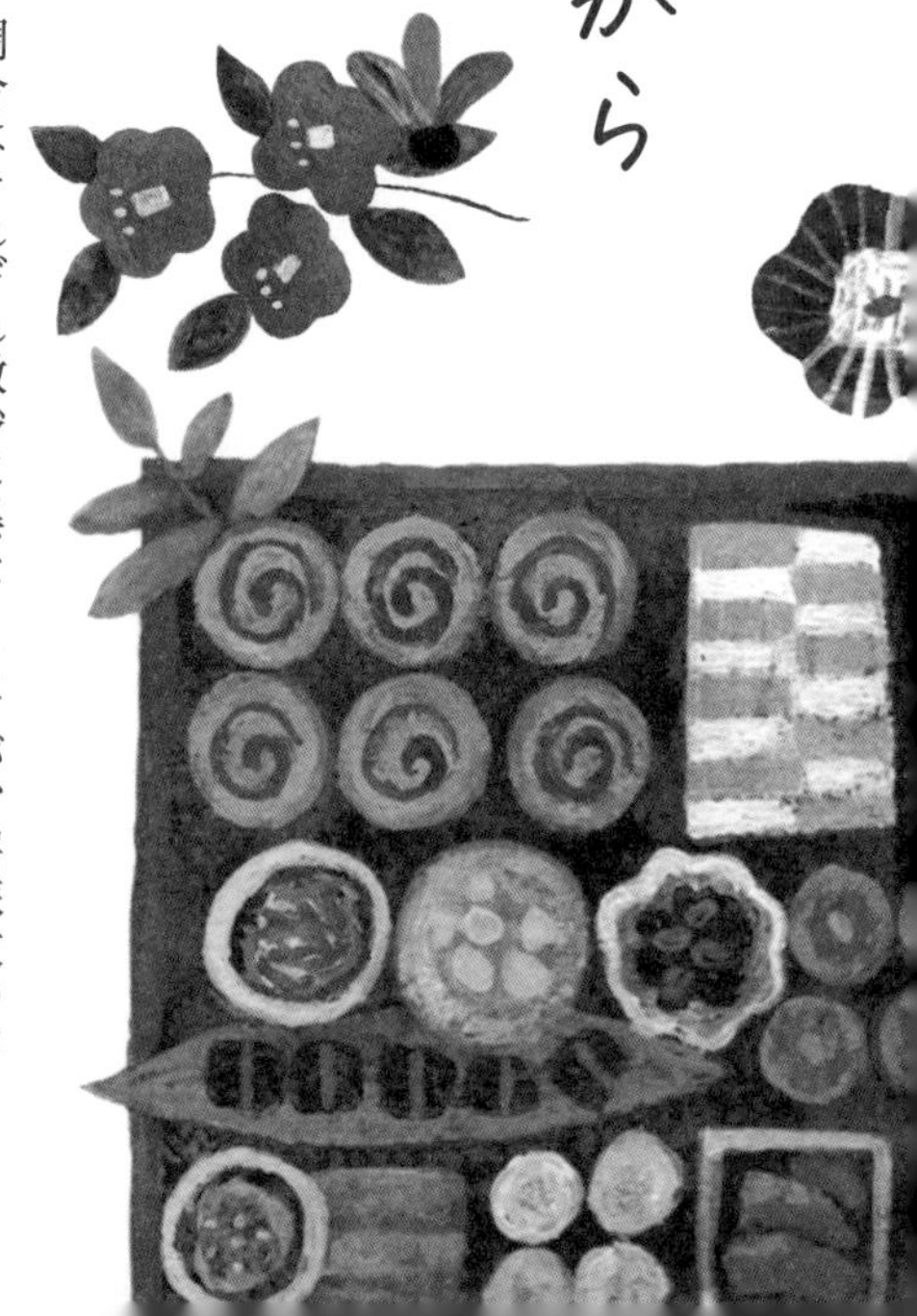

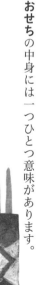

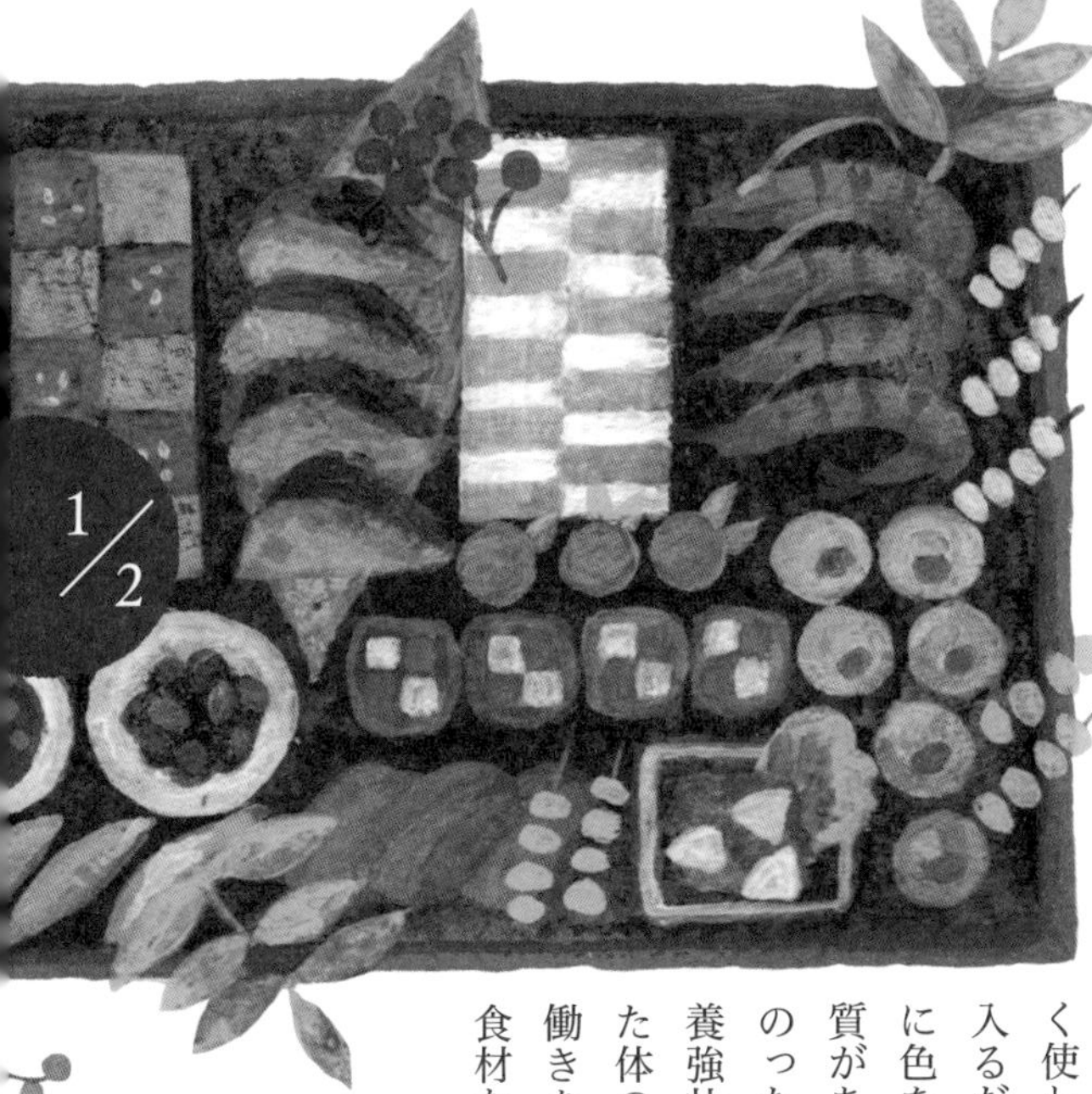

エビは長い髭を持ち、ゆでると体が丸くなるので老人に例えられ、長生きできるように、黒豆は一年間マメに働けるように。数の子は子孫繁栄を願って。栗きんとんは金運を願って。昆布巻きは喜ぶ。ブリは出世魚の代表で一家の繁栄を祈るという具合です。

一方で、薬膳としておせちを見てみると――

薬膳としてのおせち

エビは魚介類の中で一番体を温める食材で、冷え症の方によく使われます。大きいエビは甘辛に煮たり、焼いたりして一尾入るだけで、がぜん豪華な見栄えのするおせちに。栗きんとんに色を付ける**クチナシ**の実は山梔子《サンシシ》という生薬です。冷やす性質があり、のぼせやイライラをとる漢方薬に使われます。脂がのった**ブリ**は美味しいだけではなく、気血や潤いを補う滋養強壮作用が高い食材なので、年末まで忙しく働いてきた体の疲れを回復してくれます。**昆布**は黒い食材で腎の働きを良くするアンチエイジングの食材ですが、冷やす食材なので、冷え症の方は食べすぎに注意してください。

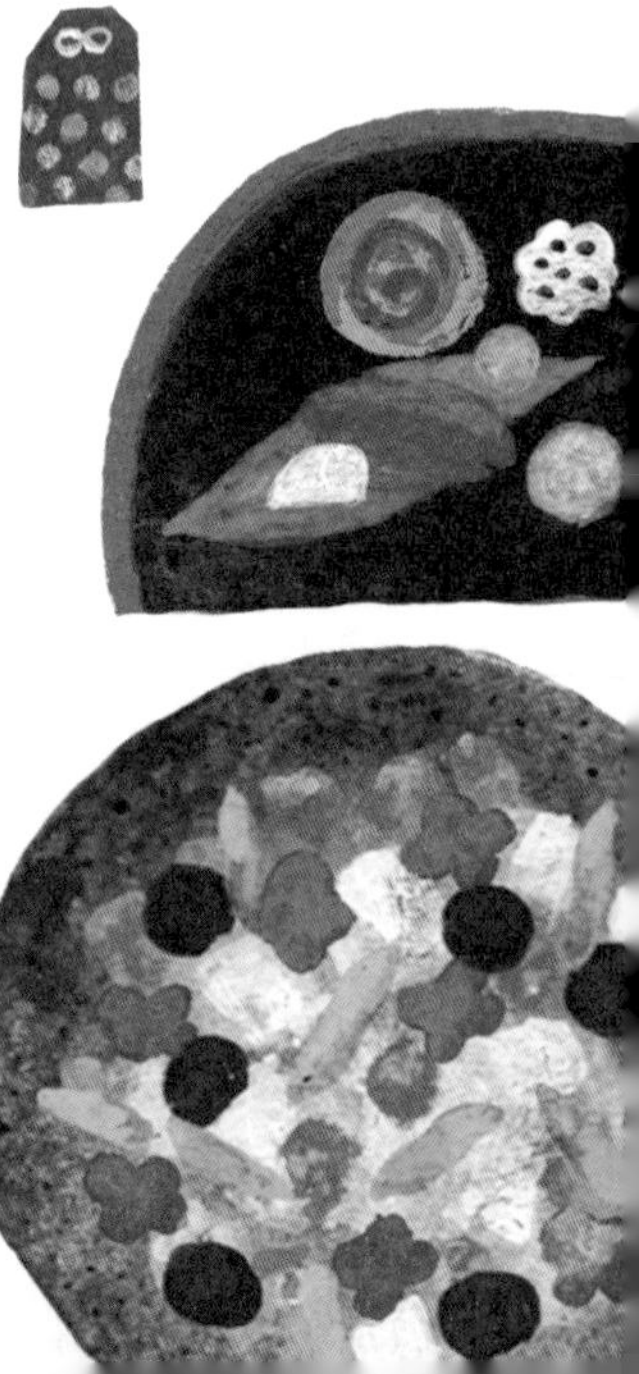

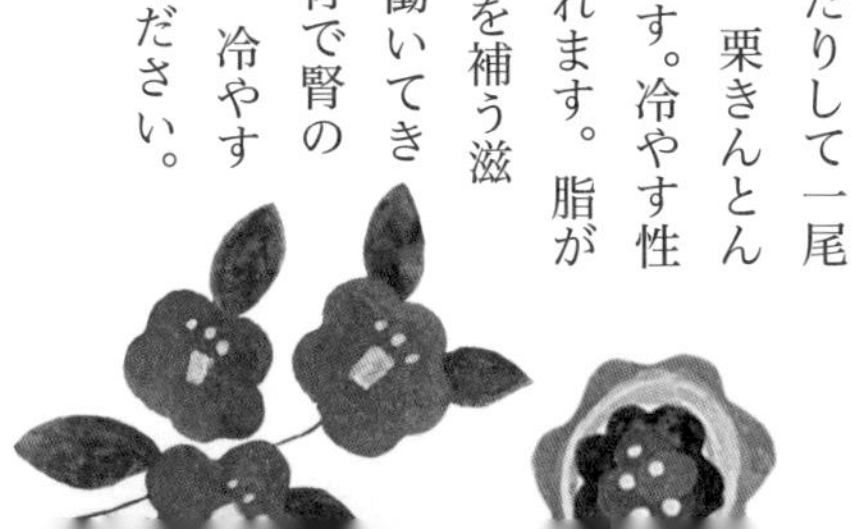

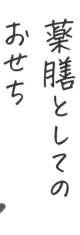

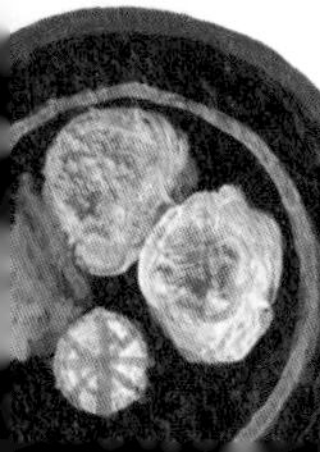

1/3

黒豆でアンチエイジング

平、甘　脾・肝・腎

黒豆は黒豆《コクズ》という名前で漢方薬の材料としても使われています。

黒豆は腎や肝に働いて体に必要な潤いや血を与える、血行を良くする、水はけを良くしてむくみをとる、胃腸の働きを良くするなどの効能があります。

黒豆は別に紹介する「黒い食べ物」の代表です。（☞2月20日）

特に寒い季節には、黒い食べ物は、腎に働き、老化に伴う不調の改善が期待されます。

私は老化予防に、甘さ控えめに煮たものを毎日スプーン3杯くらいずついただいています。

腎を補って、免疫力アップに、貧血の予防に、ドロドロ血の予防に、むくみを防ぎ、アンチエイジングを期待して、コツコツ続けています。

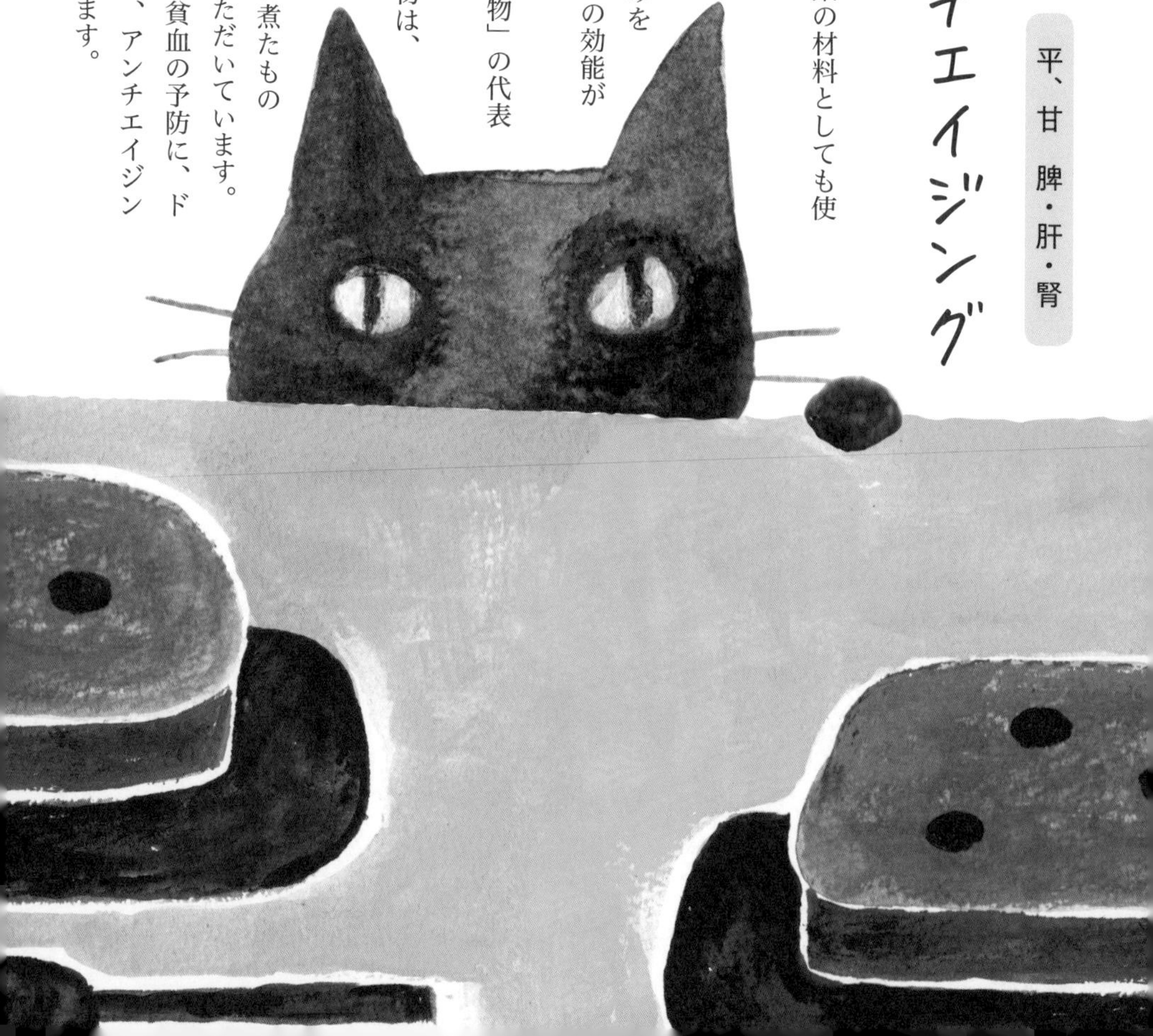

1/4

黒豆茶を作ってみませんか

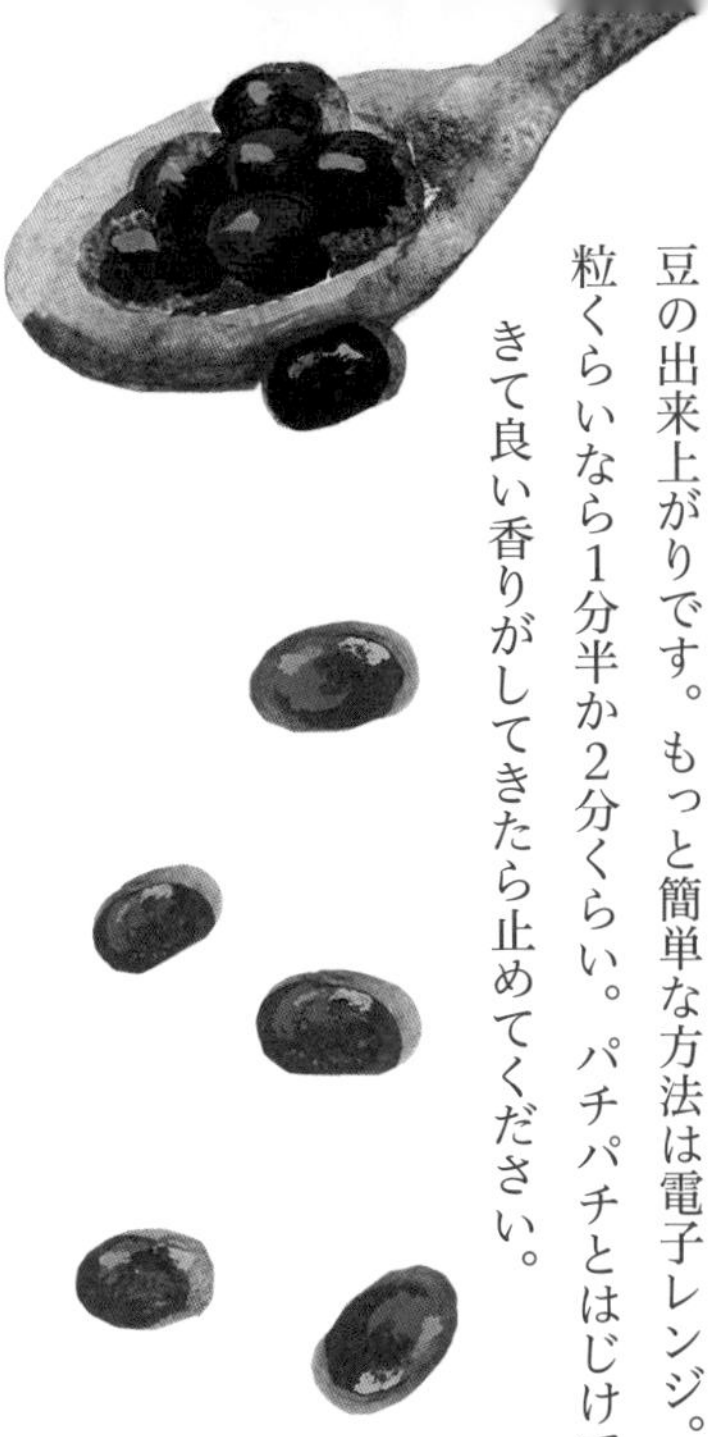

黒豆茶は、特にむくみやすい方、アンチエイジングに良いと思います。作り方は簡単。

黒豆を水で洗って、ふきんで水気をとり、フライパンを使って弱火で乾煎りします。気長に時間をかけて炒ってください。（目安は15分くらい）皮がはじけて良い香りがしてきたら煎り黒豆の出来上がりです。もっと簡単な方法は電子レンジ。10粒くらいなら1分半か2分くらい。パチパチとはじけてきて良い香りがしてきたら止めてください。

出来上がった煎り黒豆をカップに入れて熱湯を注ぎましょう。

しばらくすると黒っぽい黒豆茶が出来上がります。

飲んだ後の黒豆は噛んで食べると香ばしく美味ですよ。

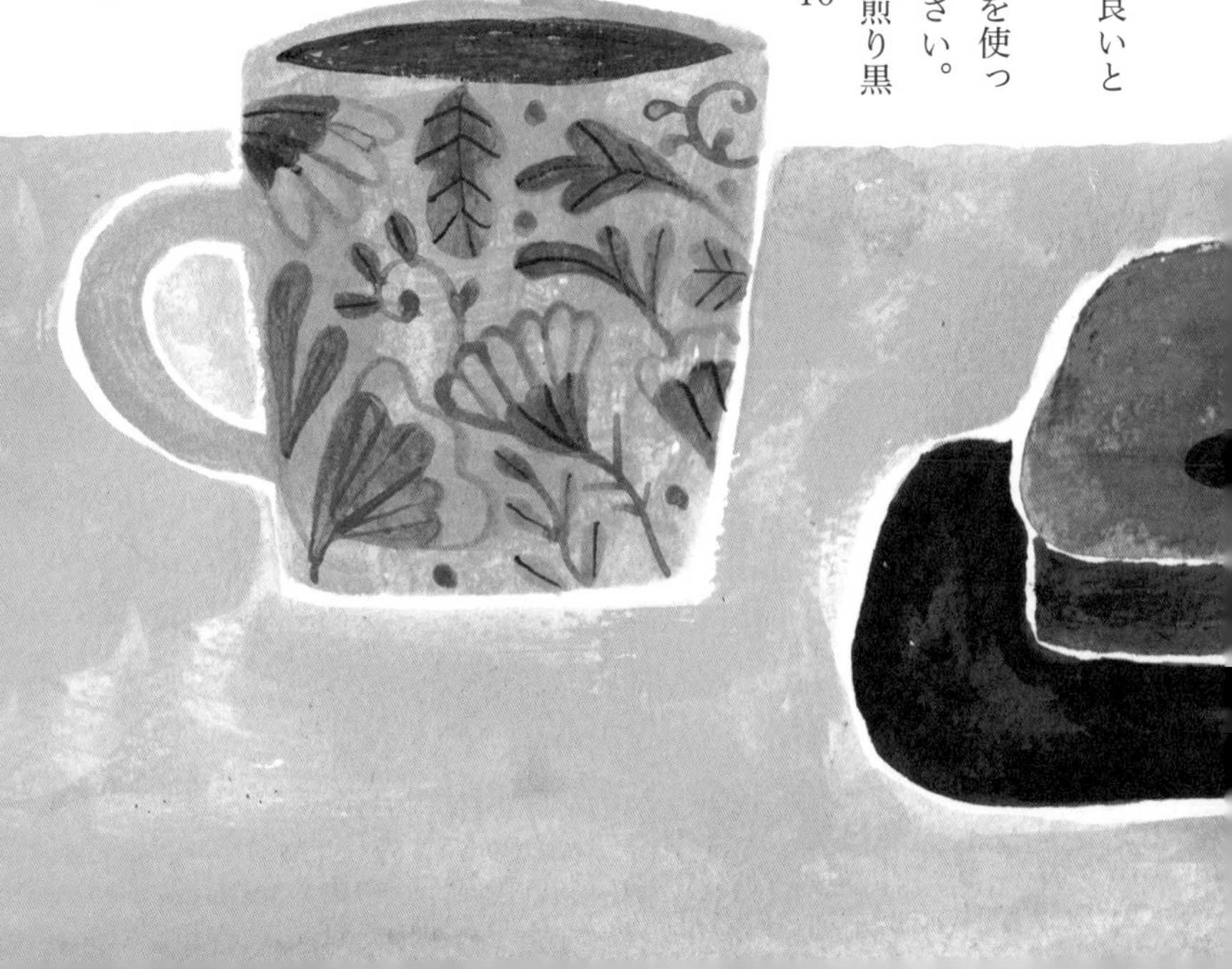

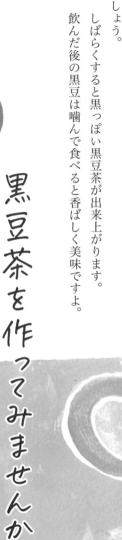

1/5

寒い日にはカレーライスを

とても寒い日に、カレーライスはいかがですか？豚肉、玉ねぎ、にんじん、じゃがいもに、おせちに使って余った里芋なども一緒に利用してしまいましょう。

ご存じのように、**カレー**粉の中身はコリアンダー、クローブ、フェンネル、ターメリック、シナモン、ジンジャー、クミン、コショウその他色々なスパイスが入っていますね。

これらのスパイスは体を温める効果があるのをご存じでしたか？ 例えばクローブは丁子《チョウジ》、フェンネルは茴香《ウイキョウ》、シナモンは桂皮《ケイヒ》、ターメリックはウコン、ジンジャーは生姜であり、漢方薬の材料としても活用されています。

風邪の引きはじめによく使われる葛根湯《かっこんとう》には、生姜、桂皮が配合されています。カレーは美味しいだけでなく、これだけ体を温めるスパイスが入っていますので、冷えやすい人の薬膳料理にもなります。

でも、体が熱を持ちやすい暑がりタイプの方にはカレーはあまりお勧めしません。

特にアトピーなどで皮膚が真っ赤になっていたり、赤く熱を持った吹き出物やにきびがあったり、体に潤いが少なくのぼせやすかったりするような方は、食べすぎるとかえって具合を悪くすることがあるかもしれませんので気をつけましょう。

カレーは、中身の材料を変えたり別の食材を添えたりなど色々な工夫がありますので、それぞれの季節で再度紹介させていただきます。

1/6

貴方の体質は？

健康に関心がある方であれば、健康関連の書籍などに掲載されているチェック表などで、自分の体質を調べてみたことがあると思います。自分の体質がわかれば、体質を改善したり、将来に起こりやすい変化を予防したりできます。

でも、実際には多くの人が、自分の体質をはっきりとはわかっていないのではないでしょうか。

それは、一人で複数の体質を持つ場合や、季節や年齢、生活習慣によって体質が変化する場合があるからです。

またハードワーク、手術や病気の前後、住む環境が変わるなどでも、体質は微妙に変化していきます。

私自身、若い頃に流産を繰り返したり、慢性の膀胱炎や冷え症に悩まされたりした時期がありましたが、漢方を勉強する前でしたので、その頃は自分が血が足りない「血虚」や胃腸が弱い「脾虚《ひきょ》」体質だったことには全く気がついていませんでした。

今頃になってああすれば良かった、こうすれば良かったと反省することがたくさんあります。

もし、ご自分の体質がわからない方は、女性の方なら5月21日の生理痛の分類を、また11月23日以降の頭痛や冷え症、便秘の傾向と対策をご覧いただくと、ヒントが得られるかもしれません。

またこの本では、季節ごとにお勧めの食材、注意したい食材や活用方法を紹介しています。気になる体質がある方はその対策を、特に体質に問題のない方はそれぞれの季節でお勧めの食材を活用いただければと考えています。

七草がゆで胃腸を休めて

1/7

1月7日の朝は、七草がゆをいただきましょう。七草がゆとは、**春の七草**を入れたおかゆのことです。「せり、なずな、ごぎょう、はこべら、ほとけのざ、すずな、すずしろ、これぞ春の七草」と言って覚えたものです。なずなはぺんぺん草、はこべらはハコベ、すずなはかぶ、すずしろは大根のことです。最近ではスーパーで七草がパックになって売られているので便利ですよ。

でも、全部がそろわなくてもいいんです。

七草がゆはお正月で疲れた胃腸を回復させるという意味があり、かぶと大根だけでも十分薬膳料理になります。かぶも大根も消化を助ける効能があるので、食べすぎた時にとても良い食材です。

最近疲れやすいという方は気を補うシイタケを、貧血気味の方はほうれん草を、ドロドロ血を心配している方はチンゲン菜を〝**ちょい足し**〟してみたり、少しストレス気味の方なら陳皮《チンピ》（みかんの皮）を刻んでトッピングしてみてはいかがでしょうか？

薬膳で大切なのは「おいしい」ことですから、色々工夫して自分好みに作るのも楽しいと思います。七草がゆの本当の意味を知った上で、材料が全部そろわなくても構いませんから、気軽に作ってみてください。

＊　＊　＊

電子レンジや冷凍食品を使って素早く簡単に出来る時短・簡単・手抜き料理がブームになっています。

昨今、足が悪くて遠くまで買い物に行けない、料理

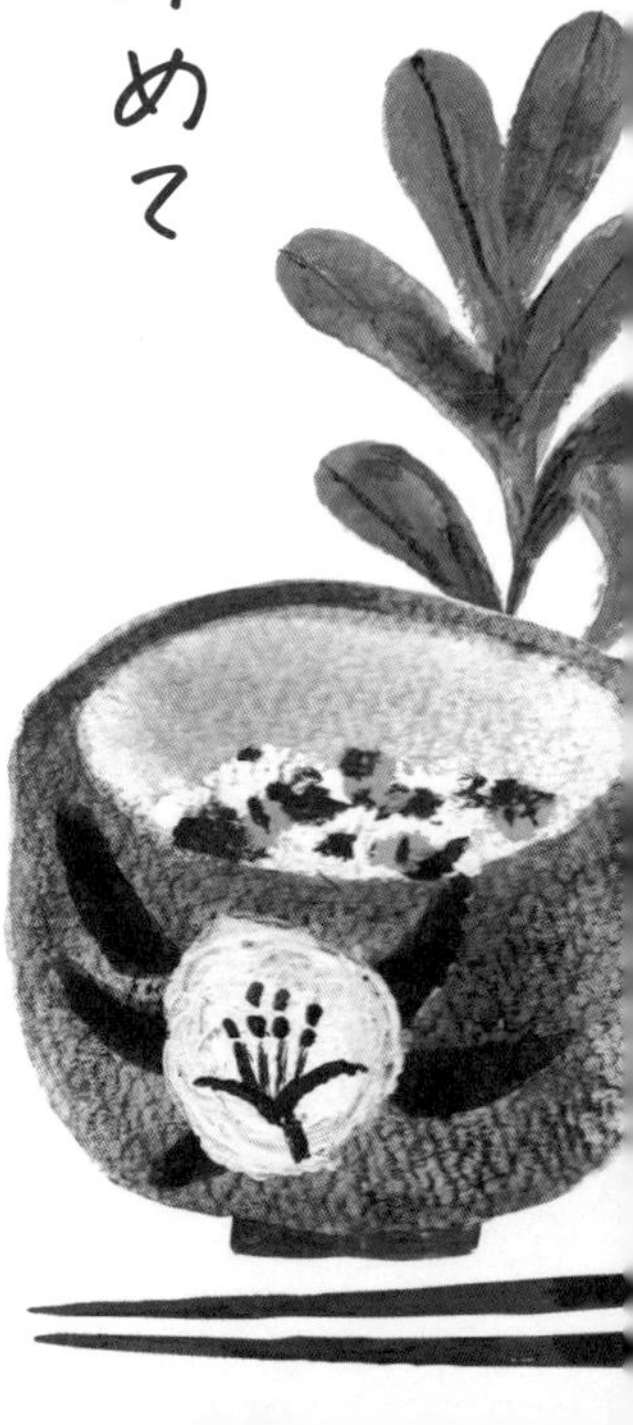

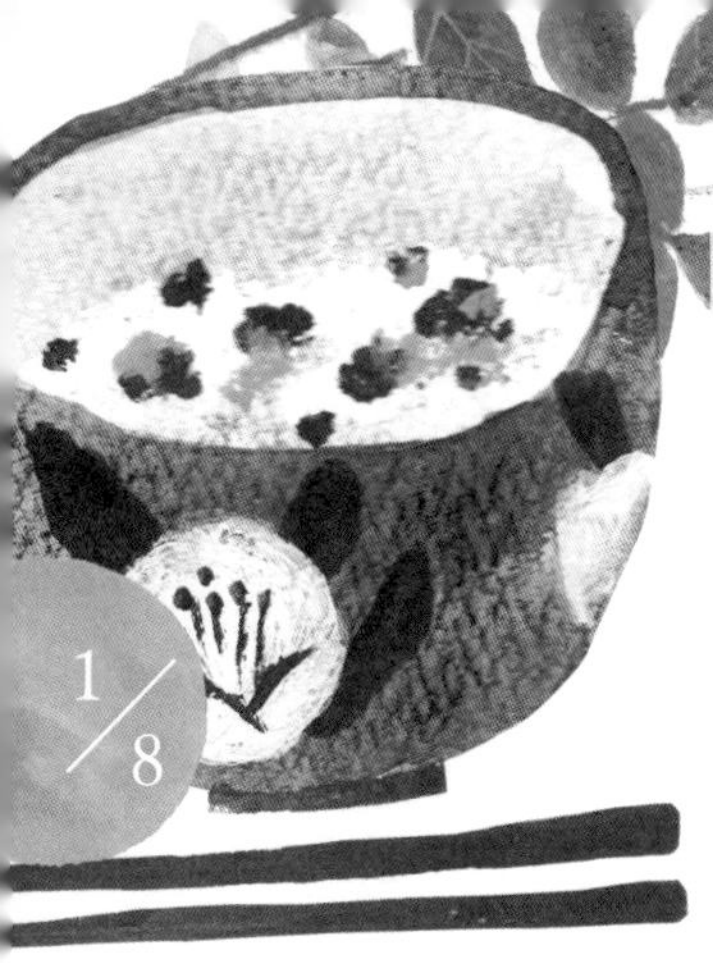

いつもの料理にちょい足し薬膳

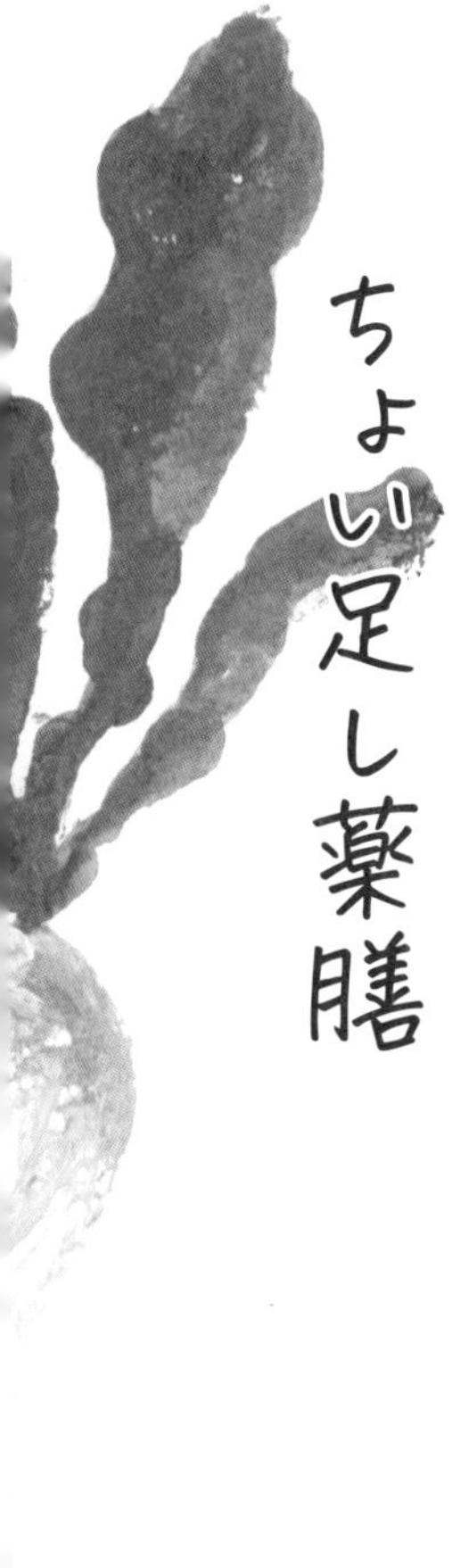

作りが面倒、食欲がなくなったなどの理由で、栄養不足のお年寄りが増えていることが問題になっています。また、現代は独身の男性や共働きのご夫婦、シングルマザーなど様々な生活スタイルに合わせて、スーパーやコンビニに便利ですぐ食卓に並べられる調理済みの食品が並べられています。

調理済み食品を上手に活用しながら、一方で健康や栄養などに少し不安を感じていらっしゃる方も多いのではないでしょうか？

「ゆるゆる薬膳」では、自分の体質をいつも偏りが少なくバランスが良い状態に保てるように、いつも食べている料理の食材をちょっと変えてみたり足してみたりすることを提案しています。

栄養面でバランスが良いと思っているいつもの食事でも、例えば体を温めるのか冷やすのかという視点で見た時には、実はその人の体質によっては合っていない場合もあります。

いつもの食事の中身を薬膳の考え方で観察してみましょう。自分の体質に対して足りない食材は足して、余計な食材は除くようにするようにすることで、手間や負担が少なく健康的な食事が出来るようになると思います。

体質に偏りがなく健康な方でも季節の変化による影響は受けますので、季節ごとに気をつけておきたい事柄や対応については参考になるのではないかと思います。

1/9

「お母さん休め」は簡単料理？

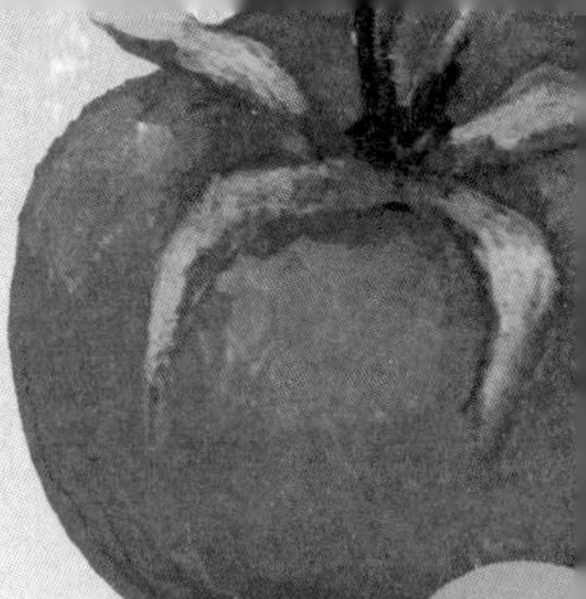

昭和の半ば、〝手抜き料理〟の代表的なものに「おかーさん、やすめ」という語呂合わせが使われたそうです。

お…オムレツ
かー…カレーライス
さん…サンドイッチ
や…焼きそば
す…スパゲッティ
め…目玉焼き

今ではこれらの料理でも、有名なシェフが工夫を凝らして作り、三つ星レストランで提供されているものもあります。食材の産地や使う部位などにもこだわって作られていたり、香りや味にアクセントをつけるための多くの香味野菜やスパイスが研究されています。そして様々な工夫を加えられたレシピが雑誌やテレビで紹介されています。

「おかーさん、やすめ」はどれももう、〝手抜き料理〟なんて呼ばれていませんね。

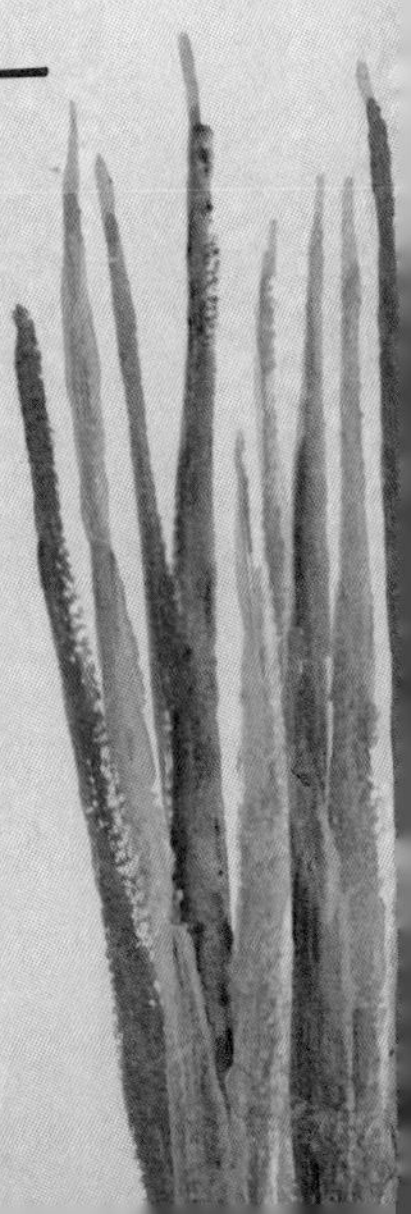

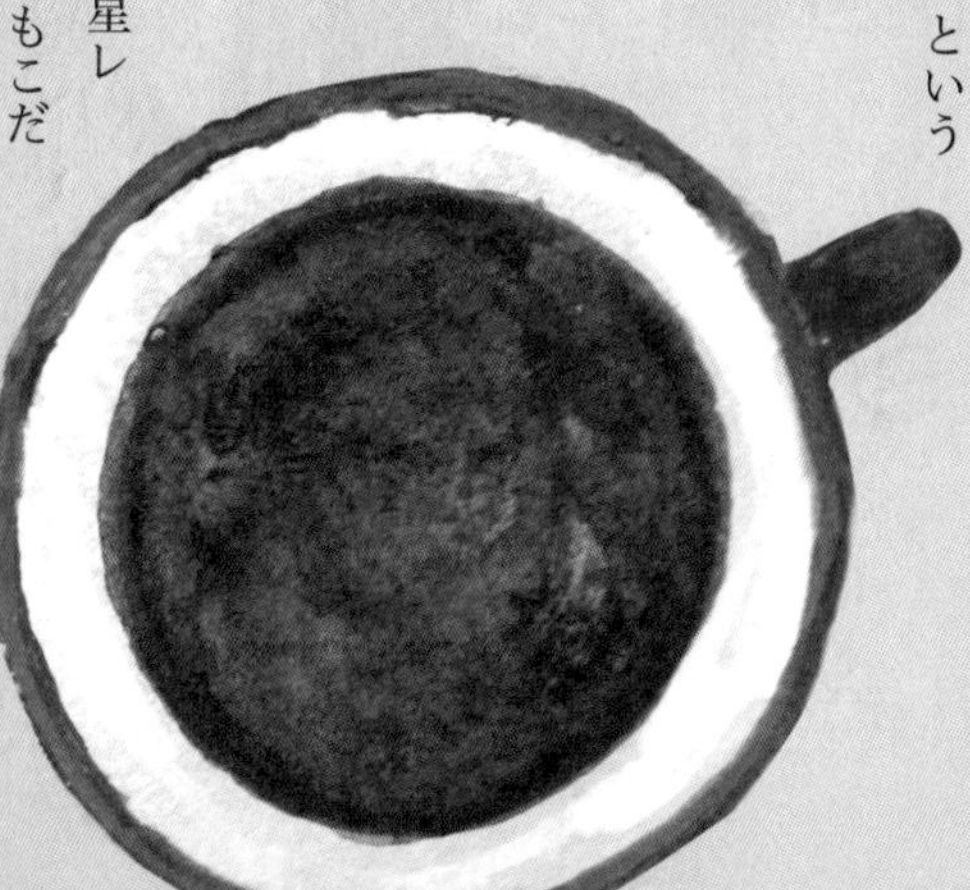

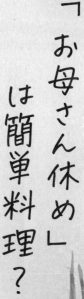

薬膳オムレツ

お母さん休めの代表的な料理「**オムレツ**」でマイ薬膳料理を作ってみませんか？
私は最近、朝食にオムレツをよく作っています。

オムレツの中身を、その時々の体の調子に合わせて変えてみると良いですよ。

冷える方なら、みじん切りのニラを炒めて入れてみたり、お好みのスパイスを振りかけてみたらどうでしょうか？

暑がりの方なら、トマトやセロリを角切りや刻んで入れてみたらどうでしょうか？

生理後などで血が不足していると感じている方なら、ツナ缶やにんじんなどを炒めて入れてみたらどうでしょうか？

いつもの料理に混ぜたり、振りかけたり、トッピングしたり、工夫して作ってみるのも楽しい作業になりますよ。

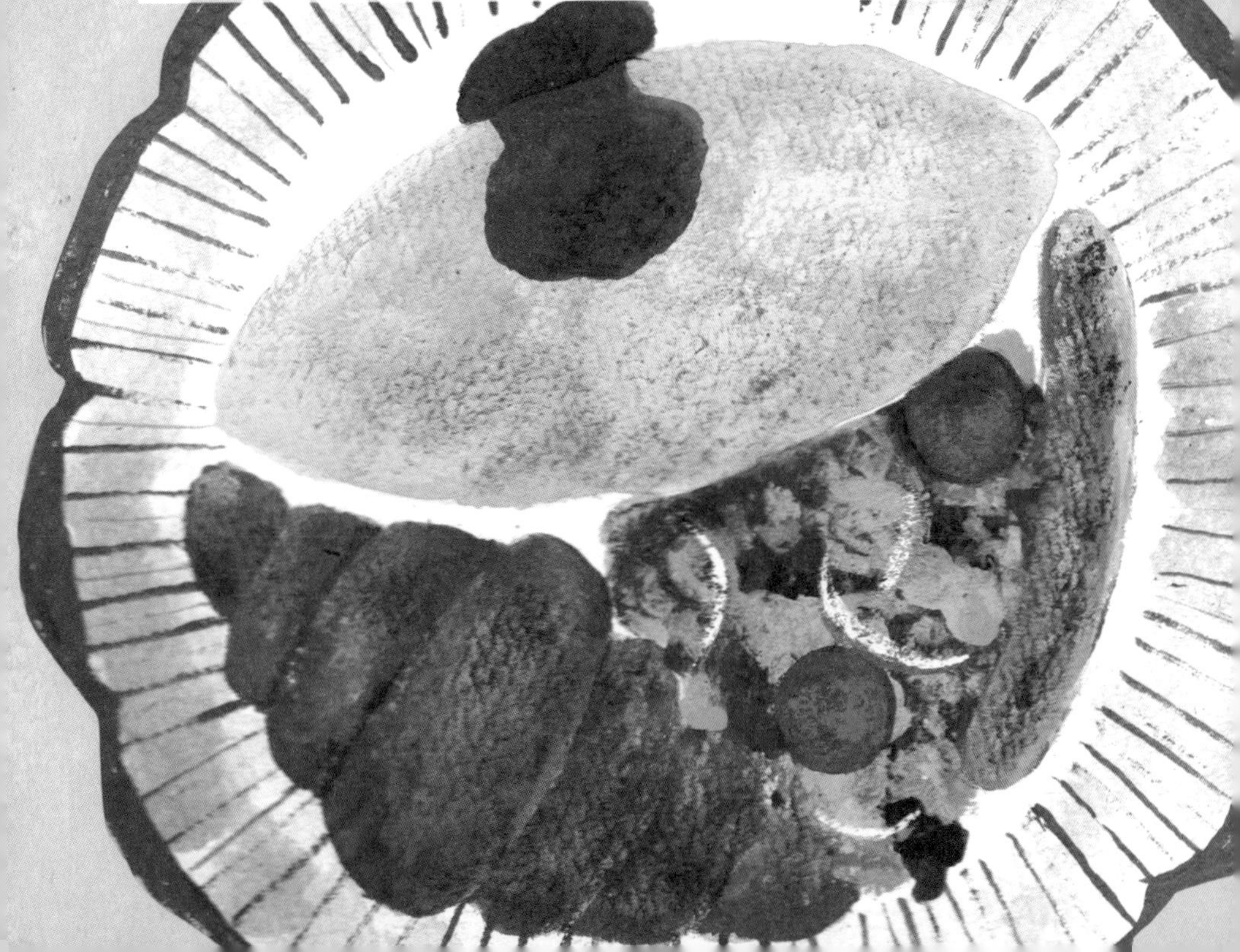

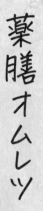

1/11

「中庸《ちゅうよう》」が大事

漢方の基本的な考えに「**中庸**」という言葉があります。極端に多すぎることもなく、少なすぎることもなく、調和がとれた状態をいいます。まさに五臓六腑の関係が当てはまると私は考えています。

五臓六腑は、一つひとつの臓腑が元気すぎても、弱っていても健康からは遠のいてしまいます。体が健康でいられるように、お互いに連絡しあって、中庸を目指しているのです。

私は薬膳も同じだと思っています。

一年の中でも、季節ごとに影響を受けやすい臓腑が違います。

季節や体質を考慮した上で適切な食材を選んで食べることで、五臓六腑がバランスを保ちやすいように手助けし、中庸になることを目指します。

食材選びの際には、特に寒熱の性質が強い食べ物には気をつけましょう。

例えば、自分の体質が冷え症だからといって、体を温める食べ物だけに偏ると、温まりすぎて皮膚病が出てきたり、ボーっとした火照りにイライラしたりする症状が起こる可能性があるのです。

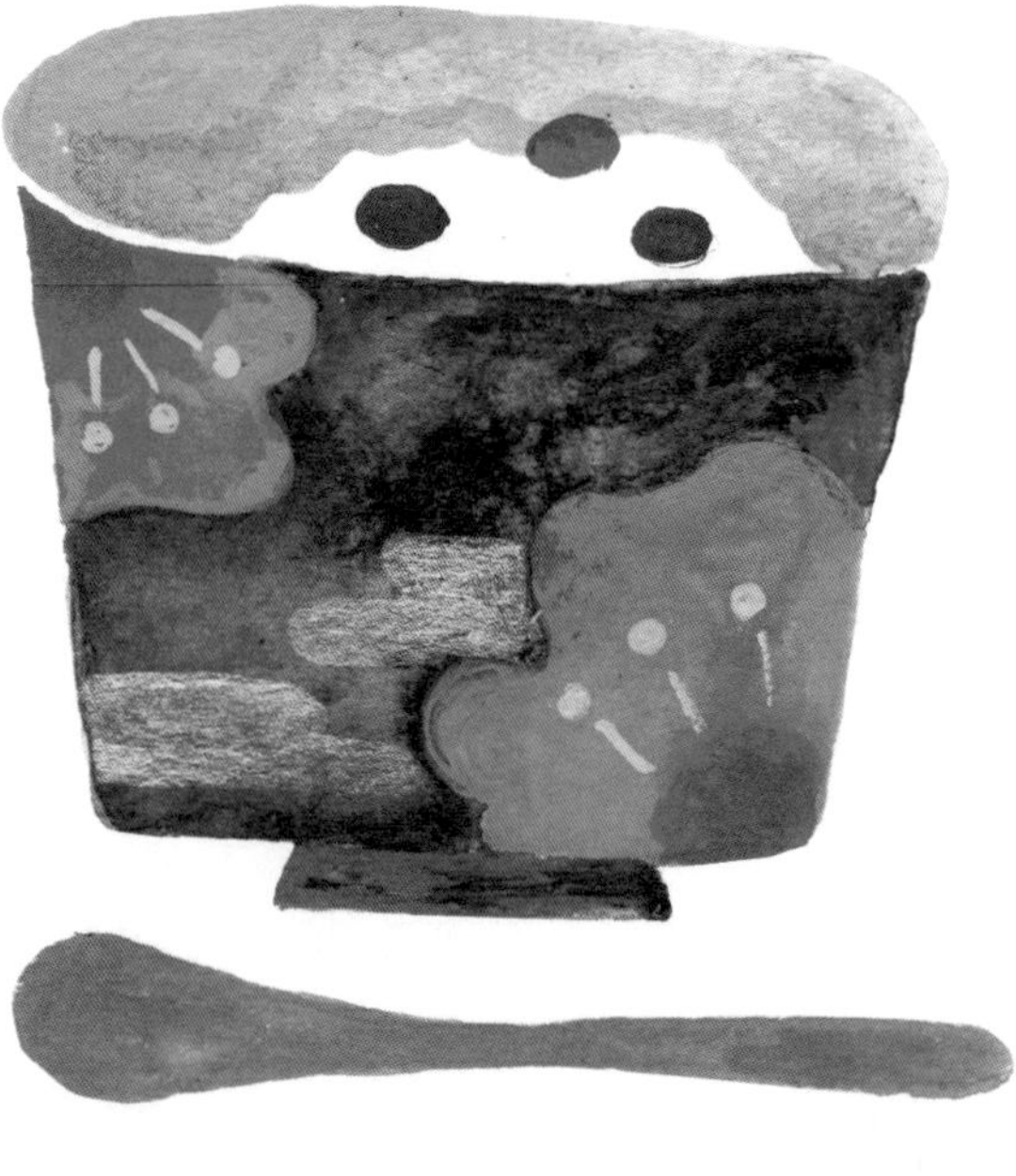

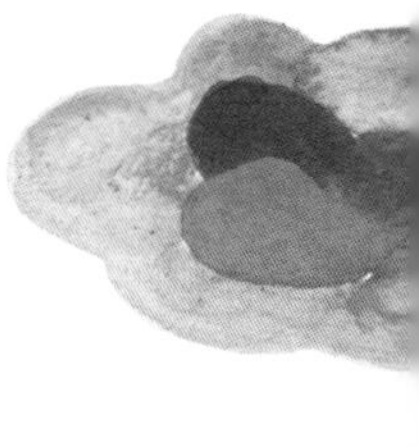

1/12

小正月には小豆がゆを

平、甘・酸　心・小腸

小正月とは1月15日頃。小豆がゆはお正月で疲れた胃腸を休めて解毒するのに効果的です。

小豆は漢方薬の材料でも使われ、赤小豆《セキショウズ》ともいい、むくみや尿量減少、黄疸や皮膚の出来物に使われます。日本の民間療法では母乳の出を良くしたり、脚気《かっけ》に使われてきました。脚気はかつて玄米から白米に移った時期に流行した、ビタミンB_1の不足によって心不全が起こり下肢がむくむなどする病気です。

栄養学的にも小豆には女性に不足しがちな鉄分や食物繊維が豊富なので、貧血予防や便秘にもお勧めです。湿度の高い日本ではむくみに悩む女性も多いので活用されると良いと思います。

小豆は黒豆より簡単に柔らかく煮えます。

面倒な方は煮小豆が市販されているので、それを利用してごはんと一緒に煮込めば、即席の小豆がゆが出来上がります。

飲み会が多くていつも体が重かったり、顔がむくんでしまった時などに、この小豆がゆを召し上がってみてください。

おかゆを作るのが面倒なら、小豆を毎日スプーン3杯くらいずつ食べてみてもよいと思います。

私はむくみやすいので、煮た小豆を小分けして冷凍し、いつでも活用できるようにしています。

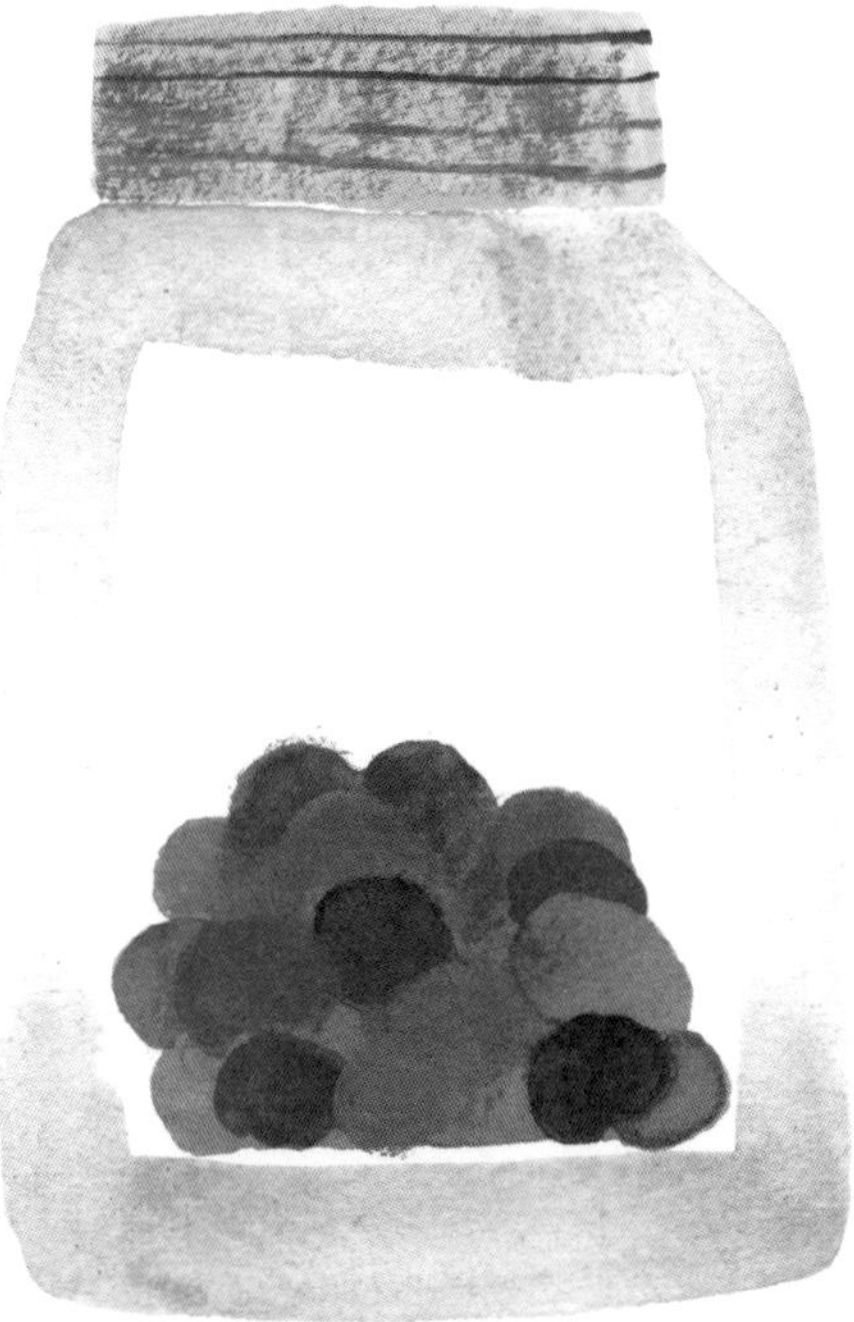

1/13

「いとこ煮」はいかがですか

お正月が過ぎて、そろそろ疲れが溜まっている頃ではありませんか？

小豆がまだ余っていたら、「**いとこ煮**」はいかがでしょうか？

カボチャと小豆の煮物を、いとこ煮といいます。

カボチャは体を温めて胃腸を整え、気を補う効果がある甘みの食材です（☞6月12日）。

小豆は1月12日の小豆がゆで紹介させていただいたように、体の中の余分な水分を排出し、解毒の効能もあります。飲みすぎや食べすぎで疲れた胃腸にやさしく栄養補給でき、むくみにも良い食材です。

カボチャは早く煮えてしまうので、アズキの煮え具合を見て、後から見計らって入れると良いです。

いとこ煮の名前の由来は、〝硬いものをおいおい（甥、甥）入れてめいめい（姪、姪）煮込んでいく〟からだとか。面白いですね。

＊　＊　＊

近年のラグビー日本代表の活躍は素晴らしいですね。私もにわかラグビーファンになり、複雑なルールやポジション、またはジャッカルとかノックオンとか色々な用語を覚えました。

中でも一番感激したのは「**ワンチーム**」という言葉でした。

人間の体、つまり五臓六腑もワンチームで働いています。

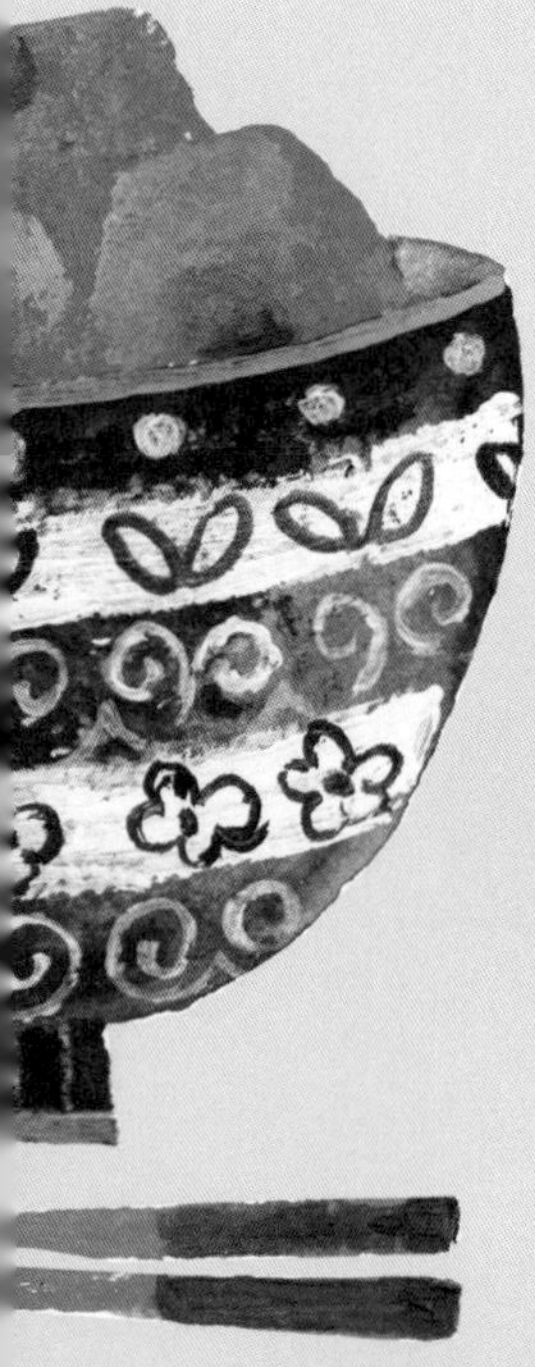

五臓はワンチームで戦う

ワンチームには**相生**《そうせい》、**相克**《そうこく》という関係があります（☞12月27日）。相生は、肝と心のように隣り合った臓器はお互いに助け合っている関係、相剋は、肝と脾のように一つおきの臓器はお互いにけん制しあっている関係です。

五臓六腑はそれぞれフォワード、バックスというようなポジションが決まっており、その上で相性、相克というルールのもとワンチームで働いていると考えてください。少々難しい理論になりますが、覚えてしまうととても簡単でしかも理論的で納得ができる考え方です。

今の世の中は寒さや暑さ以外にも紫外線、光化学スモッグ、細菌やどんどん進化していくウイルスなど、色々な外敵（外邪）から身を守る必要があります。最近では新型コロナウイルスという敵が新たに加わりました。

五臓六腑のワンチームは、それぞれの分担する仕事をこなして敵と戦っています。健康のことを考えたら、まず「五臓六腑」を健康にして外敵と戦うパワーを保持することが第一条件です。

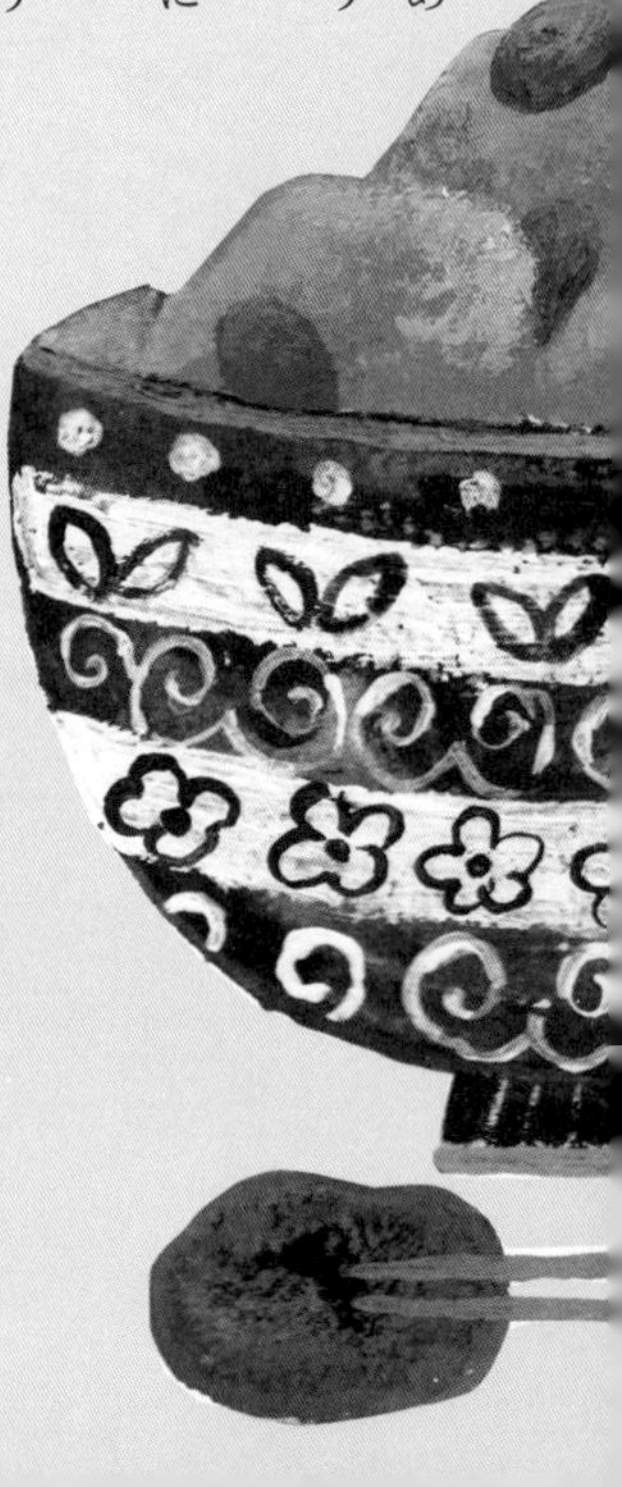

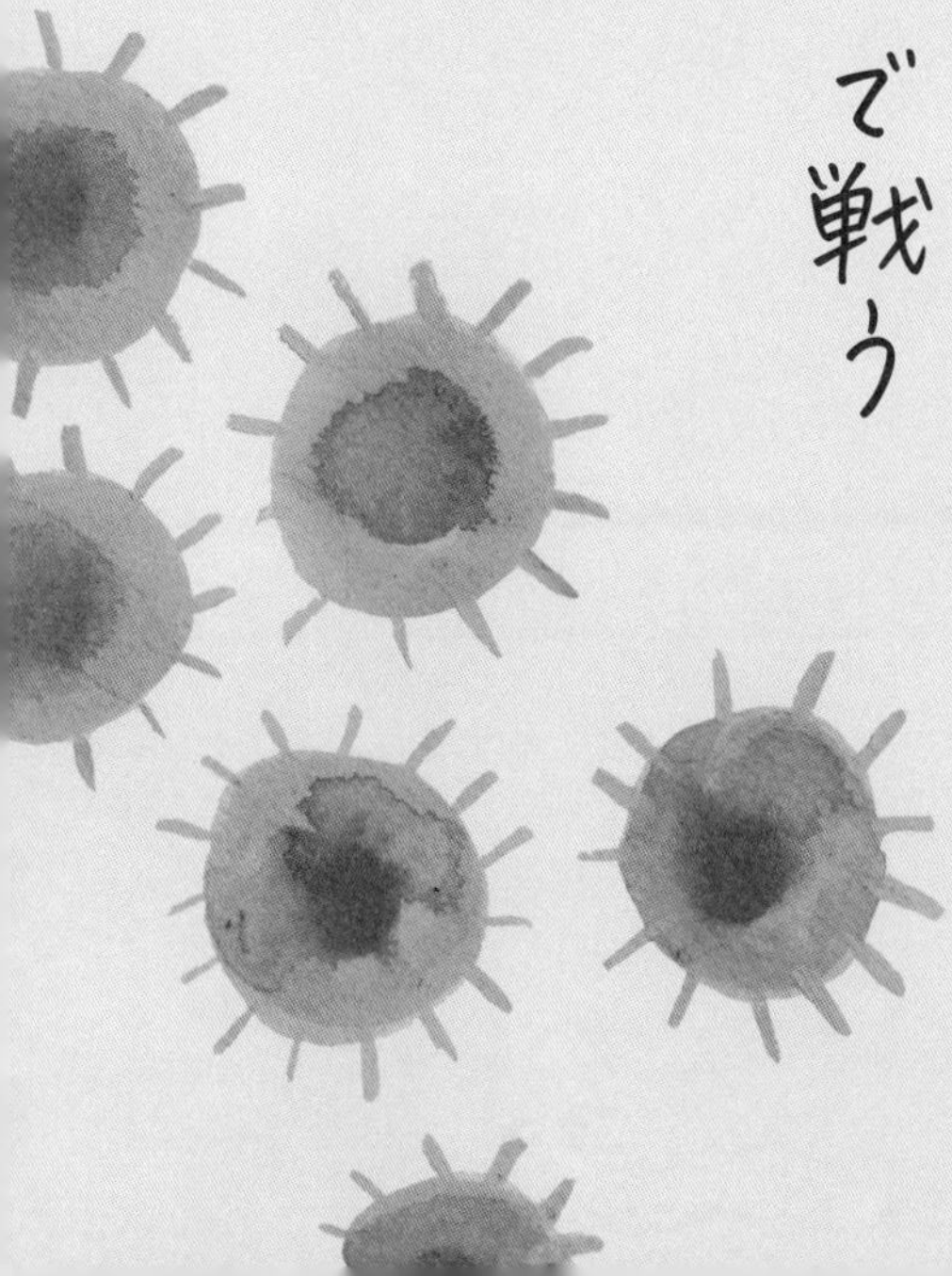

ワンチームは完全無欠

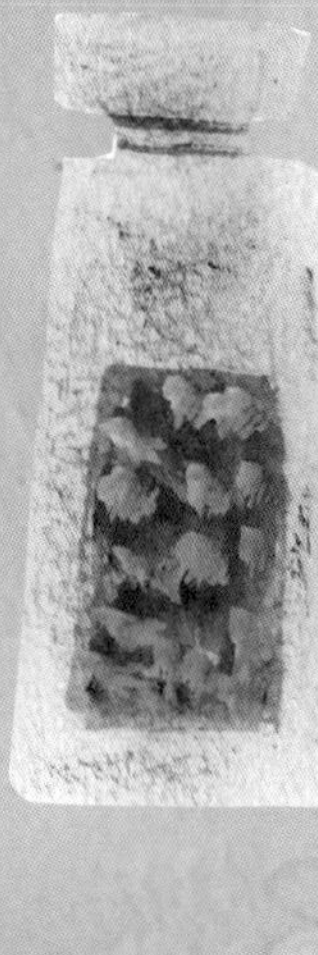

貴方の体の中には、様々な働きを持つ「ワンチーム」がいて、体を守ってくれています。

五臓はそれぞれの働きだけでなく、お互いに協力して全体が円滑に機能するように働いています。

例えば、**肝**は、気を巡らせてイライラや鬱鬱などの**感情をコントロール**。また心は全身に血を巡らせて不安感など**精神的な問題をコントロール**。**脾**は食べ物から気血水を作って**全身を滋養、代謝**。**肺**は細菌など外邪からの**敵から体を守る**。**腎**は**成長や生殖を管理**して全体の司令塔の役割を果たしています。

このワンチームが元気に働いてくれれば、あなたの体は完全無欠になるのです。

痛み止め、精神安定剤、鎮静薬などを使わなくても、優しい治療ができることが、私は漢方薬や薬膳の素晴らしい点だと考えています。

＊　＊　＊

突然ですが、「**9つの穴**」とは、何のことだと思います？

口、両目、両耳、両鼻腔、尿道（**外生殖器**）、**肛門**です。どうです？　9つありますよね。

そして、これらの穴には、それぞれ五臓六腑のどれかが関連しています。例えば、腎は両耳と尿道（外生殖器）、肛門に開くとされています。腎が弱ると耳が聞こえにくくなったり、肛門や尿道の締まりがなくなってちょい漏れの原因になります。

肝は両目に開きます。イライラがあると目が赤くなったり、肝の血液のストックが足りなくなると目がショボショボします。

脾は口に開きます。胃腸の働きが悪くなると味覚がおかしくなることがあります。

肺は鼻の穴に2つ開きます。肺が風邪に侵されると鼻水やくしゃみが出ます。

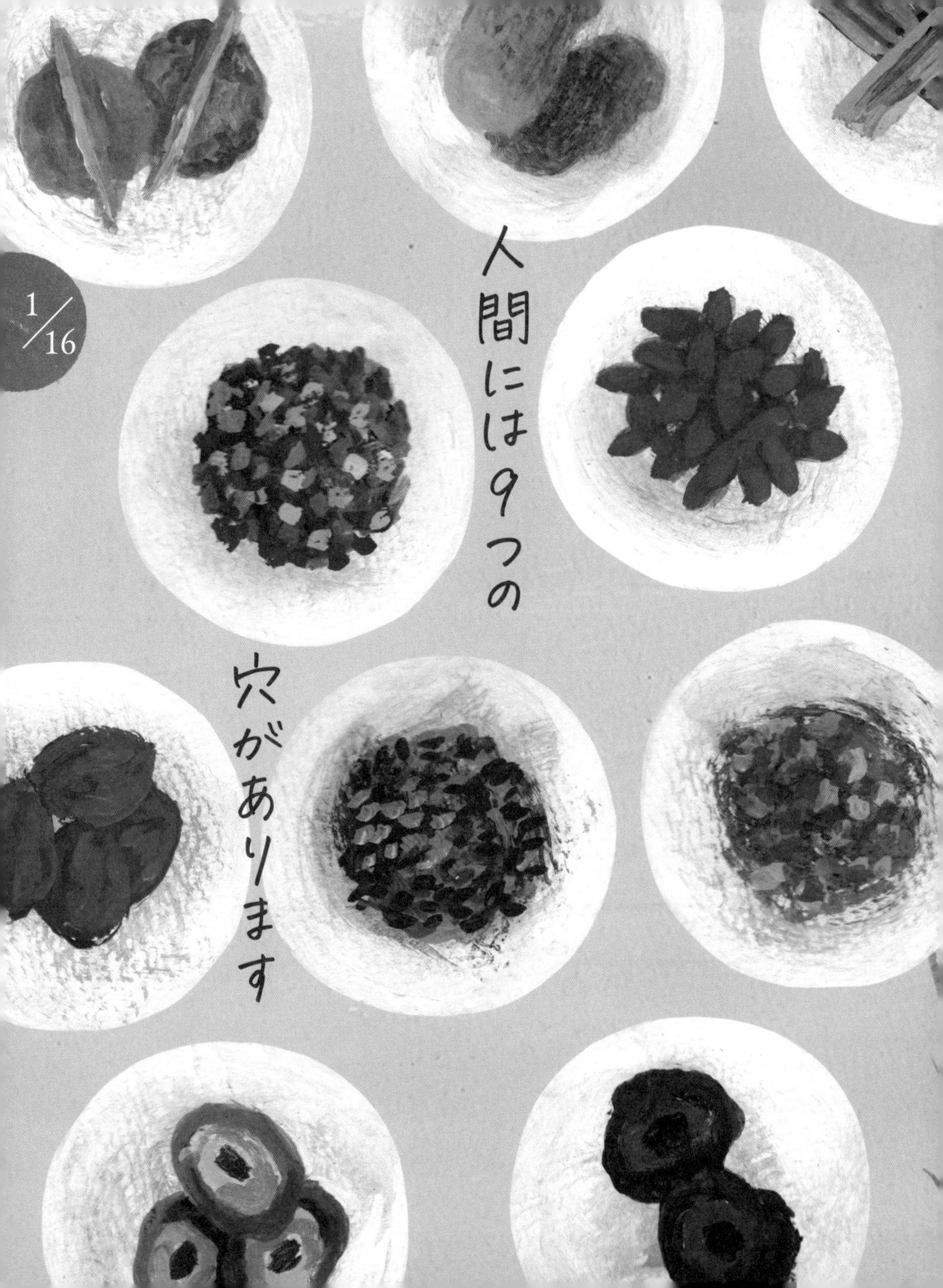

1/16

人間には9つの穴があります

寒《かん》熱《ねっ》（五《ご》性《せい》）、五《ご》味《み》、帰《き》経《けい》というルール

食材には冷やす性質があるもの、温める性質があるものがあります。「**寒**《かん》・**涼**《りょう》・**平**《へい》・**温**《おん》・**熱**《ねつ》」の五つに分類されます。平は温めも冷やしもしないものです。

例えば、冷え性の方は温める性質の食材を多めに使った食事をとるとバランスが良くなります。ただし、寒や熱の食材は涼や温の食材より性質が強いのでとり方や量に気をつけましょう。

本書では各食材の説明に寒熱を示しましたので参考にしてください。

また、食材の味も五臓六腑に関連した「**酸**《さん》・**苦**《く》・**甘**《かん》・**辛**《しん》・**鹹**《かん》（**塩からい味**）」の五つの味があります。

それぞれの味は「**肝**・**心**・**脾**・**肺**・**腎**」に関連しており、それぞれの臓器の機能を助ける役目があります。例えば、食欲がない時に甘い食材を適度にとると脾が元気になります。逆に、とりすぎるとかえって脾の機能が悪くなることもあるので注意も必要です。

本書では各食材の説明に五味も示しましたので参考にしてください。

もう一つが**帰経**《きけい》です。

その食べ物が「肝・心・脾・肺・腎」のどの臓腑に関連しているかを示したものです。例えばじゃがいもの帰経は胃と大腸です。胃腸を元気にして便秘に働いてくれます。

本書では各食材の説明に帰経も示していますので参考にしてください。

＊　＊　＊

冬の寒さは、体から熱を奪って体温を下げたり、血流を悪くしたりして免疫力を低下させます。

一方、ウイルスは寒さが大好きです。冷えは万病の元といいますが、体温が一℃上がれば免疫力は5〜6倍に増えるとか、内臓の温度が1℃下がると免

1/18

冬の寒さと免疫力

疫力は30%減少するなどはよくいわれますね。

また免疫細胞は血液やリンパ液に乗って体中をパトロールしていますが、冬の寒さは免疫細胞の力を弱くするだけでなく、血流やリンパの流れを悪くして、パトロールの運行にも支障をきたすのです。

人間はワクチンや治療薬を開発してウイルスや細菌と戦っていますが、そのウイルスや細菌も年々手を替え品を替え、新しくなって私達を襲ってきます。

免疫力は私達の体に元々備わっている武器です。

私達の先祖はワクチンや治療薬のない時代からウイルスや細菌の脅威に晒され、免疫力が強かった人達だけが生き残ることができました。

漢方薬が登場してからも、高価な漢方薬は一般庶民には簡単に手に入るものではありませんでしたので、科学技術が発達する近年までは、一般庶民にとって免疫力だけがウイルスや細菌と戦う唯一の武器だったのです。

そういう意味でも、免疫力が下がりやすい寒い冬をいかに過ごすかは、とても大切です。

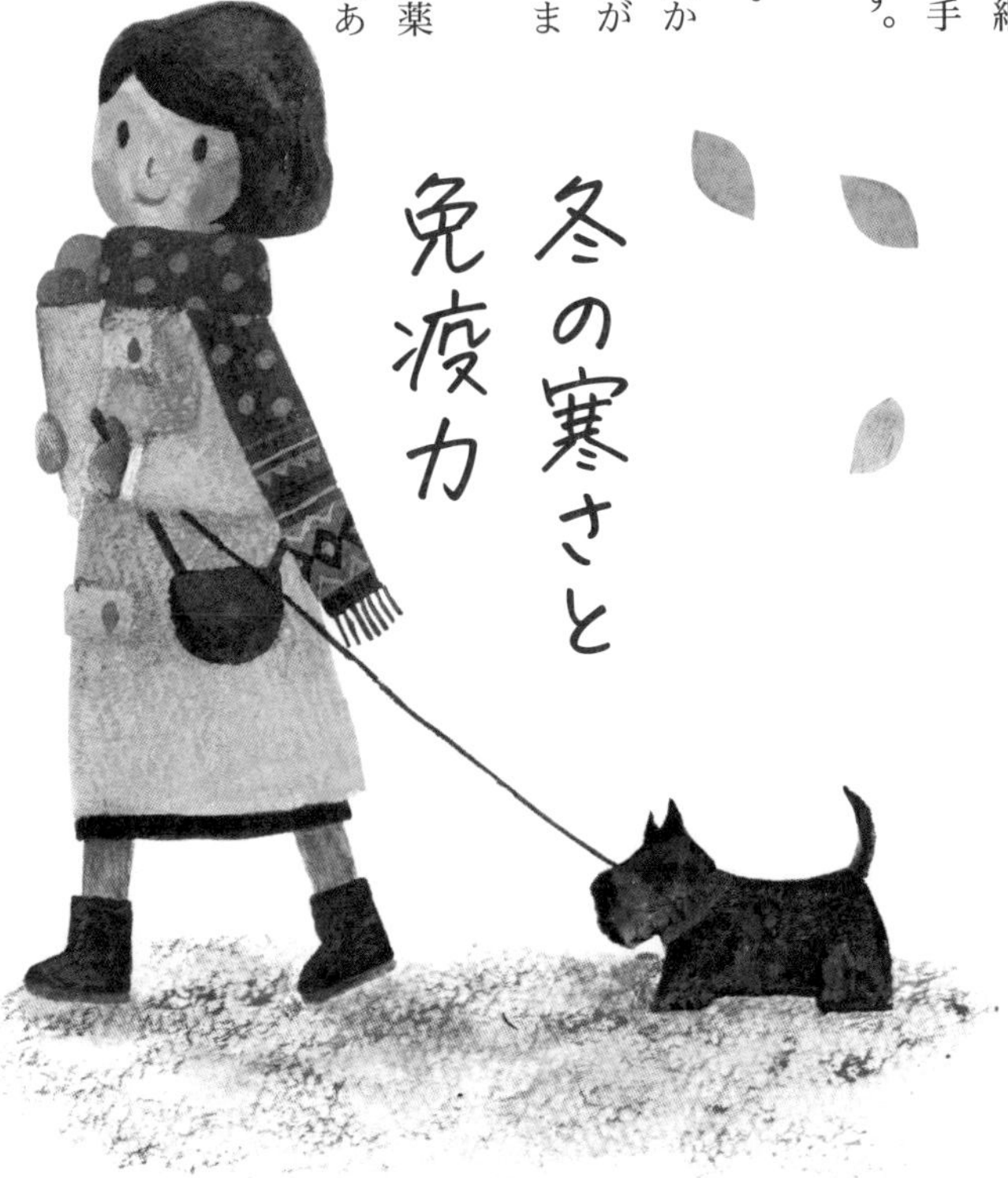

1/19

寒さは腎の働きを弱くする

冬に訪れる寒さの邪（寒邪）は五臓六腑の「腎」の働きを弱くします。漢方の「腎」は解剖学的な「腎臓」とは少し違い、生命力の源である「精」を貯蔵する働きがあります。成長や発育、老化、生殖能力、免疫をコントロールする司令塔の役割です。ざっくり言えば、**腎はアンチエイジングの要**といえます。

免疫力アップのカギは腎を冷やさないことです。腎の機能が衰えると、物忘れや難聴、尿漏れ、精力減退、不妊、骨の弱り……など多くの不調が起こりますが、特に寒さは腎の働きを低下させ、免疫力を低下させますので気をつけましょう。

冬の寒さは風邪の原因になったり、腰痛、腹痛、下痢、頭痛、生理痛の原因になるだけでなく、生命エネルギーの司令塔ともいわれる「腎」の働きを低下させて免疫力を低下させ、老化も早めてしまいます。老化が気になっている方は腎を意識しましょう。

＊　＊　＊

冬は体を温める食材を活用して、寒さから腎を守ることがポイントです。冷え性の方、尿漏れが気になっている方、腰痛・膝痛がひどい方などは気をつけていただきたい季節です。

特にご高齢の方や腎の機能が未熟な小さなお子さんは影響を受けやすいので、冷やさないようにお気をつけください。

体を温めて発汗を促し邪気を追い払う食材

生姜、紫蘇《しそ》、ねぎなど

胃腸など体の中を温めてくれる食材

唐辛子、シナモン、乾姜《カンキョウ》、胡椒《こしょう》、山椒《さんしょう》、茴香《ウイキョウ》、丁子《チョウジ》

などの香辛料、もち米、栗、カボチャ、ニラ、玉ねぎ、黒砂糖、鮭など

陽虚《ようきょ》（腎の体を温める機能が低下している冷え症の方）を改善する食材

クルミ、羊肉、鹿肉、エビ、杜仲《トチュウ》など

香辛料は手軽に使いやすい反面、とりすぎにもなりやすいので注意しましょう。

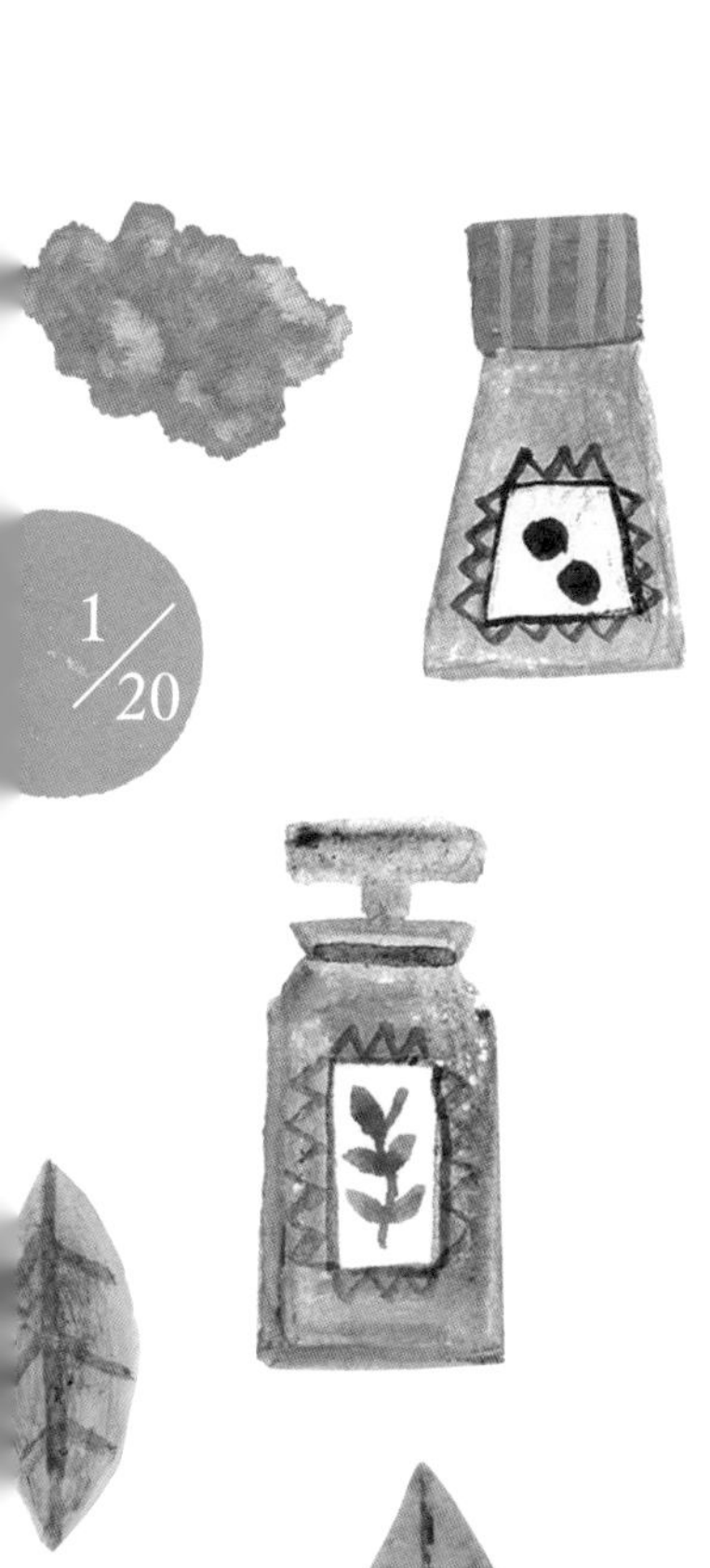

冬は腎を冷やさない！

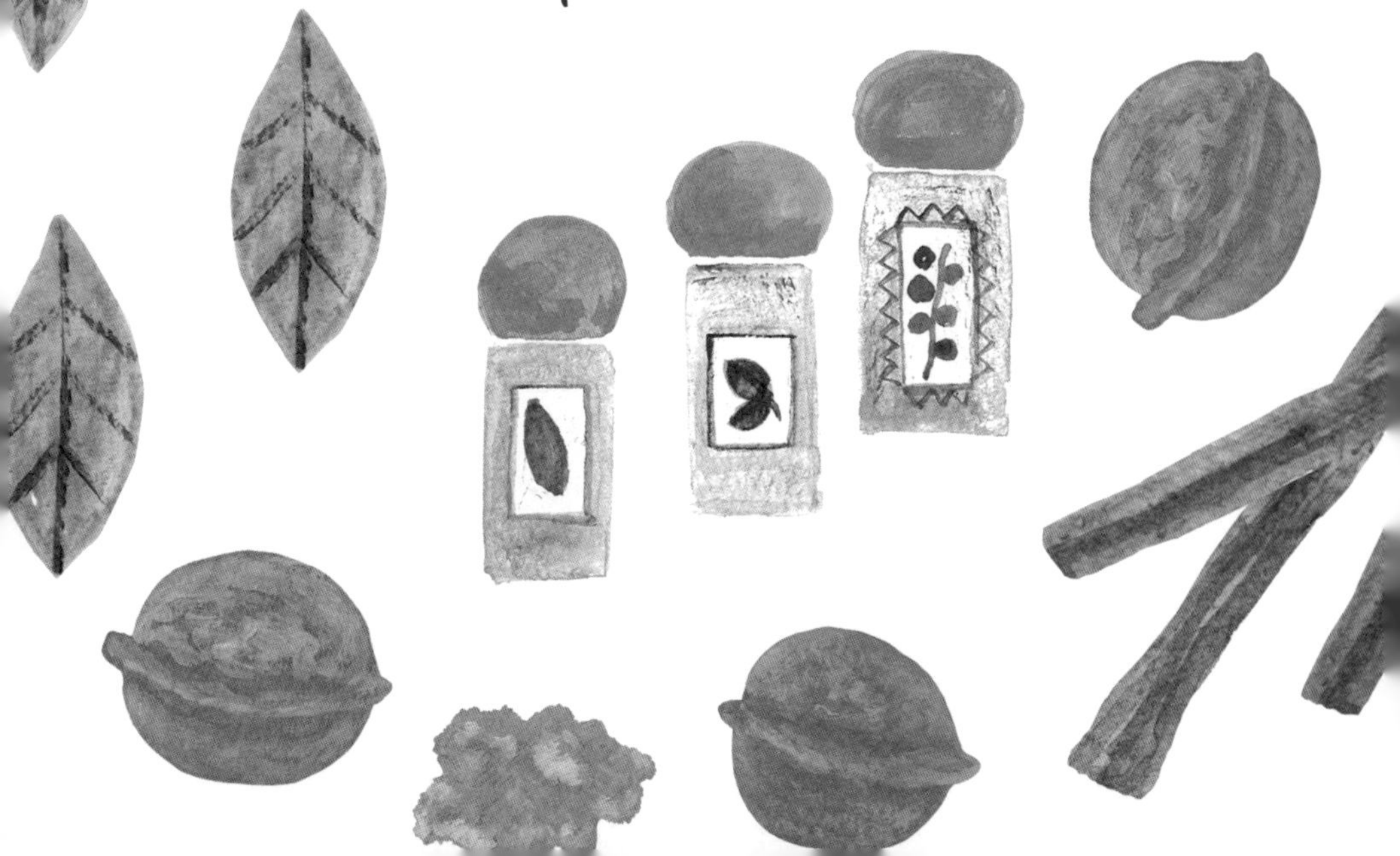

体を温める肉・魚介類

1/21

腎を守り、体を温めるには**たんぱく質**も必要です。特に体重を気にして生野菜ばかり食べている若い女性、食が細くなっているお年寄りは、体の筋肉量が少ないことも冷えの原因になります。

体を温めるためには、筋肉の材料となるたんぱく質が不可欠です。

・**温める肉類**　羊肉、鶏肉、鹿肉など

羊肉は薬膳でもよく活用されています。北海道に行くとジンギスカン料理の店がたくさんありますね。寒い地方の名物料理です。

・**温める魚介類**　タイ、太刀魚、フグ、赤貝、ムール貝、エビ、鮭、アジ、マスなど

エビは温める食材として、逆にカニは冷やす食材として薬膳ではよく活用されています。また、アサリ、シジミ、ハマグリは冷やす食材です。

※文献によって寒熱の分類が異なるものもあります

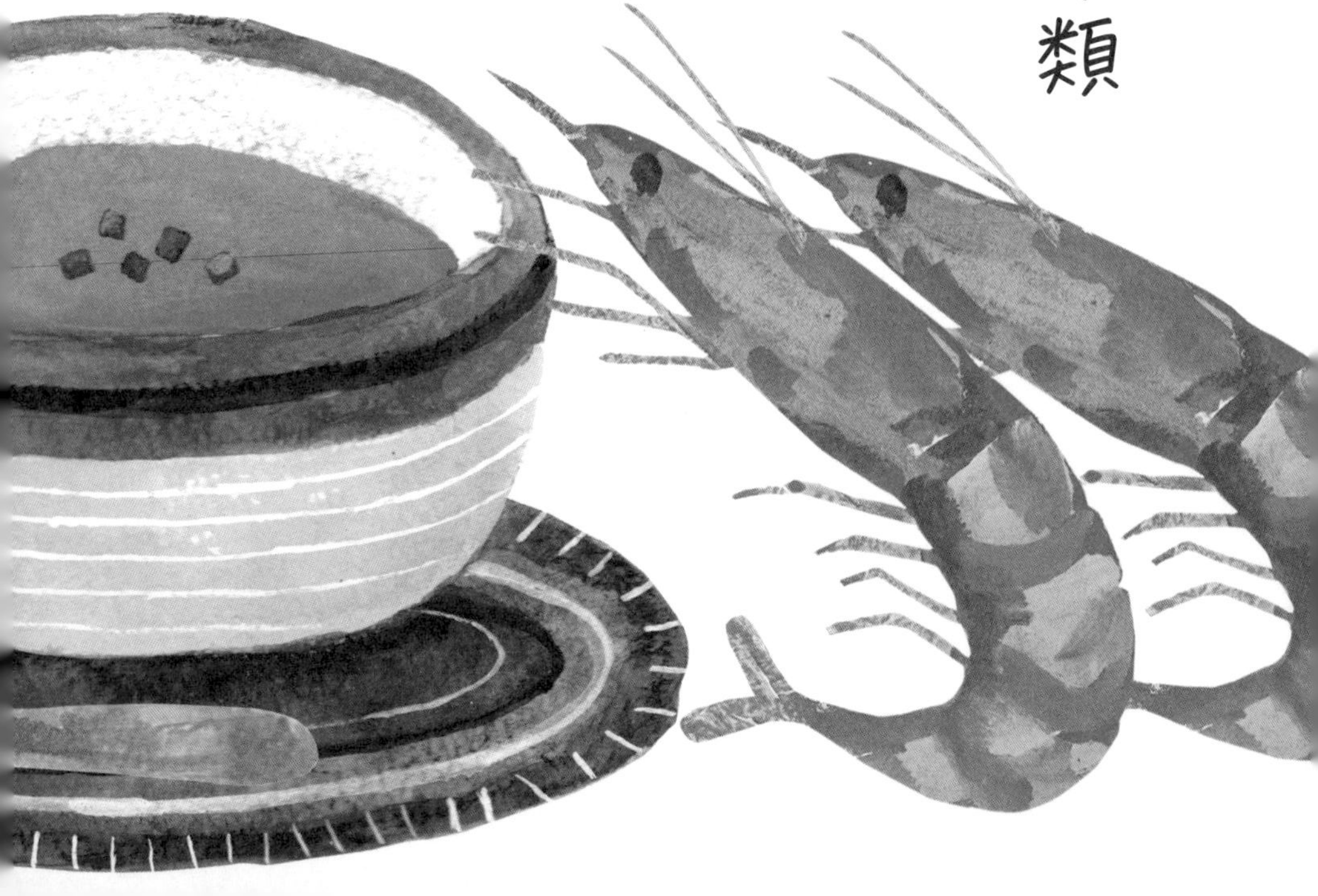

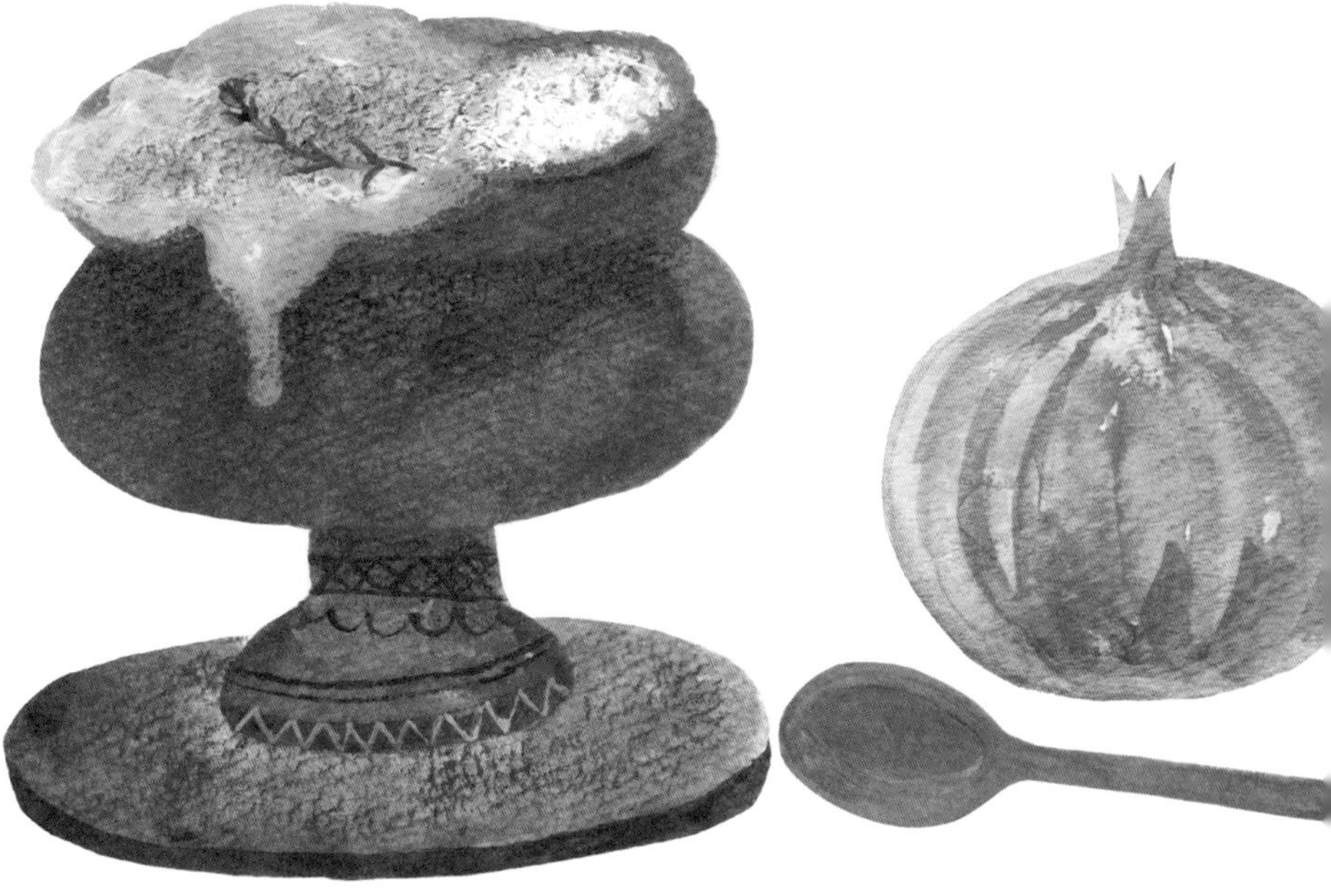

体を温める野菜類

・温める野菜類　生姜、ねぎ、ミョウガ、ラッキョウ、紫蘇、ニラ、カボチャ、玉ねぎ、ニンニクなど

（にんじん、じゃがいも、さつまいも、シイタケ、キャベツ、山芋、トウモロコシなどは「平」つまり寒熱のこだわりがないものです）

例えば、玉ねぎを薄くスライスして、コンソメで味付けした「オニオンスープ」に生姜を加えれば温める効果が高くなります。

生姜とニンニクをオリーブ油で炒めてからアサリを投入し、酒と醤油で味をつけた「アサリの酒蒸し」は、生姜とニンニクと酒を加えることで、アサリの冷やす性質を和らげます。

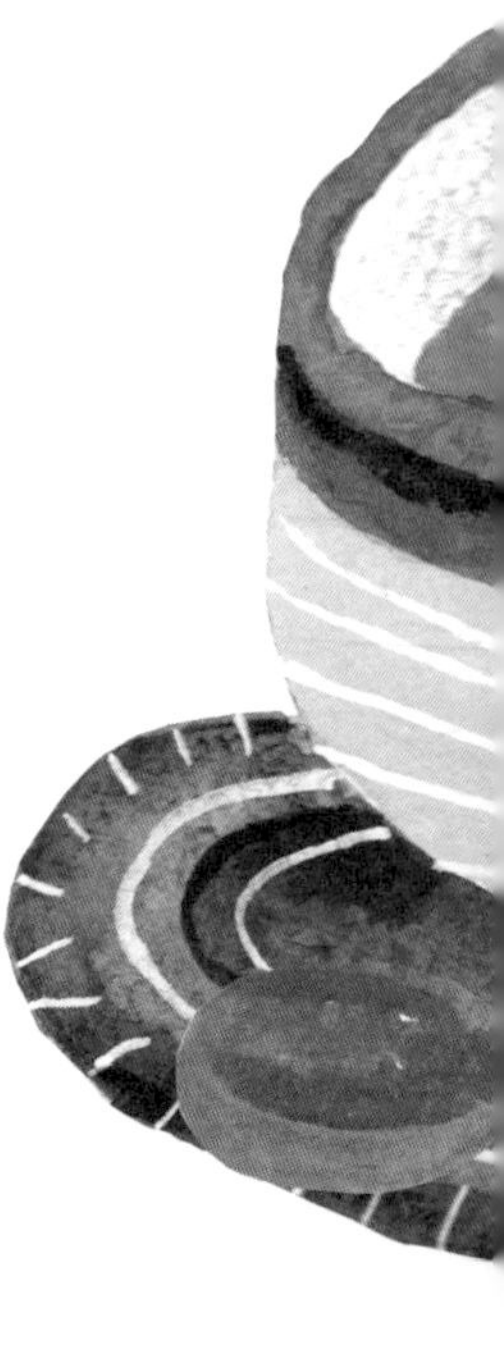

1/23

ローズマリーの香り

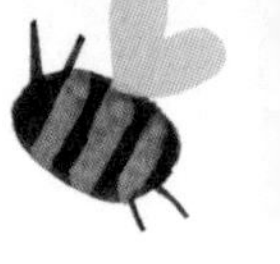

ローズマリーは有名なハーブです。フォークソング「スカボロー・フェア」の歌詞にも出てきます。

Are you going to Scarborough Fair?
Parsleyp, sage, rosemary and thyme
(パセリ、セージ、ローズマリー、タイムが並べられているスカボローの市へ行くのかい?)

ローズマリーをはじめ、タイムやパセリ、ミントなどの香りは、忙しい毎日をリラックスさせてくれる効果がありますよね。

我が家の植木鉢にもローズマリーの花が咲きだしたので、摘んだのを刻んでハンバーグに入れてみました。友人に教えてもらったレシピですが、美味しかったので、色々な料理に試してみています。

ローズマリーなどの心地良く感じる香りは、少し気分がすぐれない時、なんだかイライラした時などのお助けマンになるはずです。私もお気に入りで、百均のお茶パックに入れて、紅茶やウイスキーのお湯割りに入れて楽しんでいます。

パセリやバジル、ミントなどのハーブや紫蘇やねぎも、我が家の植木鉢でも容易に栽培できるので重宝していますが、特にローズマリーはとても強く、花は終わっても寒い冬でも元気なので、ローズマリーの葉は一年中重宝に使っています。

* * *

西洋医学の発展は目を見張るものがあり、私たちの健康や寿命の延長に大きく貢献しています。しかし、治療を急ぎすぎて人間が本来持っている自然治癒力や身体全体を診ることがおろそかになっているようにも感じます。

また近年は新型コロナウイルス感染症や地震など気持ちが暗くなる出来事も多く、心の病に悩んでいる方が増えているようにも思います。

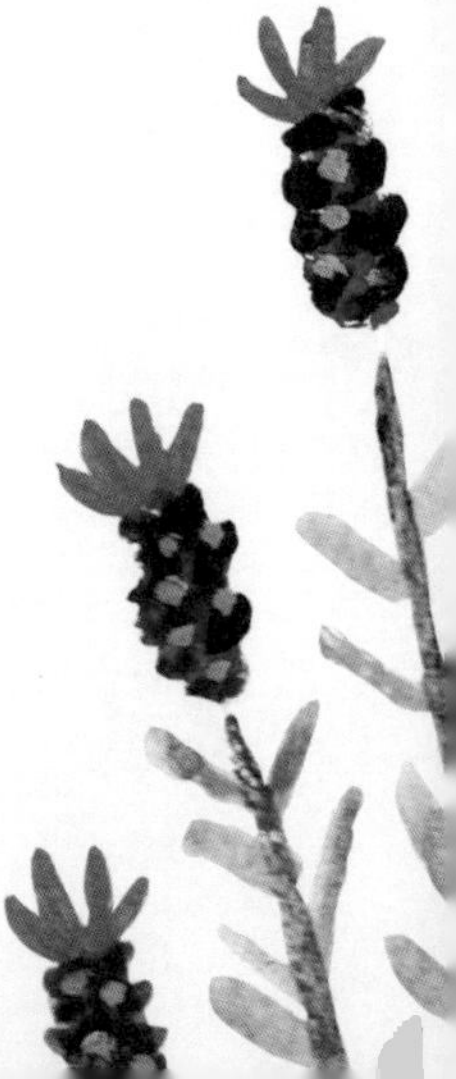

1/24

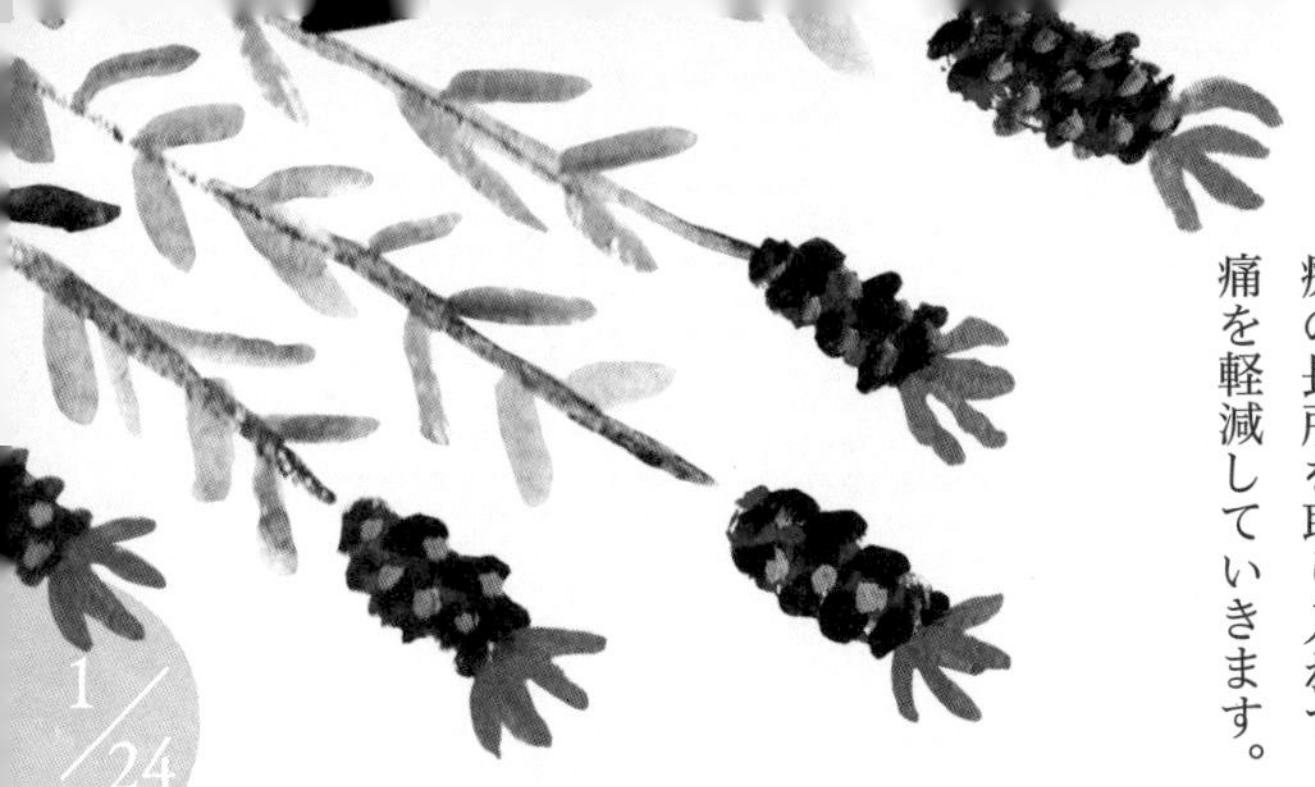

代替医療とは

そのような未病の方や心の不調に悩む方を治療する方法が見直されています。

西洋医学以外の方法による治療法は「代替医療」とか「補完医療」と呼ばれています。東洋医学（漢方薬、鍼灸、指圧、気功など）やアロマセラピー、ハーブ療法、パッチフラワー、ヨガ、呼吸法、カウンセリング、座禅、瞑想などがあります。色々な医療の長所を取り入れて、補完しながら患者さんの苦痛を軽減していきます。

私はローズマリーやセージなどのハーブを利用することで生活が豊かになることを実感しています。ハーブや薬膳理論を上手に活用することも、西洋医学の補完になると思っています。

日本でもこういった代替療法を研究するホリスティック医学協会が設立され、私も会員として日々勉強を続けています。

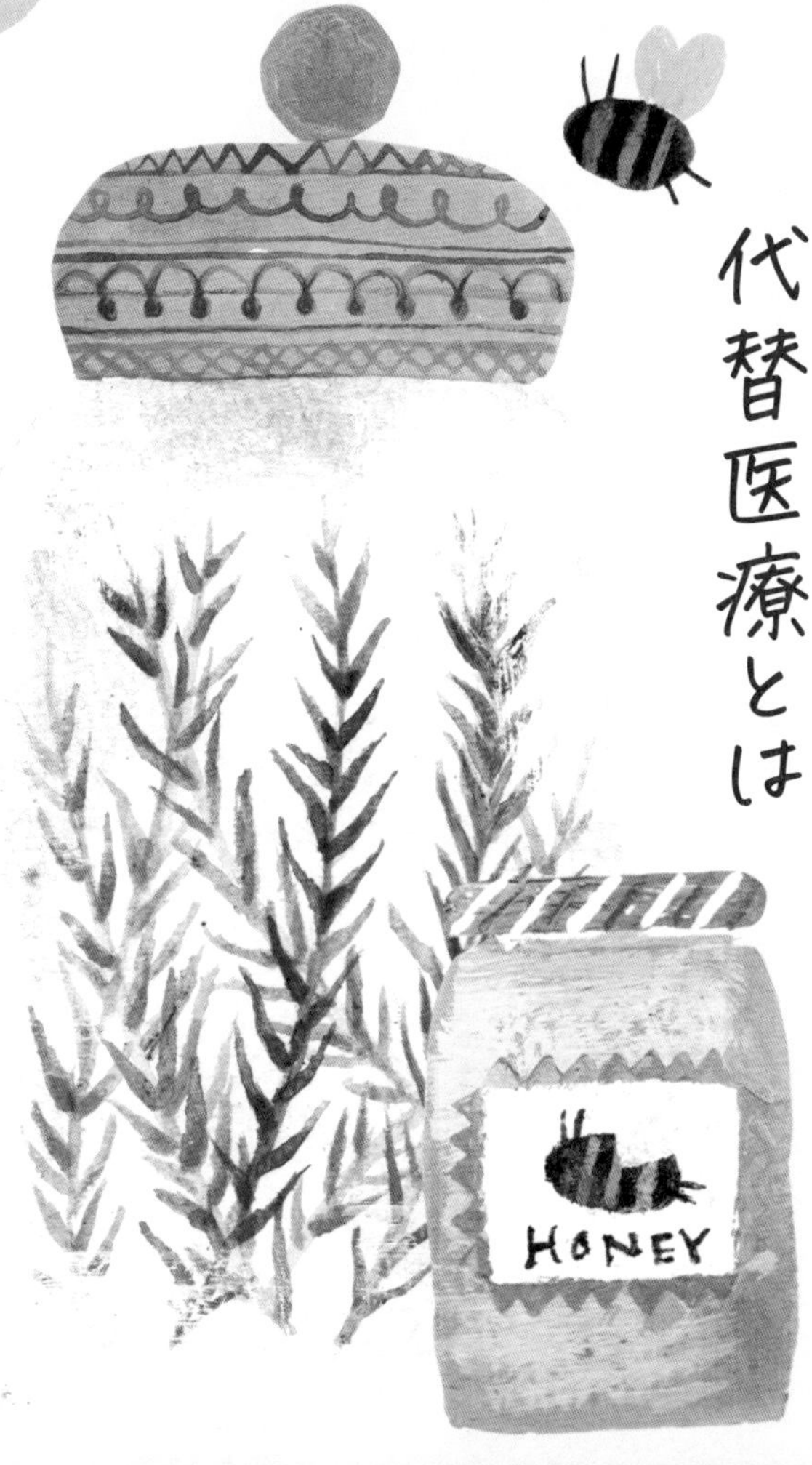

生《しょう》姜《が》の効能

1/25

温、辛　脾・胃・肺

生《しょう》姜《が》はショウキョウという生薬で漢方薬としても使われています。説明するまでもなく台所に在庫されていることの多いヒネショウガです。

風邪などの初期に体を温め、汗を出して熱を下げる働きがあり、漢方薬で有名な葛根湯《かっこんとう》に配合されています。胃が冷えて吐き気がする時や、肺が冷えて水っぽい痰が出る時に使われています。

また、お寿司の横には甘酢に漬けた生姜（ガリ）が付いてきますね。胃を温める作用と鮮魚やカニなどの解毒をする働きもあるのです。

寒い時には生姜をひとかけら、薄くスライスしてマグカップに入れて、砂糖かハチミツ、または黒砂糖を入れ、お湯を注いで1分くらいレンチンしたものをフーフーしながらいただくと体が温まり、風邪の予防にもなります。

生姜の薄切りにシナモンスティックを添えたホットウイスキー、紅茶におろし生姜を加えたジンジャーティーや生姜が入った炭酸飲料のジンジャーエールはもうお馴染みの飲み物です。

手軽に使いやすい、おろし生姜や刻み生姜が瓶詰やチューブに入って販売されています。料理の下ごしらえにはもちろん、出来上がった料理やお茶、スープに加えて使えます。

冷え症の方は寒い冬には生姜をちょい足しすると温まりますよ。常備しておくと便利に使用できます。でも使いすぎには気をつけてください。中庸が大事です。

＊　＊　＊

生の生姜を乾燥したものは**乾姜**《カンキョウ》という生薬として漢方薬に配合されて活用されています。(日本薬局方の乾姜は蒸してから乾燥したものとされています)

生の生姜のショウキョウは胃腸を温めて吐き気な

乾《カン》姜《キョウ》は効力が更にアップ

熱・辛　脾・胃・心・肺

どを止める効能のほか、寒さによる風邪の初期に体を温めて発汗を促し、邪気を追い出したり熱を下げる効能があります。それに対し、乾姜は主に**内臓を温める**目的で使われます。体の中心の部分（お腹）を温める働きがあるので、お腹が冷えて痛んだり、寒さで痛みが増す生理痛や冷たいものを食べて下痢をしたりした時に使えます。また肺が冷えて薄い痰が出る時にも使えます。

生姜を薄くスライスしたものを天日干しすれば乾姜が出来上がります。使いすぎにはご注意を。

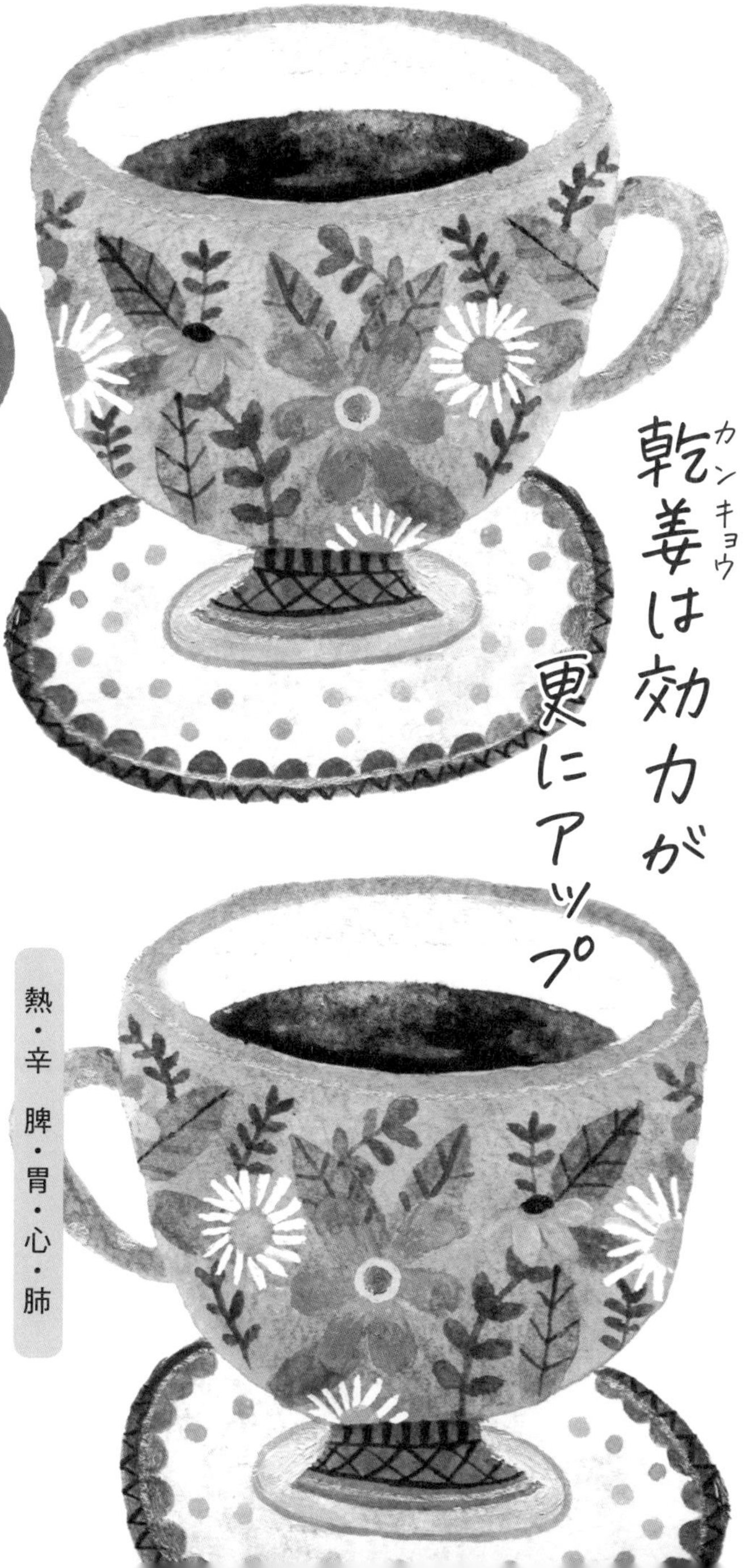

こんな人は生姜を控えましょう

生姜は寒がりの人には効果的な食材です。

生姜を食べた後にサーモスタットで体温の変化をみる実験をテレビでやっていましたが、青色だった足や手の先がどんどん赤い色に変わっていきました。

しかし薬膳では、生姜をお勧めできない人がいます。アトピー性皮膚炎やニキビなどで皮膚が真っ赤になっている方は特に合いません。激辛ラーメンやジンギスカン料理などを食べると汗がどっと出て顔が真っ赤になる人も控えた方が無難です。

陰虚体質の人も生姜は控えめにしてください。（☞10月17日）

陰虚体質の方は手のひらや足の裏が火照る、口が乾く、午後になるとボーっと頬のあたりが赤くなる、いやな熱感がある、寝汗が出るなどの症状が現れやすいです。

アトピー性皮膚炎などで皮膚が赤くなっていたり化膿しているような場合には、温めると症状が悪化することが多いので、冬瓜、ニガウリ、緑豆など冷やす性質の食材を活用して、まずは余分な熱を取り除く方が良いことも多いです。

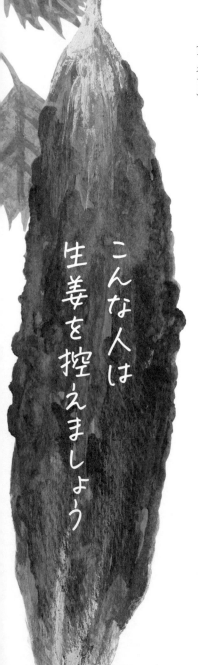

1/28

紫《し》蘇《そ》の効能

温、辛　肺・脾

紫蘇は生姜と同じ、辛温解表薬という分類で漢方薬に配合され活用されています。

寒さによる風邪のひき始めに体を温めて発汗を促し、邪気を追い出したり熱を下げます。

また**気の巡りを良くしてお腹の張りや悪心・嘔吐などを改善し、解毒の効能も**あります。

よく使われる紫蘇が配合された漢方薬、「半夏《はんげ》厚朴《こうぼく》湯《とう》」は、ストレスによる喉のつかえや咳を止めます。

また胃腸の弱い人が風邪をひいた時には「香蘇散《こうそさん》」という漢方薬もよく使われています。

紫蘇などの香りの成分は揮発されやすいので、煎じる場合は時間を短めに、香りが立ち始めたら火を止めると良いです。

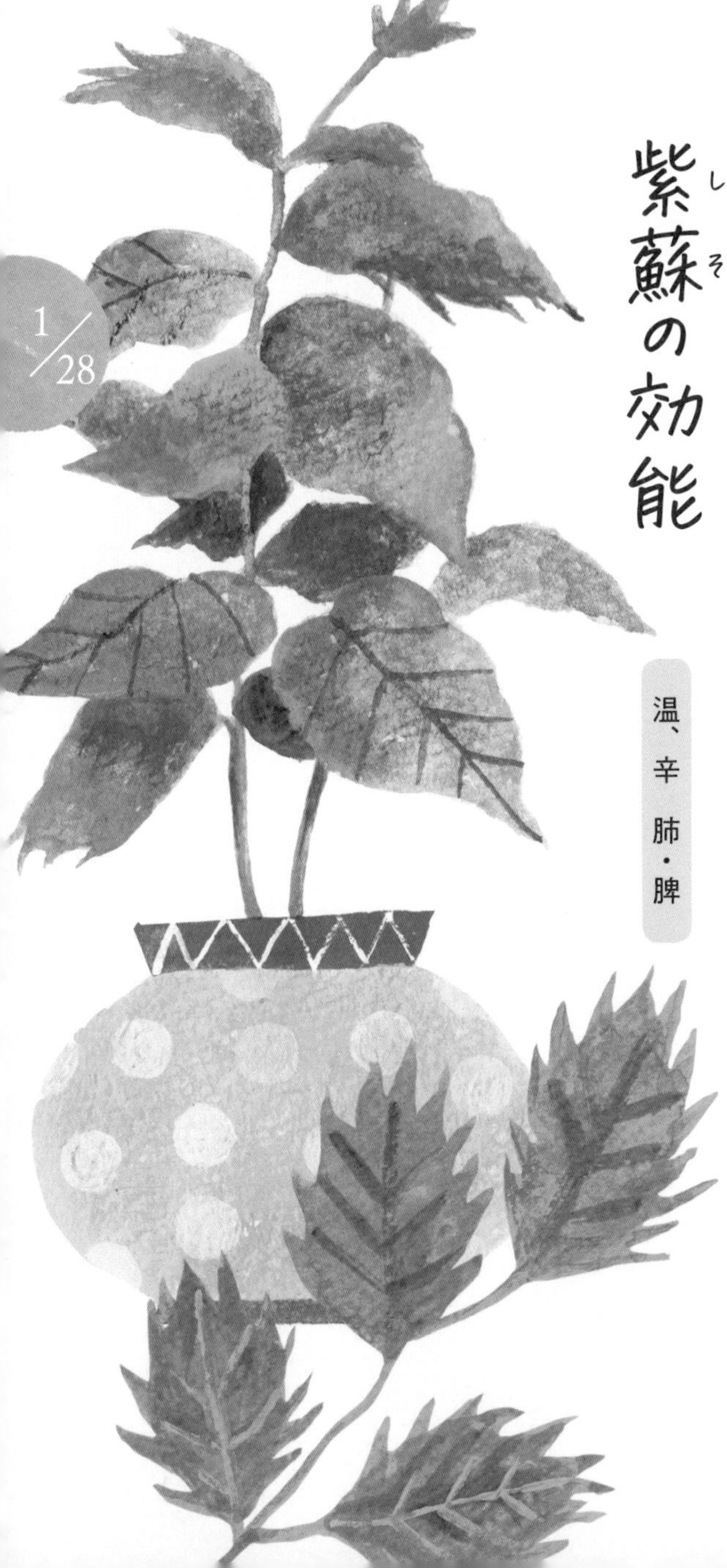

ニンニクの効能

1/29

温、辛　脾・胃・肺

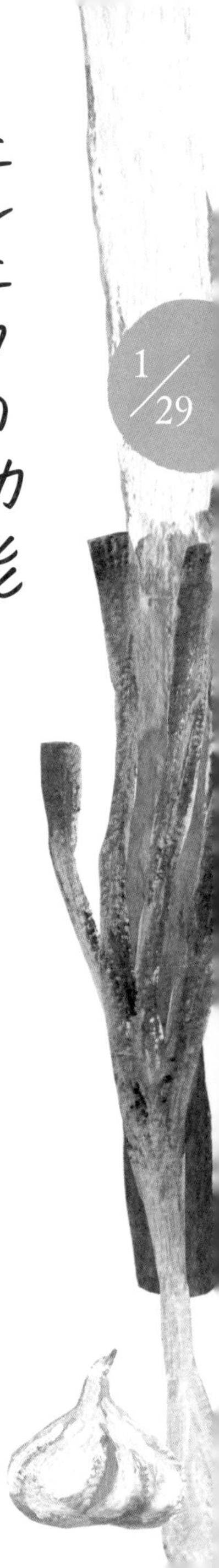

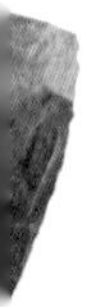

ニンニクは、漢方薬の教科書では駆虫薬《くちゅうやく》という分類のところに記載があります。薬名を大蒜《たいさん》といい、体を温める性質があり、殺虫、下痢、咳、腫れ物を治すなどの効能があります。

　１９９０年にアメリカ国立のがん研究所で、がん予防の高い食品を調べたデータがありますが、トップにニンニクを挙げています。

　昔からねぎ、玉ねぎ、ニラ、ニンニク、エシャレットなど、ねぎ属の仲間は色々体に良いといわれてきました。これらのにおいの素である硫化アリル類には、**ビタミンB_1の吸収を高める作用や血栓予防、血中コレステロールの増加抑制、免疫機能の向上**などの効果があります。

　一方で、生のニンニクは胃を荒らしやすいので注意が必要です。

　ご家庭で使う場合は、みじん切りや薄切りで炒め物などに使う場合が多いと思いますが、とりすぎにも注意してください。

　私事ですが、もう50年近く、医薬品で販売されているニンニクの熟成エキスを飲み続けており、私の健康に一役買ってくれています。

　今はニンニクも便利に使いやすく刻んだものやおろしたものが市販されています。

　免疫力アップに少量ずつ、特に冷え症の方は利用すると良いでしょう。

＊　＊　＊

ねぎは漢方では葱白《そうはく》という生薬です。いわゆる葱《ねぎ》の根に近い部分の、白い所です。

　生姜や紫蘇と同様で、**体を温めて発汗を促し邪気を追い払ったり、熱を下げる**効果があります。

　そのほかに薬膳では気の巡りを良くする、胃腸の働きを整える、解毒などの効能があります。

味噌汁に入れたり、うどんや蕎麦に刻んで薬味にしたり、家庭料理にはなくてはならない野菜ですね。

涼性の蕎麦に長ねぎの小口切りを添えれば、冷えるタイプの方にはちょい足し薬膳になります。

私の子どもの頃、風邪をひいた時に、焼いたねぎをタオルに包んで首に巻くという民間療法がありました。アリシンなどのにおい成分が鼻から入って鼻づまりや喉の痛みを緩和する効果があるという説、効果を全く否定する説もあります。

首に巻くと匂いが強烈で周りの人に迷惑ですし、やはりねぎによる風邪予防としては、料理に使った方が良いと思います。

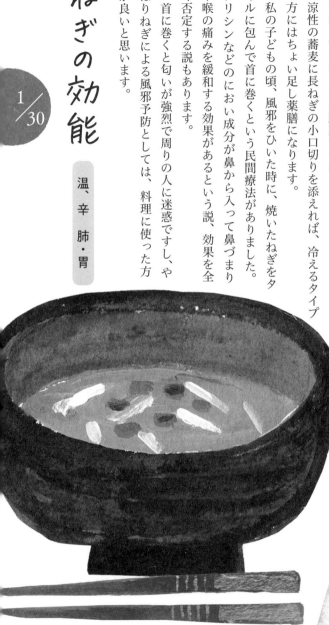

1/30

ねぎの効能

温、辛　肺・胃

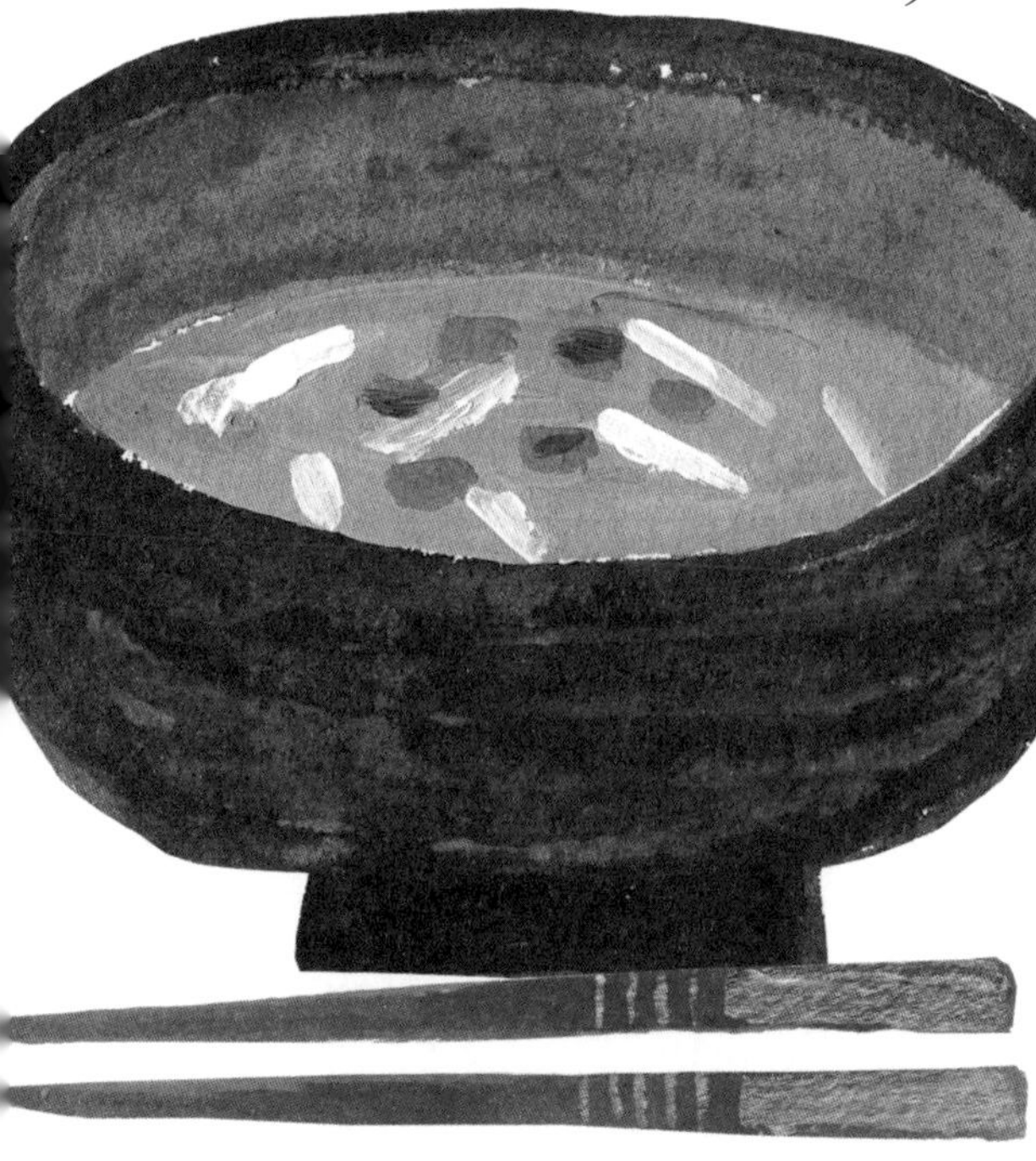

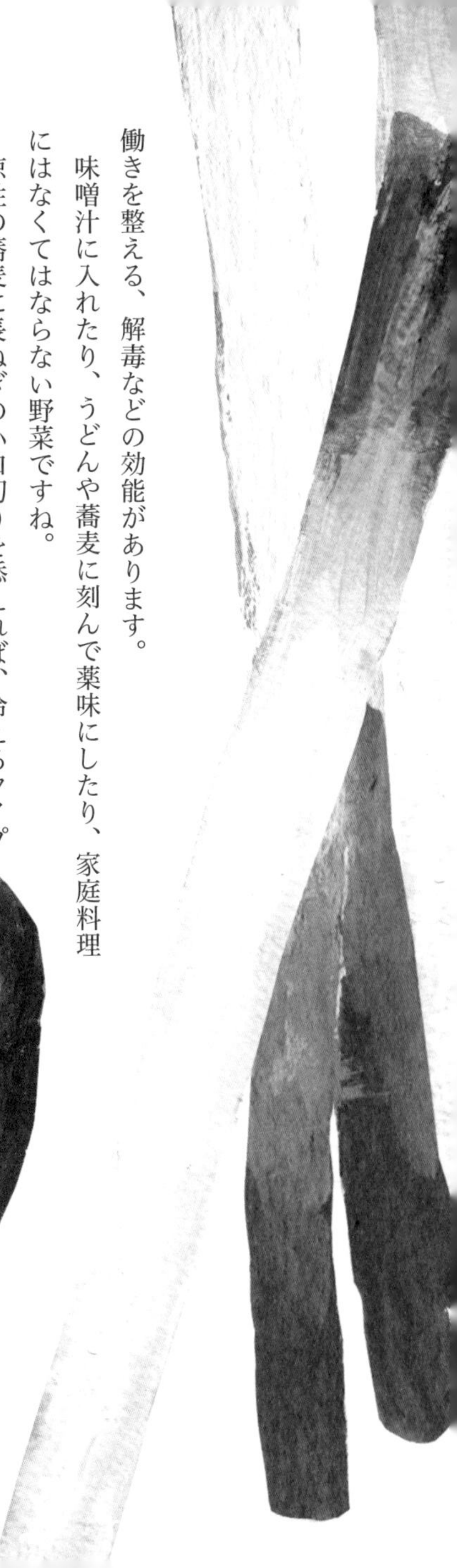

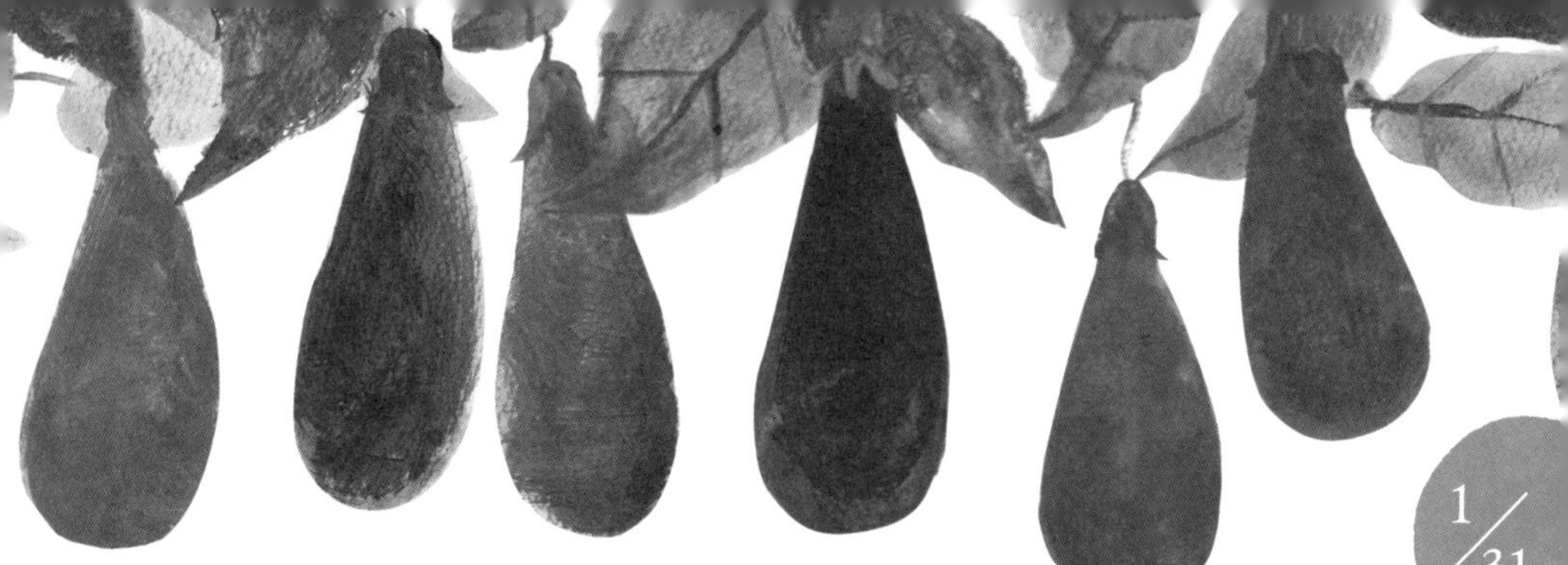

1/31

ニラの効能

温、辛　肝・胃・腎

ニラは「起陽草《きようそう》」とも呼ばれ、**腎の働きを良くして体を温めるので、冷え症の方に効果的**な野菜です。

また血行を良くする働きもあります。

ニラはにんじんなどと同様にβ−カロチンが多く含まれているので、油と一緒にとると吸収が良くなります。

ニラの種は韮子《キュウシ》という名前で漢方薬の材料にも使われています。補陽《ほよう》薬といってを腎を温める力が高く、冷え症の方やＥＤ、遺精、おりもの、尿漏れに用いられています。

ニラは我が家の植木鉢にも植えておくとドンドン増えて、一年に何回も収穫できるので利用しています。

血流を良くするものではなすが良く使われますが、なすは冷やす食材、ニラは温める食材になります。使い分けると効果的です。（文献によって、なすは平性と書かれているものもあります）

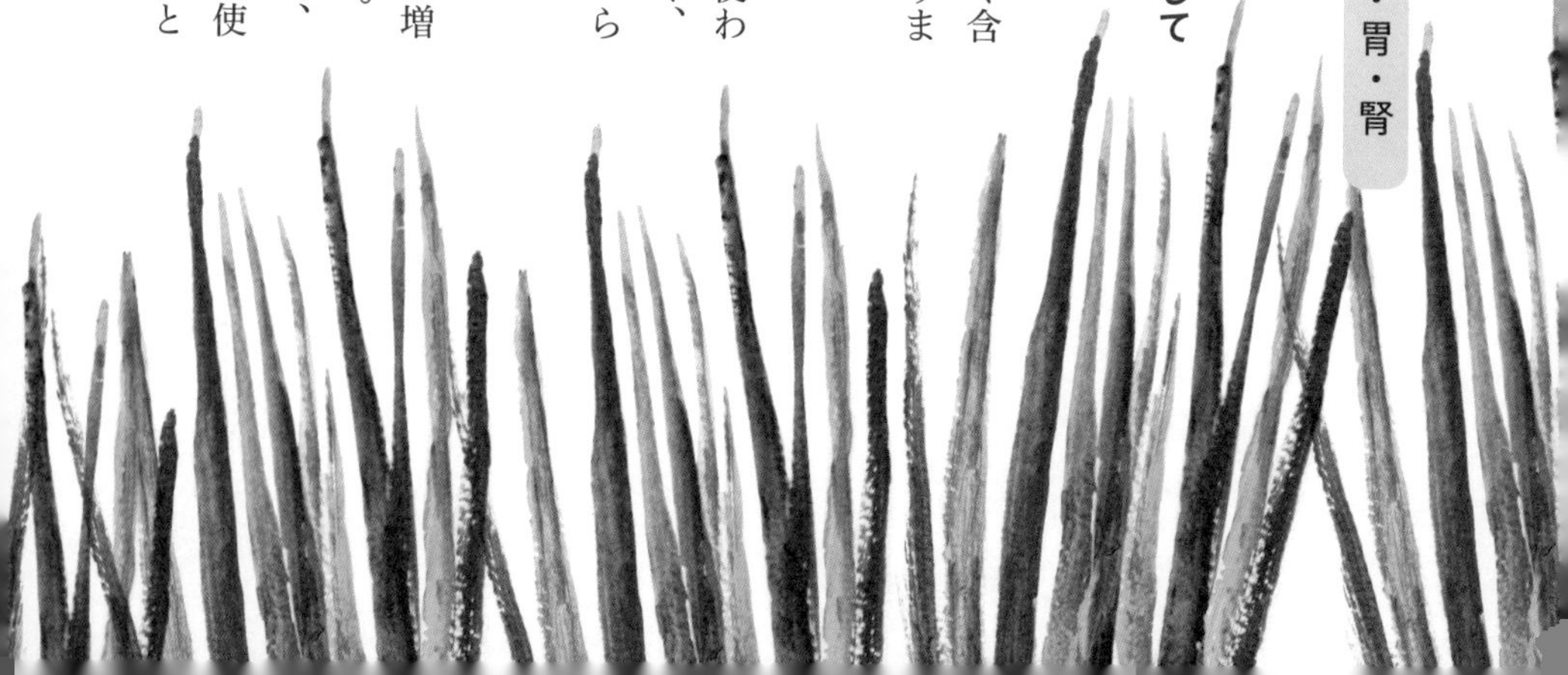

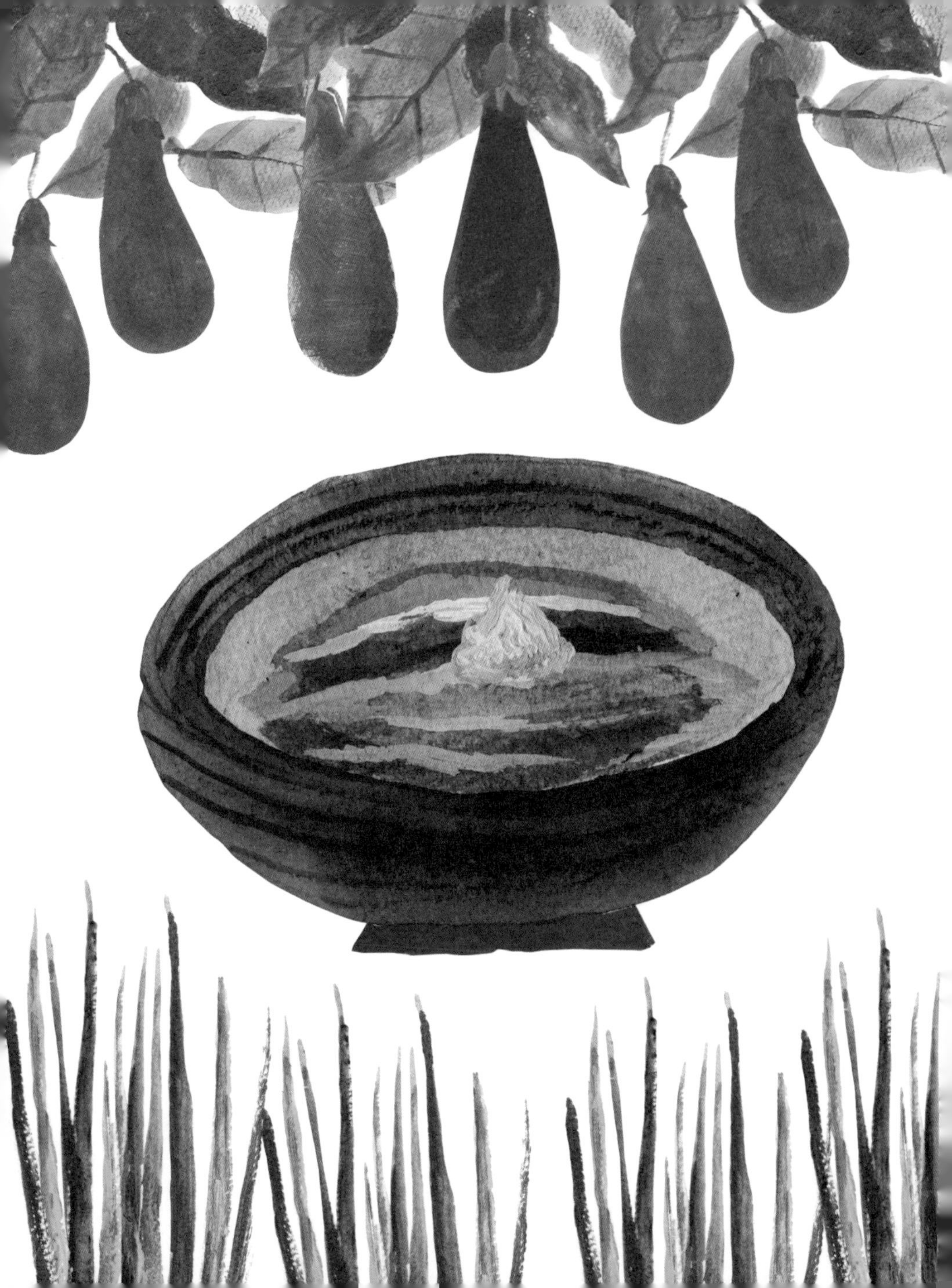

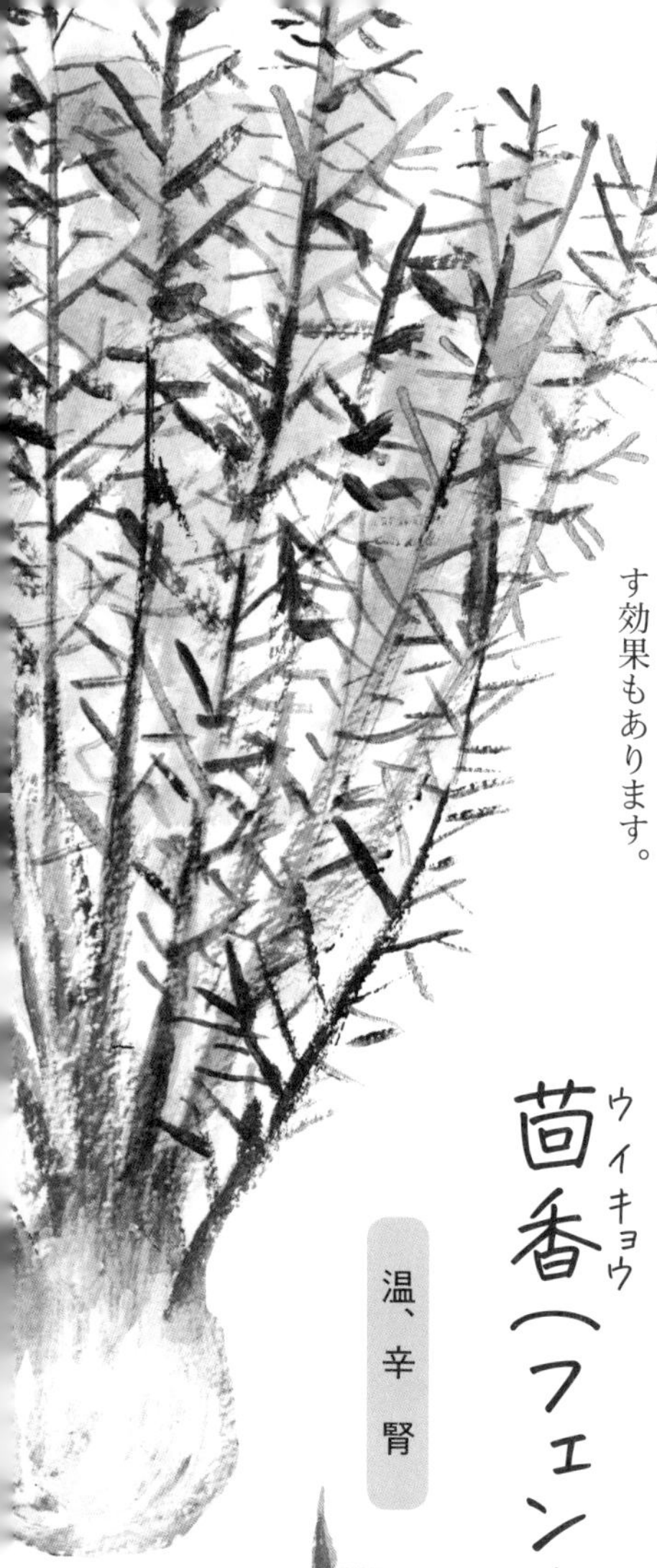

茴香《ウイキョウ》（フェンネル）

温、辛　腎

フェンネルというハーブは薬名を茴香《ウイキョウ》といい、種が漢方薬の材料として使われています。お米のもみ殻の様な可愛い粒です。**温める性質があり寒邪《かんじゃ》を取り除き、胃腸の痛みをとったり、気の巡りを整えて、胃腸の働きを正常にする**効能があります。

魚を煮る時に茴香を入れると生臭い臭いが消え、本来の香りが回復するというので茴香の名前がついたとか、みそに加えると香ばしくなるので茴香という名前がついたとかの説があるそうです。

茴香はカレー粉やソースの原料として使用され、粒をそのまま噛むと口臭を消す効果もあります。

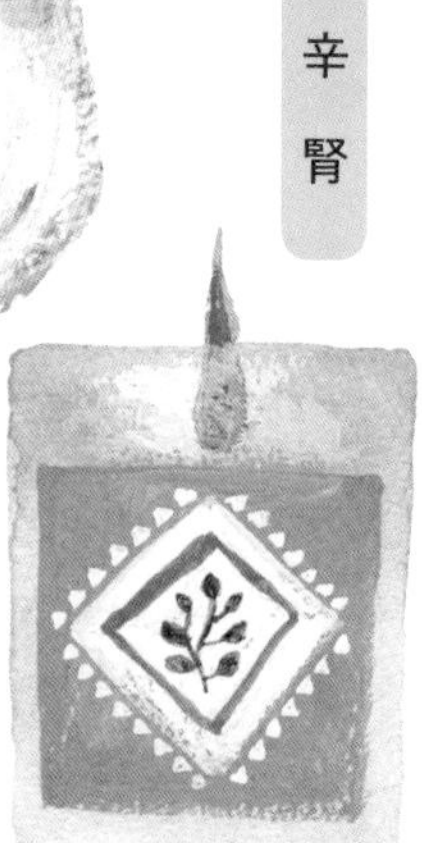

またハーブティーやポプリなどにも利用され、茴香の精油はアロマテラピーにも利用されているようです。

私は、緑茶に茴香を入れていただいています。緑茶はどちらかというと冷やすので茴香を茶さじ一杯くらい入れて温める効果を期待しています。またお茶パックに入れて他のハーブに合わせて楽しんでいます。

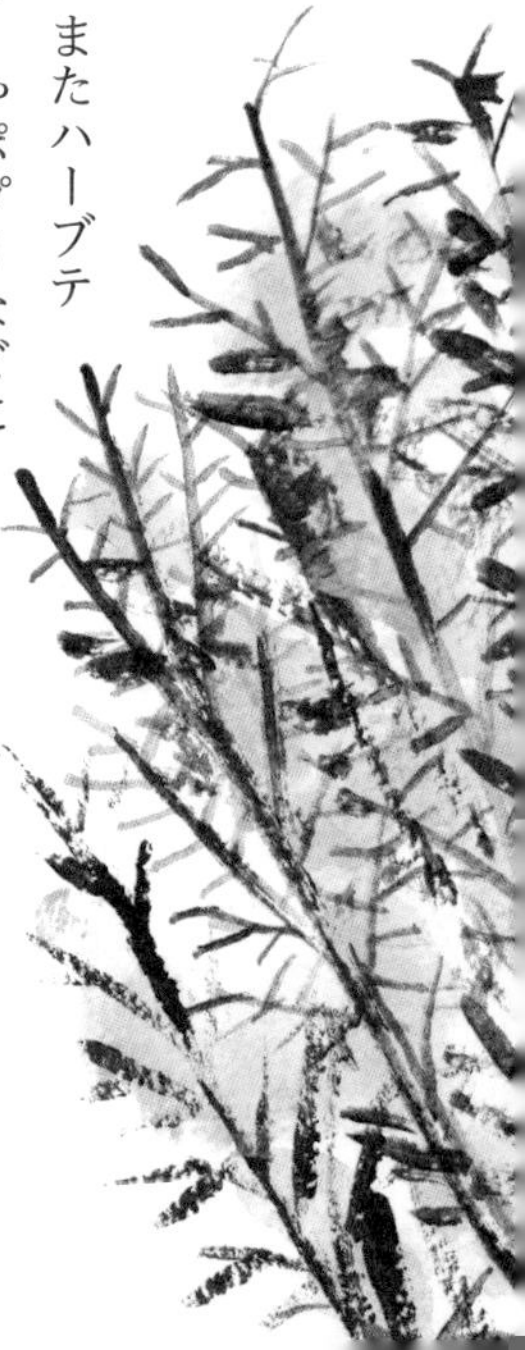

2/2

丁《チョウ》子《ジ》（クローブ）

温、辛　脾・腎・胃

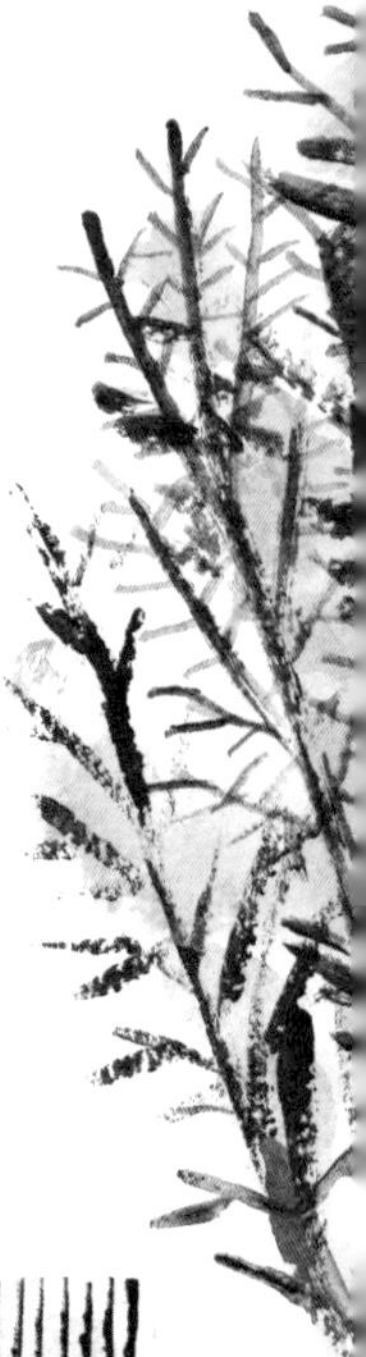

クローブの別名は丁子、丁香です。

丁香《チョウコウ》という薬名で蕾《つぼみ》が漢方薬に使われます。テトラポッドのような小さな三角形の蕾です。

胃や腎を温めるので、**冷えによる腹痛、胃痛、吐き気、しゃっくり、腰痛**などに用いられています。

クローブはフェンネルと同様、ソースやカレールーなど香辛料として以外に、アロマなどにも使われている万能選手です。精油成分は抗菌、鎮痛効果があるので、歯の痛みの緩和に利用されることもあるそうです。

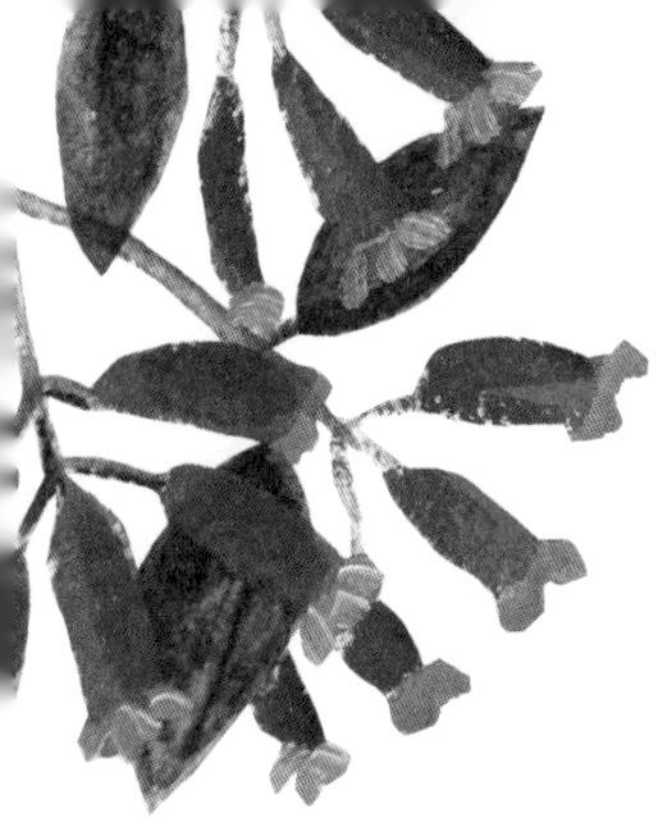

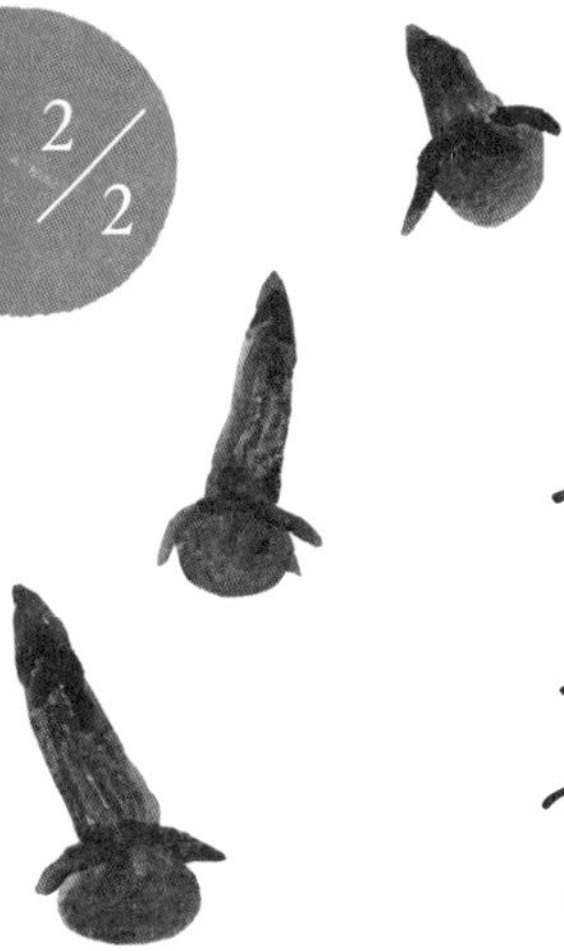

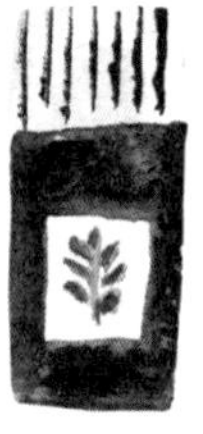

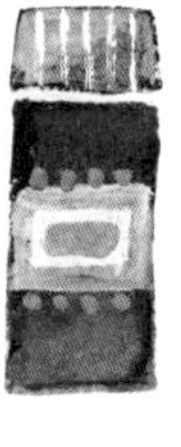

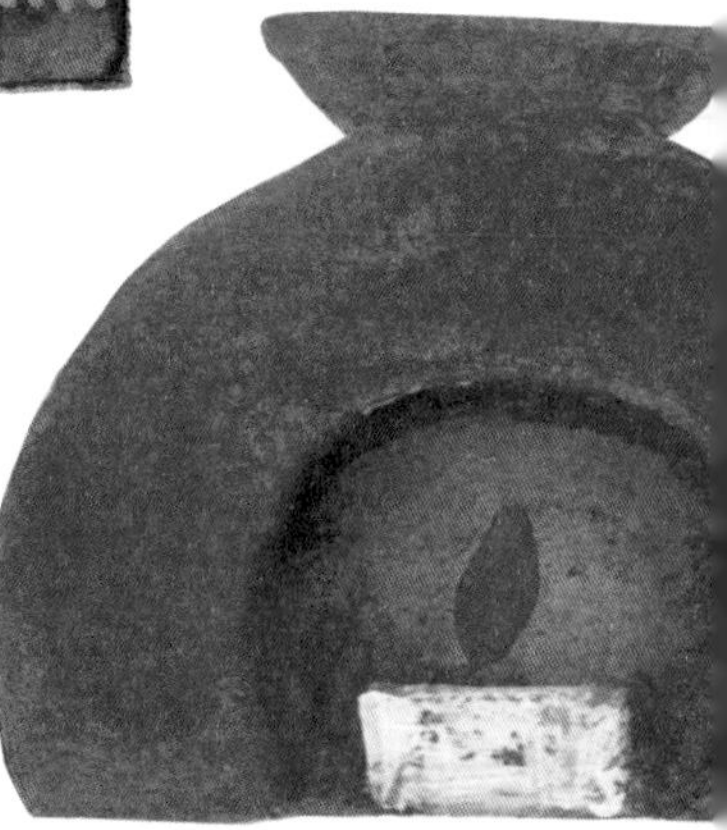

私がまだ新米主婦の頃、クローブを肉に何本か刺して焼くというレシピを見て、当時はどんなものか想像もつきませんでしたが、漢方を勉強するようになって、クローブが丁子であることを知り納得しました。

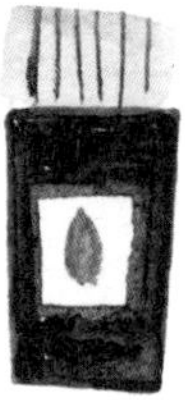

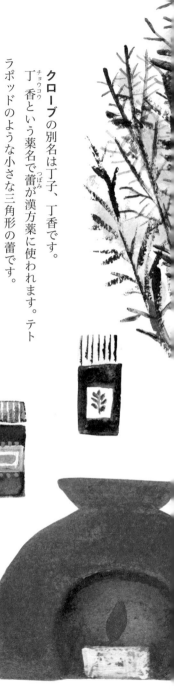

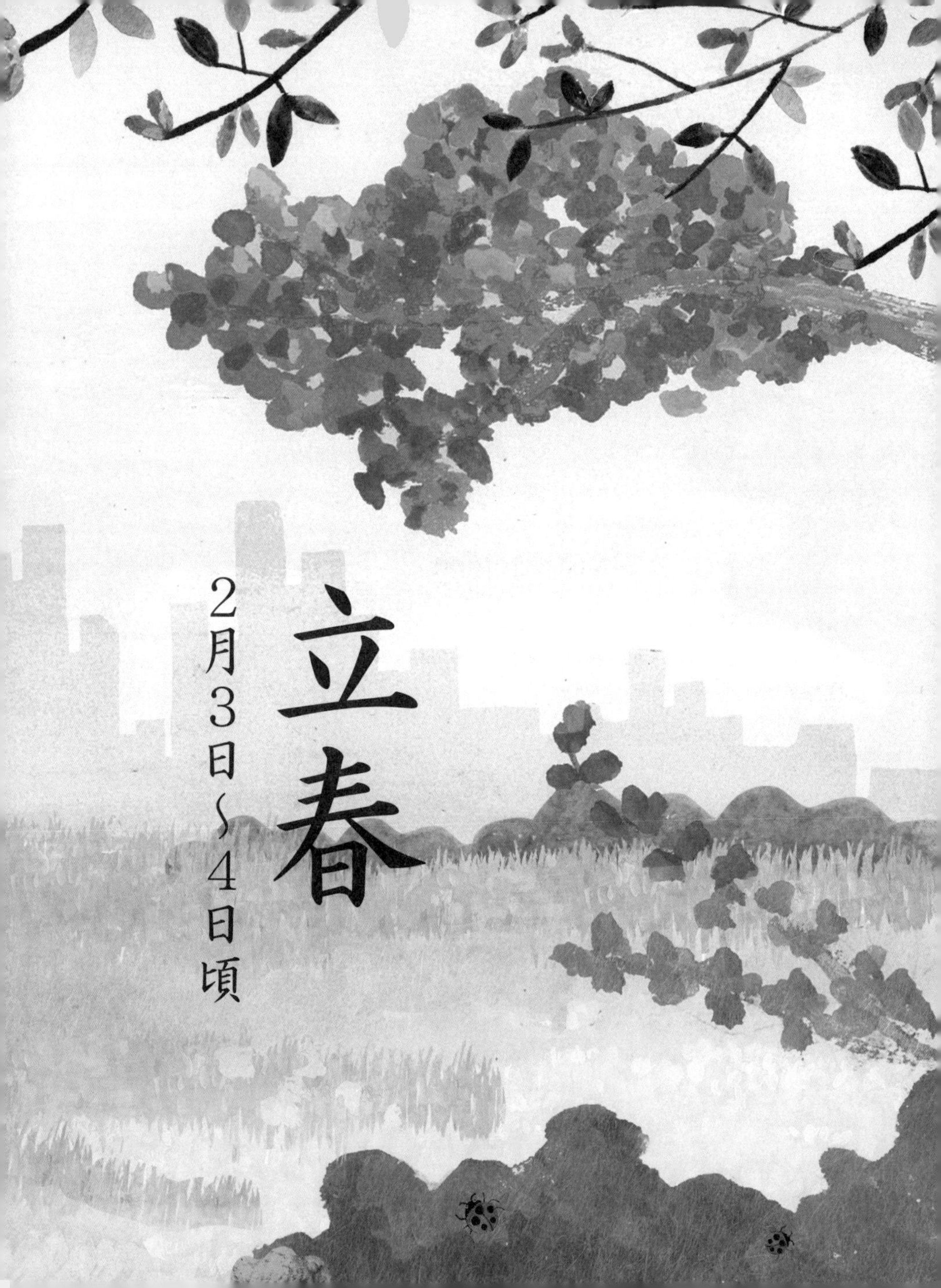

立春

2月3日〜4日頃

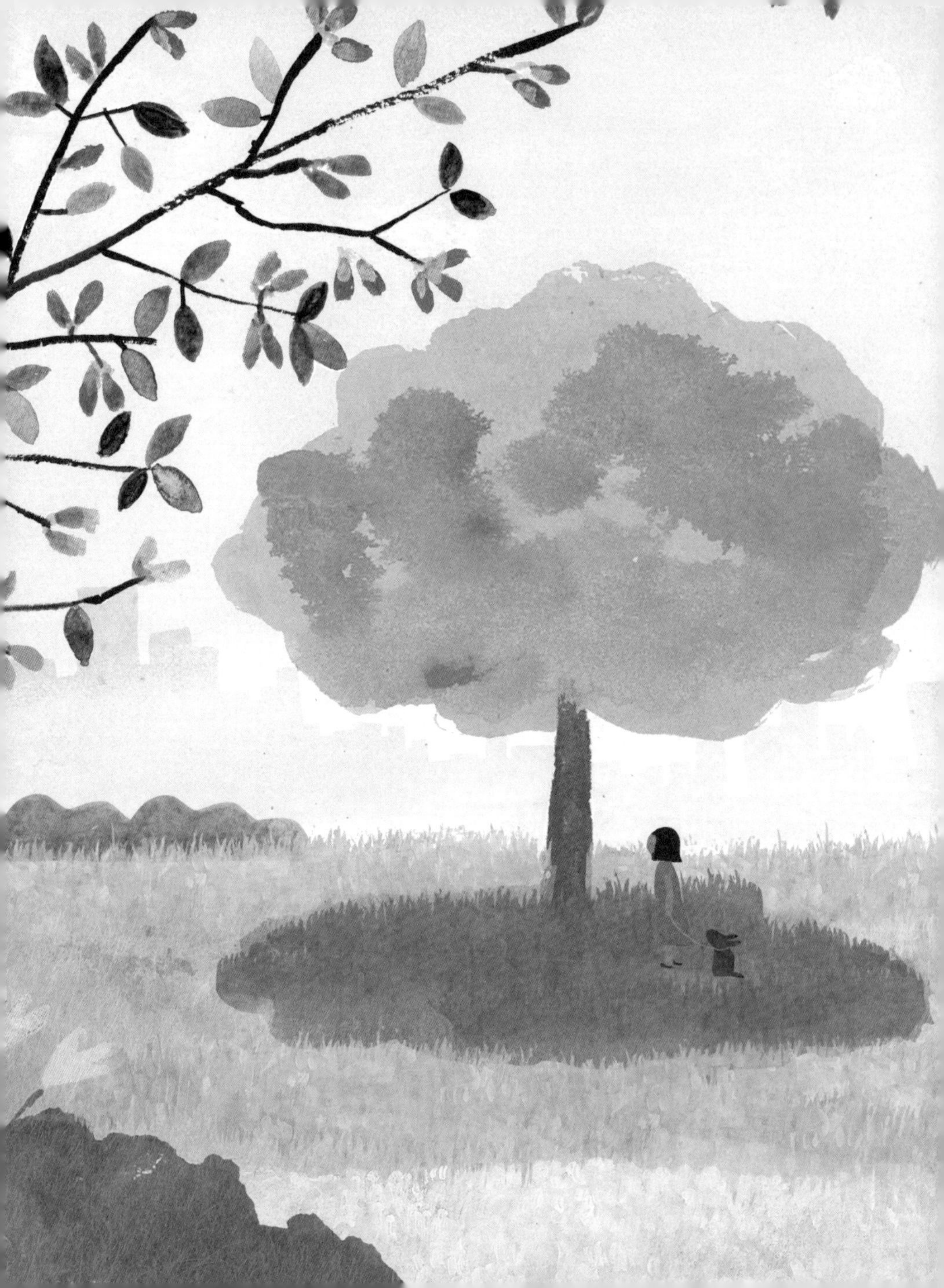

八角《ハッカク》（スターアニス）

温、辛・甘　脾・胃・腎

八角は中国料理でよく使われる香辛料で、肉や魚の生臭さを消すので豚の角煮などに使われます。小茴香《しょうういきょう》（フェンネルシード）の香りに似ており大茴香《だいういきょう》とも呼ばれます。

胃腸や腎を温めて腹痛や腰痛を改善したり、気の巡りを良くする効能があります。インフルエンザの薬「タミフル」の原材料に八角から抽出されたシキミ酸が使われました（現在では原料として八角は使われず、遺伝子組み換えによる方法で生産されているそうです）。一時は八角がインフルエンザに効くのではと話題になりましたが、否定されました。

ヨーロッパの高級料理に使われたアニスと香りが似ていて、八角形の星の形をしていることからスターアニスという名前で、食品売り場の香辛料の売り場に並んでいます。甘い香りがするので洋ナシやりんごなどと合わせてデザートに使われたり、ホットワインに入れたりする方法も楽しめます。

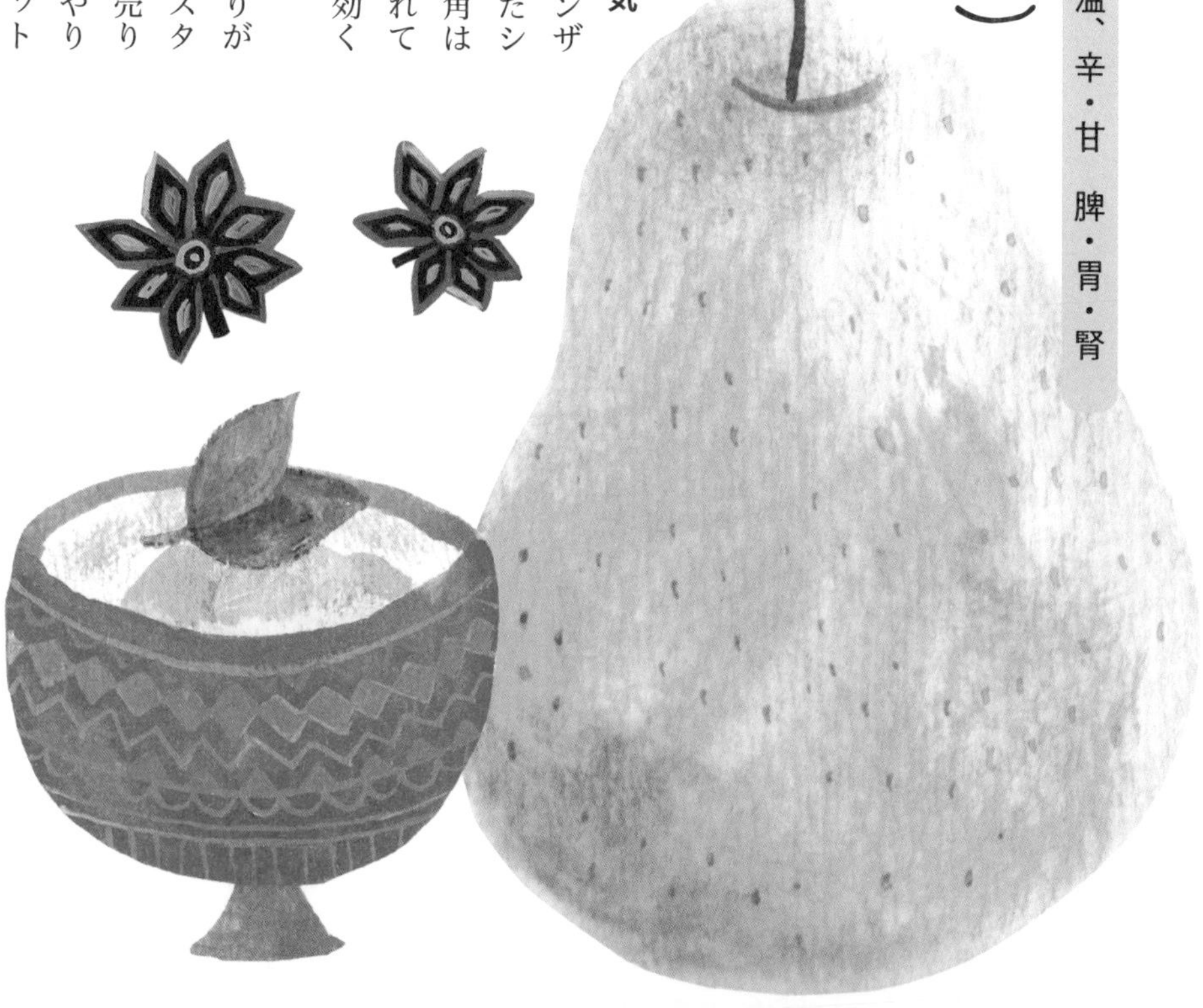

山椒《サンショウ》（木の芽）

温、辛　脾・肝

山椒の若葉は食材として木の芽という名称で、木の芽和え、木の芽焼き、木の芽味噌など、緑が鮮やかなので懐石料理などの彩りとして良く使われます。

漢方薬に使われるのは山椒の果実の果皮です。腸閉塞などの手術の後で使う「大建中湯《だいけんちゅうとう》」という漢方薬に配合されています。

ウナギのかば焼きに山椒の粉をかけますね。お蕎麦屋さんに一味唐辛子と共に添えられたり、京都では「ちりめん山椒」が有名です。

山椒の種類は多く、日本で使われている日本原産の山椒と中華材料として売られている花椒（カショウ）は違うものです。中華料理に山椒を使ったり、逆に日本料理に花椒を使ったりすると、想像と違う味つけになってしまうかもしれませんのでお気をつけください。

山椒は**体の中心の部分（お腹）を温め、冷えたことが原因で起こる腹痛などに効果**があります。「山椒は小粒でもピリリと辛い」といいますが、山椒に限らず少量でも効果が出やすいものは、使い方や使う量に注意が必要です。特に敏感な妊婦さんは使いすぎに注意してください。

日本料理で同じ季節のものを合わせることを「出会いもの」といいます。タケノコの木の芽和えは、山椒の木の芽がタケノコの冷やす力を和らげてくれる組み合わせの薬膳になります。

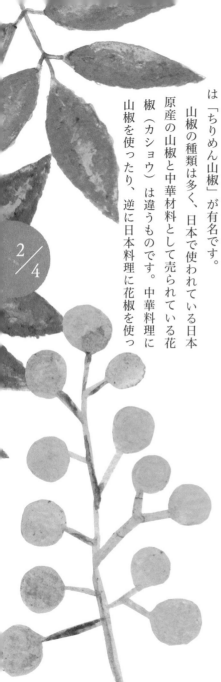

胡《コ》椒《ショウ》は最もメジャーなスパイス

2/5

熱、辛　胃・大腸

黒胡椒（ブラックペッパー）は辛味、香りが強く、ステーキ等の肉料理に適します。

肉や魚の西洋料理のレシピには必ずといっていいほど、下ごしらえに、「塩、コショウ」が書かれています。**胡椒**《コショウ》は古くからヨーロッパで使われたスパイスの一つです。防腐効果や食欲増進の効果があるとされて肉や魚料理に使われました。中世ヨーロッパでは金と同等の価値があったといわれています。

お腹を温めて冷えによる嘔吐や胃痛や腹痛、消化不良に使います。

黒胡椒と白胡椒の二種類があります。果実を乾燥したものが黒胡椒で、成熟果実の果皮を取り去って乾燥したものが白胡椒です。白胡椒（ホワイトペッパー）は香味がおだやかなので、淡泊な白身魚等の素材に適しています。

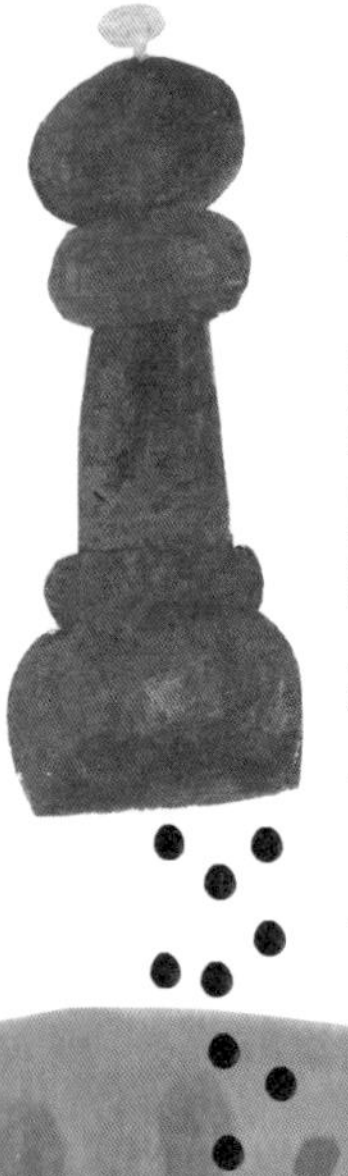

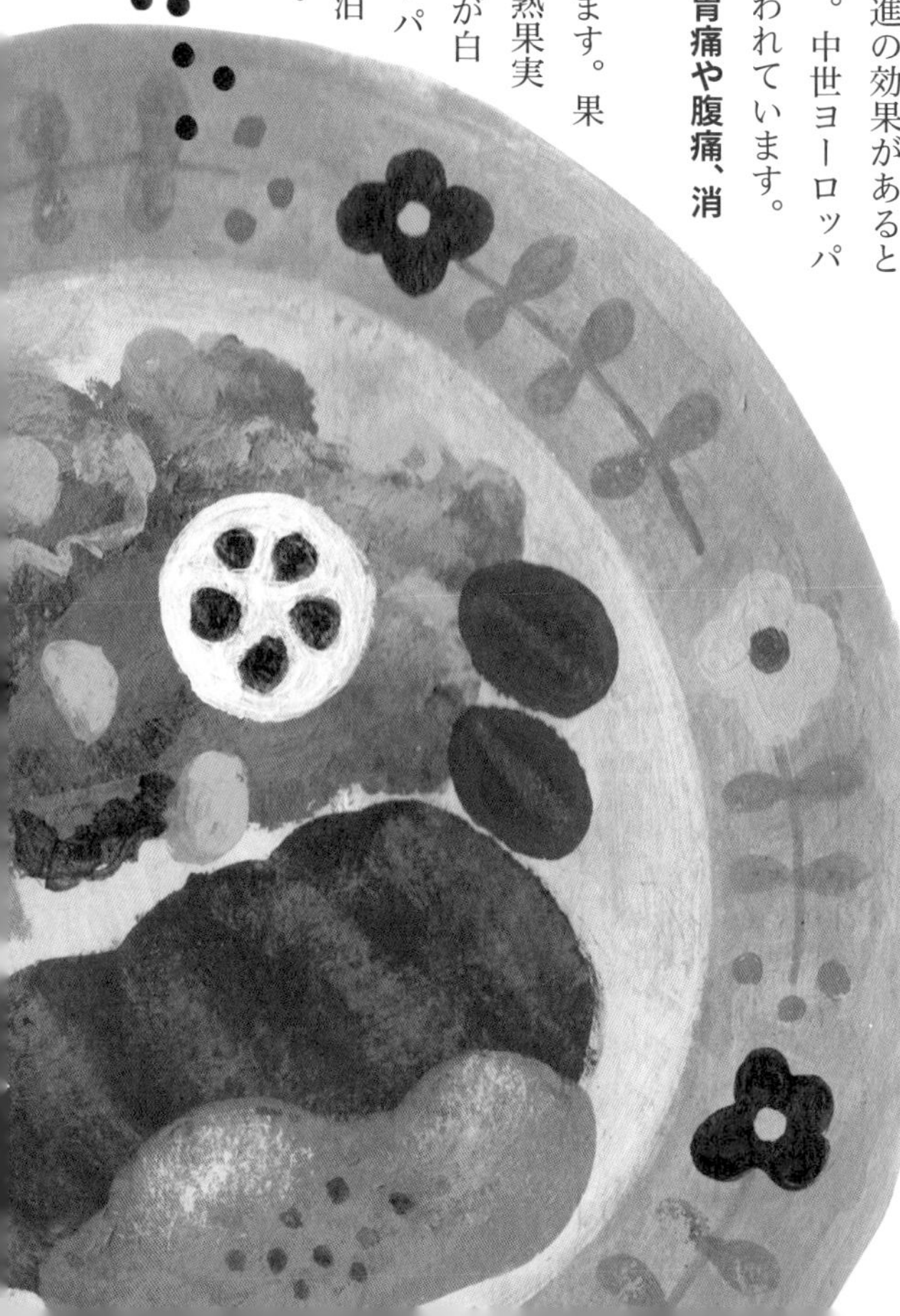

2/6

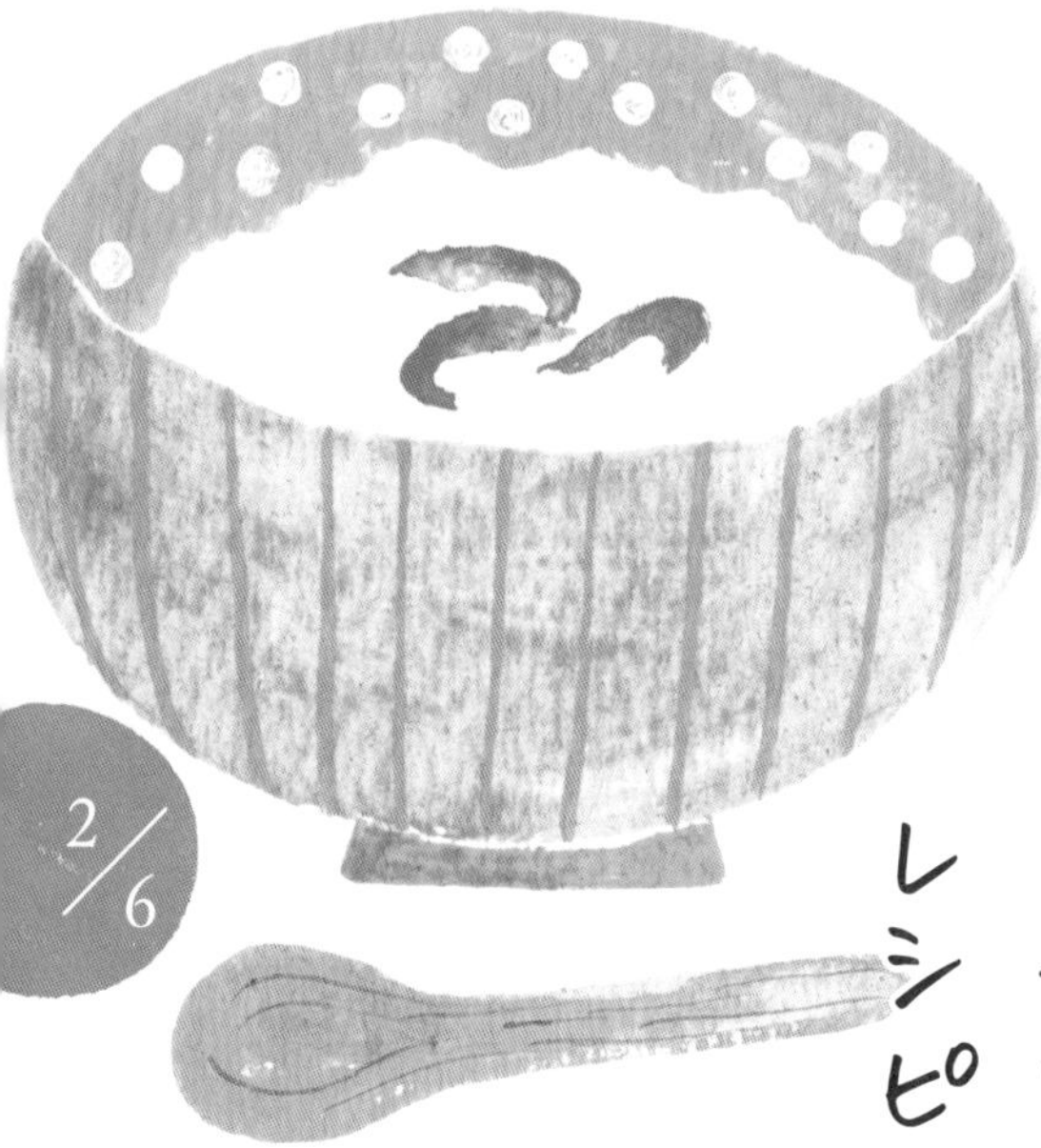

おかゆのレシピ

おかゆは最もポピュラーで利用しやすい料理で、中国では2000種類もあるといわれています。旅行に行くと朝食時に、「ご飯にしますか？　おかゆにしますか？」と聞かれることがあります。日本では普通のおかゆが出されますが、中国の旅行では、ナツメやクルミのおかゆをいただいたことがあります。一般的には炊き上がったおかゆに具の食材を刻んで入れて、もう一度煮立たせるという方法が多いそうです。

・**生姜のおかゆ**　寒い日の朝に美味しいおかゆです。

①貝柱を2時間以上水につけて戻す

②お米と戻し汁と鶏ガラスープを土鍋に入れておかゆを炊く

③塩とごま油で味付けをして、長ねぎと千切り生姜をトッピングする

・**干しエビのおかゆ**

干しエビ…大匙2　米…50g

①干しエビは水で戻し、戻し汁と共に鍋に入れる

②米とカップ4の水を加え、おかゆをたく

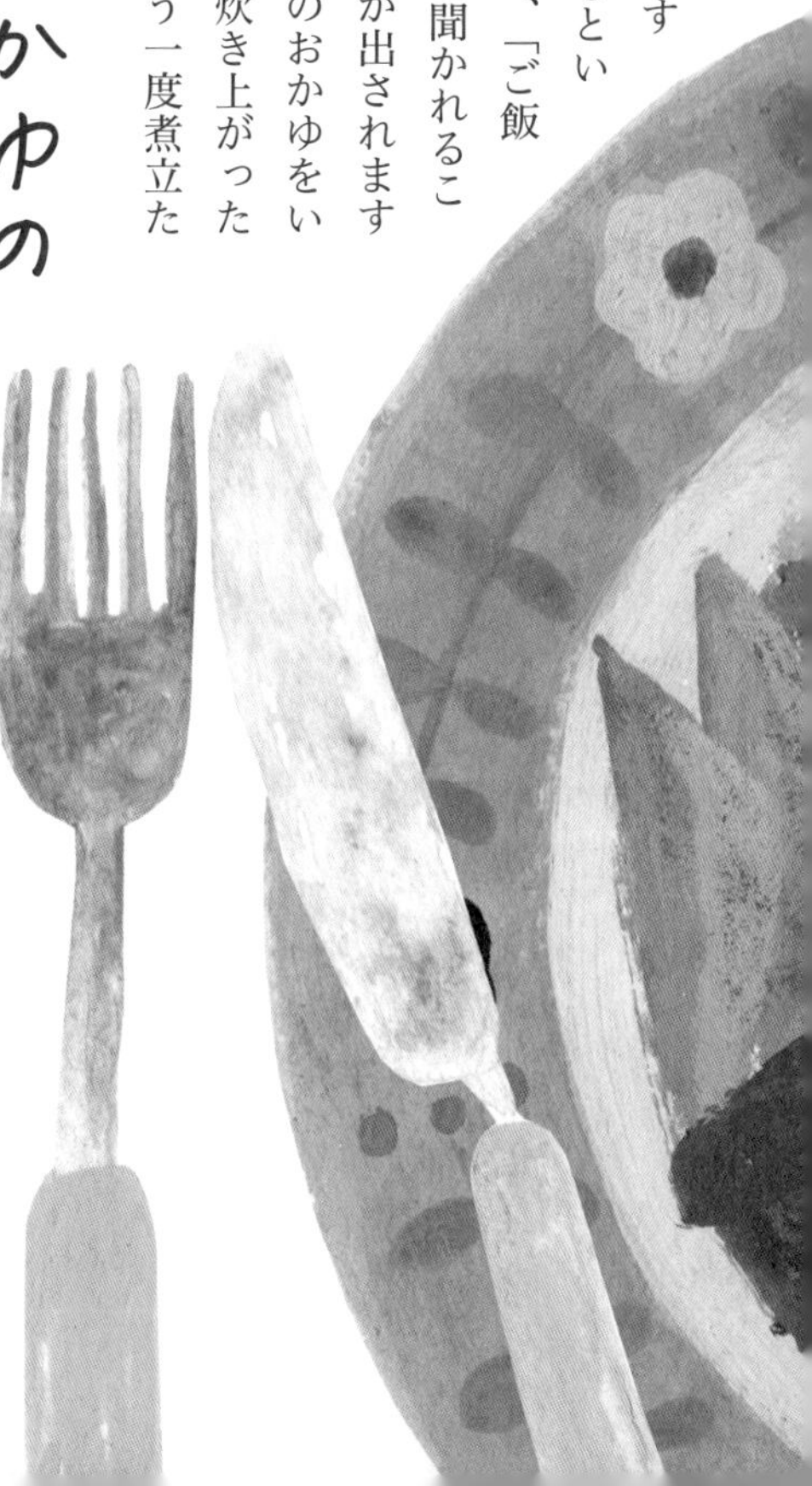

シナモンは冷えに最強

2/7

熱、辛・甘　脾・心・腎・肝

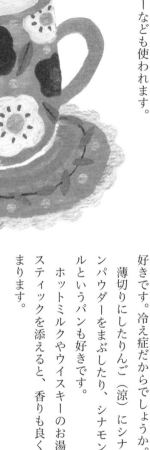

シナモンは、肉桂《ニッケイ》、桂皮《ケイヒ》という名前で漢方薬に使われています。桂の木の皮の部分です。薬膳の「寒・涼・平・温・熱」のうち、シナモンは一番温める力が強い「熱」という分類になります。

　さわやかなシナモンの香りは京都の名菓「八つ橋」でもおなじみのものです。腎の身体を温める機能を助け、腰の冷えや痛み、四肢の冷えなどに使われます。また胃腸を温めて、胃痛や腹痛を改善する効果もあります。

　刻んであるものや、シナモンスティックやシナモンパウダーなども使われます。

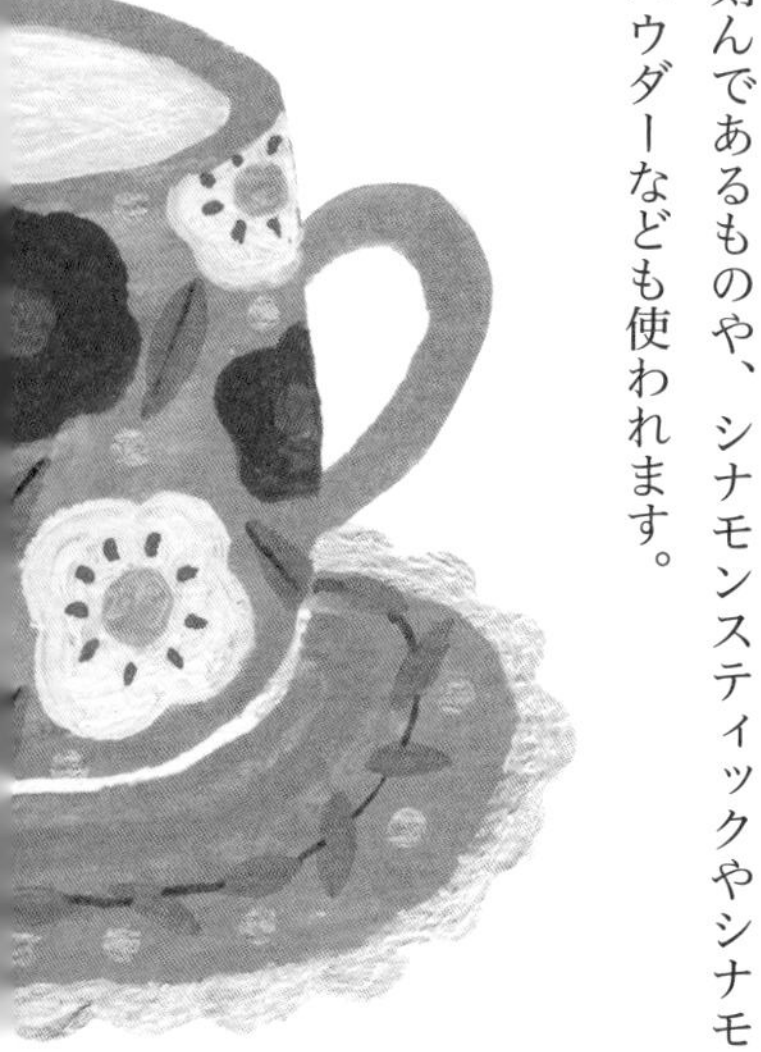

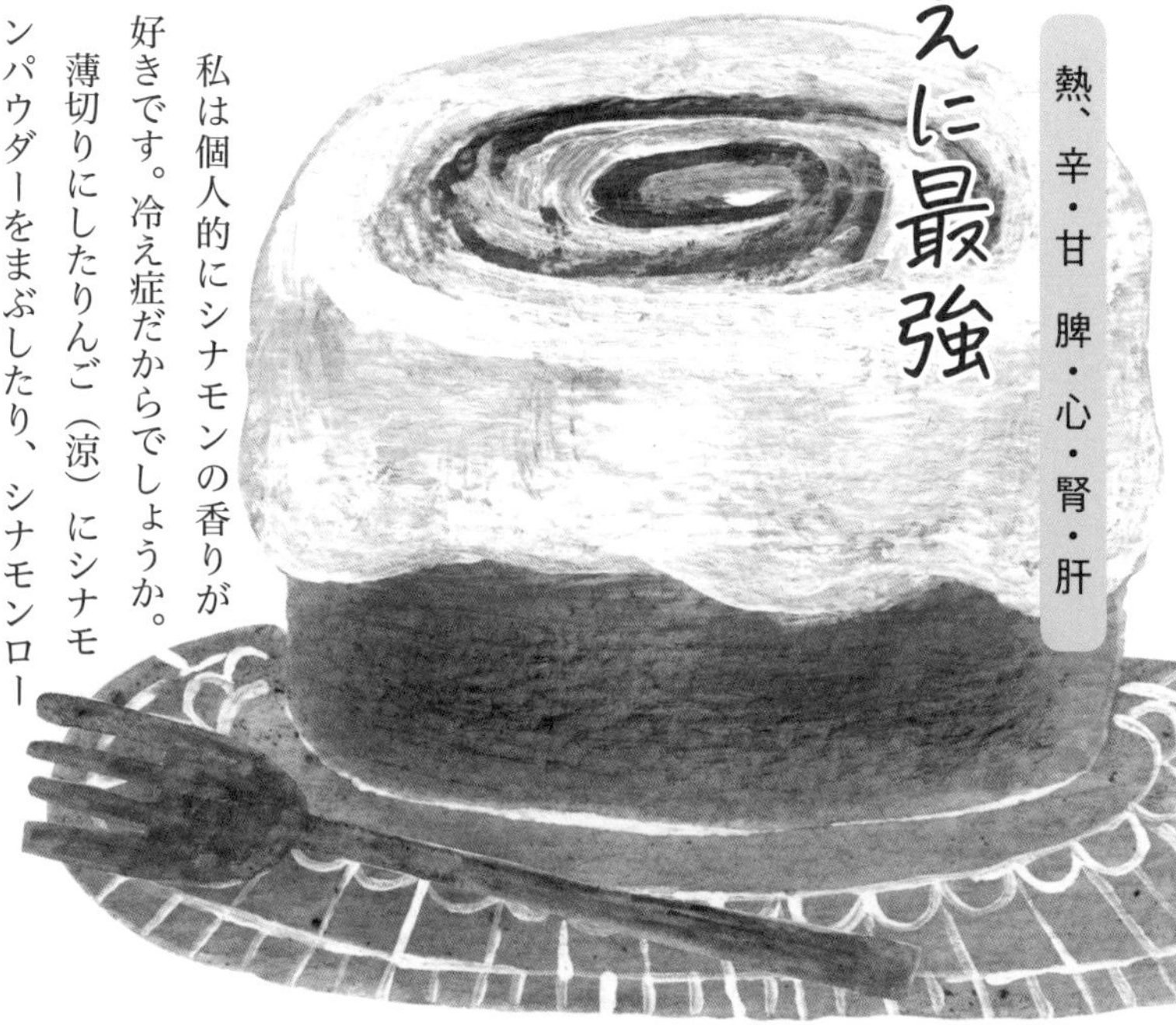

私は個人的にシナモンの香りが好きです。冷え症だからでしょうか。

　薄切りにしたりんご（涼）にシナモンパウダーをまぶしたり、シナモンロールというパンも好きです。

　ホットミルクやウイスキーのお湯割りにシナモンスティックを添えると、香りも良く温める効果も高まります。

杜仲茶は不老長寿の薬？

温、甘　肝・腎

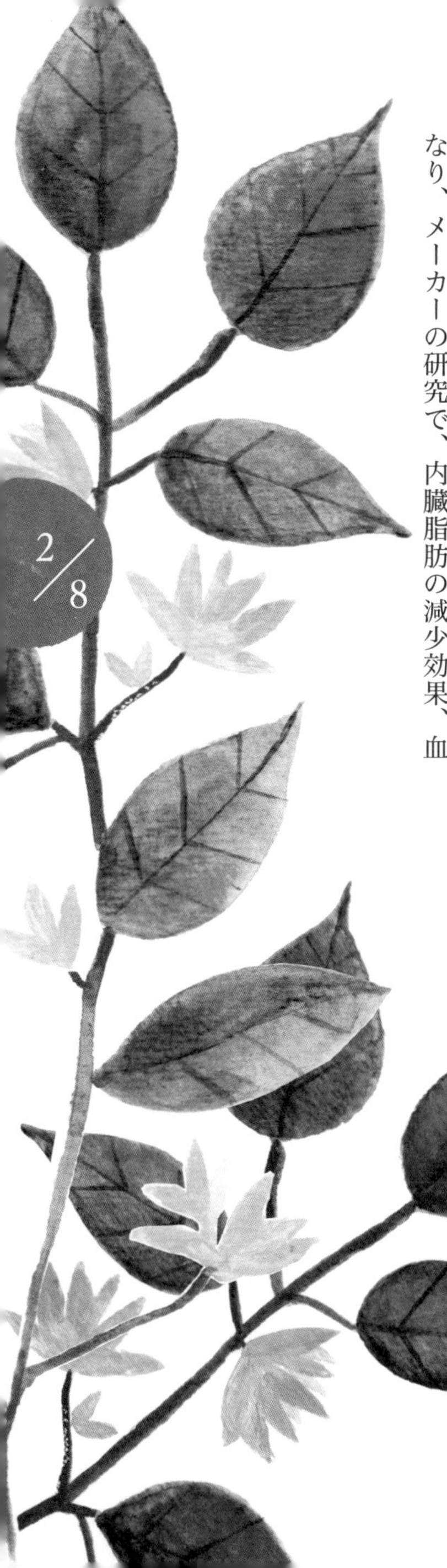

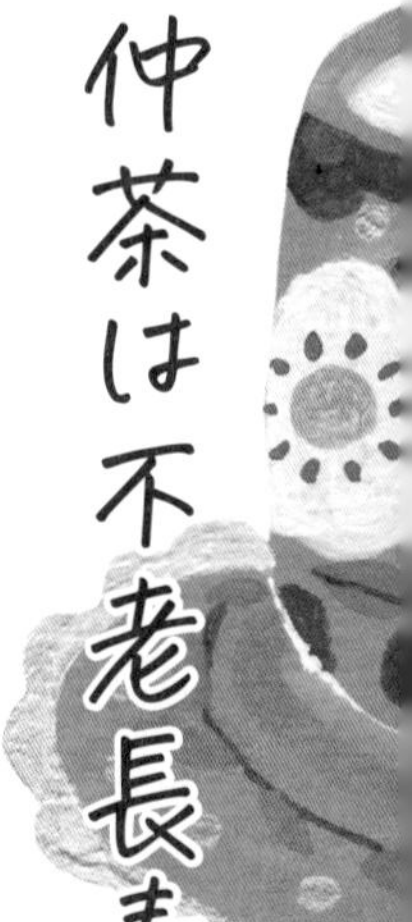

市販の杜仲茶は葉が使われているようですが、漢方薬として使われている**杜仲**《トチュウ》は杜仲という木の樹皮です。**肝と腎を補い温める効果があり、筋骨を強くして腰痛や腰のだるさに良い**です。『神農本草経』という中国最古の薬物の本には「腰や背の痛みを治したり、元気を出したり、背骨を強くしたり、長く服用すると老いない」という素晴らしい効果が書かれています。中国では、杜仲茶は「不老長寿の薬」として親しまれているそうです。

「杜仲茶」がテレビで取り上げられると一躍有名になり、メーカーの研究で、内臓脂肪の減少効果、血管若返りの効果の実験データが示されています。

杜仲茶は老化防止、ダイエット、生活習慣病の予防などを期待して多くの方に愛用されているようです。足腰の不調が気になる方は杜仲茶を普段の食事に上手に取り入れるとよいと思います。

ただし、お茶は漢方薬や病院の治療とは違いますので、すでに症状が進んでいる場合には同時に治療が必要です。

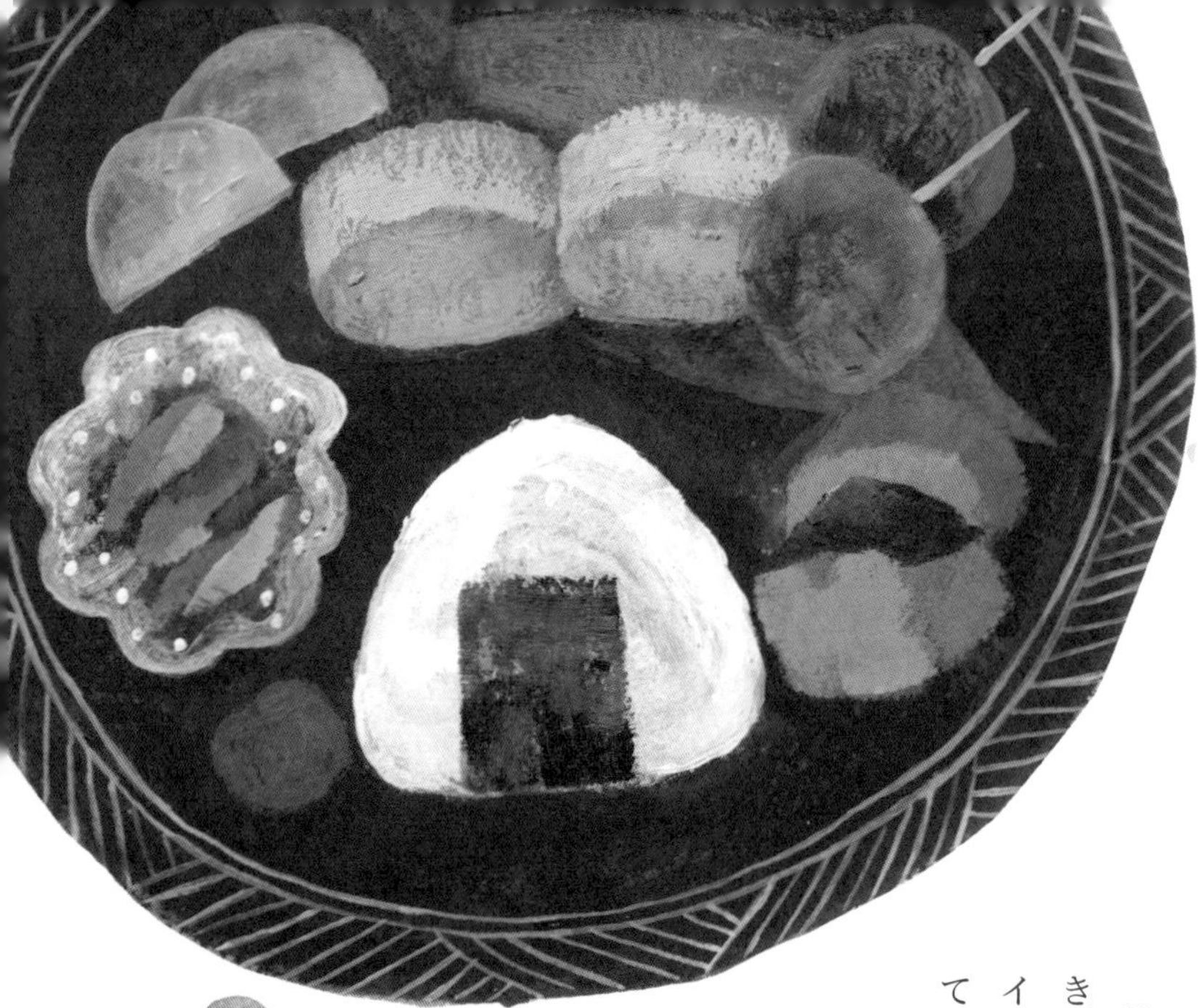

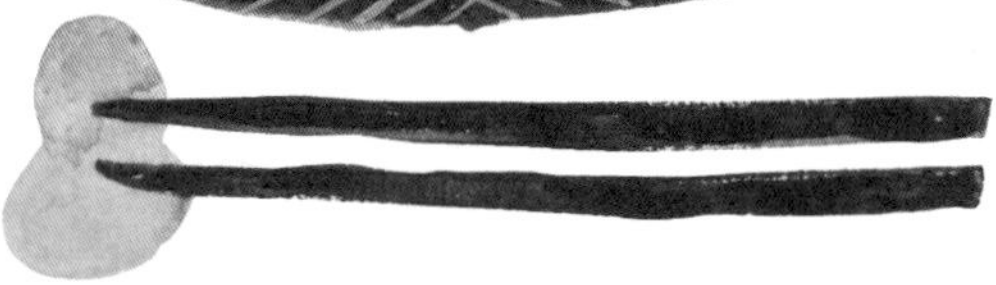

旅行の朝ごはんには鮭を

2/9

温、甘　脾・胃

鮭は気血を補い、血の巡りを良くしたり胃腸を温める働きがあります。日本人が一番食べている魚だそうです。アイヌの人に「捨てるところがない」といわれるほど、すべての部分を利用できるそうです。

旅館の朝食には鮭の塩焼きが定番ですね。薄味で脂がのった鮭は朝のご飯にぴったりで、疲れた胃腸に優しく、元気を出してくれるので、旅行中にはうれしい食材。ぜひしっかり食べてください。

鮭の赤い色素はアスタキサンチンという色素で抗酸化作用を持ち、アンチエイジングの効果も期待できます。

もちろん血液をサラサラにする成分EPAやDHAが多く含まれているので、動脈硬化、脳梗塞、心筋梗塞、高血圧の予防と改善、認知症の予防にも使われる食材です。

エビの効能

温、甘　肝・腎・胃

魚介類の中でも**エビは体を温める効果が高い**といわれています。腎は「腎陽」といって体を温める働きと、「腎陰」といって体を潤して温めすぎを抑える二つの働きがバランスを取り合っています。エビはその腎に働いて、冷え症や弱った足腰の改善に効果的です。

祝い事の食事に大きなイセエビが一匹入っただけでドーンと豪華な食卓になりますね。その他にも大正エビ、クルマエビ、川エビ、桜エビなどがあります。天ぷら、天丼、お寿司の具などに色々使えますが、相乗効果で温まる料理といえば、ニンニク、生《しょう》姜《が》、豆板醤《トウバンジャン》など温める香辛料を使ったエビチリかもしれませんね。

私は桜エビをちょい足しに活用しています。アレルギーがなければ、ご飯に混ぜても、振りかけても、トッピングしても便利に使えて、カルシウムもとれるので、お子様やご老人にお勧めです。

煮物や炒め物に使えますし、桜エビをカラカラになるまで炒って、粉にして黒ゴマや青ノリを加えてふりかけにすると、ご飯がすすみますよ。

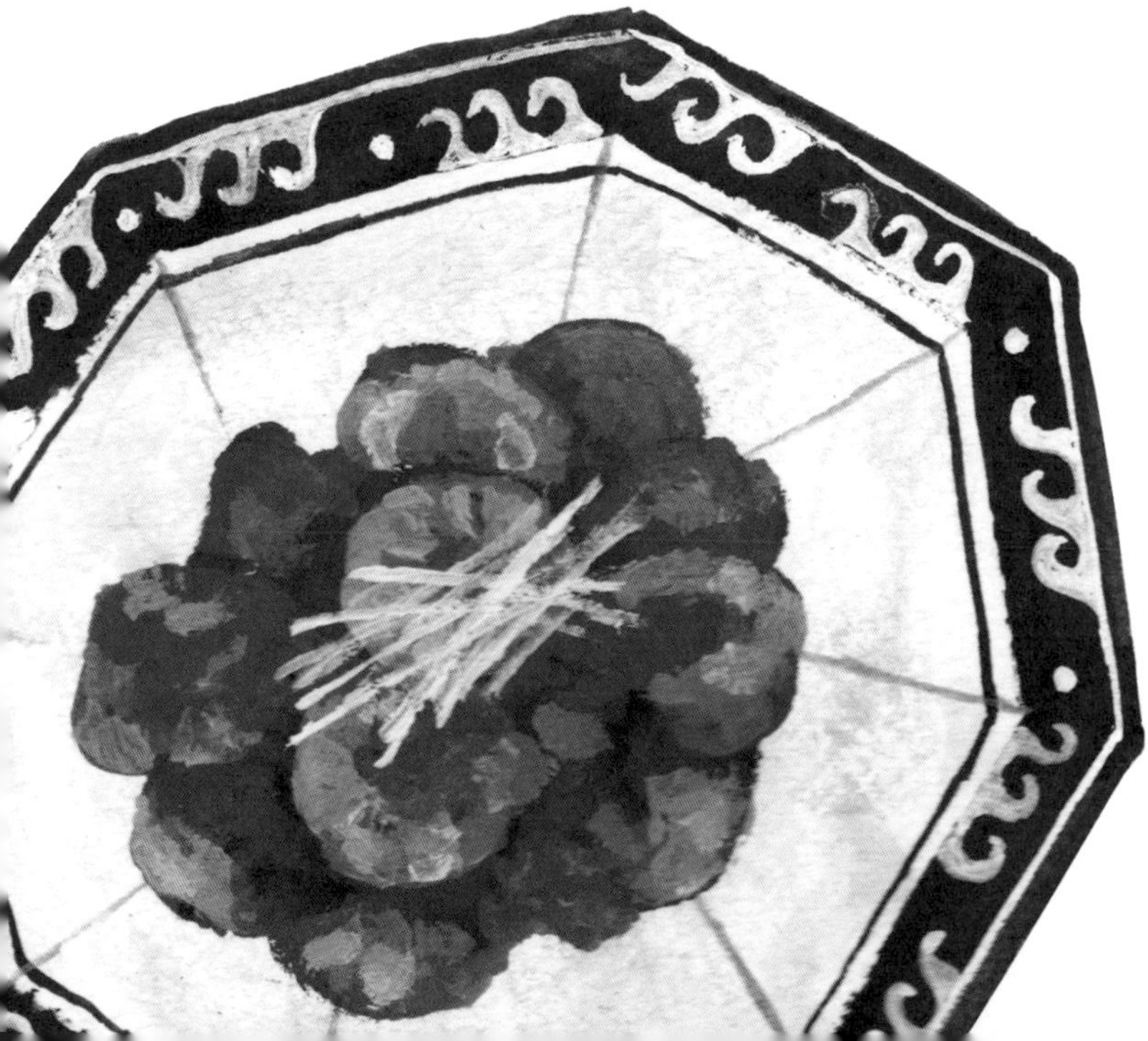

ジンギスカンで温まる

北海道に旅行すると良く**ジンギスカン**料理が出てきます。数人の仲間とエプロンをつけて、囲んで食べたジンギスカンはとてもおいしかった思い出があります。肉類はたんぱく質を多く含み、丈夫な体を作る材料になるので、どの体質の方にも必要な材料ですが、冷え症に特にお勧めなのは羊の肉です。

一緒に焼く野菜は玉ねぎ、にんじん、もやし、キャベツ、カボチャなどが、またタレに使う食材は、ねぎ、ニンニク、生姜《しょうが》などが使われます。玉ねぎ、カボチャ、ねぎ、ニンニク、生姜などは体を温める代表選手です。これだけ見ても、ジンギスカンは寒い冬の季節にぴったりの薬膳料理ですね。

暑がりの方はもやし（寒）やキャベツ（平）を多めにとり分けたり、トマトやきゅうり、セロリなどのサラダを一緒に召しあがると良いですね。

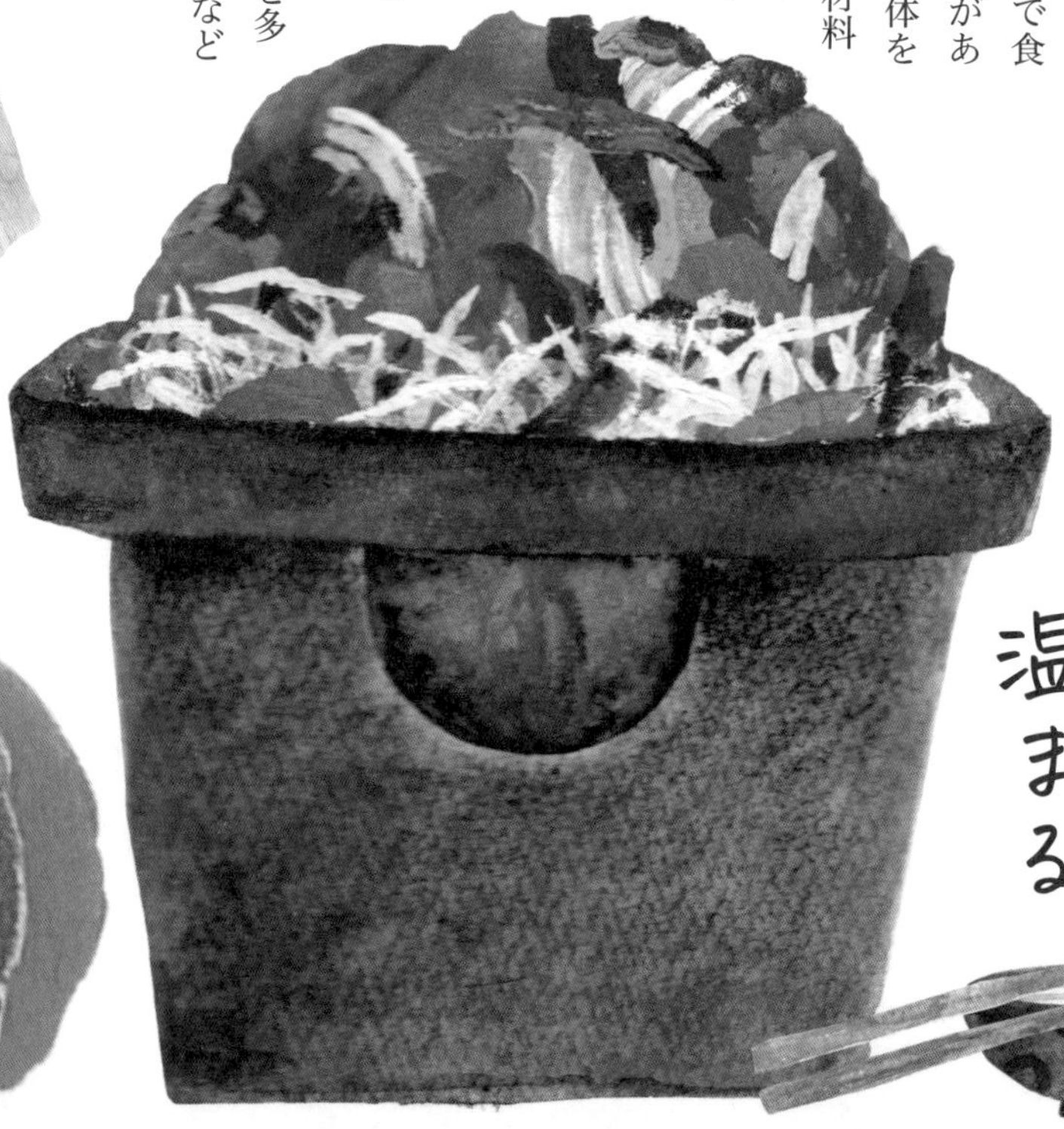
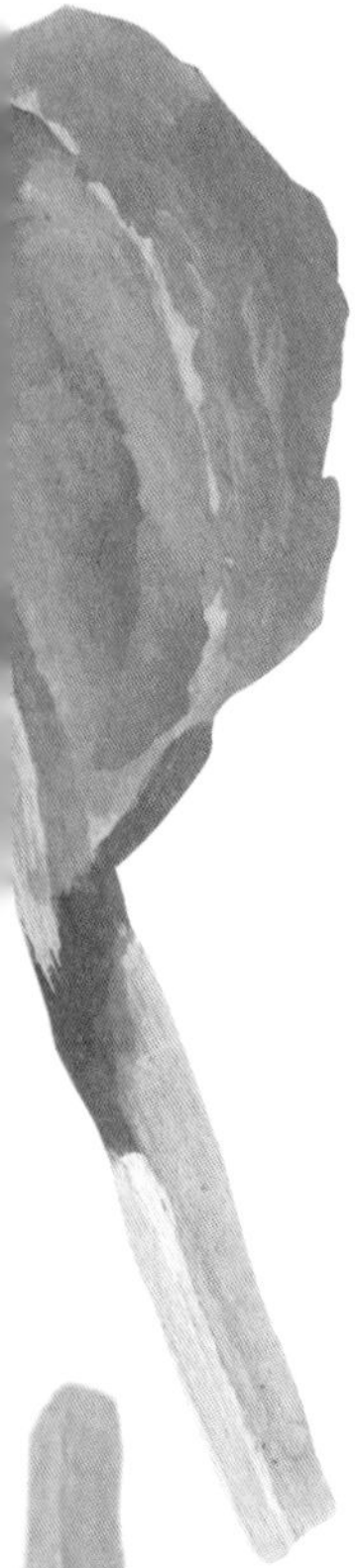
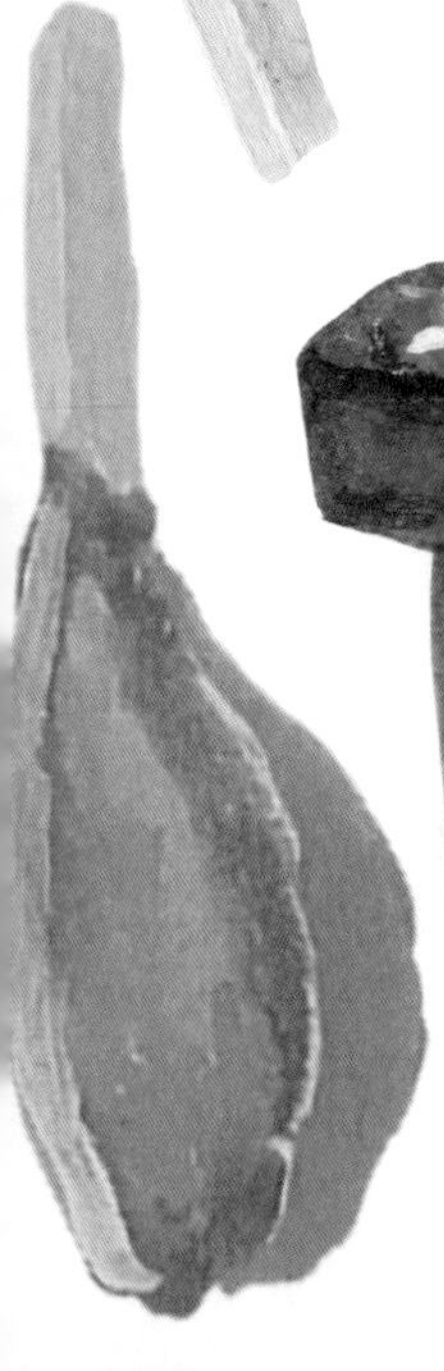
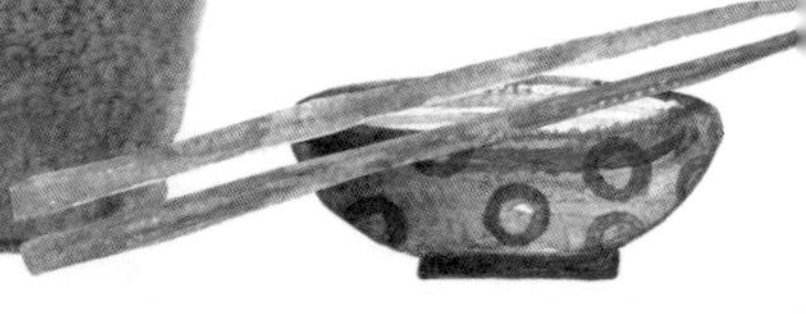

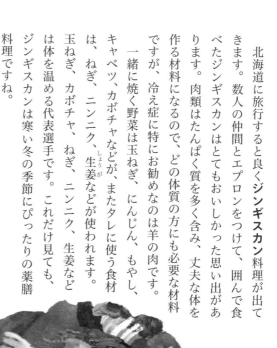

2/12

薬膳火鍋で温まる

この**薬膳火鍋**の作り方は全くの自己流です。

まず鍋でニンニク、生姜《しょうが》をゴマ油で炒める。鍋に鶏ガラスープと水を入れて煮立たせ、シナモン、八角《ハッカク》、コショウ、フェンネル、山椒《さんしょう》、クローブなど家にあるスパイスを入れて味を調える（みんなで味を見ながら足していくのもよい）。スープに肉類やエビやイカなどの海鮮を入れて味を調え、次に白菜やキノコなどの野菜を煮ていただく。最後はごはんを入れて雑炊にする。

レストランで薬膳火鍋を注文した時は店員さんに香辛料を尋ねてみてください。胃腸を温めて冷えを改善する生薬がたくさん入っています。冷え性の方は、これらの香辛料を常備しておけば、色々な料理のアクセントに使えて、体を温めてくれるので一挙両得です。ただし使いすぎは禁物ですのでご注意を。料理の得意な方はどの香辛料が、どの食材を引き立てるのか、研究してみるのも楽しい作業になります。

暑がりの方や胃腸の弱い方は、食べすぎに気をつけてください。

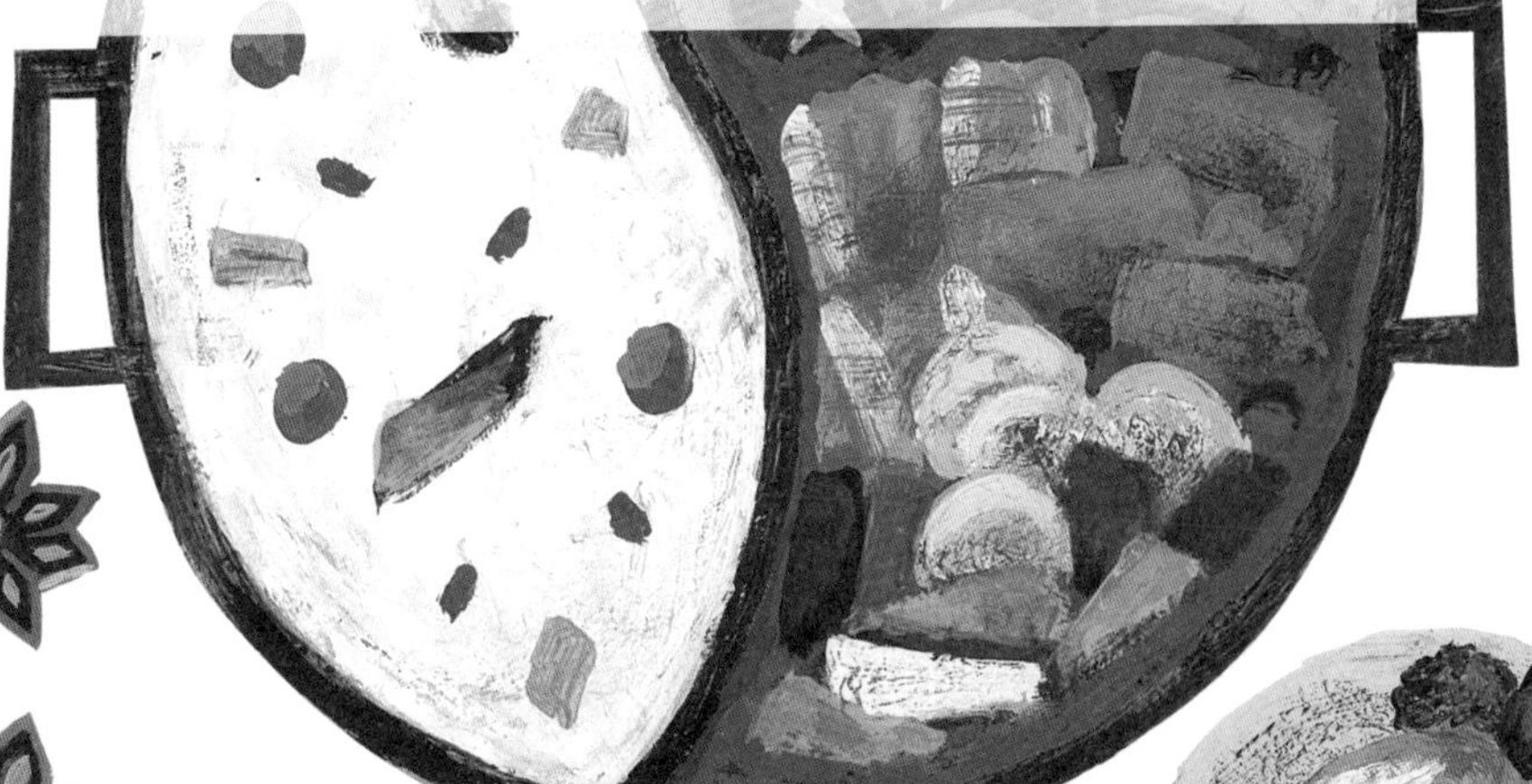

腎の不調と老化

2/13

冬の寒さは「**精**」の働きを減退させます。

ちょっとわかりにくいですね。「精」ってなんでしょうか。「気」とか「精」とか実態の証明できないものですが、気力とか精力とか言えばわかりやすいですね。

ざっくりいえば、**腎は「精力」を蓄えています。**

中医学の腎に宿るという精とは「成長・発育などの生命エネルギーの源となる栄養物質」だと説明されています。現代的に言えば、精は「成長ホルモン」「生殖ホルモン」のような物質と私は考えています。

具体的に言うと、子どもの成長や、男子では精子を作ったり、女子は月経や卵子の成長などに関係しています。

そこで、精の不足は、子どもでは成長の遅れ、男性は精力減退、女性は不妊などに関係するのです。

また解剖学的な副腎に相当する働き、つまり免疫力などの働きもあります。

以上の点から、一番重要な問題である「老化」にも深く関係しているのです。

そう考えると、腎の働きはすごく大事です。冬の寒さは腎の働きに影響して、若さを保つのに一番関係があるのです。

＊　＊　＊

耳が遠くなったり、ちょい漏れのご心配はありませんか？　**腎は精の貯蔵のほかに、もう一つ、耳と尿の管理をする仕事をしています。**

9つの穴を思い出してください（☞1月16日）。腎は耳に2つ、尿道（外生殖器）と肛門に2つ、合計4つの穴を担当しています。年をとって、腎の働きが悪くなると耳が聞こえにくくなりますよね。それに深刻なのはちょい漏れです。

全身を巡った水は有用な水は再利用され、不要な水は膀胱から排出されます。

この働きは解剖学的な腎臓の働きと同じ、つまり血液の中から濾過作用で必要なものを選び出して不必要なものを尿から排出して、必要なものを血中に送る働きと一緒です。

2/14

腎の大切な働き

不要になった水は腎の開闔《かいこう》という働きによって、尿として排出されます。そこでこの働きに支障が起こると**ちょい漏れ**が起こるわけです。また肛門の締まりが悪くなるので**大便も漏れやすく**なります。

ちょい漏れにはまず腎を温めてください。衣類などで外から温めることもお勧めですが、温める食材で内部から温めることが大切です。

女性の生理用品と同様に、最近は大人の紙おむつのコマーシャルが増えています。高齢化社会になり、ちょい漏れの方が増えているようです。3ccくらいから、かなりの量までカバーしてくれる紙おむつというお助けアイテムもあります。

膀胱の手術をした後、紙おむつが必要になったタレントさんが、男性のトイレにも紙おむつを捨てる場所の工夫をしてほしいと訴えていました。

高齢化社会の問題として意義ある発言だと思いました。

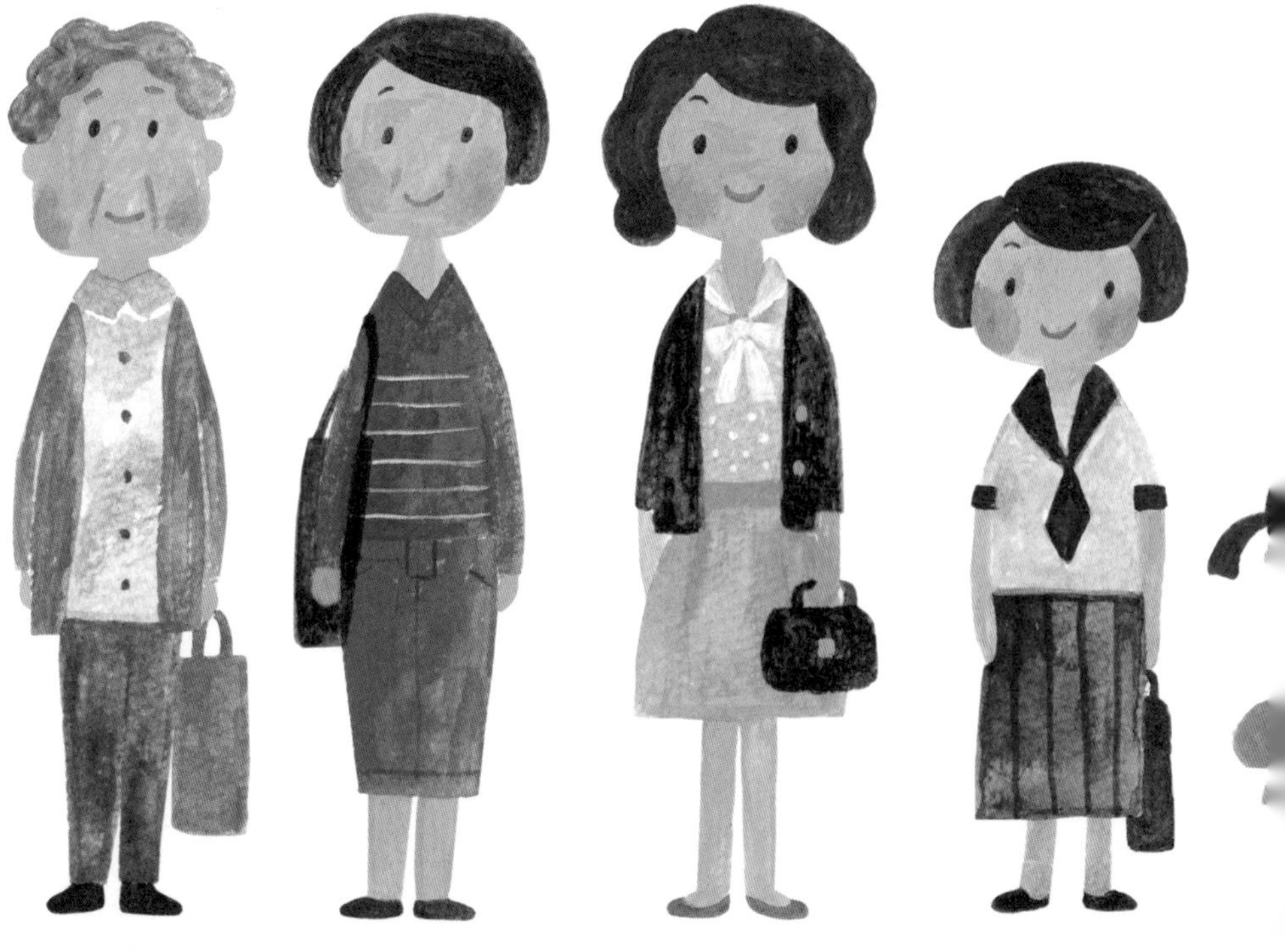

唾液の効用

就寝中に口の中がカラカラに乾いてしまうという方いませんか？　老人になるとその傾向が出て来る方が多くなります。これは腎陰虚や胃陰虚という腎や胃の潤いが少なくなっている人の症状です。

唾液を出す方法があります。

その方法は舌を歯茎に沿ってグルッと回すのです。ゴリラのような顔になるので、人前ではちょっと恥ずかしくなりますが……。

蛇足ですが、コロナが陰性か、陽性かを調べるPCR検査では唾液を採取しなければなりません。友人が唾液が出なくて苦労していたので液を出す方法を教えてあげました。

困った時は試してみてください。

「**腎の液は唾**」「**脾の液は涎**」といいます。

唾液は腎と脾（胃腸）で作られた液という意味です。

私は学生時代に、生化学教室に所属して、唾液の中のカリクレインという成分を分析する研究をしたことがあります。カリクレインは血管を拡張して、高血圧の治療などに役立つ物質です。

その他、唾液の中にはアミラーゼという糖を分解する酵素、若返りホルモンといわれているパロチンなど有用な物質が含まれています。

一方で、古代の導引術家は舌を口蓋に当てて唾液が出たら、それを飲み込んで精を養ったとされています。

現代科学でも古代でも唾液の中には様々な有効物質が含まれている大切なものということがわかりますね。

腎の不調は更年期障害の原因

更年期障害は、女性では閉経期の頃にホルモンのバランスが崩れて起こる色々な疾患の総称をいいます。

人によって時期は違いますが、大体45歳くらいから55歳くらいの間に起こることが多いようです。早い人では45歳くらいから女性ホルモンの減少が起こり、自律神経に影響が起こるのが原因です。更年期障害は閉経期に起こる自律神経のバランスの乱れと考えればいいでしょう。

頭痛、肩こり、のぼせ、冷え、突然熱くなって汗が噴き出るなどの肉体的な不調、それと同時に不安感、

イライラ、焦燥感、無気力など、単独または複数で現れます。

中国の古典『黄帝内経』には精気の減少による体の変化が女性は**7の倍数**の年齢で現れると書かれています。

そして、7×7＝49歳になると閉経するといわれています。

発症の原因はホルモンバランスの乱れもありますが、体力や容貌の衰え、将来への不安など精神的な問題も複雑に関係していると考えられます。

その原因に関しては「肝」や「心」の不調も関連していますので、それぞれの季節のところで説明します。

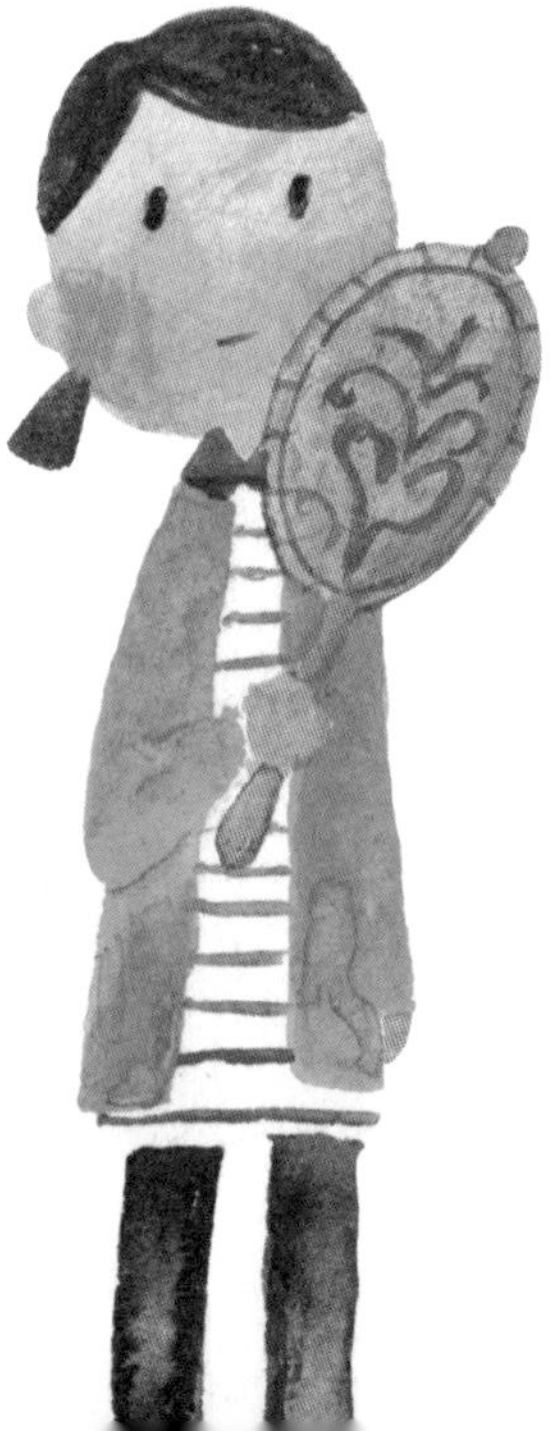

2000年前の統計学？

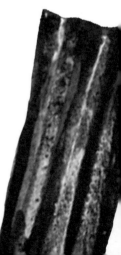

『黄帝内経』によると、精気の減少による体の変化は男性は**8の倍数**で現れ、48歳くらいになると白髪が増えて、56歳になると性機能が衰えるとされています。

更年期障害といえば多くは女性の疾患と思われていますが、男性にも起こる失調です。

症状は眠れない、イライラ、不安感、集中力の低下、意欲の低下などの精神的なものと、火照りや疲れ、頻尿、精力減退、筋肉痛など肉体的なものがあるようです。

しかし男性の場合は、まだ更年期障害という病名はメジャーではないことや、弱音を吐けないなどの理由で相談しづらいことが多いようです。

精気の減少に伴う、色々な不調があることを認識していれば、自己管理ができます。

それにしても、統計学とかもコンピューターもない時代に、法則を導き出せるだけのデータを集めて分析したということはすごいと思いませんか。

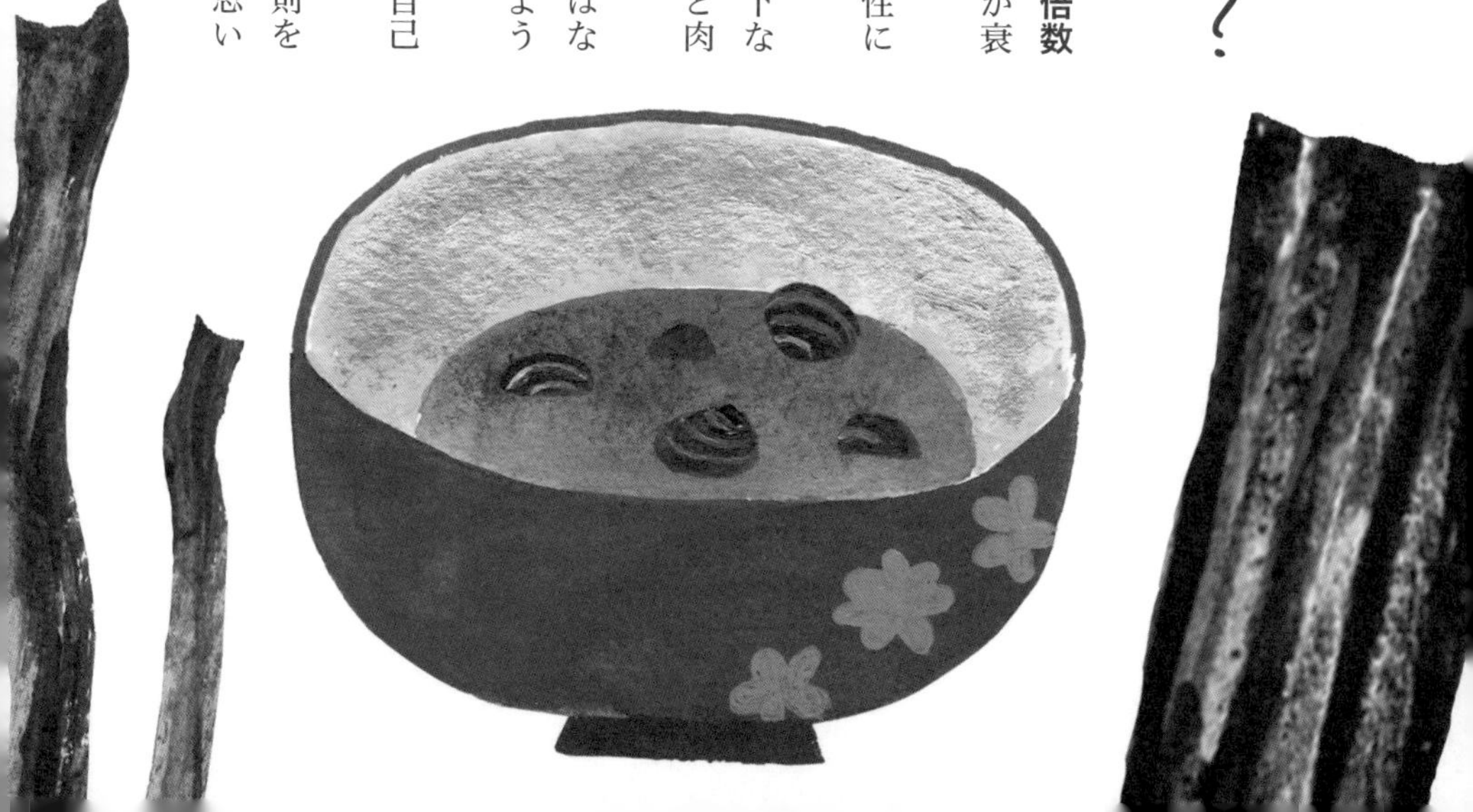

冬は腎の季節

腎に関連する色は**黒**で、味は**鹹味**《かんみ》です（色と味のルール☞12月30日）。腎は冬に機能が盛んになるので、腎に関連がある黒い食べ物や鹹味の食材を上手に使うと良いといわれています。

鹹味とは塩からい味のことです。

鹹味は固いものを柔らかくしたり、塊を解消する働きや、便通を良くする働きがあるとされています。

鹹味の食材としては、昆布、ノリ、ワカメ、イカ、カニ、エビ、シジミ、アサリ、牡蠣、アワビなどがあります。

しかし、昆布、ノリ、ワカメ、シジミ、アサリ、カニなどは体を冷やす食材になるので、冷え症の方は味噌汁に入れたりして温めて食べると良いでしょう。

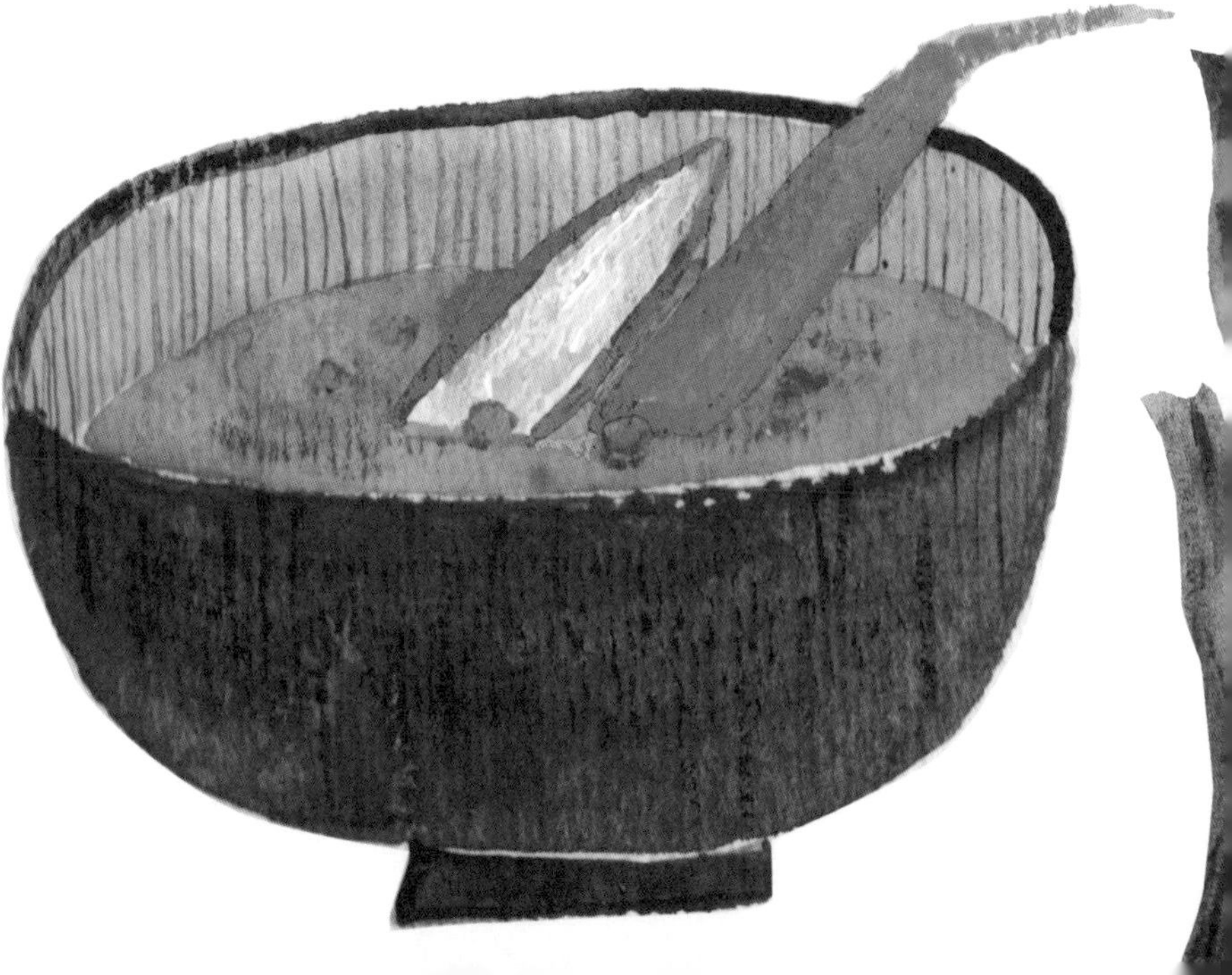

アワビの効能

2/19

平、甘・鹹　肝・腎

アワビは血を増やして肝の生理機能を整えたり、精をつけたり、体を潤すなどの効能があります。

漢方では石決明《せっけつめい》といって貝殻が使用されています。目の不調、かすみ目や視力減退やほてりなど眼病に良く使われています。海藻を餌にしているので、色々な栄養素を含み、高たんぱくで低カロリーの食材といわれています。寿司だね、バター焼き、酢の物など美味しいですね。

徳川家康や織田信長、また中国では秦の始皇帝が、不老長寿の妙薬としていたなどの伝説が残っているそうです。

レストランで、アワビの踊り焼きという料理をごちそうになったことがあります。

目の前でジワジワ焼かれて、踊るアワビは少しかわいそうでしたが美味しかったです。

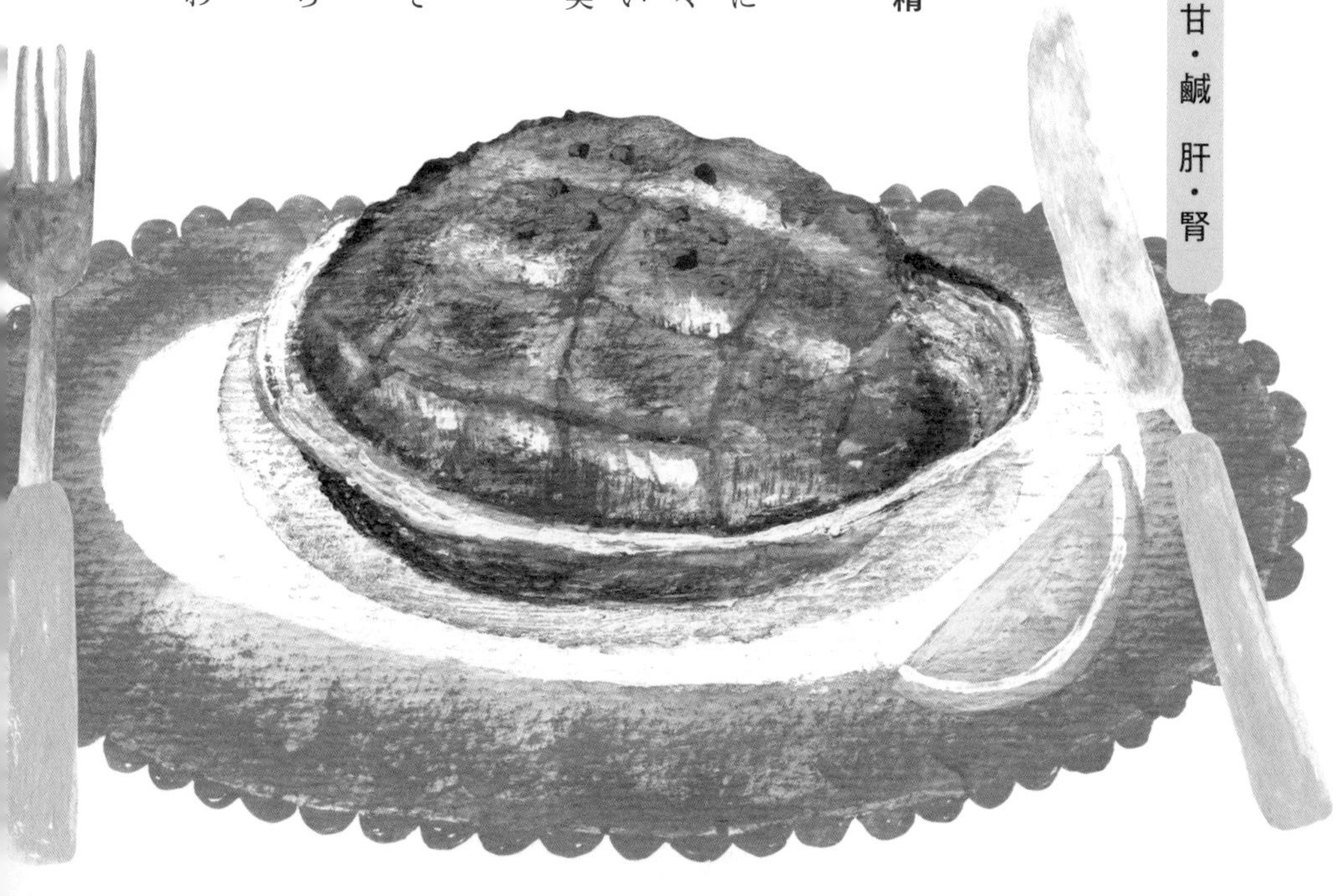

2/20

冬は特に腎の機能が影響を受けやすいので補うことが大切です。**黒い食べ物は、腎を元気にするものが多い**のです。黒い食べ物の代表は黒豆、黒コメ、黒砂糖、黒キクラゲ、黒酢、昆布、ノリ、ヒジキ、ワカメ、プルーンなどです。昆布、ノリ、ヒジキ、ワカメは鹹味の食品でもあります。

コマーシャルでも最近は、黒酢、プルーン、昆布、などの健康食品が多く宣伝されていますね。

残念ながら老化は誰でも進んでいきますが、スピードを落とすことは可能です。

2000年以上前に書かれた『黄帝内経』には、「甘いものの過食は腎を弱らせ、髪を弱らせる」と書かれています。いつまでも若々しく、美しい髪を保つためには黒い食べ物を多めに食べて、甘いものは控えめにするというのが良いようです。

黒い食材は腎にいい

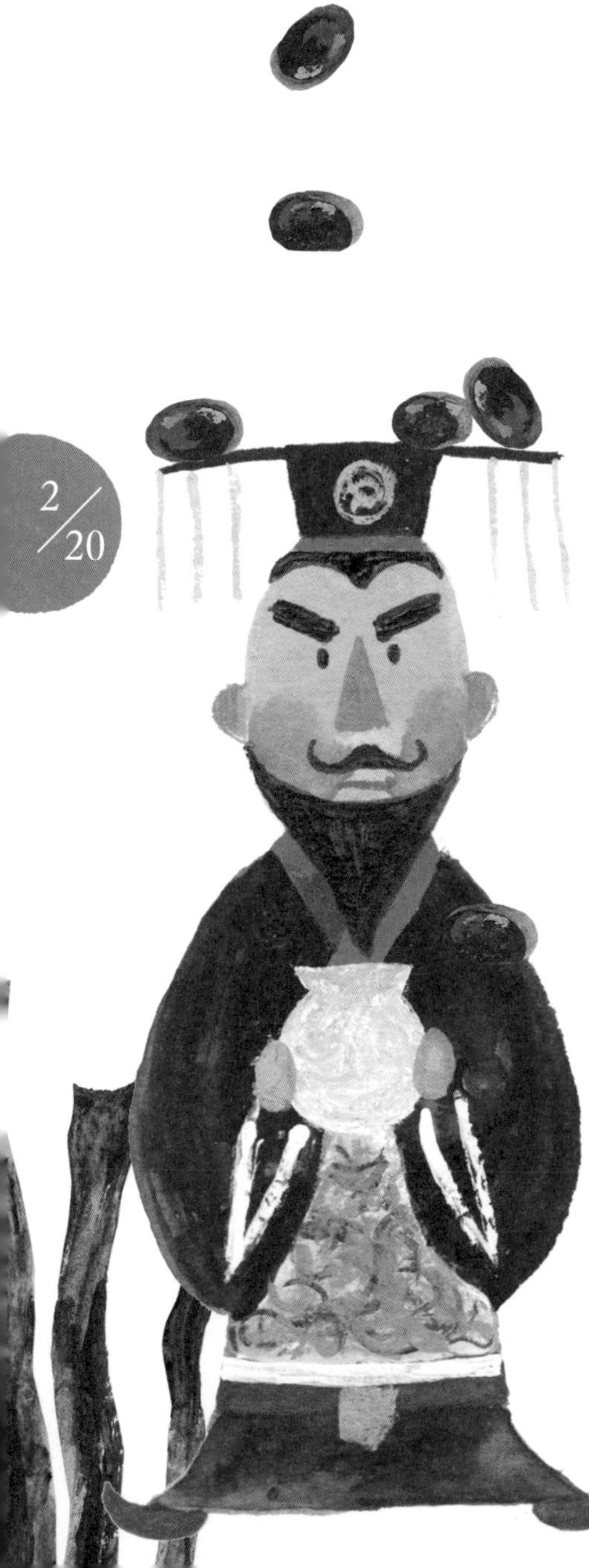

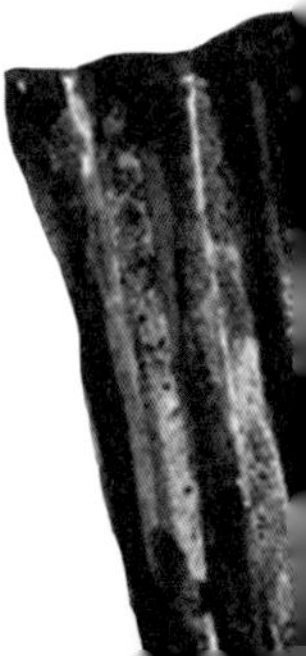

黒ゴマで老化防止

2/21

平、甘 脾・肺・肝・腎

ゴマを利用した健康食品がセサミンという名前で市販されていますね。

黒ゴマは「黒脂麻《コクシマ》」という薬名で漢方薬に使われています。

肝と腎の働きを高める、血を増やして精力をつける、腸を潤して便通をつけるなどの効能があります。

例えば、肝腎の衰えによるめまい、耳鳴り、足腰のだるさ、若白髪、目のかすみ、脱毛、便秘、肌荒れ……など効果がいっぱいの食材です。

ゴマは消化されにくいので切りゴマか、すりゴマをお勧めします。

老化防止に手軽に利用でき、しかも美味しくいただけます。

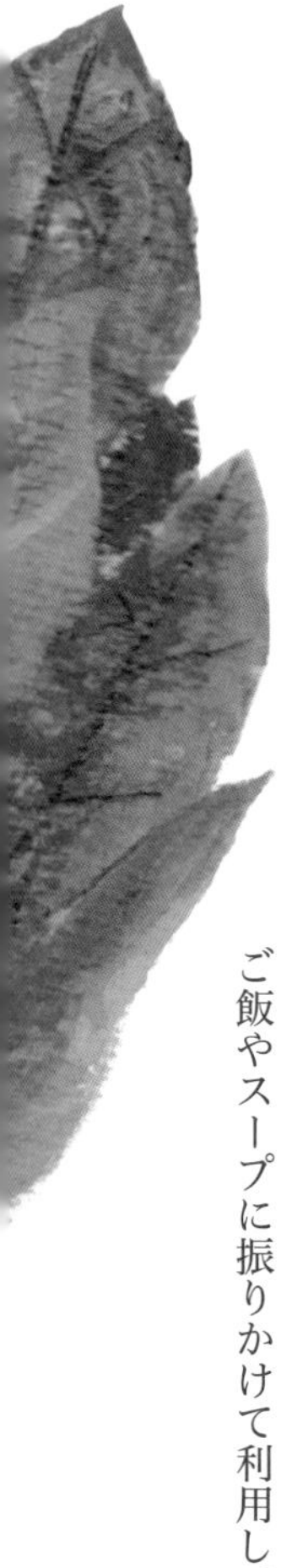

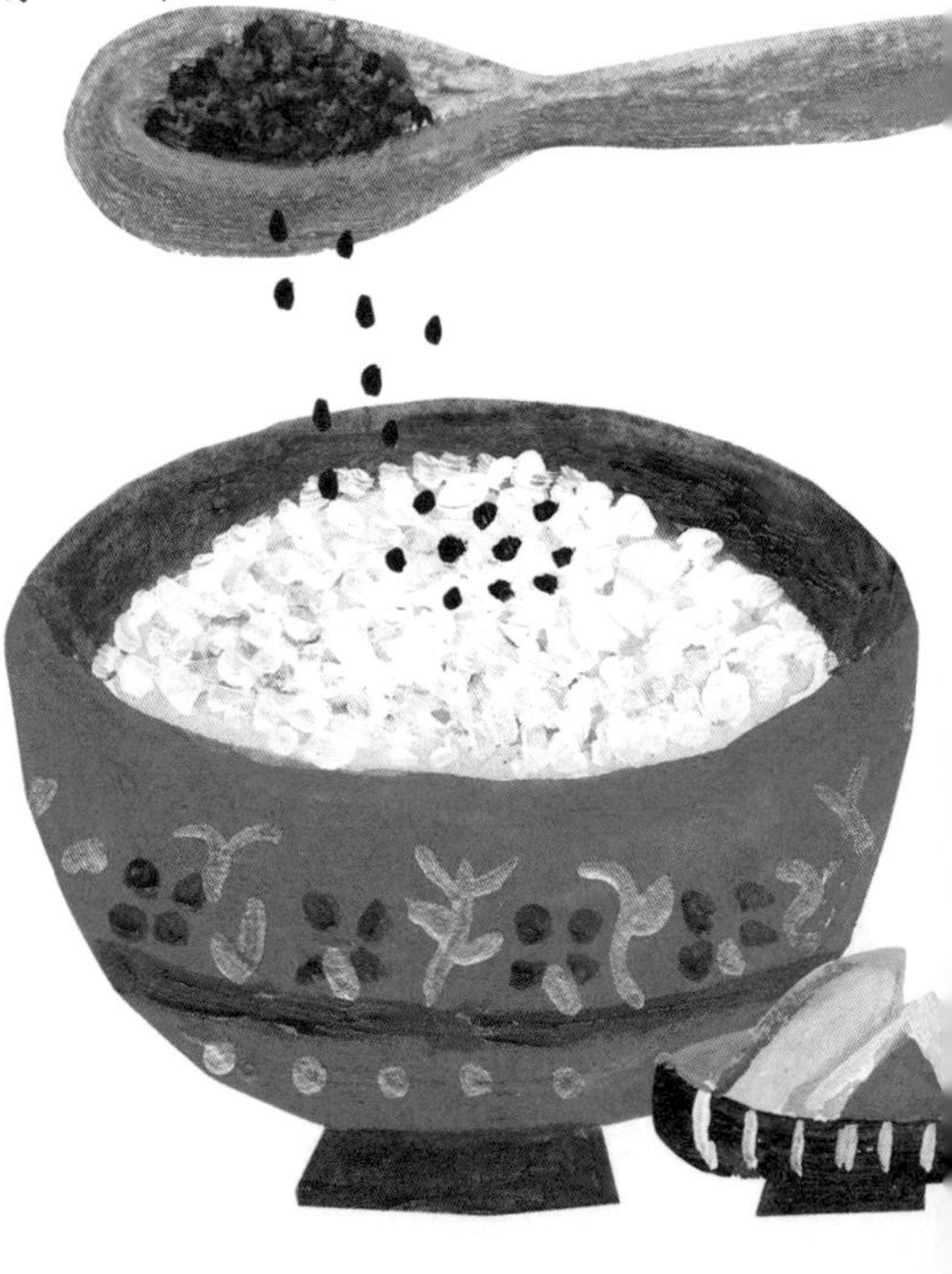

薬膳では黒い色の黒ゴマは冬の季節に腎を補うのにお勧めな食材です。

逆に、白ゴマは秋の季節にお勧めの体に潤いを持たせる白い食材の代表です。

黒ゴマの黒い皮にはアントシアニンが含まれていて、白ゴマは脂質が多いのでごま油の原料として使われているそうです。

私はゴマすり器に黒ゴマを入れて食卓に常備し、ご飯やスープに振りかけて利用しています。

2/22

若白髪に黒ゴマとほうれん草

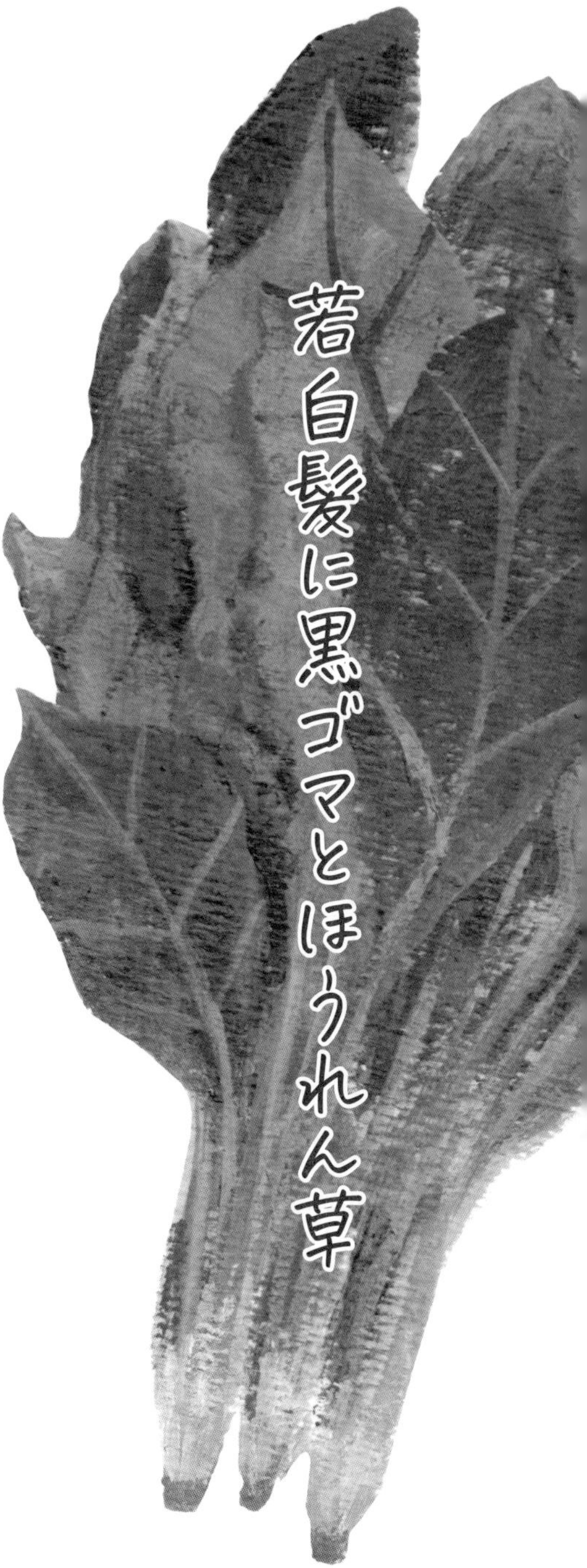

白髪は早い人では20代から生え始める人もいます。白髪の原因は生まれつきもありますが、老化や栄養不足などが原因になるとも考えられます。

髪の成長や発育には、たんぱく質、ミネラル、ビタミンなどが必要で、その栄養を頭皮の細い血管まで届けることが大事です。

漢方では髪は血の余りで**血余**《けつよ》といいます。「精血同《せいけつどう》源《げん》」といって血は精に変換され、精は血に変換されるので、精の不足は血の不足でもあるという意味です。

現在の医療でも髪の毛を一本取って調べればその人の栄養状態がすべてわかるそうです。

まだ若いのに白髪が増えてきたという方は、まず腎の弱りと肝の血虚が一つの原因に考えられます。

つまり老化と血液不足が原因です。

私はほうれん草のお浸しにすった黒ゴマをチョイかけしていただいています。

肝と腎を元気にして血を補う薬膳です。

女性の強い味方、黒砂糖

2/23

温、甘　脾・腎・肝

黒砂糖は白砂糖の原料です。

白砂糖は癖がなく、色々な料理に合うので便利ですが、黒砂糖に含まれているカリウムや鉄などの各種ミネラルが精製の過程で除かれてしまっているのでもったいないですね。

鉄分は女性に多い貧血を防ぐ働きもあります。

薬膳では白砂糖は体を冷やす傾向があるのに対して黒砂糖は体を温める効果もあると考えます。

黒砂糖は**体を温め血行を良くして痛みを楽にする**などの効能があり、**産後の悪露や、月経痛、月経不順**などに使われます。

独特な風味が合わない場合や冷ます性質を活かしたい時以外では、私は甘味料に使うなら黒砂糖を選ぶようにしています。

疲れた時など、甘いものが欲しくなったら、紅茶に黒砂糖やシナモンを入れて飲んでみてください。

紅茶もシナモンも体を温め、女性に多い冷え症の方にはお勧めの食材です。

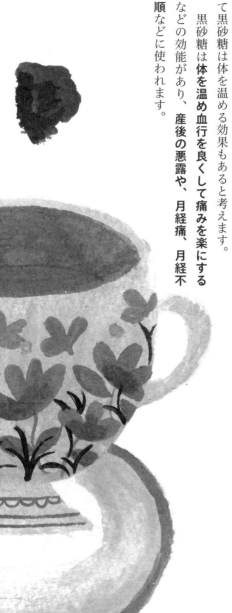

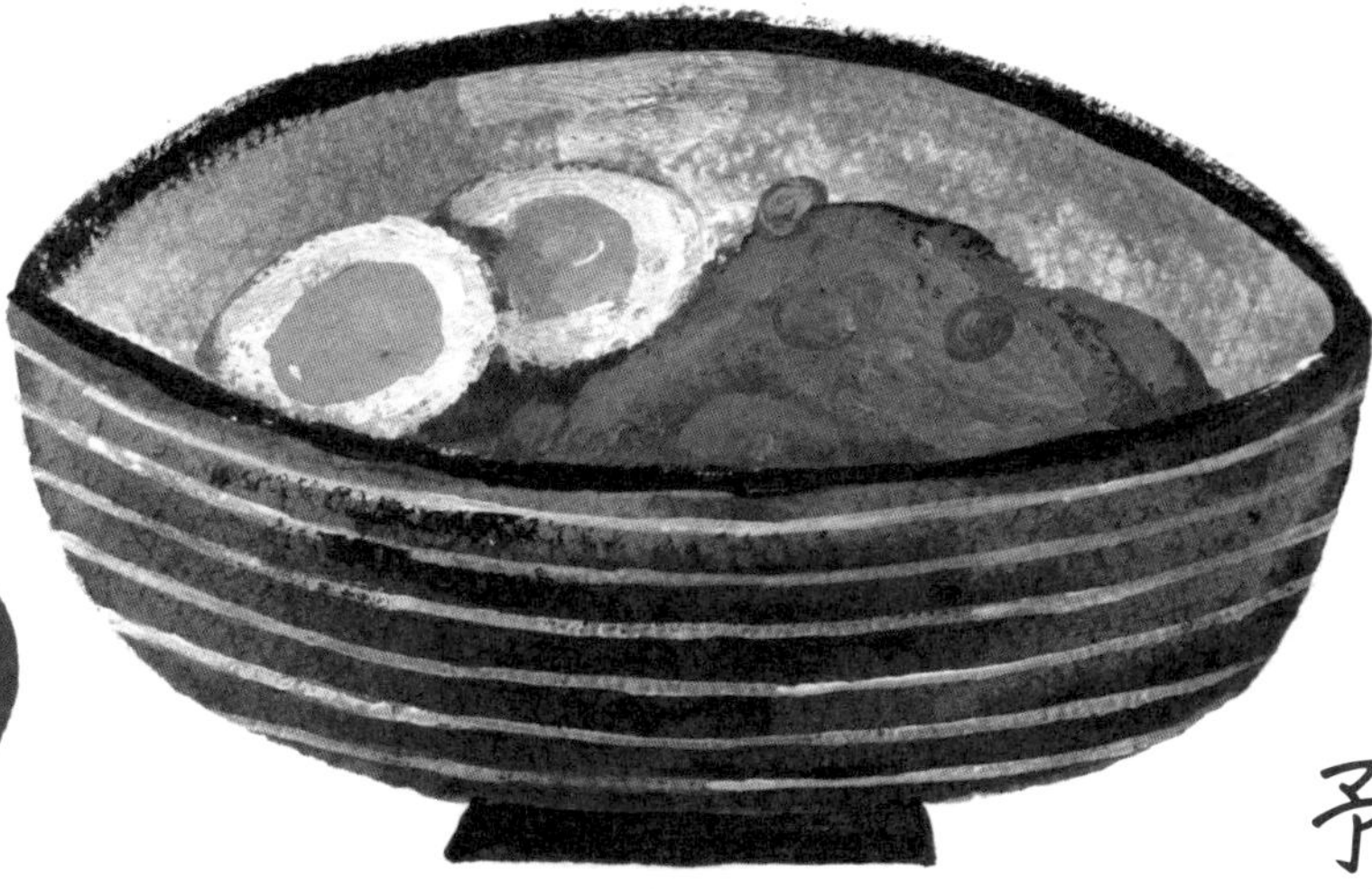

ドロドロ血の予防に黒酢

2/24

温、酸・苦　脾・腎・肝

酢は**血の巡りを良くする**、**消化を助ける**、**魚や肉の毒を解消する**などの効能があります。

近年はドロドロ血に悩む方が多く、コマーシャルでも**黒酢**は良く宣伝されていますね。

そのままでは酸っぱくて、特に胃腸の弱い方には刺激が強いので、薄めたり、火を通すとまろやかになります。

ある番組で紹介されていた、簡単料理です。

鶏手羽肉400gに軽く片栗粉をまぶして、少量の油で焦がさないように気長に炒めカリカリになるまで火を通します。フライパンの油をふき取り、黒酢20cc、米酢50cc、醤油50cc、はちみつ大匙1杯を加えて、煮からめ、白ゴマを振ります。

血虚、気虚、瘀血《おけつ》によい薬膳になります。

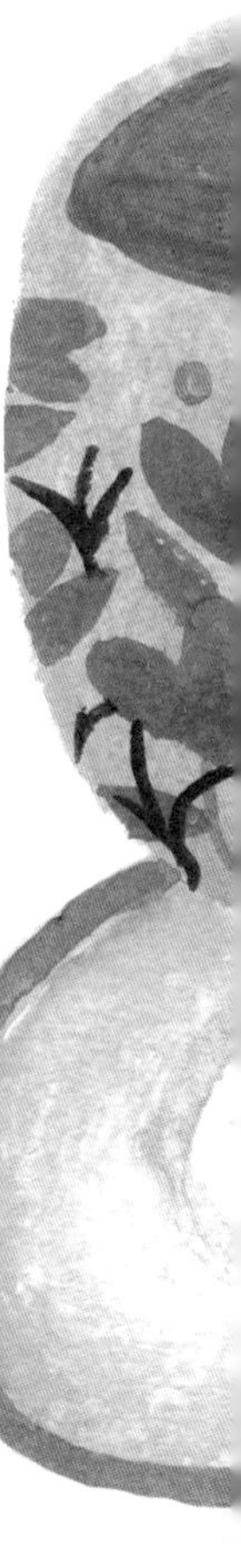

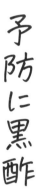

滋養強壮に黒キクラゲ

2/25

平、甘　胃・大腸・肝・腎

黒キクラゲは海藻ではなくキノコの仲間です。中華丼やスープなどに入っている、コリコリした食感の黒いものです。

マグネシウム、カルシウム、鉄分などのミネラルが多く、食物繊維も含まれています。

カルシウムは骨を丈夫にし、鉄分は血を増やして貧血の予防や美肌効果に、食物繊維は便秘を解消したり生活習慣病の予防にも……と色々良いところがいっぱいある食材です。

特に女性に多い**貧血気味の方、肌を美しくしたい方にお勧めしたい**食材です。

低カロリーで満腹感が得られるので、ダイエットにも向いていています。

ちょくちょく使いたいので、私は保存が効く乾燥したものを使っています。

味に癖がないので、炒め物やスープに加えて使えます。

鶏ガラで味を付けたキクラゲのスープは色々なバリエーションで使えて便利です。

血の巡りが悪い瘀血《おけつ》の方はニラや玉ねぎを、疲れ気味の方にはシイタケやじゃがいもを、ストレスでイライラ気味の方にはセロリや春菊を入れたり、それぞれの方の薬膳スープが出来上がります。

使う分だけ水で戻して、冷蔵庫にストックしておけば、気軽に便利に使えます。

老化は足腰から

電車の中で空いた席を探していませんか？

漢方では、**加齢はまず足腰からくる**といわれています。若い頃は宴会の後は必ずはしごをして帰った人も、加齢が来ると足腰が弱くなって、帰り道が辛くなるのに気づきます。また出勤する時に後ろからくる若い人に追い越されるようになります。

何か変だなと思った時が加齢の始まりです。

その頃から白髪が増え、耳鳴りがしたり、新聞の文字が見えにくくなります。

そしてその頃からインフルエンザやがんなどに対する免疫力も衰えてくるのです。

体力や能力が衰えるように免疫細胞も年とともに機能の低下が起こります。

獲得免疫の能力は20代がピークで40代では半分に低下するといわれています。

漢方では老化を、腎に貯蔵された「精」が減少することと考えています。

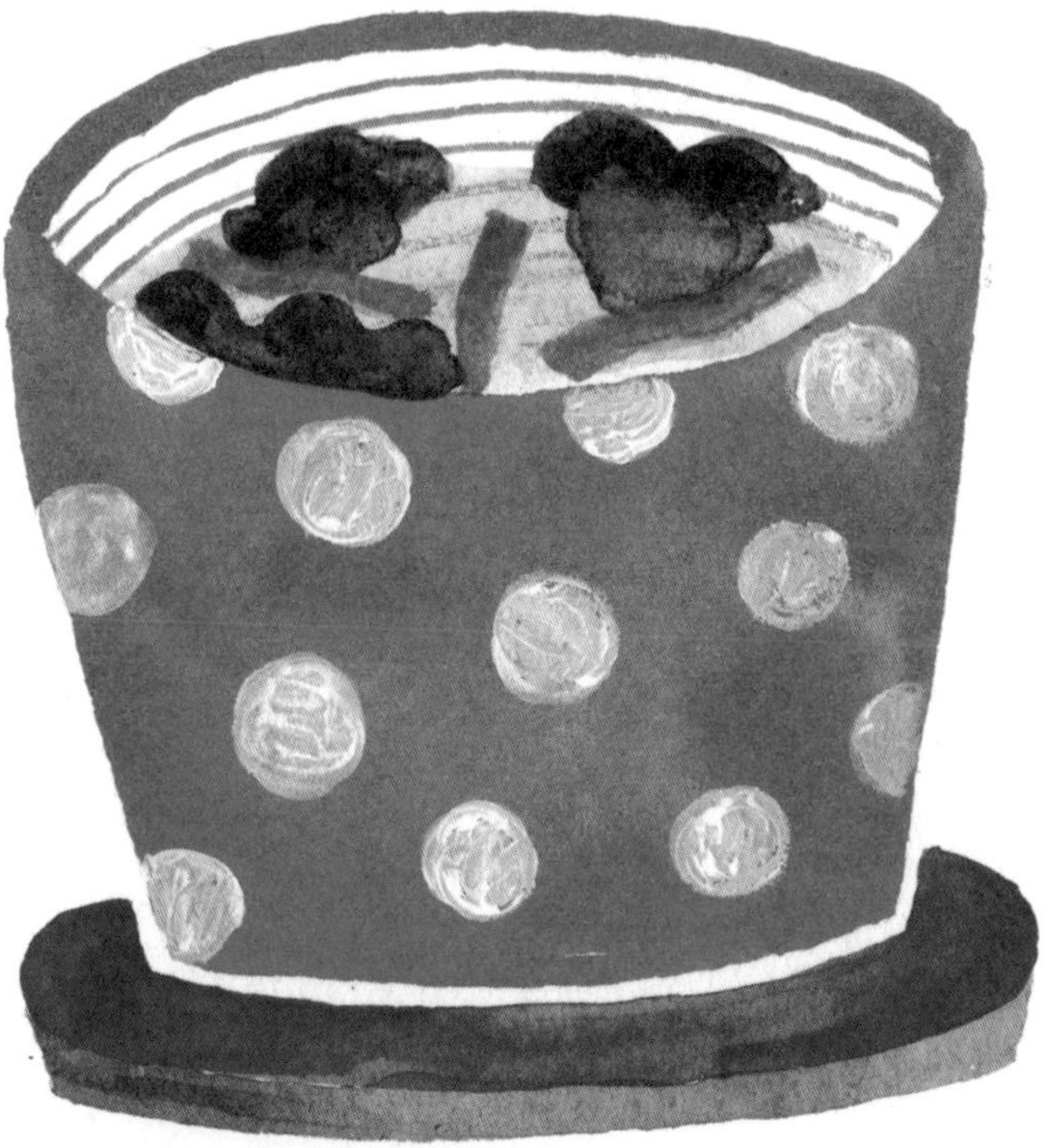

2/27

老化のサイン

老化は主に頭、耳、そして下半身に現れやすいのです。

□忘れっぽくなり、アレコレが多くなる
□髪が抜けたり白髪が増える
□聴力の低下、耳鳴り、めまいが起こるようになる
□足腰が弱くなる、歩幅が狭くなり若い人に追い越される、転びやすくなる
□夜中に何度もトイレに行く
□眠りが浅くなる
□昼間横になりたい
□疲れが取れるのに時間がかかる
□尿が漏れる、トイレが近い
□男性は遺精、早漏、ED、睾丸が柔らかくなる、朝立ちしなくなる
□女性は妊娠しにくくなる、早く閉経する

まだ若いのにいくつか当てはまる症状があったら、今日から対策を考えてください。

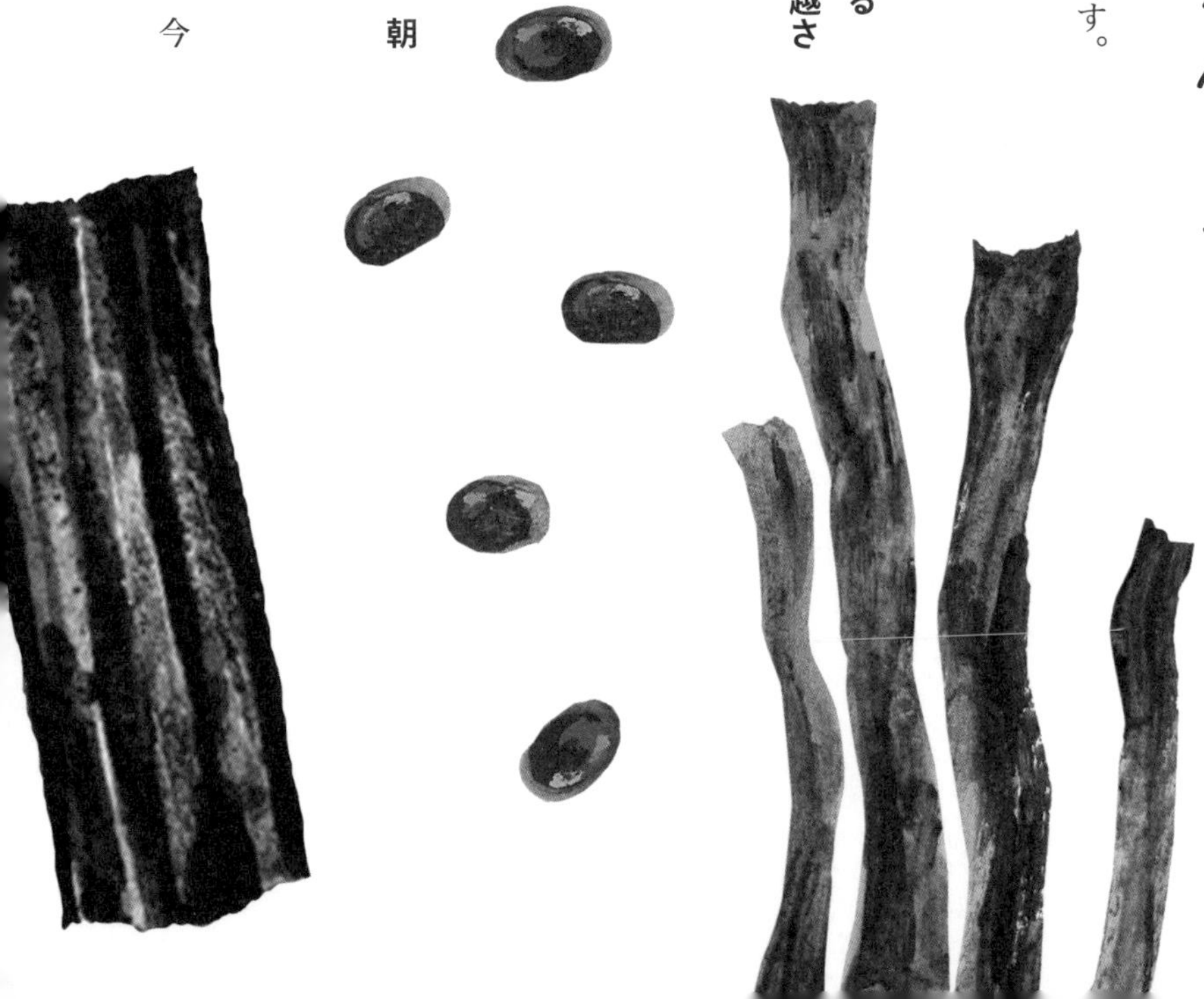

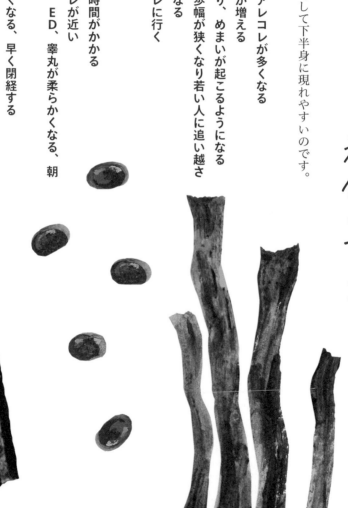

2/28

アンチエイジングは腎次第

腎は「精」を貯蔵しています。

中医学の腎に宿るという精は、前にもご紹介しましたが「成長・発育などの生命エネルギーの源となる栄養物質」だと説明されています。

現代的に言えば、精は「成長ホルモン」「生殖ホルモン」のような物質と私は考えています。

子どもの成長や、男子では精子を作り、女子は月経や卵子の成長などに関係しています。また解剖学的な副腎に相当する働き、つまり免疫にも関係しています。

老化のサイン、足腰の弱りは腎に貯蔵されている精の減少が原因になるのです。

そう考えると、精を貯蔵している腎を守ることは、すごく大切なことですよね。

アンチエイジングの鍵を握るのは腎なのです。

腎の働きを弱らせる一つの原因は寒さです。

薬膳では寒さから腎を守り、黒い食材で腎を補い、鹹味を上手に使いましょう。

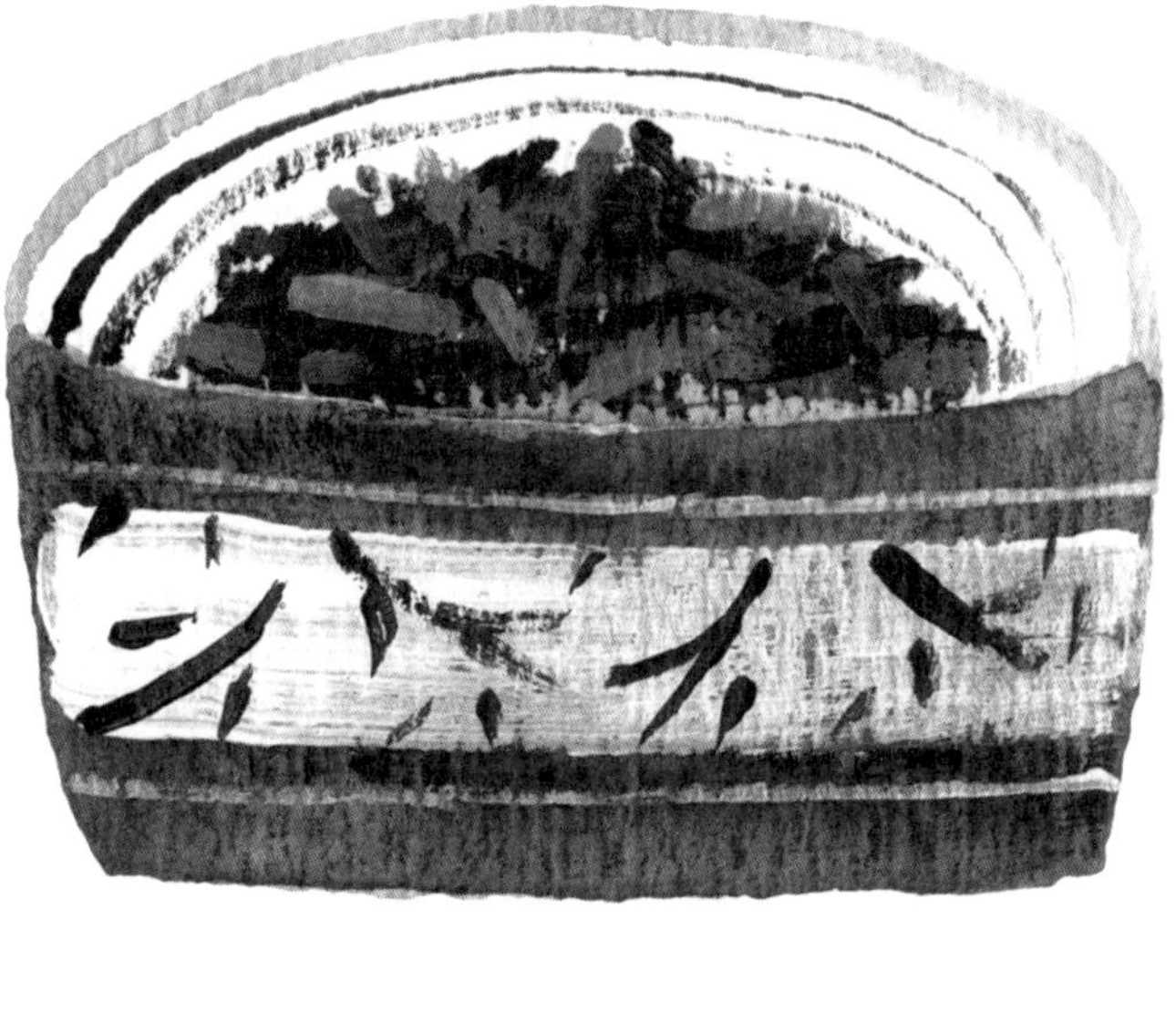

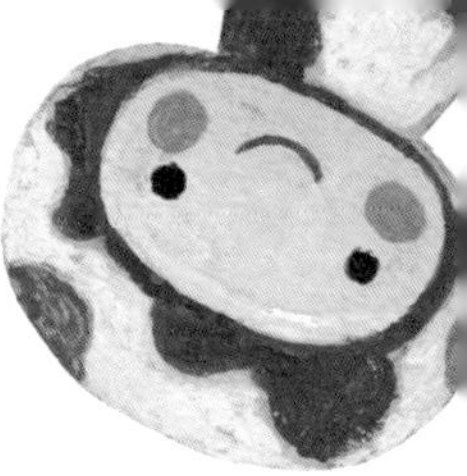

3/1

アンチエイジングで免疫力アップ

前述のように、中国の古典『黄帝内経』では女性は7の倍数、男性は8の倍数で体の変化が現れますが、精は女性は28歳、男性は32歳が一番充実していて、その後は衰えていくとされています。

また、私が50代だった頃は男性も女性も、今の50代と比べると10歳近く見た目が老けていたように思います。平均寿命も10歳近く短かったのです。

しかし、この頃は49歳の女性や56歳の男性はまだまだ若々しく元気に見えます。また100歳でも元気に仕事をしている方がいらっしゃいます。

医療技術の発展に加えて、毎日の食事の重要性を改めて再認識させられています。

まだ若いのに、物忘れや尿漏れ、精力減退、足腰の弱りなどが気になる方は、「腎」をチェックしてみてください。体質に合った**腎の働きを良くする温かい食べ物、鹹味と黒い食材をほどほどにとり、体を冷やさない生活習慣**などできることは色々あります。

ただし、あくまでも中庸が大事です。自分に合うと思われる食品もバランスが大事です。とりすぎには注意しましょう。

私は100歳になっても、寝たきりにならず、一人で旅行したい、元気な老人でいたいと願って『黄帝内経』の教えに従い、口々努力を続けています。

＊　＊　＊

産婦人科の病室を除くと、ミルクを欲しがって真っ赤な顔で元気に泣いている赤ちゃんと、なかなかミルクを飲んでくれない赤ちゃんがいます。

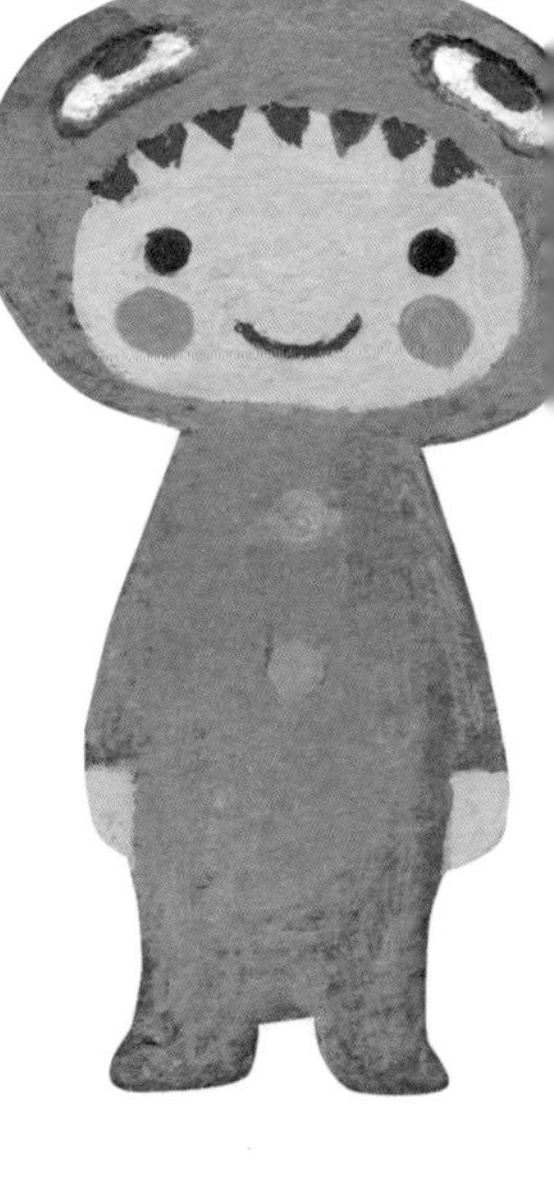

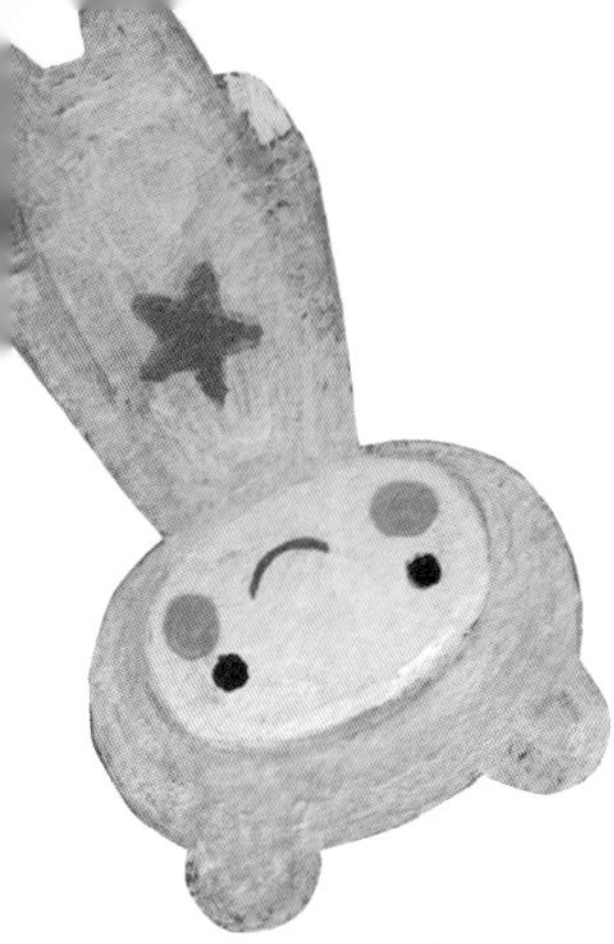

3/2

精気は親からのプレゼント

元気な赤ちゃんは、両親から立派な精気をもらった赤ちゃんです。この精気を「**先天の精気**」といいます。先天の精気は、親から受け継ぎ「腎」に保存されるのです。そして、その子の生涯のベースになるのです。

たとえるなら、元気に泣いている赤ちゃんは、排気量の多い、性能の良い身体をプレゼントされたようなもの。

「妊婦が一口多く食べることは、生まれた子が鍋一杯食べることより効果がある」という言葉もあるそうです。

お子さんを健康で頭の良い子に育てたかったら、出産前の親の体調も大切になってきます。

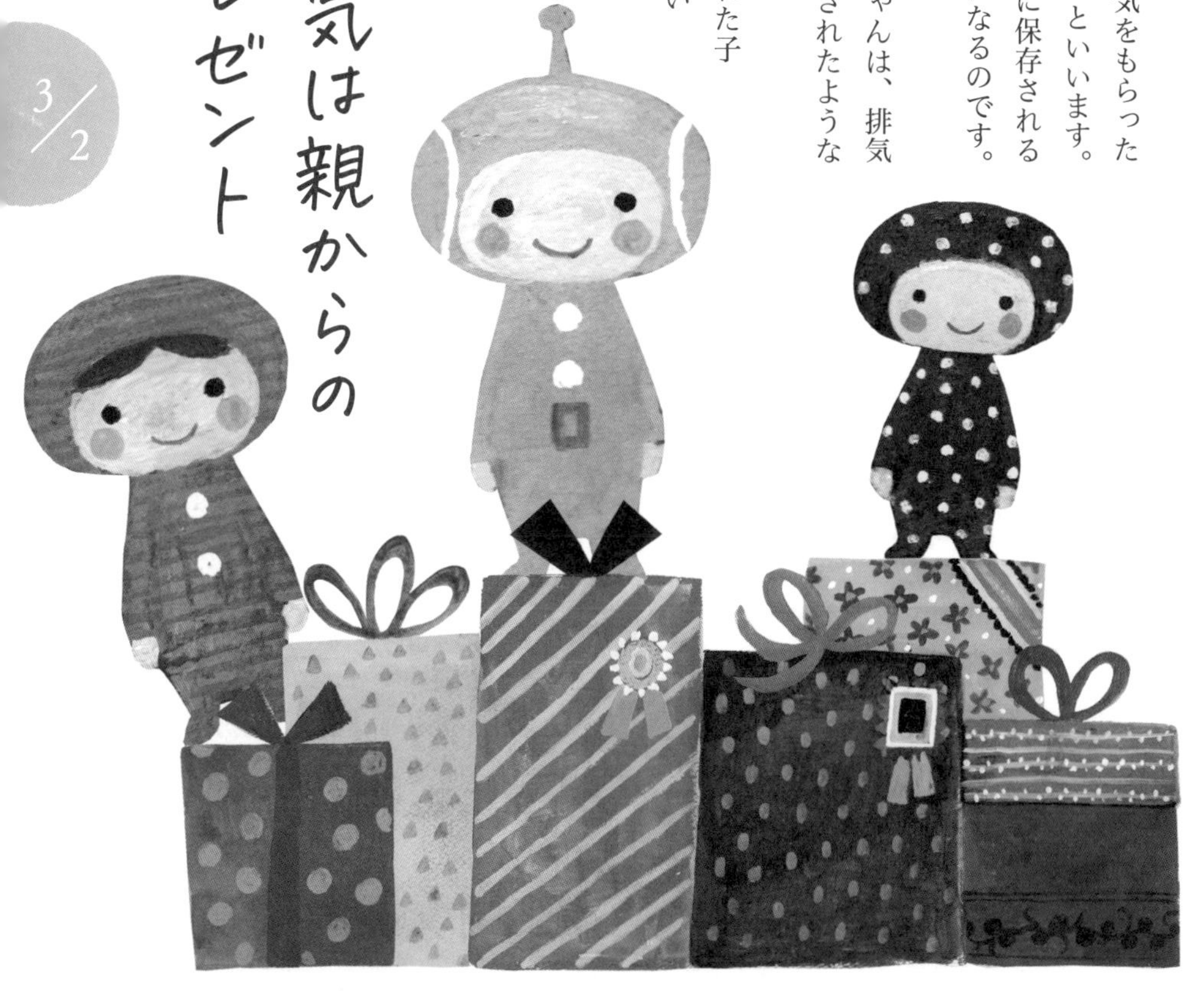

3/3 ひな祭りとハマグリ

寒、甘・鹹　肝・腎・肺

3月3日は桃の節句です。

この頃は家庭の事情で内裏様とお姫様だけのお飾りが多いようですが、私の小さな頃は、赤い布を敷いた段段に上から内裏様、三人官女など順番に小物などもそろえて盛大に飾るお宅が多かったように覚えています。

お雛様は2月初めくらいから飾りつけが始まり、お節句が終わったらなるべく早く片づけなければならないという決まりみたいなものがありました。いつまでも飾っておくとお嫁さんに行くのが遅くなるといういわれがあったからです。

女の子が生まれると初めてのお節句には親族が集まり、ごちそうがふるまわれ、**ハマグリ**のお吸い物が出されます。

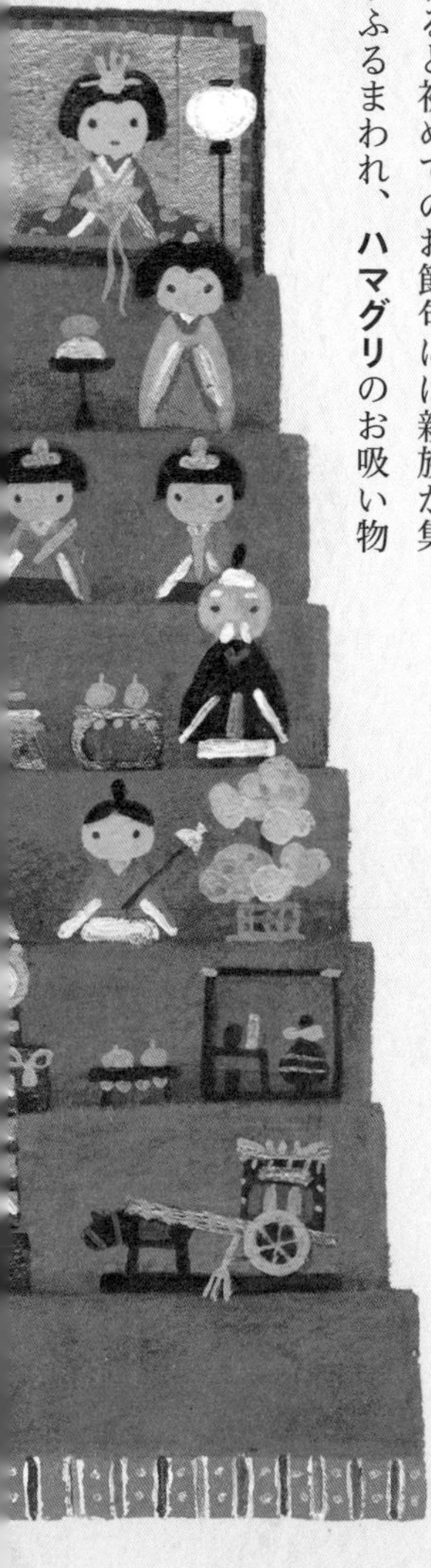

二枚貝のハマグリはぴったりと合わせることができるということからの縁起物です。

ハマグリは**体の熱をとり、体に溜まった余計な水を出してくれる**働きがあるので、湿熱（☞7月3日）の人や、尿の出の悪い人にお勧めします。

漢方ではハマグリの殻を海蛤殻《かいごうかく》といい、肺の熱を冷まして痰が出にくい咳やむくみなどに使われています。

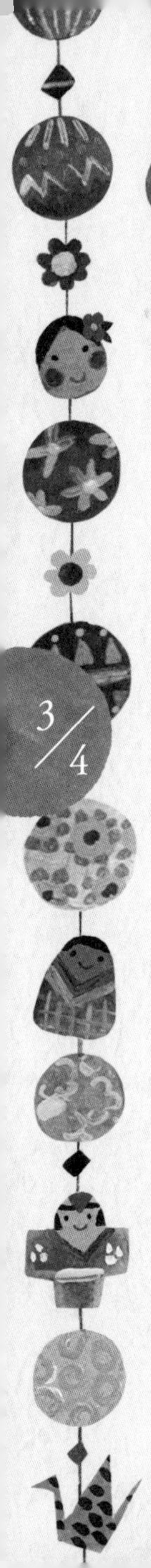

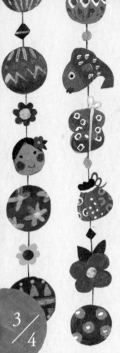

3/4

精気を補う

「先天の精気」は、生まれた時にたっぷりあっても、携帯電話のバッテリーがだんだん減っていくように、補充しなければ減ります。しかし大丈夫、お助けマンがちゃんといます。それはズバリ、脾（胃腸）と肺です。脾の働きで飲食物を消化吸収したものから生成される「水穀の精気」と肺からの呼吸で得られる「自然界の精気」です。食べ物と呼吸が、先天の精の減少分を補ってくれるのです。

食べ物と呼吸から生み出される精を「後天の精気」といいます。そこで**脾は**「**後天の本**」とも呼ばれています。**腎は**「**先天の本**」です。

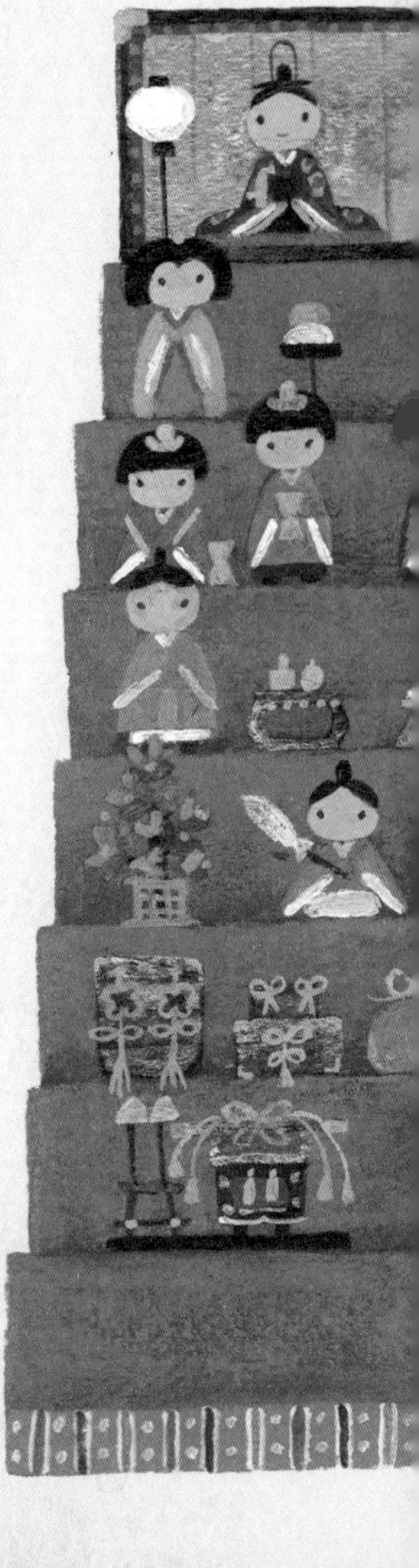

せっかく両親から「先天の精」をもらっていても、脾が弱かったり飲食の不摂生などで「後天の精」を作れず、補充できないと精は減っていくばかりです。一方、「先天の精」を充分に受け継げなかった人でも、食べ物から充分な「後天の精」を作って補充できれば、健康で老化もゆっくりになります。

生まれてからは脾（胃腸）が元気であることが健康に繋がります。脾が弱い方は脾を元気にする薬膳や養生が、飲食の不摂生などで脾を弱くしている方は食習慣の見直しも大切です。

食べ物で元気を出すことを「精をつける」といいます。精気を精のつく食材で補うことも良いでしょう。昔からスッポンやマムシなどが有名ですが、精を補う漢方薬もたくさんあります。

腎を元気にするのはたんぱく質

3/5

人間の体はおよそ37兆個の細胞から成り立っているといわれていますが、頭からつま先までたんぱく質で作られています。血液、胃腸などの内臓や筋肉、爪や髪などから卵子、精子などもたんぱく質です。たんぱく質の不足は腎の弱りに直結します。

たんぱく質を構成するのがアミノ酸です。

アミノ酸はパズルのコマのようにたんぱく質を組み立てるのに必要な材料です。

アミノ酸のなかには、食べ物からしか得られない九種類の「必須アミノ酸」があります。

「必須アミノ酸」というコマが欠けているたんぱく質をいくらたくさん摂取しても、体に必要なたんぱく質を組み立てることができません。

つまり、ただたんぱく質をたくさんとっても必須アミノ酸がなければ、無駄になってしまうアミノ酸があるのです。

昔からスッポンやマムシ、卵などが精をつける食べ物になっていましたが、すべて必須アミノ酸を豊富に含むたんぱく質なのです。

たんぱく質の必要量や必須アミノ酸の働きについて☞10月26日。

＊　＊　＊

山芋は漢方薬では山薬《サンヤク》という薬名で、元気を出す「補気薬」に分類されています。一般に長芋という種類のものです。

胃腸の弱い人の食欲不振、肺を元気にして長引く咳を楽にしたり、腎を元気にして老化に伴う、遺精、頻尿、尿漏れ、婦人のおりものなどに良い働き

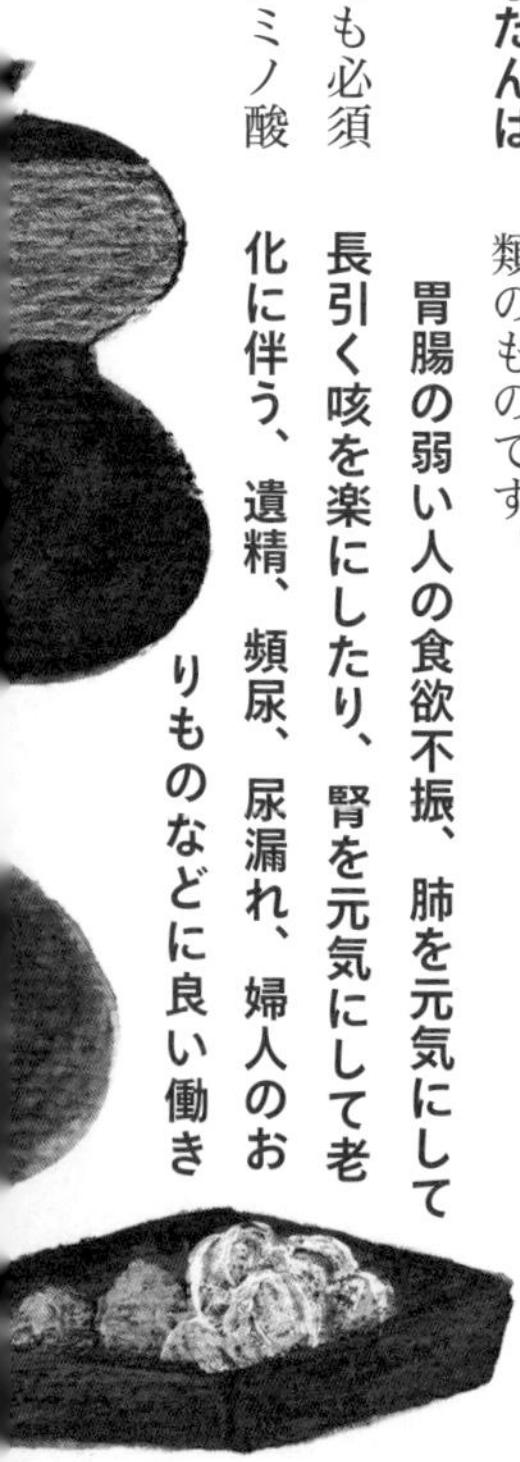

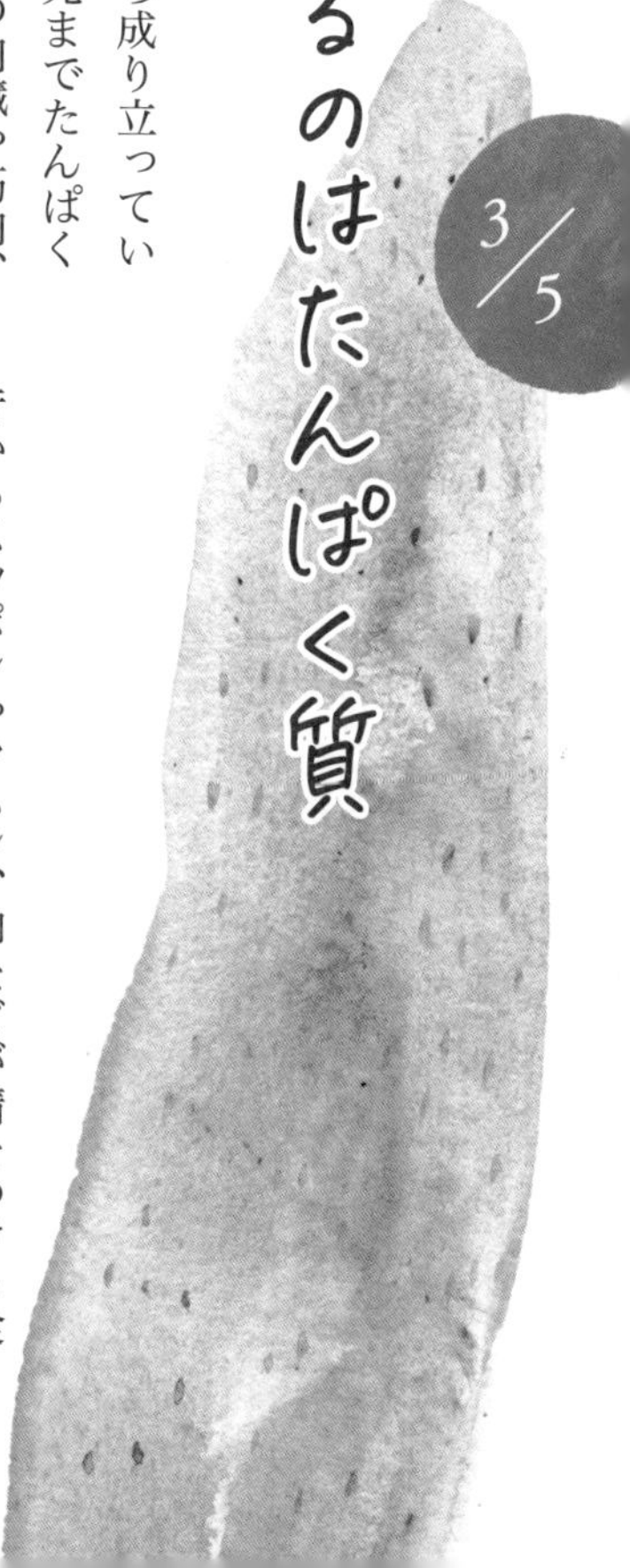

があります。

夜間尿の改善などに、コマーシャルにも良く出てくる「八味地黄丸《はちみじおうがん》」という漢方薬にも配合されています。

「八味丸　飲んでるそばに　いい女房」という江戸時代の川柳にも出てきます。美しい奥さんのそばで、にやついている初老の男性の姿が想像されますね。八味丸は江戸時代に精力剤として使われていたのでしょうね。


山芋は納豆にかけたり、とろろ汁にしたり、マグロのぶつ切りの上に載せて「山掛け」にしたり、お蕎麦にかけて「とろろそば」にしたり、千本切りにして刻みノリを振りかけて酢醤油でいただいたり、輪切りにしてステーキにしたり、すりおろしてスプーンですくって油で揚げたり、お好み焼きやうどんのつなぎに使ったり、利用法は無限です。

すりおろしてチャック付きのポリ袋に一回分ずつ入れて冷凍保存し、食べる前に流水をかければ、すぐ溶けるので色々便利に使えます。

3/6

山芋で元気と精力を

平、甘　肺・脾・腎

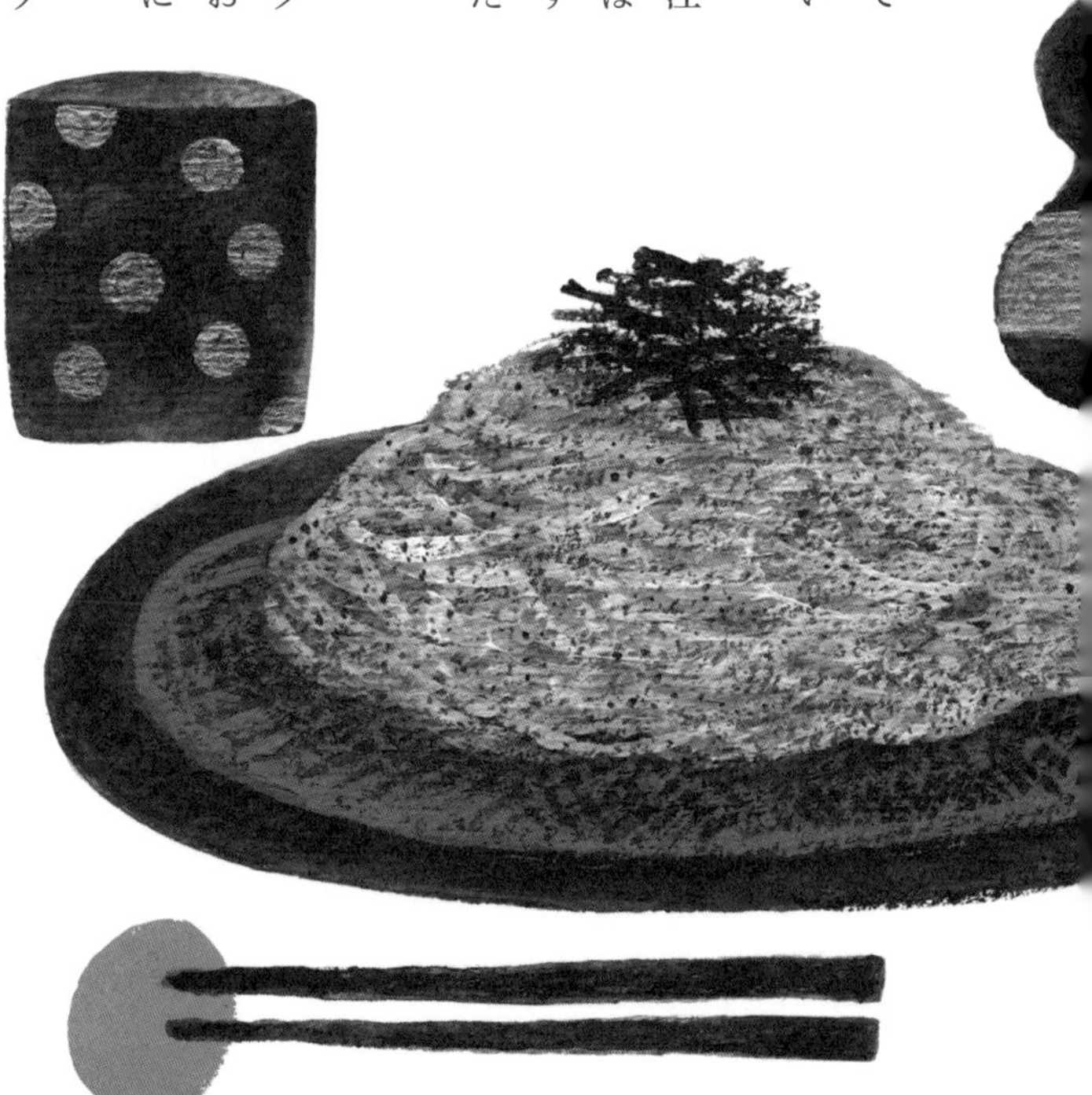

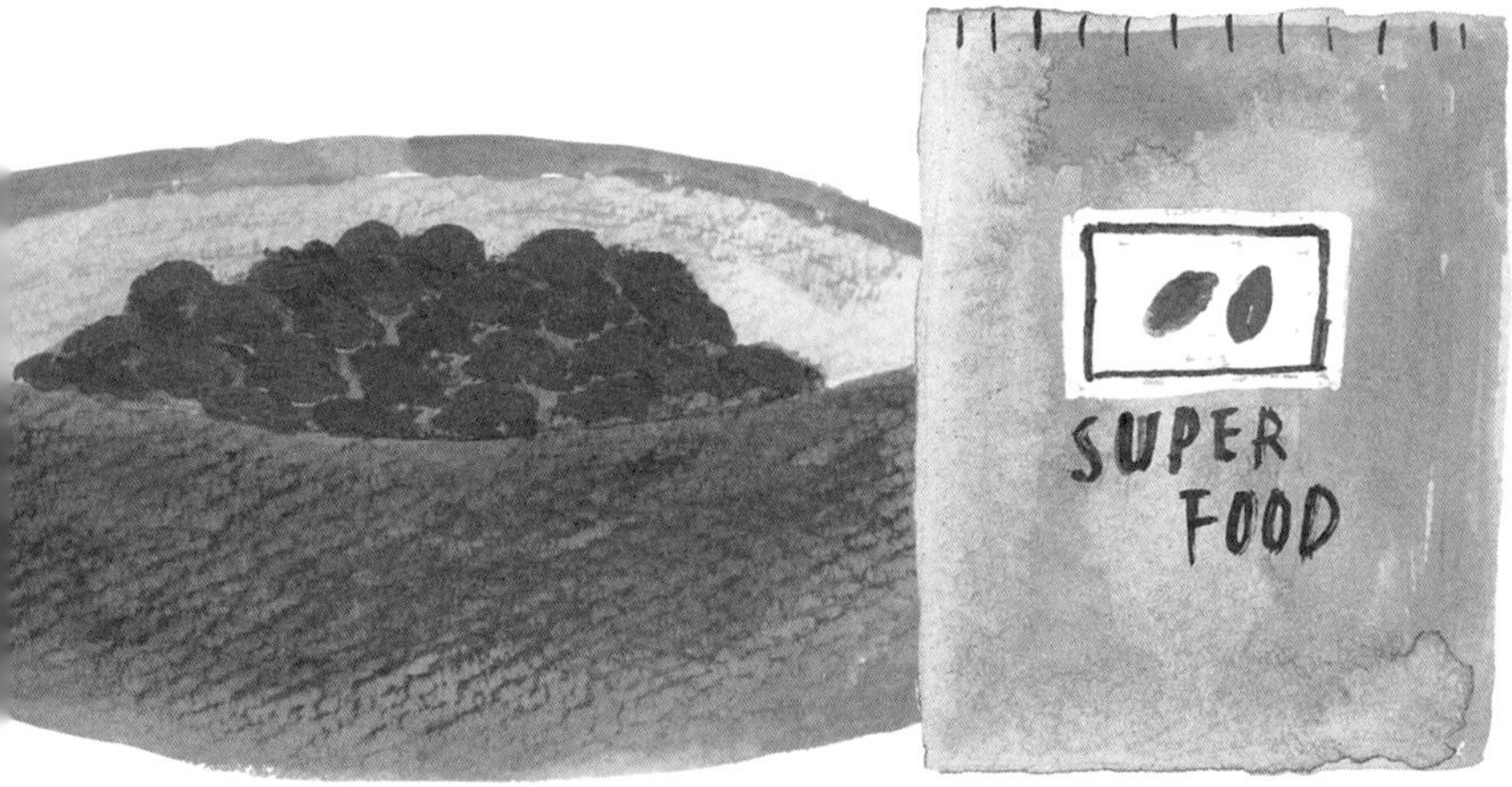

3/7

クコの効能

平、甘　肝・腎・肺

山芋は腎を元気にする、アンチエイジングや精力減退の食材として紹介させていただきました。

腎を元気にするもう一つは、**クコ**の実です。杏仁豆腐の上にチョコンと載っている赤い小さな実です。

クコの実は漢方では枸杞子《クコシ》という名前で漢方薬の材料に使われています。

肝と腎を元気にして老化を防ぎ、足腰の弱りを防いだり、目の働きを助けて視力を回復したり、肺を潤して慢性の咳の改善などに使われています。

乾燥品を、水やアルコールで戻すとすぐ柔らかくなるので、そのまま食べても良いですし、色々な料理に加えたり、菊の花と一緒にお茶としていただいたり、とても使いやすいです。

しかし、食べすぎには注意してください。

3/8

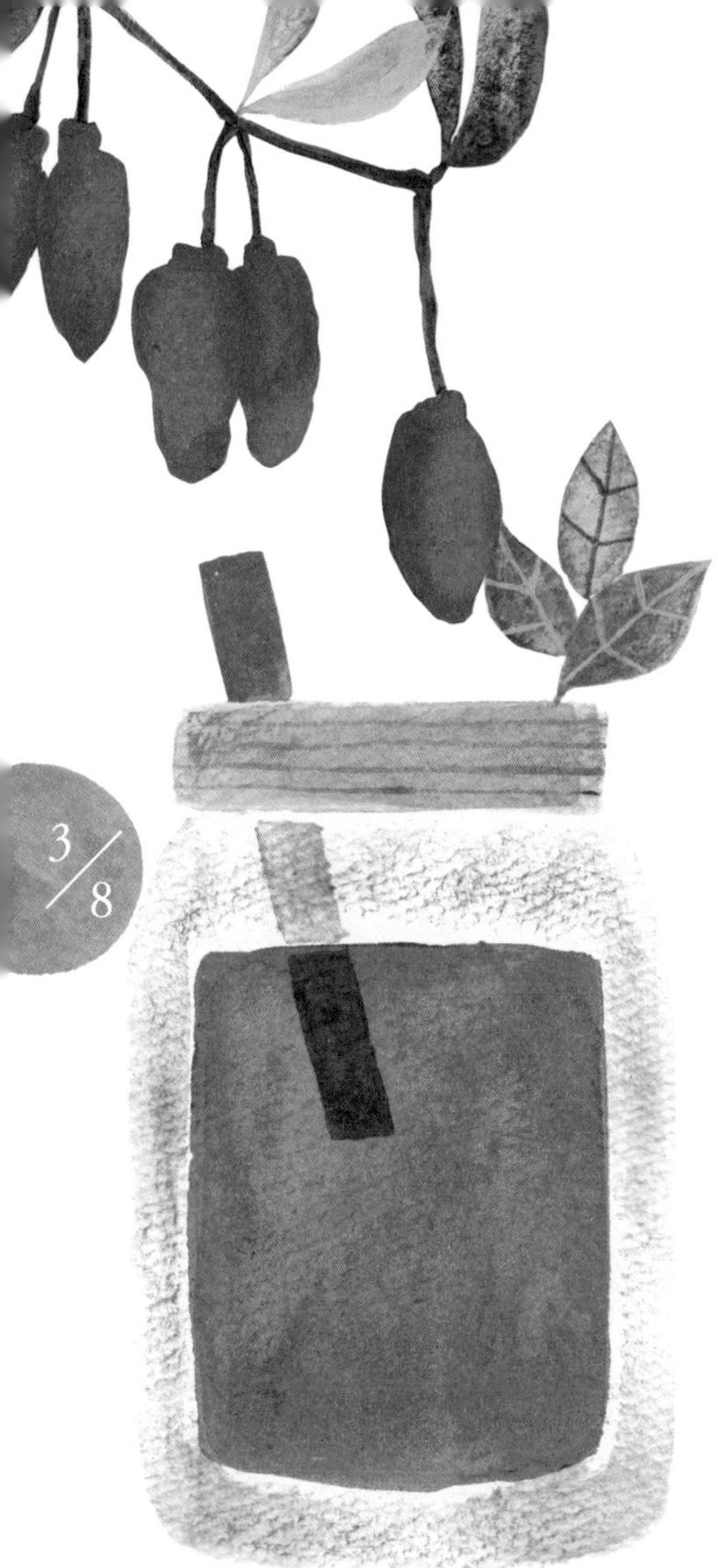

家康も愛用したクコ

クコの実は**ゴジベリー**という名前で、スーパーフードとして紹介されています。

最近では、クコの実の研究が盛んに行われ、カロチンやビタミン、アミノ酸、鉄分、カルシウム、各種のミネラル、食物繊維などが含有されていることがわかりました。

栄養補給、ストレス改善、生活習慣予防、アンチエイジング、貧血予防、視力低下、美肌などなど実に色々な効果が期待されています。クコの実を配合したサプリメントや化粧品などもあるように、利用法は薬膳だけにとどまりません。薬膳やお茶に利用する時はそのまま使って、食べても良いので便利に使えます。日本でも昔からアンチエイジングに使われていたようで、健康オタクとして有名な徳川家康もクコの実をご愛用だったとか。

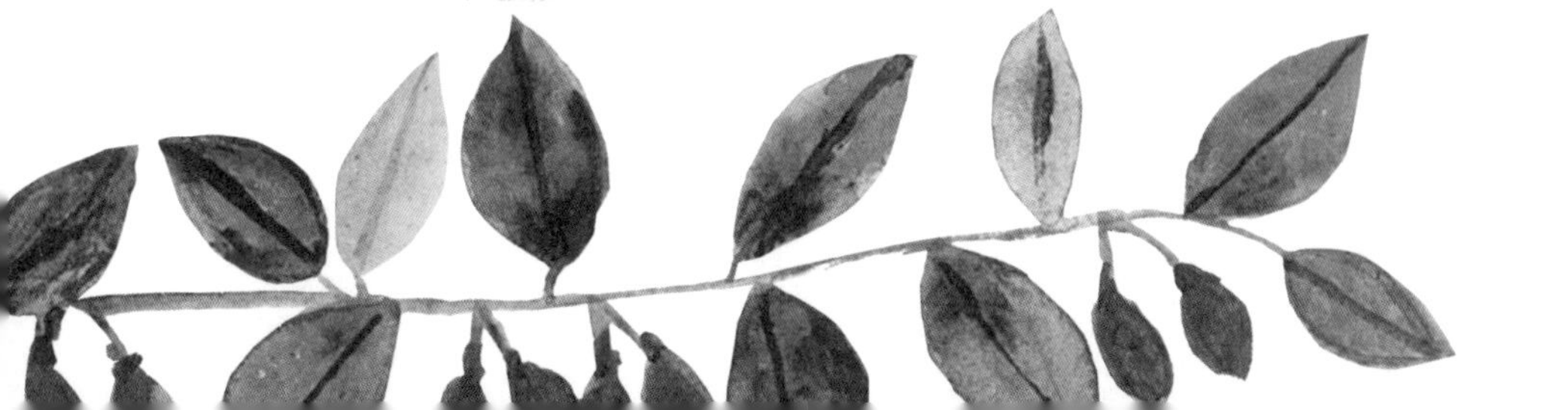

クルミの効能

3/9

漢方では**クルミ**は胡桃肉《コトウニク》といい、腎を温めて、体を補うものに分類されています。**腎の冷えによる腰痛や足腰の弱り、めまい、頻尿などを改善**する効能があります。

老人や虚弱体質の人の潤い不足の便秘の改善、肺を温めて慢性の咳の改善にも使われています。

クルミは最近、「オメガ3」というオイルを含んでいることで注目されていますね。

オメガ3は亜麻仁油、エゴマ油、クルミなどに含まれるといわれ、悪玉コレステロールや中性脂肪を下げてメタボの予防や認知症の予防などに効果があるといわれています。

クルミをすりおろしておかゆに混ぜるだけの、クルミがゆは老人のコロコロ便秘に使われています。

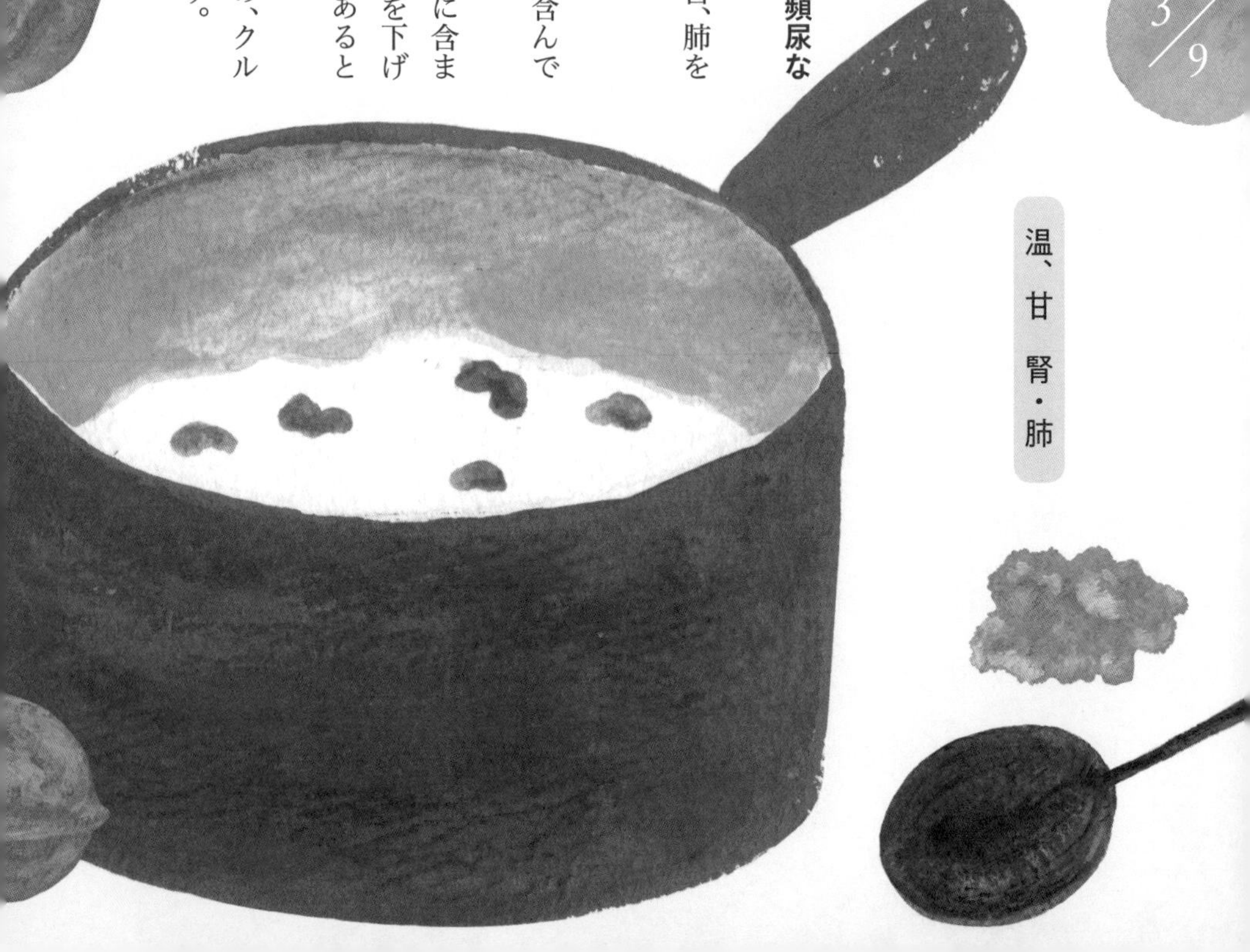

温、甘　腎・肺

小林一茶とナルコユリ

平、甘　脾・肺・腎

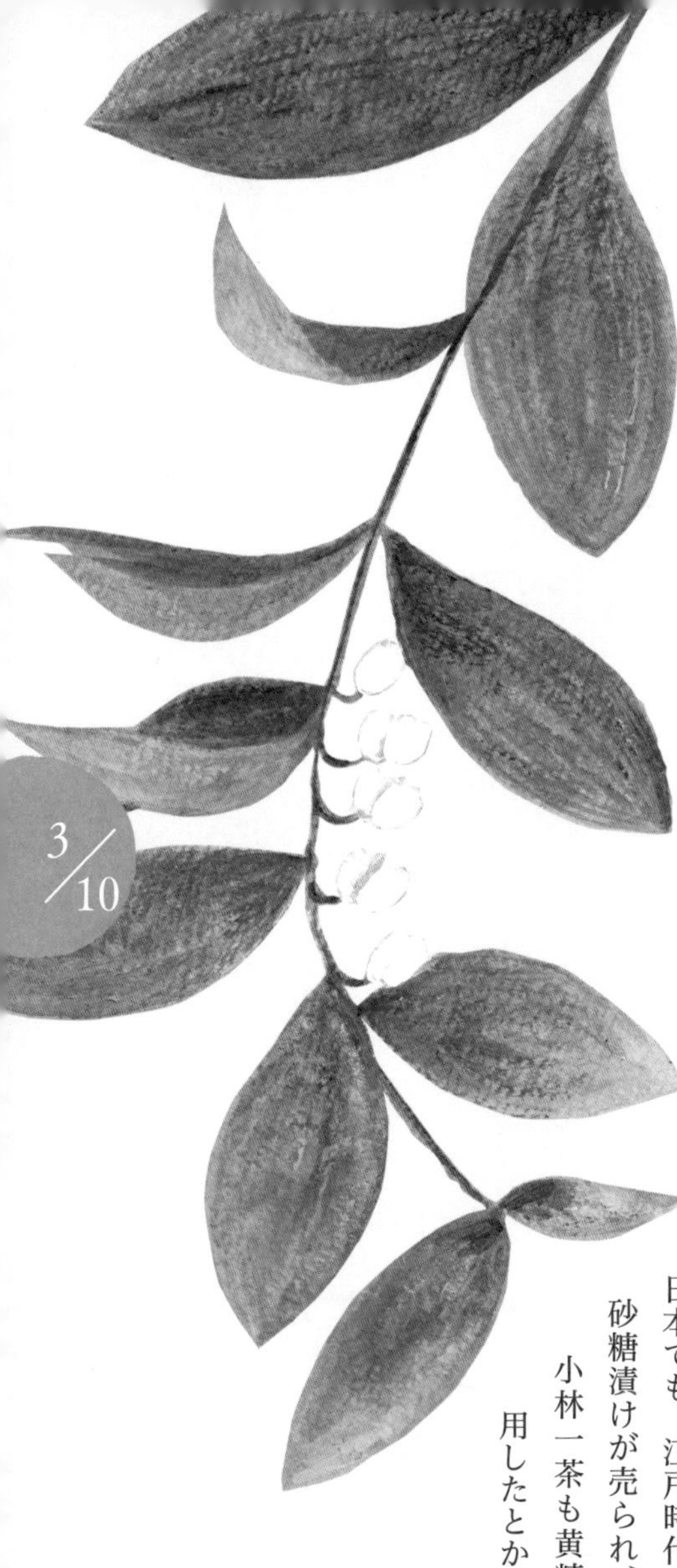

3/10

薬膳料理にも良く登場する黄精《オウセイ》は、ユリ科**ナルコユリ**の根茎を乾燥させたものです。

肺の潤い不足による空咳や痰の切れが悪い時、脾の働きが悪くなって起こる食欲不振や疲れ、老化などで起こる、足腰の弱り、めまいなどに使われています。

ナルコユリの由来は「鳴《なる》子《こ》」から来ているとされています。田畑でスズメなどを追い払うために板に竹などをつけて音が出るようにしたもので、花が並んで咲いている姿がその鳴子に似ているからだそうです。

黄精は、中国では「体力をつけ、白髪をなくし、歯の落ちたるを留める」若返りの妙薬なのだそうです。

日本でも、江戸時代に黄精の砂糖漬けが売られ、俳人の小林一茶も黄精酒を愛用したとか。

花粉症はなぜ起こる

3/11

早い所では2月ごろから私達を悩ますのはスギやヒノキなどの花粉による不調です。

そもそも**花粉症**は何故起こるのでしょうか？

アレルギー反応は体に入ってくる異物（抗原）に対して体内でそれを防ごうとする自衛力（抗体）によって起こります。いわゆる抗原抗体反応です。

人間には体の中に細菌などの有害なものが入ってくるとそれを排除する仕組みがあります。抗体があるおかげで、私達は軽い病気にかからないで済んでいます。しかし、本来花粉は人にとって有害なものではありません。アレルギーは本来害のない花粉を敵と勘違いして攻撃してしまうことによって起こります。

一方で花粉症の人はガンにかかりにくい、逆にがんになりやすいなど諸説があるようですが、はっきりしたエビデンスは今のところないようです。

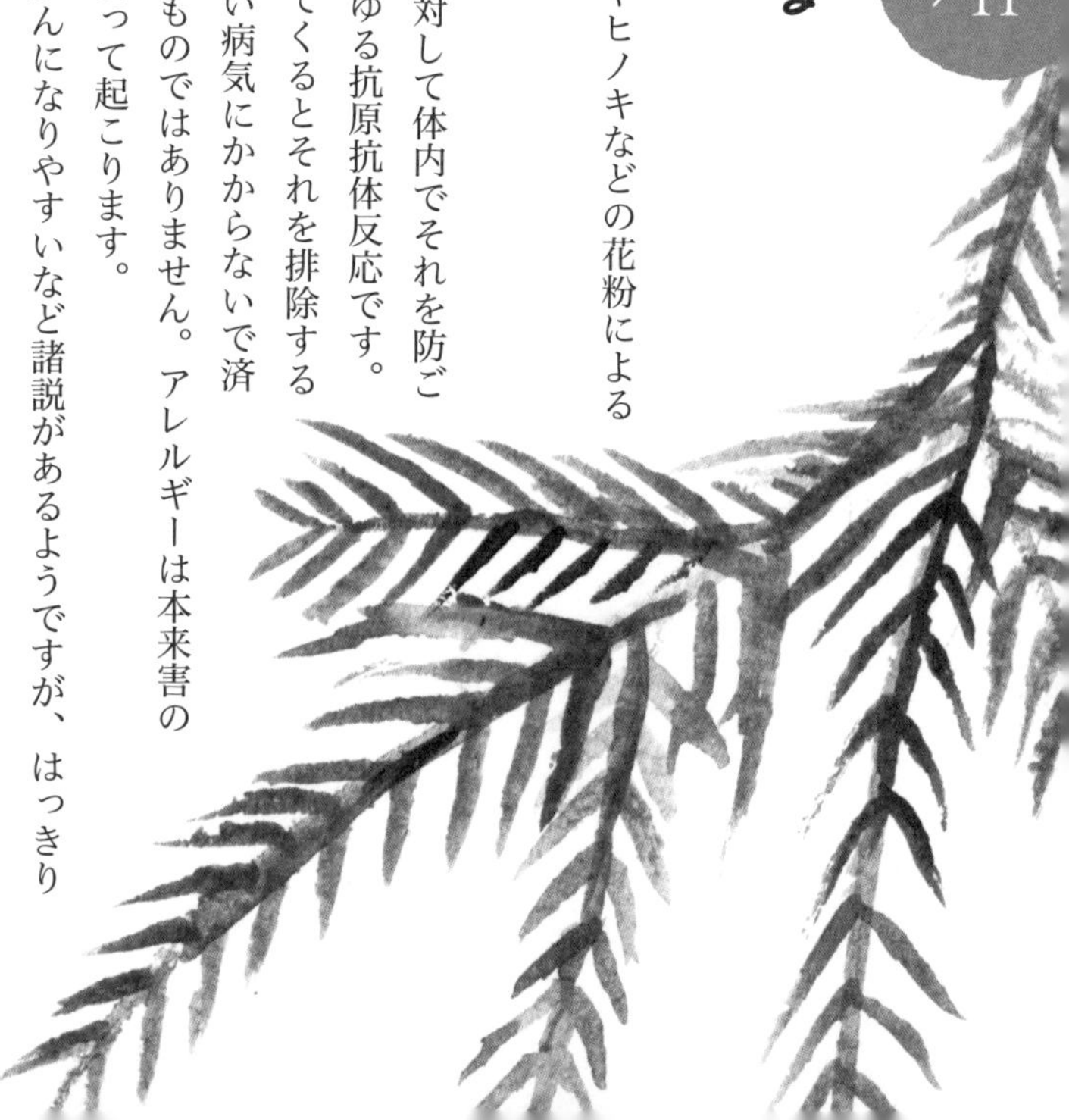

＊　＊　＊

花粉症には眠気の少ない効果的な薬が年々改良されており、花粉症に苦しむ多くの人が救われています。

漢方では花粉症の原因は**風邪**《ふうじゃ》と防衛力の戦いと考えています。

春の季節の花粉症は主に風（風邪）が運んでくる寒さ（寒邪）や乾燥（燥邪）、暑さ（熱邪）などの邪気が

花粉症は風邪《ふうじゃ》との戦い

原因になると考えます。

風寒の邪気、風燥の邪気、風熱の邪気などです。

しかし、人間の体にはそれらの邪気に対する防衛力が備わっています。

主に働くのは、衛気《えき》と営気《えいき》です。衛気は体の表面を流れて体を防衛し、営気は体の内側を流れて栄養を運んでお互いに協力して体を守っています。

皮膚や喉の粘膜が弱い衛気が弱い人は、風寒、風燥、風熱などの邪気に侵されやすくなります。また、食事など栄養養バランスが崩れた営気が弱い人も同じく邪気に侵されやすくなります。

花粉症の治療は風寒、風燥、風熱、などの邪気に対する症状の緩和と、根本的な治療はこの衛気と営気の働きを良くすることが重要です。

漢方の花粉症の治療法は、苦しんでいる症状をとりあえず楽にして、同時に衛気と営気を改善するという方法をとります。

漢方の治療の長所は眠くならないことです。

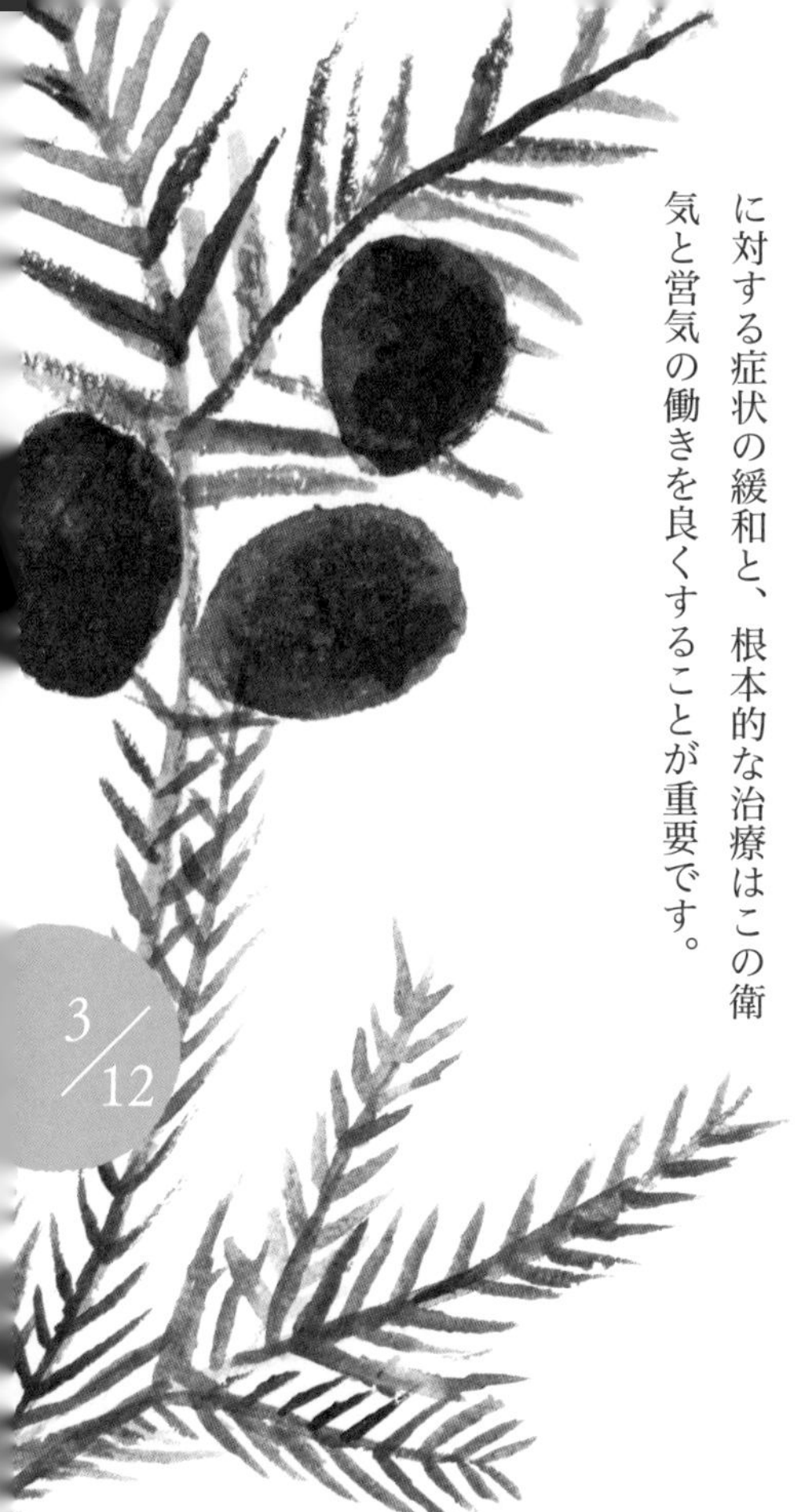

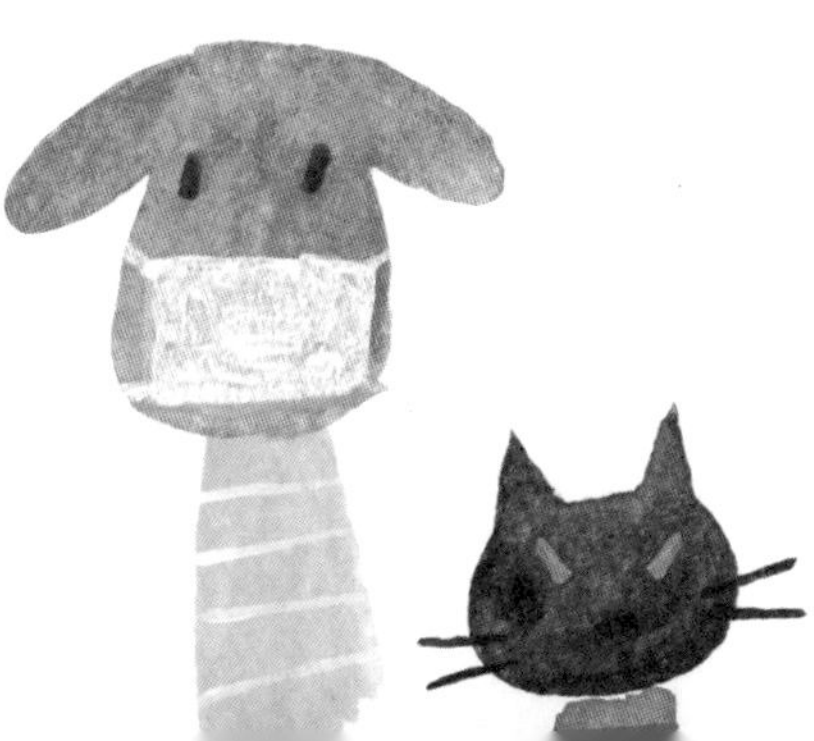

花粉症の症状は色々

3/13

①主にサラサラした鼻水が出て、くしゃみを連発するような人（主に**風寒**が原因です）
②鼻水が黄色くなって、鼻づまりに悩む人（主に**風熱**が原因です）
③目の周りがゴワゴワして赤くなってかゆみに悩まされる人（主に**風燥**が原因です）

貴方の体質や食生活によって症状が違ってくるので，対策法は人それぞれなのです。そのような不調に悩む人に漢方では色々な漢方薬や食べ物、生活の工夫などが古くから研究されているのです。

くしゃみを連発する人には体を温める方法を、鼻づまりに悩む人には熱を静めて炎症を抑える方法を、目の周りがカサカサになってしまっている人には潤いを与える方法を、混合して症状が出ている人にはそれぞれダブルの対処法をとります。

漢方薬を飲みながら、生活習慣や食生活を見直せば、花粉の季節を楽に過ごせるだけでなく、将来の体質改善にもなります。

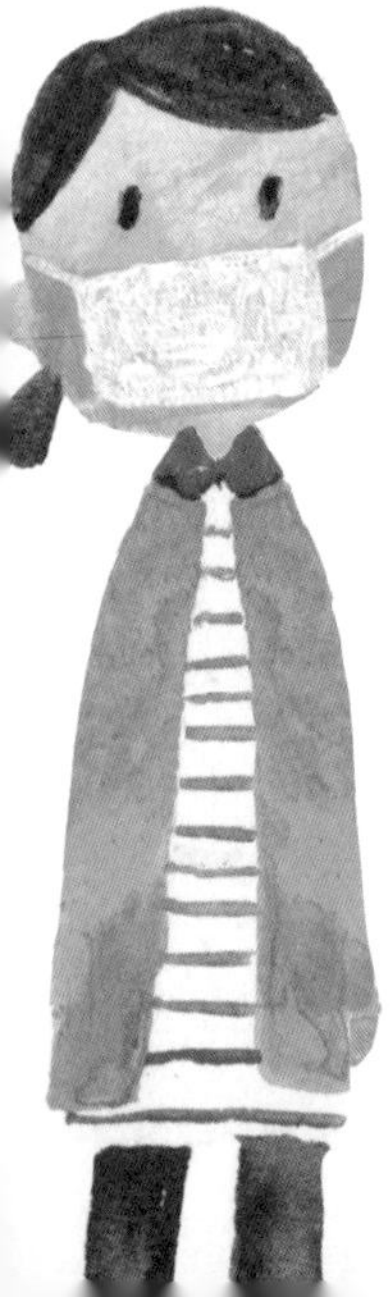
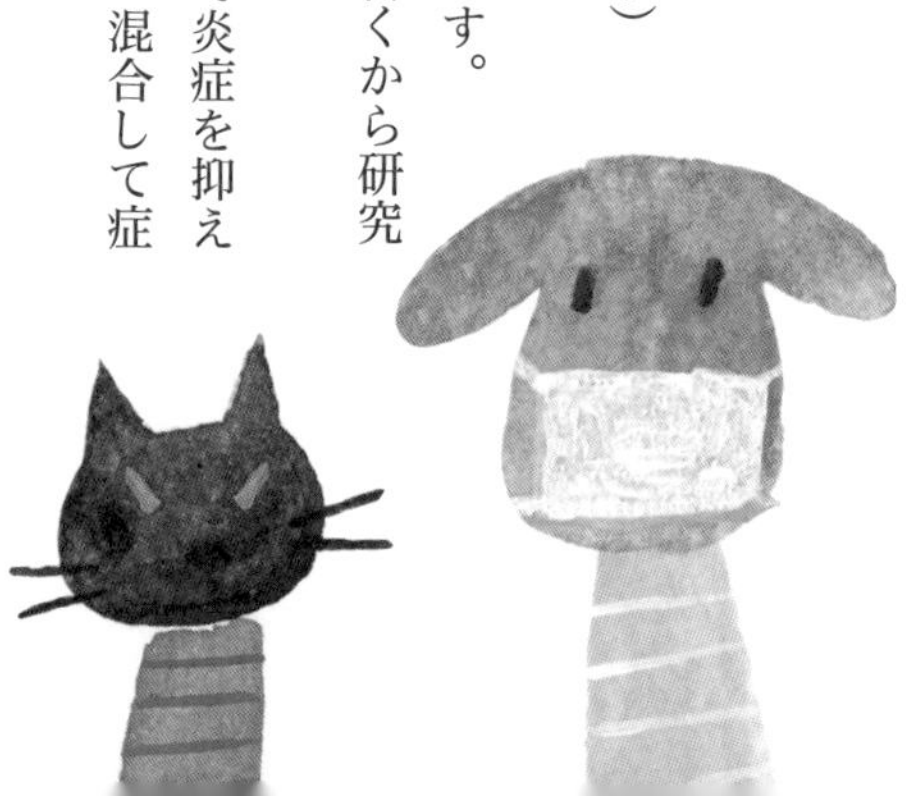
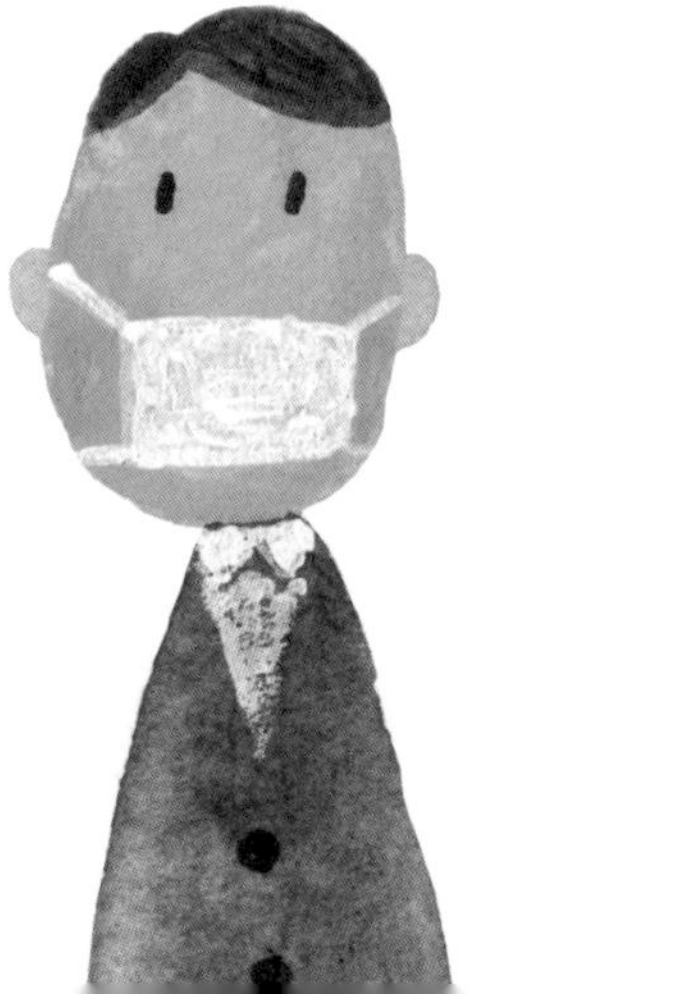

3/14

鼻水、くしゃみ対策

布団から出たとたんにくしゃみを連発して、鼻水が出てくるという人は、風寒や風湿に襲われやすい体質です。

体が冷えている人や、体の水はけが悪い人が出やすいのです。寒がり水毒（**寒湿**）というタイプの方です。

肺や胃腸を温めて水はけを良くする漢方薬や食品があります。朝など寒さで大量の鼻水が出る人は、まず体を温める食材を続けてみてください。

（☞6月30日）

・ねぎ類や生姜《しょうが》、紫蘇など温める食材で体を温める。

・山椒、クローブ、コショウなどのスパイスを利用した料理などで体を温める。（スパイスはこの時期はくしゃみの原因にもなるので使い方に注意が必要です）

※ねぎ、生姜、スパイスなどは温める働きが強いので多くとりすぎないように気をつけてください。

鼻水や水っぽい痰が出たり、むくみや胃がポチャポチャするような人は水はけが悪い人です。

小豆、黒豆など豆類、ハト麦なども普段からちょい足しすると良いと思います。

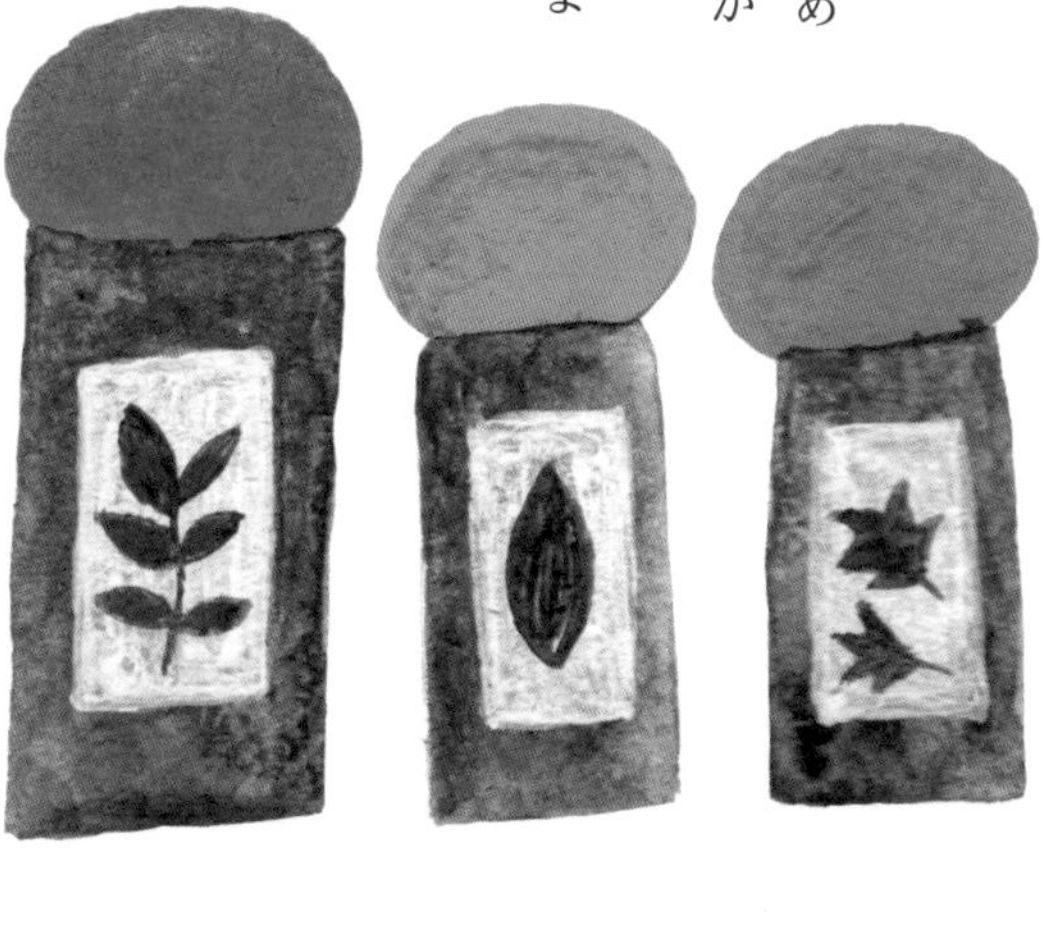

鼻づまりのお悩みに

3/15

鼻が詰まって眠れないというご相談を良く受けます。

太りぎみで汗かきの方や手足が熱く暑がりの方に多いです。

体に熱を持つ原因はたくさんありますが、一つには暑がり水毒（**湿熱**）という症状の方が多い傾向があります。（☞梅雨の季節、7月3日）

脂っこいもの、甘いもの、香辛料、アルコールなどをとりすぎると、血や水の循環が悪くなって、体に余分な水と熱が溜まってきます。

熱のために鼻腔が腫れて、熱と湿のために鼻汁がどろどろになっている状態です。

肺や鼻の炎症を抑えて、鼻腔の腫れや炎症を抑える漢方薬や炎症を静める食べ物が合います。

湿熱だけでなくストレスも体に熱を持つ原因になるので、この季節はイライラを解消することも大切です。

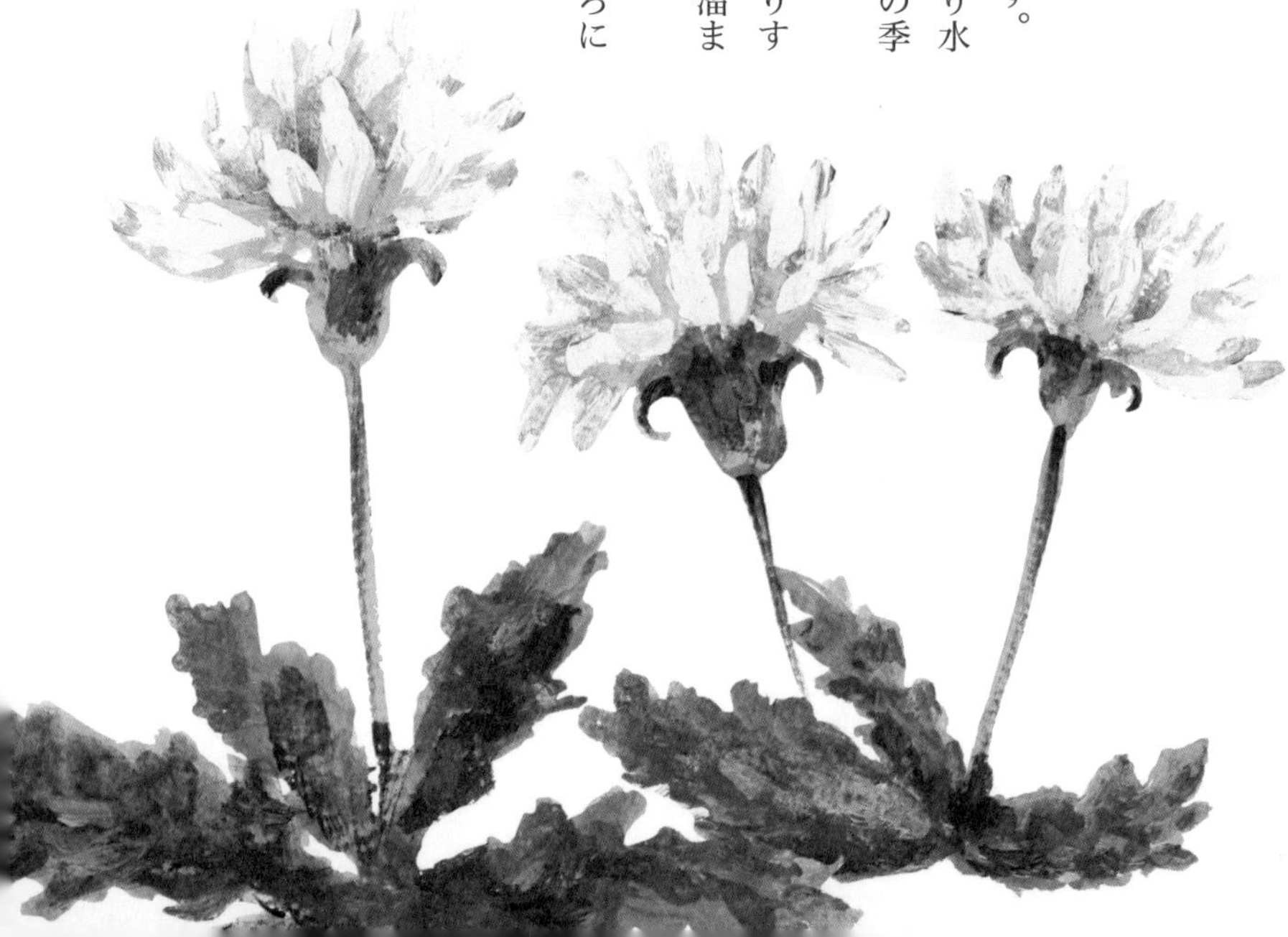

タンポポの効能

寒、苦・甘　肝・腎

3/16

鼻水がドロドロ黄色くなり、鼻づまりで悩む人は、症状が進んで炎症が起きている人です。

　春になると、露地のあちこちに咲く**タンポポ**は、蒲《ほ》公英《こうえい》という名前で漢方薬の材料として使われています。熱を取ったり、腫れ物などの化膿性疾患に使います。膀胱炎や目の充血や痛みにも使います。乳腺炎の予防や母乳の出を良くするためにタンポポのお茶などを飲んでいる方も多いようです。

　この季節になるとタンポポの苦みを楽しむ友人がいます。動物や人が歩かないきれいな道で花が咲く前の若いタンポポを引き抜いて、水洗いして天ぷらにしたりお浸しにして酢味噌で和えたり、バターで炒めたりすると良いと教えてくれました。

　英名はダンデライオン。ちょっとほろ苦い大人の味を鼻汁が黄色になっている方は利用すると良いですね。ただし私の友人はどちらかというと冷え性なので、食べすぎには注意するように伝えました。

　鼻水がサラサラしているような冷え症の方には向いていないので注意してください。

　食べすぎると下痢になることがあるので注意です。最近はタンポポ茶、タンポポコーヒーなどが販売されているので、手軽に利用するのも良いと思います。

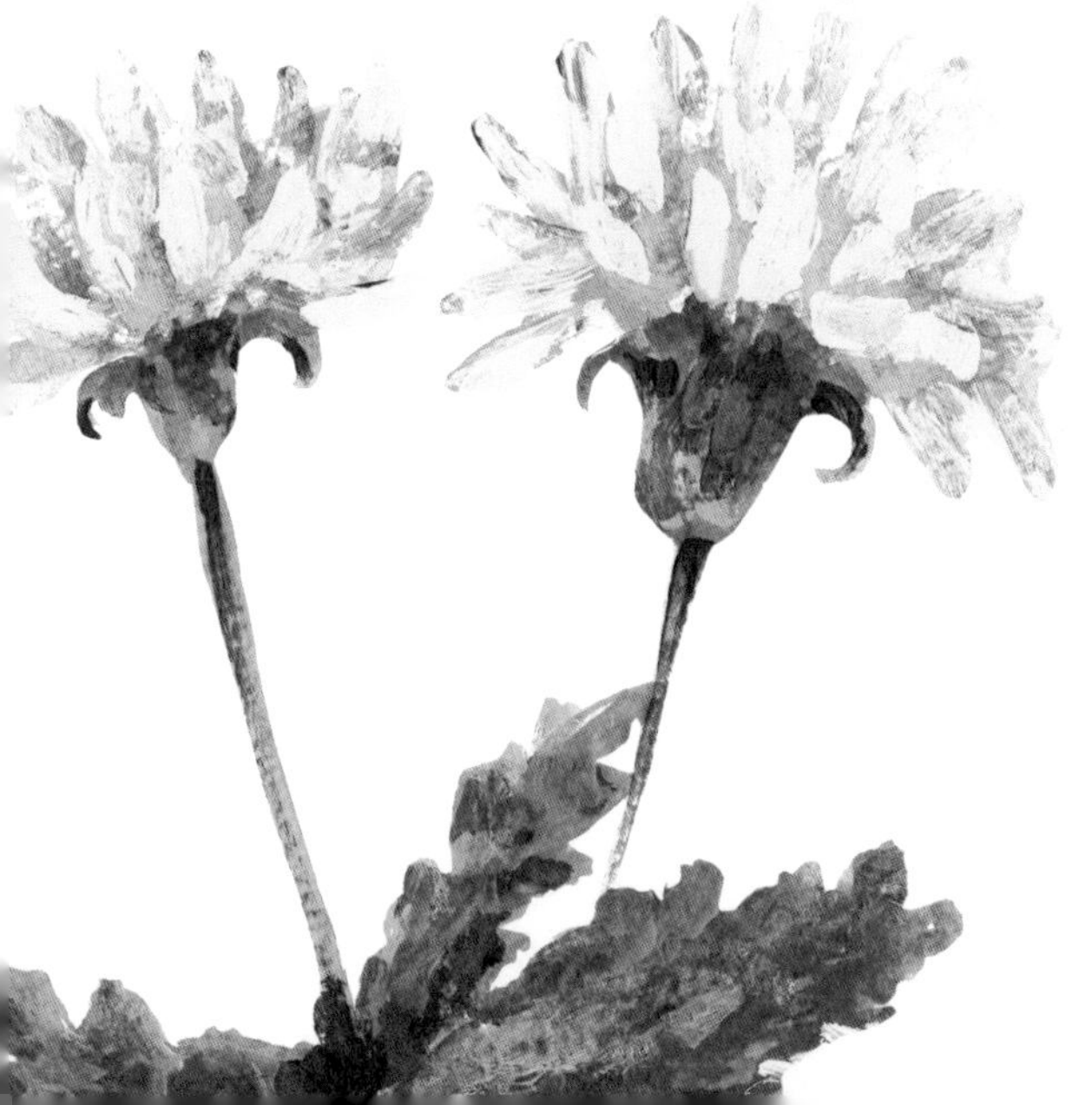

3/17

コブシ、レンギョウの効能

コブシの生薬の名前は辛夷《しんい》といい、花の蕾を使います。コブシは雪国の春に真っ先に咲く花といわれ、別名「田うち桜」と呼ばれて、この花の開花が春の農作業の目安となったそうです。鼻の通りを良くする働きがあります。

「葛根湯加辛夷川芎《かっこんとうかしんいせんきゅう》」は鼻づまりや副鼻腔炎に使う有名な漢方薬です。

同じく副鼻腔炎に使われる「辛夷清肺湯《しんいせいはいとう》」という漢方薬の中には辛夷と枇杷の葉も使われています。

（☞10月1日）

レンギョウも漢方薬に使われています。公園などでよく見かける黄色い花が連なって咲く華やかな木です。漢方薬では果実を乾燥したものを使います。熱を冷ましたり、解毒や腫れをとるなどの働きがあります。

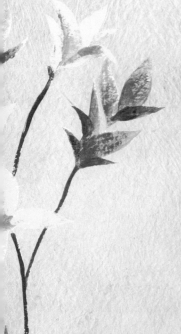

「荊芥連翹湯《けいがいれんぎょうとう》」という漢方薬に配合され、慢性鼻炎やニキビなどに使われています。

漢方薬にはこのように、公園や道端などで見かける木や草花もたくさん使われています。

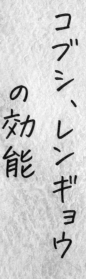

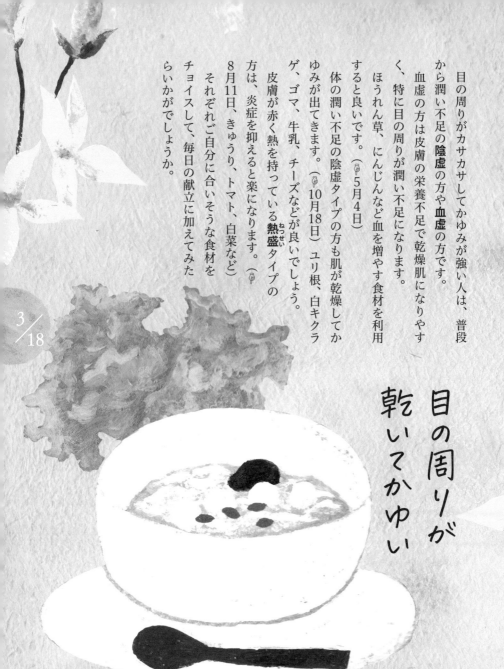

目の周りが乾いてかゆい

3/18

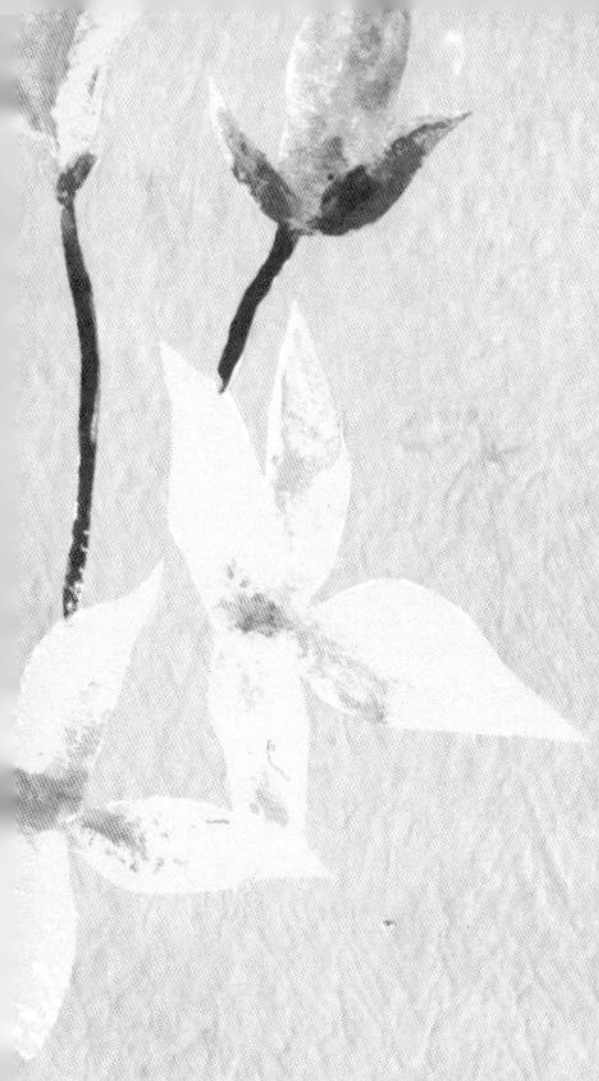

目の周りがカサカサしてかゆみが強い人は、普段から潤い不足の**陰虚**の方や**血虚**の方です。

血虚の方は皮膚の栄養不足で乾燥肌になりやすく、特に目の周りが潤い不足になります。

ほうれん草、にんじんなど血を増やす食材を利用すると良いです。(☞5月4日)

体の潤い不足の陰虚タイプの方も肌が乾燥してかゆみが出てきます。(☞10月18日) ユリ根、白キクラゲ、ゴマ、牛乳、チーズなどが良いでしょう。

皮膚が赤く熱を持っている**熱盛**《ねっせい》タイプの方は、炎症を抑えると楽になります。(☞8月11日、きゅうり、トマト、白菜など)

それぞれご自分に合いそうな食材をチョイスして、毎日の献立に加えてみたらいかがでしょうか。

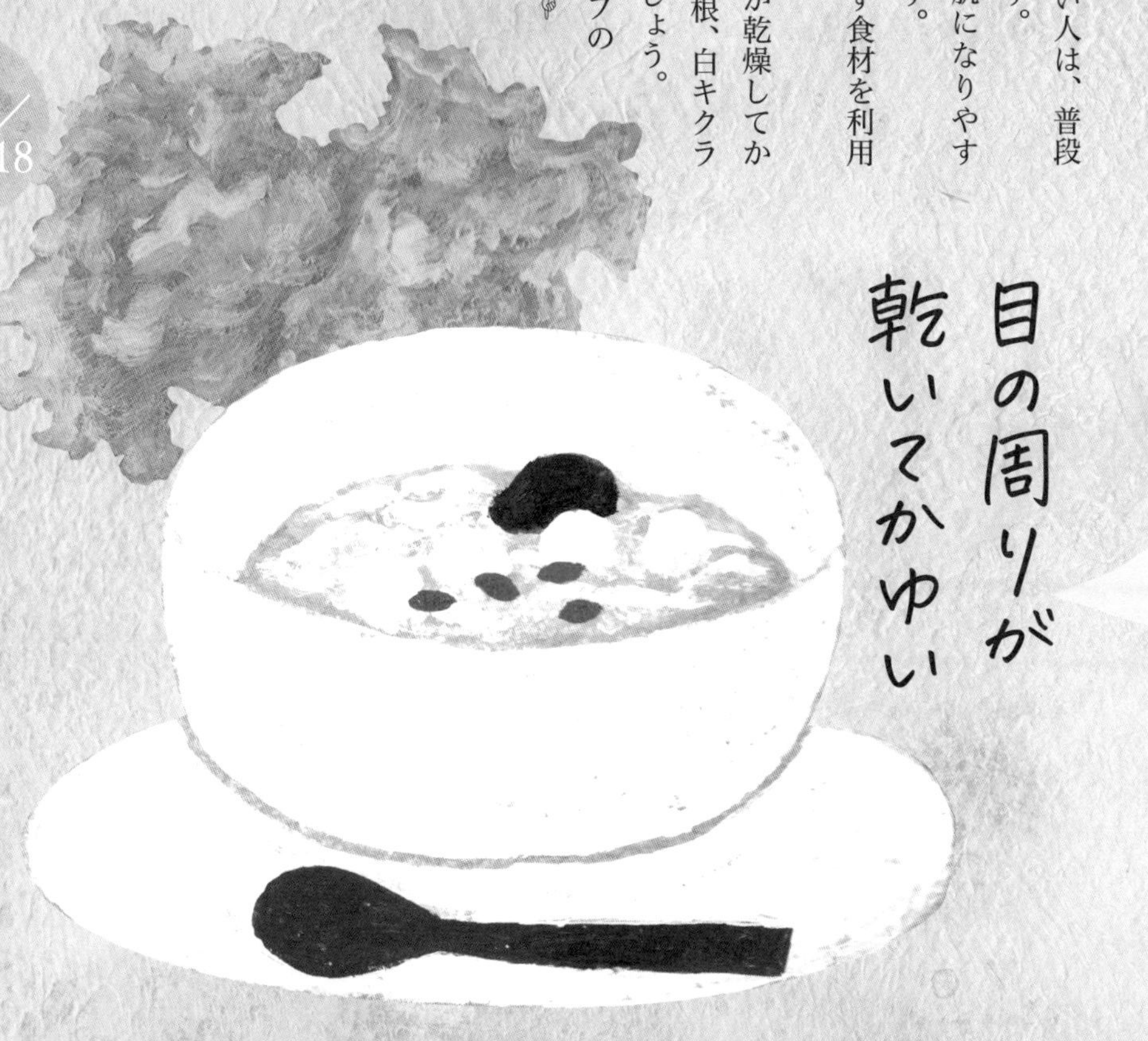

あなたは自分の食医

3/19

中国では「**食医**」という医者がいて、王様の日々の健康を管理していたという記録があります。

「医食同源」「食は命なり」という言葉もあるように、自分の体は今まで食べてきたお食事で出来ているといっても過言ではありません。

私がそうだったように、お若い方はまだ実感していらっしゃらないことだと思いますが、お年を召した方なら、その時々の体の変化を経験されていると思います。

私の若い頃でいえば、結婚する年齢の時には血虚や気滞があり、繰り返す膀胱炎、赤黒い吹き出物、生理不順など色々なトラブルを抱えていたままにしていたため、三度の流産を繰り返しました。

その時は漢方を勉強する前でしたので、なぜ三度も流産してしまったのか原因はわかりませんでした。

あの時にこうすれば、ああすればと後悔することがいっぱいあります。

この頃ちょっと疲れ気味だとか少しイライラするなどの小さなトラブルを見過ごさないことが大切です。

かかりつけ医も大事ですが、ご自分のことはご自分自身が一番わかるはずです。

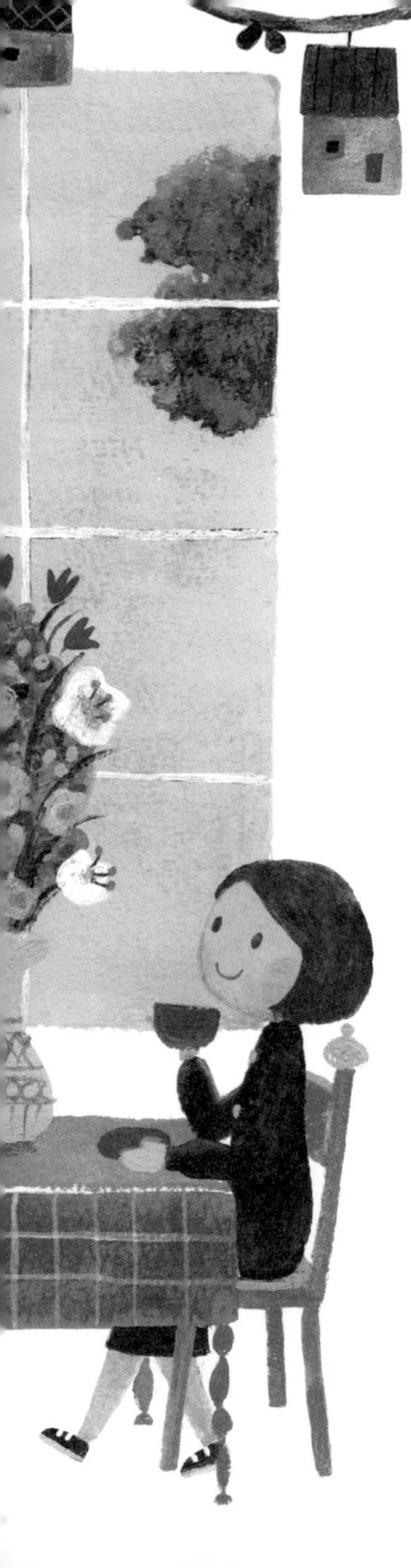

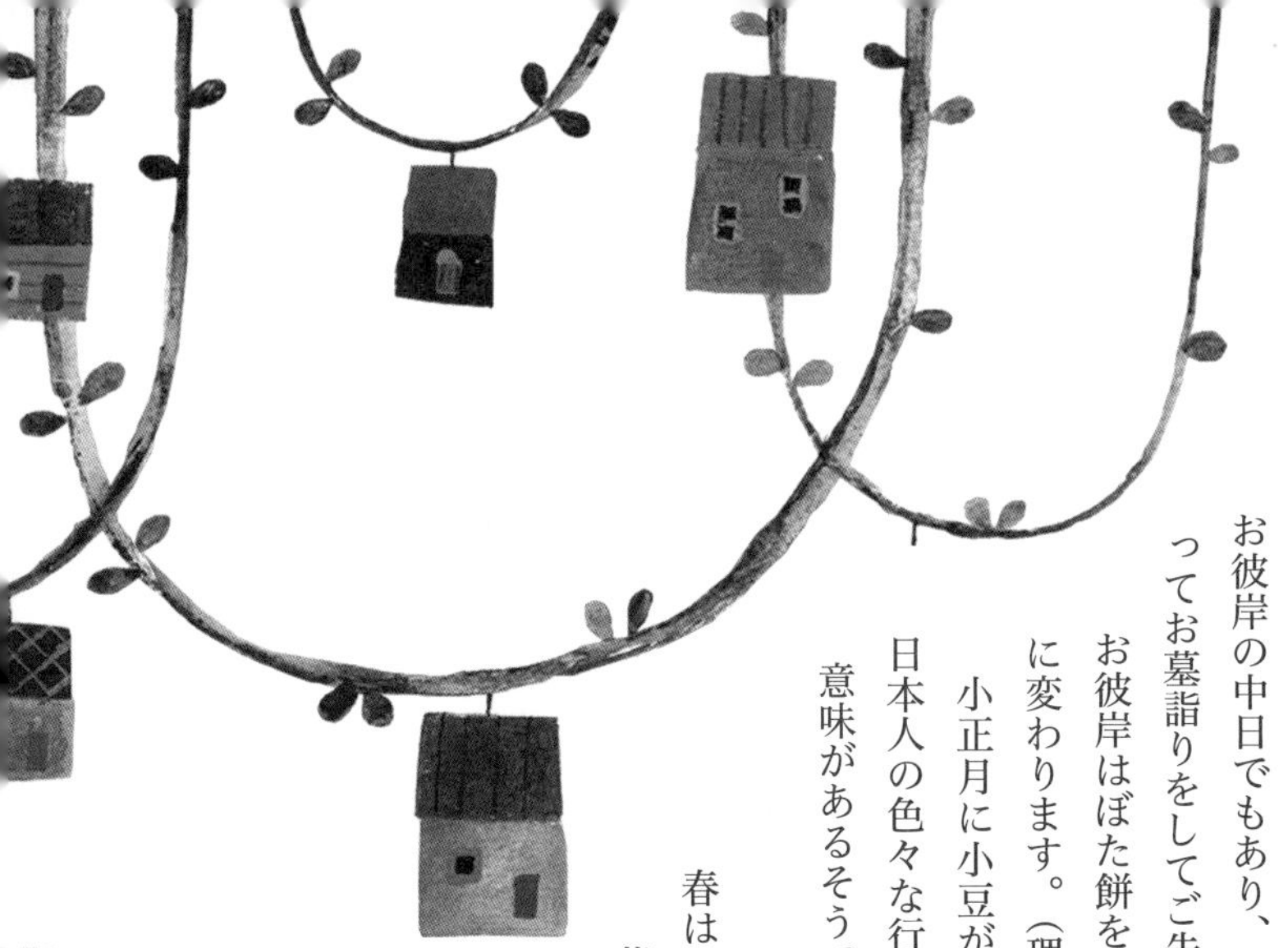

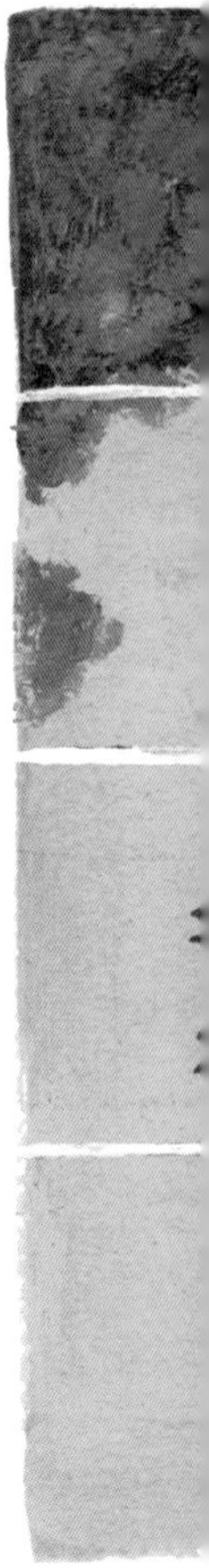

3/20

春分の日には

春分の日は夜と昼の時間が同じになる日で、この日からだんだんと昼の時間が長くなっていきます。

お彼岸の中日でもあり、春分の日を挟んで前後3日間は春のお彼岸です。お彼岸は家族揃ってお墓詣りをしてご先祖様に感謝する日ですね。

お彼岸はぼた餅を仏壇にお備えします。秋のお彼岸にはぼた餅はおはぎという名前に変わります。（理由は☞9月22日）

小正月に小豆がゆを食べたりお彼岸にぼた餅やおはぎにして食べたりと小豆は日本人の色々な行事に使われる食材ですが、あんこの材料である小豆には魔除けの意味があるそうですので、なんとなく日本人が好きな理由が想像できますね。

春は動物が冬眠から目覚め、虫が土の中から這い出し、木々が黄緑の葉が一斉に芽吹く、生き物が元気に活動し始める季節です。

春分の日は、自然の中で大きく深呼吸して春の気を全身に取り込んでみましょう。

きっと気分が爽やかになりますよ。

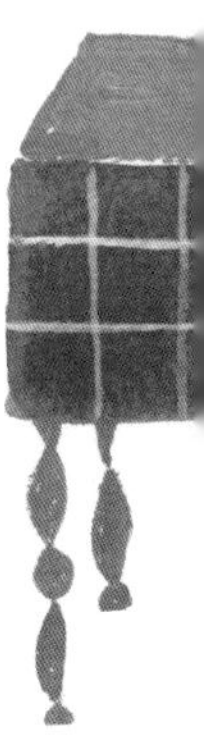

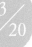

春分

3月20日～21日頃

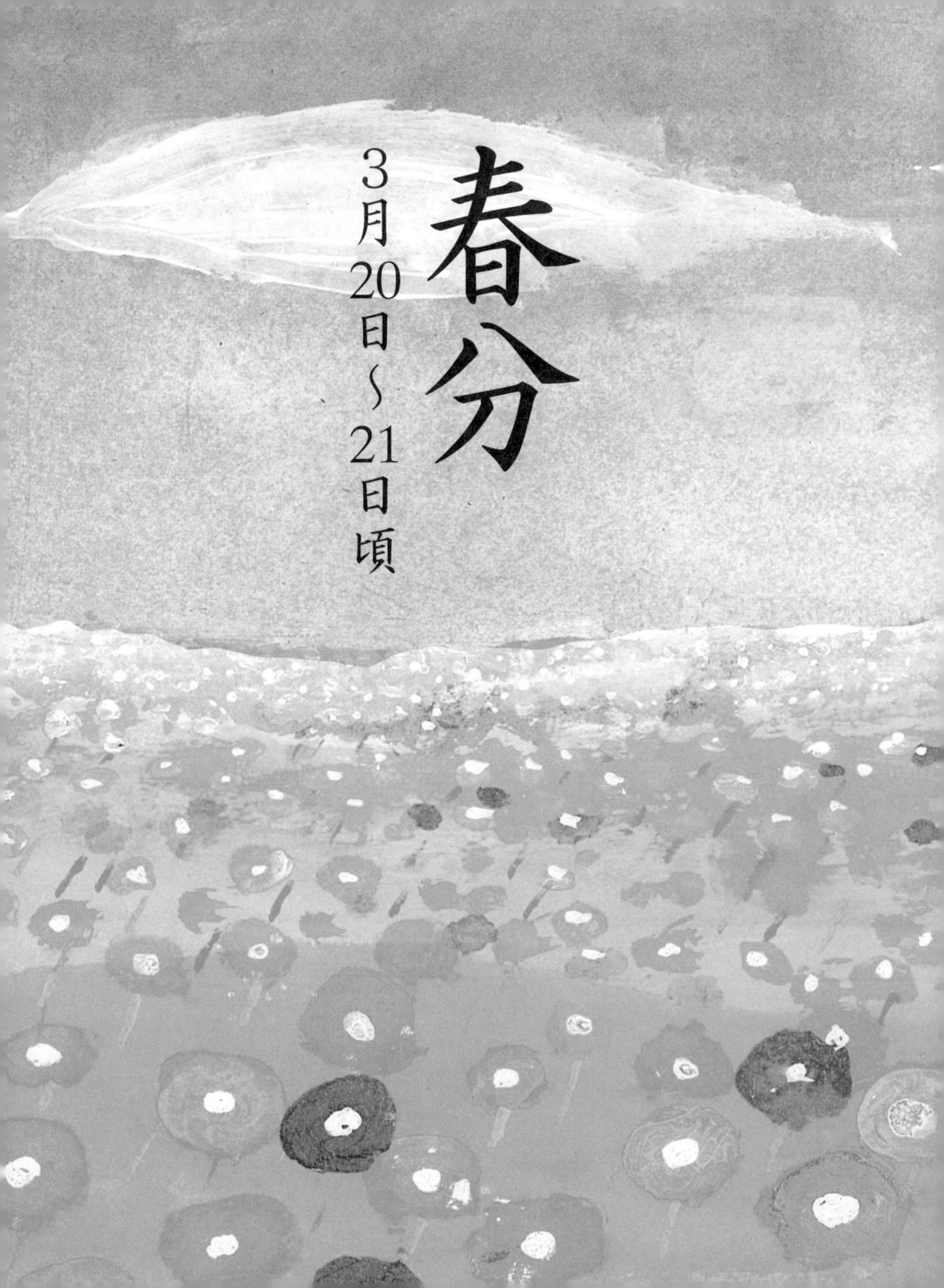

三色おはぎ

3/21

用意するのは、**小豆**、**黒ゴマ**、**きなこ**です。

赤の小豆は赤小豆《セキショウズ》といって、1月12日にご紹介したように、利尿作用がありむくみをとったり、腫れ物の解消に使われています。

飲み会が続いて、体が重だるくなったり、むくんだりする時にお勧めの食材です。

たんぱく質やビタミンB_1も多く含まれ、毎日の栄養補助としてもお勧めの食材です。

最初にゆでた煮汁にも栄養が含まれていますので工夫して使ってみると良いですよ。

黒色の黒ゴマもご家庭でよく使われている食材ですが「黒脂麻《コクシマ》」という名前で漢方薬の材料にも使われています。（☞2月21日）

肝と腎の働きを高める、血や潤い（陰）を補う、腸を潤して便通を良くするなどの効能があります。

黄色はきなこ、大豆の粉です。

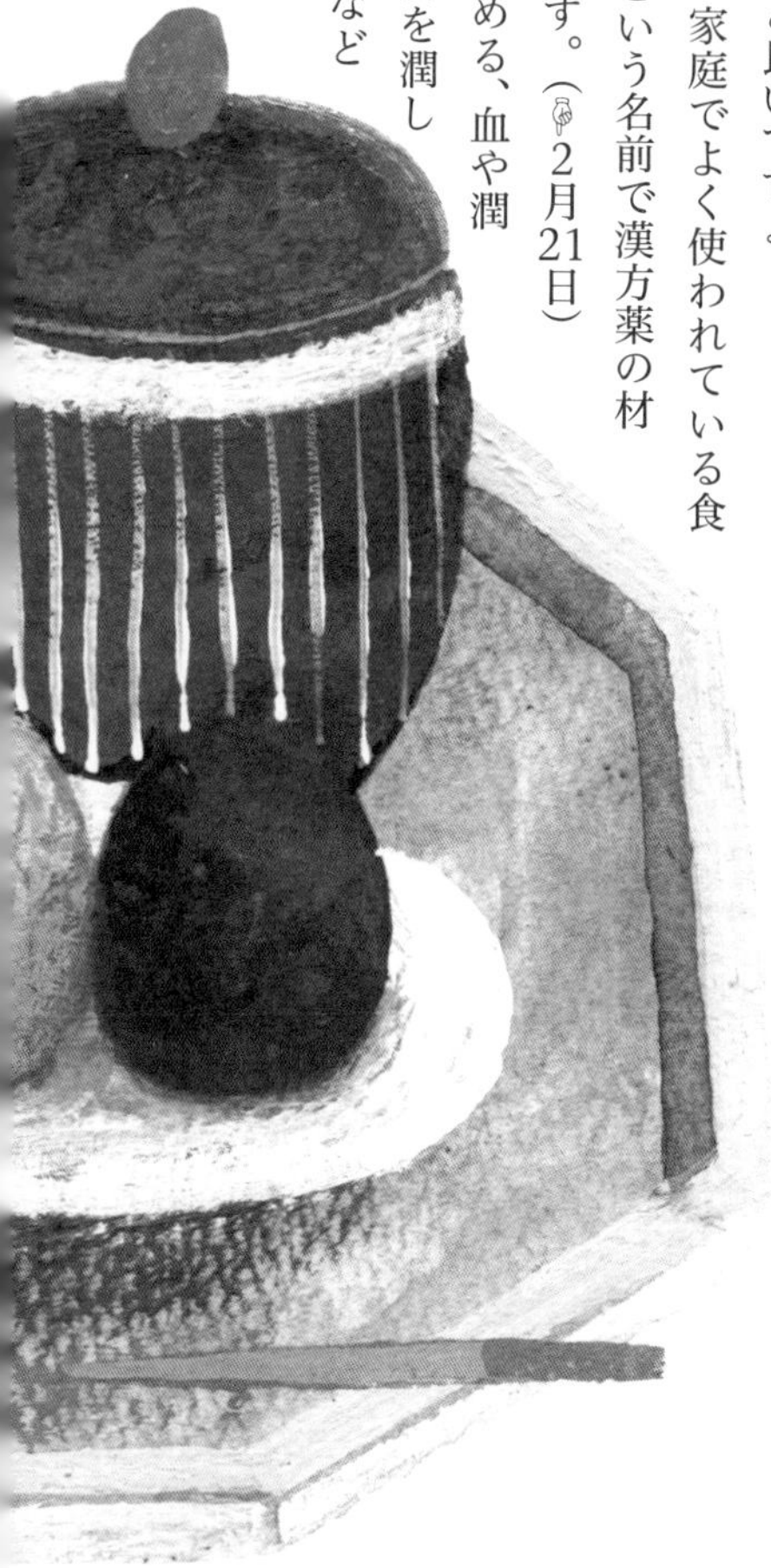

大豆はたんぱく質やミネラルが豊富な豆類の代表で、胃腸の働きを良くし、疲労回復に効果的です。

近年ではイソフラボンによる女性ホルモン様の作用があるとされ、女性のアンチエイジングにも期待されている食材です。

この三色が揃えば最強の薬膳おはぎの完成です。

黒ゴマときなこはそれぞれ砂糖と塩を加え、小豆あんを入れて握ったご飯の上にまぶして出来上がりです。

春は肝を大事に

春は肝に関連する症状が出やすくなる季節です。（☞五臓と季節のルール、12月28日）

冬の間眠っていた動物が目覚め、虫も土の中から這い出し、木々は一斉に芽吹き始める頃です。冬至に最も強くなっていた陰気が減り、だんだんと陽気が増えてきます。

自然界の陽気が増えてくるのに合わせて、人間の体にも陽気が増えてきます。また年度が替わる時期でもあり、何かと忙しい季節ですね。子ども達は卒業式や入学式、新社会人は新しい職場の研修や引っ越しなど、母親は学費の振り込みや制服の準備、父親は人事異動など、変化が多いとストレスも感じやすい季節です。

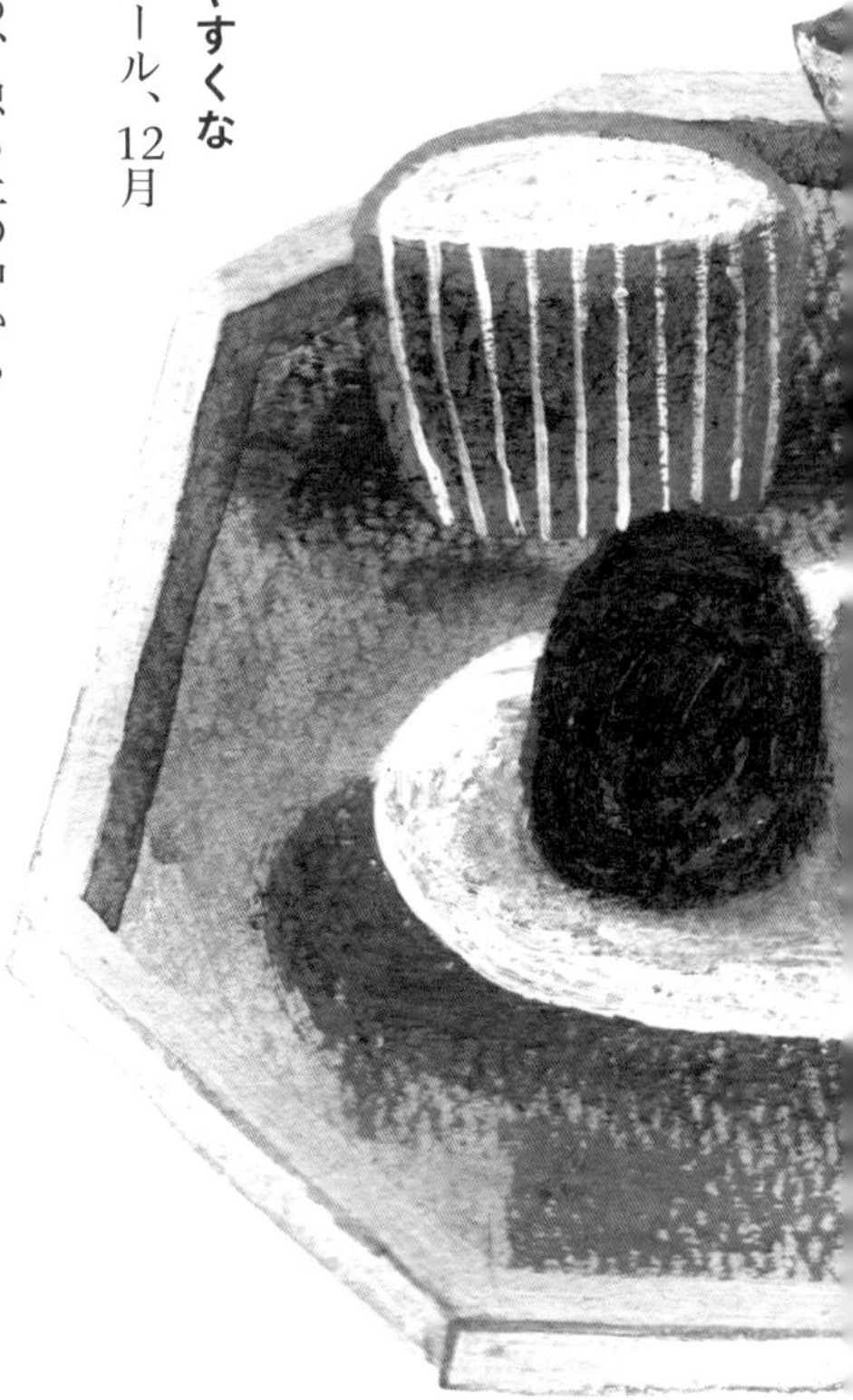

加えて、三寒四温の寒暖差も自律神経に負荷をかけます。多忙な毎日や大きな寒暖差が続くと、交感神経が働き続け、体は緊張した状態が続きます。

血管は収縮して流れが悪くなり、動悸がしたり、気分的にイライラしたり、落ち込んだりというような不調が起こりやすくなるのもこの時期です。

このような春の季節や生活環境の変化は、五臓六腑の「肝」に影響を及ぼすことが多いです。

肝は気をスムーズに巡らせる

3/23

実は、漢方で考える「肝」は解剖学的な肝臓と同じではありません。

中医学で考えている**「肝」には、気の流れが停滞しないように上手にコントロールする役割があります。**（☞1月15日）

また春の陽気は肝に影響して体の気の巡りを活発にします。気が全身をスムーズに巡ることで、体の全てのパーツがスムーズに動くことができます。

また、肝はストレスを受け止める臓器です。

何らかのストレスで肝に負担がかかり、肝の気をコントロールする働きが乱れると「気滞《きたい》」や「肝鬱《かんうつ》」という症状が現れます。

ストレスで感情の起伏が現れやすい方は肝を意識しましょう。

普段からイライラしやすい人は、ストレスを受けると頭に気が上って、すぐカッカしてしまいます。

逆に真面目で几帳面な人は、ストレスを受けると気の巡りが滞って、うつっぽくなってしまいます。

西洋医学的に解釈すれば、自律神経失調の症状が当てはまるのかもしれません。

物ごとに動じず、いつもどっしりと構えている人を「肝が太い」とか「肝が据わった人」「肝っ玉母さん」と言いますが、昔から肝は感情のコントロールに関わりがあると考えられているのでしょう。

＊　＊　＊

「肝」にはもう一つの仕事があります。**血液を貯蔵して、全身に配る血液の量をコントロールする**という役割です。（☞12月15日）

何かの事情で体内の血液が不足した時に備えて、血液を貯蔵し、全身の各パーツが血の不足を起こさないように血流量を調整しています。

もし、出産や過多月経、無理なダイエット、怪我

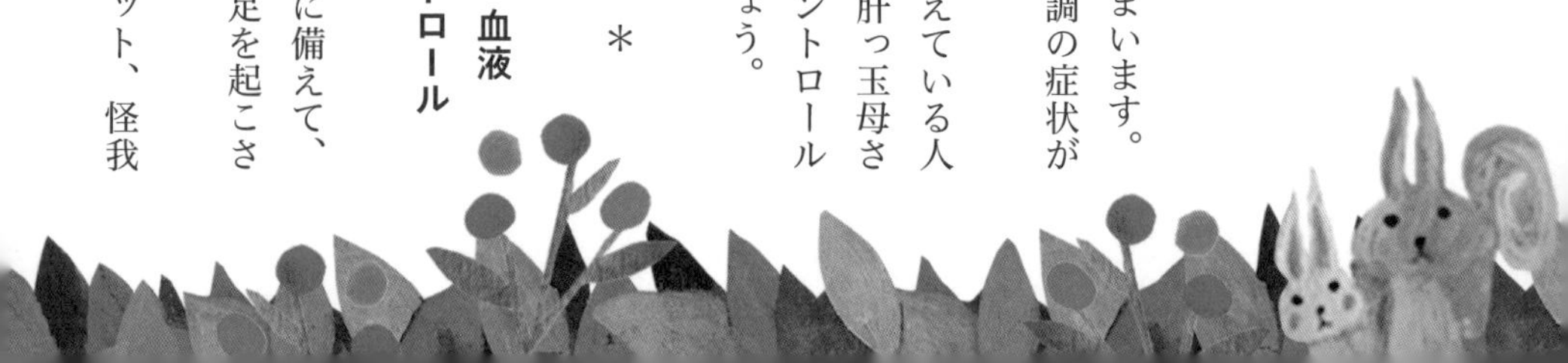

3/24

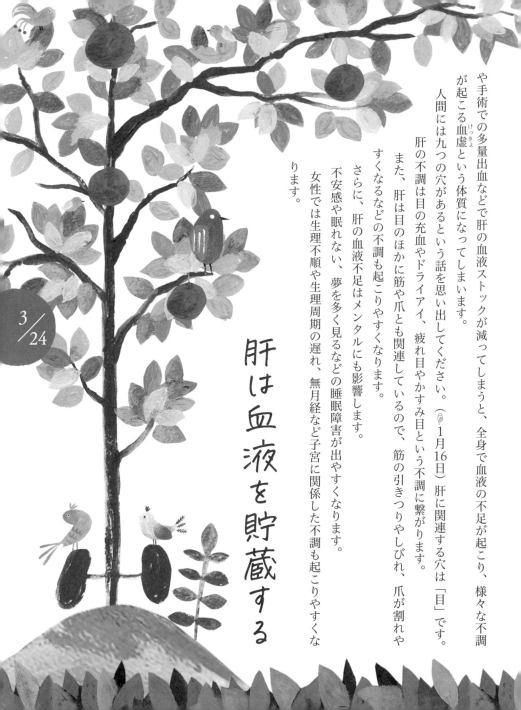

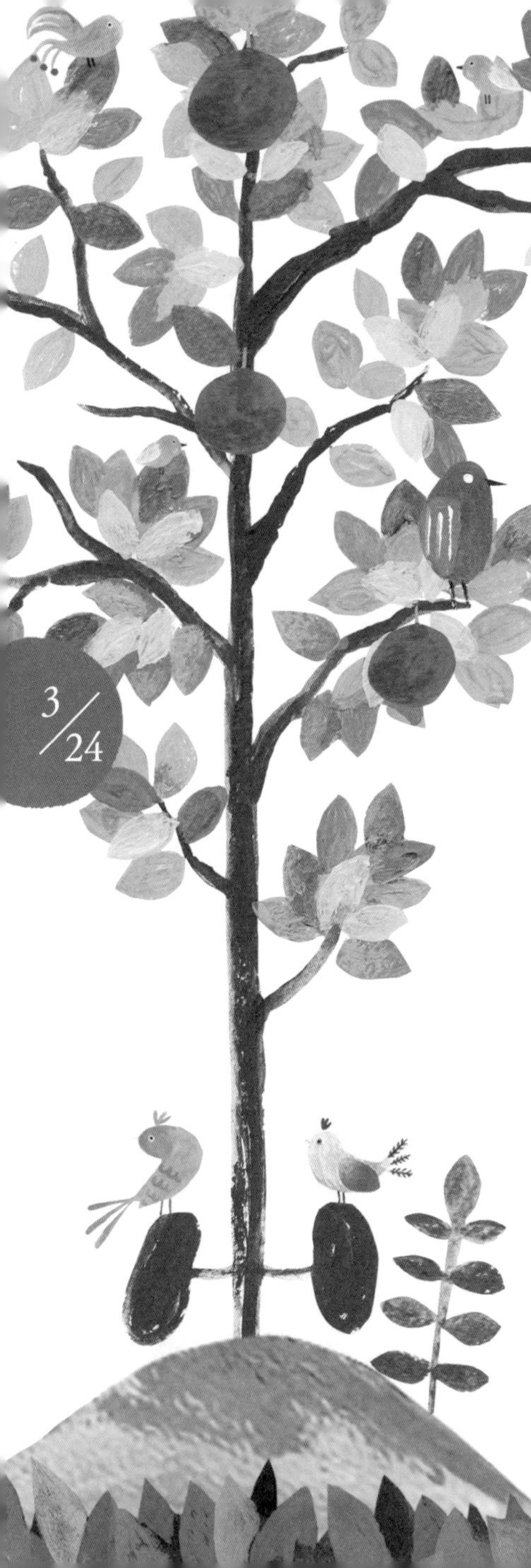

肝は血液を貯蔵する

や手術での多量出血などで肝の血液ストックが減ってしまうと、全身で血液の不足が起こり、様々な不調が起こる血虚《けっきょ》という体質になってしまいます。

人間には九つの穴があるという話を思い出してください。（☞1月16日）肝に関連する穴は「目」です。

肝の不調は目の充血やドライアイ、疲れ目やかすみ目という不調に繋がります。

また、肝は目のほかに筋や爪とも関連しているので、筋の引きつりやしびれ、爪が割れやすくなるなどの不調も起こりやすくなります。

さらに、肝の血液不足はメンタルにも影響します。

不安感や眠れない、夢を多く見るなどの睡眠障害が出やすくなります。

女性では生理不順や生理周期の遅れ、無月経など子宮に関係した不調も起こりやすくなります。

春は気滞と血虚の改善を

3/25

春の薬膳は気をスムーズに巡らせたり、血の貯蔵量が充分あることで肝の機能が円滑になるように手助けするものがよいと考えています。**気滞**（抗ストレス）対策と**血虚**（造血）対策によい食材が活用できます。（☞体質のルール、12月31日）

（気滞も血虚も春に限ったことではありませんが、ここでは起こりやすい季節ということでまとめてみました）

肝の働きを「まるで自律神経のようだ」と表現する先生もいます。

自律神経は体中の様々なパーツを自動的に動かしてくれています。正常に動いている時は意識することがないのですが、ストレスなどで自律神経のバランスが崩れると、頭痛や血圧上昇やめまい、食欲不振や胃酸過多、下痢や便秘、睡眠の乱れなど、自分ではどうすることもできない様々な体の不調が起こります。まるで体のパーツが暴走しているみたいです。漢方で考える気滞や血虚の症状に似ているところが多くあります。

まさに肝の働きは自律神経のようです。

自律神経の乱れに関する不調は、西洋医学では改善しにくい不調の一つです。

気滞と血虚を改善する食材選びは、自律神経のことを考えた上でも意義があると思います。

＊　＊　＊

春は肝の働きが活発になりますが、五行で肝に関連する**青い色**（**緑**）の食材や**酸味**の食材を上手に取り入れると良いといわれています。（☞色と味のルール、1月17日）

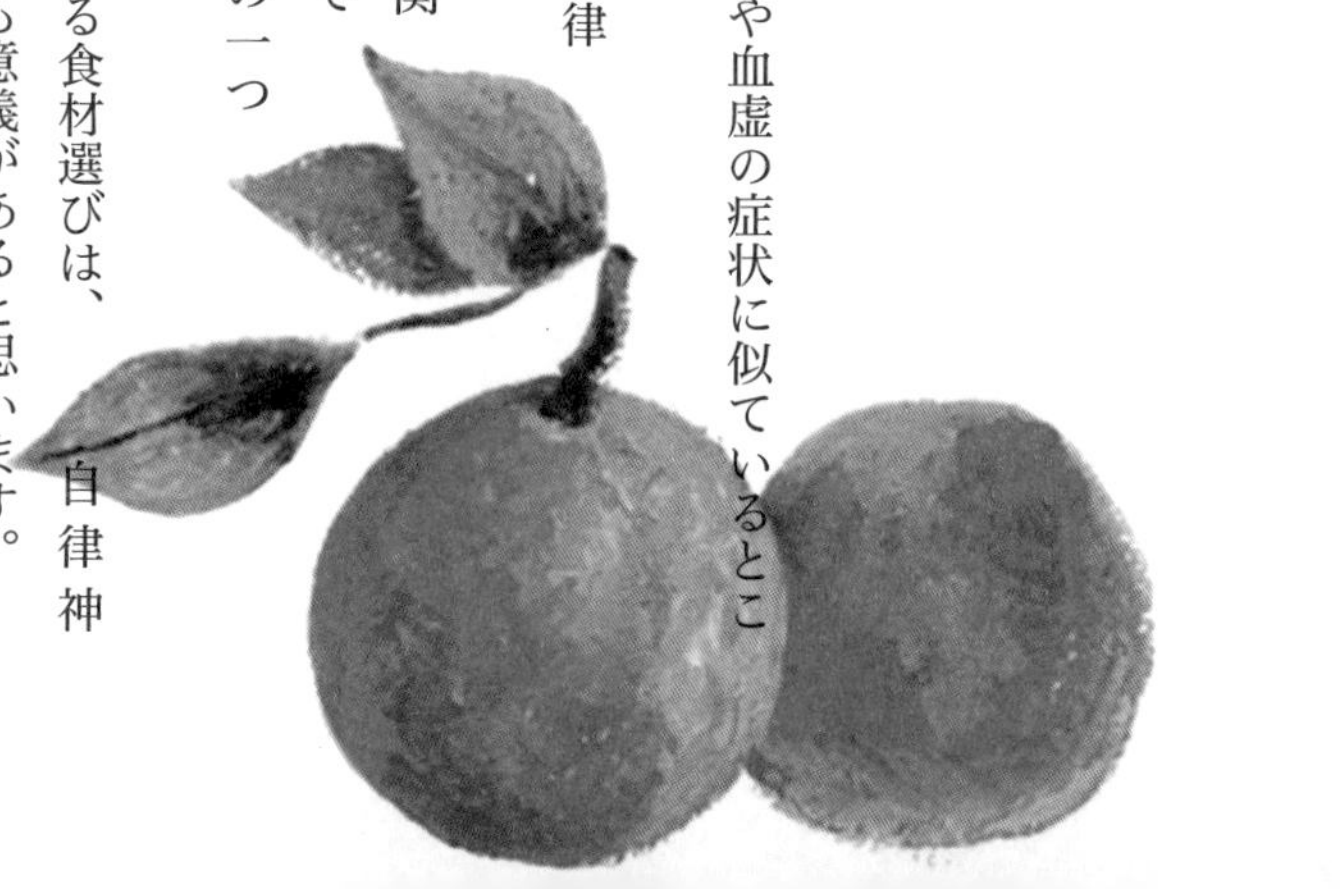

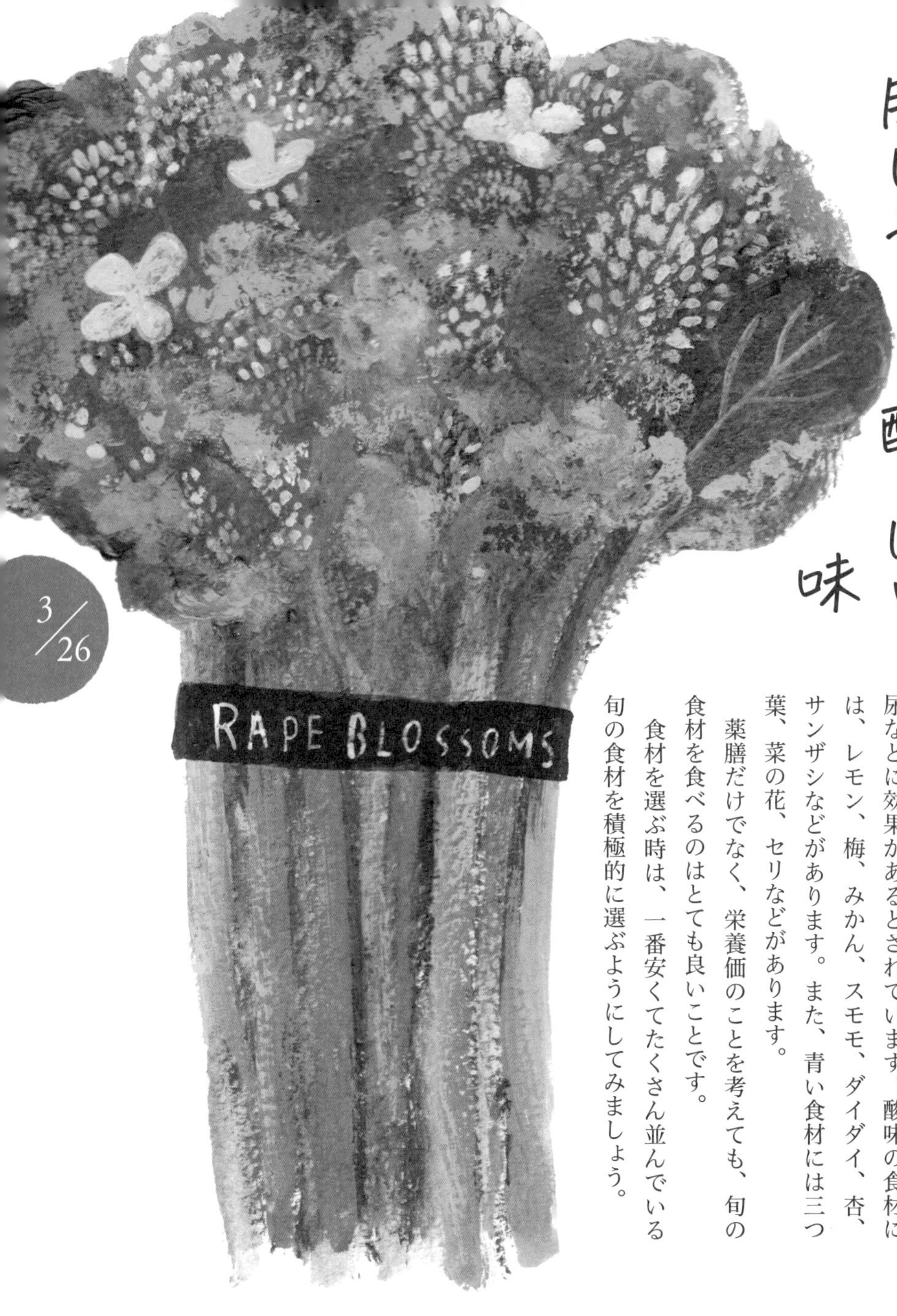

3/26

肝は青と酸っぱい味

酸味には引き締める効能があり、多汗や下痢、頻尿などに効果があるとされています。酸味の食材には、レモン、梅、みかん、スモモ、ダイダイ、杏、サンザシなどがあります。また、青い食材には三つ葉、菜の花、セリなどがあります。

薬膳だけでなく、栄養価のことを考えても、旬の食材を食べるのはとても良いことです。

食材を選ぶ時は、一番安くてたくさん並んでいる旬の食材を積極的に選ぶようにしてみましょう。

春の酸味の使い方

3/27

五行で春は、肝に関連する症状が現れやすくなります。

春の陽気は下から上に上っていく性質があり、体の中の気も同じように上部に上りやすくなります。

肝に入りやすいといわれる**酸味は引き締めたり、固めたりする効果がある**ので、気が旺盛になっている人には、適度にとると活発になりすぎている陽気の上昇を抑えてくれるのに役立ちます。

しかし、陽気の発散をうまくできない元気のない人には酸味は妨げになる場合があります。

そこで、酸味のものを食べたく感じたり、酸味の食材を食べると元気が回復する人は、上手に取り入れると良いと思います。

逆に、酸味をとると体調が悪くなる方は酸味を控えましょう。一般的には食欲旺盛な方は酢の物が合い、胃の弱い方は酢の物を多食すると食欲が落ちる方が多いです。

何事も中庸が大切で、よいと考えられているものでも過剰になるとバランスを悪くします。

体質を良く考えて、よいバランスを保つように食材を上手に使いましょう。

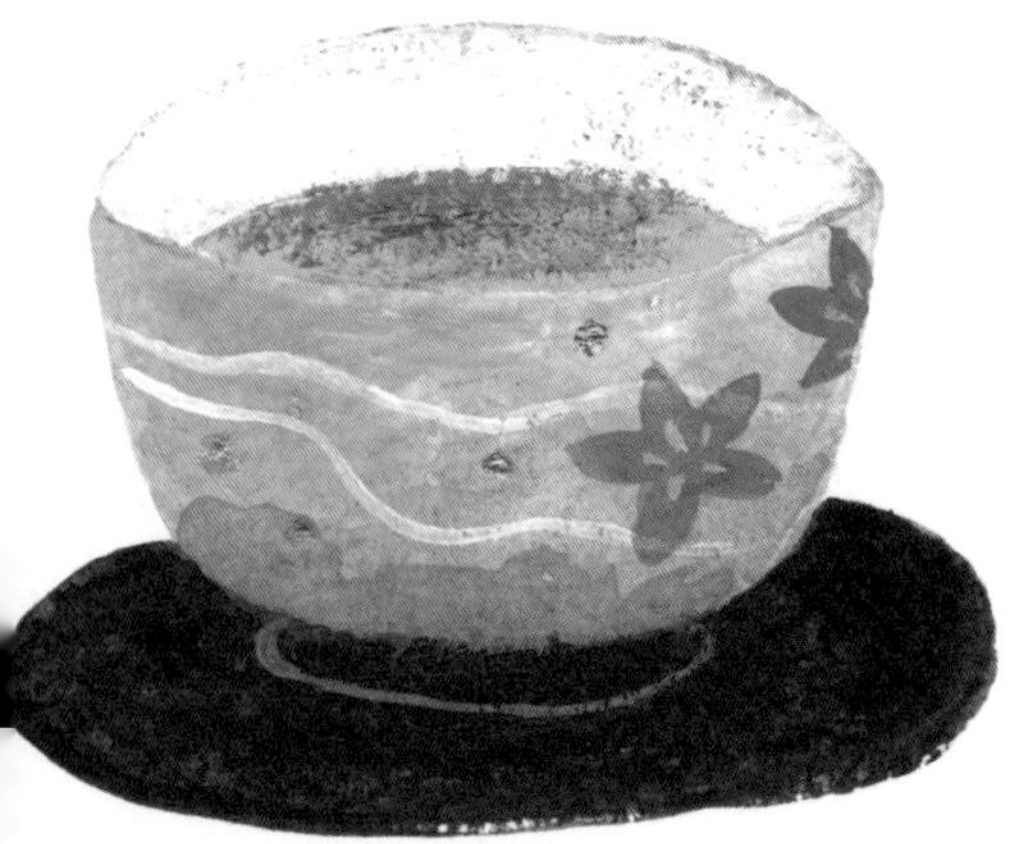

桜の効能

日本の春といえば**桜**が連想されますね。

桜には、華やかにそして一斉に咲き誇る美しさと、あっという間に桜吹雪となって舞い散る、なんともいえない諸行無常のわびしさを感じます。

花の美しさだけでなく、日本人ならではの感情が桜に共感を覚えるのかもしれません。

桜は鑑賞するだけではありません。桜のお茶をご存じですか？　桜の花を塩漬けにしたものにお湯を注いだ桜茶は、結納や出産などおめでたい時に提供されるお茶に使われますが、解毒作用があり二日酔いにも効くそうです。

それだけではありません。桜の葉は桜餅に使われますが、良い香りがする桜の葉にもリラックス効果があります。

また桜の木の皮は、漢方薬にも使われています。

華岡青洲が作ったとされる「十味敗毒湯《じゅうみはいどくとう》」という皮膚疾患などに使われている漢方薬に桜皮《オウヒ》という薬名で配合されています。

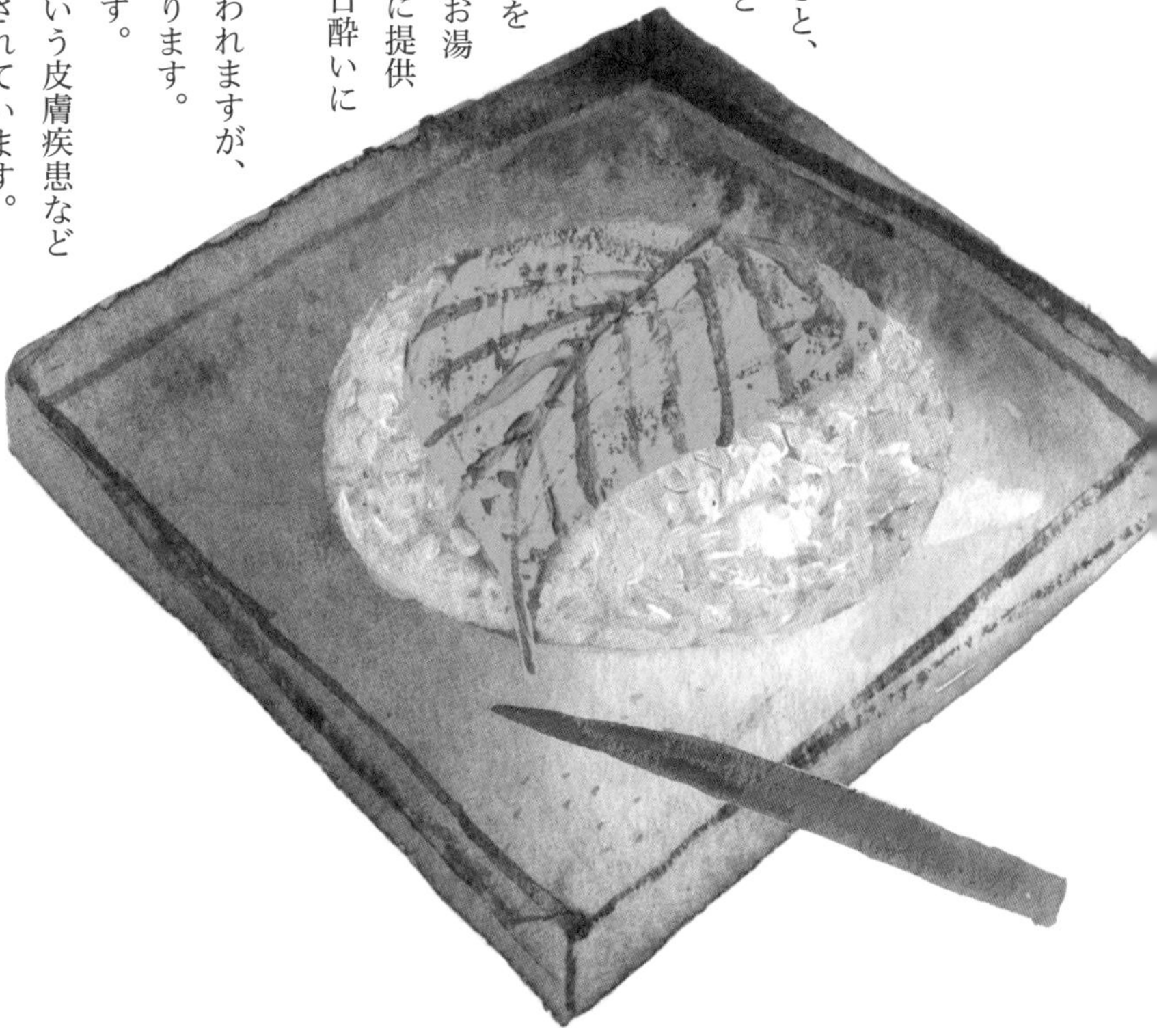

気《き》滞《たい》は厄介

貴方はストレスがありますか？と聞くとムッとした顔で「ストレスはありません」と答えが返ってくることがあります。

ストレスと言われると、家庭の問題とか経済的な問題を指摘されているのかと思われるのかもしれません。

でも、人によっては天候の変化や環境の変化、緊張などもストレスになっています。

就職や受験、人事異動など、この季節はいつもの季節より何となく慌ただしくなりますね。

気滞はこのような状況で起こりやすく、五臓に色々な不調をもたらします。

＊　＊　＊

3/29

次のような質問は、不調の原因が気滞にあるのかどうか見分ける方法です。

例えば、頭痛のある人の場合——

□張ったような痛みですか？

□痛みがあちこち移動しませんか？

□生理の前にイライラしたり、乳房が張って痛くなりませんか？

□生理は早くなったり、遅くなったり、痛みがあったりなかったりしませんか？

□緊張したり怒ったりすると症状が悪くなりませんか？

□ゲップやおならが出ませんか？

□脇腹が張って痛みませんか？

□便秘と下痢が交互に起こることがありませんか？

□咳払いや喉の異物感がありませんか？

□溜息が出たり、怒りっぽくなったりしませんか？

3/30

気《き》滞《たい》体質の特徴

右ページの質問にイエスが多い人は「気滞」の体質です。

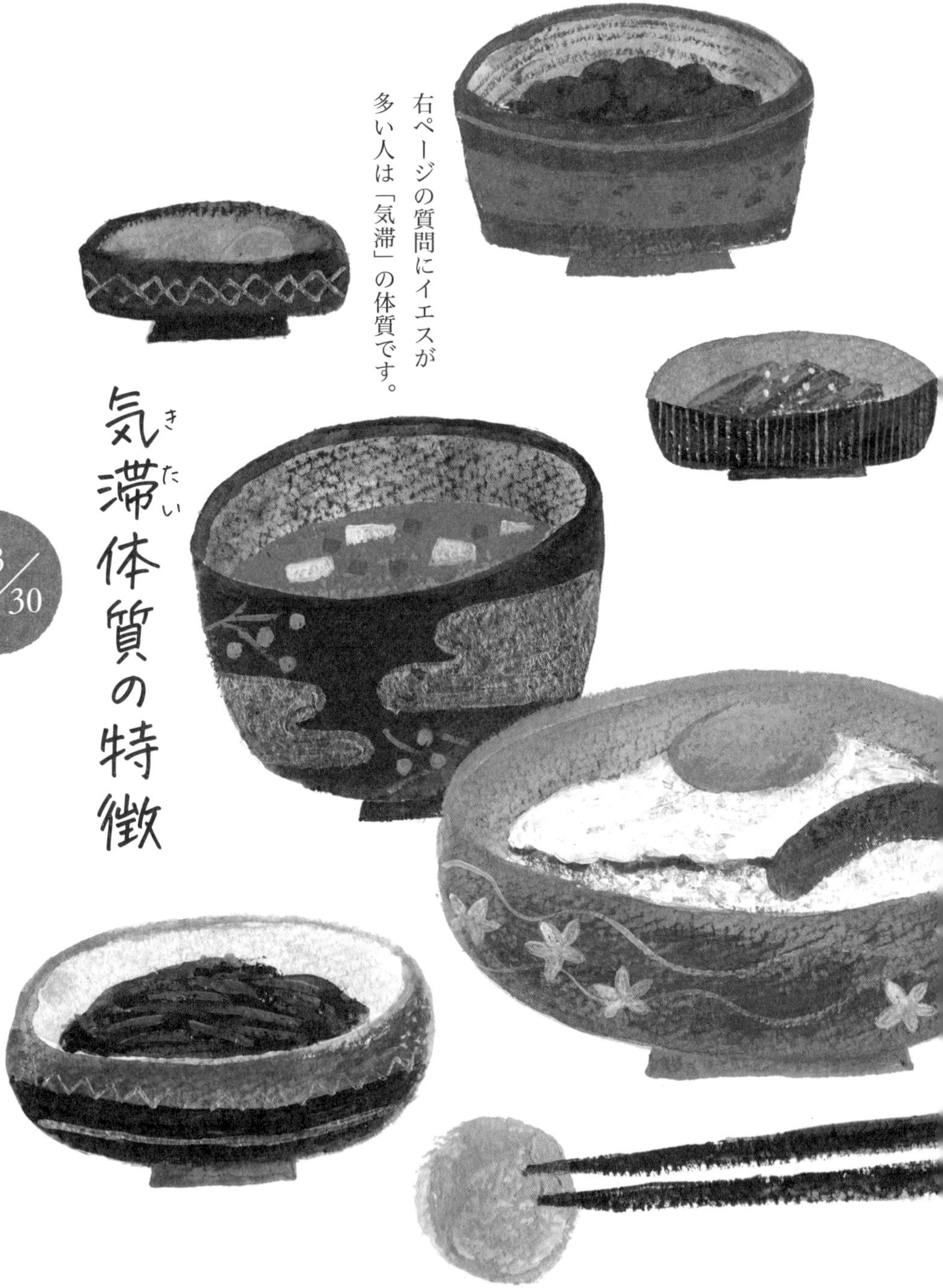

3/31

春は気の巡りが大事

春になるとうつっぽくなる方が多くなります。

「木の芽時」という言葉があるように、春は精神面に関係する症状が多いように思います。

五行で肝は季節は「春」、性質は「木」と関連します。木が上や横にのびのびと枝や葉を伸ばすように、肝の気ものびのびと巡ることが健康の条件です。

気の巡りが何かの原因でストップされてしまうと（気鬱《きうつ》）、うつの症状が出やすくなります。

春は、生活環境が変わることが多く、周囲との人間関係などで疲れやストレスも多い季節です。

神経性〇〇という病気や、うつ、不眠、などの症状が多くなります。

いわゆる「五月病」も春の病気といわれています。

真面目で几帳面、人に気づかいするような性質の方はうつが出やすいので特に気をつけましょう。

もやもやして胸が苦しいとか、焦燥感などを訴える方は出始めているかもしれません。

そんな方には、気の巡りを良くする食材や血を補う食材をお勧めします。

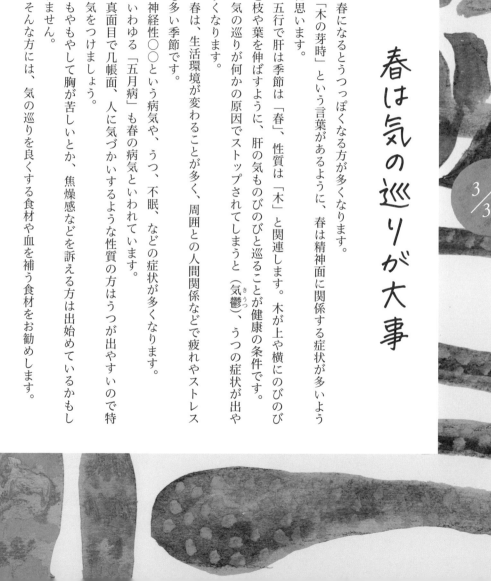

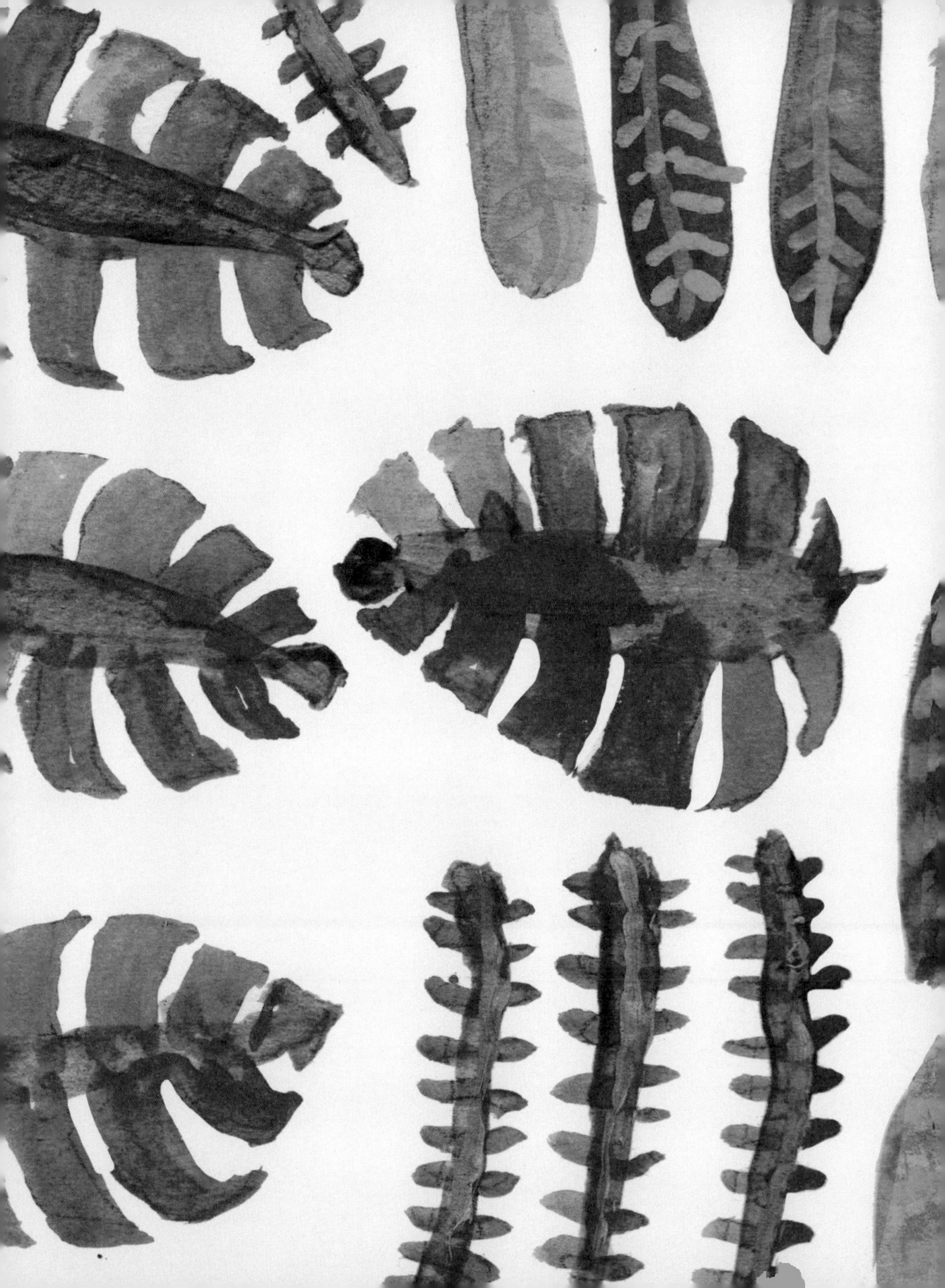

春のイライラの理由

煙が空に上っていくように、春の陽気は下から上に上っていく性質があります。

体の中の気も同じように上部に上ります。

春の季節になるとイライラが強くなる人がいます。これは、春の陽気の変化に合わせて体内の気も旺盛になり上昇しやすくなりますが、**気の巡りが悪いと上手く発散することができない**からです。

五行で肝は「木」と関連します。

木は土から栄養を取り込んで、枝を上や横に伸ばしていきます。木の枝が自由に伸びるのを邪魔されると枝や幹が変に曲がったりします。

人も自由に気が巡るのを邪魔されるのでイライラが起こるのです。

そんな方にお勧めは、気の巡りを良くする食材です。

鬱《うつ》々もせず、イライラもしない、物事に動じない、「肝が太い人」「肝が据わった人」「肝っ玉母さん」のような人になりたいですね。

＊　＊　＊

ストレスは色々な臓腑に影響するので、薬膳ではそれぞれの症状に合わせて食材を選びます。

香りのよい食材が多いです。

・滞っている気を巡らせる食材

玉ねぎ（温）、ラッキョウ（温）、そば（涼）、みかん（平）、オレンジ（涼）、ゆず（寒）、キンカン（温）、セロリ（涼）、レモン（平）、パクチー（涼）、陳皮《チンピ》（温）、菊花（涼）、紫蘇（温）、ターメリック（温）、ハッカ（涼）、フェンネル（温）、ローズマリー（温）、ジャスミン（温）、シナモン（熱）など

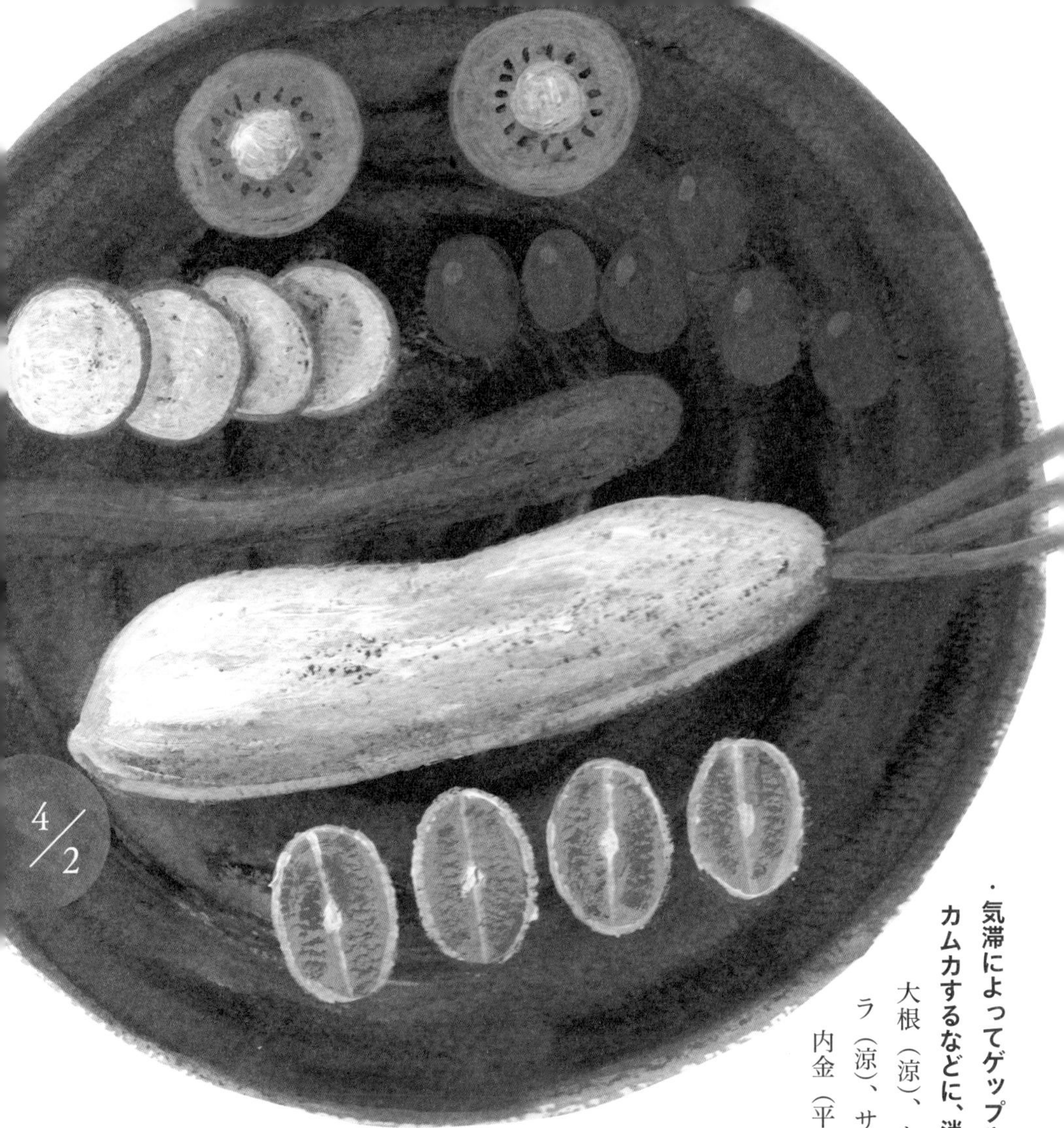

4/2

気滞や気鬱にお勧めの食材

・気滞によってゲップや吐き気、胃がムカムカするなどに、消化を助ける食材

大根（涼）、かぶ（平）、オクラ（涼）、サンザシ（温）、鶏内金（平）など

オレンジの効能

4/3

涼、甘・酸　肝・胃

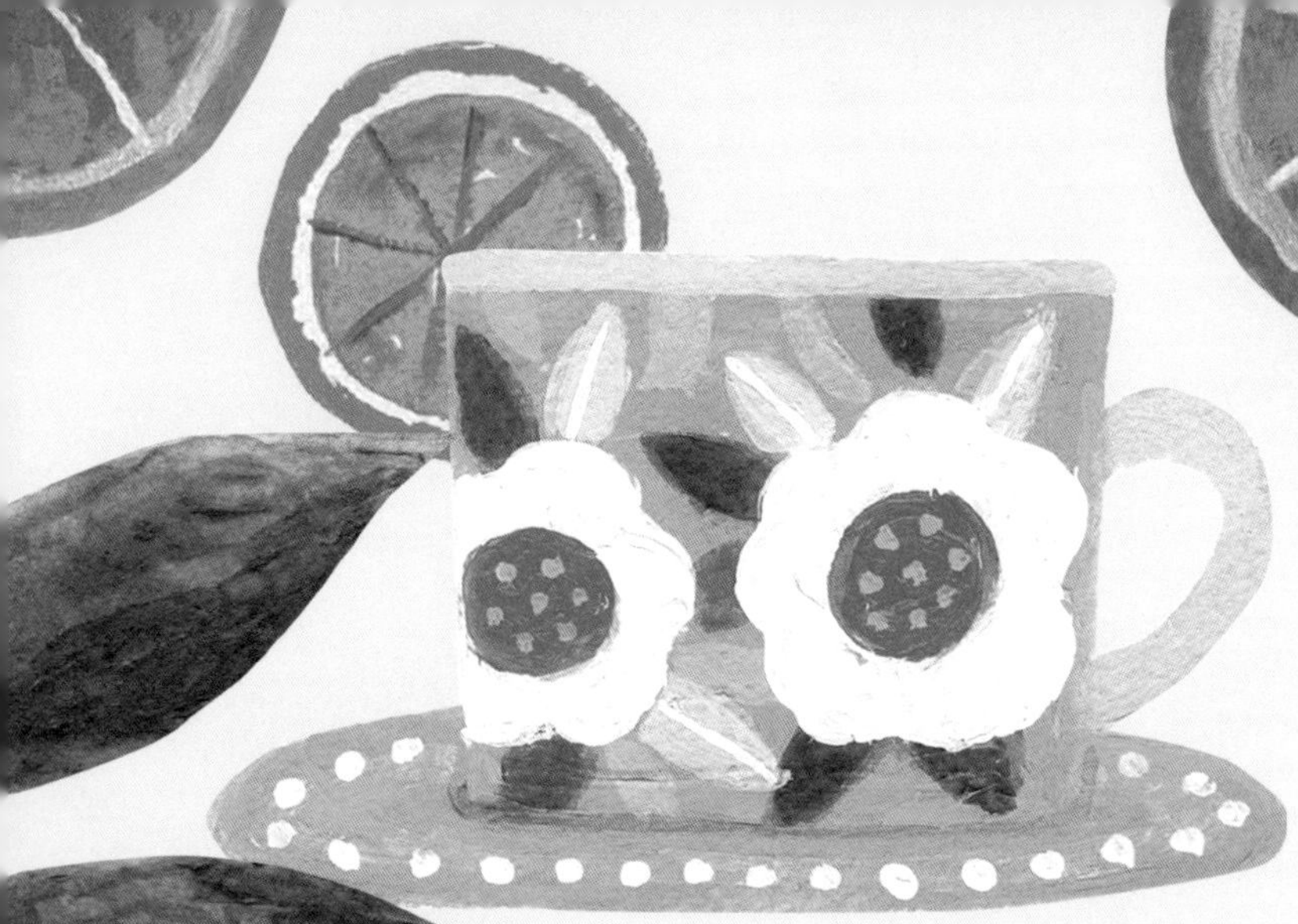

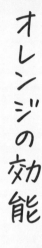

オレンジは薬膳料理にもよく登場します。
あのオレンジの香りだけで、なんだかホッとしませんか？
オレンジは**気の巡りを良くして、胃の機能を整えて、食欲を促す**効能があります。
ビタミンCが豊富に含まれている点でも疲れをとる効果があることがわかります。

にんじんを千切りにして甘酢につけたピクルスに、オレンジの缶詰を加えてみたらとても美味しくなり、気分も良くなりました。

いつものサラダにオレンジを添えたり、オレンジを絞ったり、オレンジのママレードを肉料理のソースにしたりと、利用できます。

ただしオレンジは涼性の果物なので、冷え症の方はとりすぎに注意してください。

みかんの皮の効能

みかんの皮は陳皮《チンピ》という名前で理気剤に分類され、漢方薬に配合されています。

主に、**肺と脾に作用して、気の巡りを良くしてお腹の張りや吐き気を改善したり、痰を解消する**効能があります。

食用としては七味唐辛子やお屠蘇などにも配合されています。

みかんを良く洗ってワックスを洗い流し（できたらワックスが使われていないものを選ぶと良いでしょう）、食べた後の皮をガーゼなどに入れてお風呂に入れると、良い香りがストレス解消に役立ちます。

また、一週間くらい天日に干すと自分でも陳皮を作ることができます。

陳皮をマグカップに入れてお湯を注げば香りの良いお茶が楽しめます。

水で戻してからみじん切りにして、炊き込みご飯に入れたり、餃子の具に入れたり、スープや肉料理などに利用もできます。

いつもの料理に混ぜたり、トッピングしたり、工夫してちょい足ししてみてください。

温、辛・苦　肺・胃

4/4

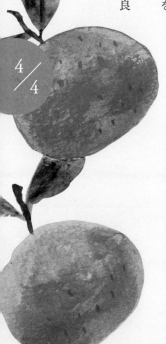

ゆずの効能

涼、甘・酸　肺・脾・肝（皮）温、苦・辛

4/5

ゆずの薬膳の効能には解酒という言葉が書かれています。お酒を飲みすぎてしまった時や二日酔いにも使えます。

冬至にゆずを入れたお風呂に入ると風邪をひかずに元気に冬を乗り越えられるといいます。　ゆずに少し切れ目を入れたり、楊枝で所々に穴をあけると香りがより引き立ちます。

うどんや汁ものに皮を薄くそいで2、3片浮かべると、ゆずの香りが加わり味がグーンと引き立ちますよね。

またゆずの皮をおろし金でおろして、トッピングに使ったり味噌と合わせてゆず味噌や柚子胡椒などにしても良いですね。中をくりぬいて、酢の物やあえ物を中に詰めて「ゆず釜」という風流な料理もあります。

ゆずをたくさん頂いた時に、スライスしてはちみつに漬けておいたら、紅茶やウイスキーのお湯割りにちょい足ししながらかなり長く楽しめました。余った時は一つずつラップして冷蔵庫や冷凍庫に保管しておく方法が簡単です。私は皮を細切りにして食品保存用袋に平にして冷凍保存しておいて、使う時はパシッと割って使っています。

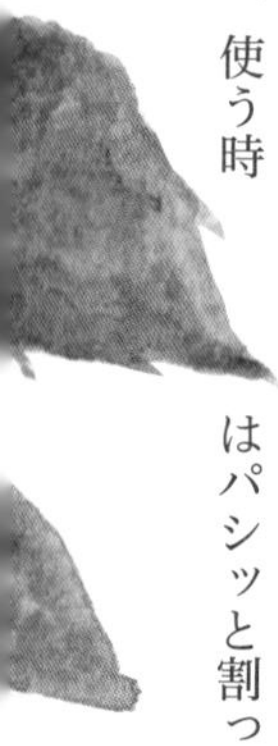

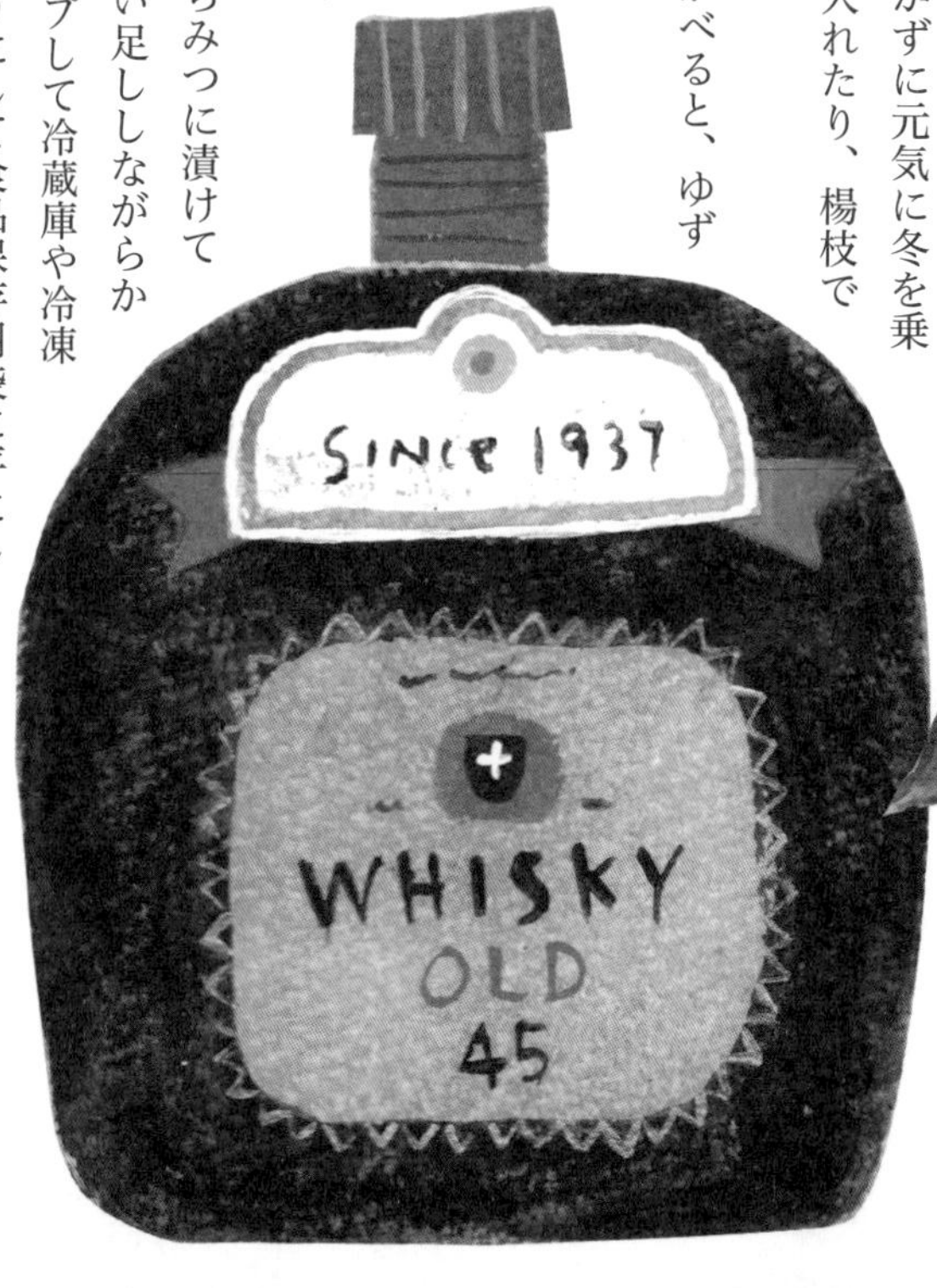

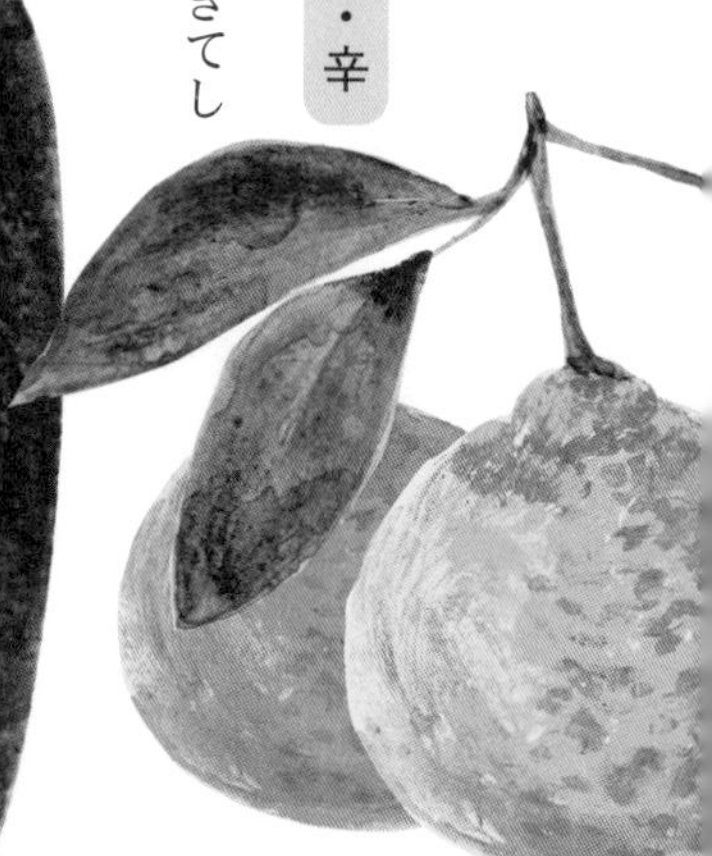

4/6

香味野菜の魅力

香味野菜とは、料理の香りや風味を引き立てる野菜のことです。**ミョウガ**、**紫蘇《しそ》**、**セロリ**、**パクチー**、**三つ葉**、**パセリ**など、独特な香りや味を持つ野菜があります。

紫蘇は寿司など日本料理によく使われていますね。心地良く感じる香りは気や血の巡りによい影響を与えるので、香味野菜を料理に上手く活用することで、リラックスできたりストレスを和らげたりする効果が期待できます。

気滞を解消する漢方薬には蘇葉《ソヨウ》という名前で紫蘇が使われているものがたくさんあります。

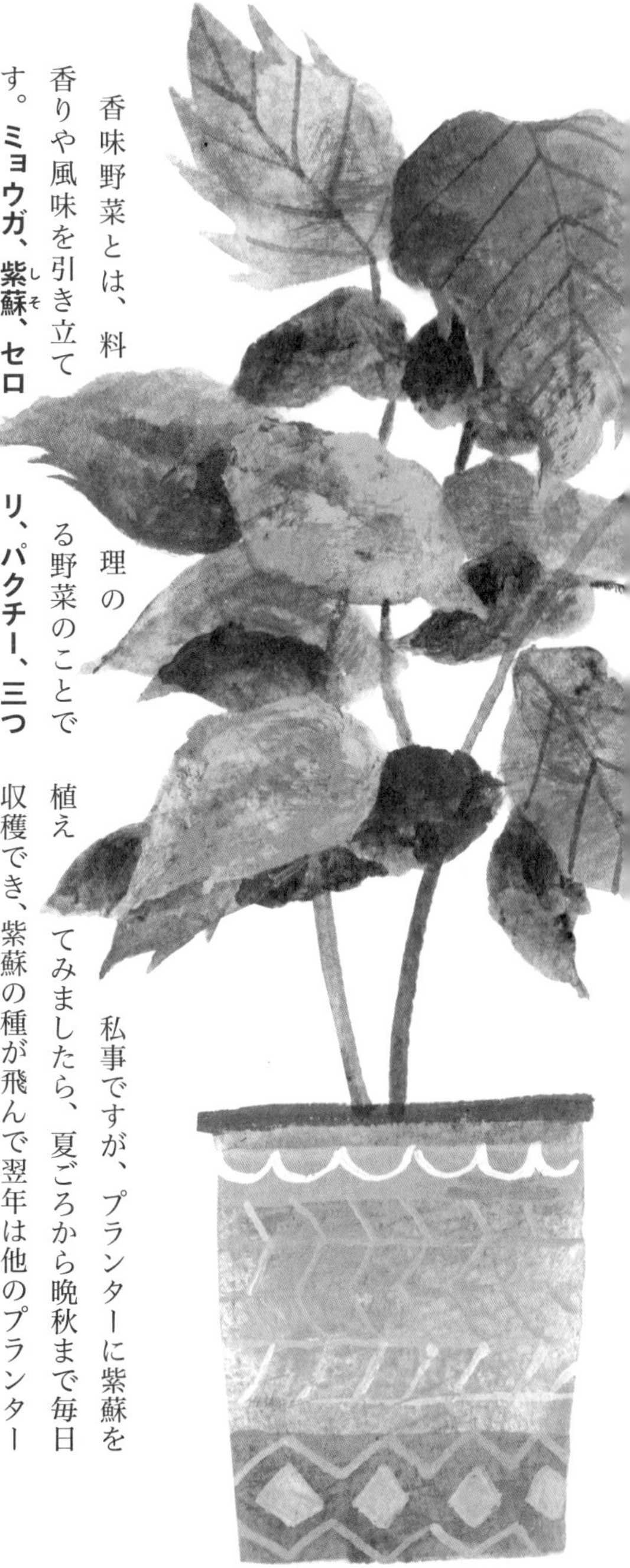

私事ですが、プランターに紫蘇を植えてみましたら、夏ごろから晩秋まで毎日収穫でき、紫蘇の種が飛んで翌年は他のプランターまで増えて大変重宝しました。

しっぽのような形をした紫蘇の花穂は下の方からだんだん花が開いてきます。

五分くらい花が開いたところを収穫して刺身などの料理に添えると、私のヘタな料理もグーンと引き立つので利用しています。

パクチーの効能

4/7

温、辛 肺・胃

パクチーは香菜《シャンツァイ》ともいいます。独特の香りがクセになるということで、一時期ブームになりましたね。

独特なにおいがあり、カメムシ草なんて気の毒な名前もありますが、その独特な香りは気の巡りを良くします。パクチー大好きという人も多いようです。

消化を助けて食欲不振を改善する働きがあります。

いつもの焼き肉料理などに葉をちぎってそのまま添えれば簡単なちょい足しでストレス解消効果が期待できます。

種はカレーやエスニック料理によく使われています。コリアンダーという名前でスパイス売り場に並んでいます。

＊　＊　＊

セロリも、独特な香りがあるので好き嫌いが多い野菜の一つのようです。

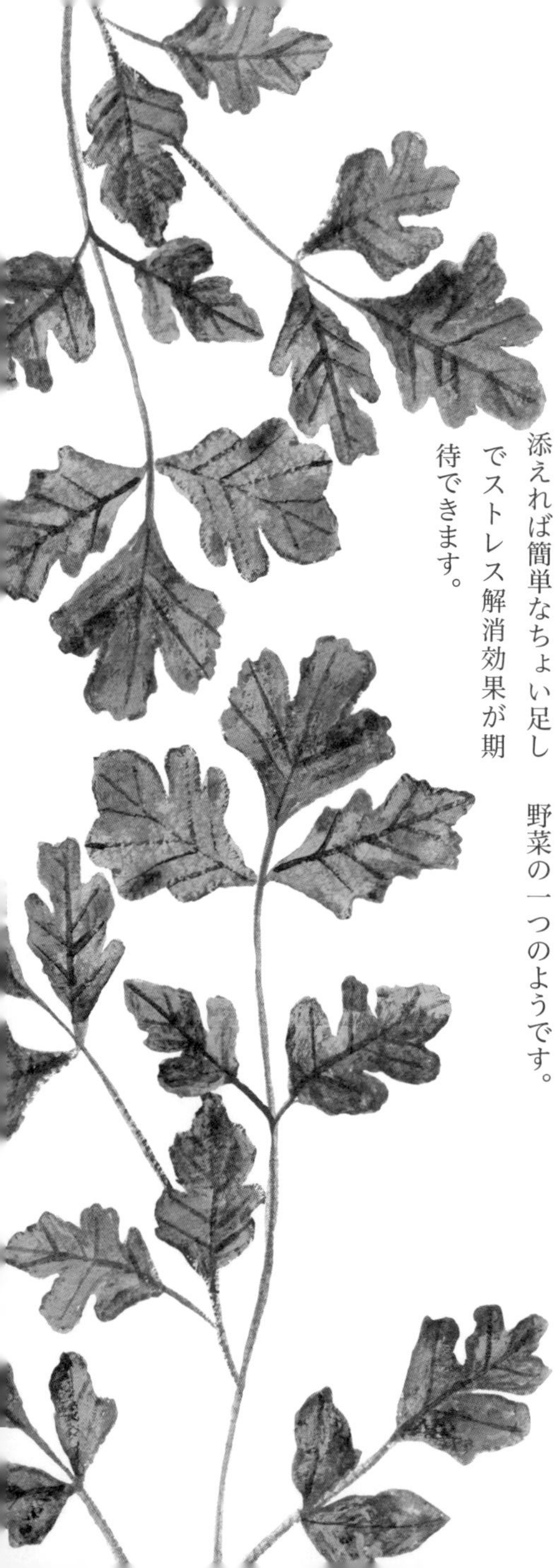

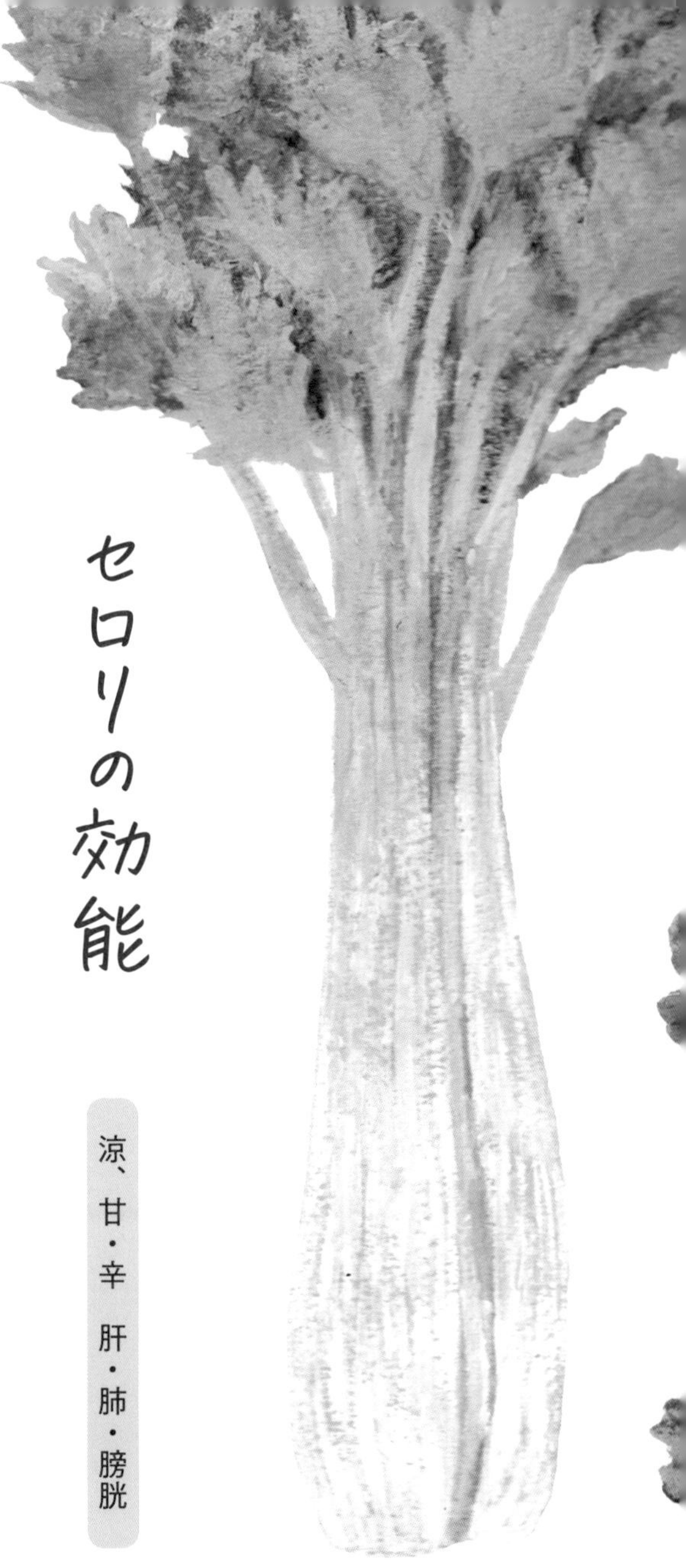

4/8

セロリの効能

涼、甘・辛　肝・肺・膀胱

山崎まさよしさんの楽曲「セロリ」にも、セロリの好き嫌いについての歌詞が出てきますね。**体の熱を冷ましたり、頭部に上った気を降ろしたり、また利尿や解毒の効能も**あります。のぼせや頭痛、ストレスによるめまいや血圧の上昇などに利用されています。

刻んでサラダにしたり、そのままマヨネーズをつけてかじったり、スープにしたり利用法は色々あります。

葉っぱに栄養成分が多く含まれているので残さず利用するとよいですね。

自分流のカレー

4/9

冬の季節で体を温める食材として紹介したコショウ、唐辛子、ターメリック、クミン、八角などの**スパイスは、体を温める効能以外にそれぞれ独自の効能もあります**。一つひとつの味や香り、効能を調べるのも楽しいです。

スパイスは、肉食文化のヨーロッパ人にとっては腐敗を防ぐためや医薬品としての価値も高く、そのために争いが起きたという歴史があるそうです。

日本食に使われるものではワサビや生姜などがお馴染みですが、食文化が欧米化されてからは肉料理をいただくことも多くなったので、これらのスパイスも活用されると料理をするのも食べるのも楽しいと思います。

最近はカレールーを使わずに、いくつかのスパイスを使ったそれぞれ自分流のカレーを作る方が増えています。特に男性は、こだわりを持ったスパイス自慢の方も多く見受けられるようになりました。

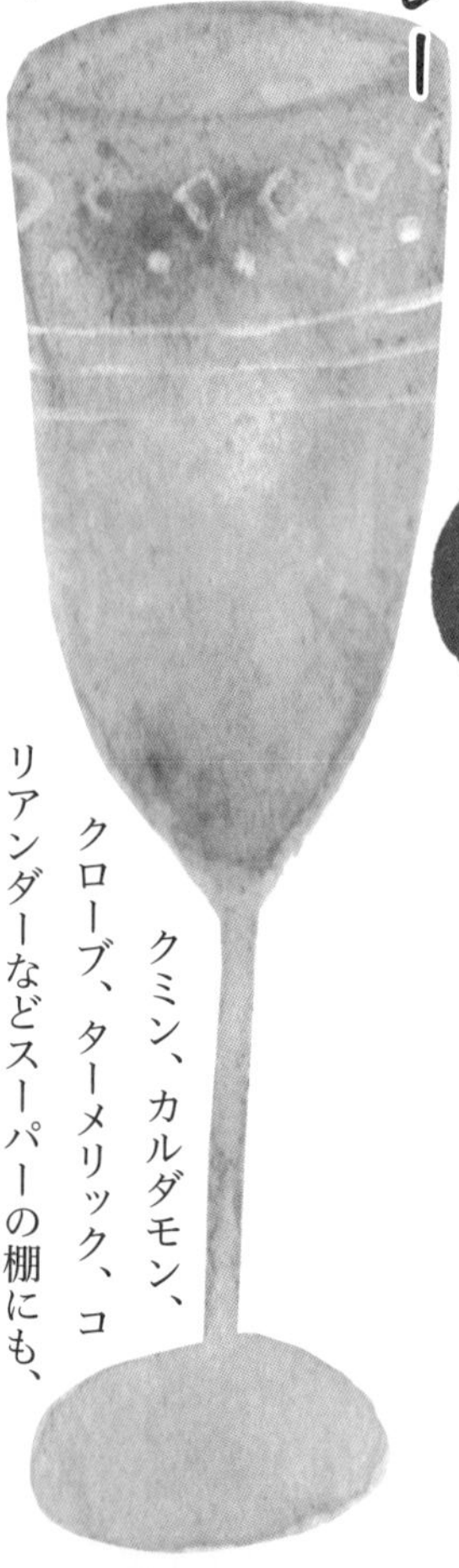

クミン、カルダモン、クローブ、ターメリック、コリアンダーなどスーパーの棚にも、スパイス売り場にはたくさんの種類が並んでいます。カレーだけでなく色々な肉料理やスープなどに、一つひとつのスパイスの特徴を知って試してみるのも楽しい作業ですよね。

＊　＊　＊

ウコンといえば健康食品でお馴染みですね。肝臓に良いと宣伝されているので、二日酔いの予防に利用されている方も多いようです。

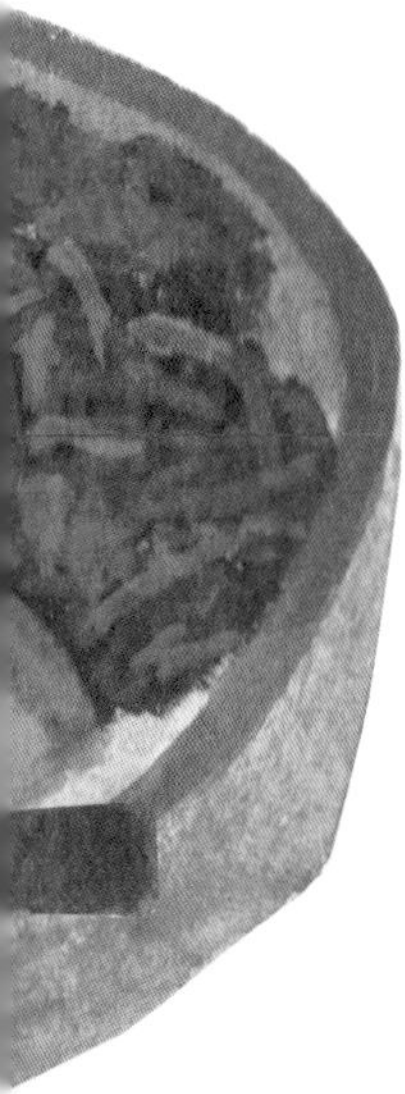

4/10

ウコン＝ターメリック？

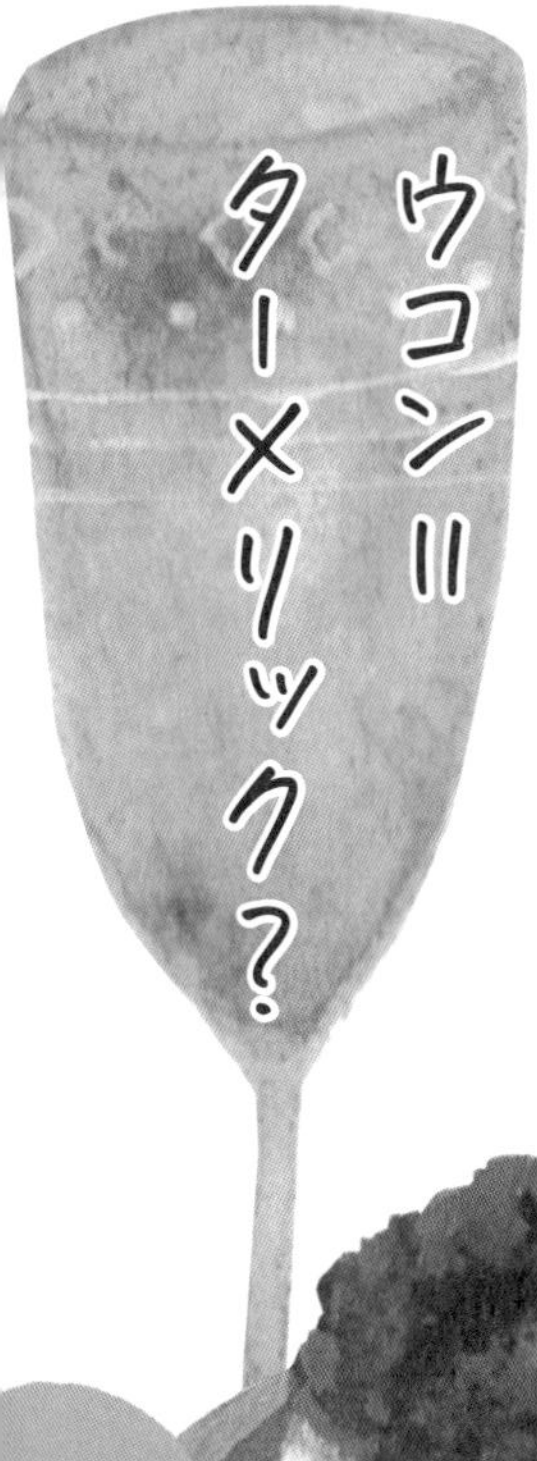

温、辛・苦　肝・脾

春ウコン、秋ウコン、紫ウコンなどウコンにはいくつかの種類があるようですが、日本でお馴染みのウコンは秋ウコンでクルクミンという有効成分が多く含有されているそうです。

薬膳では、ウコンはターメリックという方がわかりやすいかもしれません。カレーの色や風味付けに使われていて有名ですが、体を温める、血や気の巡りを良くする、痛みを止めるなどの効能があるとされています。

薬膳を勉強していると混乱するのですが、中国ではターメリックを姜黄と呼ぶらしく、また中国で薬として使われているウコンは体を冷やす性質のもののようなのでややこしいです。

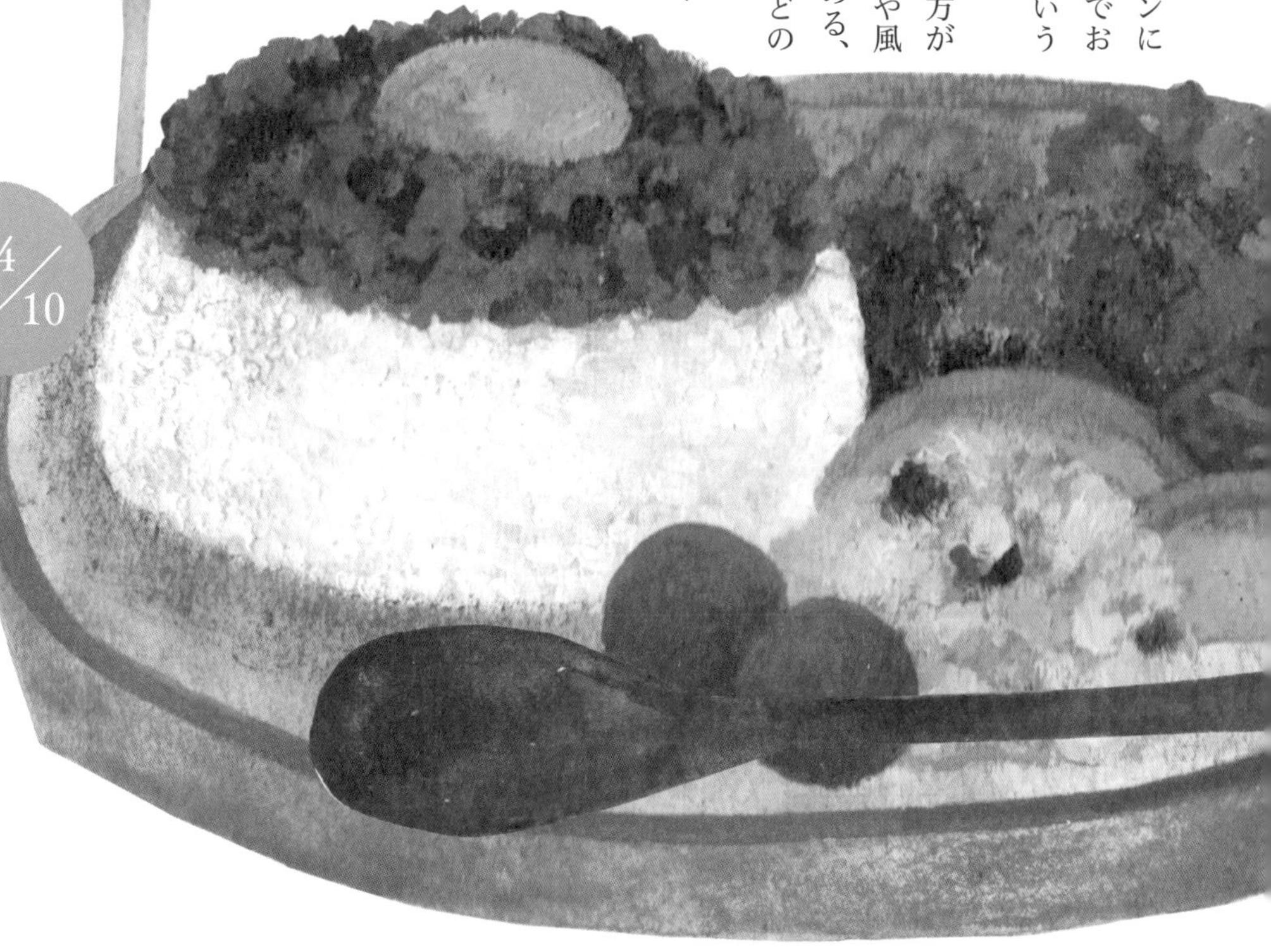

香りを楽しむ

4/11

　店によく来られる奥様で「**サッシェ**」という袋をお持ちの素敵な方がいました。サッシェというのは日本語で言えば「におい袋」。中にポプリなど自分の好きな香りを入れて作ります。職場で嫌なことがあった時などにそっとハンドバックから取り出して香りを楽しむそうです。

　私はみかん系の香りが好きなので、棚にあった陳《チン》皮《ピ》という生薬を入れて、早速におい袋を作ってみました。陳皮はみかんの皮を乾燥させたもので、理気剤として漢方薬にも配合されている生薬です。（☞4月4日）

　におい袋は日本でも昔から白檀《ビャクダン》や桂皮《ケイヒ》、丁子《チョウジ》などを入れ、箪笥の中に入れて、防虫剤も兼ねて使っていたようです。私も白檀の香りがする扇子を持っていますが、何とも言えない重厚な香りに癒されます。

　香りは好き嫌いがあるので、私は店頭では香水は控えていました。

　香水は苦手とおっしゃる方は、サッシェはいかがでしょう？

＊　＊　＊

薬膳のブレンドティーを作ってみませんか？作り方は簡単です。

　ブレンドするものは、ジャスミン、茴香《フェンネル》、ハッカ、紫蘇《しそ》、陳皮、菊花など香りの良いものがたくさんありますので、お気に入りを見つけることも楽しいと思います。

　私は、自分流に緑茶をベースにして楽しんでいます。緑茶はどちらかというと冷やすタイプなので茴香や紫蘇をブレン

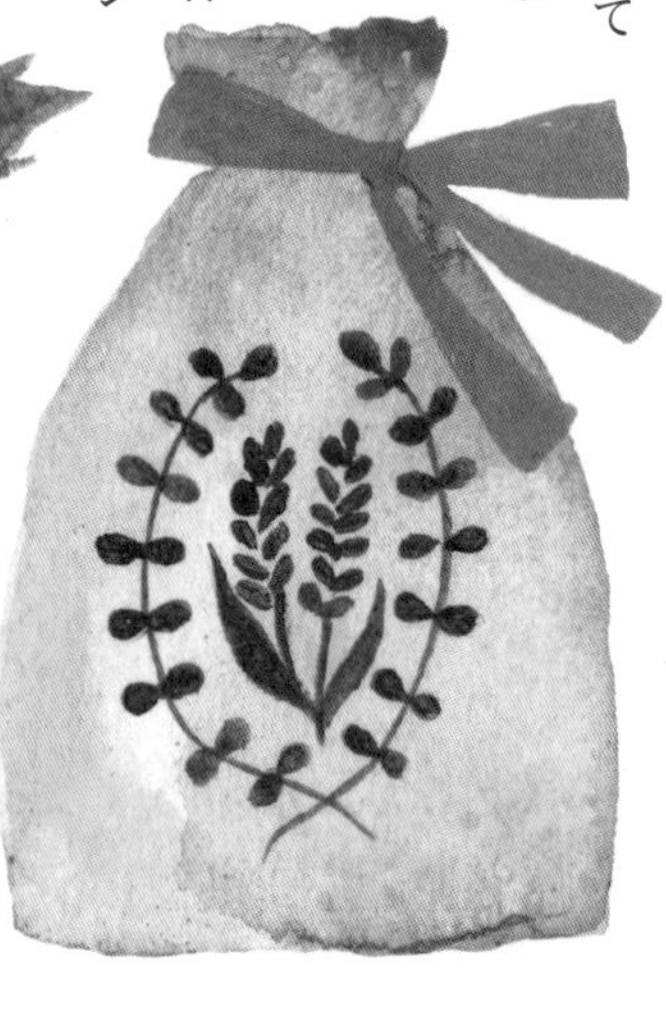

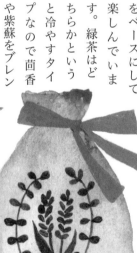

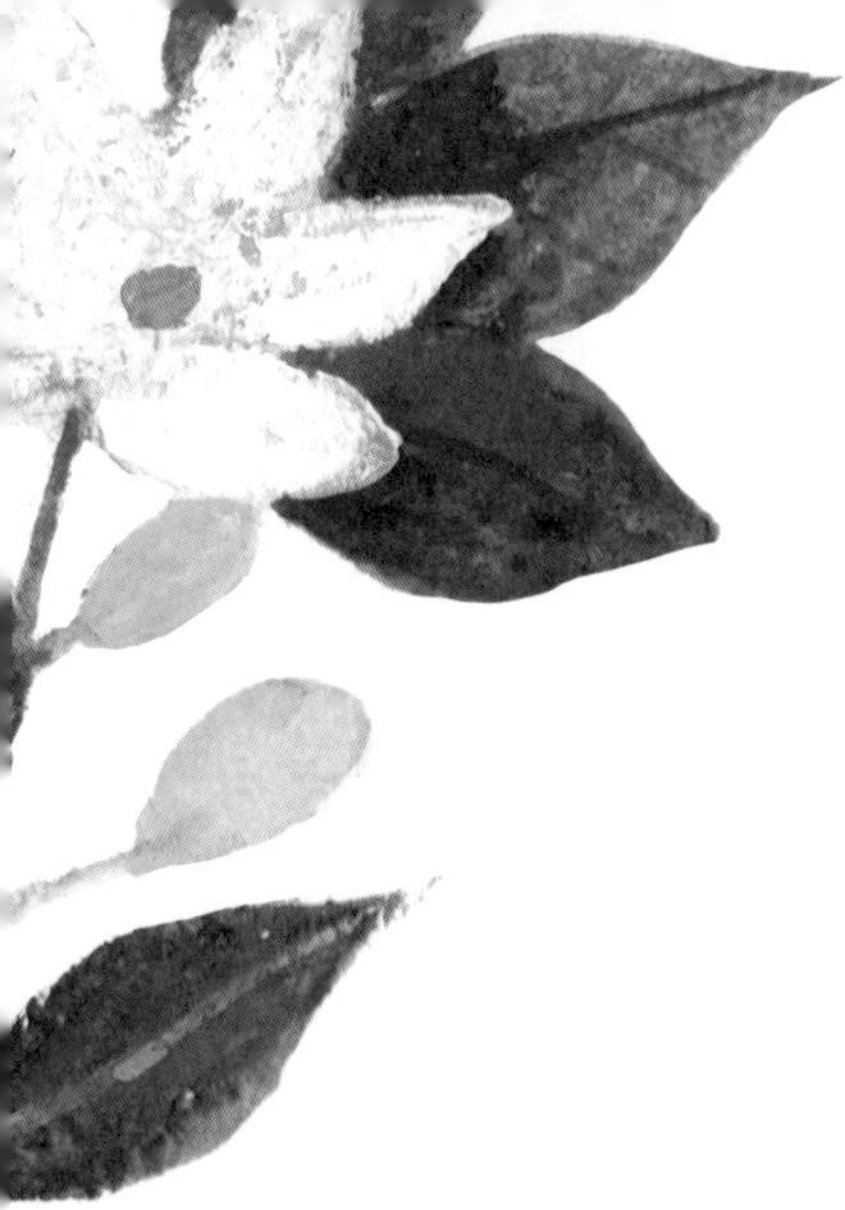

4/12

薬膳ブレンドティー

ドしています。

イライラが気になる時には、ジャスミンやミントなどいかがでしょうか？

ポットに入れて熱湯を注ぎ、蓋をして3分くらいで出来上がりです。

ガラスのポットに菊花を入れて熱湯をかけると、花びらが広がり見た目にも美しいです。

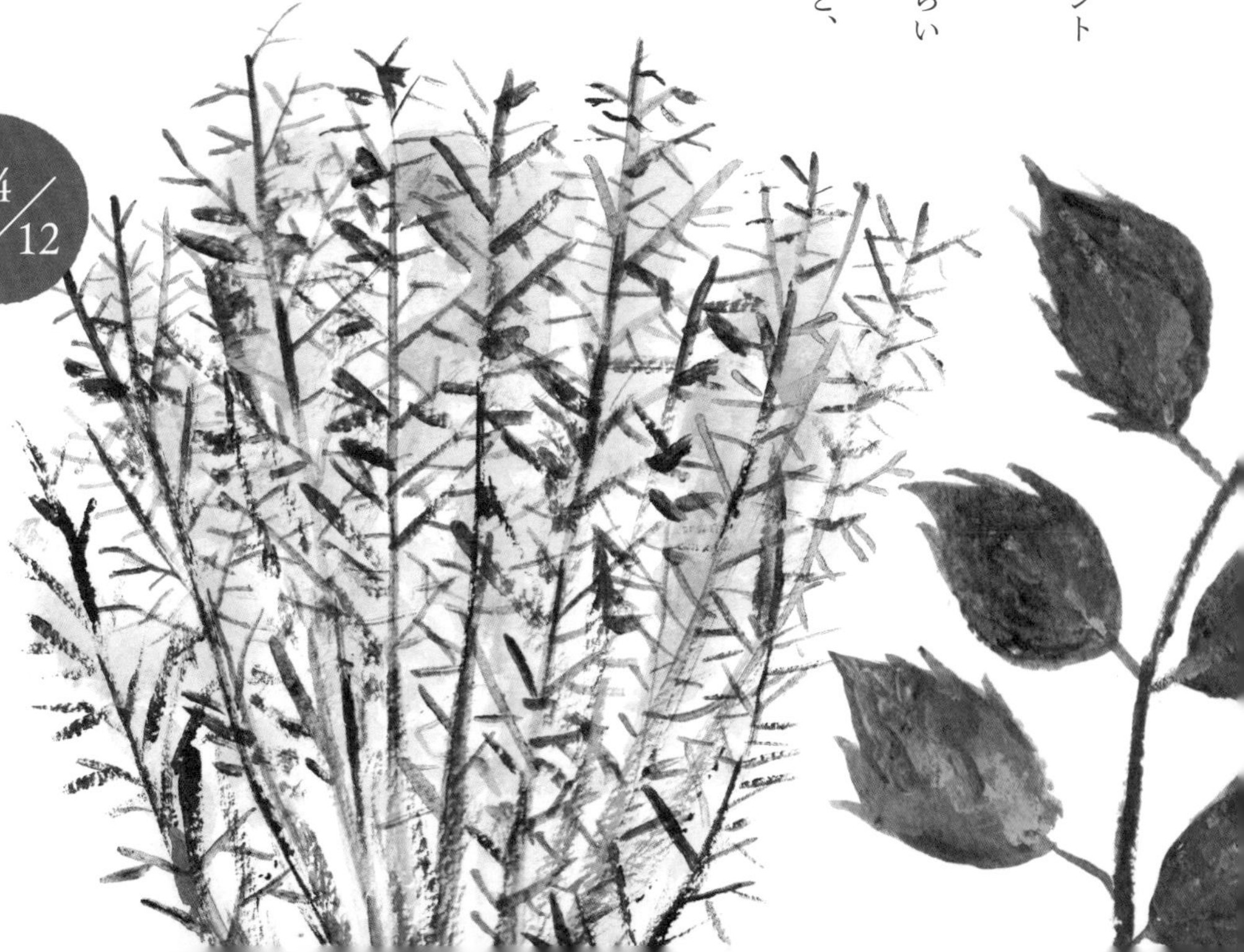

菊《きく》花《か》の効能

4/13

涼・甘、苦　肝・肺

抗菊花《こうきくか》は黄菊《きぎく》の花を乾燥させたもので、体の上部の熱をとってくれる働きがあります。熱邪による風邪などの初期などに使います。薬膳では、**目の疲れや充血、かすみ目、のぼせ**などに使われます。

乾燥させた抗菊花を使えば簡単ですが、ご自分でも作れます。黄菊の花を裏表それぞれ2、3分レンチンする方法があります。

目の疲れに効果があるクコとブレンドすれば、赤と黄色の見た目も楽しめるブレンドティーになります。パソコンや勉強で目が疲れた時に——

緑茶　小匙1杯
抗菊花　大匙1杯分くらい
クコの実　小匙1杯

ポットに入れて蓋をして熱湯を入れて2分くらい蒸らす。ガラスのポットで作ると菊の花が開いて見た目にも楽しいですよ。

＊　＊　＊

「もってのほか」は、薄紫色から紫色の**食用菊**のことです。菊の香りがストレスを解消してくれます。山形県の名物で、酢の物にしたり和え物にしたりすると、シャキシャキした歯ごたえがあり、甘味やほろ苦さがある美味しくて美しい料理になります。

「天皇の御紋である菊の花を食べるとはもってのほか（とんでもなく）おいしい」とか「もってのほか（とんでもない）」といったことから名づけられたといわれています。花びらをはがして、サッと手早くゆでて冷水に取ります。

三杯酢でいただくとシャキシャキ感があり、彩りと香りも良く、洒落たおつまみにもなります。

お寿司の具にすれば紫色の色どりになります。サラダやてんぷらにしても良いですね。和菓子にしたり、スイーツなどの色どりにも使えます。

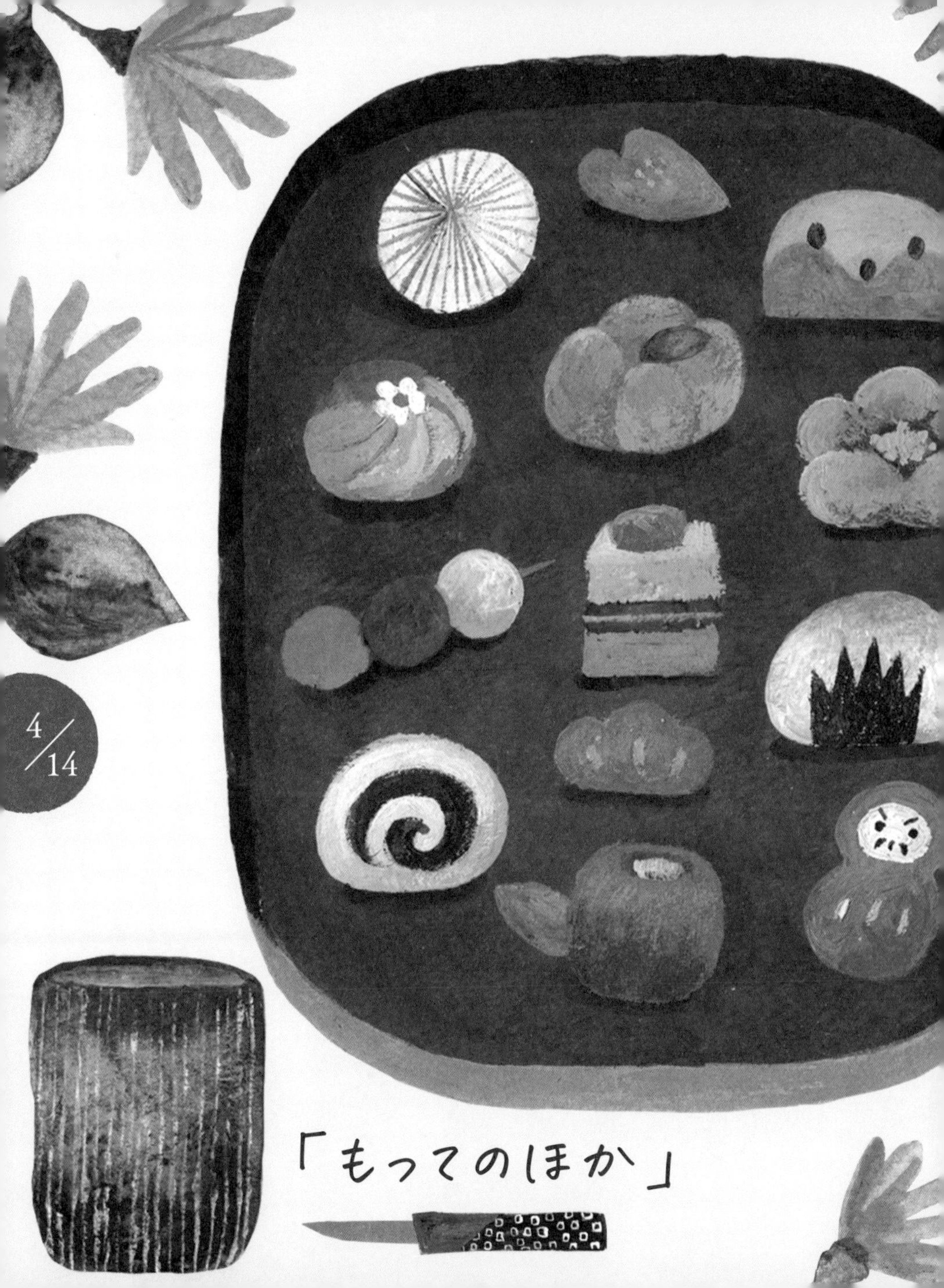
4/14
「もってのほか」

4/15

白菜の効能

平、甘　胃・大腸・膀胱

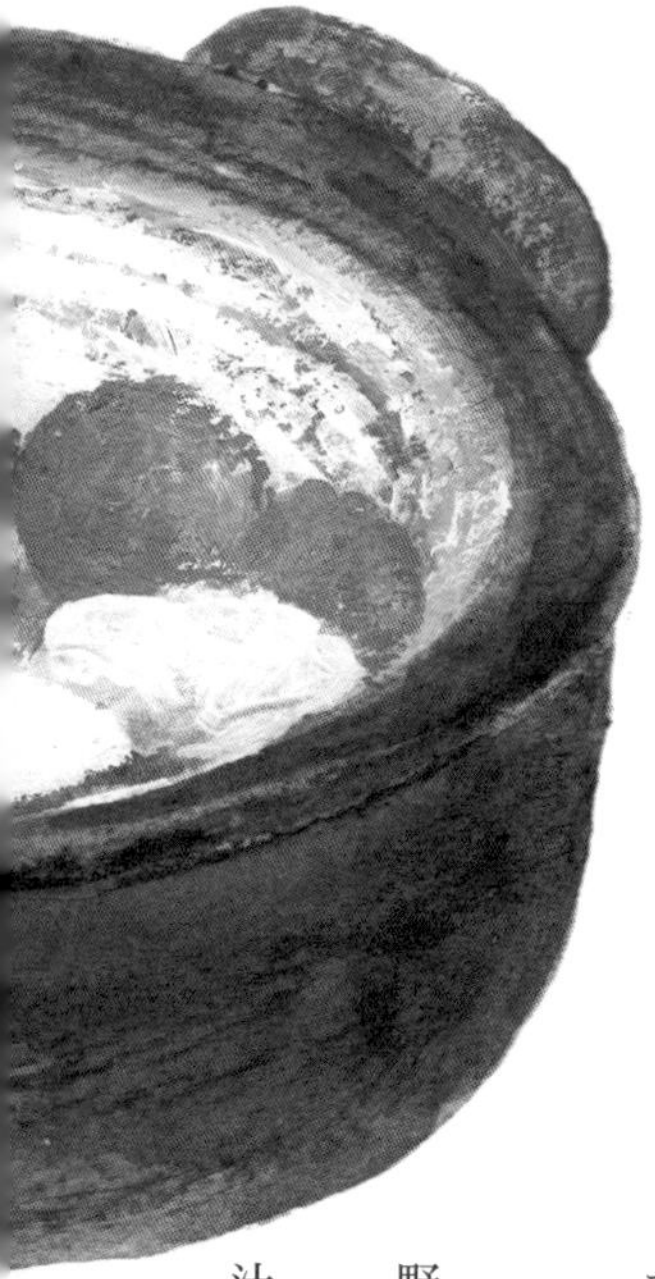

白菜は熱を冷ます、イライラを静める、胃腸の機能を整える、水分の代謝を良くする、便通を良くするなどの効能があります。

旬（10月～2月くらい）の冬に食べる白菜が一番美味しいと思いますが、今はいつでも手に入り活用しやすい野菜です。

私は、白菜は肉料理を生かす脇役のような存在と思っています。白菜は鶏肉との相性も良く、水炊きには春雨と一緒にポン酢でいただくと食が進みます。豚肉や牛肉のしゃぶしゃぶにも白菜が使われますね。

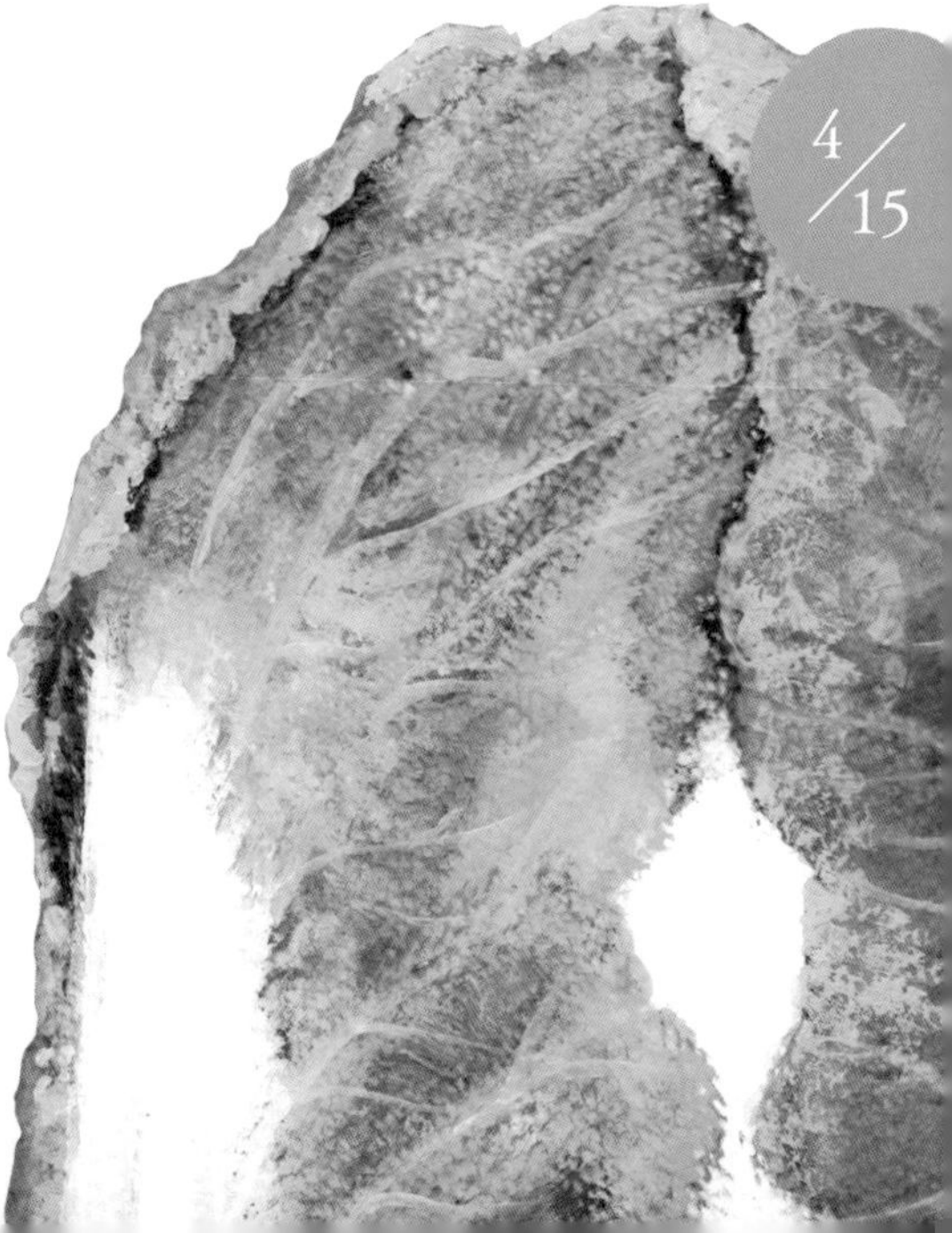

白菜は平性とされていますが、余分な熱を冷まし、のぼせをとる効果もあります。

腸を潤して便通を良くする効果もあり、下痢しやすい人は食べすぎに気をつけた方が良いでしょう。

私は鍋料理には、小松菜、ニラ、ねぎなど色々な野菜を一緒に使うようにしています。

冷える方は生姜、陳皮、酢など温めるものを付け汁に使うと良いと思います。

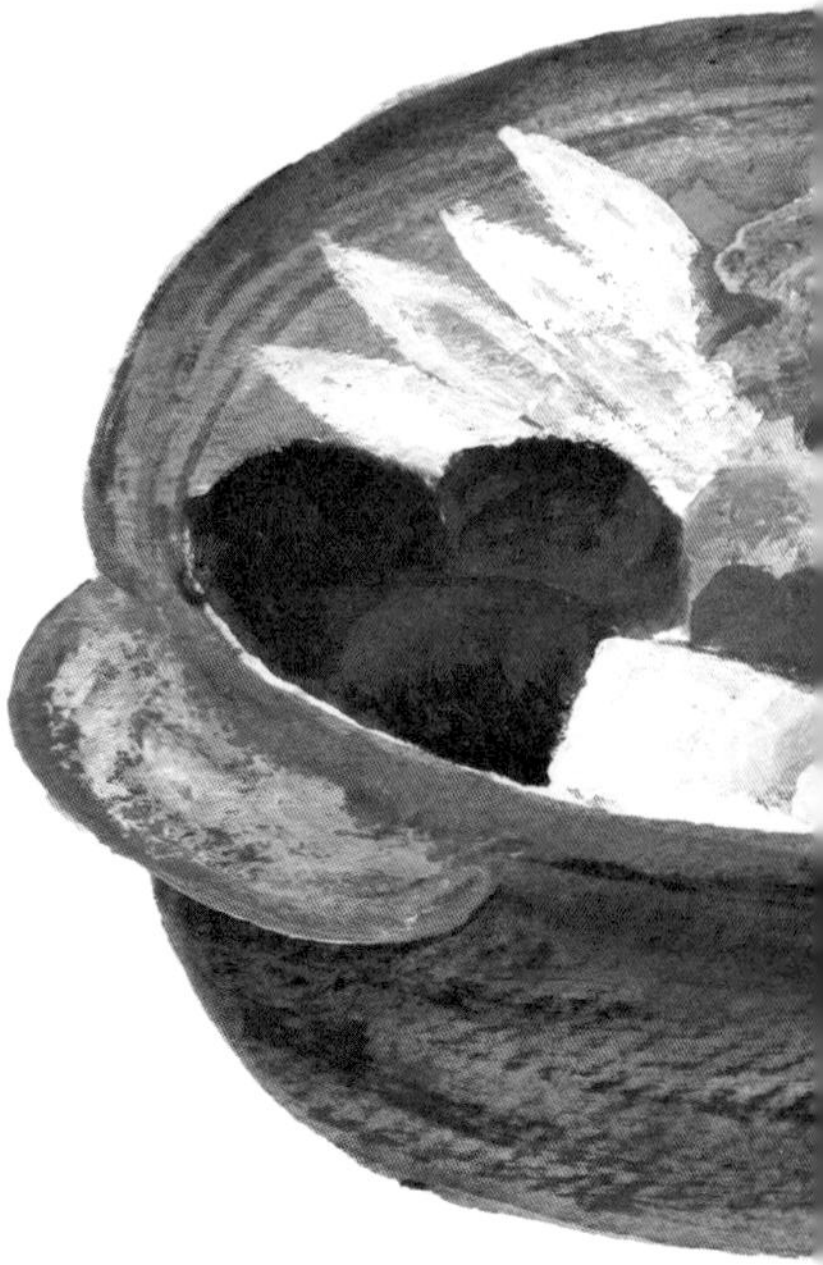

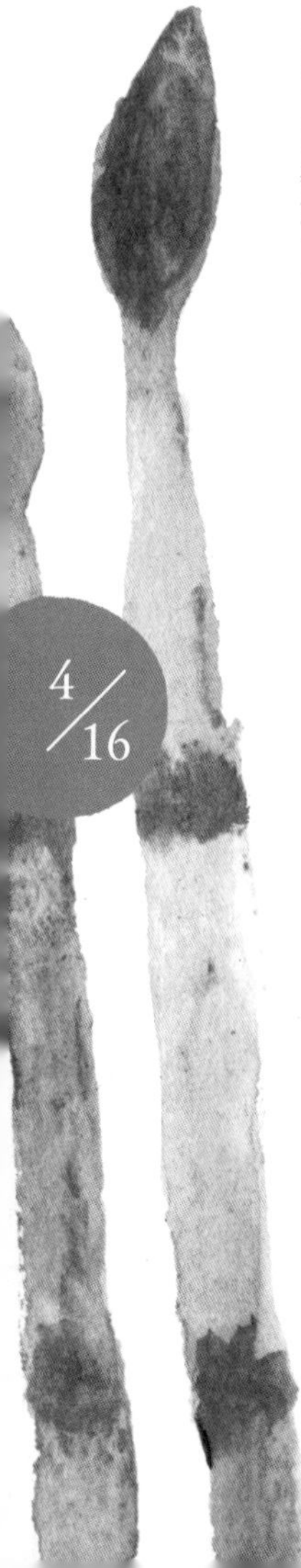

4/16

春が旬の山菜

春は**ウド**、**フキノトウ**、**タラの芽**、**ワラビ**、**つくし**など色々な山菜が楽しめますね。

子どもの頃は苦くて苦手だったフキノトウ。不思議なことに大人になって酢味噌和えにしていただくと、そのほろ苦さが逆においしく感じられるようになりました。

タラの芽はてんぷらに、ウドは皮をはいで薄く切って酢味噌で、ウドの皮はきんぴらに、つくしは胡麻和えに。

今は春の味を楽しめる良い季節です。

薬膳で「苦味」は、排泄を促し熱を冷ます効果があるとされています。山菜は苦みがあり解毒する効能があるものも多いです。

冬の間は滞りがちだった新陳代謝を助けるのにもよさそうですね。春が旬の山菜を美味しくいただきたいものです。

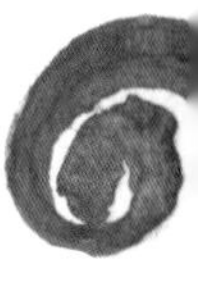

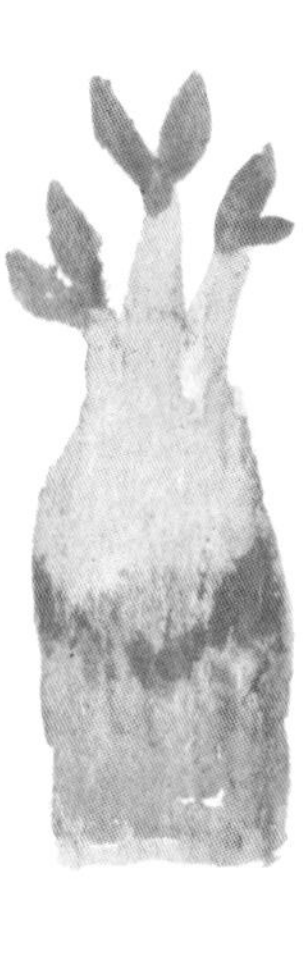

4/17

やせて体が弱い人も実症?

漢方でいう**実証**と**虚証**とは、体が丈夫とか弱いとか、痩せているとか太っているとかの判断でなく、余分か不足かで判断します。

実症とは体の中に余分なものがある状態、虚証とは必要なものが不足している状態をいいます。気滞、瘀血《おけつ》、水毒は実症なので取り除く方法を、気虚、血虚、陰虚、陽虚などは虚証なので補充する方法を選択します。

漢方では、「気滞」という状態は、気の流れが詰まっている実症と考えます。いかにも弱々しい人でも、筋肉質でがっちり元気な人でも、気の巡りが悪くてイライラしていたら、その症状は実症と捉えて、体から余分なものを取り去る方法を用います。

気は体の色々な場所で滞りやすいです。お腹のあたりで渋滞が起ればお腹が張ったりガスが溜まったり、胃のあたりで起ればゲップが出ます。

胸のあたりで起これば胸が張ってイライラしたり溜め息をつきたくなったりします。

女性では月経の前に胸やお腹が張って痛んで、生理が始まると楽になるようなことがよく起こります。

改善するためには余分に滞っている気を巡らせて詰まりを解消する方法を考えます。

＊　＊　＊

気滞の方のイライラは、原因となる気の滞りを巡らせて解消する方法を選びます。

実症である気滞は、オナラやゲップが出たらスッキリしたり、カラオケで大きな声で歌ったり、お茶碗を割ったり、泣いて涙をいっぱい出したりすると楽になります。その他、スポーツやお風呂で汗を流すなど……昔からのストレス解消の方法ですよね。

ただし、お酒を飲んでストレス解消をする方法はお勧めできません。

滞った気を巡らせる方法

4/18

一時的に気が休まる効果はありますが、逆に肝臓に負担を与えてしまいます。嫌なことを忘れるほど飲んだ時の翌日はどうでしょうか？　二日酔いで苦しむだけでストレス解消にはなっていないのが現実です。

東洋医学には呼吸法や気功、太極拳、ヨガ、座禅、瞑想など、気の流れを調節する方法が研究されてきました。

漢方では、気の流れをスムーズにしてつまりを解消する効果があるものを「**行気薬**」や「**理気薬**」といいますが、逆上して頭部に滞ってしまった気を下す効果があるものを「**降気薬**」と言ったりすることもあります。

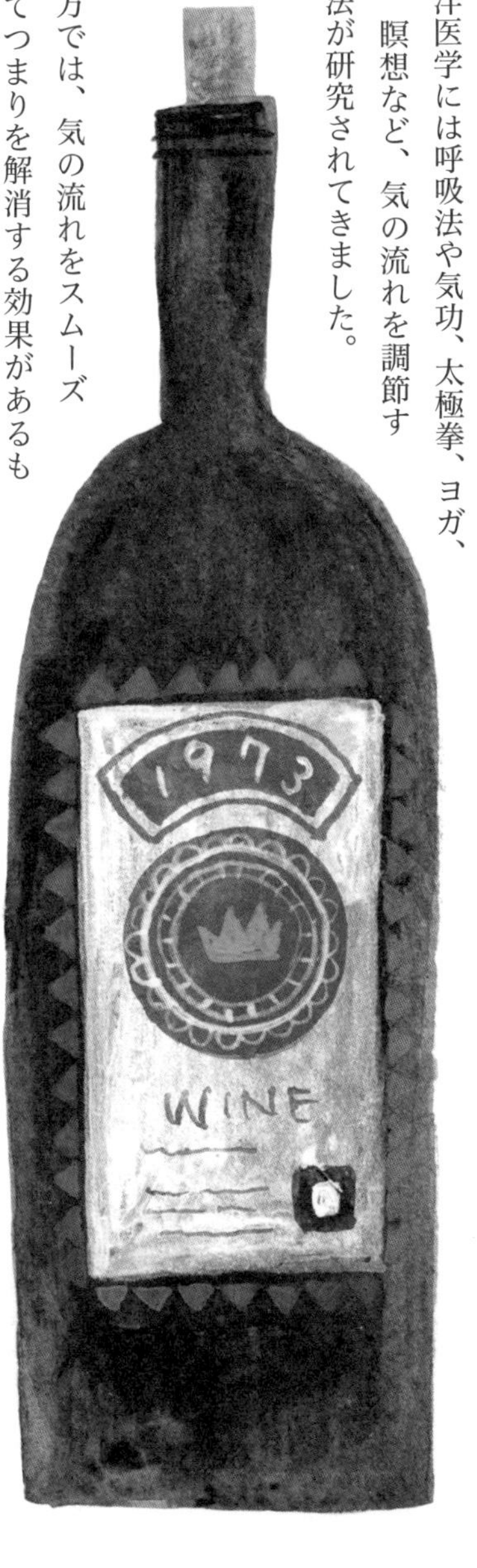

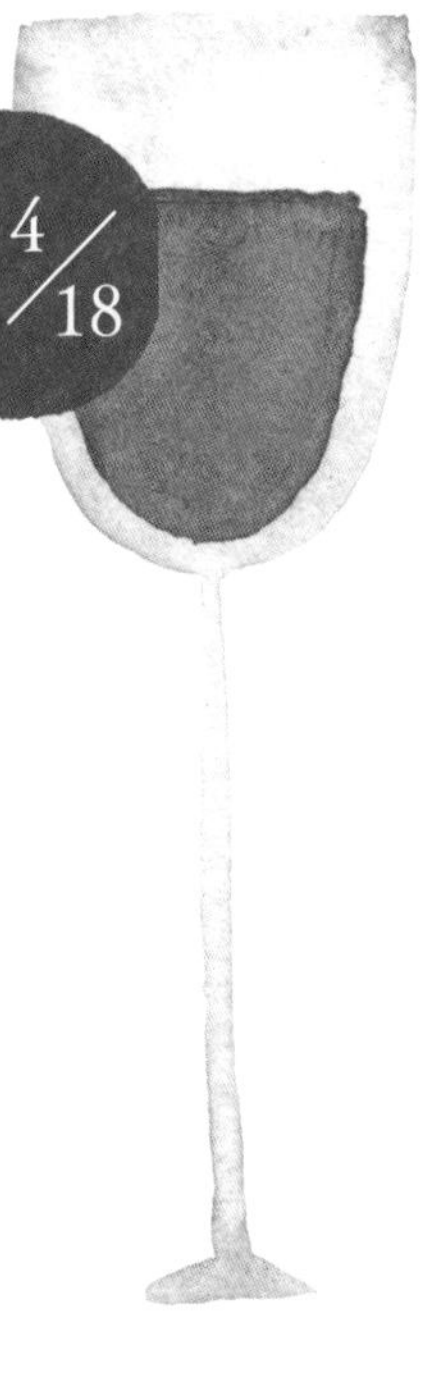

一方、精神が不安定で気虚や血虚の人は、栄養をとって休養し、気や血を補充する方法、安神薬、補気薬、補血薬などを使います。

向精神薬に頼らなくても体を調整できるものがたくさんあるのは漢方の良いところですね。

気《き》滞《たい》はエスカレートしやすい

同僚の大きな声が気になる……
先輩の親切がうっとうしい……
奥さんの掃除が手抜きで、埃が気になる……

いつもなら受け流していた些細なことが、この季節にはなぜか気にさわるという方がいます。

怒りの感情は、春の樹々がどんどん枝葉を伸ばしていくように、上昇しやすいです。いわゆる「**頭に来る**」という状態です。

怒りだすと、だんだんエスカレートして、もっと怒りたくなってしまうような経験はありませんか？

気が次々に頭に上昇してくるのが原因でしょう。

あおり運転が社会問題になっていますが、追い抜かれたとか警告音を鳴らされたとか、些細な事がきっかけになっていることが多いようです。

春はイライラしやすい方が多いことを覚えておくとよいかもしれません。

少しイライラする時に、グレープフルーツやオレンジのような柑橘類を食べると少し落ち着くとおっしゃる方がいらっしゃいました。

思い当たる方は、普段の料理に香味野菜のちょい足しやハーブなどのお茶を利用してみると良いでしょう。

プラス思考の方のダイエット

ストレスがあると食べてしまうという方がいます。

過食も自律神経が関係するといわれています。

その理由は食べることで満腹になるとリラックス感が得られるからです。

胃腸の消化吸収作用は副交感神経の受け持ちなので、満腹感によって脳はリラックスホルモンが働くのです。

ストレスで交感神経が優位になると、副交感神経を働かせるためにやけ食いをするようになり、一時的にリラックス感が得られるので、また食べるという悪循環が生まれます。

やけ食いすればリラックス感が得られますが、その先には必ず罪悪感が伴うでしょう。

ダイエットのご相談では、食欲を我慢できる方とできない方がいます。

ストレスタイプの方はどちらかというとプラス思考で、プラスの努力はできるのですが、逆に食べ物を減らすというマイナスの努力が苦手な方が多いと感じています。

我慢できない時はカロリーの少ない、満腹感の得られるお菓子や食品が市販されているので利用すると良いでしょう。

このタイプの方は、運動でカロリーを消費するダイエット法が良いと思います。

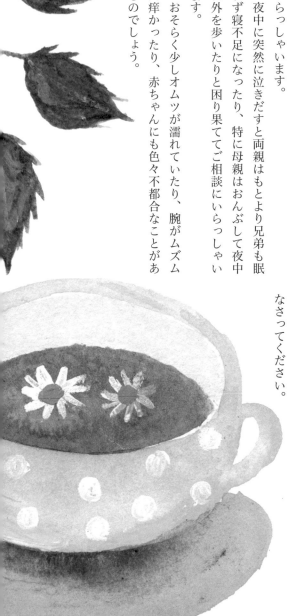

母《ぼ》子《し》同《どう》服《ふく》という漢方薬

4/21

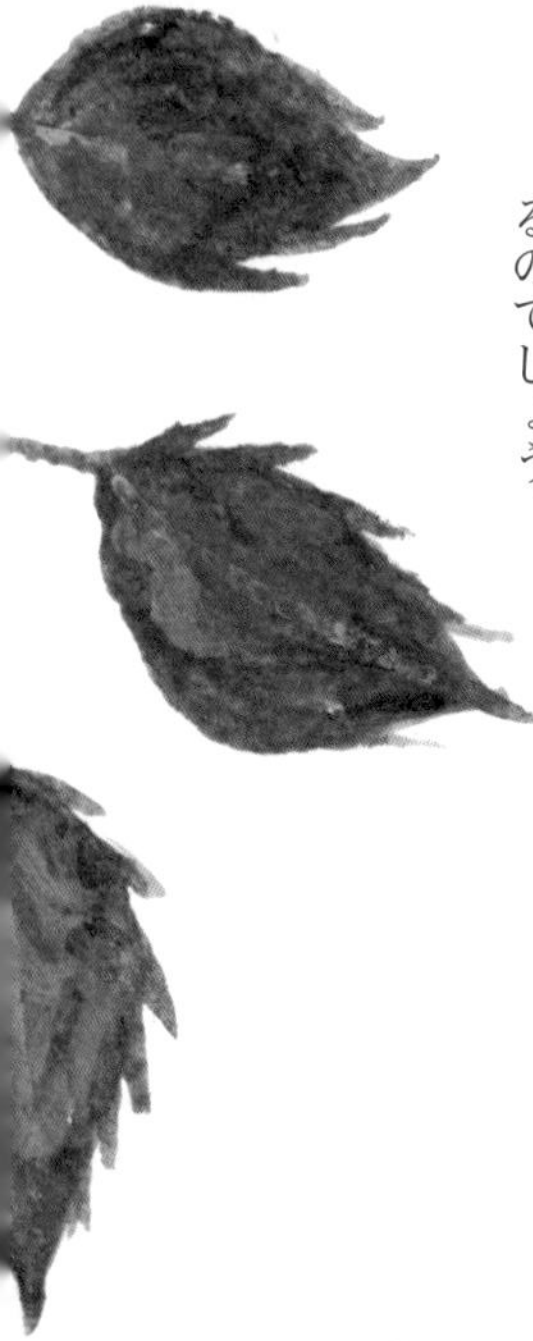

昔から夜にむずかって夜泣きが止まらない泣き虫な子を、おばあちゃんたちが「疳の虫がいる」と言ったものです。

夜泣きに苦労されている母親は今の時代でも多くいらっしゃいます。

夜中に突然に泣きだすと両親はもとより兄弟も眠れず寝不足になったり、特に母親はおんぶして夜中に外を歩いたりと困り果ててご相談にいらっしゃいます。

おそらく少しオムツが濡れていたり、腕がムズムズ痒かったり、赤ちゃんにも色々不都合なことがあるのでしょう。

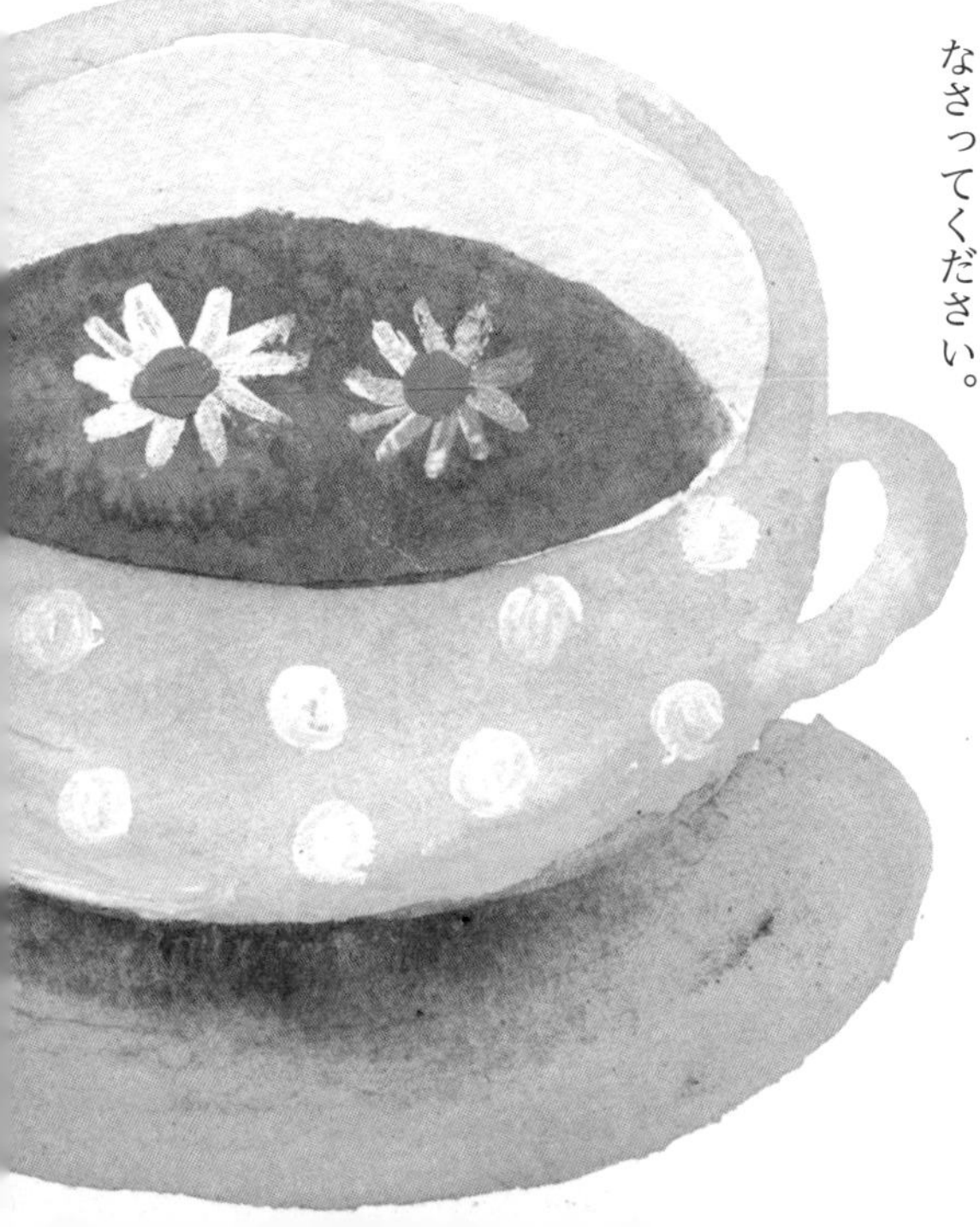

そんな時にお勧めする漢方薬には、「**母《ぼ》子《し》同《どう》服《ふく》**」といってお子様とお母様でご一緒に服用していただくものがあります。夜泣きでお困りのお母様は参考になさってください。

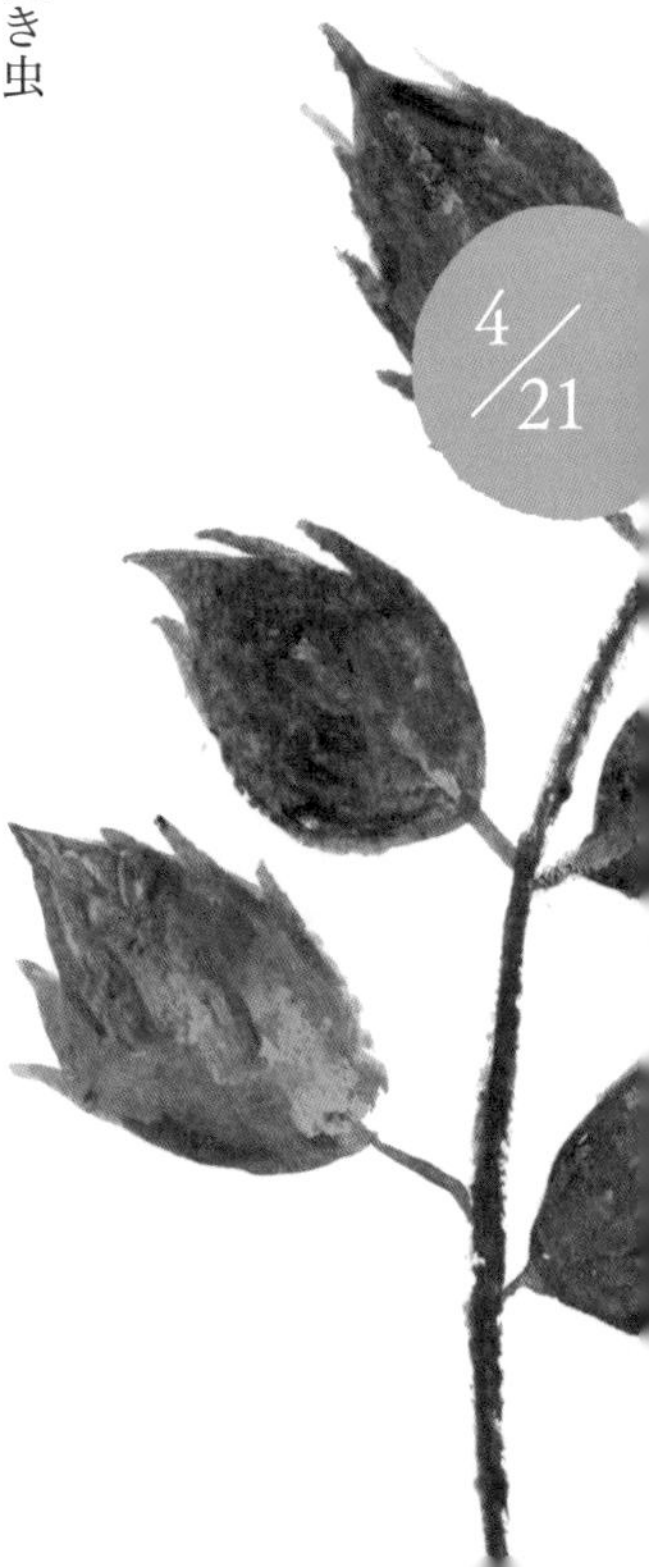

4/22

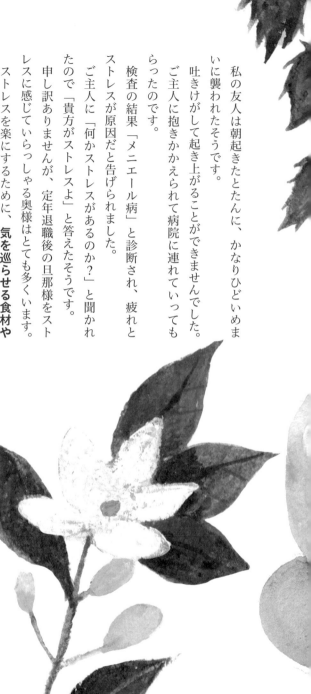

ストレスの原因はパートナー?

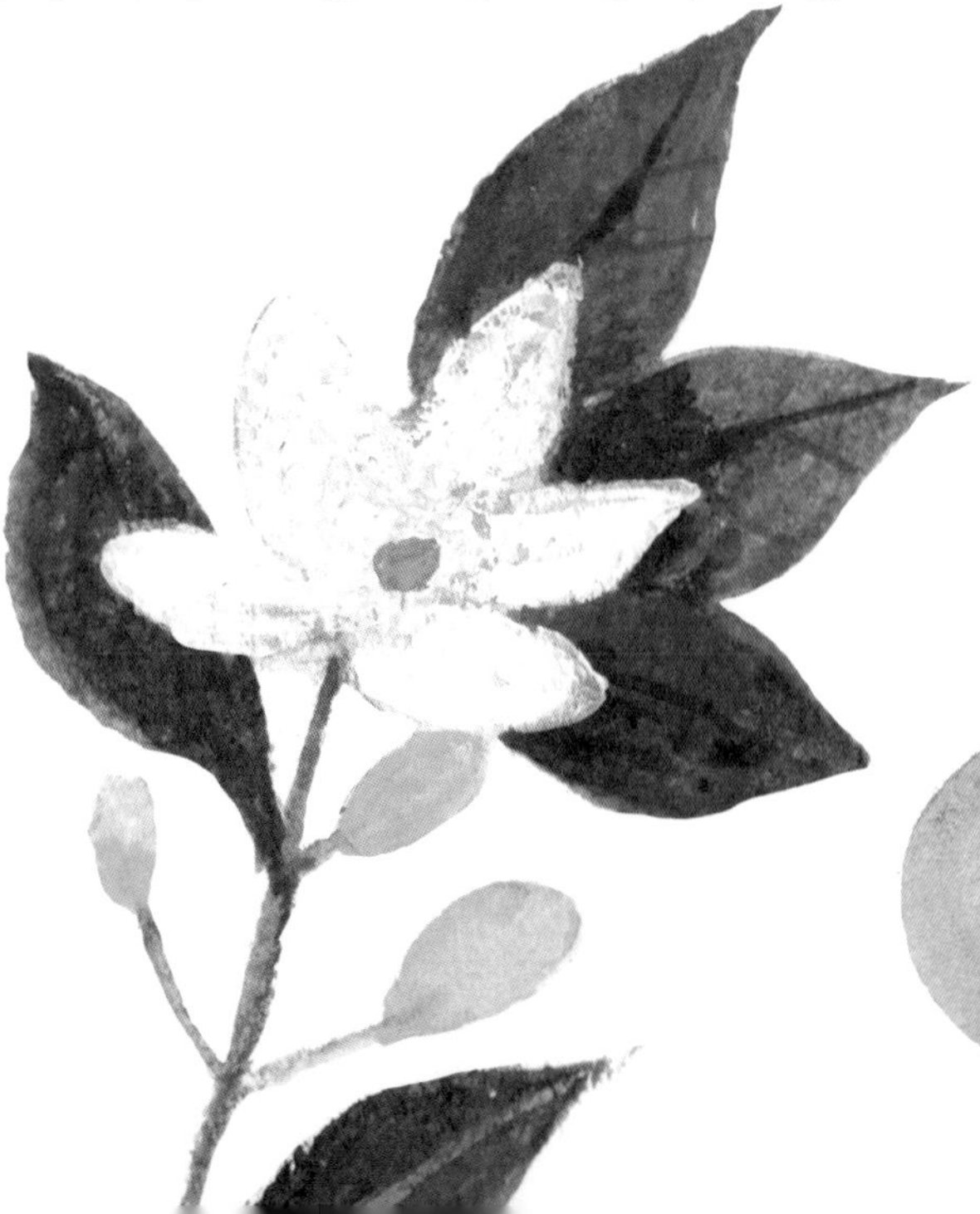

私の友人は朝起きたとたんに、かなりひどいめまいに襲われたそうです。

吐きけがして起き上がることができませんでした。

ご主人に抱きかかえられて病院に連れていってもらったのです。

検査の結果「メニエール病」と診断され、疲れとストレスが原因だと告げられました。

ご主人に「何かストレスがあるのか?」と聞かれたので「貴方がストレスよ」と答えたそうです。

申し訳ありませんが、定年退職後の旦那様をストレスに感じていらっしゃる奥様はとても多くいます。

ストレスを楽にするために、**気を巡らせる食材やハーブをちょい足ししたりして滞った気を巡らせる**工夫などを試してみるのも一法かもしれませんね。

メニエール病の方は水毒の傾向がある場合も多いのでその対策も必要です。(☞7月6日)

喉が苦しい、咳払いが出る

4/23

ネクタイやピッタリしたワイシャツを嫌う男性の方が多くいます。せっかくスマートな体形なのに、いつもゆるゆるのシャツを着ています。喉が詰まったり胸やわき腹が苦しいと感じるそうです。

そんな方に質問をすると、「気滞」の症状にチェックがたくさん付きます。

喉の中に何か詰まって苦しいという症状は、漢方では「**梅核気**《ばいかくき》」といって、気滞が原因で梅干しが喉に詰まったような症状があることをいいます。

色々な検査をしても原因がわからない方に**半夏厚朴湯**《はんげこうぼくとう》という漢方薬をお勧めすると、「効きました!!」といって喜んでいただくことが多いです。

また電話に出たり、緊張したりするとエヘンと咳払いが出てしまう方がいます。

梅核気もエヘン虫も実症といって、体に余分な気が滞っている状態です。

普段から、滞った気を巡らせる方法、例えばスポーツで汗を流す、カラオケで歌う、おしゃべりするなど生活の工夫をしてください。

薬膳には香りの良い柑橘類、香味野菜などのちょい足しをお勧めします。

ちなみに半夏厚朴湯の中には、紫蘇《しそ》と生姜《しょうが》が配合されています。

血虚の症状

肝に貯蔵されている血が不足してくると、血虚の症状が現れてきます。

血虚の症状はいくつか特徴的なものがあります。

□目の前が暗くなるようなふらつきがある
□視力減退や目の乾燥感がある
□足の引きつりや痙攣がでやすい、手足がしびれる
□不眠、不安感がある
□爪がもろく、つやがない、変形する
□抜け毛、切れ毛
□月経が遅れる、経血量が少ない
□舌の色の赤みが薄い

しかし、望診といって、質問をしなくてもお顔の色などでだいたいわかることもあります。

□顔色が白〜黄色っぽい
□皮膚が乾燥して粉をふいたり、ザラザラ
□年の割にしわが多い
□唇が荒れて、淡色
□皮膚につやがない
□髪につやがなく、パサパサ

失礼ながら、私は電車の中などで前に座っている方をたまに観察させていただいています。

見た目が若い人

4/25

40代くらいになると、30代に見えるス人や50代に見えてしまう人など見た目に差が出てくるものです。

漢方では血が全身を栄養し、心と体の健康を保っていると考えます。女性は、月経や妊娠、出産、授乳などで多くの血液を消耗します。そのツケは40~50代以降にやってきます。**血の不足**は、乾燥肌、小じわが増える、髪のつやがなくなる、爪が弱くてマニキュアが塗れないなどの不調に繋がります。

一方、最近は、60代や70代でもお肌にツヤがあり、小じわが少ない方をよく見かけます。一時代前の写真を見ると、60代や70代の方達は今と比べるとかなり老けていたことがわかります。食生活が豊かになったことを改めて感じます。

私は少し手遅れですが、これ以上シワやシミが増えないように、血虚対策の食材を使うなど毎日の食事に気をつけています。

＊　＊　＊

私は若い頃、好き嫌いが多くワガママな食生活が原因で、慢性膀胱炎、生理不順、冷え症、かなりひどい便秘などたくさんの不調を抱えていました。

今反省してみれば、かなり重症な**血虚**だったのです。振り返ってみると、性格的にかなり消極的でマイナス思考であったことを思い出します。

せっかくチャンスがあったのに失敗を恐れてチャレンジできず、ああすれば良かったこうすれば良かったと、今思い返すと後悔することがたくさんあります。血虚、また**気虚**の方は往々にしてマイナス思考になることが多いように思います。

現在は性格的にプラス思考になり、批判を恐れずに、このような本を出版しようなどと大それたことを実行してしまいました。

考えが変われば行動が変わるとよく言われます。**疲れて元気がない方やマイナス思考の方などは、食事を改善すると、生き方や考え方が変わるかもしれません。**

血虚・気虚はマイナス思考になりがち

4/26

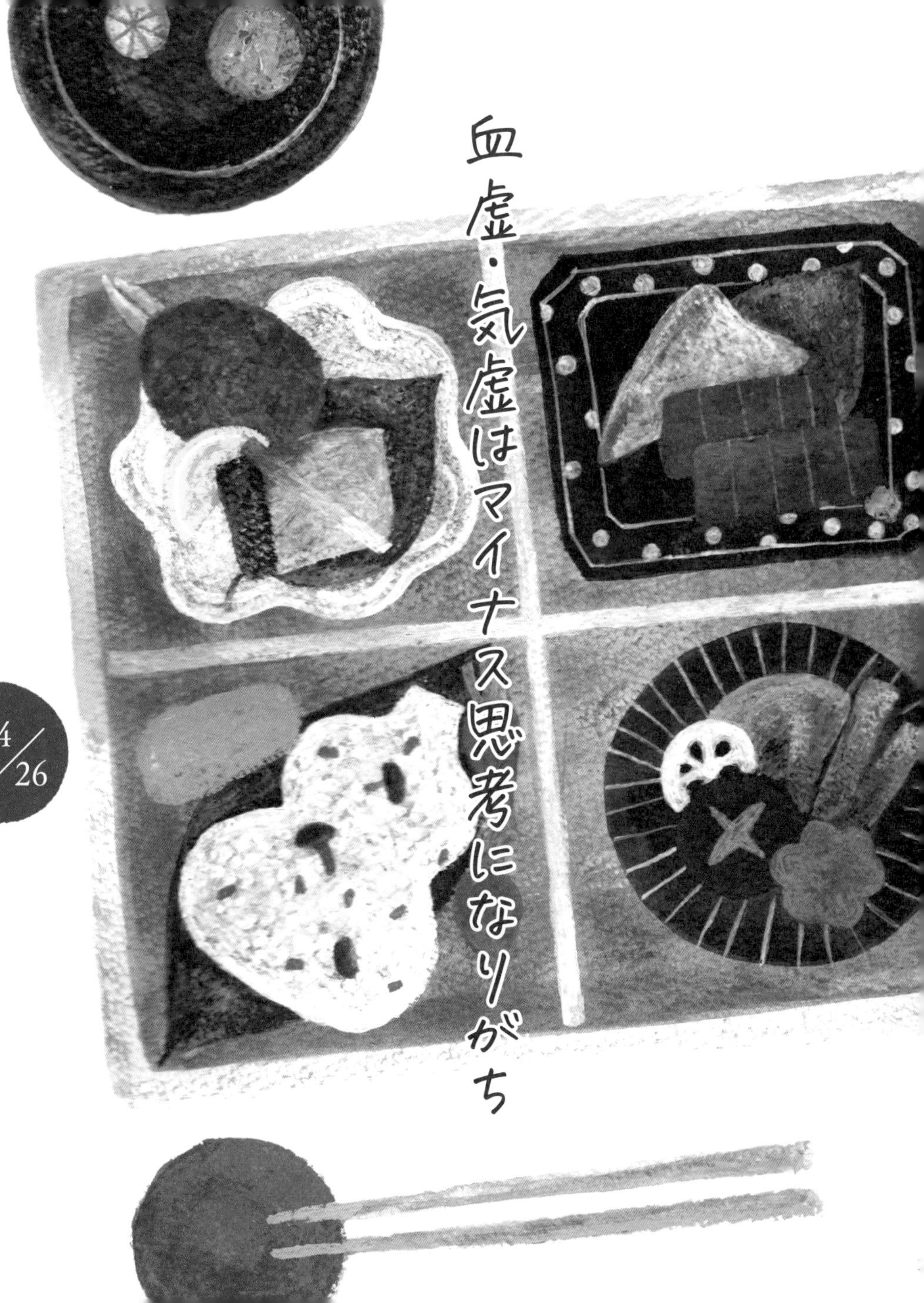

4/27

高い化粧品よりゴールデンタイムの睡眠

肝は血液の貯蔵庫です。

肝は血液を貯蔵して体全体の血液の量を調節するという働きがあります。

23時～1時頃は陰が最も多い時間帯です。この時間帯に眠りにつくことが必要です。

また、深夜1時から3時までの丑の刻は肝の働きが盛んになる時間帯です。

昼間は全身を巡っていた血液はこの時間に肝に戻り、きれいな血液に生まれ変わります。

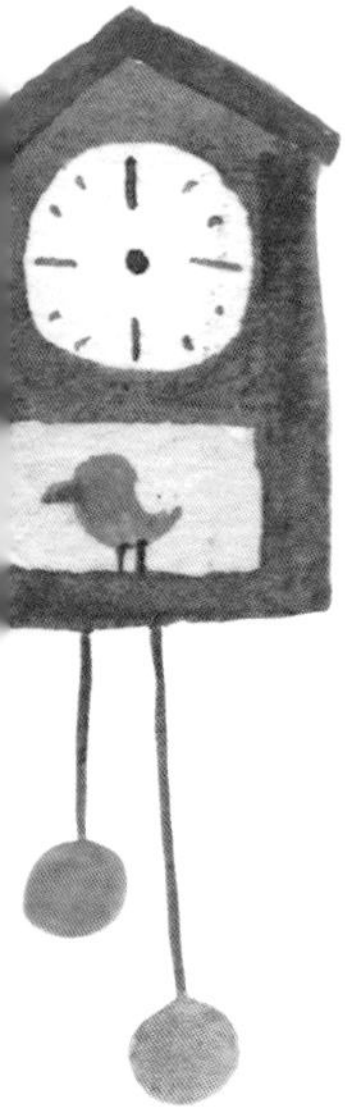

きれいな血液が循環すると睡眠中の疲労回復が進み、目覚めが良い朝を迎えることができます。

この時刻の睡眠は、お肌にツヤが出て髪が増えるといわれ、美容界では丑の刻を「**お肌のゴールデンタイム**」と呼んでいるそうです。

高額な化粧品より効果的かもしれませんよ。

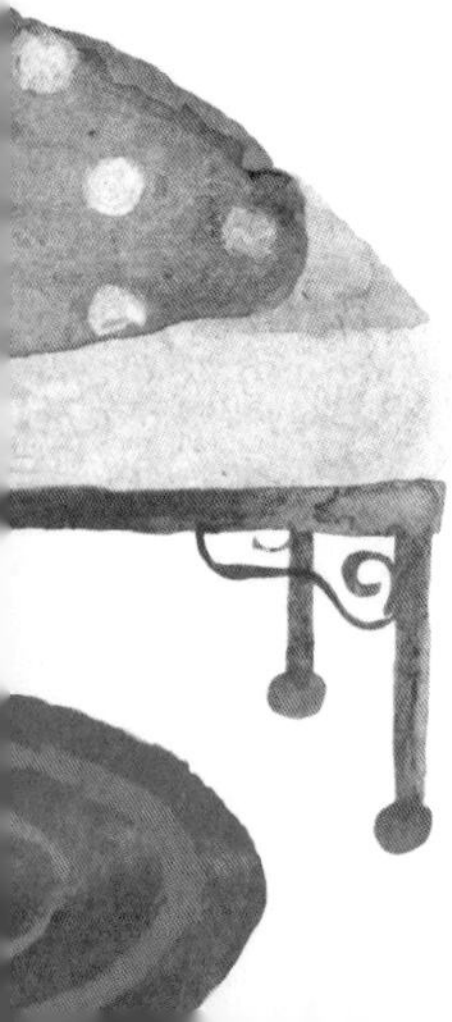

郵　便　は　が　き

料金受取人払郵便

豊島局承認

4482

差出有効期間
2025年10月
31日まで

●上記期限まで
切手不要です。

170-8790

333

東京都豊島区高田3-10-11

自由国民社

愛読者カード　係 行

住所	〒□□□-□□□□　都道府県　市郡(区) アパート・マンション等、名称・部屋番号もお書きください。			
氏名	フリガナ	電話	市外局番　市内局番（　）番号	
		年齢	歳	
E-mail				

どちらでお求めいただけましたか？

書店名（

インターネット　1. アマゾン　2. 楽天　3. bookfan
4. 自由国民社ホームページから
5. その他（

ご記入いただいたご住所等の個人情報は、自由国民社からの各種ご案内・連絡・お知らせにのみ利用いたします。いかなる第三者に個人情報を提供することはございません。

『心も体ももっと、ととのう 薬膳の食卓365日』を
ご購読いただき、誠にありがとうございました。
下記のアンケートにお答えいただければ幸いです。

●本書を、どのようにしてお知りになりましたか。
□新聞広告で（紙名：　　　　　　　　　　　新聞）
□書店で実物を見て（書店名：　　　　　　　　　　　　　）
□インターネットで（サイト名：　　　　　　　　　　　　　）
□人にすすめられて　□その他（　　　　　　　　　　　　　）

●本書のご感想をお聞かせください。
※お客様のコメントを新聞広告等でご紹介してもよろしいですか？
（お名前は掲載いたしません）　□はい　□いいえ

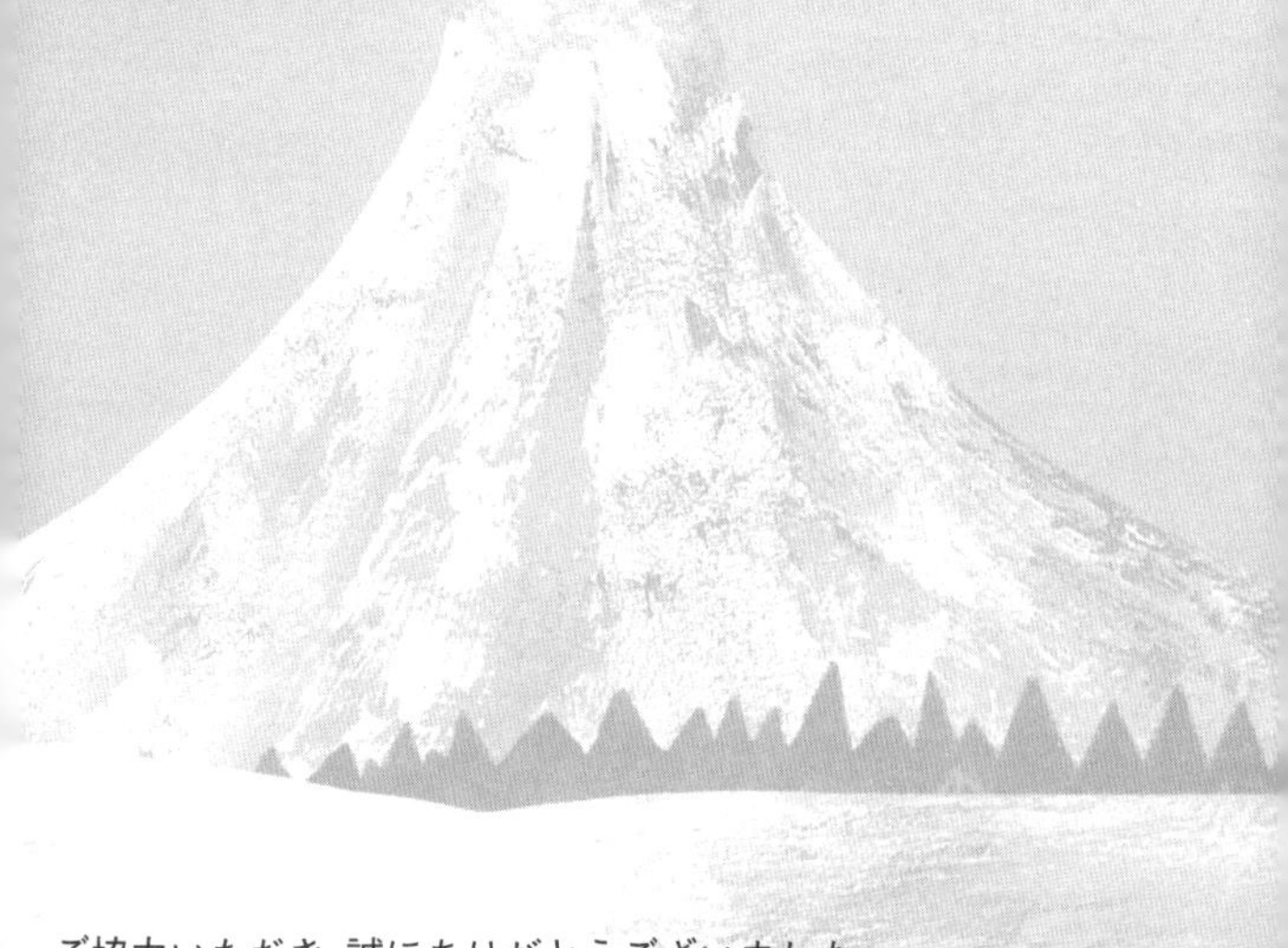

ご協力いただき、誠にありがとうございました。
お客様の個人情報ならびにご意見・ご感想を、
許可なく編集・営業資料以外に使用することはございません。

寝不足は目、爪、筋にくる

4/28

人間には9つの穴があるということは前述しました。（☞1月16日）

肝は**目**と関連しますので、肝の不調は目に現れます。肝に貯蔵されている血液が少なくなってしまうと、かすみ目や疲れ目、ドライアイなどを起こします。

また、肝は**筋**や**爪**と関連しています。そこで、肝に貯蔵している血液が不足してしまうと筋や爪に血液が届かなくなってしまい、筋のひきつりや萎え、震え、しびれ、爪がもろくなるなどが現れます。

このような血虚の症状を自覚したら、肉や魚などのたんぱく質をとるようにして、そこにほうれん草、金針菜、黒豆、黒ゴマ、ナツメなどをちょい足ししてみてください。（血虚にお勧めの食材は☞5月4日）

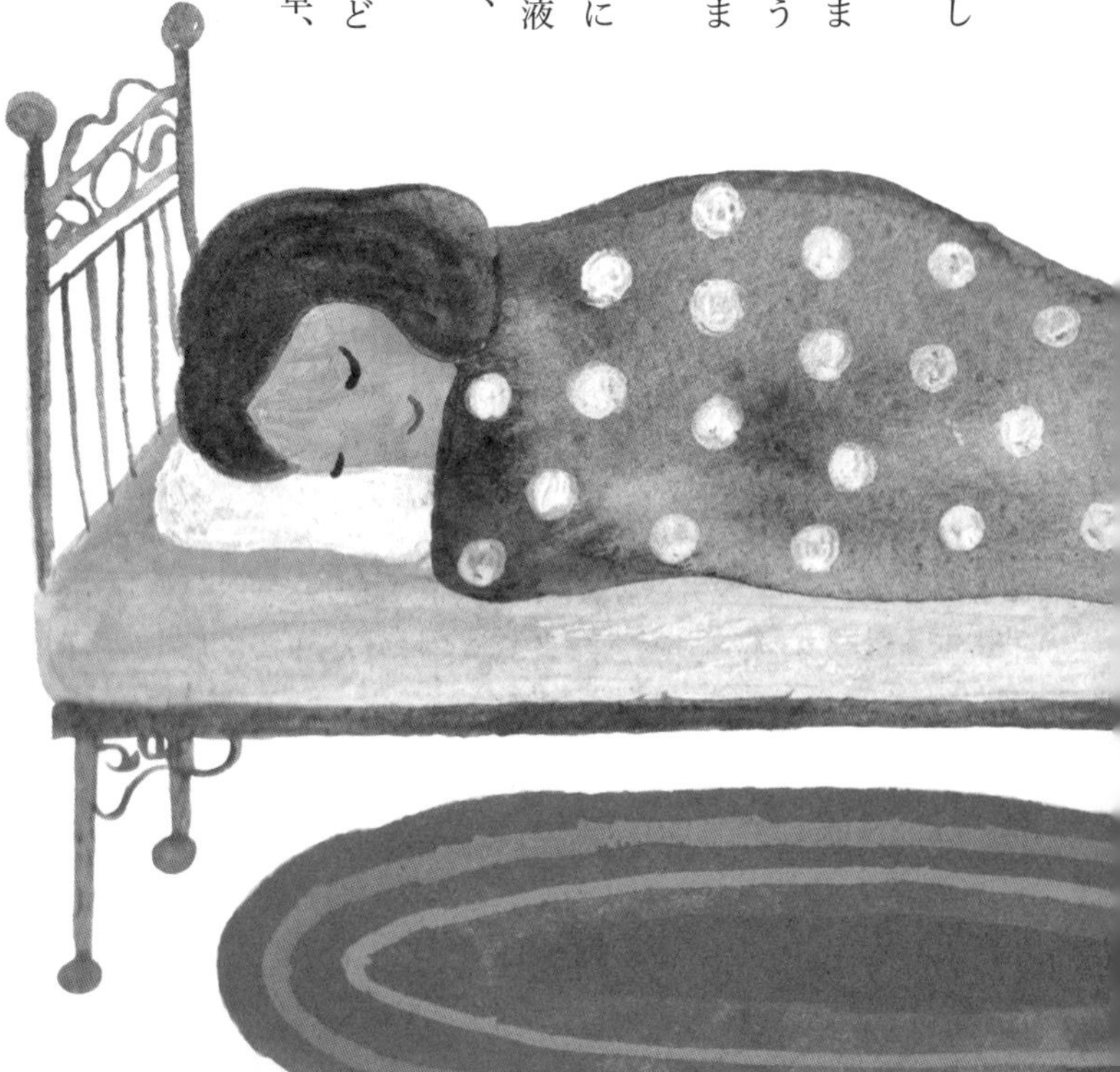

血虚と貧血は異なる

「貴方は血が足りていない（血虚）ですね」と言うと、たいていの方は「私は貧血ではありません」とお答えになりますが、西洋医学でいう貧血と漢方でいう血虚とは少し違うところがあります。

貧血は血液中の赤血球やそれに含まれるヘモグロビンが少なくなることです。

貧血が続くと体中に酸素が十分届かなくなり様々な体調不良が起こります。

これに対して漢方で考える血が足りない血虚の状態とは、西洋医学でいう貧血も含みますが、体を滋養できる血の量が足りておらず臓器や組織に栄養分が十分に届けられていない場合も含まれるのです。

例えば強いショックで脳貧血を起こす、生理の後で調子が悪くなる、怪我で出血した後で頭がフラフラするのも血虚の症状の一つです。

病院では貧血は主にヘモグロビンなどの量を測定して調べますが、髪の毛がパサパサするとか目がかすむなどの血虚の症状は検査の数値にでてきません。

しかし、貧血タイプの方に血虚の症状が起こりやすいのも事実です。

＊　＊　＊

検査で貧血と指摘されない方でも血虚の症状が出る場合があります。

例えば、手術の後や、出血を伴う怪我、激しい運動の後などです。また女性では生理の後や出産後に調子が悪くなる方です。

漢方ではその症状を「血《けつ》」に問題があると考えます。つまり、臓器や組織などの体のパーツに運ばれる血液量が少なくなっているために起こっているのです。

体内にはフェリチンという鉄結合性たんぱく質が

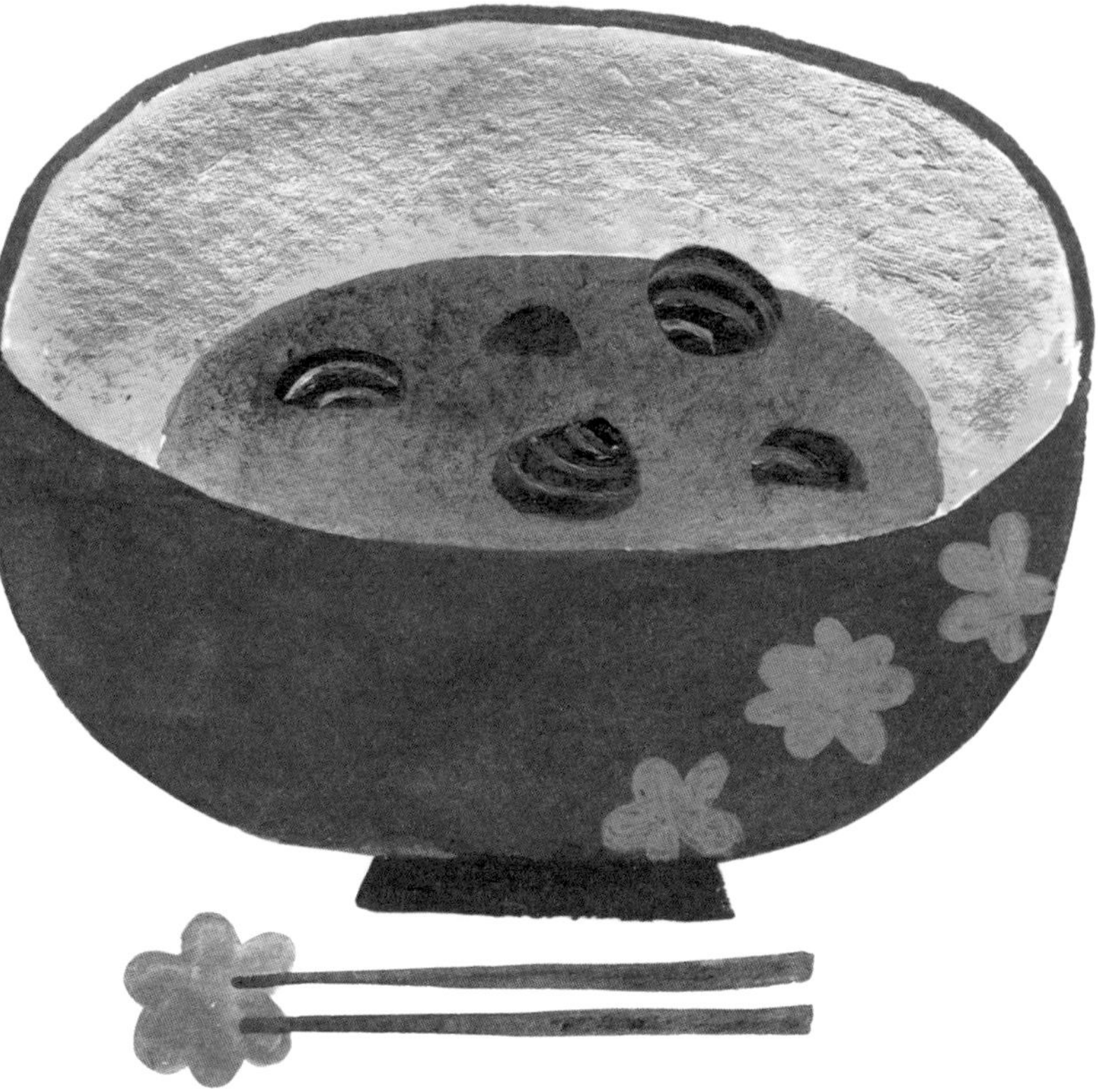

4/30

隠れ貧血

あります。鉄はまずヘモグロビンに使用されて、余った鉄がフェリチンに包まれて保存されています。

フェリチンは鉄と結合することによって、鉄を保存し、必要な時に鉄を放出してくれます。フェリチンが十分に存在すれば、生理の後で血液量が不足しても、血の不足にはなりにくいです。

貧血を検査する項目はヘモグロビンの基準値で判断されることが多いので、フエリチン不足はなかなか見つけられません。

漢方では貧血と診断されないフェリチン不足の「**隠れ貧血**」の方も、自覚症状があれば血虚と考えます。**血液検査ではヘモグロビンだけでなく、フェリチンという項目も参考にされると良いでしょう。**

肉食の勧め

5/1

私は貧血の方に鉄を効率良く摂取する食べ物として**肉類**や**魚類**をお勧めしています。

鉄は赤血球中のヘモグロビンの材料になるミネラルで、不足すると貧血を起こします。

鉄には動物性食品に含まれるヘム鉄と植物性食品に含まれる非ヘム鉄がありますが、ヘム鉄の方が体内への吸収が良いといわれています。

食べすぎると太るからという理由で肉を敬遠する方もいますが、それは肉に付いてくる脂身が問題になるからでしょう。

脂身をカットする調理法や脂身の少ない部分の肉を使いましょう。

肉を食べると胃がもたれるという胃腸の弱い方は、少量ずつ回数を多く食べたり良く煮込んだスープにして食べたりするなど工夫すると良いでしょう。

もちろん肉類と同様に魚もお勧めです。

魚ならドロドロ血を予防するＤＨＡやＥＰＡも合わせて摂取できます。

薬膳では**肉や魚は「血肉有情《けつにくゆうじょう》」といって補う効果が高い食材**とされています。

胃腸の弱い方には脂身の少ない肉として鶏肉をお勧めしています。

鶏肉には体を温めて胃腸の働きを良くする効能があります。

さらに、コレステロールも低めで必須アミノ酸も豊富、しかも値段も安いです。

＊　＊　＊

少し古いデータになりますが、２０１７年のぐるなび総研は「今年の一皿」に鶏の胸肉料理を選びました。

渡り鳥の翼のつけ根や、回遊魚の尾の付け根などにはイミダペプチドという抗酸化作用や、疲労回復に効果のあるたんぱく質がたくさん含まれているといわれています。

高たんぱく、低脂肪がポイントで、鶏の胸肉は２００ｇで、２２０㎉程度に収ま

鶏の胸肉の効能

り、しかもたんぱく質は約45gもまかなえると説明されていました。

鶏の胸肉はもも肉などと比べると硬くてパサパサした味なので、肉好きの人に出す時には下ごしらえが必要です。塩麹、ヨーグルト、砂糖、マヨネーズなどに浸け込む方法やフライン液（水100cc、塩5g、砂糖5g）という液に浸け込む方法もレシピにありました。

コンビニなどのサラダチキンは良い、良くない色々意見があるようですが、自分で作ることもできます。

・鶏胸肉に塩と砂糖をザラザラするくらいもみ込み、チャック付きのポリ袋に入れてしっかり空気を抜いておく
・炊飯器に入れて熱湯をかぶるくらいに入れる（浮いてくるようなら皿などで重しをする）
・保温にスイッチを入れ1時間放置する

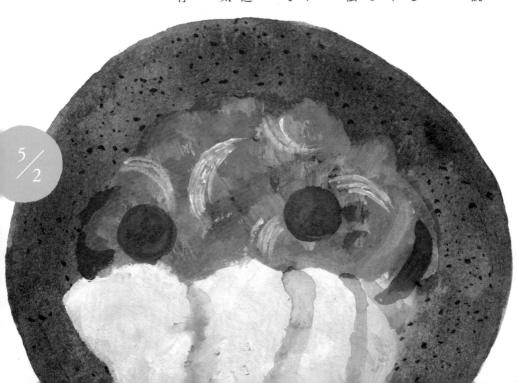

5/2

肝臓が疲れたら

中医学には「**以《い》臓《ぞう》補《ほ》臓《ぞう》**」という考え方があります。

これは、ある臓器の働きが悪くなった時は同じ部位の臓器を食べれば効果的という考えです。例えば、血虚で肝の機能が失調している時は豚や牛のレバーを食べればより効果的ということです。

「以臓補臓」の理論から言うと、胃が弱った時はガツ、心が弱った時はハツ、腎が弱った時はマメになりますね。

手軽にコンビニや居酒屋さんで、焼き鳥の**レバーをちょい足し**すれば手間いらずに肝臓の手当てができますよ。

5/3

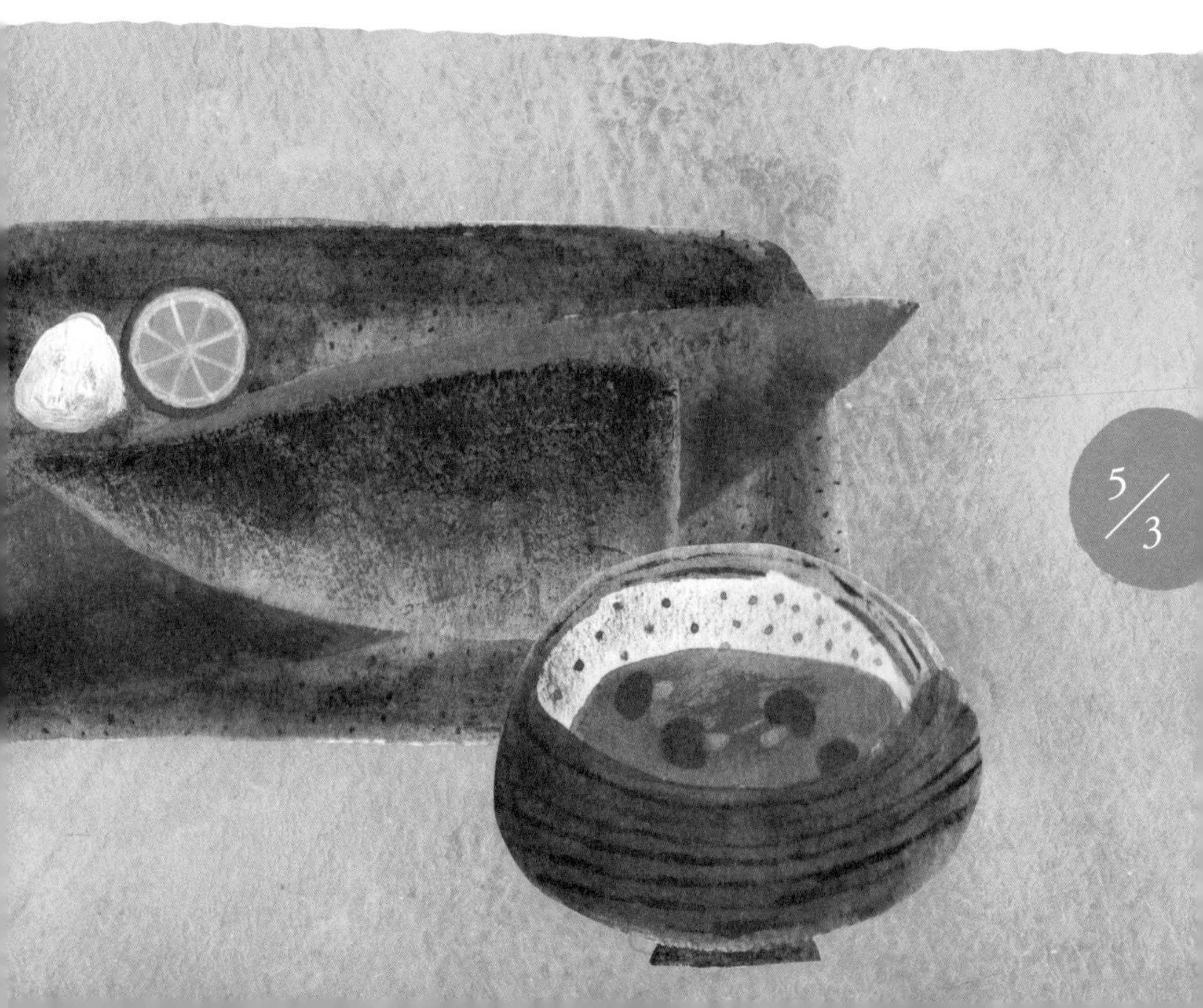

血虚の方にお勧めの食材

5/4

各組織や器官を滋養する養血類の食材

たんぱく質として豚レバー（温）、牛肉（平）、イカ（平）、タコ（寒）、赤貝（温）、カツオ（平）、ウナギ（平）、サケ（温）、ブリ（温）、マグロ（温）など

にんじん（平）、ほうれん草（涼）、金針菜（涼）、小松菜（平）、落花生皮つきで（平）、ぶどう（平）、黒豆（平）、プルーン（平）、竜眼（温）、ナツメ（温）など

臓腑への栄養となる血液の不足は、長い間には色々な不調が出やすいので、日頃からのちょい足しが必要です。

気虚も血虚もある方（気血両虚）の方は気を補う食材である山芋、カボチャ、さつまいもなどもプラスすると効果的です。症状によって組み合わせて利用しましょう。

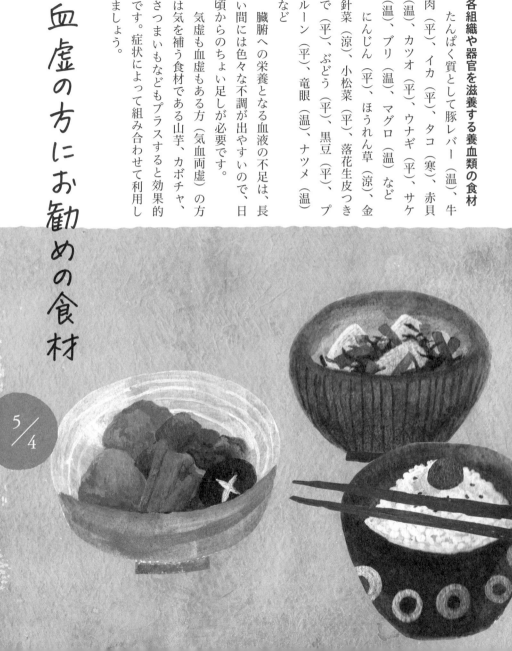

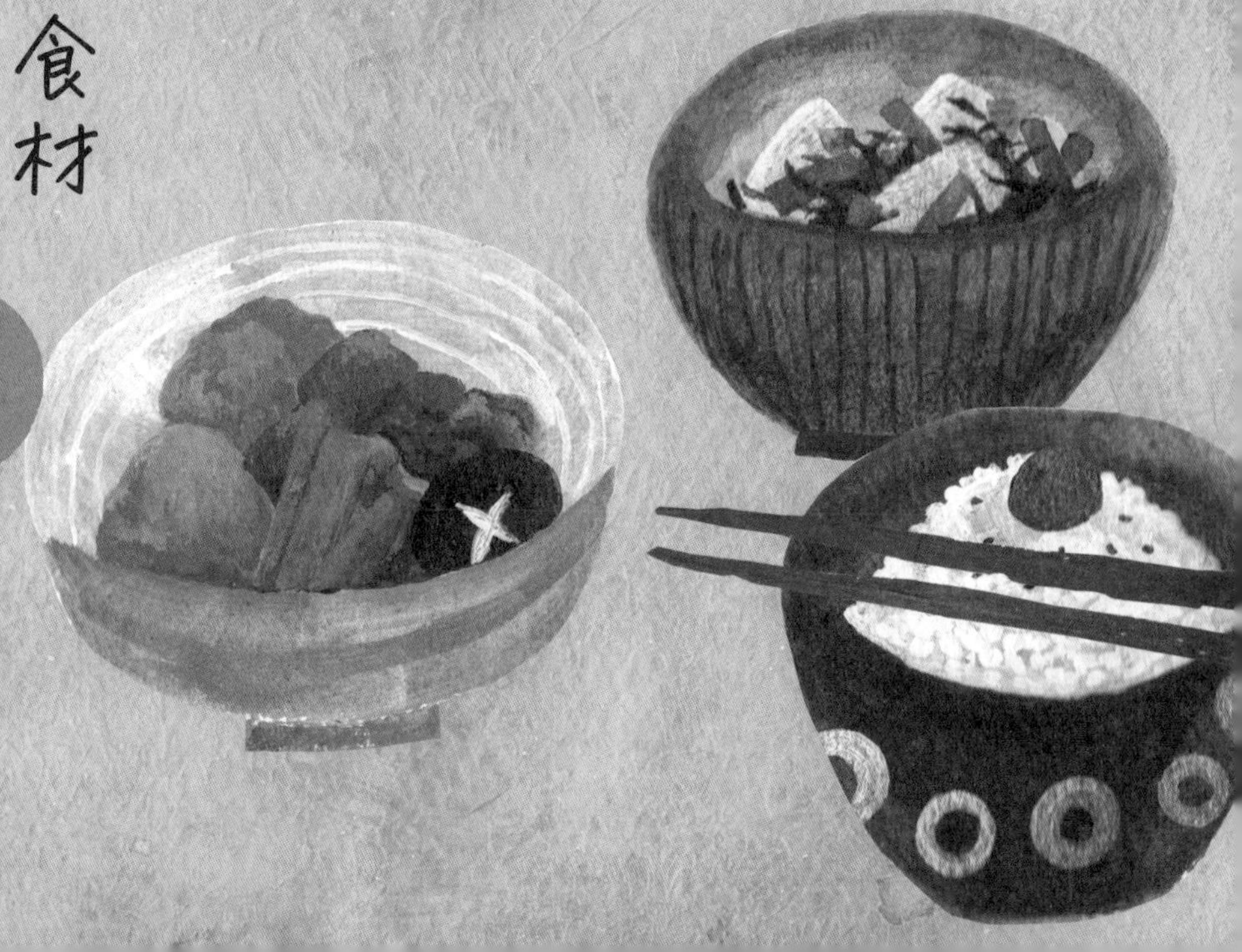

立夏

5月5日〜6日頃

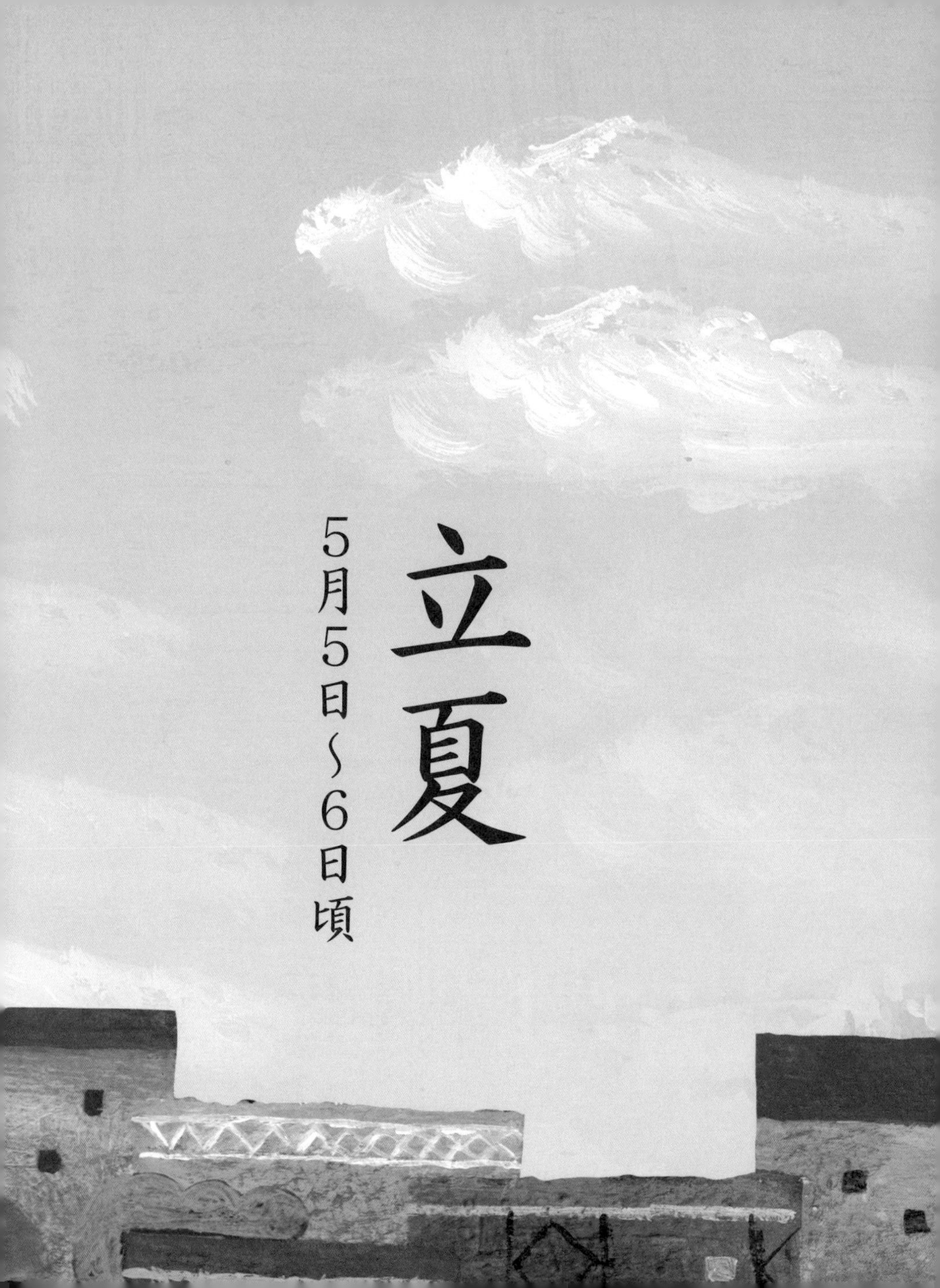

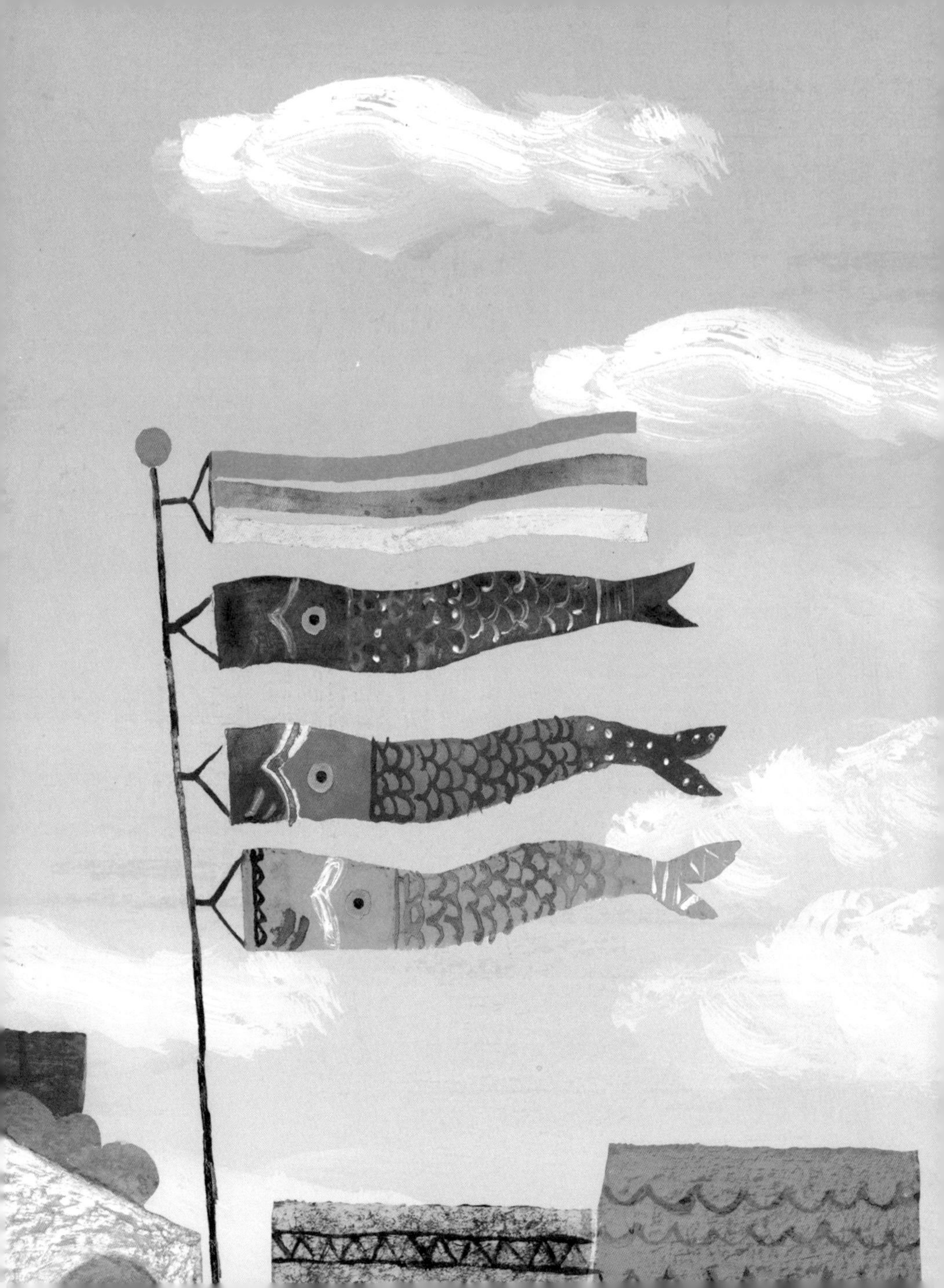

タコの効能

寒、甘・鹹　脾・肝

タコは血と気を補う効能があります。

血や気が不足して疲れやすい人の息切れやめまい、血虚による生理不順や母乳が出ない時に使われています。

イカも血を補う働きがありますが、タコは寒性、イカは平性なので冷え性の方にはイカをお勧めします。

「女子は血をもって本と成す」という言葉があるように、女性の不調は、血の不足（血虚）や血の巡り（瘀血《おけつ》）などが原因で起こることが多いです。

冷え症で下痢しやすい方には生姜など温める食材と一緒に召し上がると良いでしょう。そういえばタコ焼きには紅生姜《しょうが》が入っていますね。

＊　＊　＊

イカは血や潤い（陰）を補う効能があり、血虚による生理不順や閉経、おりものの異常などに使われますが、低カロリー、低脂肪、高たんぱく質で女性の味方のような食材です。

5/6

イカの効能

平、鹹　肝・腎

スルメの材料になるスルメイカ、お刺身や寿司に使われる柔らかく透明なアオリイカ、頭から酢味噌和えなどにして食べられるホタルイカなどが魚屋さんで手に入りやすいです。

イカは刺身にしても、煮ても、揚げても、バターで焼いても美味しいですよね。

また、イカやタコにはタウリンが豊富に含まれていて、血液中のコレステロールを減らしたり、血圧を正常に保つ効果もあるそうです。

余談ですが、スルメは家の棟上げやおめでたい時に使われますが、縁起を担いで、その時はアタリメという名前に変わります。

5/7

マグロの効能

温、甘　肝・脾

マグロは体を温め、気血を補う効能があります。冷え症や元気のない人、血虚の人にお勧めします。カツオと同じように高たんぱく質で血液をサラサラにする成分ＥＰＡやＤＨＡも含まれているので、動脈硬化、脳梗塞、心筋梗塞、高血圧の予防と改善にお勧めの食材です。

　マグロは日本人が大好きな魚ですが、年々世界でマグロの需要が増加して、高額な魚になってきているのが残念です。

　そこでツナ缶のちょい足しをお勧めします。手軽にたんぱく質をとりたい時はマグロやカツオが原料になっているツナ缶がお勧めです。サバ缶は苦手という方も、ツナ缶なら臭みも少なく、サラダに添えたり、シチューやカレーの材料にも使えます。

　缶詰はたんぱく質を安価で簡単に摂取でき、保存も効くので私はちょい足し薬膳に利用しています。

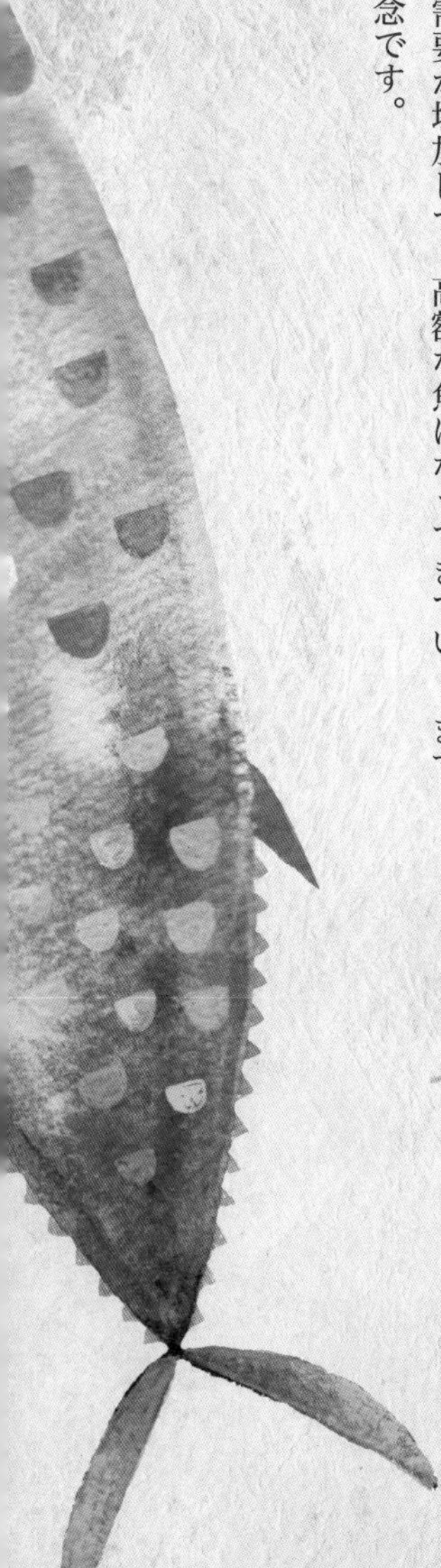

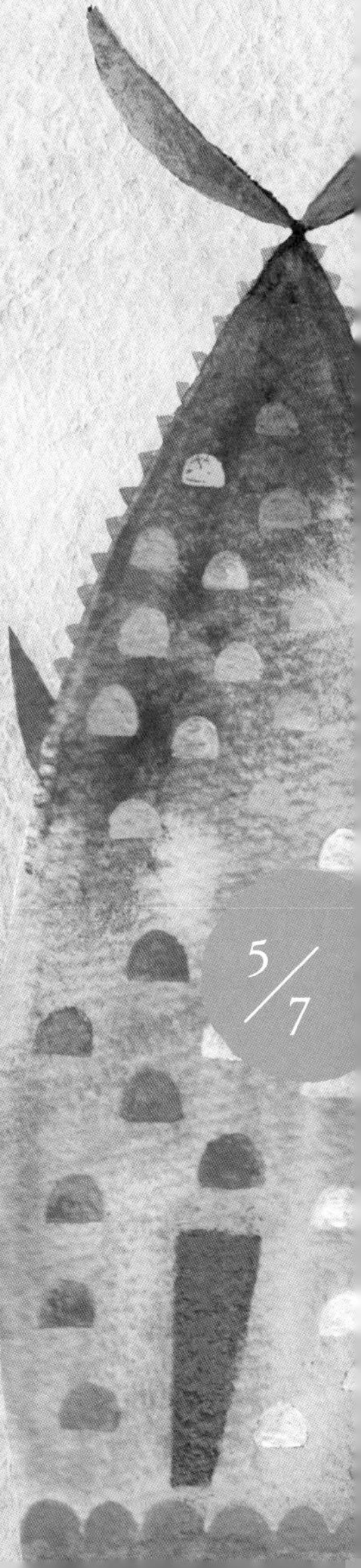

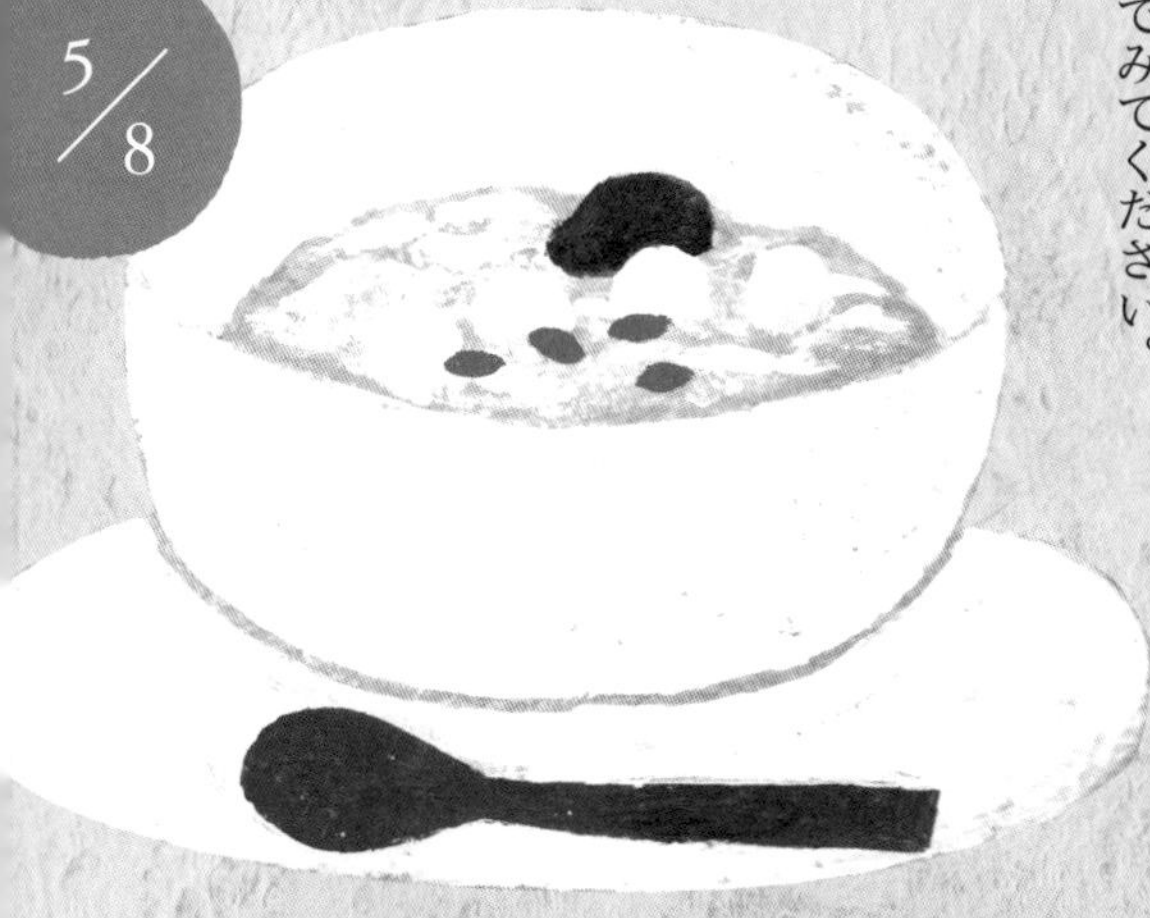

5/8

竜《リュウ》眼《ガン》の効能

温、甘　心・脾

ムクロジ科の**龍眼**《リュウガン》は果肉が生薬として使われ、甘くて美味しいので薬膳にはよく登場します。**心と脾の働きを高めて、血を養う働き、精神を安定させてくれる**働きがあります。

血虚に使われる生薬は胃にもたれるモノが多いのですが、竜眼は胃に優しい生薬です。目の疲れ、肌荒れ、不眠、不安感などに使われています。

私が好きな美味しいお茶をご紹介します。

竜眼とナツメは不眠や不安感に、クコは目の疲れにお勧めします。

・竜眼を一つまみ
・乾燥したナツメ（種をとって食べやすく切る）を一つまみ
・クコの実を一つまみ
・沸騰したお湯を注いで2～3分待つだけ（レンチンでもOK）

飲んだ後は材料を全部食べてください。

乾燥した竜眼は、甘くて美味しいのでそのまま食べてもいつものお料理に加えてみても良いです。

ワインで煮込んだり、はちみつと合わせてデザートにしたり、竜眼がゆにしたりと色々なレシピがありますので楽しんでみてください。

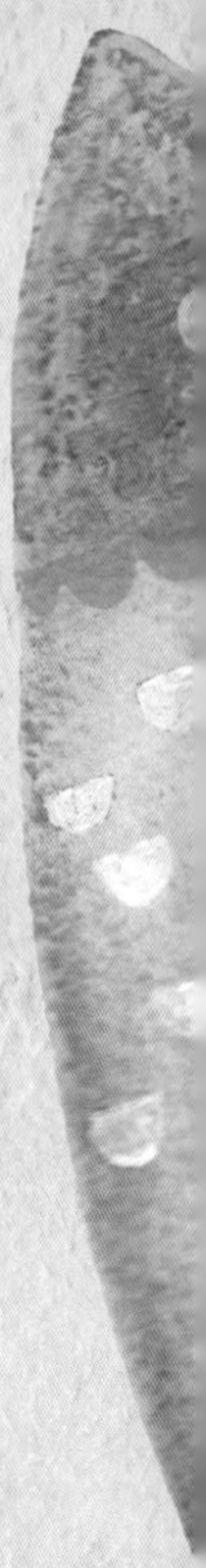

ナツメの効能

5/9

温、甘　脾・胃

ナツメの実は大棗《たいそう》という生薬です。胃腸虚弱な人の食欲不振や疲れを取り、血が不足している人の精神不安や不眠などの症状に使います。鉄分やカルシウムなどのミネラルが豊富です。日本ではあまり食用には利用されていませんが、韓国や中国ではメジャーな食材のようです。中国では「一日にナツメを3つ食べると老化しない」という言葉があるそうです。

乾燥したナツメは便利に使えます。

そのまま食べても美味しいので、私はおやつのように利用しています。

デザートなどに使う場合やサラダには種を除いて小さく切って混ぜ合わせて使っています。

血虚の傾向のある方、イライラより不安感がある傾向の方に特にお勧めのちょい足し食材です。

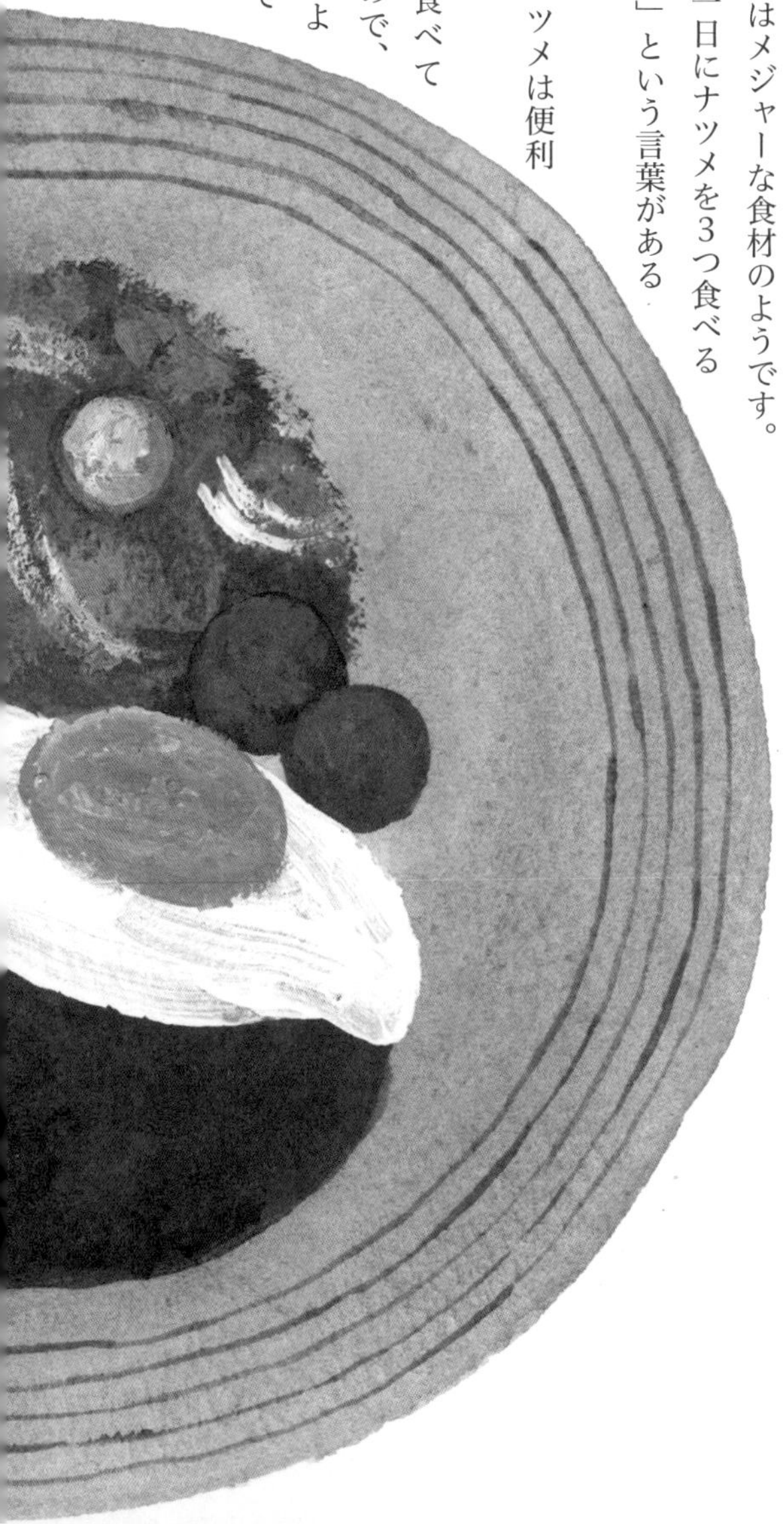

ほうれん草の効能

5/10

涼、甘　胃・大腸・小腸

ほうれん草といえば貧血の予防という答えが出てくるくらいみんなが知っている野菜です。

しかし、ほうれん草に含まれる鉄は非ヘム鉄で、吸収の良いヘム鉄は肉や魚など動物性食品に多く含まれています。

貧血を予防する目的なら、肉類と一緒に調理することをお勧めします。

ほうれん草はシュウ酸が多く含まれ、体内で結石を作りやすくなるので、水にさらしたり、ゆでたりして使ってください。

ゆでて使う時は茎の方から1分程度ゆでて、さっと水にくぐらせると、色止めにもなり、シュウ酸を減らす効果もあります。

お浸しにして使われることが多いと思いますが、ほうれん草に含まれるβ―カロテンは油と一緒にとると吸収が良くなるので、バター炒めや、肉類と一緒に炒め料理にすると効果がアップします。

さっと湯がいて、冷水にとり、適当な大きさに切って、一回分くらいずつ冷凍しておけば、炒め物などに便利に使えます。

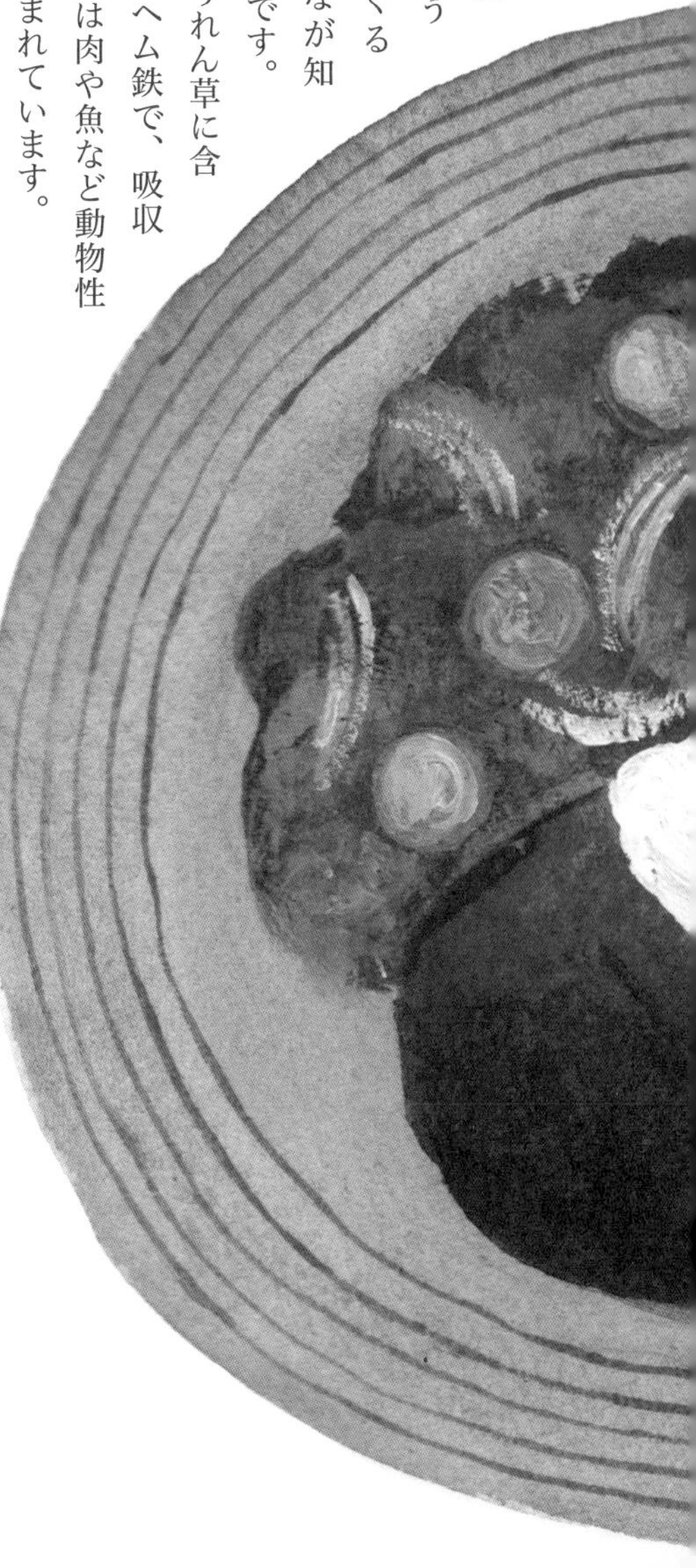

小松菜の効能

平、辛・甘 脾・肝・大腸

小松菜は胃腸の働きを良くする、潤いを補う、便通を良くする、イライラを改善するなどの効能があります。

特にカルシウムが多く含まれていますが、鉄分も多くほうれん草と同じように貧血の予防にも使われています。

鉄分は肉類や魚類などに含まれるヘム鉄の方が吸収が良く、鉄欠乏性貧血の予防にはヘム鉄が多く含まれる動物性の食材をお勧めしました。

しかし、非ヘム鉄が含まれる植物性の食材でもビタミンCを含む食材を一緒にとると、鉄の吸収を高めることができます。

小松菜は含まれるシュウ酸の量も少なくそのまま使えるので、下ゆでによるビタミンCなどの水溶性のビタミンの損失も少なくすみ、調理しやすい便利食材です。

油と一緒に使うとカロチンの吸収が良くなるので、ジャコやシラスをちょい足しして炒めれば、貧血予防と骨粗しょう症の予防にも役立ちます。

＊ ＊ ＊

金針菜《きんしんさい》は別名「忘憂草《ボウユウソウ》」とも呼ばれています。

心配事を忘れさせてしまうほど美しい花を咲かせるのでこの名前がついたとか。

花の蕾《つぼみ》が使われますが、毒性があるために日本で販売されている金針菜のほとんどは乾燥したものです。中国では体の不調を改善する食材として昔から使われ、最近は日本の薬膳料理にもよく使われています。

血を補う、憂うつな気分を解消する、体内にこもった熱を取り除く、水分の代謝を良くするなどの効

金《きん》針《しん》菜《さい》の効能

涼、甘　肝・腎

5/12

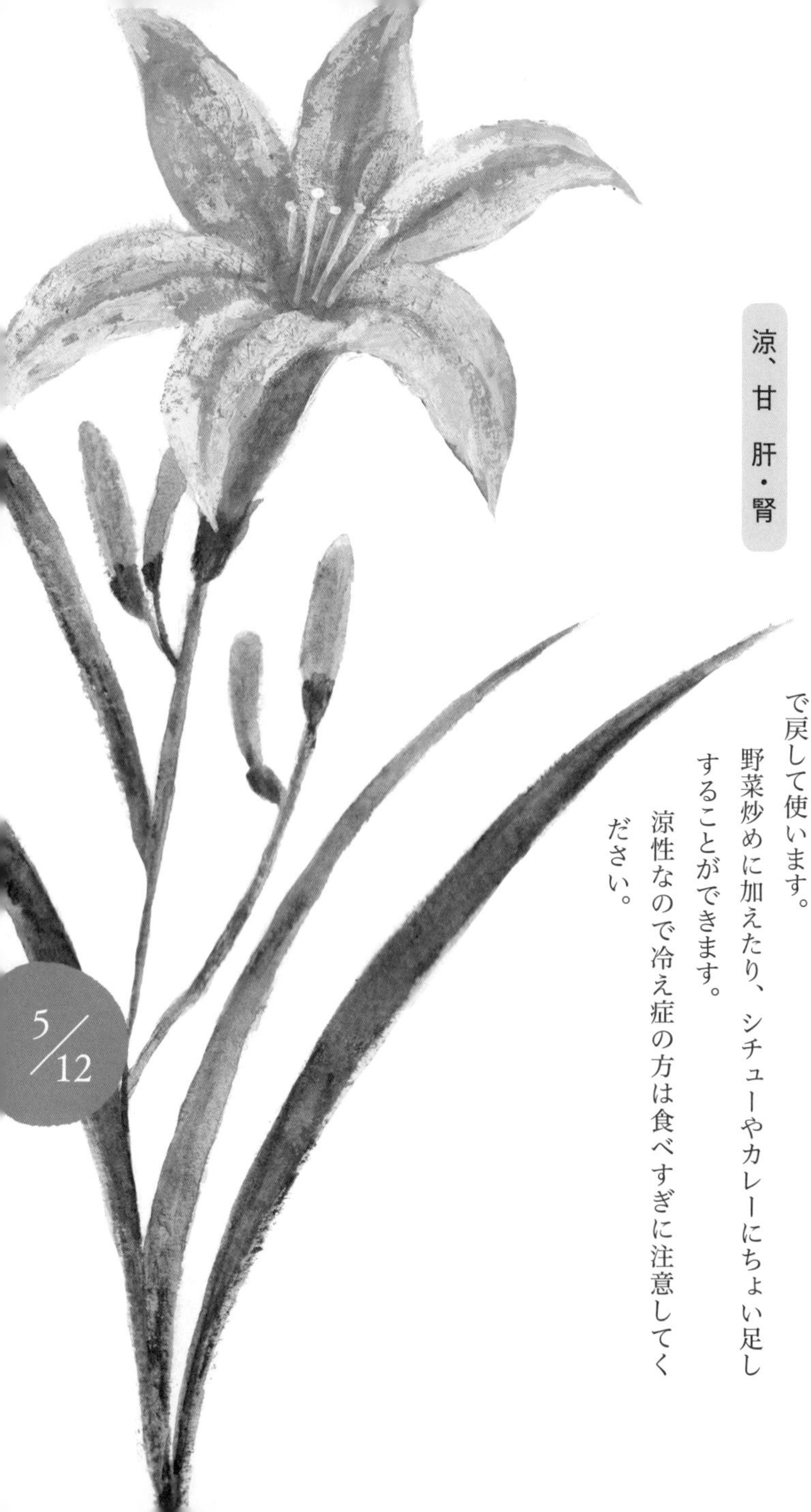

能があります。

鉄分やカルシウムなどが豊富に含まれていて、なかでも鉄分はほうれん草より多いといわれています。

市販のものは蒸して干してあるので、2～3時間くらい湯水で戻して使います。

野菜炒めに加えたり、シチューやカレーにちょい足しすることができます。

涼性なので冷え症の方は食べすぎに注意してください。

にんじんの効能

平、甘　肺・脾・肝

5/13

にんじんは、血虚の方にお勧めの根菜です。

貧血気味の方、目の乾燥やかすみ目、視力低下でお悩みの方にお勧めです。

胃腸の働きを良くして食欲不振や便秘の改善にも良いです。

にんじんに含まれるβ―カロテンはプロビタミンと呼ばれ、体内でタミンAに変換されます。

栄養学的にも、ビタミンAは目のかすみや視力低下など目の状態を改善してくれます。

食物繊維も多く含まれ、毎日利用したい野菜です。

目の疲れにお勧めの食材には、にんじんをはじめ、クコ、アワビ、菊の花、ブルーベリーなどがあります。

パソコンで目を酷使するお仕事の方や、ゲームのやりすぎで目が疲れている方は活用すると良いでしょう。

β―カロテンは油と一緒にとると吸収率が良くなるので、油を使った炒め物や、オリーブオイルのドレッシングをかけたサラダなど色々と工夫してちょい足ししてみてください。

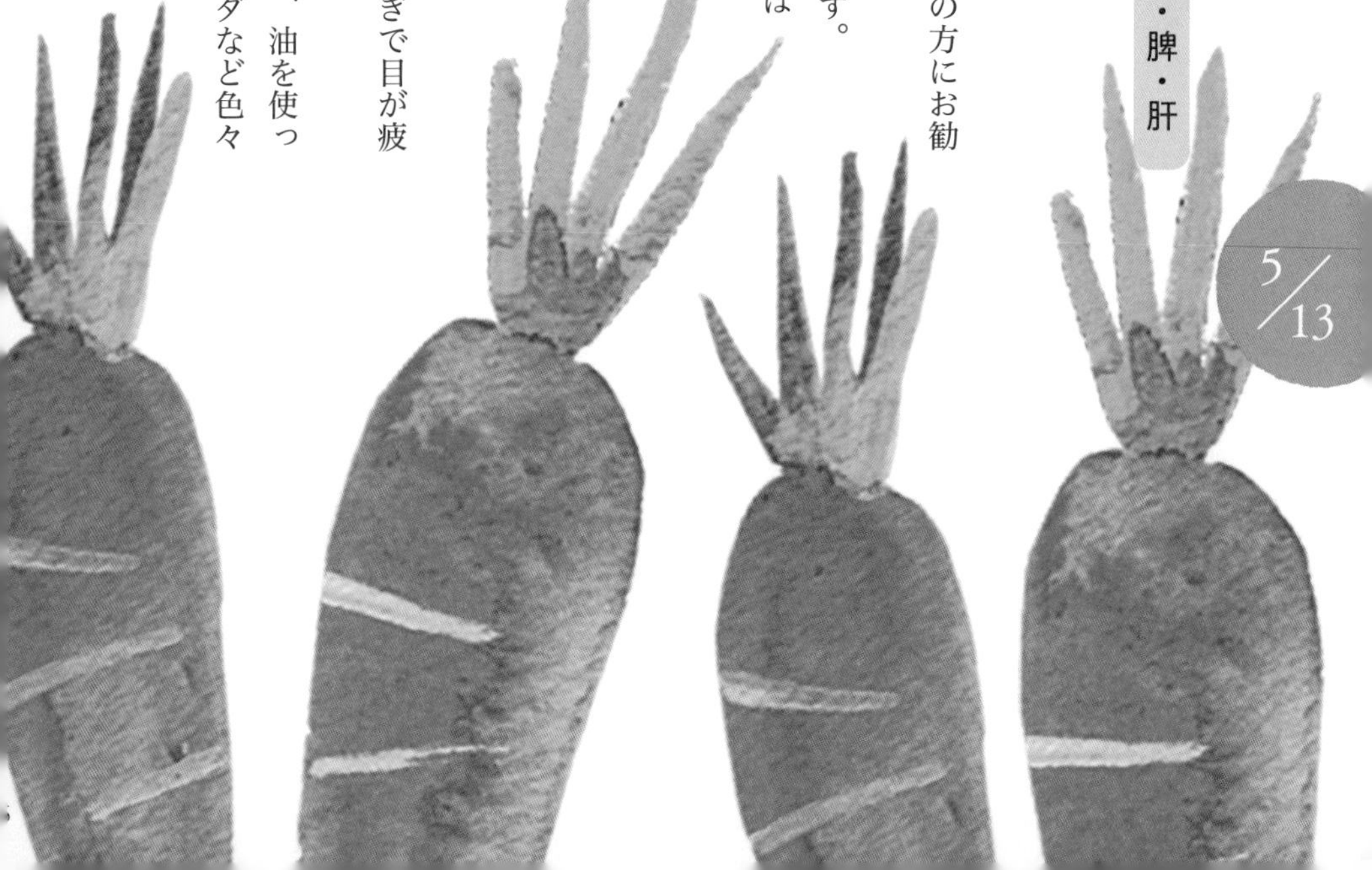

5/14

キャロットラペ

友人に教えてもらったレシピです。

①**にんじん**をスライサーなどで千切りにして、オリーブ油で炒める

②大匙1杯くらいの白ワインを振りかけさっとアルコールを飛ばす。

③火からおろしてレモンのしぼり汁とハチミツを加える

(味を見ながら増量)

オリーブ油で炒めることでβ—カロテンの吸収が良くなります。

そのままでもおいしくいただけますが、アンチエイジングを兼ねてクルミや黒ゴマなどを混ぜたり、貧血予防に干しぶどうを混ぜたりすれば自分流の薬膳が出来上がります。

クコの実を加えれば、疲れ目に対する効果がさらにアップされますよ。

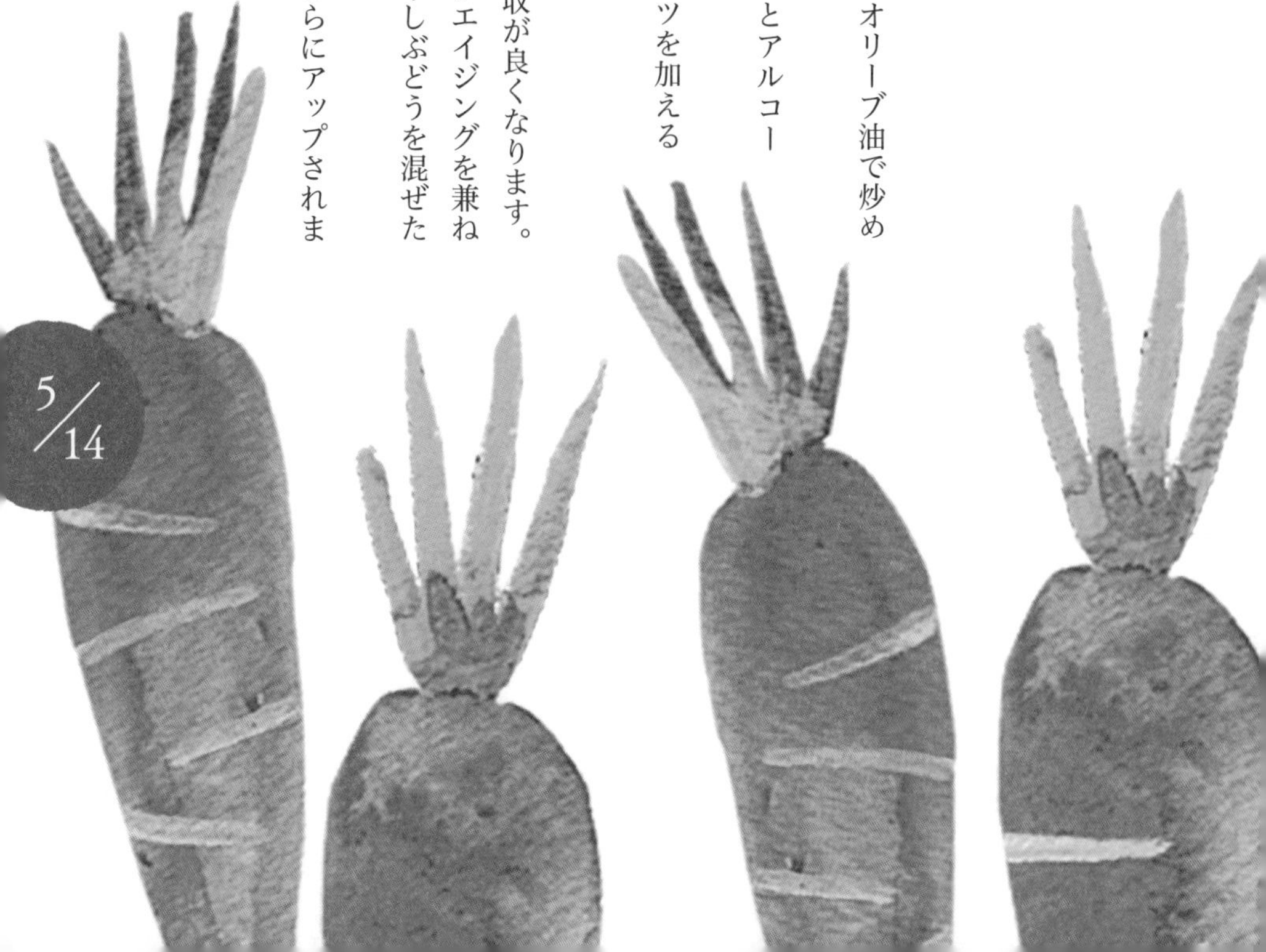

下痢と便秘が交互に起こる

5/15

気滞は色々な症状の原因になります。

下痢、下痢と便秘をくり返す、腹痛が続いたりして困っている人がいます。

普段から気滞気味の方にストレスや緊張が加わると、腹痛を伴う下痢が起こることが良くあります。

このような下痢の原因の一つに「**肝気乗脾**《かんきじょうひ》」という状態があります。漢方ではこの肝気乗脾の症状を「木剋土《もっこくど》」という関係で表しています。

肝は木の性質を、脾は土の性質を持っています。

木の性質を持つ肝の働きが強くなりすぎると、根を張りすぎて地面を崩してしまうように、土の性質を持つ脾の働き（胃腸の働き）を傷つけるという考えです。木が大きく根を張りすぎて、土を弱らせてしまうという相克という関係です。

（この症状は西洋医学的にはストレス性胃腸炎といわれます）

気の巡りを良くする食材（☞4月2日）を料理に利用してみると良いでしょう。

胃腸を元気にする鶏肉やじゃがいもやシイタケ、キャベツ等を柔らかく煮込んだスープも同時にお勧めします。

＊　＊　＊

足がつる原因は色々ありますが、一つの原因に肝《かん》血虚《けっきょ》というものがあります。

肝は血液を貯蔵して、身体全体の血液の量を調整するという大事な働きがあります。

昼間は体中の臓器や器官を巡っていた血は夜間に肝に戻り浄化されて再び臓器や器官を巡ります。

肝は筋、爪とも関連しています。

肝の血液貯蔵量が不足すると、足がつったり、足や手がしびれたり、爪が割れやすくなったりするので注意してください。

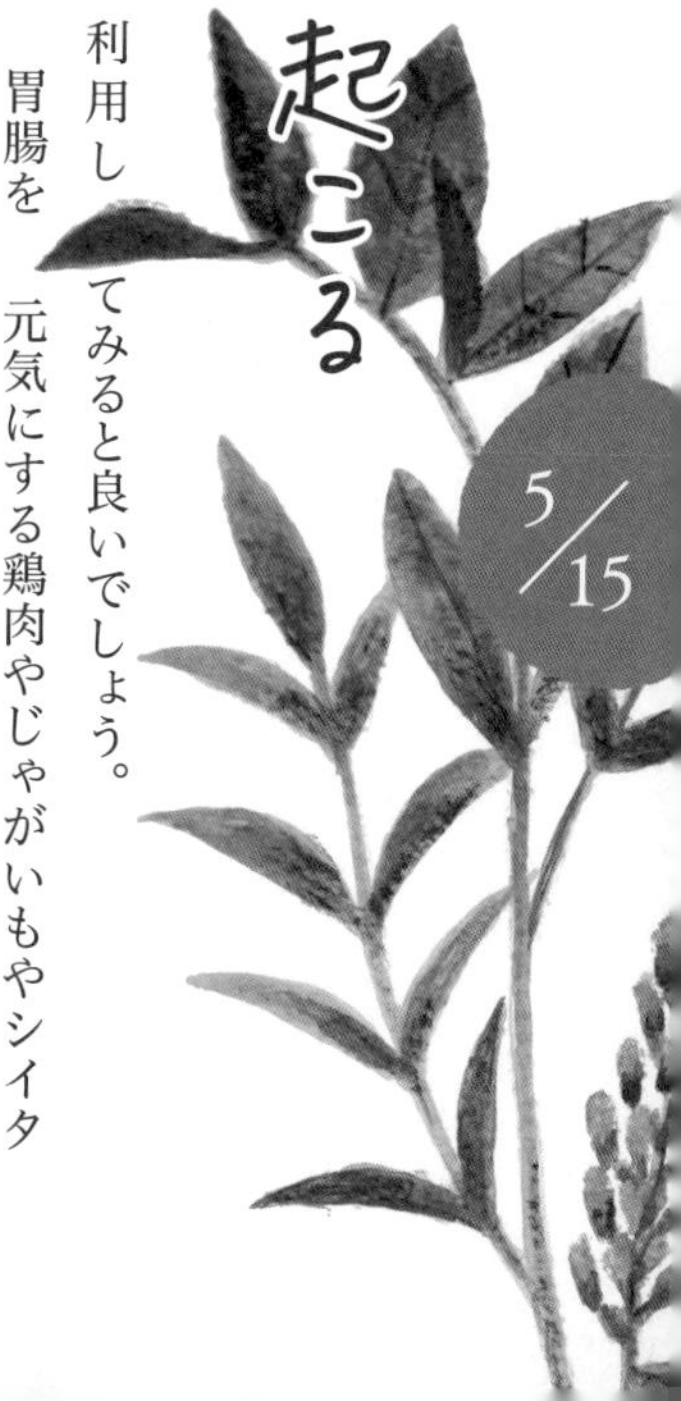

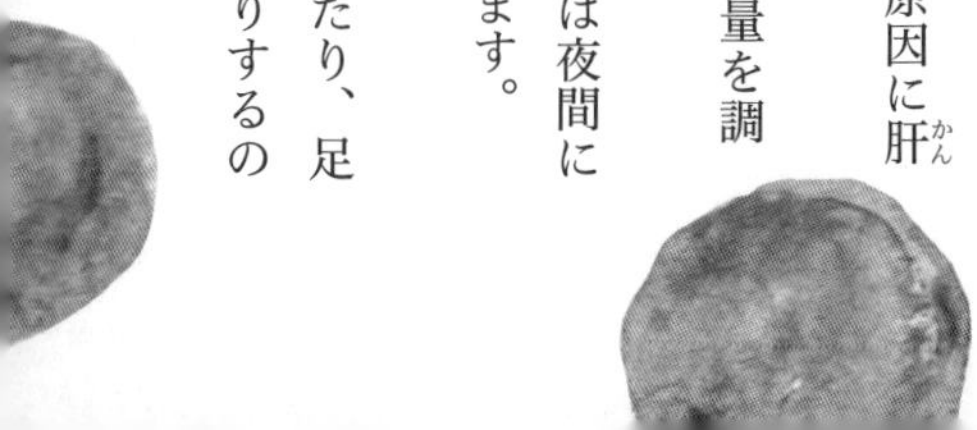

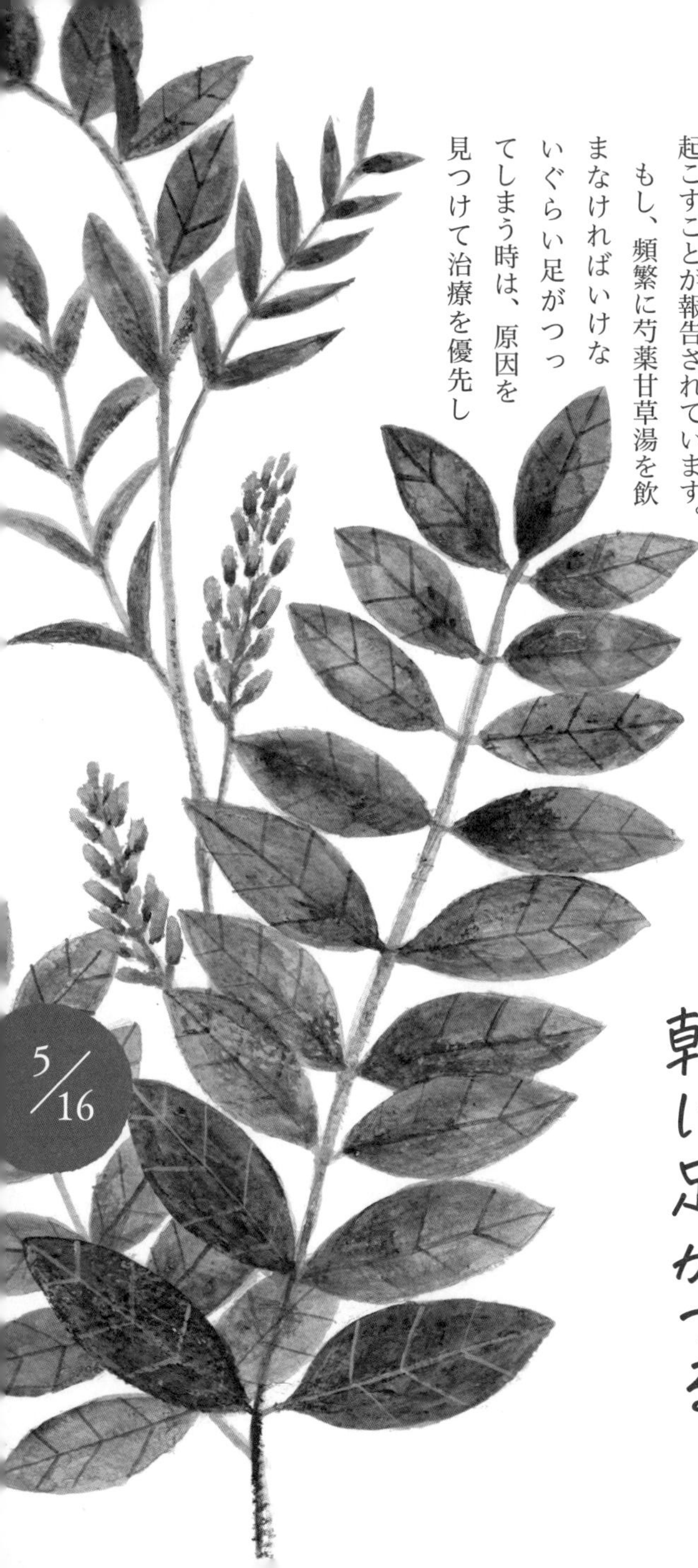

5/16

朝に足がつる

足がつった時に効果的な漢方薬に「**芍薬甘草湯**《しゃくやくかんぞうとう》」というものがあります。

実際に使用している方も多い漢方薬ですが、使い方を誤解している方も多いようです。**芍薬甘草湯はあくまでも対症療法の薬で、体質改善のために毎日服用する薬ではありません。**

配合されている甘草はとりすぎに注意が必要な生薬で、過量になるとむくみや高血圧などの副作用を起こすことが報告されています。

もし、頻繁に芍薬甘草湯を飲まなければいけないぐらい足がつってしまう時は、原因を見つけて治療を優先しましょう。

甘草は多くの漢方薬にも配合され、甘味をつける目的で多くの食品や調味料に使われています。漢方薬でも副作用はありますので、使いすぎにはくれぐれ注意してください。

肝の不調によって起こるめまい

5/17

この時期に起こりやすい**めまい**としては、肝の気滞によって肝気が高ぶったことによるめまいや、気虚や血虚が原因の立ちくらみや貧血性のめまいがあります。

めまいの原因には色々あり、水毒によって起こりやすいぐるぐる目が回るめまいやどんよりしためまい、腎精不足で脳が養われないことなどで起こるホワーッとしためまいなどがあります。

五行で春は風に関連がありますが、春は風の邪気に侵入されると、頭痛やめまいといった上半身の症状が起こりやすくなります。

また風邪《ふうじゃ》は百病の長といって、寒さ、暑さ、湿気など色々な邪気を連れて体内に侵入するので、梅雨時期など湿気の多い時期には水毒の体質の方はめまいが悪化することも多いです。

上手に薬膳を活用して体質を整えることで、症状を軽くしたり悪化を防げるようになりますよ。

肝気の高ぶりによって起こるめまいの多くは、気滞によって起こります。

春の陽気は肝の働きが亢進して、肝火上炎や肝陽上亢という症状を起こしやすくなります。

張ったような頭痛や耳鳴り、怒りっぽくなるなどの症状を伴うことが多く、忙しかったり、イライラした時に起こりやすくなります。（ちょい足し食材は☞4月2日）

血虚や気虚の方のめまいは脳に運ばれる血液不足が原因です。

寝不足や過労などが原因のことが多く、ふわっとしためまいで、疲れた時や、動いた時に症状が出やすくなります。（ちょい足し食材は☞5月4日、10月7日）

ストレスは色々な不調の犯人

胃痛や吐き気の原因に「肝《かん》気《き》犯《はん》胃《い》」という状態があります。

胃痛や吐き気を起こす犯人は肝だというのですから面白いですね。

肝が働きすぎると相克関係にある脾を阻害して、胃が痛くなったり、吐き気が起こるという意味です。現代的にいえば、おそらくストレス性胃炎などの病名がつくでしょう。

その他にも――

ストレスで下痢や便秘が起こる「肝気乗脾」

ストレスで頭痛が起こる「肝陽頭痛」

ストレスで激しい咳がでる「肝火犯肺」

ストレスでうつ状態になる「肝気鬱桔」

激しいストレスでめまいが起こる「肝陽上亢」

など、肝が原因で他の臓器が不調になることが多くあります。

ストレスは肝の働きを阻害して色々な不調をもたらす犯人になりますので注意しましょう。

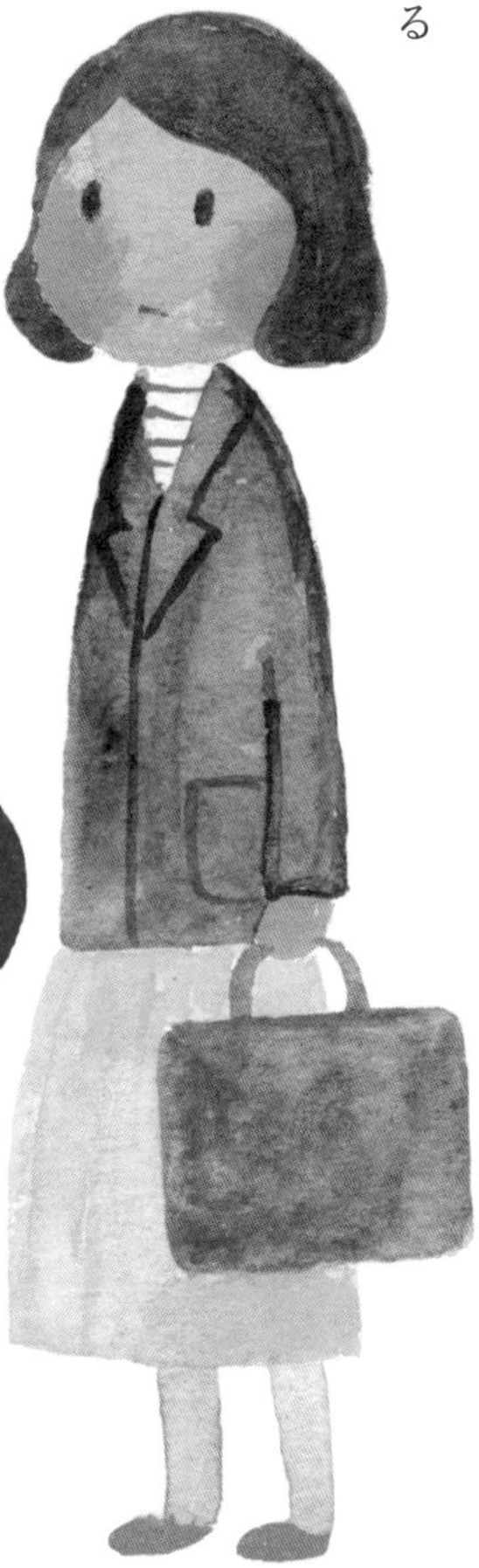

5/18

生理痛は痛みがないのがベスト

近頃では中高生など若い女性は薄着の傾向があり、冷たいものの飲食も多いなど、冷えが原因で月経不順や**生理痛**を訴える方が多いように感じます。生理痛が辛い、生理がなかなか来ない、生理がダラダラ続くなど……閉経まで生理の悩みを抱える女性は本当にたくさんいます。

とりあえずの痛み止めもありますが**毎日の食事で少しでも改良できれば良いですね。生理は否応なく、毎月毎月やってきて、40年近くも付き合っていかなければならない**のですから……。

生理痛の原因は主に2つに分けられます。

冷えや気滞、瘀血《おけつ》などが原因で余分なものが血の流れを阻害している場合（実証）　痛みは比較的強く、さすったりもんだりされるのを嫌がることが多いです。

血虚や気虚などが原因で必要なものが不足して子宮を養うことができていない場合（虚証）　痛みは比較的弱く、さすったりもんだりされると楽になることが多いです。

貴方の痛みはどちらですか？

痛み止めで誤魔化さずに早めに改善しましょう。

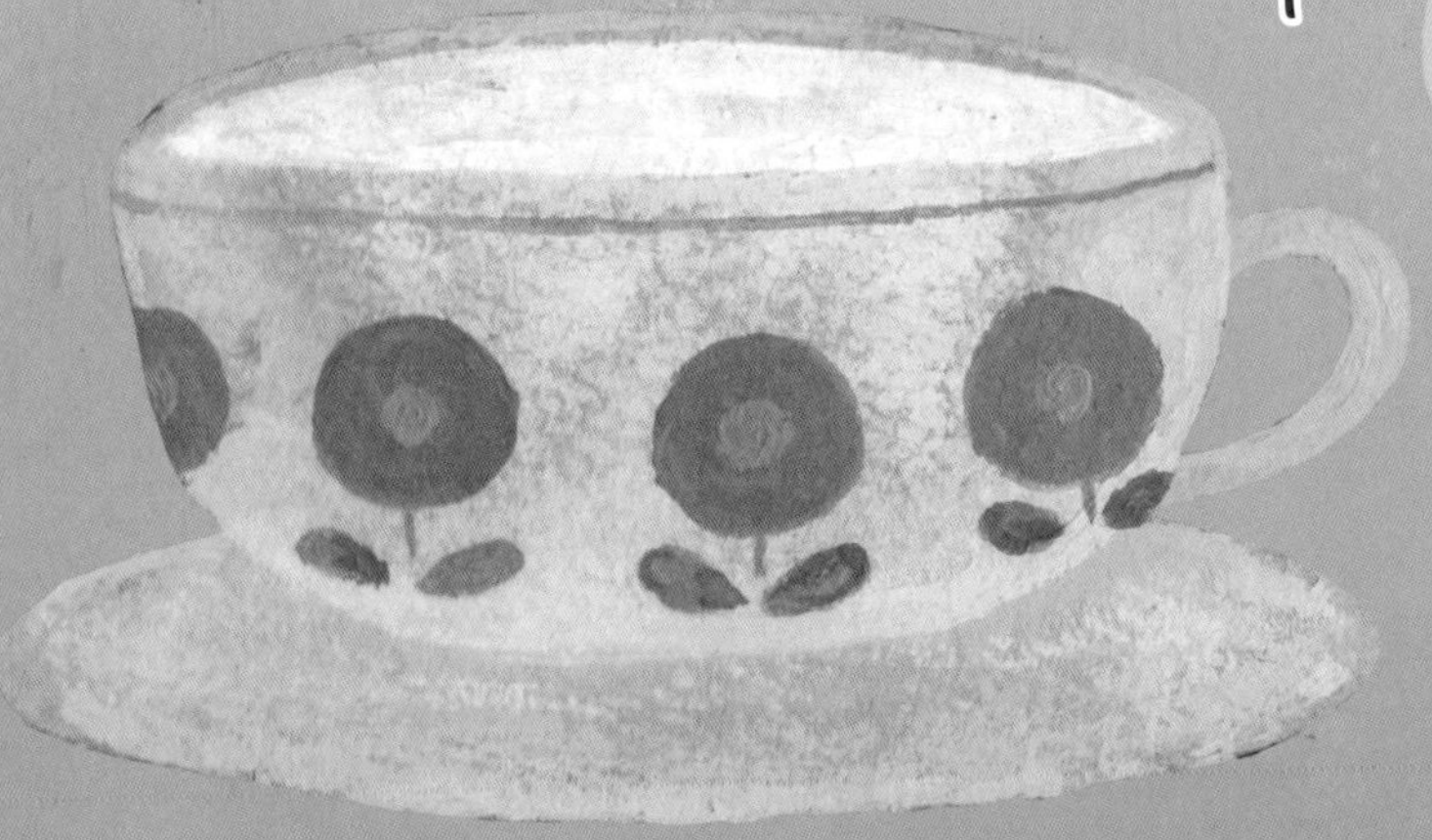

その不調はPMSかも

生理の前になると胸が張って苦しい、頭痛がする、イライラする、やる気や集中力がなくなる、仕事のミスが多くなる、憂うつになって誰とも話をしたくないなど、体やメンタルに色々な不調が現れる方がいます。

現在は、こうした不調に**PMS**という病名がついて認知されるようになりました。PMS（月経前症候群）はPre Menstrual Syndromeの略で、生理3~10日くらい前に始まる、様々な精神的・身体的な不調のことです。

排卵後に黄体ホルモン（プロゲステロン）や卵胞ホルモン（エストロゲン）が多く分泌されますが、妊娠が成立しないと分泌量が減って生理が起こります。PMSの原因ははっきりとはわかっていないようですが、これらのホルモンの分泌量の変動が関係していると考えられているようです。

また疲れやストレスなども、脳や自律神経に影響して繊細にコントロールされているホルモン分泌に影響を与え、様々な不調となって現れてくるのではないかと思っています。

女性は中高生の頃から50代まで否応なく生理に付き合わなければなりません。快適に過ごす方法を考えていきましょう。

5/20

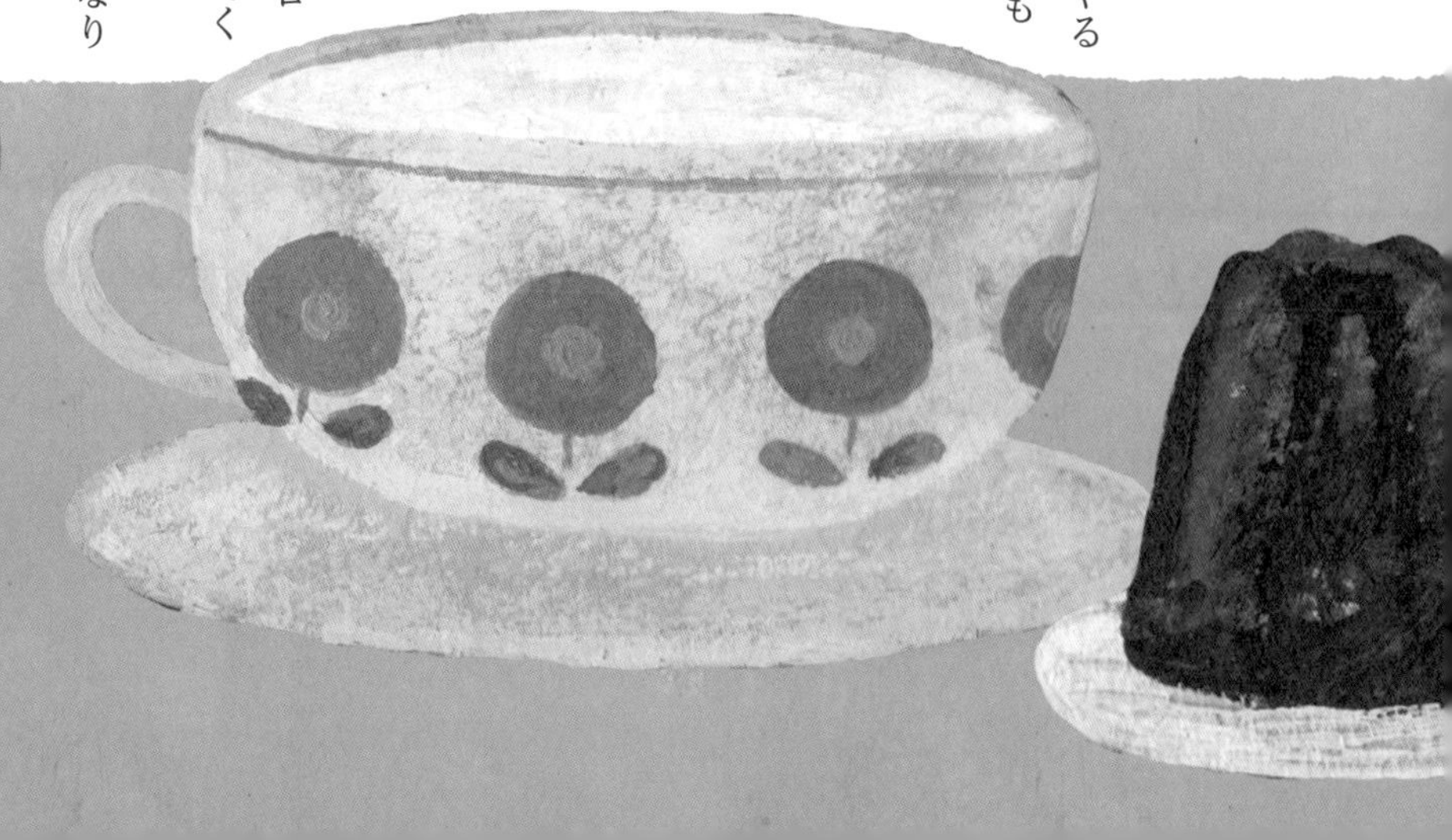

各生理痛の特徴

血虚

□シクシク痛む、生理の後半に痛む
□生理は遅れることが多い
□生理の期間が短い
□量は少なく、淡紅色
□擦ると楽になり、休息すると和らぐ
□顔色や唇の色が悪い、肌荒れ
□髪がパサパサしたり抜け毛が多い

瘀血《おけつ》

□刺すような痛み、夜間に特に痛む
□擦るのを嫌がる
□下腹部〜尾てい骨まで痛む
□青黒い血の塊がある
□サメ肌、手足の静脈瘤
□青あざが出やすい、顔色が青黒いなど瘀血の症状を伴う

寒さによって起こる痛み

□冷えてひきつるような痛み
□寒さで悪化する、擦るのを嫌がる
□色は暗紅、濃紅、血の塊がある
□塊が排出されると楽になる
□温かい食べものをとると楽になる
□お腹を温めると楽になる
□寒いところで仕事をしている
□生もの、野菜、冷たい物の過食が原因

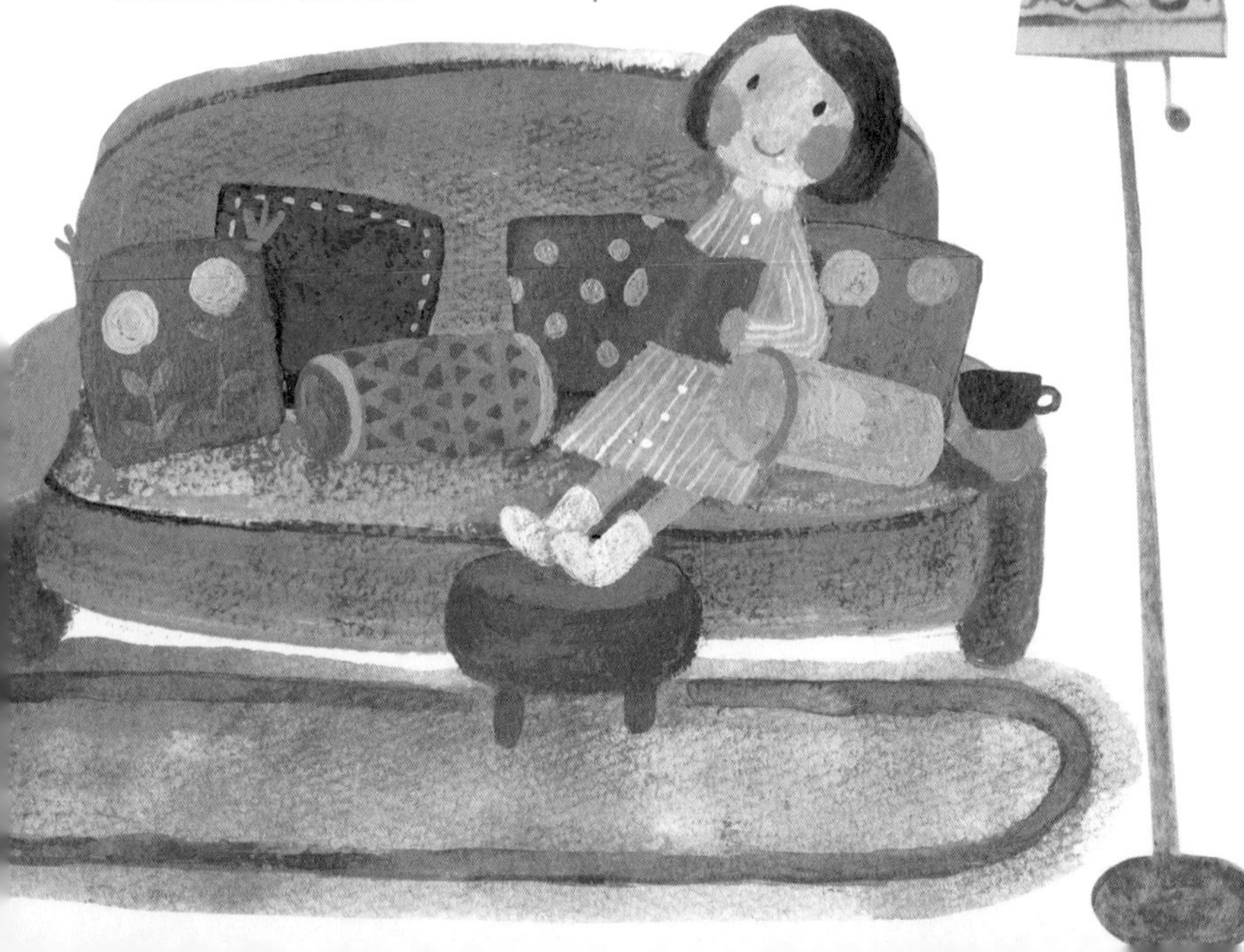

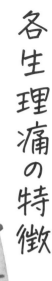

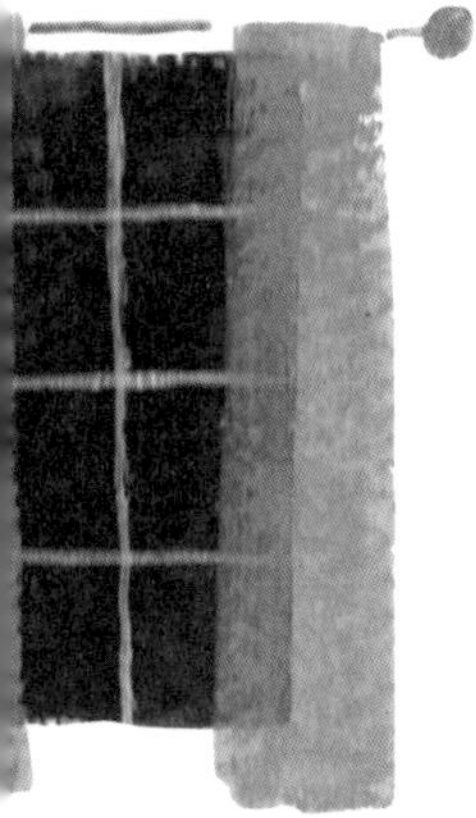

気虚

□シクシク痛む、生理が早く来る傾向
□生理の量が多い
□擦ると楽になる、休息すると楽になる
□疲れ、無気力、集中力の低下など気虚の症状がある

気滞

□張るような痛み、痛みはあったりなかったりする
□擦るのを嫌がる
□生理前に乳房や胸が張って痛む
□量は多かったり少なかったり不定
□色は紅色、血の塊はやや黒色
□ストレス発散で楽になる、生理が終わると楽になる
□イライラなど気滞の症状がある

陽虚による痛み（冷え性）

□シクシク痛む、生理の後半から終り頃に痛む
□生理は遅れることが多い
□量は少なく、淡紅色から暗紅色
□擦ると楽になり、温めると楽になる
□休息すると楽になる
□生理時に足が冷えたり、寒さが増す
□元々の冷え性、長い病気の後、過労が続いたなどが原因

5/22

生理前から乳房が張ったり痛む

生理前の乳房の張りや痛みは、気滞の体質がある方に多い症状の一つです。

子宮内の気の流れが滞り、痛みを発生させます。

不《ふ》通《つう》則《そく》痛《つう》といって気が滞っているために痛みが起こるので、擦ったりされるのを嫌います。

生理の数日前から乳房が張って痛んだり、イライラ、怒りっぽい、憂うつなどＰＭＳ（月経前症候群）がよくみられます。

下腹部が張って痛むことが多く、量は少なかったり、多かったり、まちまちです。

このような度合いには、気の巡りを改善すると痛みが楽になります。

（気滞や気鬱にお勧めの食材は☞4月2日）

主に夜間に刺すような痛みがある

5/23

瘀血《おけつ》の傾向がある方に多い症状の一つです。

この生理痛も「**不通則痛**《ふつうそくつう》」といって血流が滞っているために起こり、擦ったりされるのを嫌います。

瘀血の原因は色々あります。（☞7月27日）手術後など以外に、体質として気滞、冷え、血熱、気虚、痰濁、血虚などがあると子宮内の血流が悪くなり瘀血になります。

痛みの特徴は、

・初日から刺すような強い下腹部痛
・経血の排出が悪く、暗紫色の塊が混じる
・塊が出ると楽になる
・夜間に痛むことが多い

子宮内膜症や子宮筋腫の原因にもなるので注意が必要です。

お勧めの食材は☞7月28日。

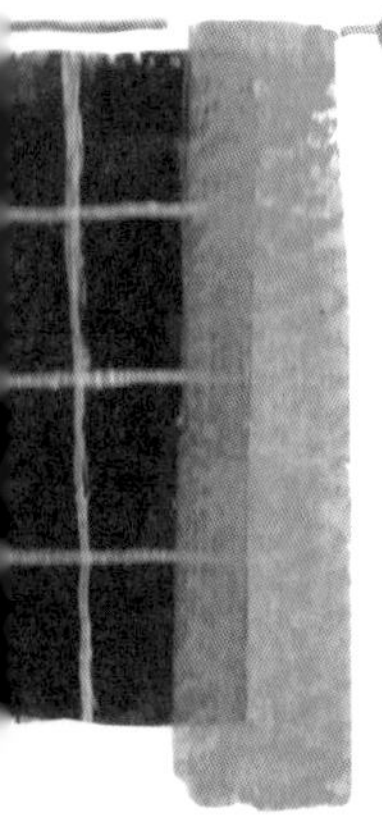

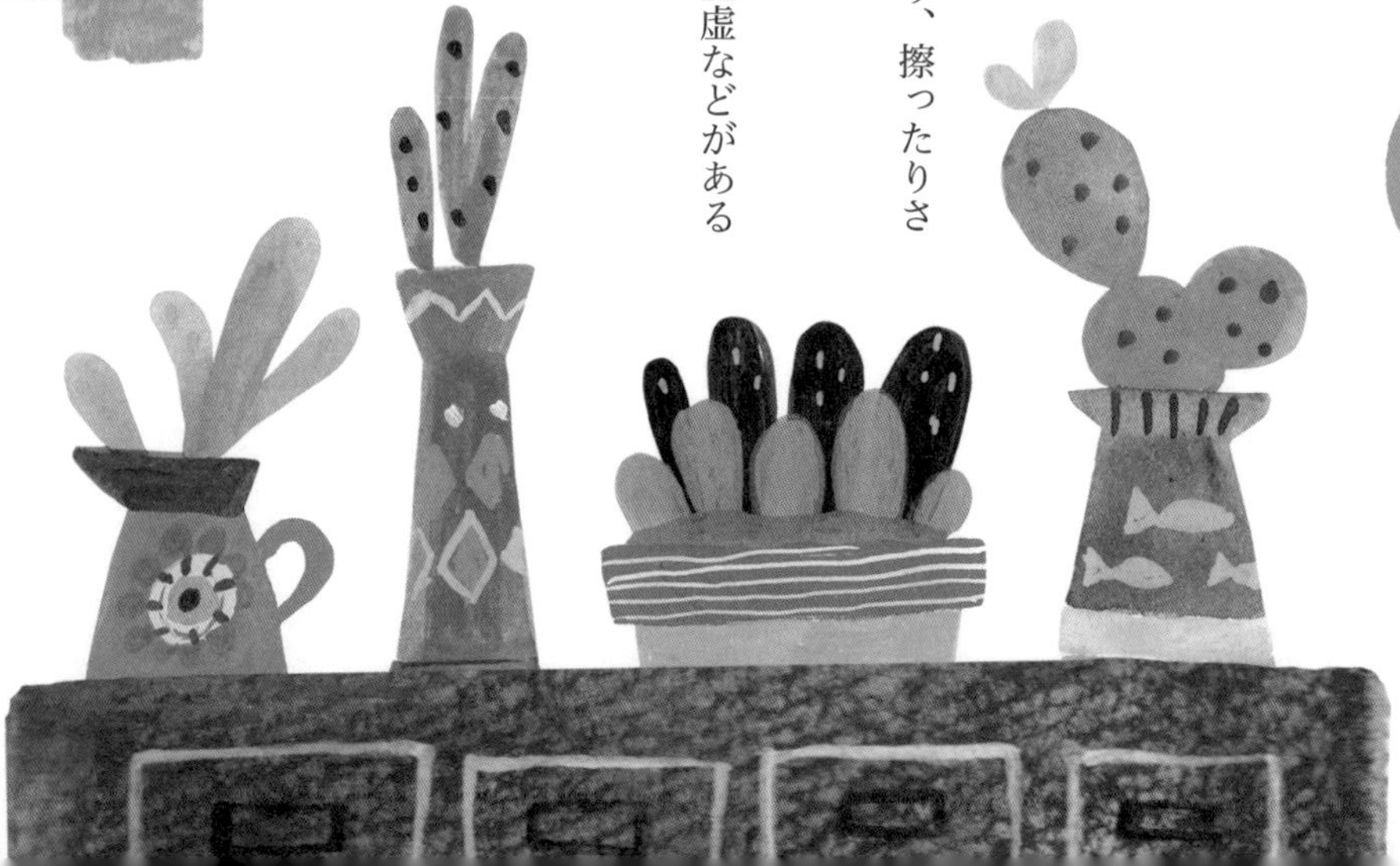

生理が遅れたり、量が少ない

血虚の傾向がある方が多い症状の一つです。**不栄則通**《ふえいそくつう》といって、血液が不足していて子宮に栄養を送れないために起こるので、不足した血を補っていくと改善します。生理は遅れることが多く経血の量は少ない、色は淡紅色、シクシク痛むのが特徴です。

子宮に血液が充実する生理前は楽で、血液が少なくなる生理の後半から生理後に痛みが出ます。

顔色が白っぽく、肌につやがない女性が多いです。

また生理が始まる前は血液が子宮に回ってしまうので、色々な部分に血液の不足が起こります。

頭部に血液が不足すれば頭痛やめまいが起こったり、集中力が低下したり、心に血液が不足すると不安感や不眠が起こったり、マイナス思考になってクヨクヨしたりする症状が起こります。

お勧めの食材は☞5月4日。

5/24

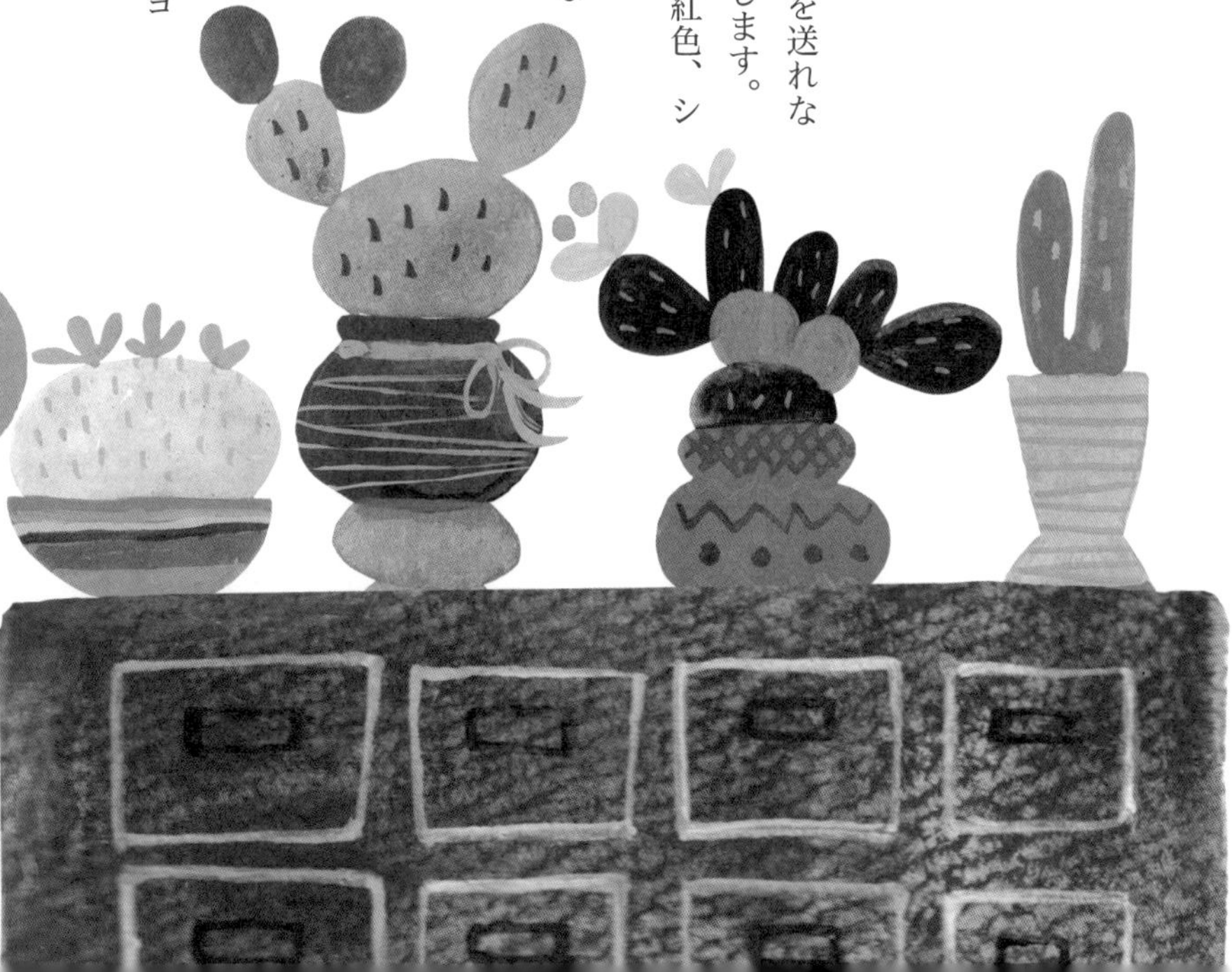

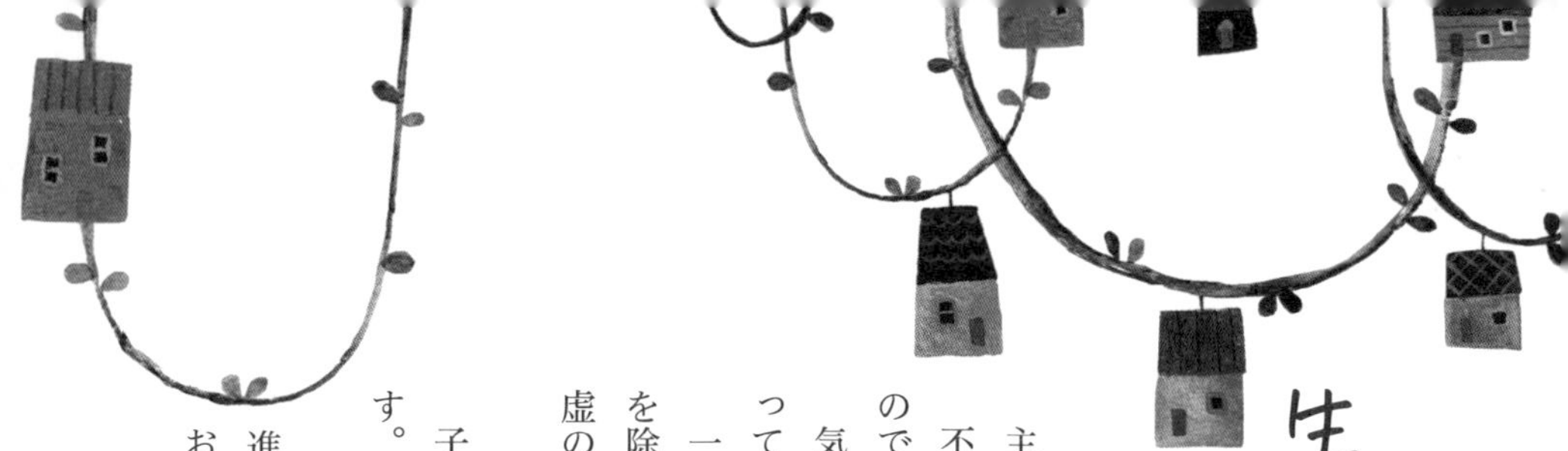

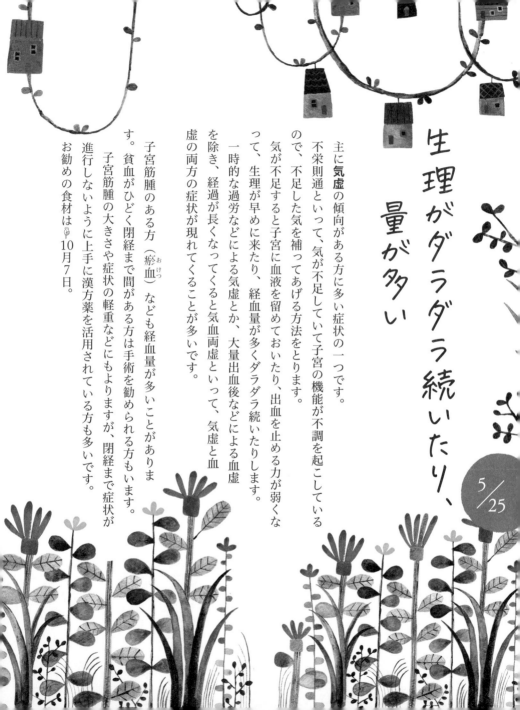

5/25

生理がダラダラ続いたり、量が多い

主に**気虚**の傾向がある方に多い症状の一つです。

不栄則通といって、気が不足していて子宮の機能が不調を起こしているので、不足した気を補ってあげる方法をとります。

気が不足すると子宮に血液を留めておいたり、出血を止める力が弱くなって、生理が早めに来たり、経血量が多くダラダラ続いたりします。

一時的な過労などによる気虚とか、大量出血後などによる血虚を除き、経過が長くなってくると気血両虚といって、気虚と血虚の両方の症状が現れてくることが多いです。

子宮筋腫のある方（瘀血《おけつ》）なども経血量が多いことがあります。貧血がひどく閉経まで間がある方は手術を勧められる方もいます。

子宮筋腫の大きさや症状の軽重などにもよりますが、閉経まで症状が進行しないように上手に漢方薬を活用されている方も多いです。

お勧めの食材は☞10月7日。

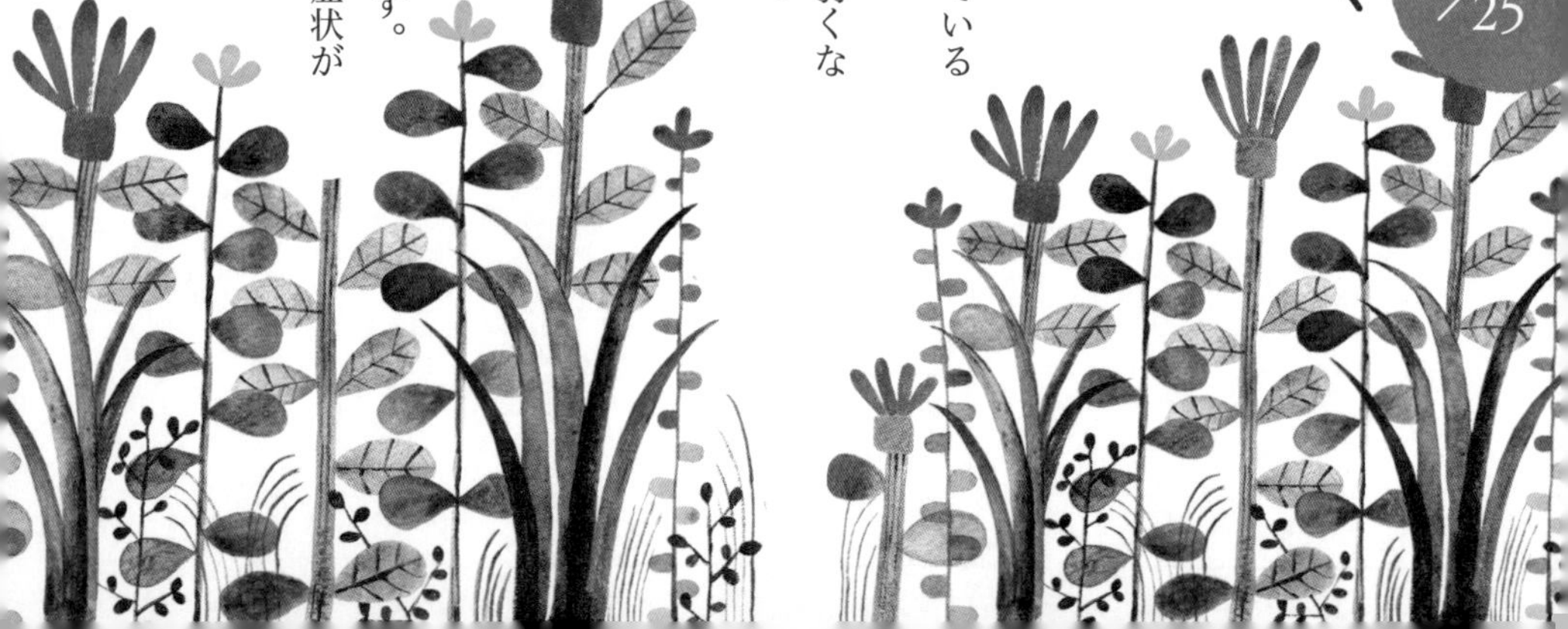

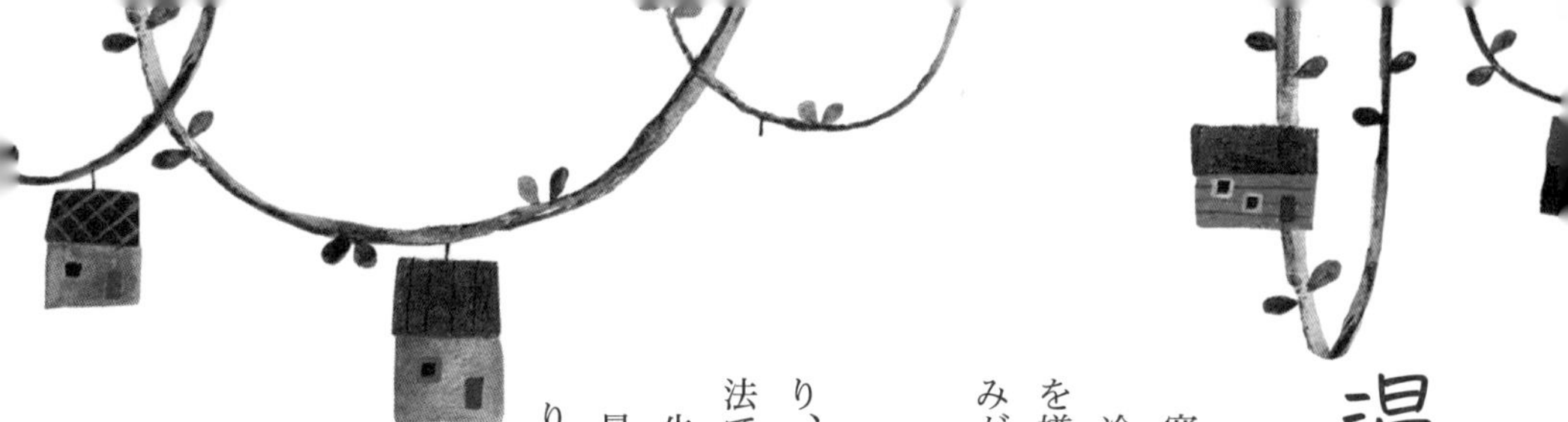

温めると痛みが楽になる

寒さは子宮内の血流を滞らせて生理痛を引き起こします。

冷えて引きつるように痛みます。寒さで悪化し、実証なので擦られるのを嫌がります。色は黒っぽく、温かいものを食べたり、お腹を温めると痛みが軽減します。

一方、もともと冷え性（**陽虚**）の方は、寒さの侵入による実寒とは異なり、腎陽の不足で体を温められないことで冷えているので、腎陽を補う方法で体を温めると改善していきます。

生理中から生理後に痛むことが多いです。量は少なく、色は暗く淡い色で、シクシク痛みます。温めたり、擦ったり、休息したりすると楽になります。生理時に足が冷えたり、冷えが悪化する方が多いです。

お勧めの食材は☞1月20〜22日。

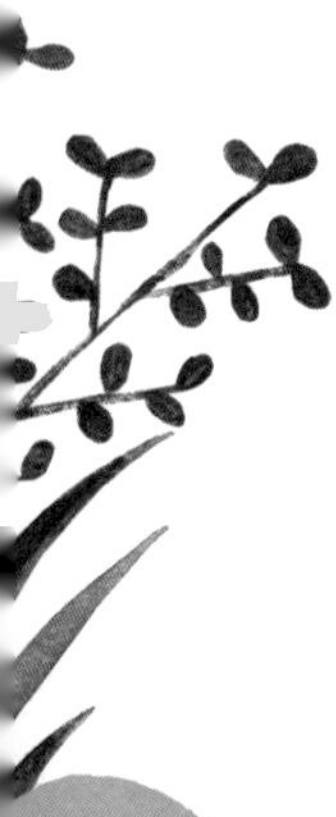

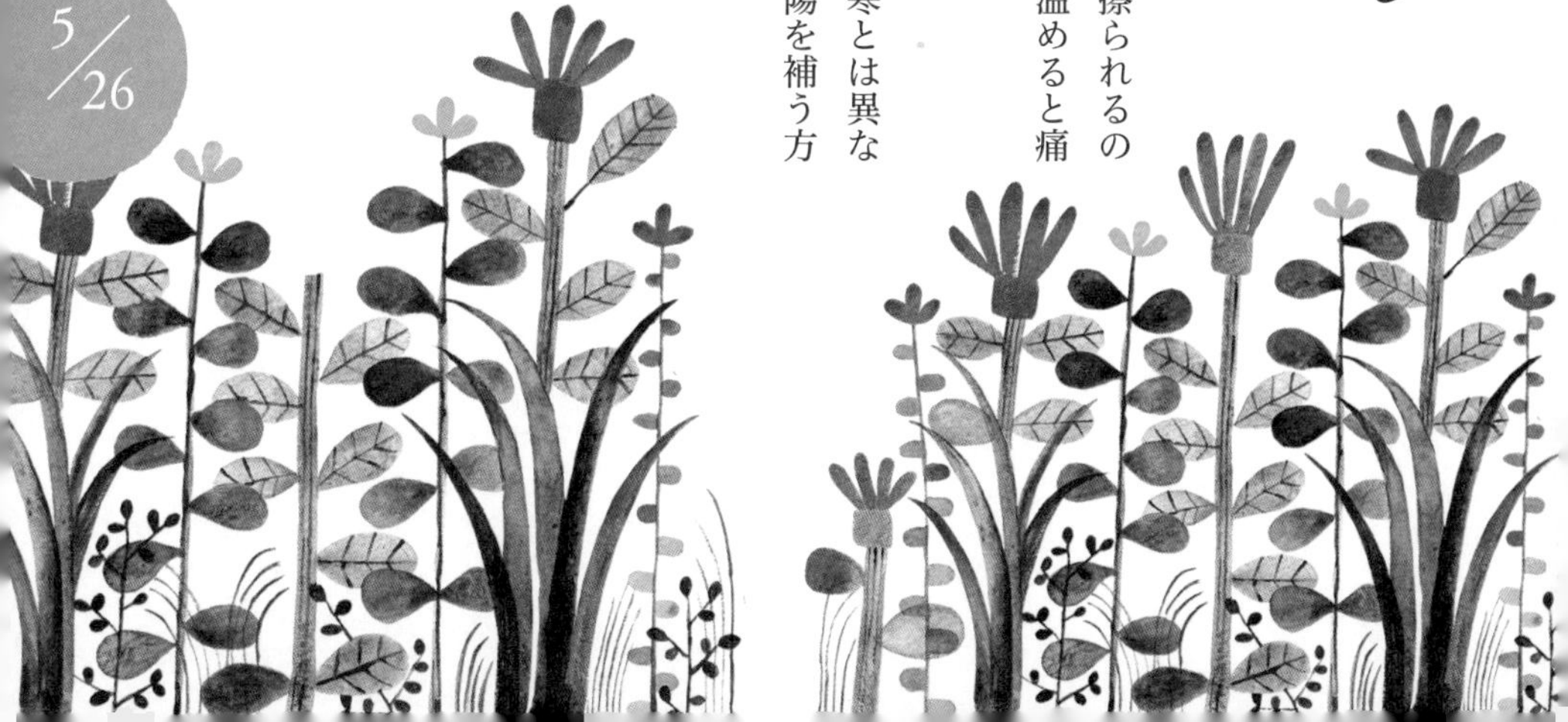

ヨモギの効能

温、辛・苦
肝・脾・腎

5/27

ヨモギの葉及び枝先を乾燥したものは艾葉《がいよう》という生薬です。

艾葉は**寒さを取り除き痛みを止める効能、経絡を温めて止血する効能**などがあり、**冷えによる下腹部痛や月経痛、月経過多や不正出血**などに使われています。

春に野山や道端などでもよく見かけるギザギザの葉が特徴です。

私はヨモギの葉の香りが大好きです。見つけると、汚れていないきれいな若い葉を摘んでてんぷらにしています。

お浸しにする場合は、灰汁が気になる方は重曹などであく抜きすると良いです。

＊　＊　＊

ヨモギはヨモギ茶として市販されていたり、パックとして化粧品に使われたり、ヨモギのアロマ、ヨモギ風呂、ヨ

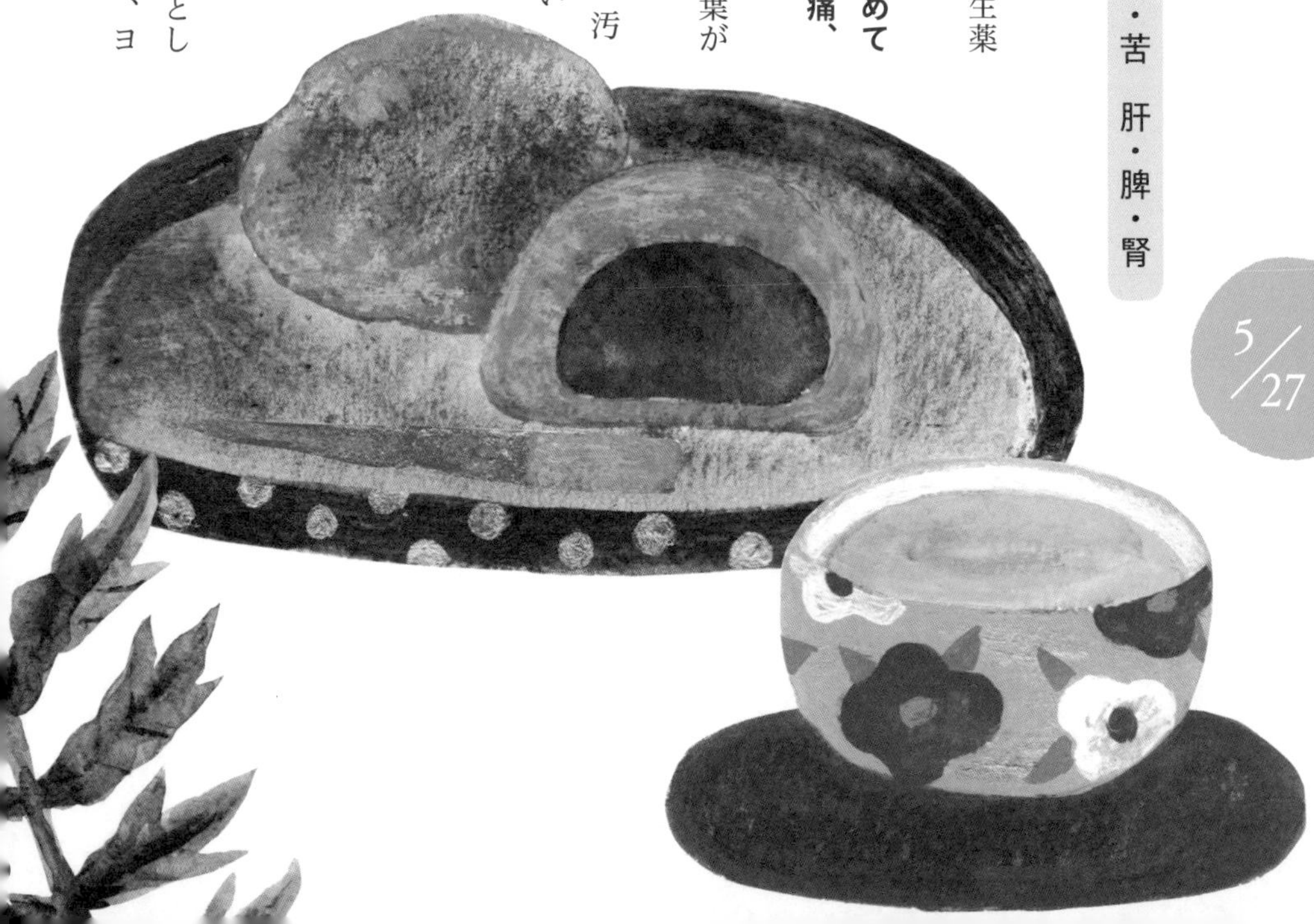

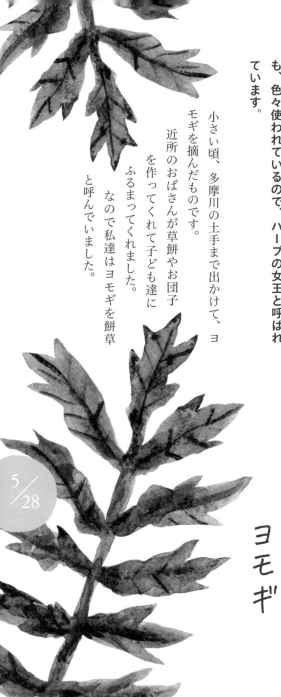

ハーブの女王、ヨモギ

5/28

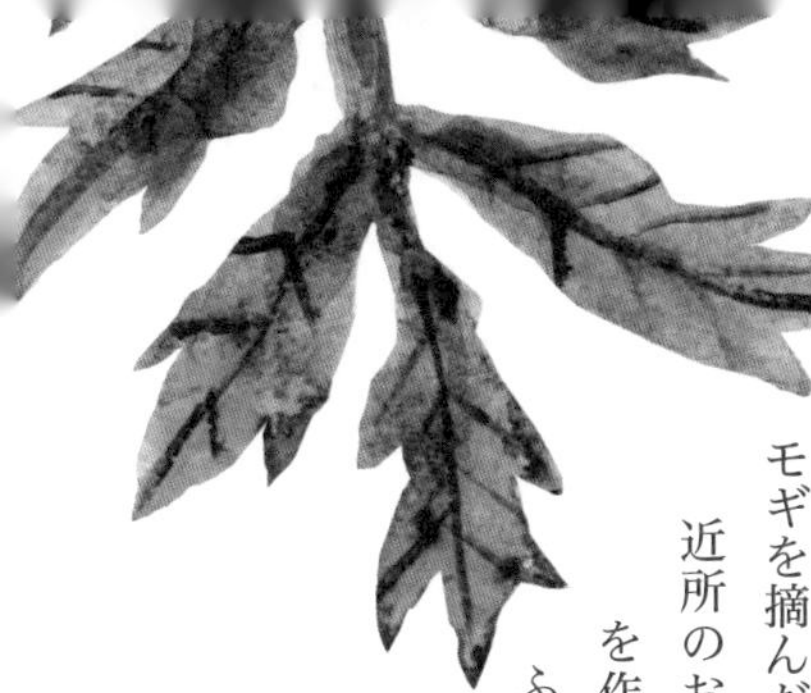

モギ蒸しなど実に色々な使われ方をしています。

私はヨモギ蒸しの美容サロンに行ったことがありますが、ヨモギで体を温め発汗させる韓国発祥の美容法で、とても気持ち良く、リラックス効果もありました。

ヨモギの葉の裏にある絨毛はお灸の材料になります。

ヨモギは飲んでも、つけても、嗅いでも、蒸しても、色々使われているので、ハーブの女王と呼ばれています。

小さい頃、多摩川の土手まで出かけて、ヨモギを摘んだものです。

近所のおばさんが草餅やお団子を作ってくれて子ども達にふるまってくれました。

なので私達はヨモギを餅草と呼んでいました。

ヨモギの草餅は、その効用を知っていた健康を願う大人たちの知恵だったのでしょう。

ヨモギの香りは、桜餅や柏餅と一緒に、私にとっては懐かしい春の香りの一つです。

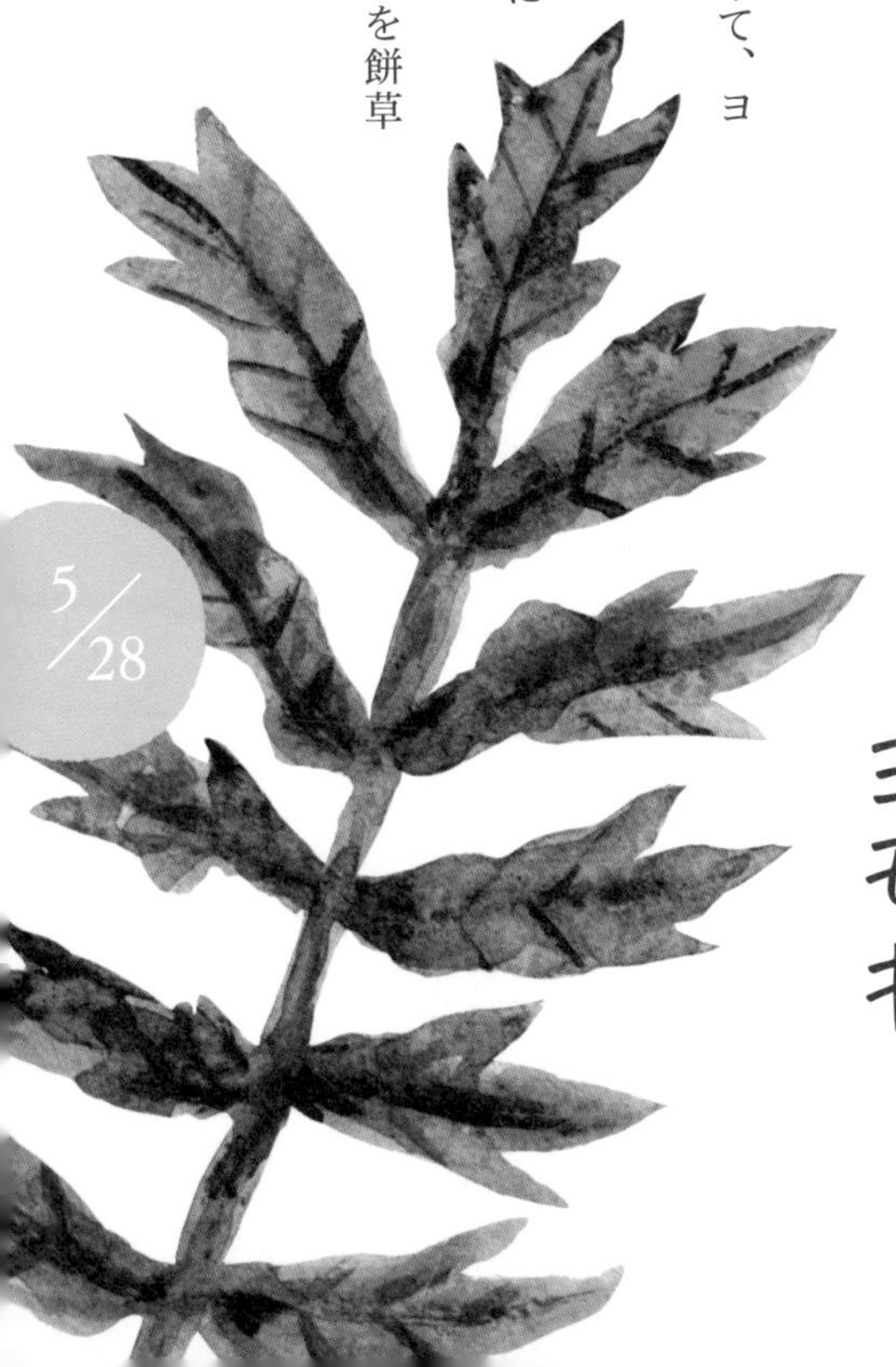

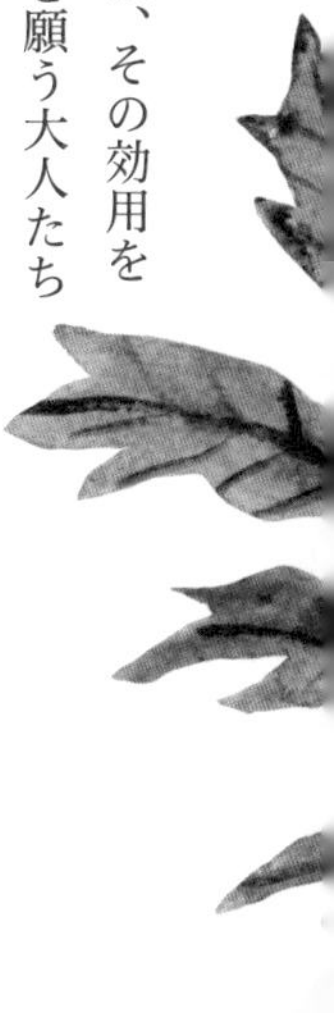

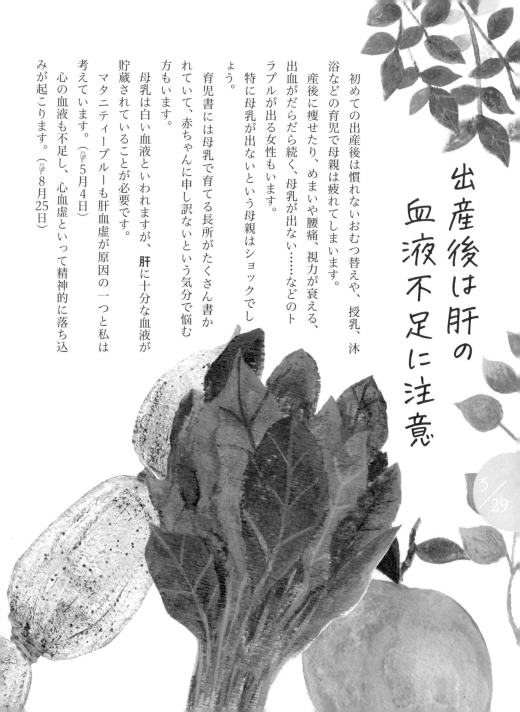

出産後は肝の血液不足に注意

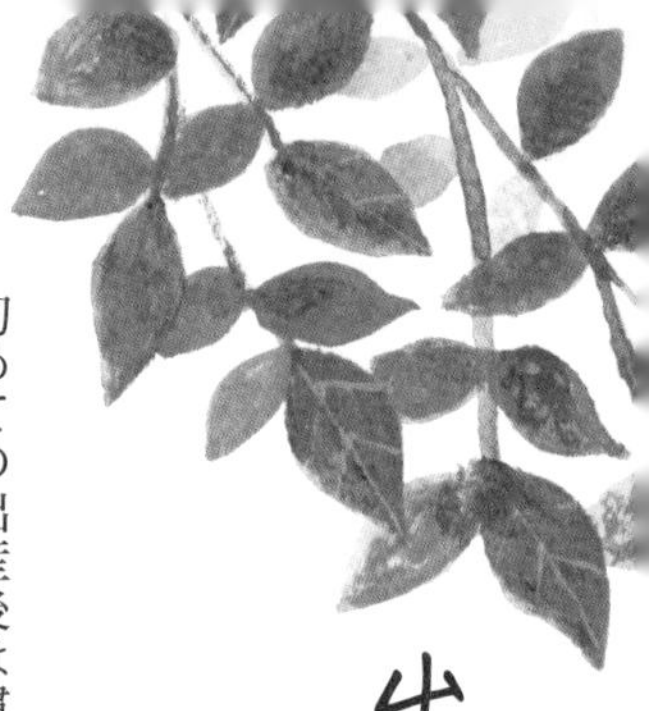

初めての出産後は慣れないおむつ替えや、授乳、沐浴などの育児で母親は疲れてしまいます。

産後に痩せたり、めまいや腰痛、視力が衰える、出血がだらだら続く、母乳が出ない……などのトラブルが出る女性もいます。

特に母乳が出ないという母親はショックでしょう。

育児書には母乳で育てる長所がたくさん書かれていて、赤ちゃんに申し訳ないという気分で悩む方もいます。

母乳は白い血液といわれますが、**肝**に十分な血液が貯蔵されていることが必要です。

マタニティーブルーも肝血虚が原因の一つと私は考えています。（☞5月4日）

心の血液も不足し、心血虚といって精神的に落ち込みが起こります。（☞8月25日）

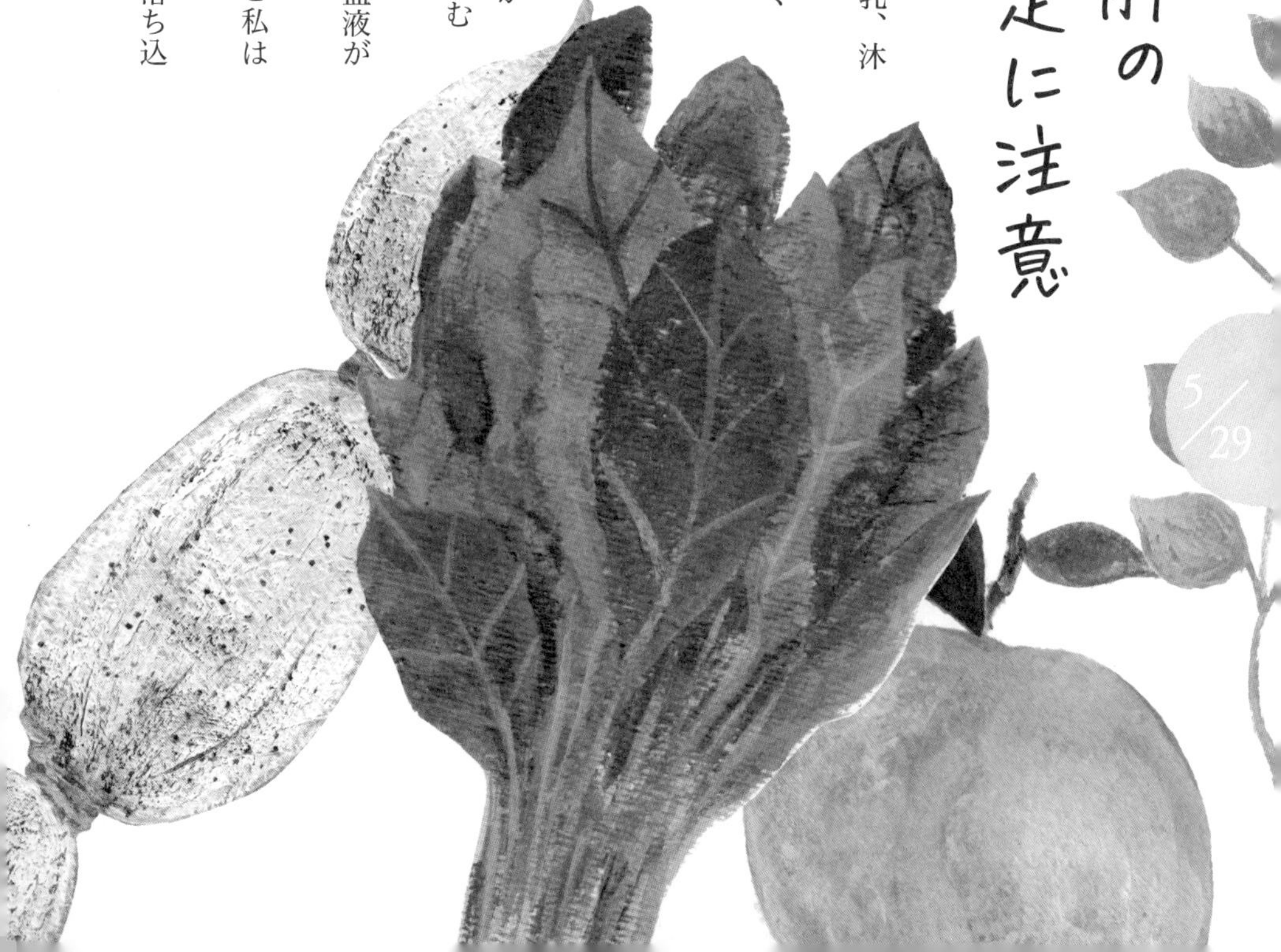

5/30

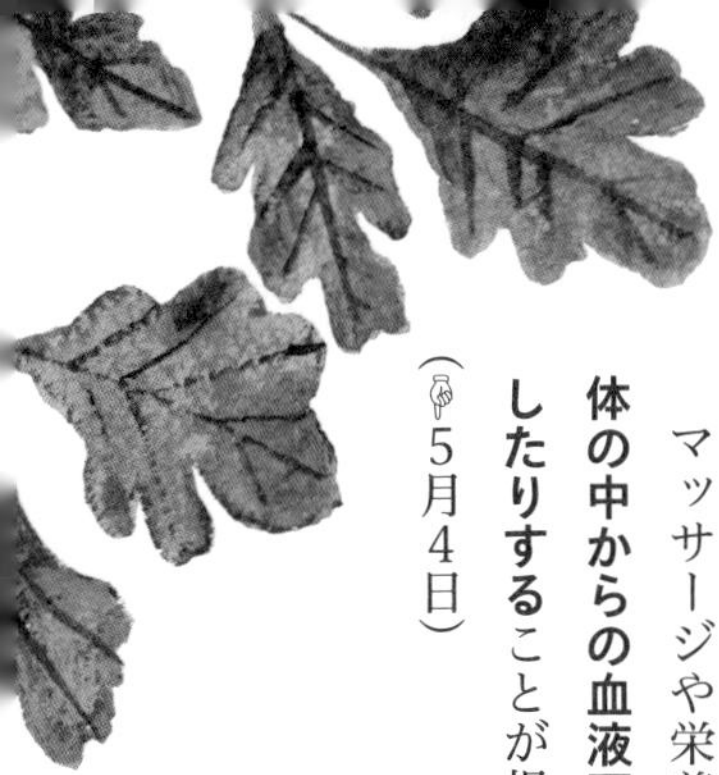

目の周りのシミ、クマ、シワ

目の下あたりに肝斑《かんぱん》と呼ばれるシミが出来る方がいます。目の周りには毛細血管が栄養を運んでいますが、その部分の血行が不良になると、クマやシワの原因になります。

皮膚は約1カ月で古い表皮が入れ替わり、新しい皮膚が表面に上がってくる新陳代謝を繰り返します。シミは紫外線も原因になりますが、血の巡りが悪くなるとシミを回復する代謝が悪くなるので修復が間に合わなくなります。血液不足の傾向がある方は肌のトラブルも多いので、血液不足の改善は、その後の長い人生を考えれば早めの手当が必要です。

マッサージや栄養クリームの使用もお勧めですが、**体の中からの血液不足を補ったり、血行を良くしたりする**ことが根本的な改善になります。

（☞5月4日）

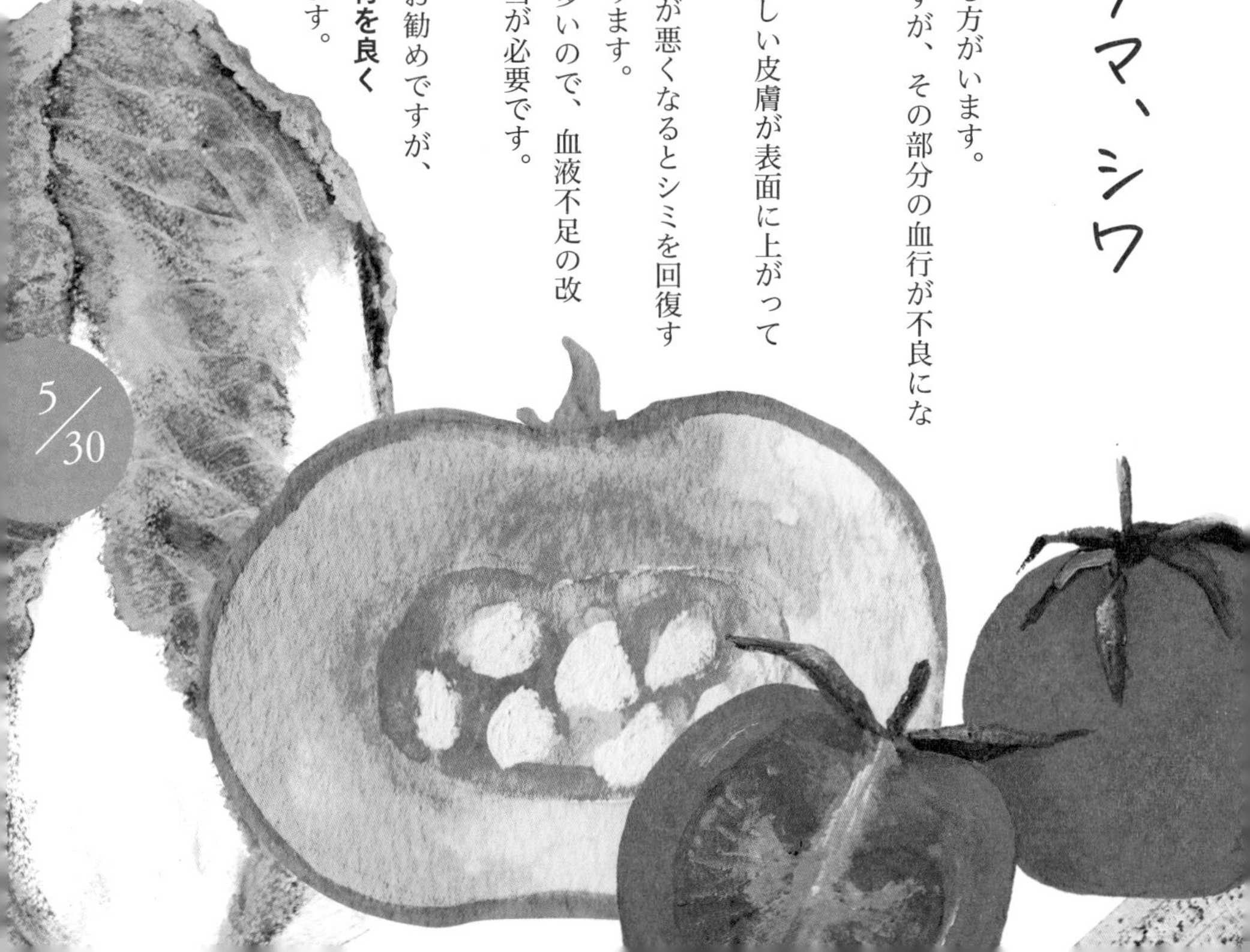

卵の効能

平、甘

（卵白）涼、甘　脾・胃・心　（卵黄）平、甘　腎・肺・肝

卵は必須アミノ酸が多く含まれ、アミノ酸スコアのバランスも良い良質なたんぱく質です。

ビタミンCと食物繊維に欠けますが、ほぼ完全栄養食といわれています。

薬膳では卵は血や陰を補い、精神不安や胎児の安定などの効能があるとされています。

卵白は涼性で体や肺の熱を冷ます、解毒などの効能があり、咳や喉の痛みなどに使われます。卵黄は平性で血や陰を補う、胃腸機能を良くするなどの効能があり、疲れや体力低下などに使われます。

鶏の命の元である卵は、理想的な食材であることは間違いありません。

大きさにもよりますが、私は卵1個で、約6gのたんぱく質がとれると大雑把に計算しています。

薬膳を作る時も、オムレツやスクランブルエッグなどのベースにしたり、ゴーヤーチャンプルーの様に混ぜたり、かつ丼や、卵とじの様にまとめに使ったり、月見うどんの上に載っけたり、ちらしずしにトッピングすれば色彩り豊かになります。

主役になったり、加えたり、混ぜたり、載っけたり、使い勝手の良い食材だと思います。

私は毎日のたんぱく質源として、他の食材を混ぜてスクランブルエッグにしたりオムレツにしたりして利用しています。

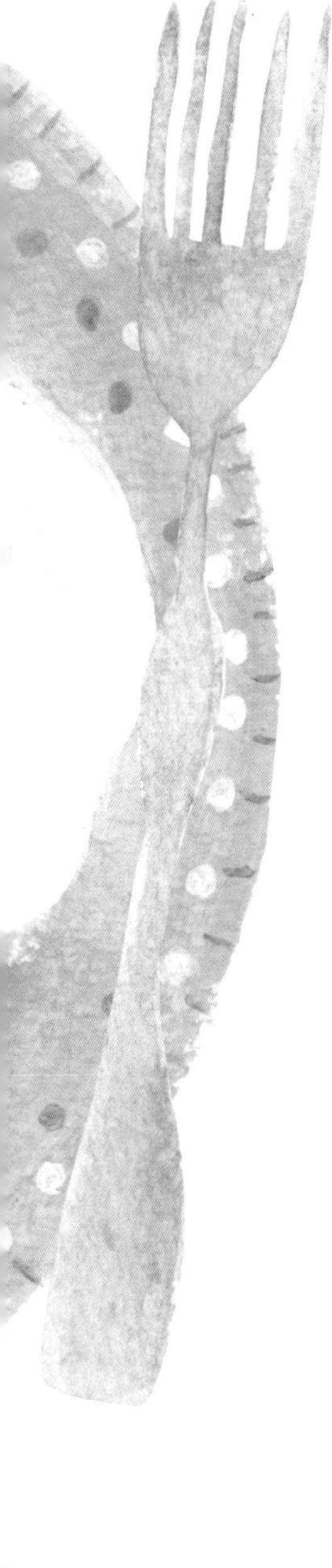

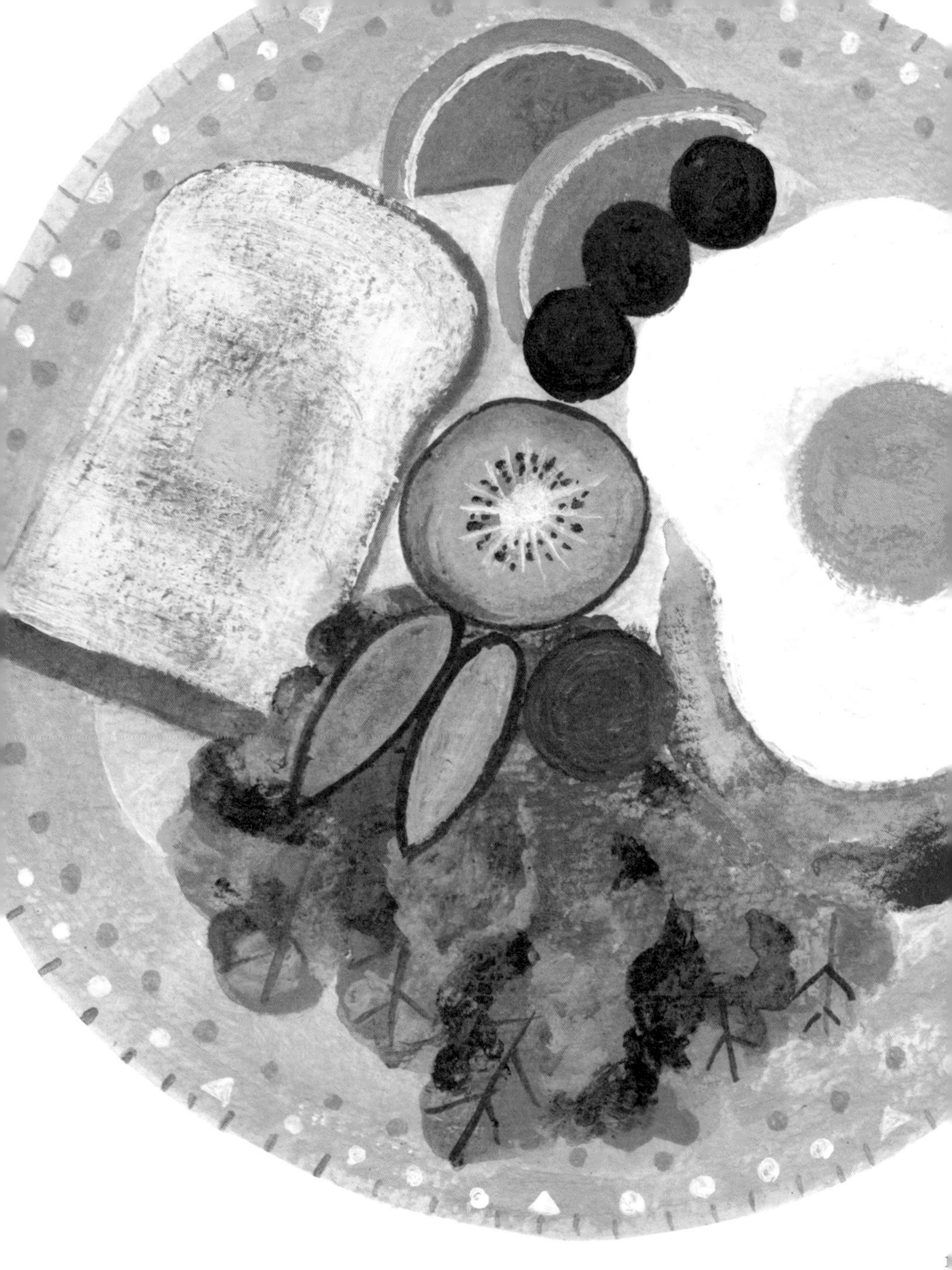

梅雨の季節

梅雨の季節に悩まされるのは暑さ（暑邪《しょじゃ》）と湿気（湿邪《しつじゃ》）です。中国では長夏といって夏の終わりから秋にかけての季節とされていますが、日本では夏の初め頃からの季節に相当します。高温多湿のこの時期は湿気による体の不調が起こりやすくなります。

一番湿邪に影響されやすいのは胃腸の働きです。湿邪は胃腸の働きを弱らせ、栄養補給や水はけに影響して、免疫力低下の要因にもなります。

水の巡りが悪くなると、水はけが悪くなって、体に余分な水が溜まりやすくなります。

さらに進むと水毒や水滞と呼ばれる体質になり、むくみや頭痛、めまい、吐き気、食欲不振などが起こりやすくなります。

人間の体は子どもで70％、成人では60〜65％、老人になると50〜55％といわれ、約半分以上が水なのです。水の不調は重大な問題ですね。

湿邪の特徴は重濁《じゅうだく》性、粘膩《ねんじ》性があることです。つまり、重くて、濁り、粘って、停滞するのです。

そのために、下半身に水が溜まる、体が重だるい、汚い目やにやおりもの、じゅくじゅくした湿疹が出るなどの不調が起こります。

そのうえ一度取りつかれるとなかなか治らないので厄介です。

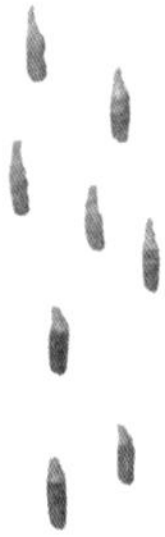

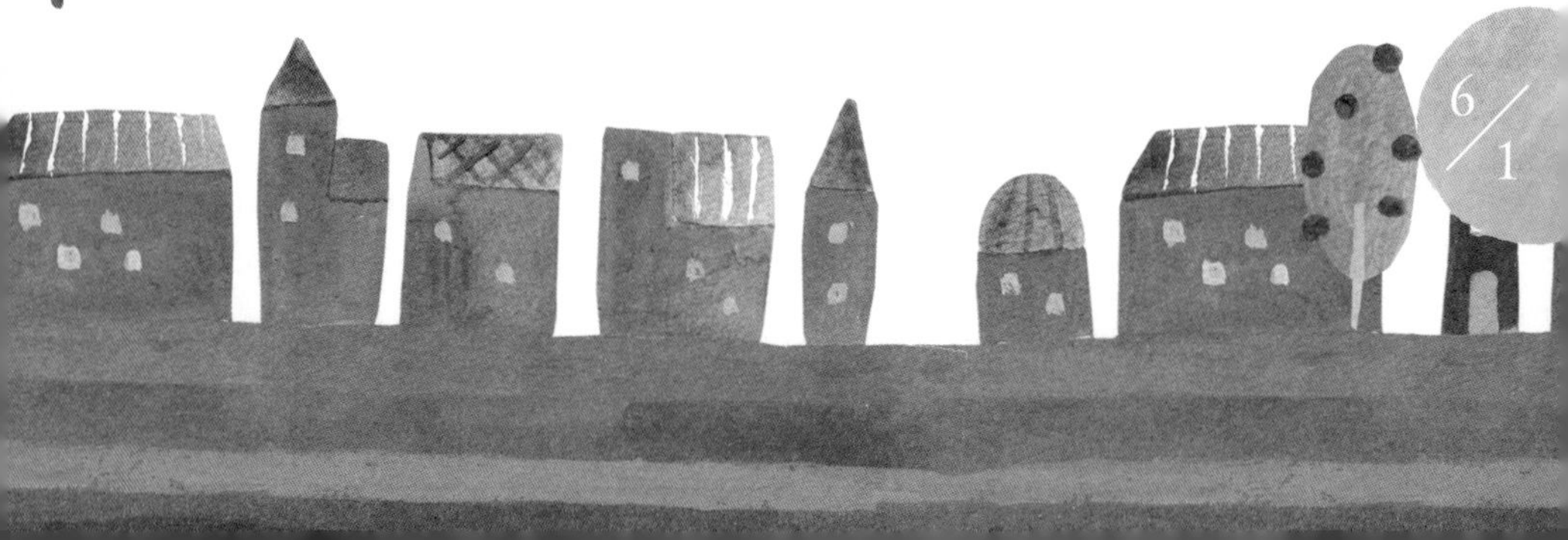

梅雨と脾の働き

漢方で考える「**脾**」という臓器は、解剖学的な脾臓のことではありません。（☞12月27日～薬膳のルール）

私は、脾はお腹のあたりに存在し、「消化管の働きを円滑にする機能」のこと、つまり、消化機能の総元締めと理解しています。

皆様にもわかりやすいように、私は脾を「胃腸の働き」と表現させていただきます。（厳密には胃は脾の腑、小腸は心の腑、大腸は肺の腑という位置づけになっていますし、他の臓腑との連携によって働きが円滑に完成しますので、この解釈は私の勝手な説明になります）

五臓六腑の脾（胃腸の働き）には運化をつかさどるという働きがあります。

どういうことかというと、運は輸送、化は消化、変化させる、が近いと思います。

ざっくり言うと、五臓六腑の「脾」のワンチームには、

1. 食べ物を消化吸収して得た栄養物から気血水を作り全身に運ぶ働き
2. 食べ物から消化吸収した水を全身に運ぶ働き

という大事な役割があるのです。

6/2

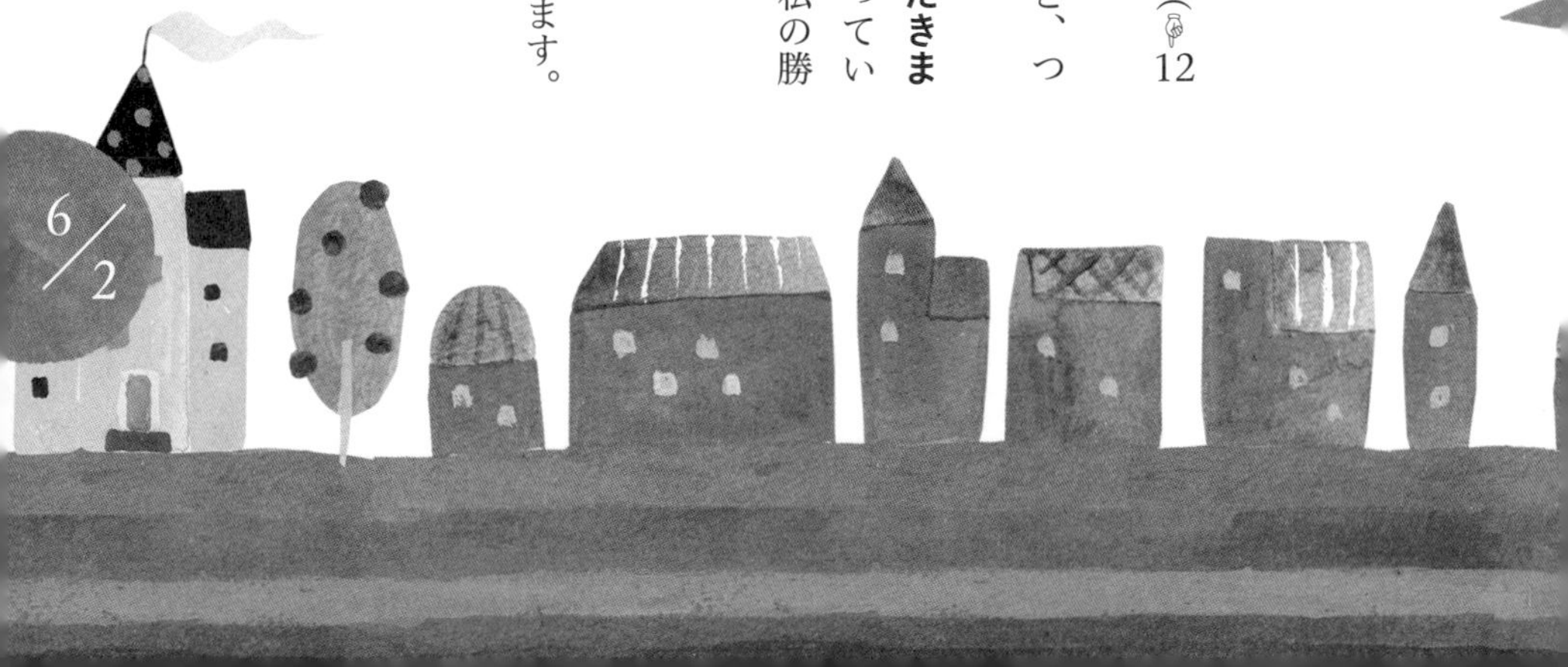

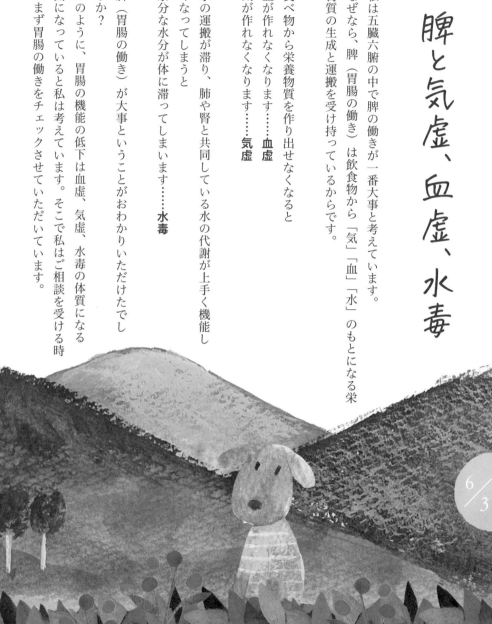

脾と気虚、血虚、水毒

私は五臓六腑の中で脾の働きが一番大事と考えています。
なぜなら、脾（胃腸の働き）は飲食物から「気」「血」「水」のもとになる栄養物質の生成と運搬を受け持っているからです。

食べ物から栄養物質を作り出せなくなると
血が作れなくなります……**血虚**
気が作れなくなります……**気虚**

水の運搬が滞り、肺や腎と共同している水の代謝が上手く機能しなくなってしまうと
余分な水分が体に滞ってしまいます……**水毒**

脾（胃腸の働き）が大事ということがおわかりいただけたでしょうか？

このように、胃腸の機能の低下は血虚、気虚、水毒の体質になる原因になっていると私は考えています。そこで私はご相談を受ける時は、まず胃腸の働きをチェックさせていただいています。

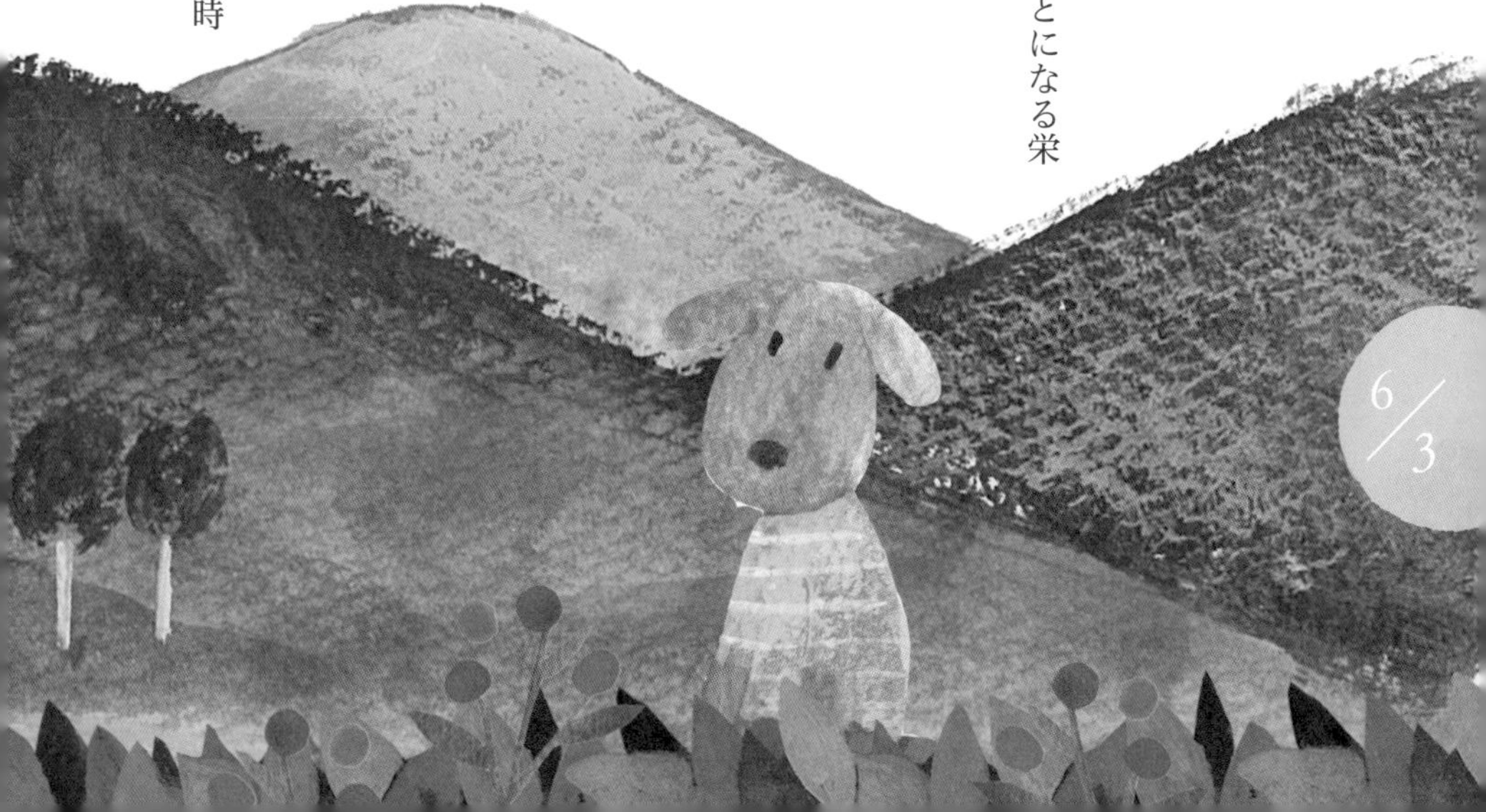

6/4

脾は母なる大地

漢方では「脾」は木・火・土・金・水という五行説の中の「**土**」に例えられます。

私達の体は全て大地の恵みで育った動植物から作られています。

そして、死んだ後の肉体は、大地に返り、カルシウム、酸素、窒素、水素、硫黄、マグネシウム、カリウム……などの元素に分解され、次の世代に受け継がれます。

（食事の前に「いただきます」という言葉は他の命に対する感謝の言葉です）

人間も動物も植物も生きていくためには、水はけの良い、肥料たっぷりの土で作られた作物が必要です。

「脾」は体に必要な全てのものを作り出している大地のような臓器であるというのです。

水はけの良い肥料たっぷりな大地が健康でいるために必要なのです。

人間の体を作るために大事な臓器は「母なる大地」、つまり脾の働きであると、私は考えています。

しかし、この脾の働きに最も影響を与えるのが梅雨の季節の湿気（湿邪）と暑さ（暑邪）です。

胃腸薬は薬の中の王様

例えば「脾」の内臓を落ちないように支える働きが低下すると脱肛や胃下垂が起こります。

「脾」の水湿を運搬をする働きが低下すると、めまいや頭痛、下痢や軟便が起こります。

「脾」の血が漏れないようにする働きが衰えると生理がダラダラ続き止まりにくくなります。

漢方では、このように脾の働きが悪くなると色々な不調の原因になると考えます。

補中益気湯《ほちゅうえっきとう》は**「脾」つまり消化器系の働きを元気にして色々な不調を治す**漢方薬として有名です。

胃腸が弱く食欲不振や疲労感があるとご相談を頂き、補中益気湯を服用していただいていた方から、後日「ダラダラした生理の出血がなくなりました」とご報告頂いたことがありました。出血を止めるという働きは補中益気湯の説明書には書いてありませんが、胃腸虚弱で生理がダラダラ続く方には脾には血が漏れ出ないようにする働きがあることを説明させていただいております。

李東垣という人が書いた、『脾胃論《ひいろん》』という古典には、人々が病気になる原因は脾胃（消化器系）が弱まったためと考え、脾を元気にするのが治療の中心であると書かれています。

補中益気湯は別名を**「医王湯」**といいます。薬の王様という意味です。**健康にとって脾が大事と考えられていた証拠**ですね。

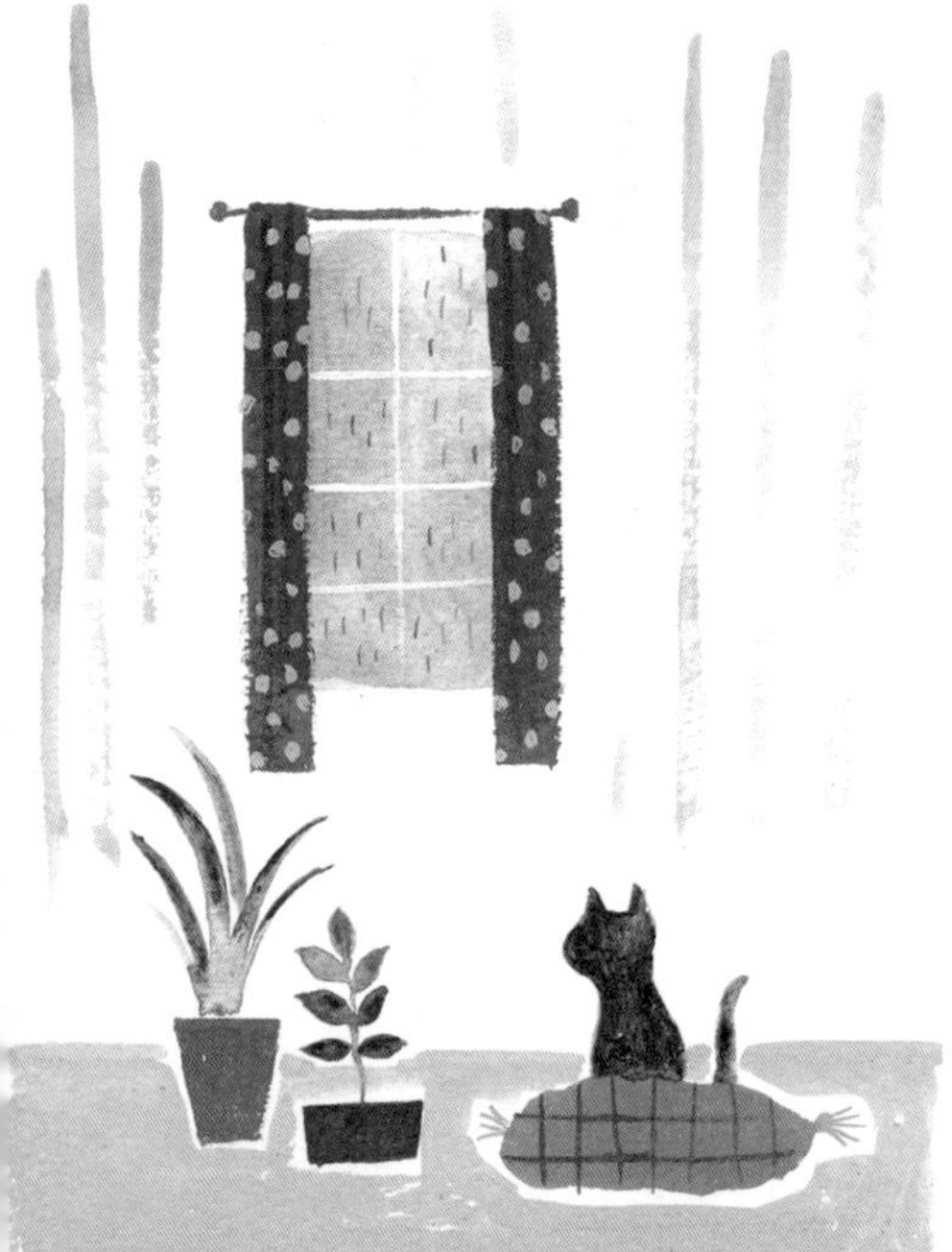

梅雨はとにかく胃腸を大切に

私はご相談を受ける時、一番初めに胃腸の具合をおたずねします。

胃腸が丈夫とか食欲旺盛とかの判断ではありません。胃腸が正常に働いているかが重要です。

いくら栄養のある食事をとっても正常に消化吸収されなければ、ただ排泄されてしまうだけですから。

蒸し暑いこの季節は冷たいドリンクやかき氷がおいしい季節ですね。しかし冷たい飲み物や食べ物は、脾を冷やして働きを弱らせてしまいます。

弱った脾は栄養を十分に吸収できなくなり、気や血を作り出せなくなって、気虚や血虚という体質が生まれる原因になります。

また脾の働きが弱くなると、水分を運搬する働きが悪くなって、水毒という体質が生まれる原因になります。

このように、夏の暑さと湿気は胃腸の働きを弱くして、血虚や気虚の原因になったり、水毒という体質の原因になったりするので、この時期の食生活はとても大切です。

一年中意識していただきたいことですが、この時期は特に、冷たい物、生もの、脂っこい物を避けて、胃腸の働きを良くすることを大切にしてください。

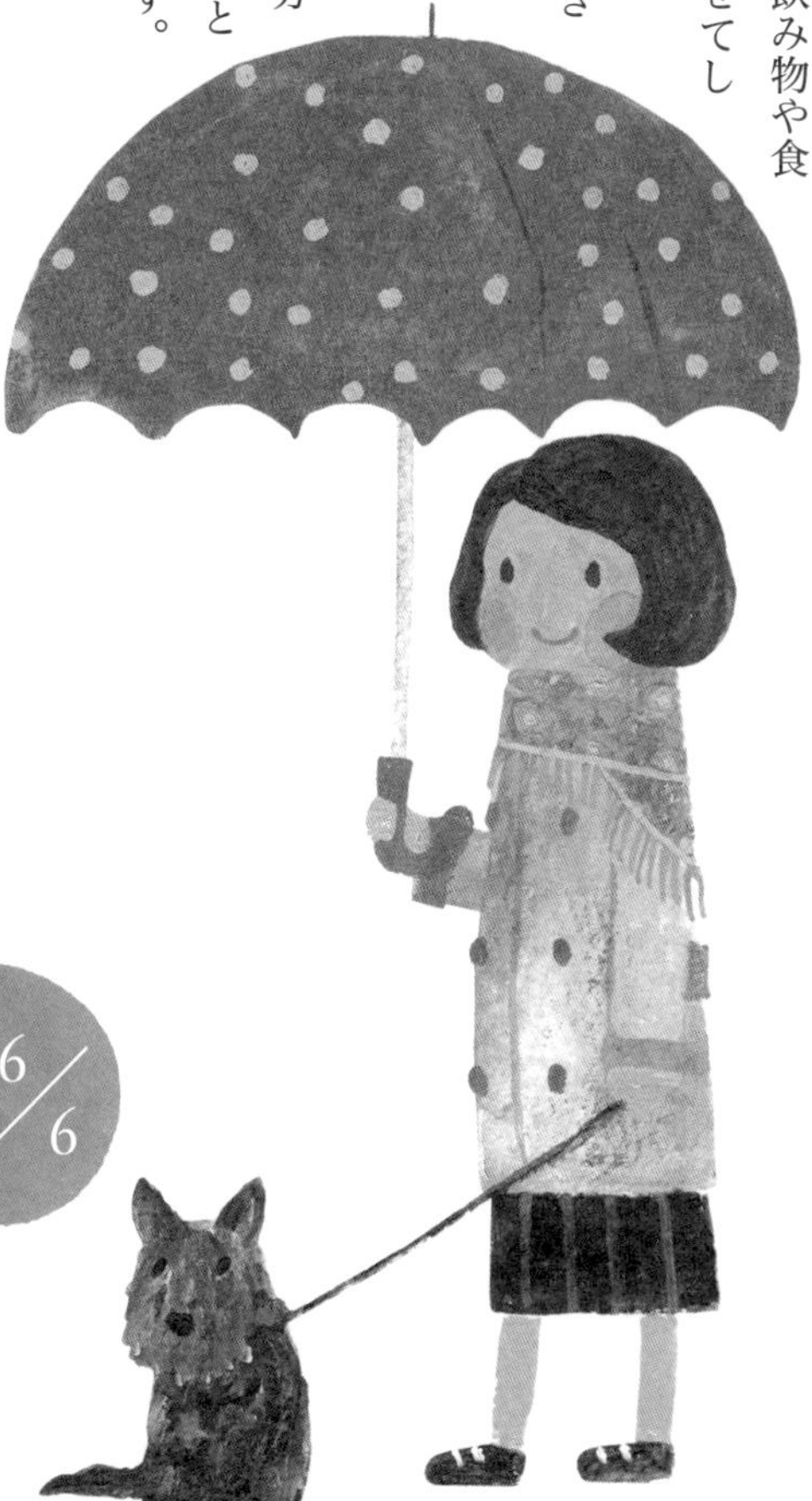

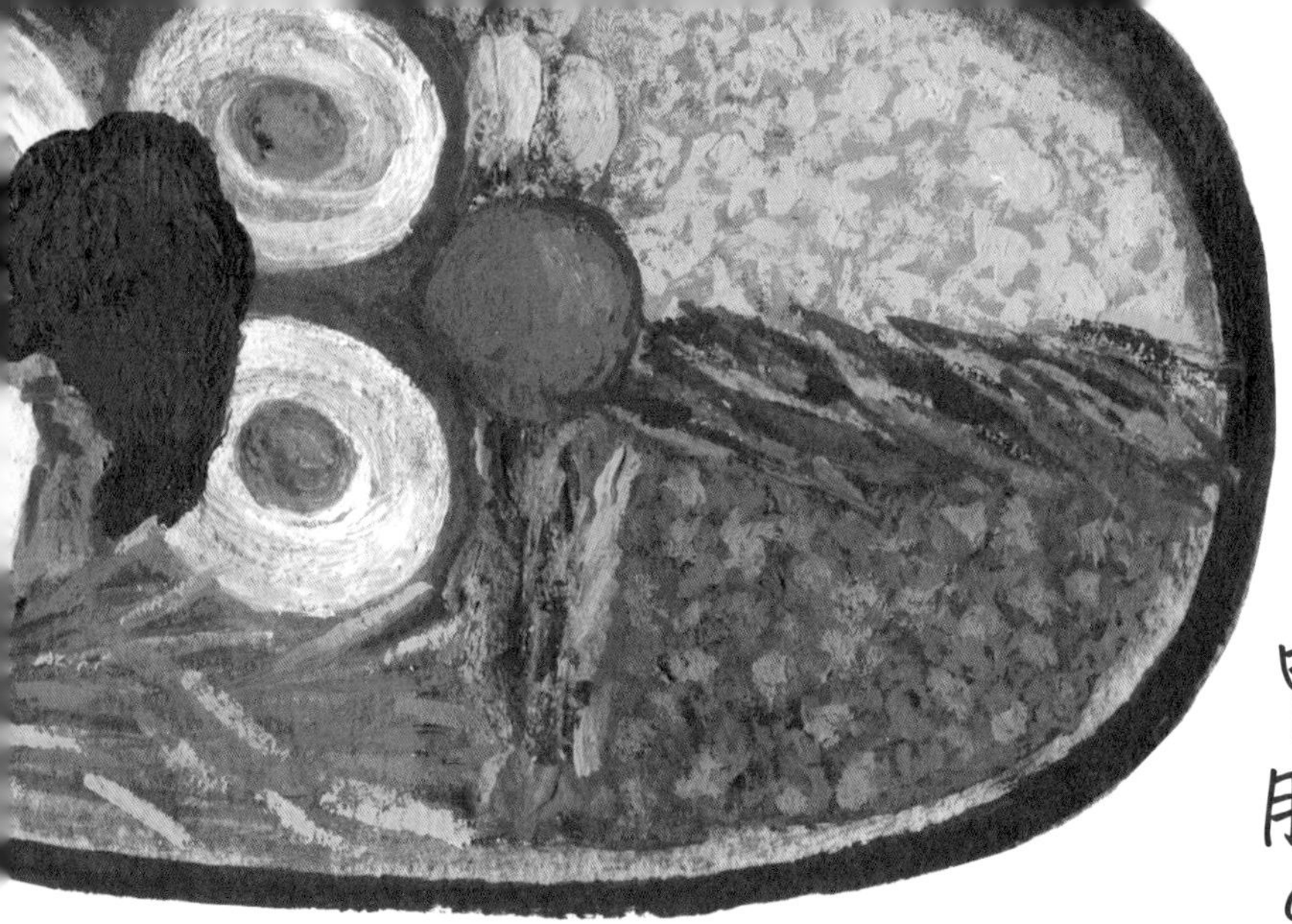

胃腸の働きのチェックポイント

6/7

食後お腹が張る、軟便か下痢または便秘（最初は固く、後はゆるくなる）、味を見分けられない、三食とも同じ量を食べられない、偏食が多い、水やスープがないと食べられない、友人と比べて少量しか食べられない、友人より食べる速度が遅い、この頃食欲が落ちた、何を食べても美味しくない……。

普段から胃腸が弱いと自覚している方は無理をしませんが、胃腸に自信がある方はこの時期に冷たいドリンクや生ものを食べすぎてしまうものです。

今まで元気で仕事もバリバリこなしていたのに、最近疲れが取れないとご相談を頂くことがあります。

そんな時は**まず胃腸の働きを考えて、食事内容をチェック**させていただきます。

栄養ドリンクを飲んだけれど効果を感じられなかった方が、胃腸の働きを良くする漢方薬でビックリするほど元気になってしまうことがあります。

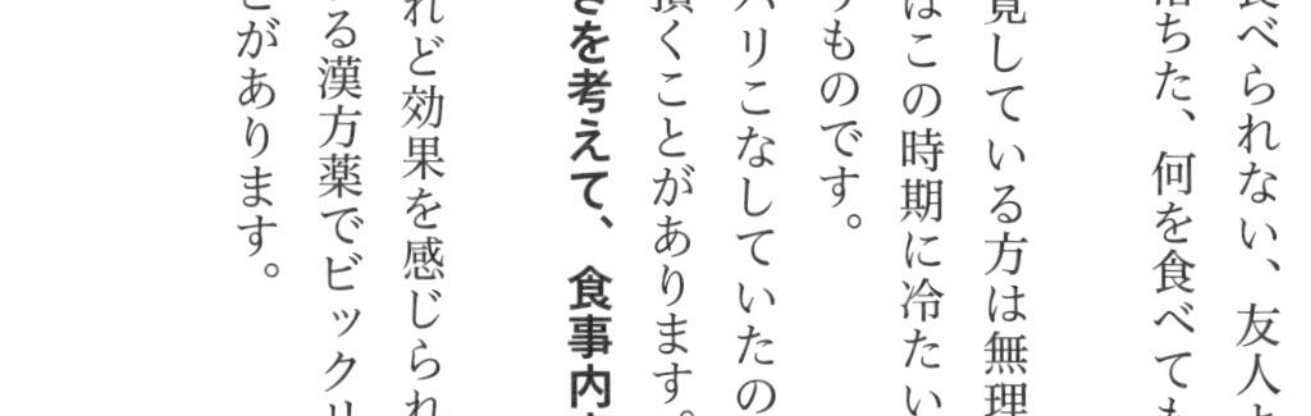

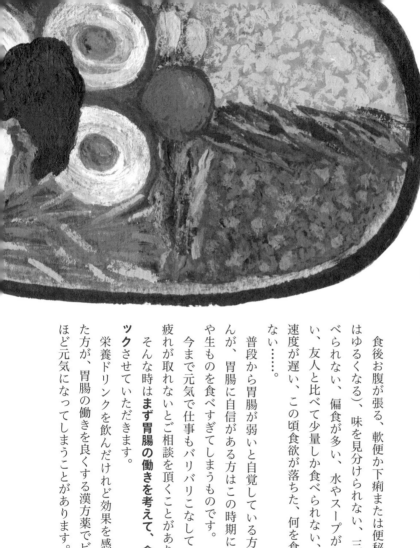

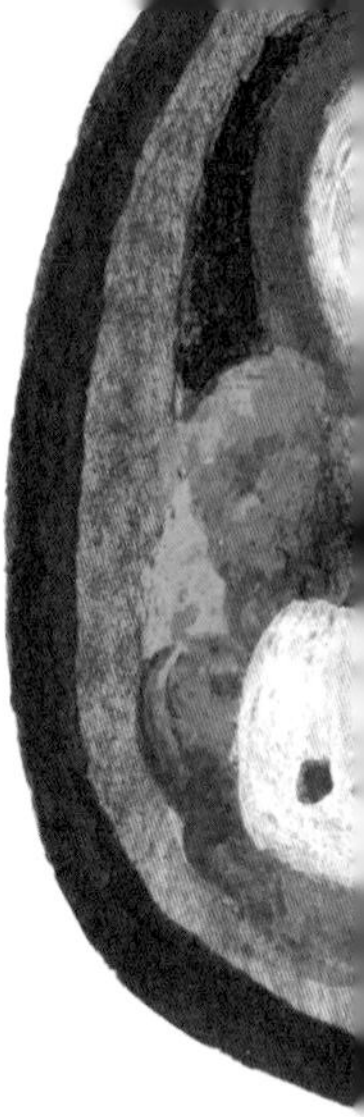

6/8

小さな不調を見逃さないで

70代の女性から「この頃、頭痛やめまいが増えた」というご相談を頂きました。以前からその傾向はあったのですが、頭痛薬などですぐ直っていたので気にしなかったとのことです。胃腸の具合について伺いすると「今まで胃が痛くなったことは一度もないし、暴飲暴食をしたこともないので胃腸には自信があります」とおっしゃいます。

そこで色々質問させていただきました。

そういえば、この頃は疲れると食欲が落ちる、友人との会食の翌日は一日中食欲がない、カレーを食べると胸焼けがする、フランス料理などコースは最後まで食べられない、友達より食事量が少ない、などいくつも**胃腸の不具合**が見つかりました。

そこで胃腸の働きを良くして体内の水はけを良くする漢方薬をお勧めし、いくつかのご提案をさせていただきました。食欲がない時は無理に食べない、前日に会食をしたら翌朝はおかゆにする、冷たいものは極力食べたり飲んだりしない、油ものを控える、たんぱく質は消化しやすいようにスープにしたり工夫をしていただく、よく噛む、などです。

例えば、動物は胃腸の調子が悪い時は草を食べたり、体の調子が悪い時はエサを与えても食べなかったりするそうです。動物は胃腸が弱っている時は本能的に胃腸を休める行動をとるのでしょう。

一方、人間は頭痛がすれば頭痛薬を飲む、胃がもたれたら胃薬を飲む、美味しいものをたくさん食べたら消化剤を飲む。自身の感覚に鈍感になってしまって、自分の体の声を聴く能力に欠けてしまっているような気がします。誰でも年を取れば、食事の量は落ちますし、脂っこいものは受けつけなくなります。それ相応の生活の工夫が必要です。私自身も改めて、小さな不調を見逃さず、本能を大事にすることが必要だと近頃になって考えるようになりました。

アンチエイジングと肉

最近は100歳を過ぎてまだまだ元気に過ごしている方が多くなりました。

長寿の秘訣を伺うと、皆様肉類など**たんぱく質**を多くとっていらっしゃる傾向がみられます。

たんぱく質の不足は加齢によって心身がおとろえてしまうフレイルや、加齢による骨格筋量が衰えてしまうサルコペニアに発展しやすく、厚生労働省もたんぱく質の摂取を奨励しています

でもちょっと待ってください。肉類を消化吸収できる「脾」の働きは、老化に伴い衰えていきます。ですので、ただ肉類を食べれば良いというのではなく、十分に消化吸収するためには「脾」の働きが良いことが必要になるのです。

100歳を過ぎても元気な方は毎日ハンバーグやステーキを若い人並みに召し上がっている人が多いとか……つまり、年をとったら肉を食べれば元気になれるというのではなく、「脾」が丈夫な方だから肉をたくさん食べる元気があるということなんでしょうね。

胃腸の働きが弱い方、老齢で食欲のない方には脂身の少ない良質な肉や魚をスープなど消化しやすく調理してたんぱく質を補うことが必要です。

若い人でも「脾」の働きが弱いと筋肉や肌肉は滋養されなくて、肌荒れや筋肉の貧弱な、しまりのない体になります。

若い時からたんぱく質をしっかりとって、栄養物を吸収できる丈夫な胃腸を作ることがアンチエイジングの基本です。

アンチエイジングには冬の季節で説明させていただいた「腎」の働きと同時に「脾」の働きがとても重要になります。

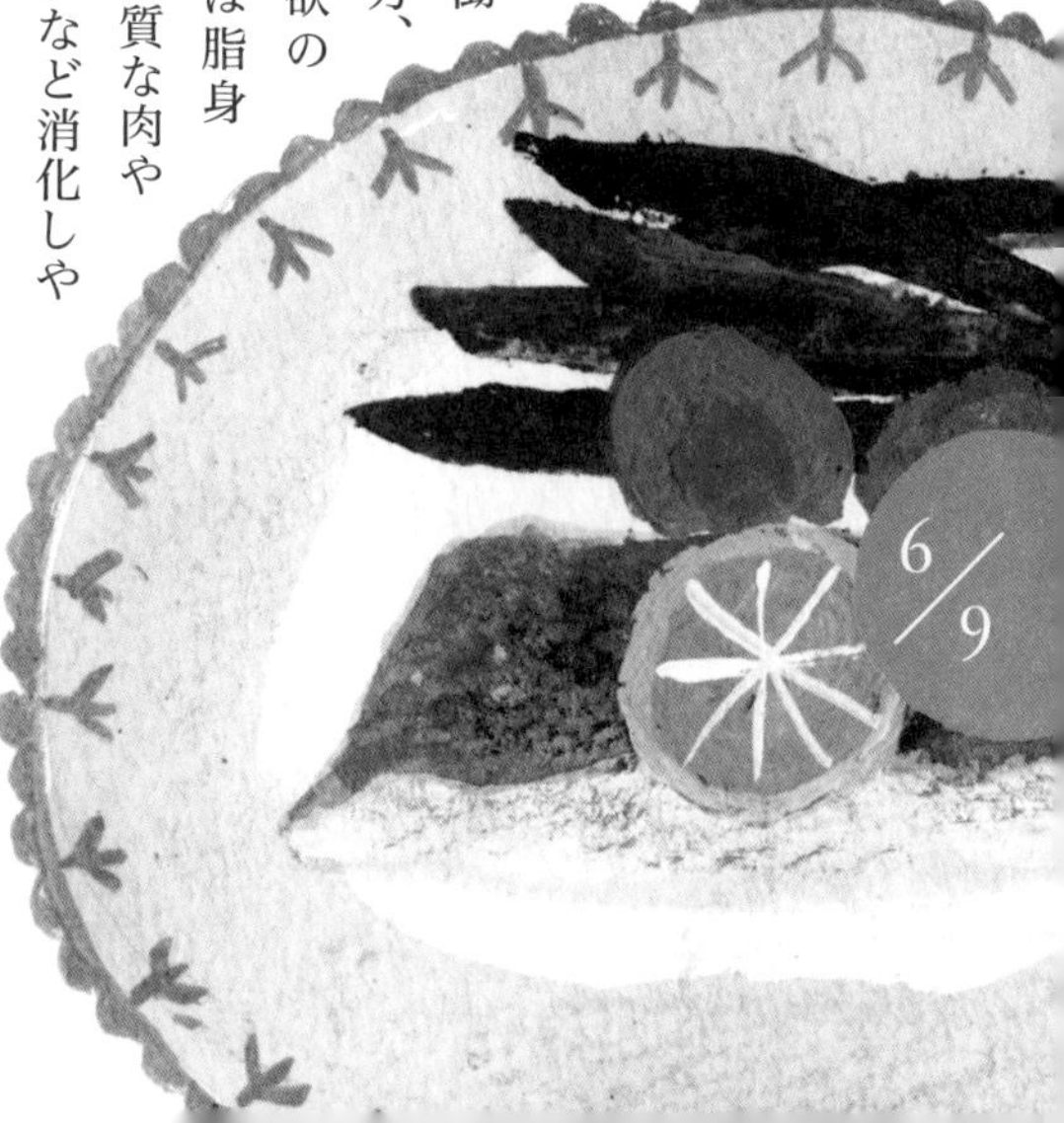

6/9

6/10

脾は黄色、甘味

五臓六腑には五行でそれぞれ関連する色と味があります。（☞色と味のルール、12月30日）

脾に関連する色は**黄色**で味は**甘味**です。

五行で関連している色や味は、関連する臓腑の不調を知らせてくれたり、補うことで回復を助けるものが多いようです。

黄色の食材といえば、じゃがいも、トウモロコシ、カボチャ、大豆、栗などがありますが、これらは甘味の食材でもあります。

甘味の食材は脾（消化器系）に入りやすく、滋養作用があり、疲れをとる働きがあります。

また緊張を緩めたり、痛みを和らげる働きもあります。

胃腸が弱い人は甘いものを好む傾向があります。

運動した後や疲れた時に無性に甘いものが欲しくなりませんか？

甘味の食べ物としては——

米、カボチャ、キャベツ、じゃがいも、さつまいも、にんじん、はちみつ、ナツメ、山芋、黒豆、大豆、落花生、牛肉、鶏肉、イワシ、カツオ、エビ、ウナギ、サバなどがあります。

ただし食べすぎはかえって胃腸の機能をそこない、肥満や糖尿病などの心配もあるので気をつけてください。

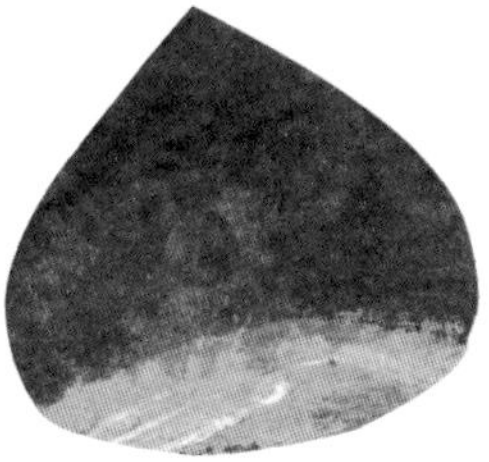

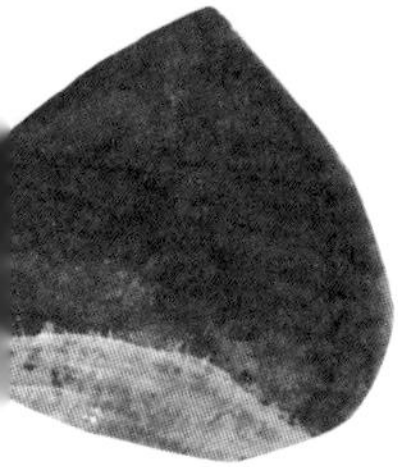

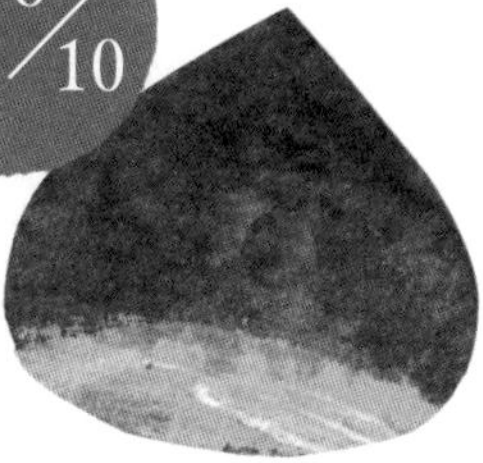

最近甘いものが好きになった

6/11

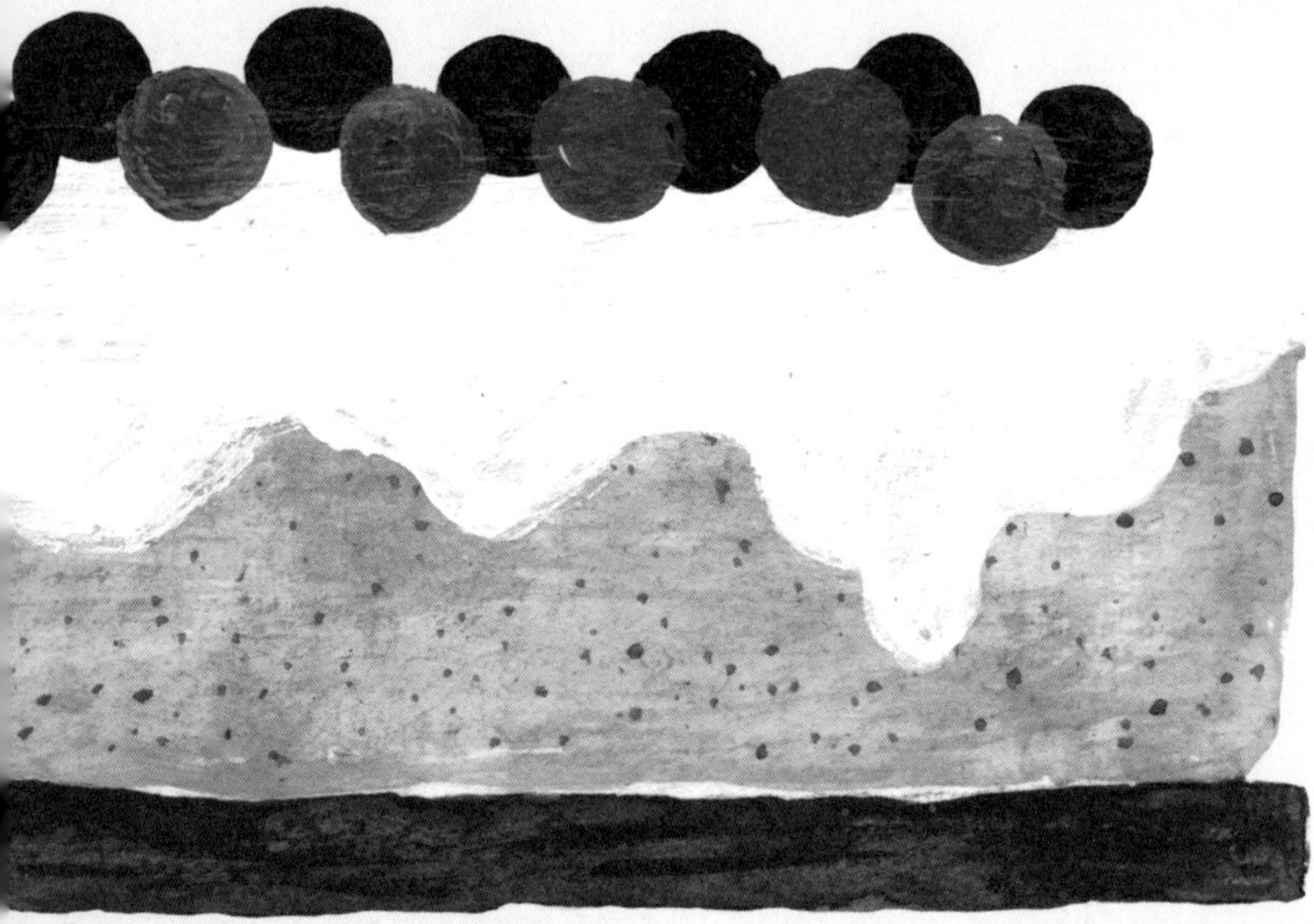

味覚に関する変化が急に起こったら要注意です。

いつも元気で好き嫌いがない人が、なんだかこの頃味覚が変わってきたなと感じてきたら、体の調子をチェックしてみてください。

仕事が忙しくて不規則な生活が続いた時や、食欲がなくて適当なもので済ませていたり、疲れが溜まった時など、何となく甘いものが欲しくなりませんか？

いつもと違って甘いものが欲しくなった時は胃腸に問題があるかもしれません。

たんぱく質や野菜が不足していないかどうか、仕事で無理をしていないか、ストレスで食欲不振が起きていないかどうかなどチェックしてみてください。

少食で胃腸に自信がない方にお伺いすると、甘いものが大好きという方が多いです。

胃腸を整える食材

梅雨の時期は胃腸を元気にし、消化吸収の働きを良くする対策をしましょう。

普段召し上がっているお米は気を補い、胃腸機能を整える効能がある食材です。

ただし、玄米は消化に負担がかかるので、胃腸が弱い方やお疲れ気味の時には白米にするか、柔らかく炊いて温かくして召し上がってください。

さつまいも、じゃがいも、山芋、キャベツ、カボチャ、にんじん、ナツメ、りんご、大豆、インゲンマメ、牛肉、いしもちなどは**脾の働きを良くする効能がある食材**です。

私は少し疲れ気味の時は、色々な野菜やお芋、豆、肉などを煮込みスープにして食べています。

キャベツのザワークラウトもお気に入りです。

外食が続いて疲れ気味の時は、じゃがいもをゆでて粉ふき芋にして、主食代わりにいただいたり、ナツメ入りのおかゆにしたり工夫しています。

色々な食材を消化しやすく調理していただくとよいと思います。

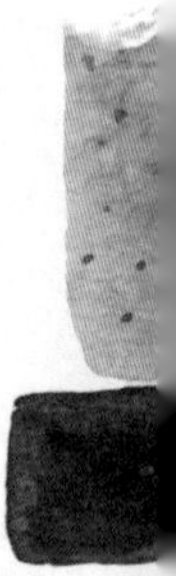

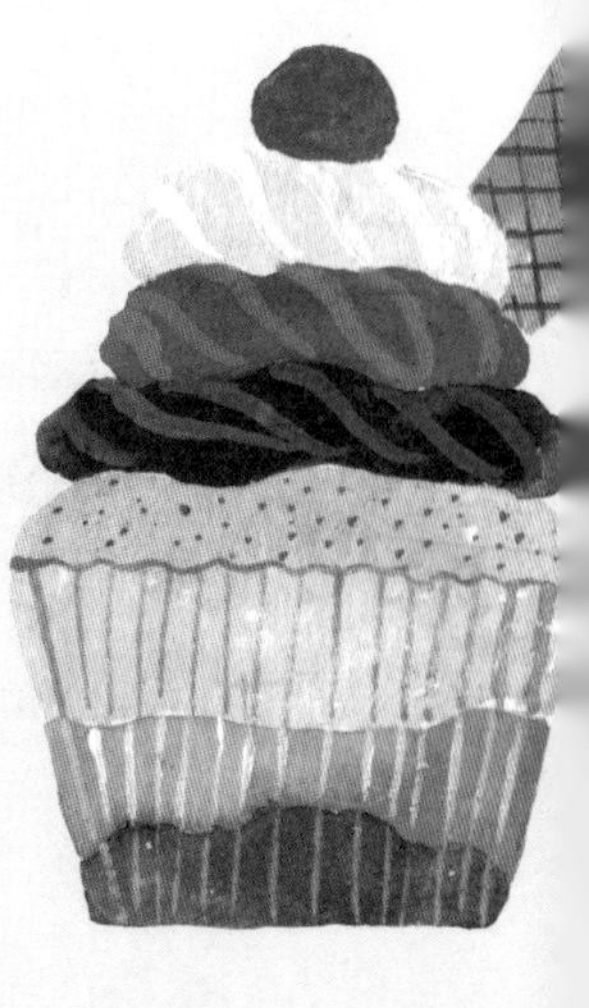

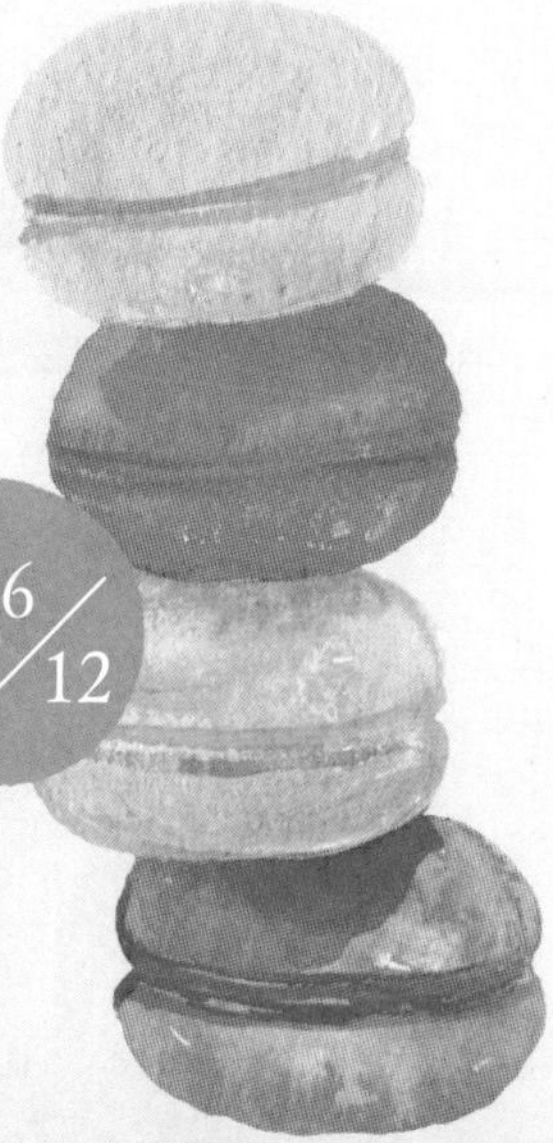

6/12

山《さん》査《ざ》子《し》の効能

温、酸・甘　脾・胃・肝

山査子《さんざし》は中国原産のバラ科の落葉低木で、日本でも庭木や鉢植として主に観賞用として栽培され、日本庭園によく植えられています。

肉類の消化を助けるので、消化不良による腹痛や吐き気を治めてくれます。

肉料理や脂ものを食べる時や、食べすぎたりして胸焼けしそうな時にちょい足しすると良いですよ。

肉料理に山査子を入れると肉が柔らかくなる効果もあります。

日本ではあまりメジャーな果物ではないのですが、中国では冬になると実を串に刺して水あめで固めたものが屋台で売られるそうです。

最近は、日本でも山査子のドライフルーツやお菓子などが売られています。

ドライフルーツはそのまま食べられるので、肉料理のお供に手軽に活用できますね。山査子が配合されている晶三仙《しょうさんせん》という加工食品もあり、私はよく利用しています。

その他、ジュース、山査子酒なども人気のようです。

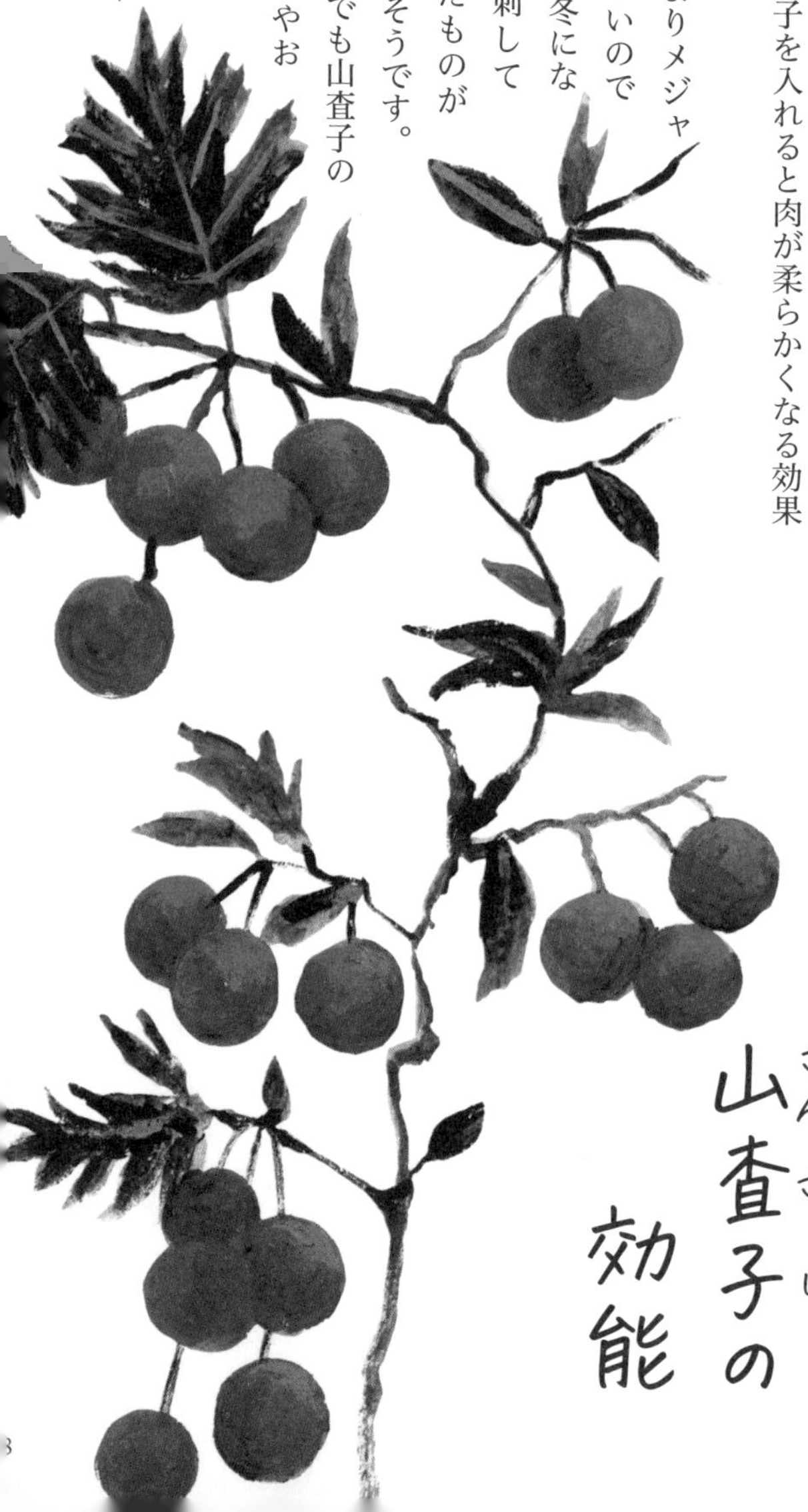

大根の効能

6/14

涼、辛・甘　肺・胃・脾

七草がゆにも使われる**大根**は、ご家庭でもお馴染みの食材ですね。

大根の旬は冬ですが、最近は一年中手に入りやすくなりました。**消化を助けたり、気を降ろす効能があり、胃腸の働きを整える**ので、胃もたれやお腹の張り、吐き気に良いです。また**痰を取り除く**効能もあり、粘稠《ねんちゅう》な（＝粘りけのある）痰の多い咳などにも利用されています。

ご存じのように、部位によって栄養価や食感も違いますね。大根のしっぽは辛みが強いので辛い味が好きな人は大根おろしや切り干し大根に、中央部は甘味があるのでふろふき大根やおでんに、上部は甘味や水分が多いのでサラダとか甘い大根おろしに向いています。ビタミンの多い葉っぱは炒め物にと、捨てるところがない優秀な食材です。

ハンバーグや焼き肉などに大根おろしをちょい足しするとさっぱりと食べやすくなるので、私は食べる胃腸薬として利用しています。

大根の葉はビタミンCやβ―カロテンも多く、刻んでシラス干しやちりめんジャコなどとゴマ油でいためるとご飯が進みます。

大根の種は漢方では萊菔子《ライフクシ》と呼ばれ、消化不良によるお腹の張り、痰の多い咳などに使われます。

このように重宝な野菜ですが、生ですと体を冷やす食材です。胃腸が弱い方や冷え症の方はおでんやブリ大根など、温かく調理していただくと良いでしょう。

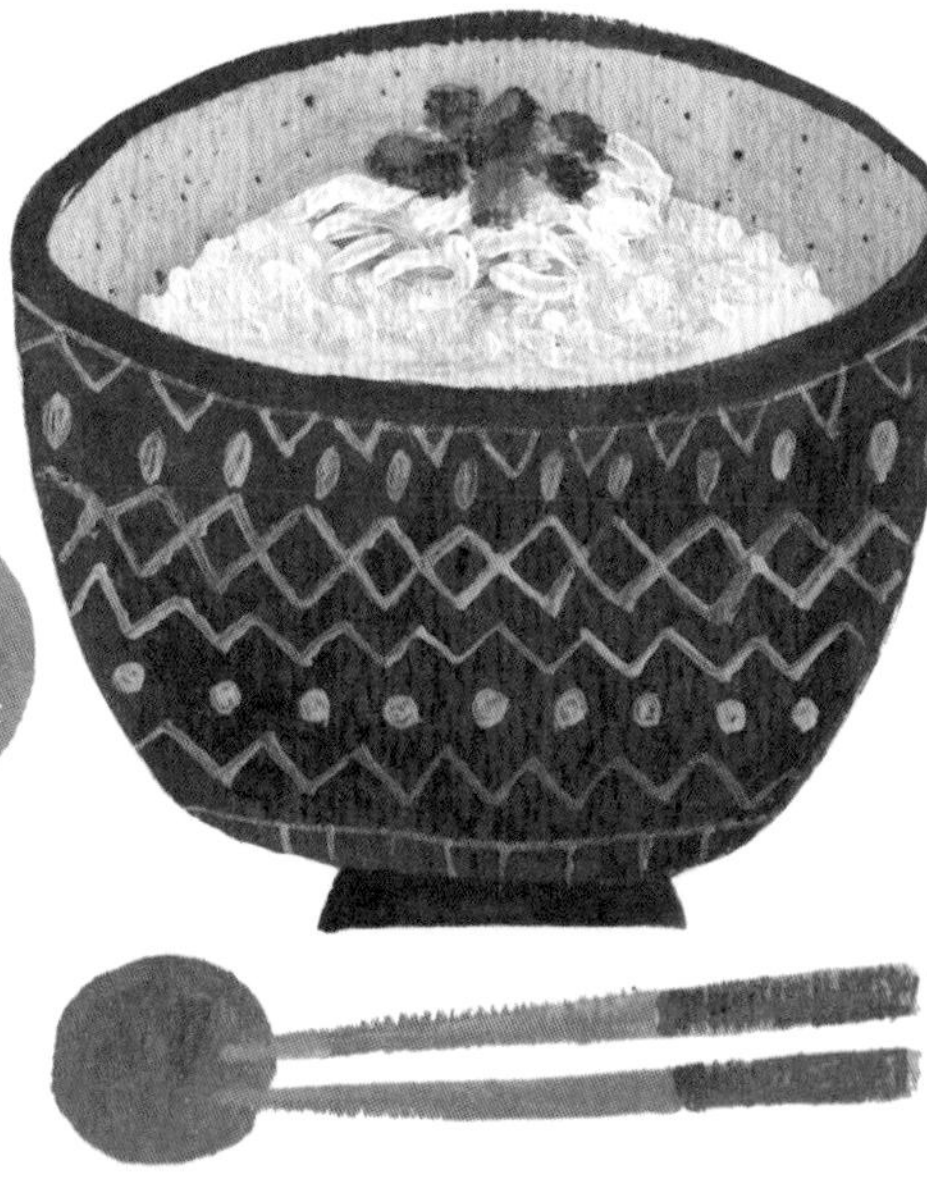

大根のおいしい食べ方

6/15

大根役者という言葉をご存じですか？

大根は食べても食あたりしないことから、下手な役者を当たらない役者、つまり大根のような役者というわけです。

それでは、頭からしっぽまで余すところなく利用される大根に失礼ですね。

そこで大根のおいしいレシピをご紹介します。

喉の痛みにダイコンあめ

大根を薄くスライスして、器に入れてハチミツをスプーン2〜3杯かけて一晩くらい置くと汁が出てきます

その汁（ダイコンあめ）を飲むと、喉に潤いを与えて喉が楽になります。お試しください。

（ハチミツは一歳未満の赤ちゃんには禁忌ですので気をつけてください）

第一大根湯

汗を出して風邪を追い出すレシピです。昔から伝えられている民間療法です。

大根おろし　大匙3杯くらい
おろし生姜　小さじ1杯くらい
醤油　大さじ1杯くらい

以上をカップに入れて熱々の番茶カップ1杯を注ぎます。

昔からの言い伝えによるものなので、分量は文献によって違いますが、私は工夫しながら作ってみています。醤油はちょっと少な目にしています。

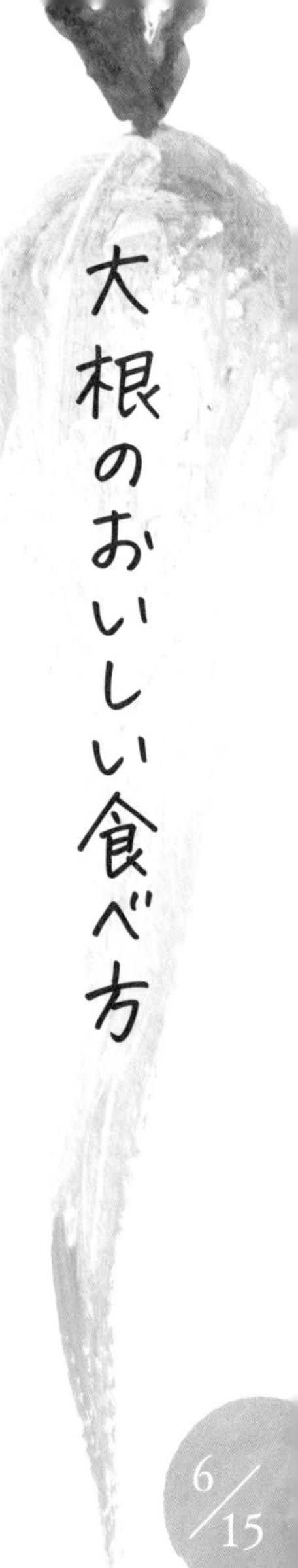

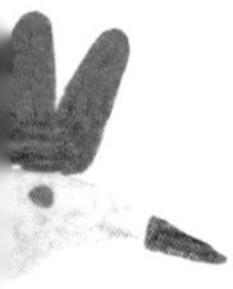

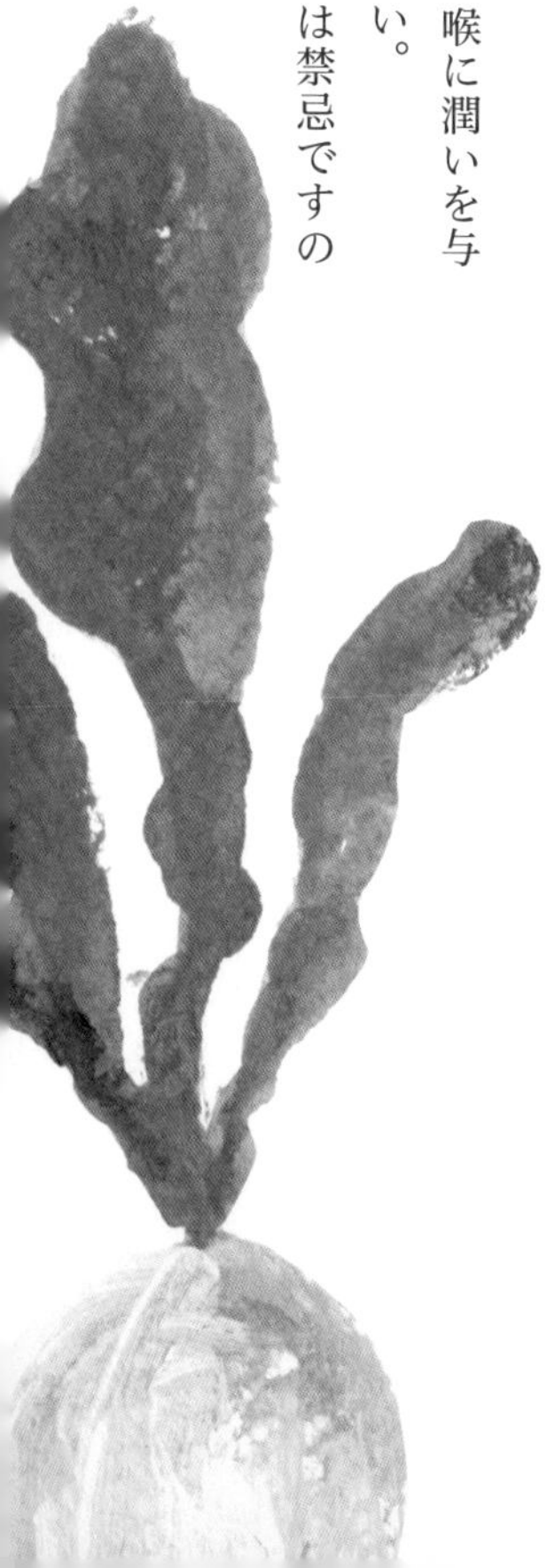

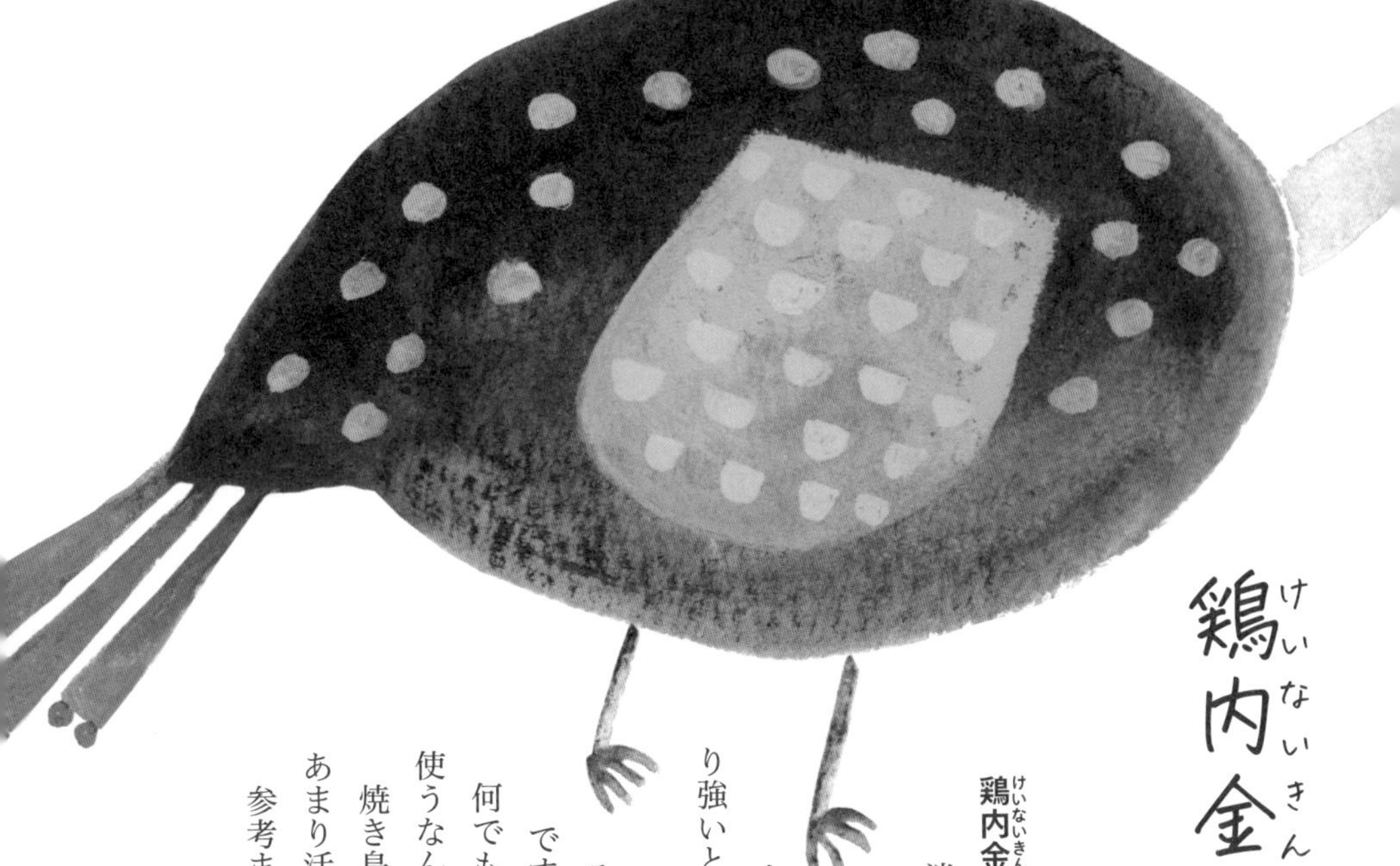

鶏内金《けいないきん》の効能

平、甘・渋　脾・小腸・胃・膀胱

鶏内金《けいないきん》とは、鶏の砂嚢の内膜です。消化を助ける働きがあります。漢方では胆石や腎・膀胱結石に使われています。

山査子は主に肉や脂肪の消化によいとされていますが、鶏内金は特に指定はなく消化の効能はかなり強いとされています。

鶏には、この「鶏内金」という砂袋があるからこそ、砂混じりの餌を食べてもがっちり消化できるのです。

何でも消化してしまう鶏の砂嚢をそのまま消化薬として使うなんて、いかにも漢方的発想だと思いませんか。

焼き鳥屋さんなどではメニューにありますが、ご家庭ではあまり活用されていないかもしれません。

参考までに、紹介させていただきました。

オクラは、**脾の機能を整え、消化を促進したり、腸を潤して便通をつける**などの効能があります。同じネバネバ食品の納豆やなめこを加えると、胃粘膜保護の働きがアップします。うぶ毛があるので、調理前に塩を振って板摺《いたず》りしてから使うと良いですね。

私は、オクラを刻んで食品保存用袋に入れて平らに冷凍し、使う時にパキッと割って便利に使っています。豆腐の冷ややっこや納豆をはじめ色々なレシピに加えたり、トッピングしたり、ちょい足しに便利な食材です。

精力増強に良いネバネバ食材として有名ですが、脾の働きが良くなって栄養が効率良く吸収できるようになって元気が出れば精力増強に繋がりそうですね。

我が家は植木鉢で夏になるとオクラを育てています。黄色い美しい花が咲いて2~3日するとオクラに変身しますが、うっかりすると育ちすぎて固くなってしまうので目が離せません。

5、6本植えておけば毎日収穫できるので重宝しています。

もともと下痢気味の方は悪化することがあるので注意してください。

オクラの効能

涼、辛・苦　肺・肝・胃

6/17

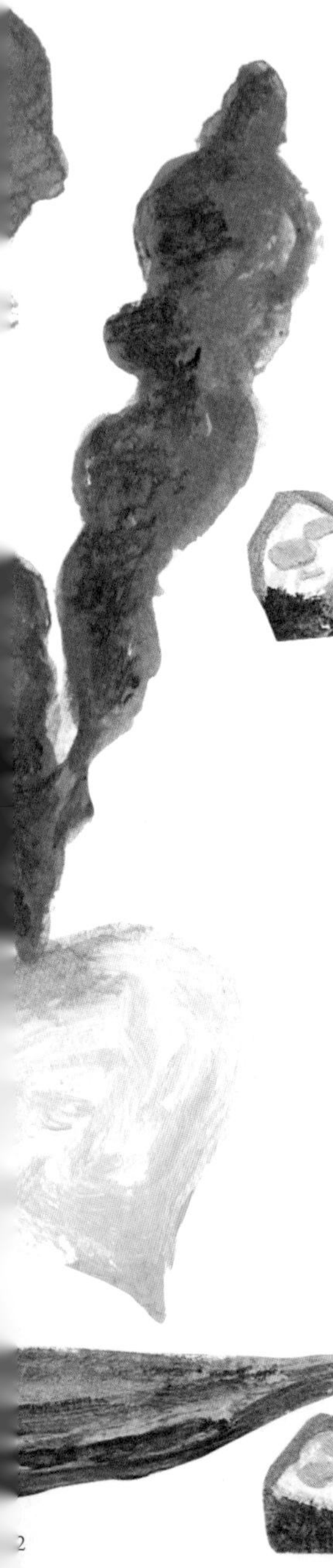

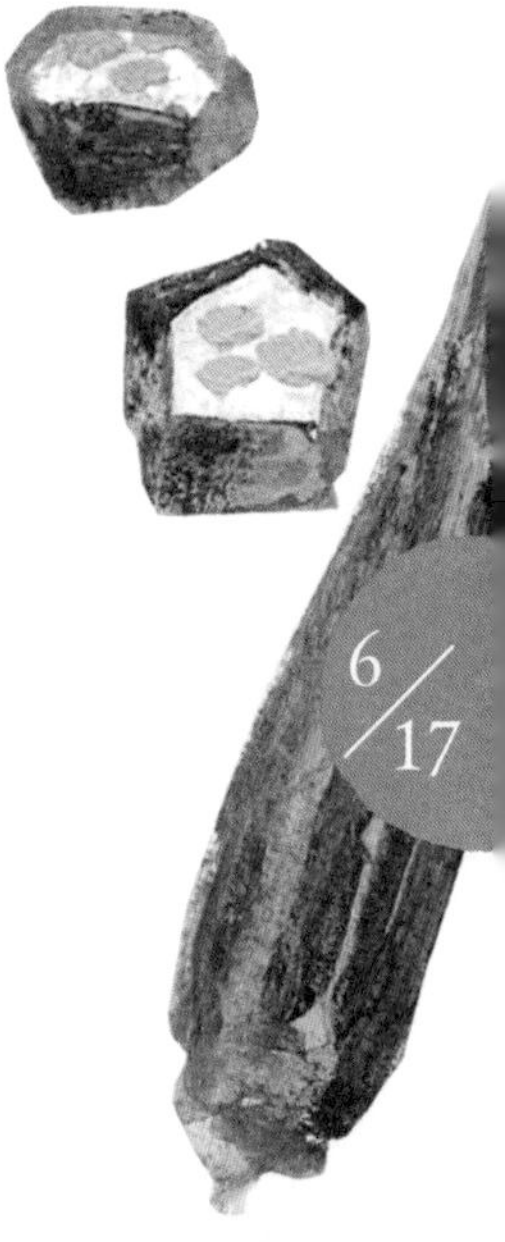

キャベツとかぶ

平、甘　胃・腎・肝

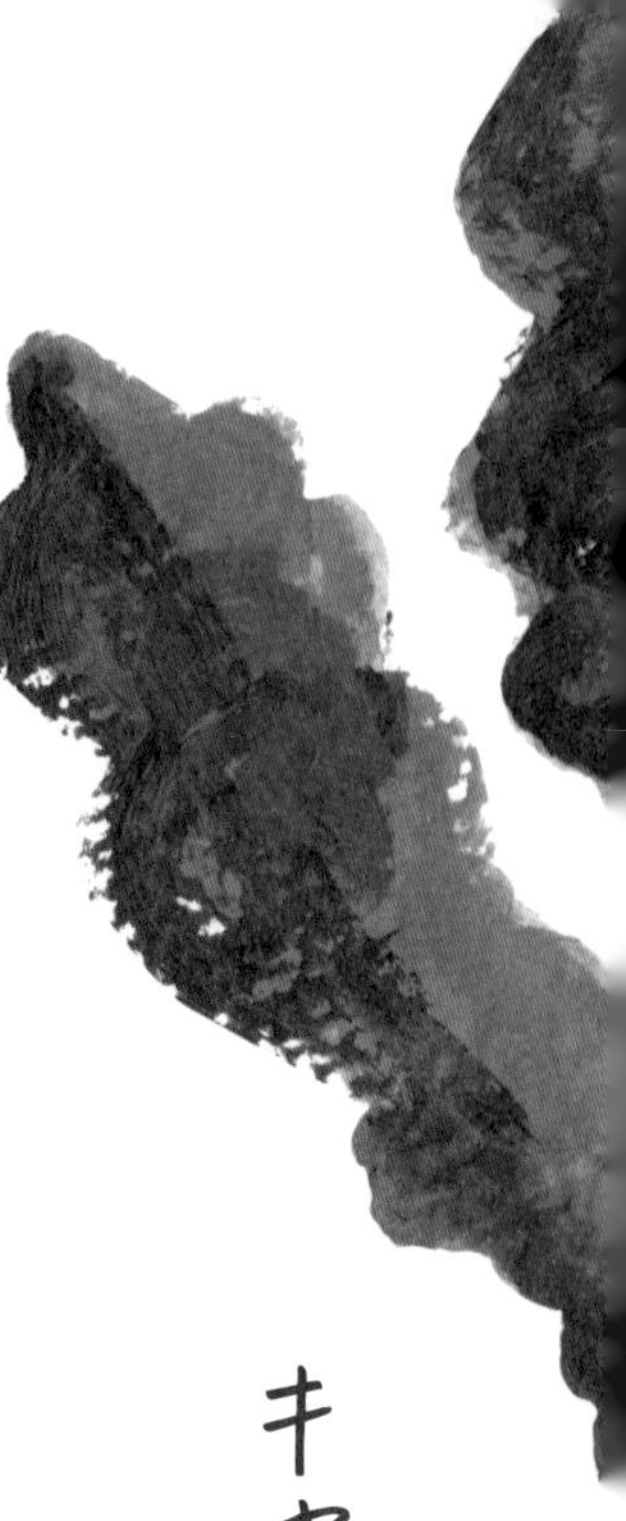

キャベツは薬膳では**気を補う食材として胃を健康にする**効果があります。**胃腸虚弱や食欲不振、消化不良、胃痛**などに使われています。

キャベツにはキャベジンでおなじみのMMSCという、荒れて弱った胃粘膜を修復する成分が入っています。

千切りのキャベツはとんかつや焼き肉にたっぷり添えると、胃もたれせずさっぱりといただけます。

私はキャベツ、大根、かぶは食べる胃腸薬と考えて利用しています。かぶも大根と同じ旬は冬ですが、かぶも一年中野菜売り場に並んでいますね。

かぶは消化に良いとされる食材です。和風、洋風、中華風、すりおろしてかぶらむし、スープ、シチュー、サラダ、炒め物などに便利に使えます。

葉にもビタミンCなどの栄養成分が多く含まれるので捨てないで利用してください。

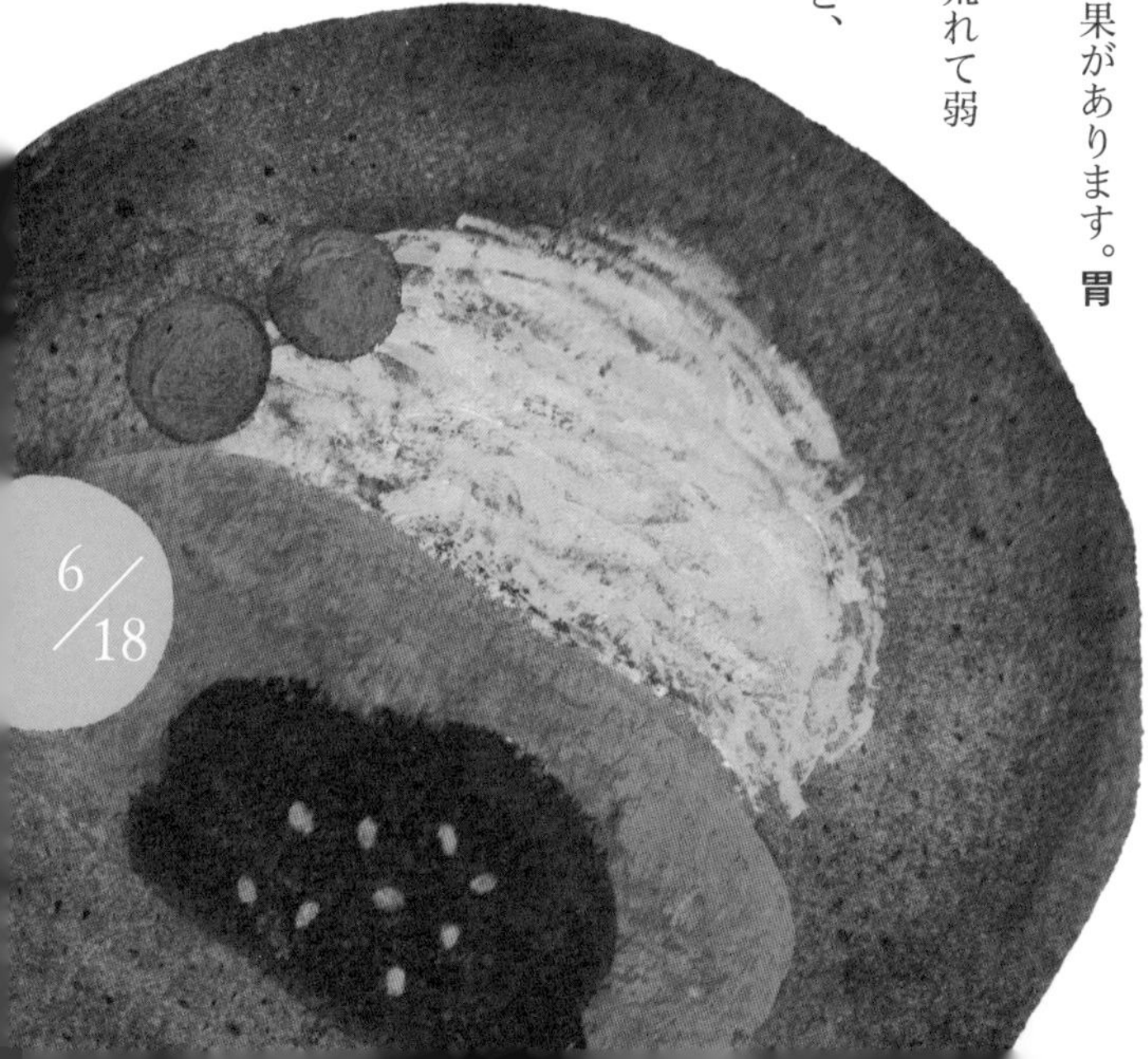

6/18

ザワークラウトの作り方

6/19

ザワークラウトとは「酸っぱいキャベツ」という
ドイツの伝統的な料理、早くいえばキャベツの漬物
です。私は胃腸薬として、腸内細菌を整える乳酸菌
の摂取にもよいと思い、よくザワークラウトを作り
ます。作り方は簡単。

1．キャベツをざく切りにして（私はいつも大玉半分くらい）、重さをはかり、2％の塩を入れてザックリ混ぜ込みます
2．少しシンナリしたらポリ袋に入れてギュッと絞ります（少し水がでてきます）
3．器に移して重石をします（私はつけ物用のガラス瓶に入れて上から押しています）
4．早ければ2~3日で水が上がってきて、だんだん黄色っぽく濁った液が上がってきます（出来上がりは夏は早く、冬は水が上がってくるのが遅くなります）
5．発酵して酸っぱくなってきたら器に移して冷蔵庫に入れて出来上がりです

化学科卒の友人から、乳酸菌の餌になるので、おろした玉ねぎやニンニク、オリゴ糖などを加えるというアイディアを頂き、試してみたら発酵が早くなり美味しく出来ました。

脂っこい食事や食べすぎた時などちょい足し薬膳として利用してみてください。

私は塩を1・5％くらい控えめにして、野菜の補充として、毎日のサラダの様に常食しています。

読売新聞の家庭欄に乳酸キャベツとして紹介されていたものがありましたが、砂糖と粒コショウを入れたものでした。

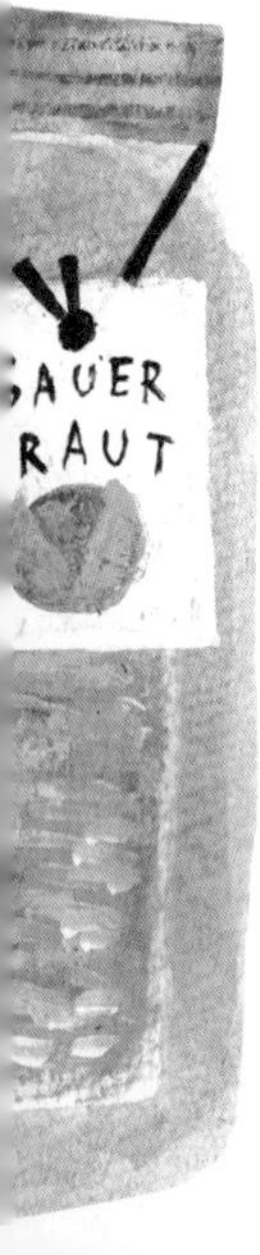

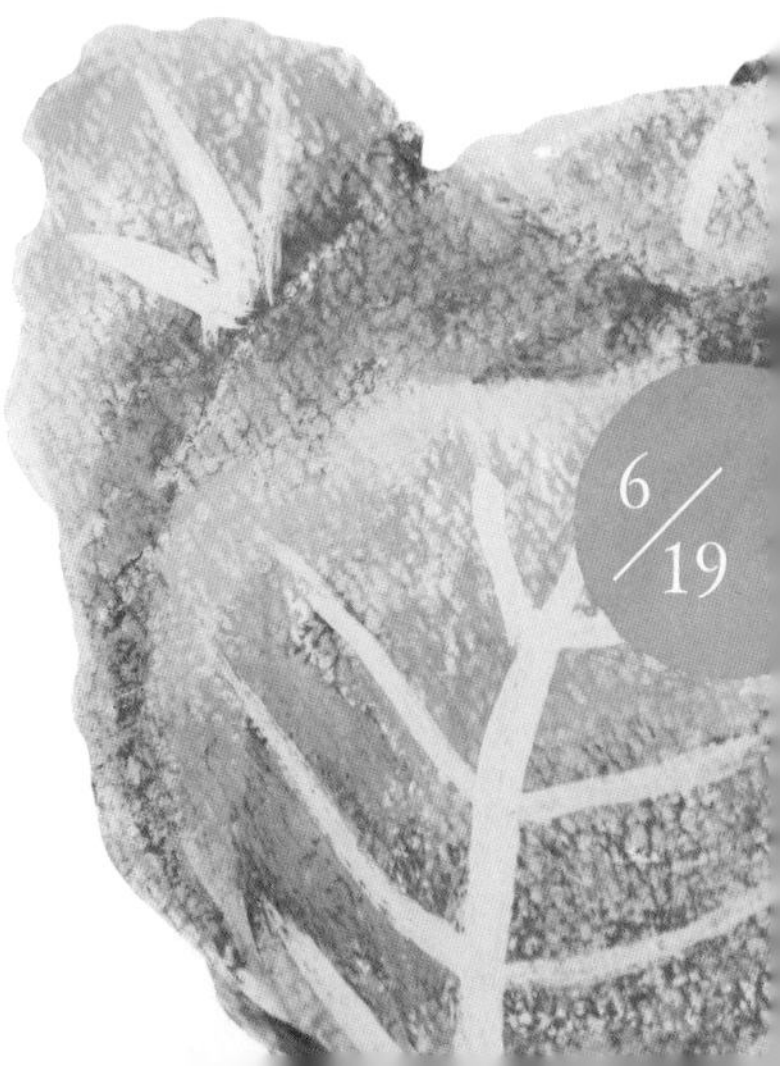

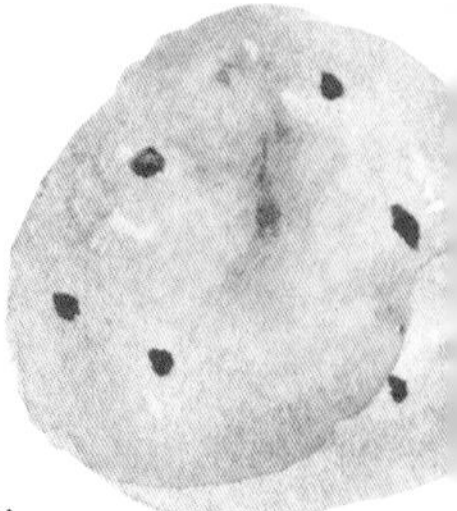

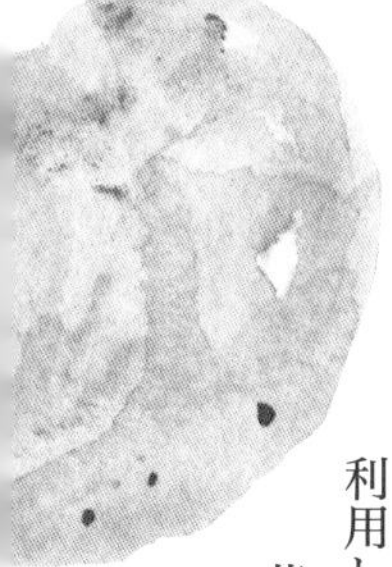

じゃがいもの効能

平、甘　脾・胃・大腸

じゃがいもも胃腸を元気にして、気を補う食材です。便秘にも効果があります。

元気がない時は、肉類や魚など、胃腸を丈夫にする材料となるたんぱく質と一緒に食べればさらにパワーアップします。

じゃがいもの旬は春と秋ですが、貯蔵技術が進んでいるので、一年中手に入る便利な食材です。

ビタミンCを多く含み、しかもじゃがいものビタミンCは熱に強いので、ビタミンCの風邪予防や美肌効果も期待できます。

じゃがバター、マッシュポテト、コロッケ、ポテトサラダ、肉じゃが、フライドポテト、カレーライスなど、思いつくものだけでもじゃがいもを使った料理はたくさんありますね。マッシュポテトにして冷凍しておくと、スープやグラタン、サラダなどに利用しやすいです。

芽や青い皮にはソラニンという有害物質が含まれるので除去して調理してください。

じゃがいもを皮付きのまま、濡れた新聞紙に包んで、上からラップでくるんで、大きさによりますが5分くらいレンチンしてみてください。

いい匂いがしてきたら上からフォークなどで刺してみて通ったら出来上がりです。

熱々を皮をむいて、バターで食べたり、マッシュポテトやサラダにしたり色々利用できますが、私は便秘がちな時に、じゃがいもやさつまいもをご飯の代わりに少し塩を振っていただいています。

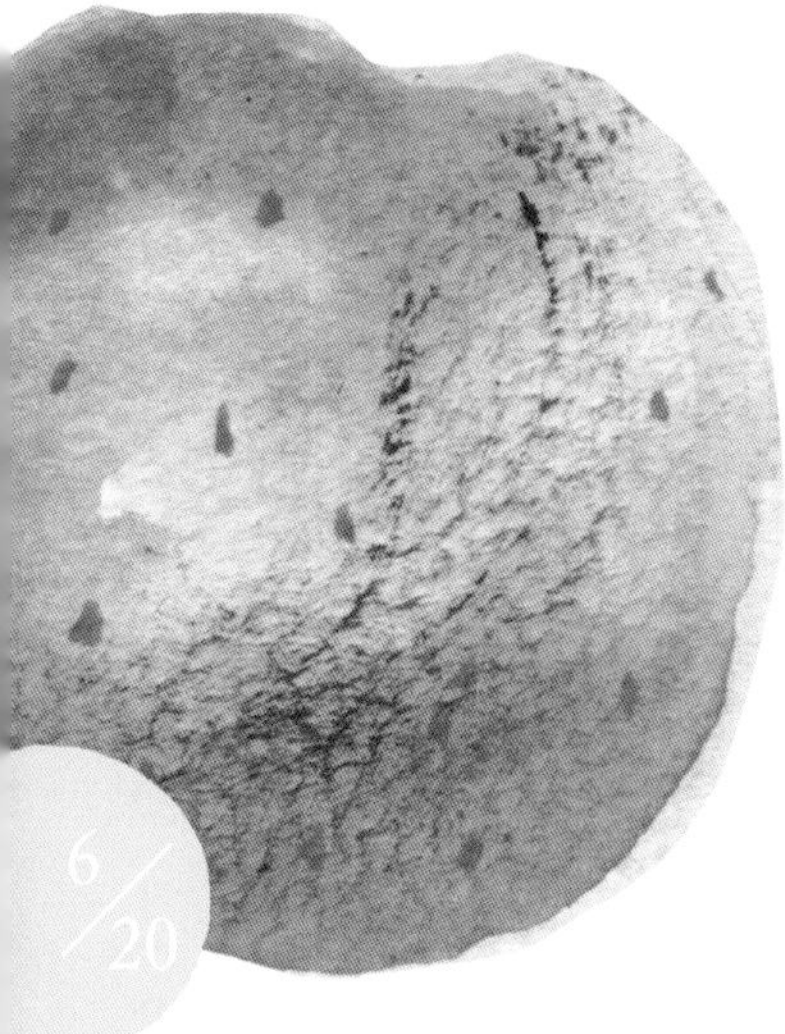

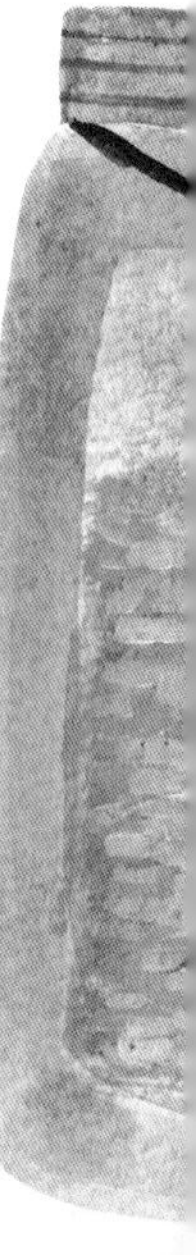

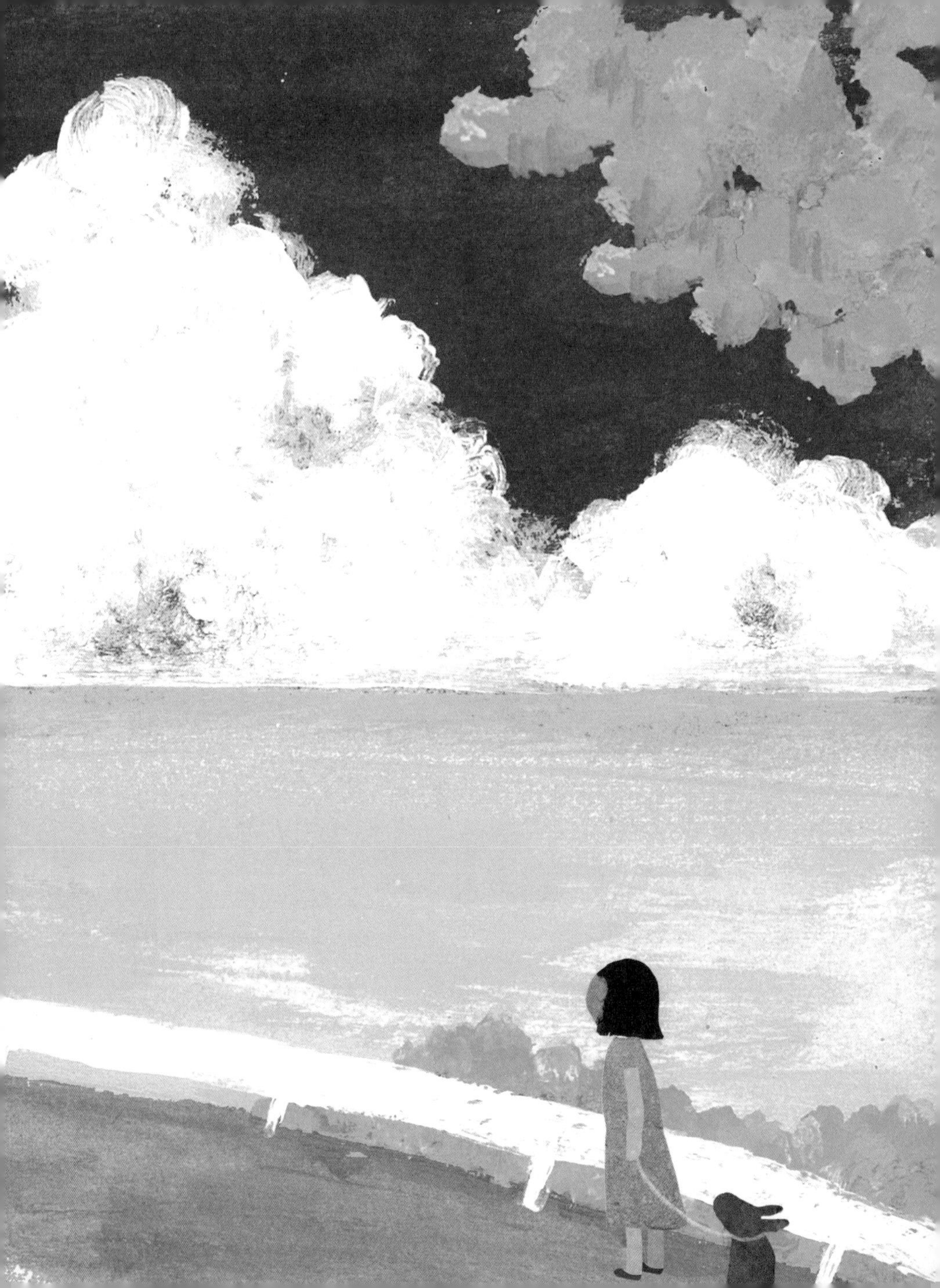

夏至

6月21日～22日頃

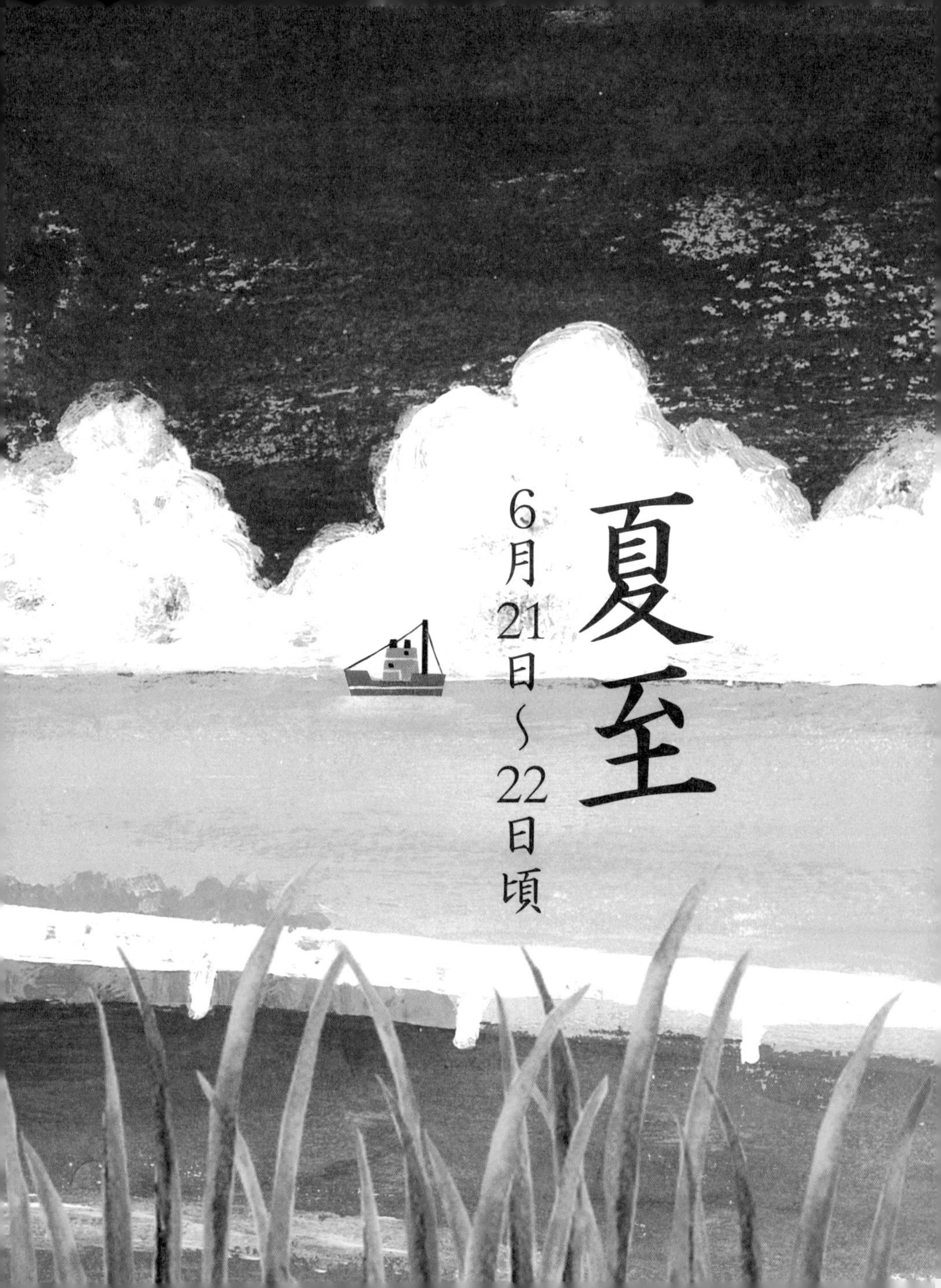

夏至の日

6/21

夏至は、昼間が一番長くなる日です。

冬至からだんだん陽が増してきて、夏至になると陽が最も盛んになります。

冬にじっと養分を蓄えていた木々は、春に枝を伸ばし始め、夏になってさらに生い茂ります。

冬の間じっと蓄えていたエネルギーをこの季節に発散させます。

しかしまだ梅雨が明けていないことが多く、太陽の光が待ち遠しい頃でもあります。

ジメジメした梅雨が明けると、子どもたちは夏休みに入り、8月のお盆休みには家族で里帰りや海外旅行に出かけるなど、楽しい真夏の季節に向かいます。

しかし夏の暑さは熱中症や汗のかきすぎによって気虚という不調が起こりやすくなりますので気をつけましょう。

この季節の対策は「脾」の働きと「心」の働きを守ることです。

＊　＊　＊

さつまいも、じゃがいも、山芋など土の中で育った野菜は、胃腸の働きを良くして、気を作りだす効果があるものが多いです。

さつまいもの旬は秋、冬ですが、じゃがいもと同様に一年中手に入りやすくて活用しやすいですね。

さつまいもにはビタミンCが柑橘類に匹敵するほど多く含まれているといわれています。

しかも、じゃがいもやさつまいもに含まれるビ

タミンCは、熱に強いビタミンCなのです。

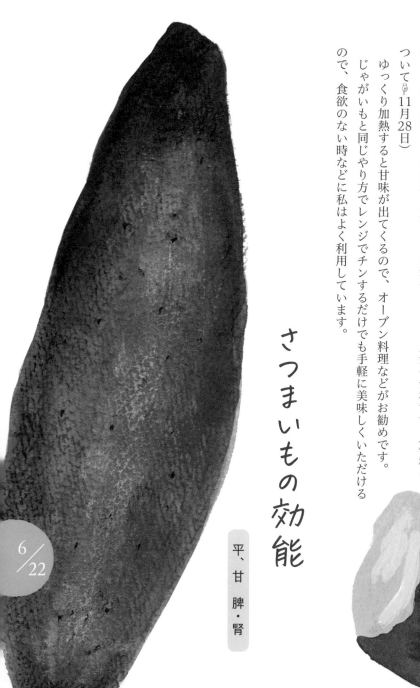

食物繊維が多いので、子どもの頃はお芋はおならが出ると敬遠していましたが、胃腸の働きが悪い人の便秘を解消する美容食としても人気の食材です。（便秘について☞11月28日）

ゆっくり加熱すると甘味が出てくるので、オーブン料理などがお勧めです。

じゃがいもと同じやり方でレンジでチンするだけでも手軽に美味しくいただけるので、食欲のない時などに私はよく利用しています。

さつまいもの効能

平、甘 脾・腎

6/22

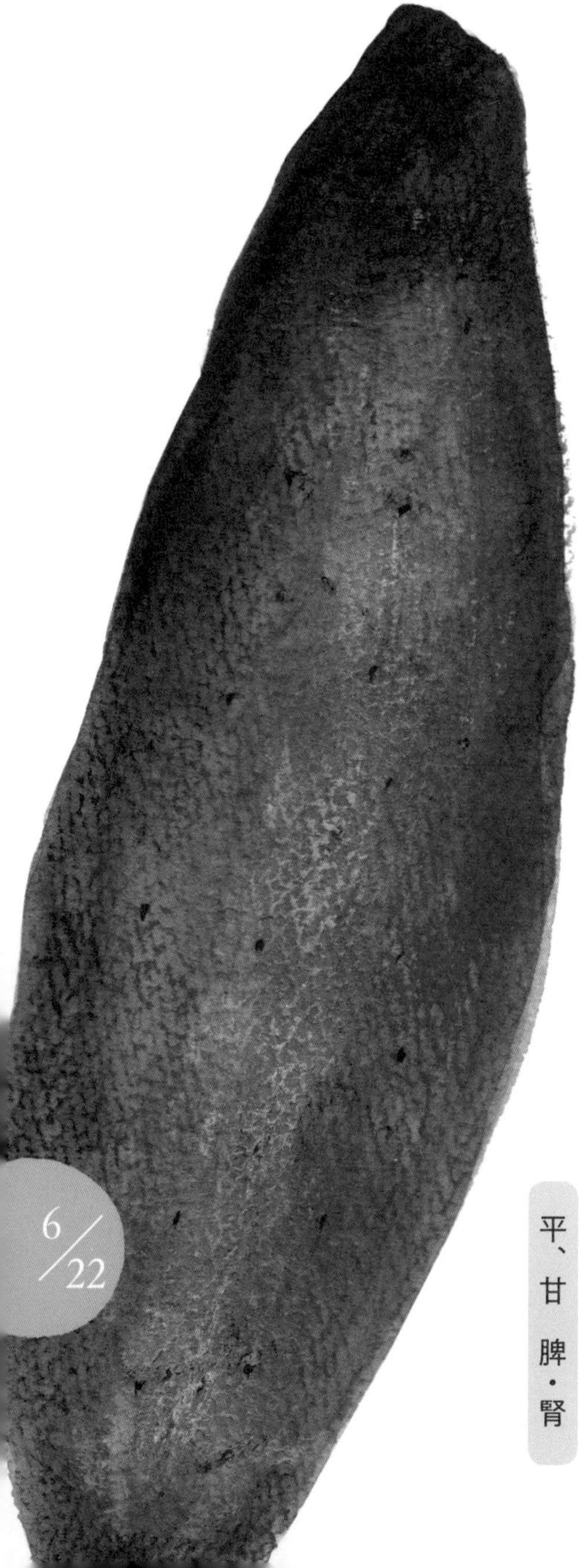

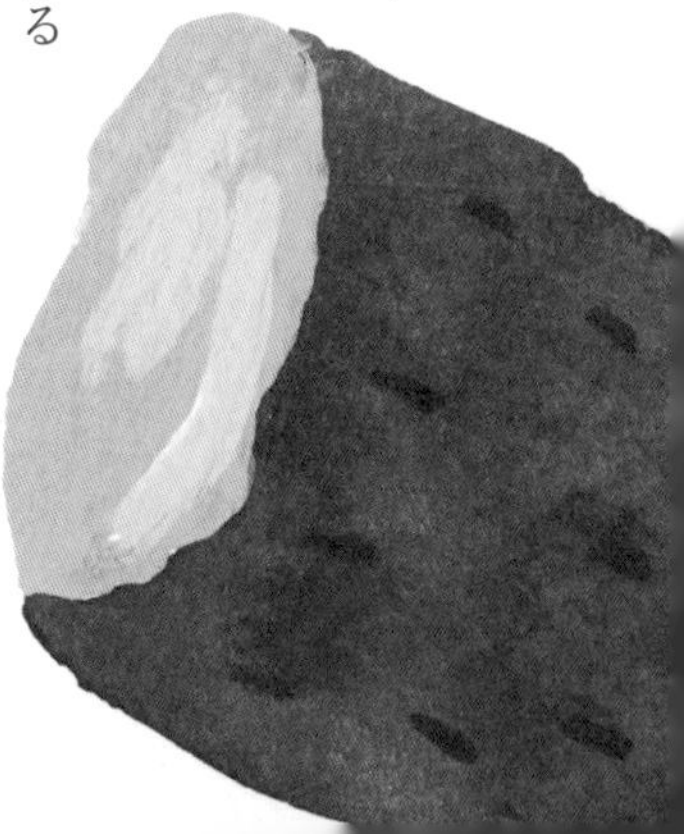

玉ねぎの効能

温、辛・甘　肺・胃

6/23

玉ねぎは温める性質の食材で、胃の働きを整える、気や血の巡りを良くする、痰を取り除くなどの効能があり、胃の不快感、ゲップ、吐き気、痰や咳、ドロドロ血の改善などに利用されます。

ニンニクと同様に硫化アリルが含まれているので、疲労回復にも生活習慣病の予防にもお勧めの食材です。

生で食べると辛味が強いですが、加熱すると甘い味に変わります。

私は玉ねぎをチョッパーなどでみじん切りにしたものや、薄切りにしたものを食品保存用袋に入れて、冷凍保存しています。炒め物に利用する時はかなりの時間の短縮になります。

食品保存用袋に薄く平らにして並べて冷凍し、冷凍出来たものは縦に並べて冷凍庫に入れて、使う時はパシッと折れば使う分だけ取り出せます。

＊　＊　＊

私は好き嫌いが多く、子どもの頃は玉ねぎ、ねぎ、ピーマン、シイタケが食べられなくて、給食の時は苦労をした経験があります。

実はいまだに玉ねぎは苦手です。

そんな私が毎日利用するようになったのが友人に教えていただいた**ドロドロ玉ねぎ**です。

皮を剥いた玉ねぎを８００gくらい、耐熱容器に入れて15分くらいレンジでチンして、冷めたらミキサーにかけてドロドロにするととても甘く、美味しく変身します。

玉ねぎの嫌いなお子様にお勧めのレシピです。

そのままサラダのドレッシングに入れたり、スープや味噌汁に入れたり、ちょい足しに便利に使えるのでぜひご利用ください。

毎日何かしらに利用していますが、腸の調子が良くなるのを自覚しています。

子どもも食べられる ドロドロ玉ねぎ

6/24

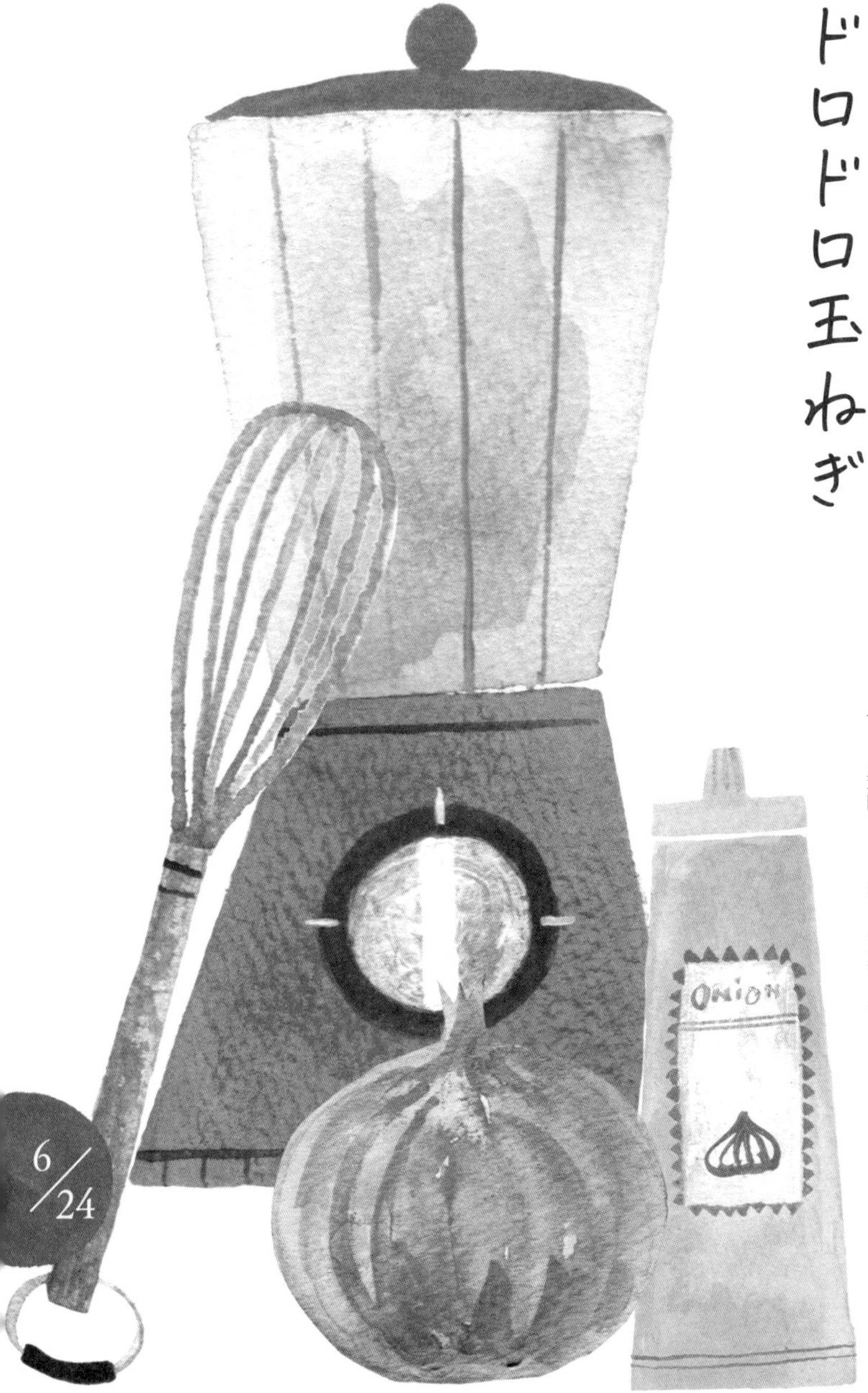

友人は製氷皿に冷凍して使うそうですが、私は何個か小さめのプラスチック製密閉容器に入れて冷凍し、次々にかなりの頻度で使い切っています。
玉ねぎの苦手な私でもそのまま食べられるくらい甘く美味しくなりますよ。

イワシの効能

温、甘　脾・肝・腎・心

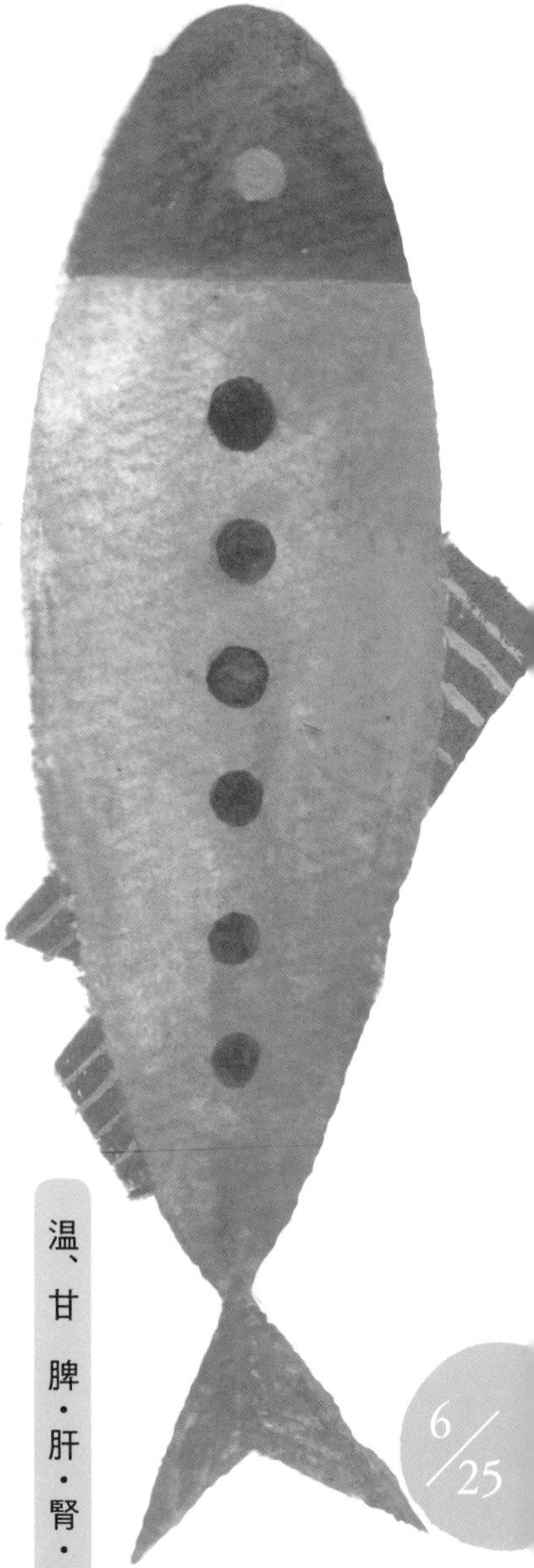

イワシは温める性質の食材で、気血を増やす、胃腸の調子を良くする、血の巡りを良くする、脳や精神を健康にする、筋骨を強くするなどの効能があり、気や血の不足による症状や、ドロドロ血、健忘、精神不安、骨粗しょう症対策などに利用されています。

血液をサラサラにする成分ＥＰＡやＤＨＡが含まれているので、動脈硬化、脳梗塞、心筋梗塞、高血圧などの予防と改善、認知症の予防などにお勧めの食材です。

私はイワシの稚魚であるシラスやジャコのちょい足しをしています。

大根の葉が手に入ったら、ごま油で炒めて、ジャコを加え、ポン酢つゆを回しかけたものをよくつくります。体を温めて、血を増やす効果が加わります。

大根の葉にはカルシウムが多く含まれているので、ジャコが加わり、栄養学的にも骨粗しょう症が気になる方などのカルシウム補給に良いと思います。

私は、ジャコやシラスを色々な料理に混ぜたり振りかけたりして、欠かせないちょい足し食材として台所に常備して便利に使っています。

魚が苦手な方にはお菓子のようになった煮干しも販売されています。

オイルサーディンも便利に使えてお勧めです。

サバの効能

温、甘　脾・腎

サバは胃の働きを良くする、気や血を補う、血の巡りを良くするなどの効能があります。

本屋さんで料理のコーナーをみると、サバのレシピ本がたくさん並んでいます。

サバの塩焼き、サバの味噌煮、サバ大根、サバの竜田揚げなど美味しそうなレシピがたくさん載っています。使い勝手の良い魚ですね。

たんぱく質は毎日必要な栄養素ですが、サバも良質なタンパク源として活用しやすいと思います。**サバをほとんど丸ごと食べられるサバ缶もお勧めです。**

たんぱく質の量が缶に書いてあるので、生のサバ一切れとほぼ同等の約20gくらいのものを選べば、一日に必要なたんぱく質の3分の1をまかなうことができます。

面倒くさがり屋さんにはデパ地下などにサバの味噌煮や塩焼きなど、調味済のレトルト食品が数多く並んでいますので気軽に利用してみましょう。

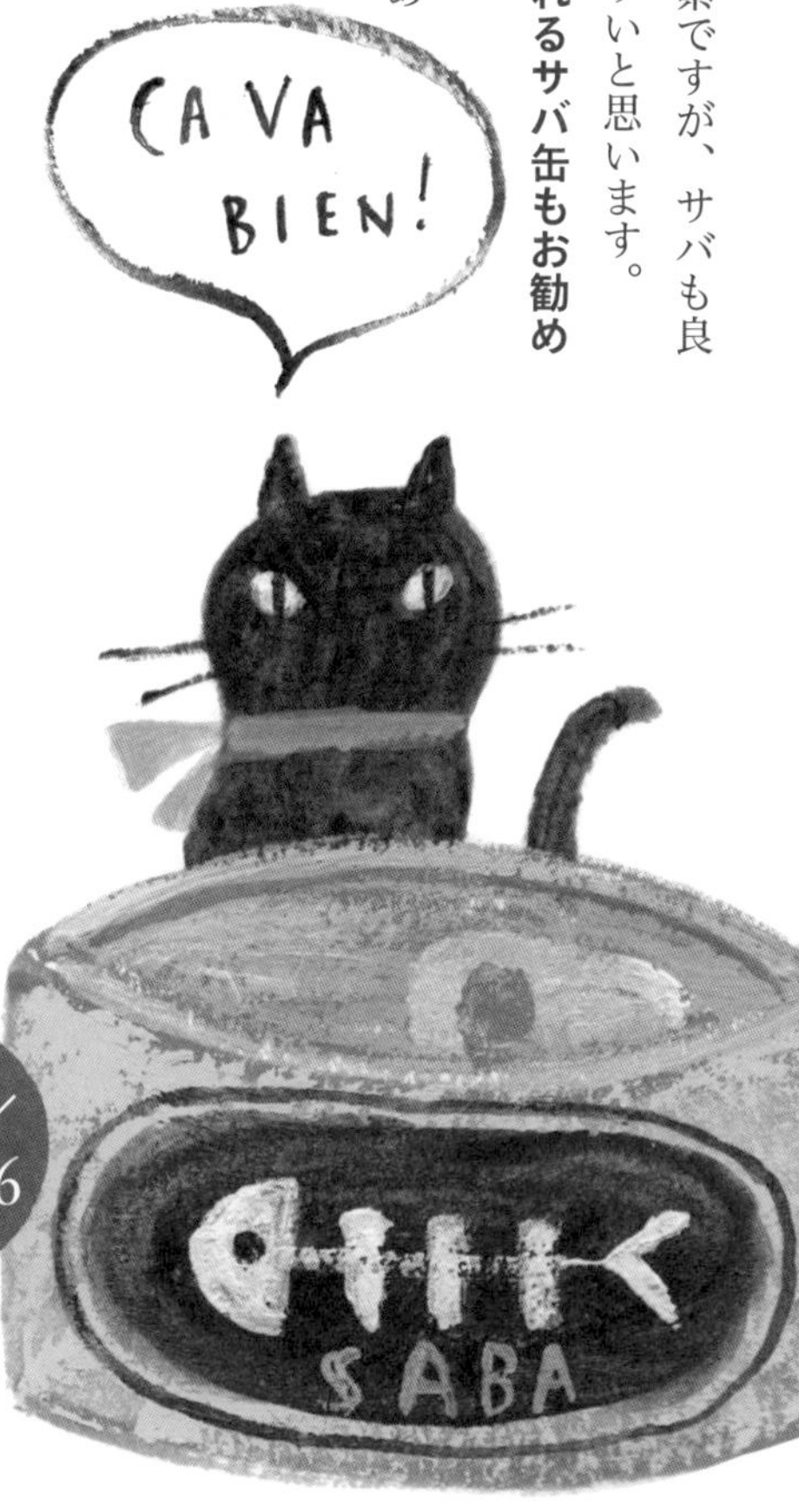

6/26

梅雨と「水毒」

6/27

脾は食べ物を消化吸収して栄養物や水液を全身に送り出す働きがありますが、梅雨の時期の湿気は、脾の働きに影響して水の巡りが悪くなりがちになります。つまり、脾の働きが悪くなると、体に余分な水が溜まり、**水毒**という体質になりやすくなります。

水毒は、頭痛、めまい、吐き気、食欲不振の原因になることが多いです。人間の体の水分量は子どもで70%、成人では60～65%、老人になると50～55%といわれています。つまり、体の約半分以上が水で出来ているということです。いかに水はけが大切かがわかりますよね。

一方、日本は四方を海に囲まれているため湿気が多く、水毒の体質が多いといわれています。水の不調は重大な問題です。

水毒という体質は厄介です。

湿邪の特徴は重濁性、粘膩性です。つまり重くて、濁り、粘って、取り除きにくい性質です。そのために、湿が滞って水毒体質になってしまうと、下半身に水が溜まる、体が重だるい、汚い目やにやおりもの、じゅくじゅくした湿疹が出るなどの様々な不調が起こります。

そして、一度とりつかれるとなかなか治らないのです。

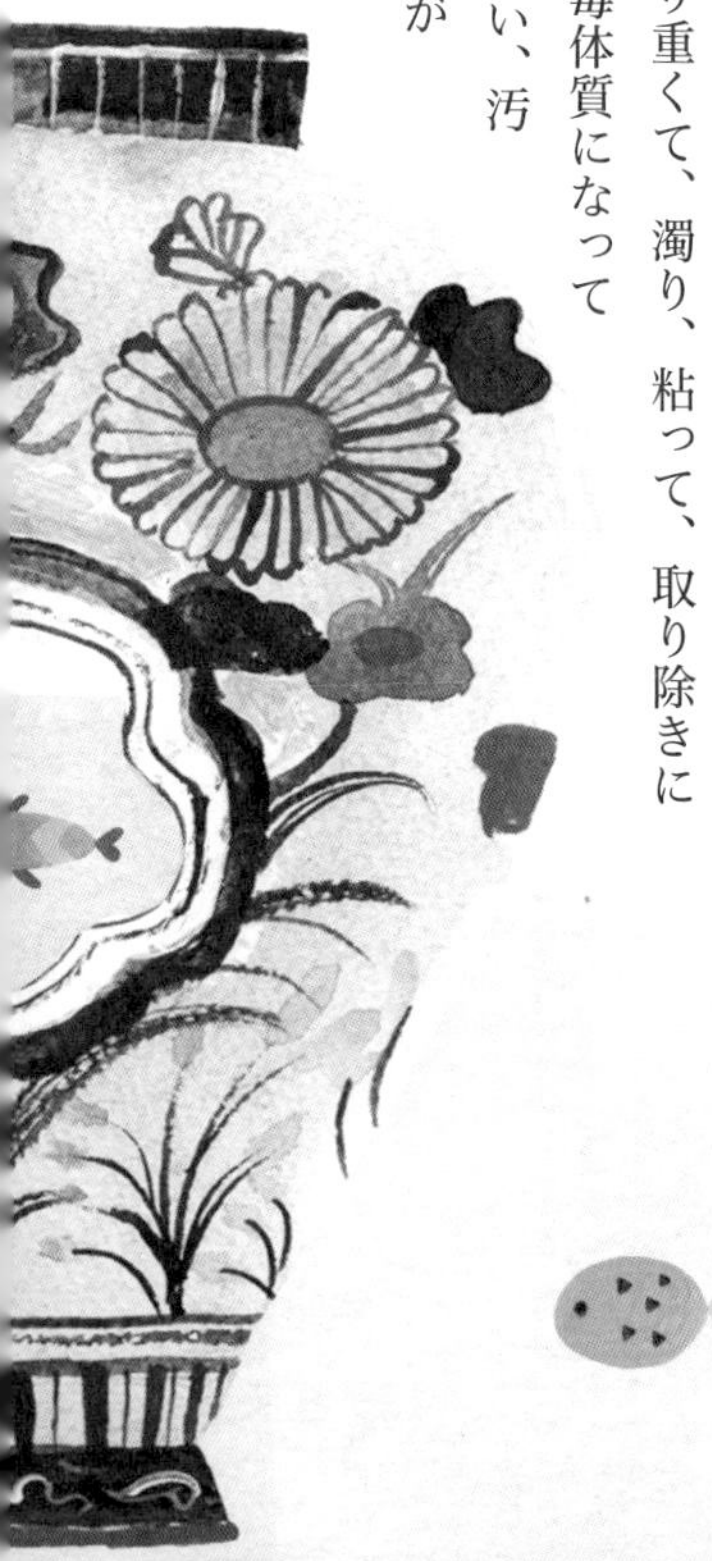

水毒の原因は環境と自己責任

水毒の一つの原因は外から侵入する**湿**です。

例えば、日本のように湿気が多いところに生活していたり働いていているなどの原因で起こる水毒を「**外湿**」といいます。

水毒になるもう一つの原因は、胃腸の働きの低下によって体内に湿が生じることです。生ものや冷たいものの過食、脂っこい食事、飲酒過多などで胃腸の働きが弱り、水はけが悪くなった結果起こった水毒で「**内湿**」といいます。

外湿は自分でコントロールすることが難しいことも多いですが、飲食の不摂生による内湿は自分自身が招いた問題です。

普段、胃腸の働きに自信がある方でも、刺身などの生ものなどの食べすぎや、冷たいビールなどの飲みすぎなどで一時的に頭痛、めまい、吐き気、食欲不振などの水毒症状が出た経験があると思います。

日本の夏は湿気が多く、また日本人は胃腸の弱い体質といわれ、水毒になりやすい人は多いのです。

この時期の過ごし方は後々色々な不調に繋がるので注意してください。

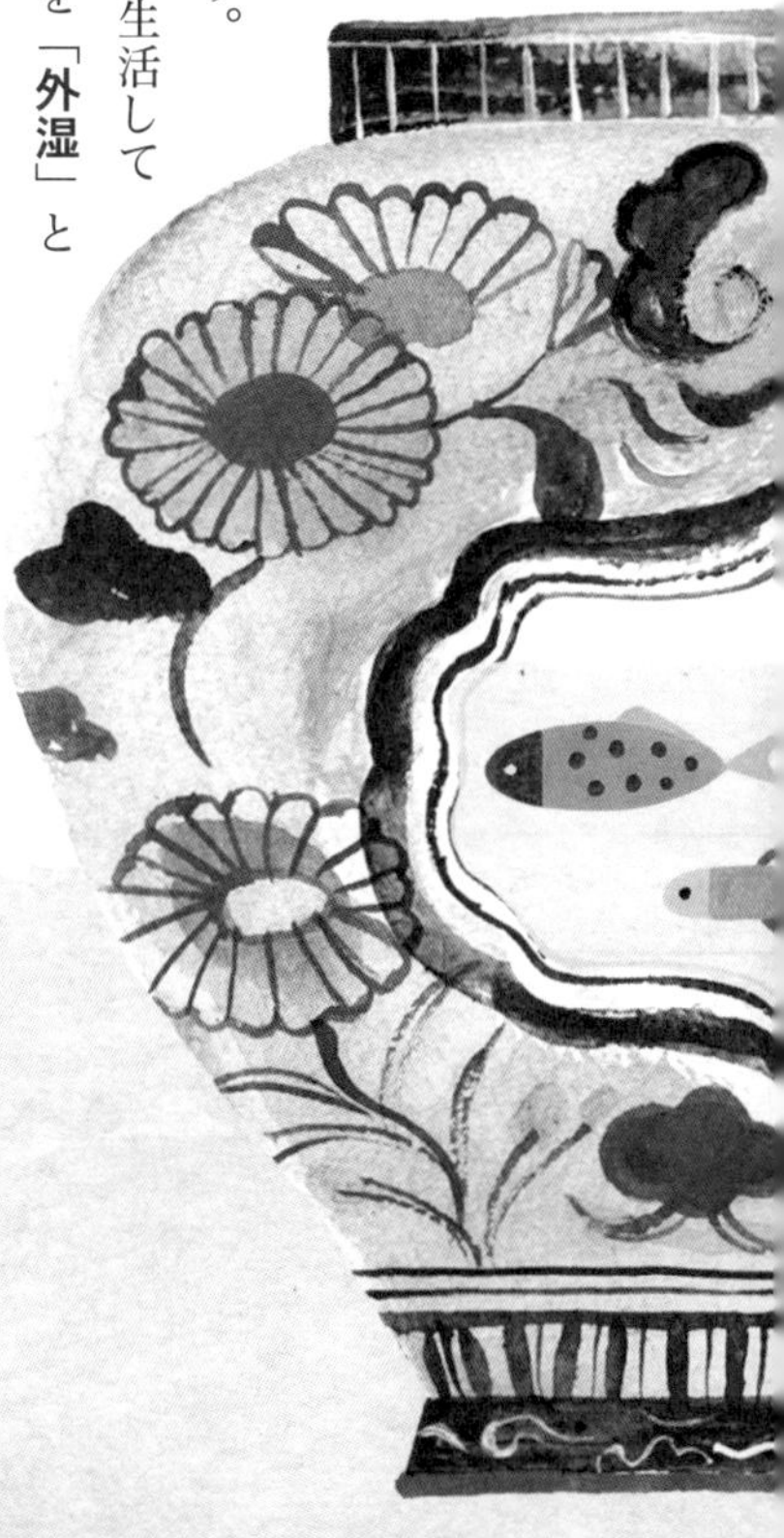

6/28

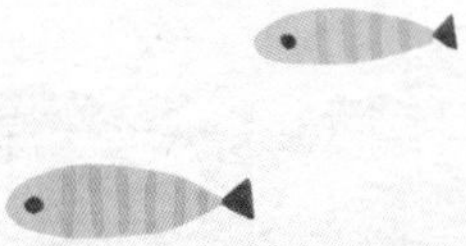

寒がりさんと暑がりさん

一見水太りでいかにも水毒のある人には二つのタイプがあります。

冬になると調子が悪くなる人と夏になると調子が悪くなる人です。

寒がりで、冬の季節や寒い日に調子が悪くなる人は寒がり水毒（**寒湿**）タイプです。

体の中に冷たい余分な水を抱えています。

多くの方はクーラーや冷たい食べ物で調子が悪くなって、むくみや膝の痛み、頭痛、めまいなどの不調を抱えることが多いです。

熱がりで汗っかき、冷たい飲み物やクーラーが好きな人は暑がり水毒（**湿熱**）タイプです。

体の中に熱を持った余分な水を抱えています。

じゅくじゅくした皮膚病や、体臭、口臭などの不調に悩むことが多いです。

どちらのタイプの方も多くは運動や食事などの生活習慣の偏りの結果で起こります。

特に湿熱タイプの方は病院の血液検査で、糖尿病や高脂血症、高血圧などを指摘される場合が多いので、運動や食生活など、生活習慣の改善が急務です。

6/30

寒がり水毒の特徴

寒がり水毒の方は、冷たく不要な水を体に溜めている状態です。

- □下半身に水が溜まるので足が冷たくむくむ
- □余分な水があるので体がいつも重だるい
- □余分な水があるためにむくみやすい
- □水を排泄しようとして汗や尿が多い
- □余分な水が頭部への気血の巡りを悪くしてめまいや頭痛が起こる
- □胃腸に余分な水が停滞して吐き気や嘔吐が起こる
- □下痢や軟便が起こる
- □水っぽい白い痰や鼻水が出る
- □膝などに水が溜まると痛みがでる
- □特に寒い日や雨の日に悪化する

などが起こりやすくなります。

特に梅雨の時期には外邪の湿の影響も受けやすいので、一日中眠い、体が重だるい、夕方になると足がむくんで靴下の跡がつく、指輪がきつくなるなどのご相談が多くなります。

7/1

サラダバーの注意点

若い方達にはサラダバーのあるファミレスやレストランが人気があります。

季節の野菜やカットしたフルーツ、デザートまで揃っている上、値段の心配も少ないので、主食の料理以上にあれこれ選べて楽しいですし、ついたくさん食べてしまうことも多いと思います。

ですが少し心配なことがあります。それは若いスリムな女性に生野菜の信者が多いことです。

厚生労働省の調査では「やせすぎている若い女性の割合が多い」という問題が指摘されています。

若い女性は特にダイエットやおしゃれに関心があり、生野菜を好む傾向があります。

しかし、生野菜の過食は胃腸を冷やし働きを悪くする原因になります。

胃腸の冷えは水の運搬に支障を来たし、寒がり水毒（**寒湿**）が起こりやすくなります。

冷え症は万病の元といわれますが、寒がり水毒の体質になってしまうと下半身デブにもなりやすくなります。

肉食を控えてたんぱく質不足になると血虚をまねきやすく、妊娠や出産、産後などにも影響するので改善は急務です。（☞5月29日）

サラダバーで食事をする時は、肉料理や煮魚などのたんぱく質もしっかり食べて、ゆでたカボチャなど温野菜のサラダやオニオンスープなども一緒に食べるように心がけましょう。

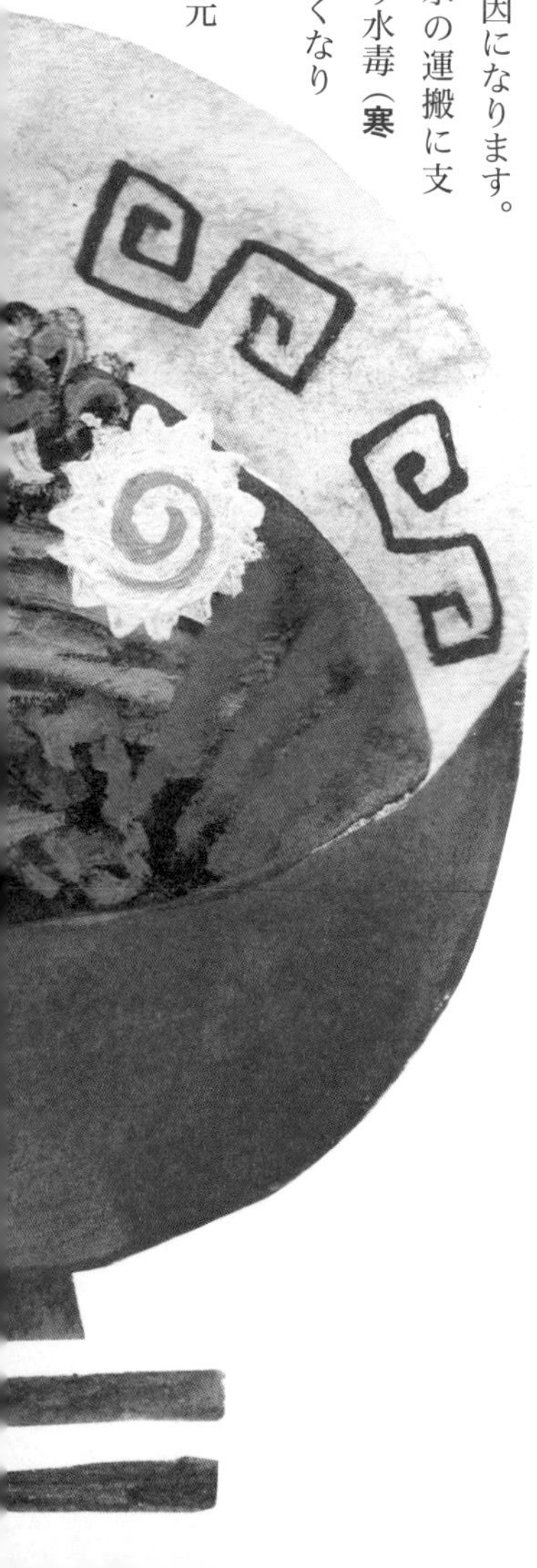

7/2

食欲旺盛の注意点

日本人は胃腸の働きが弱いために水毒症状がある方が多いですが、胃腸の働きが良すぎる人もそれはそれで問題があります。ご飯お替り自由、ビール飲み放題などの店がお好きな方です。

喉が渇いていつも冷たい水をがぶがぶ飲む、顔が赤く、暑がりで見た目はいかにも元気そう、食欲旺盛で激辛ラーメンなどを食べながら汗をビッショリかいている、口内炎がよく出来る……などは「**胃熱**」といって、胃の機能が亢進《こうしん》している人が多い症状です。

食欲旺盛タイプの方は、食事をバランス良く節制して召し上がっていれば、健康で長生きできる人が多いです。

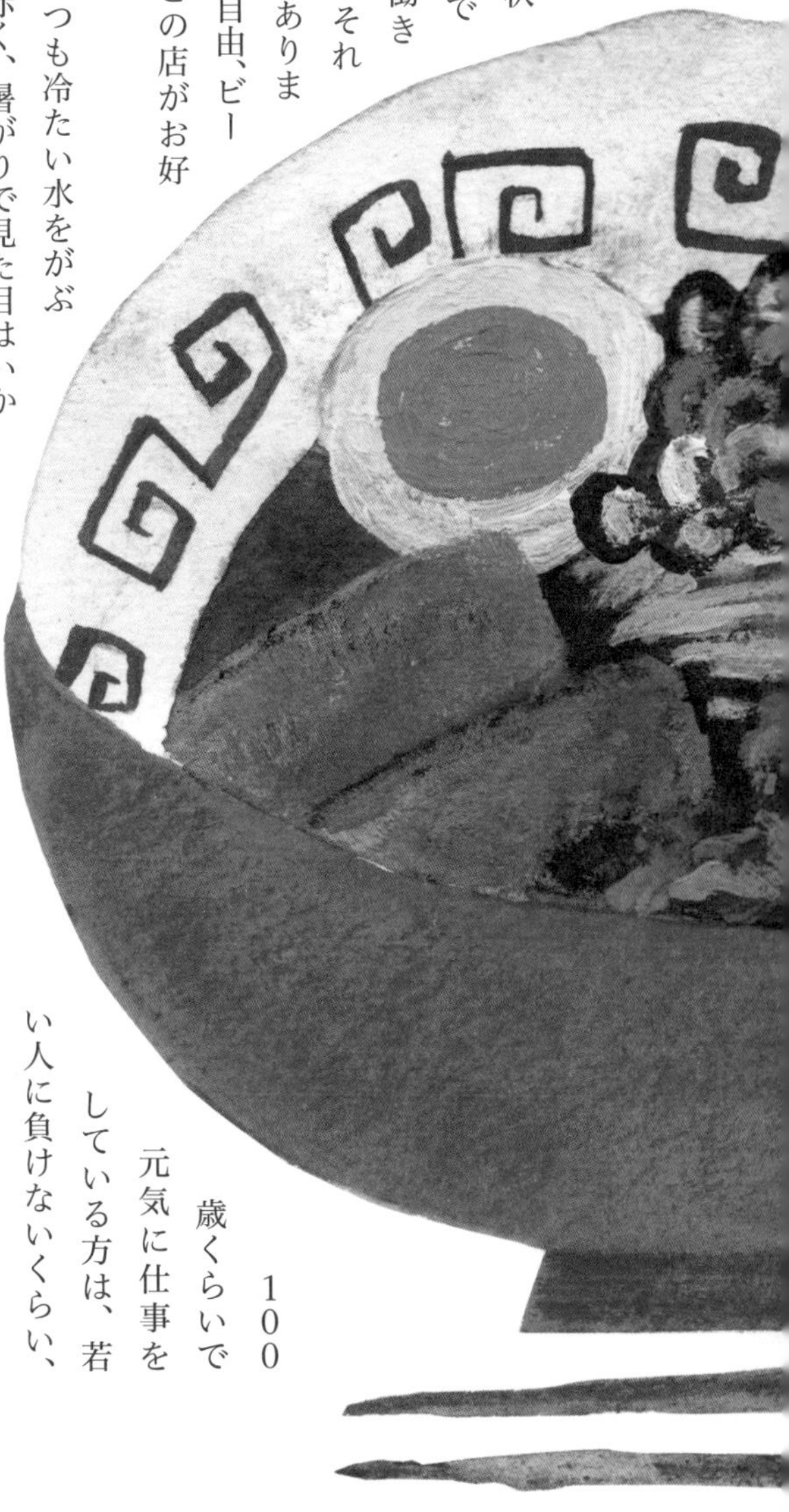

100歳くらいで元気に仕事をしている方は、若い人に負けないくらい、食欲がある方が多いです。

早く気がついて節制すれば良いのですが、そんな活動的な方はお付き合いも良く、飲み会などで食べすぎの傾向があります。そうした方は、やがてもう一段階上の暑がり水毒（湿熱）という症状に進みやすいですから、十分に気をつけましょう。

暑がり水毒の特徴

赤くてじゅくじゅくした皮膚炎にお悩みではないですか？

その原因は、皮膚を真っ赤にさせている「**熱邪**」と余分な水「**湿邪**」が体の中に居座っているからです。

このように、湿と熱を持つ体質を「湿熱」体質といいます。

甘いもの、脂っこいもの、肉類、アルコールの過剰摂取は、五臓の脾の働きを悪くし、次のような症状が出てくることが多いです。

吹き出物、化膿した湿疹、赤ら顔、目やに、痰、耳垂れ、ネットリしたおりもの、口の中が粘る、胸やけ、吐き気、大便がネットリして臭う、大便が便器につく……女性では陰部にかゆみがあったり、尿が濃い、臭いのある帯下、陰部のびらんなどが起こることもあります。

美食家で付き合いの良い人は、過度な飲酒、脂っこい食事、冷食をとる機会が多く胃腸の働きを悪くして湿熱の状態を招きます。

高血圧や高脂血症などいわゆる生活習慣病や認知症の原因にもなる可能性があるので、大至急改善することをお勧めします。

一見、赤ら顔で暑がりなので、元気な人と勘違いされますが、体が重だるく動きが悪い人が意外と多いのも特徴の一つです。

湿熱は男女とも不妊原因に

最近は晩婚化が進み、結婚年齢が高くなりました。

男女とも40歳近くになってからの不妊のご相談を受けることが多くなっています。

不妊治療に保険が使えるようになり、政府も本腰を入れて少子化対策に取り組むようになってきました。

病院の検査では不妊の原因は明確にならないことも多いです。

漢方では血虚や腎虚など対策できることが何かしらあることが多いですが、**湿熱**は対策が必要なものの一つです。

湿は下半身に溜まりやすく、湿が熱をもつと男性では精子の質が悪くなったり、女性では臭いのするオリモノが多くなることがあります。

暑がり水毒（湿熱）の方は一見元気そうに見えるのですが、妊活に悩む方の中には結構多いように感じています。

生活習慣病の人が増えています

水毒体質の方は生活習慣病になりやすいので注意が必要です。

寒湿、湿熱どちらの人も体の中に必要のない水を抱えている人です。食べたり飲んだりしたものが、脾（胃腸の働き）の働きが悪くて、消化吸収されずに体内に留まっている状態です。

その状態が続くと、粘度が増して、やがて「**痰濁**《たんだく》」という濁った汚い水が体のあちこちに溜まるようになります。

痰濁は、血の流れも妨げるようになり、血液もドロドロになります。さらにドロドロ血は血液循環を阻害して、血圧まで上げるようになります。

ドロドロになった血が体のあちこちに溜まると、血管を塞ぎ、脳梗塞や心筋梗塞などの原因にもなります。

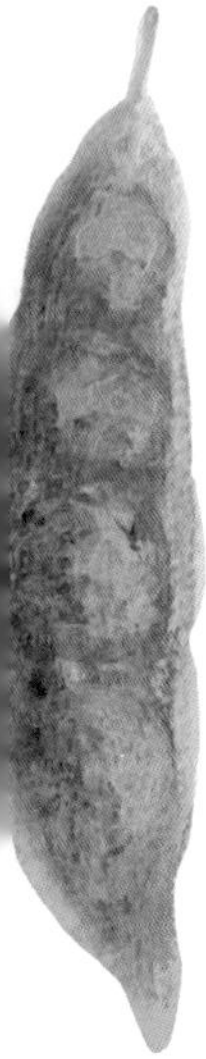

このように痰濁はいわゆる生活習慣病の原因になりやすいのです。

水毒体質の方は胃腸の機能を悪くする冷たいものや脂っこいもの、甘いものを避けて、水はけを良くする食材を選んでちょい足ししてみてください。

肉や魚はたんぱく質源として必要になりますが、脂分の少ない赤身の部分や鶏の胸肉などを選んでください。

私は飲み会や食事会が続いて胃腸の調子が悪くなると、舌の中央に黄色い厚めの苔があることが多いです。

そんな時は、ヨクイニンのおかゆや、緑豆や冬瓜のスープをしばらく続けると間もなく回復します。

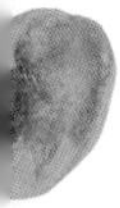

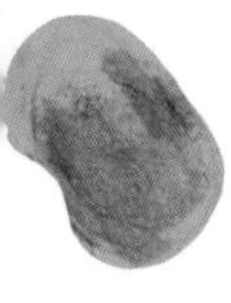

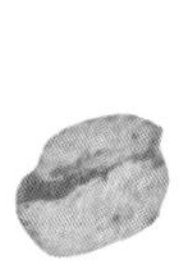

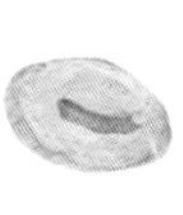

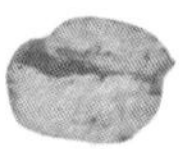

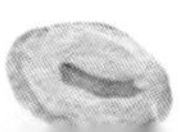

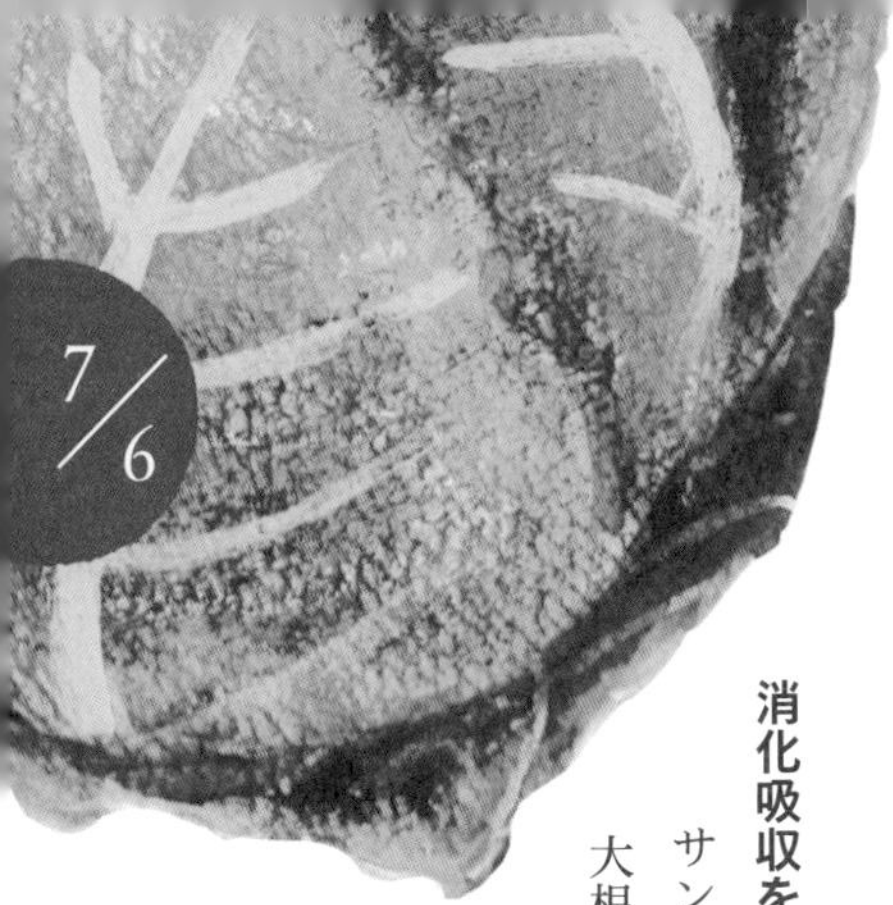

7/6

水毒の方にお勧めしたい食材

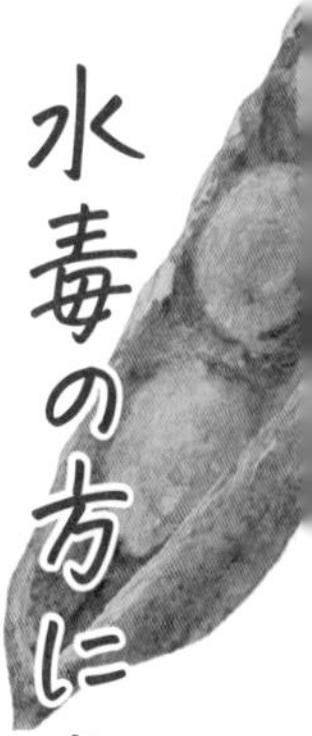

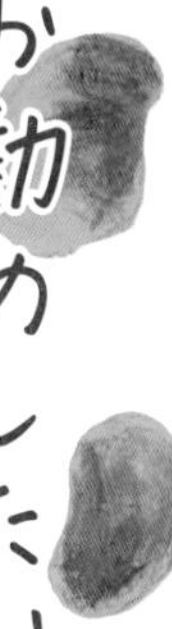

梅雨の時期に起こりやすい水毒には、脾の働きを助けて水はけを良くする対策が必要です。

胃腸の働きを良くする食材

うるち米（平）、インゲンマメ（平）、シイタケ（平）、キャベツ（平）、カリフラワー（平）、じゃがいも（平）、さつまいも（平）、カボチャ（温）、山芋（平）、栗（温）、サバ（温）、牛肉（平）、カツオ（平）、イワシ（温）など

消化吸収を助ける食材

サンザシ（温）、かぶ（平）、大根（涼）など

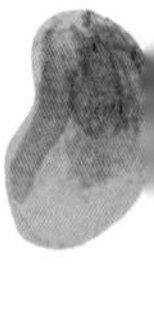

体の中の余分な水を取り除く食材

トウモロコシ（平）、小豆（平）、緑豆（寒）、サヤエンドウ（平）、そら豆（平）、黒豆（平）など豆類

スイカ（寒）、冬瓜（涼）など瓜類、ハト麦（微寒）、ウド（微温）、タケノコ（寒）など

昆布（寒）、ノリ（寒）、アサリ（寒）、ハマグリ（寒）、シジミ（寒）など海産物

温性の食材か、冷性の食材かを選んで使ってください。

いずれも一つの食材に偏らないように、消化しやすい料理にして召し上がることをお勧めします。

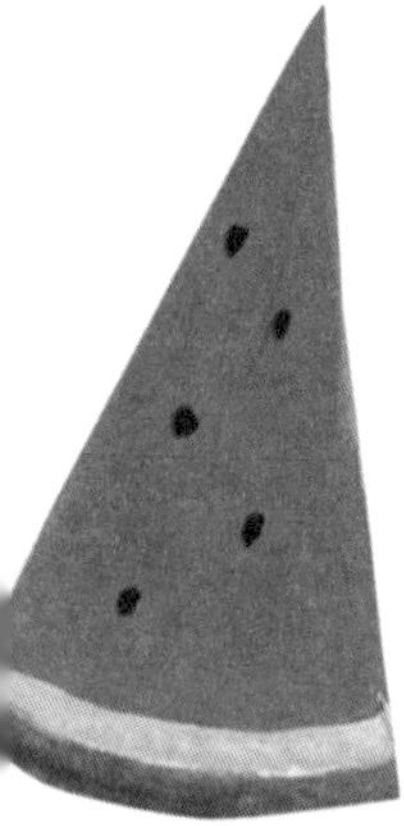

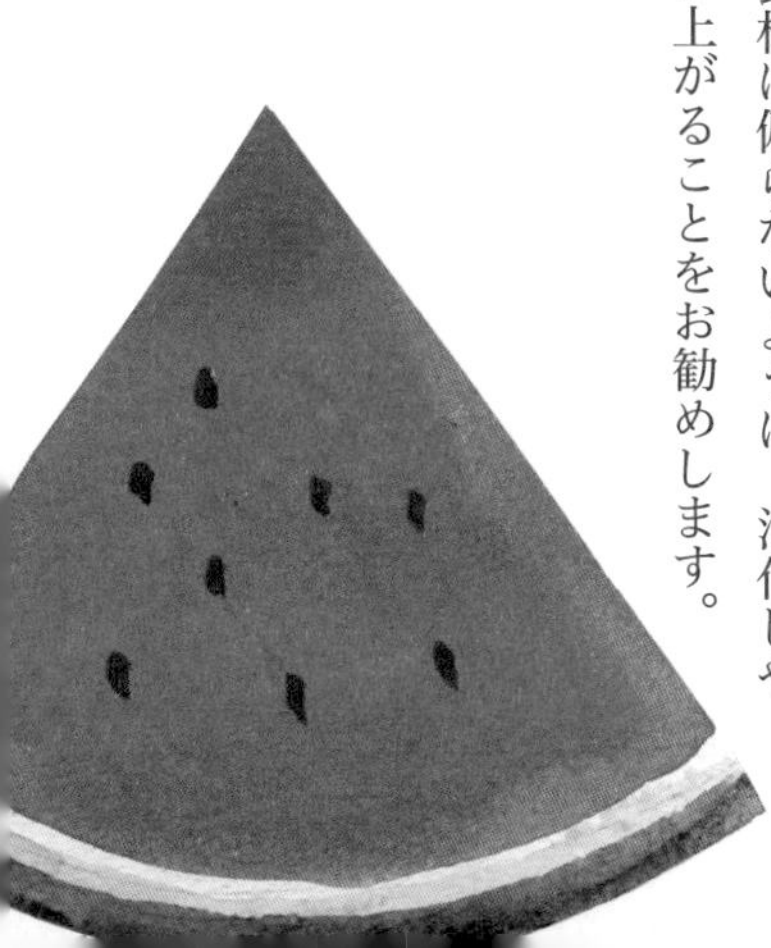

7/7

ハトムギの効能

ハトムギの皮を除いたものは**薏苡仁**《ヨクイニン》という生薬です。脾の働きを助けて、水分の代謝を良くし、尿の出を良くしてくれます。

むくみや炎症、痛み、腫瘍などを治療する漢方薬に配合されています。

ハトムギは民間薬としてもよく使われています。イボを取り美肌作用があるとされています。市販でもヨクイニンの粉やハト麦茶などが市販されていますので手軽に利用すると良いでしょう。

＊　＊　＊

ヨクイニンのおかゆ

ヨクイニン60gを一晩水につけておく

お米50gとヨクイニンを柔らかくなるまで煮ておかゆを作る

ヨクイニンをゆでるのが面倒なら、粉にしておけばもっと簡単です。

（ヨクイニンは冷やす性質なので冷え性の方は食べすぎに注意してください）

ヨクイニンと緑豆のおかゆ

暑がりの方にお勧めします。

ヨクイニン60g、緑豆30gを一晩水につけておく

米50gを一緒に鍋に入れておかゆを作る（好みで砂糖を加える）

夏バテで胃腸の働きが悪くなってむくんだり、体

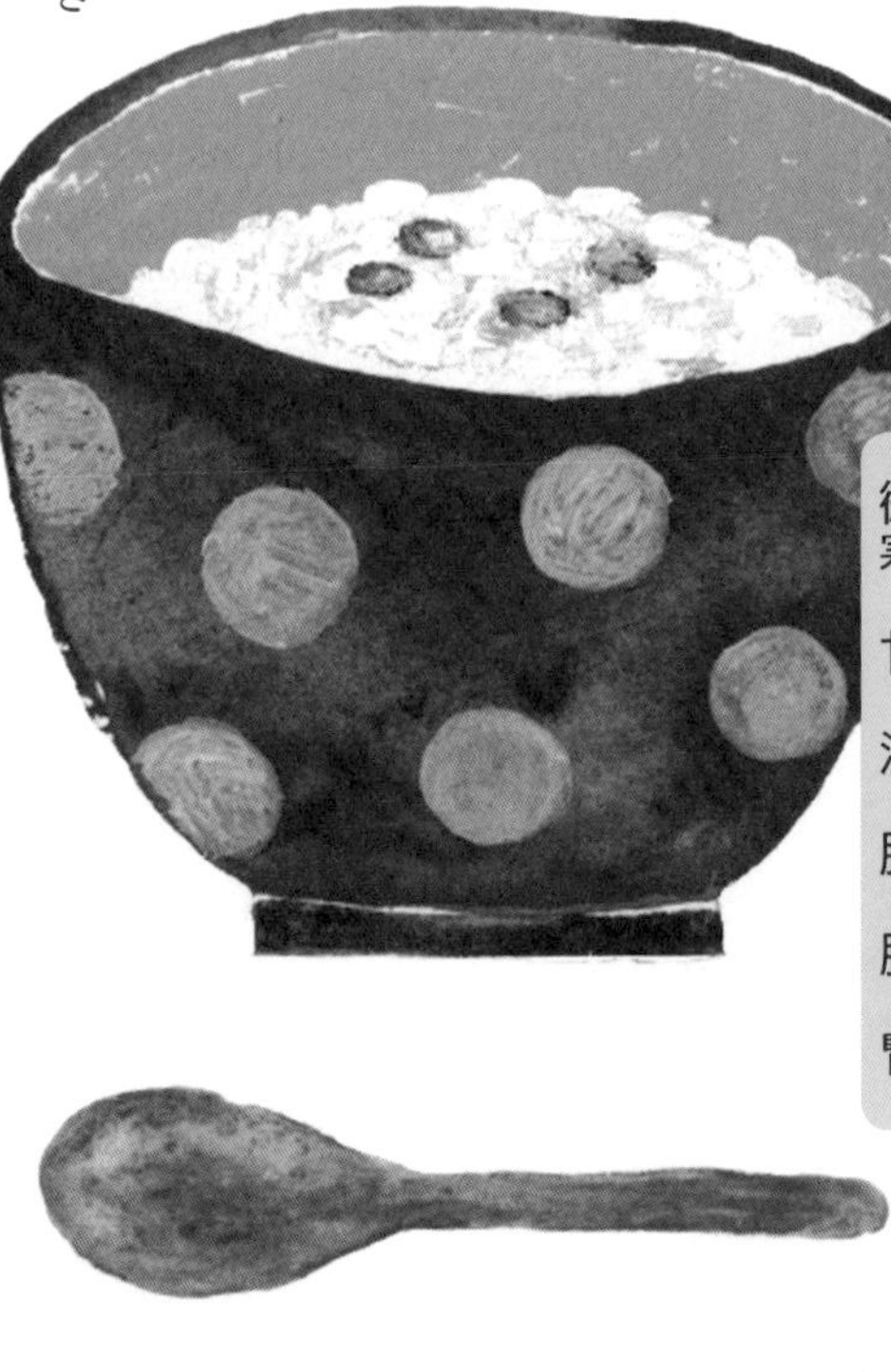

微寒、甘・淡　脾・肺・腎

7/8

ヨクイニンで梅雨を快適に

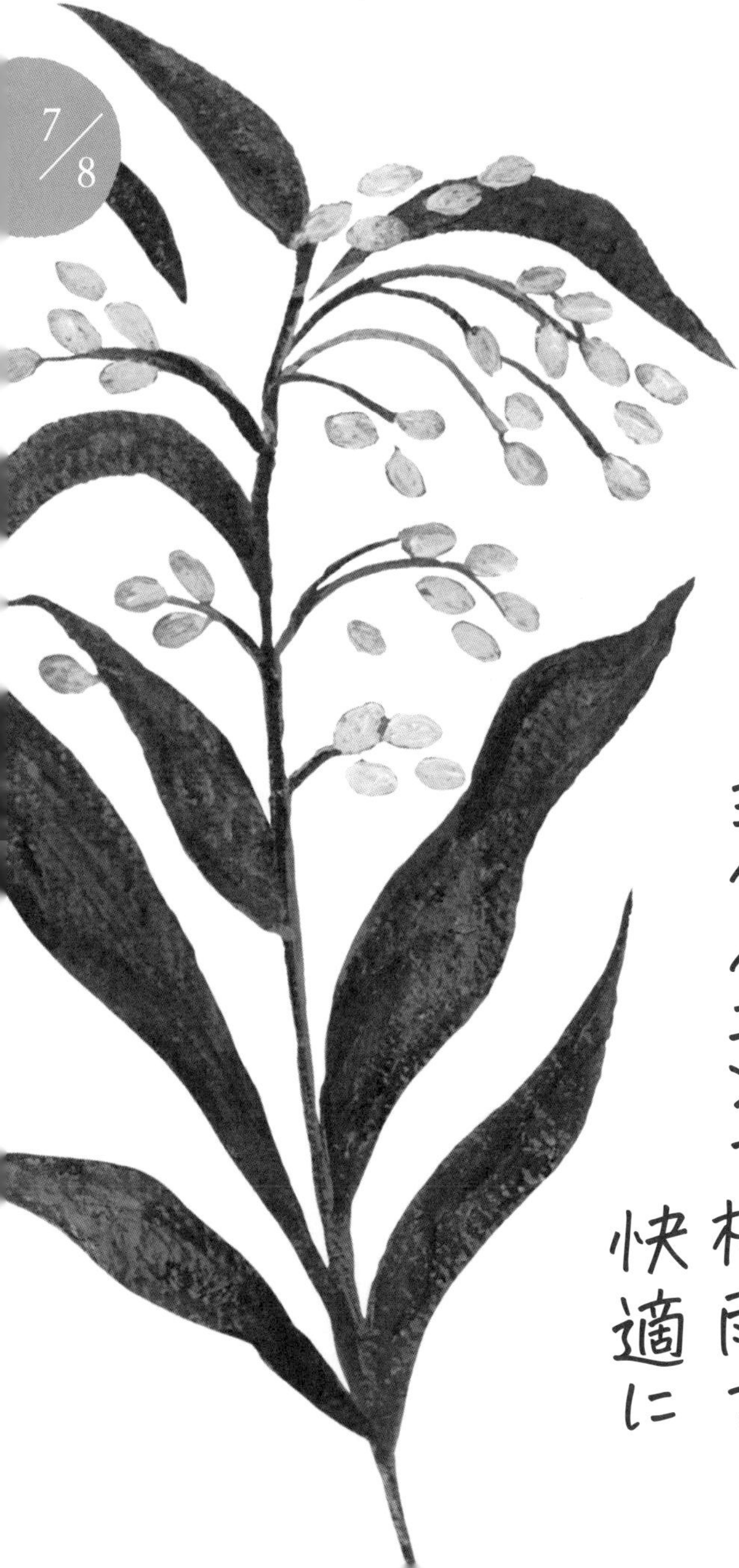

が重だるく感じる時に食べやすいです。

ヨクイニンと小豆のおかゆ

私はヨクイニンも小豆もゆでて小分けにしてパックに入れて冷凍保存してあるので、ご飯に小豆とヨクイニンを加えたおかゆをよく作ります。

ごはん一杯にそれぞれ大匙2～3杯くらい加えてアバウトに作っています。

ヨクイニンと紫蘇のご飯

お米にヨクイニンを一人分10gくらい入れて炊く

炊き上がったら刻んだ紫蘇を混ぜる

夏の暑さで胃腸の働きが落ちて体が重だるくなったり、お酒を飲みすぎて顔がむくんできたりした時は、痰濁に進まないように早めの対策が必要です。

トウモロコシの効能

平、甘

冬瓜や緑豆は熱をとる作用が大きいので、冷え性の方は長く続けるにはあまり向きません。

トウモロコシは夏野菜なのに平性なので、寒がり水毒（寒湿）の方にも使いやすいと思います。

そのまま焼いて醤油でいただくことが多いですが、スープにしたり、サラダにトッピングしたり、煮込み料理に加えたり、色々使い勝手のよいちょい足し食材ですね。

缶詰やパックに包装されたものもあるので手軽に利用すると良いでしょう。

トウモロコシの毛は南蛮毛《ナンバンモウ》という生薬です。

昔から民間ではトウモロコシの毛を乾燥して、お茶として利用してきました。

水はけを良くして、体に溜まった余分な水分を排泄してくれる作用があります。

最近ではひげ茶などの名前でお茶パックになっているものや、ペットボトルのお茶になって販売されているものもあります。

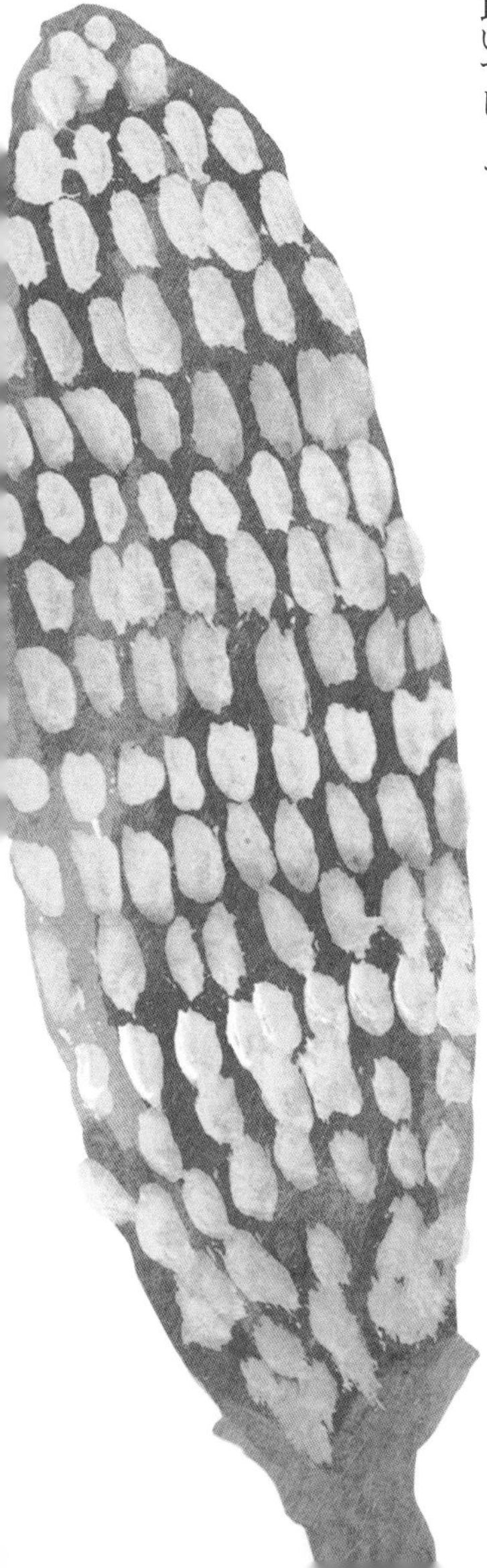

タケノコの効能

寒、甘　胃・大腸

タケノコは体の中の余分な熱を冷ます、痰を取り除く、解毒するなどの効能があります。

食物繊維が多く便通を良くしたり、水はけを良くしてむくみを改善する効果もあるので、暑がり水毒（湿熱）の方にお勧めします。

他に体内に溜まった痰を取り除く働きがあるものには海藻、昆布などがありますが、いずれも体を冷やす食材になるので冷え症の方は温める食材のちょい足しが必要になります。

タケノコはシーズンが終わっても水煮してパックになっているものが市販されていて一年中使えて便利です。

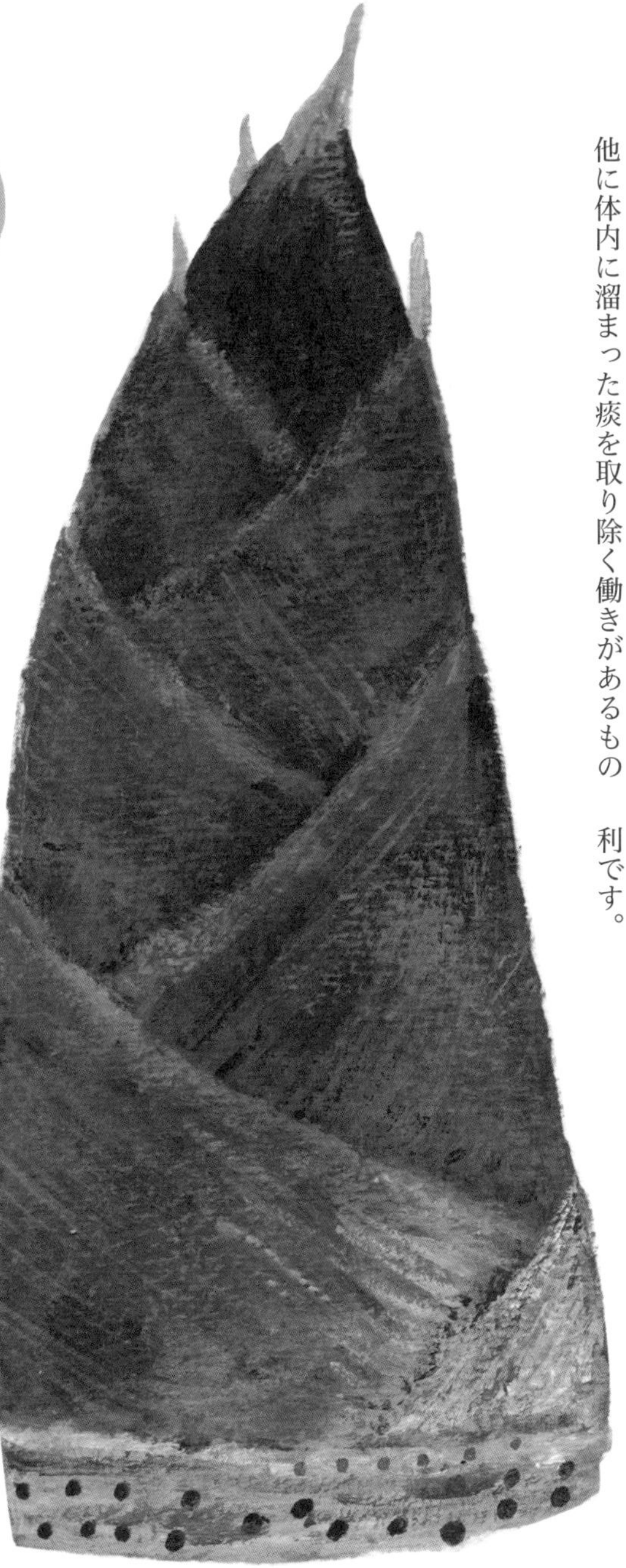

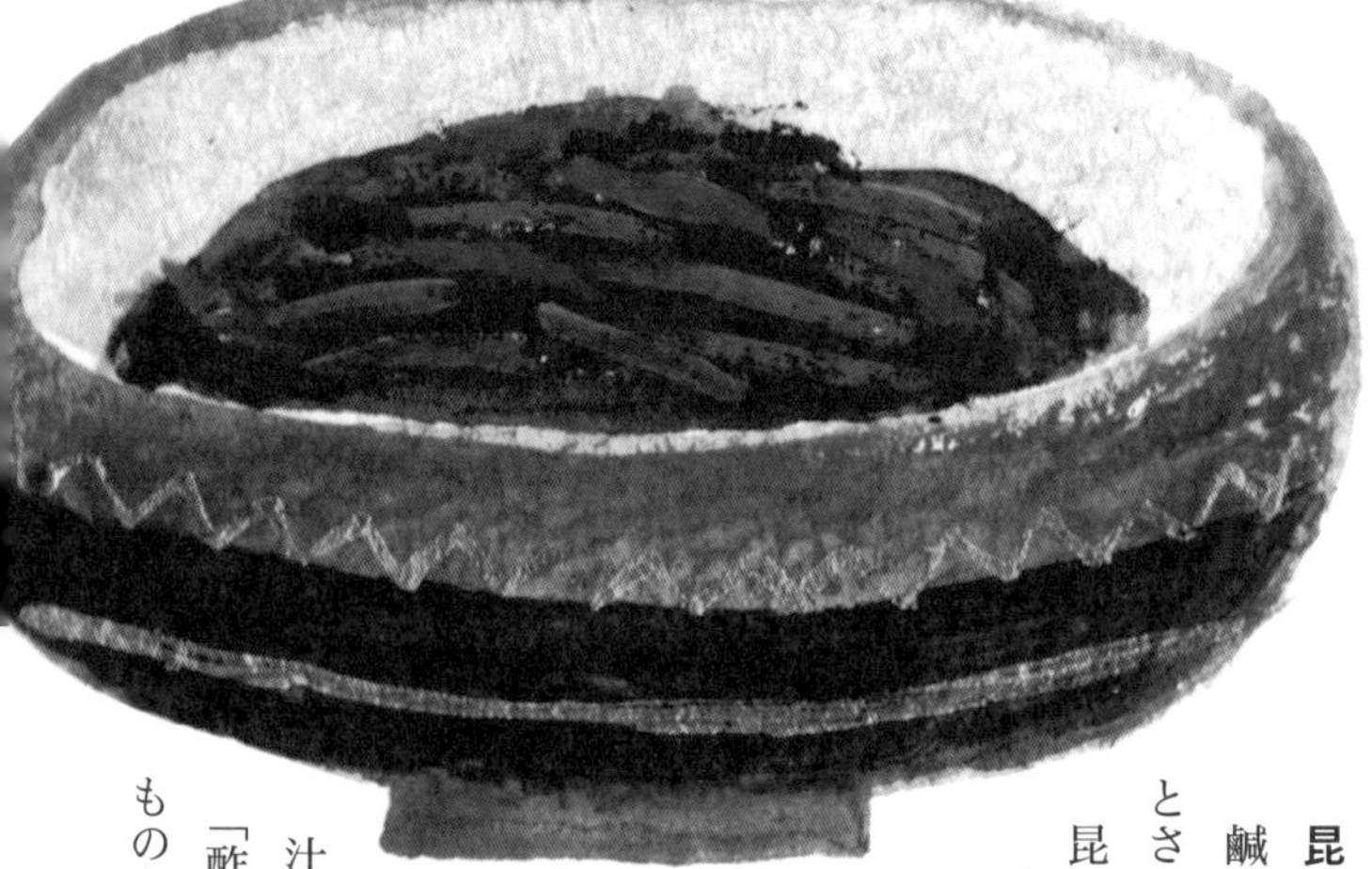

昆布の効能

寒、鹹　肝・胃・腎

昆布やワカメ、ノリは**鹹味**《かんみ》の食材です。

鹹味は固いものを柔らかくしたり、塊を解消する働きがあるとされ、しこりなどをとる働きもあります。（☞2月18日）

昆布は尿の出を良くしたり、体に溜まった痰を解消する効能があり、むくみや腫れ物の改善に効果があります。

（痰というのは、風邪をひいた時に喉に溜まる痰もありますが、漢方では体の中に溜まっている余分な水を無形の痰といいます）

日本は四方を海に囲まれているので、昔から海藻を利用してきました。縄文時代から海藻を食べていたことがわかっているそうです。

昆布には海水中のミネラルなどの有効な成分が多く含まれているので、お吸い物や煮物を作る時など美味しい出汁の素材としても和食には欠かせない食材ですね。

「酢昆布」や「おしゃぶり昆布」などおやつ感覚で利用できるものもありますので色々使ってみてください。

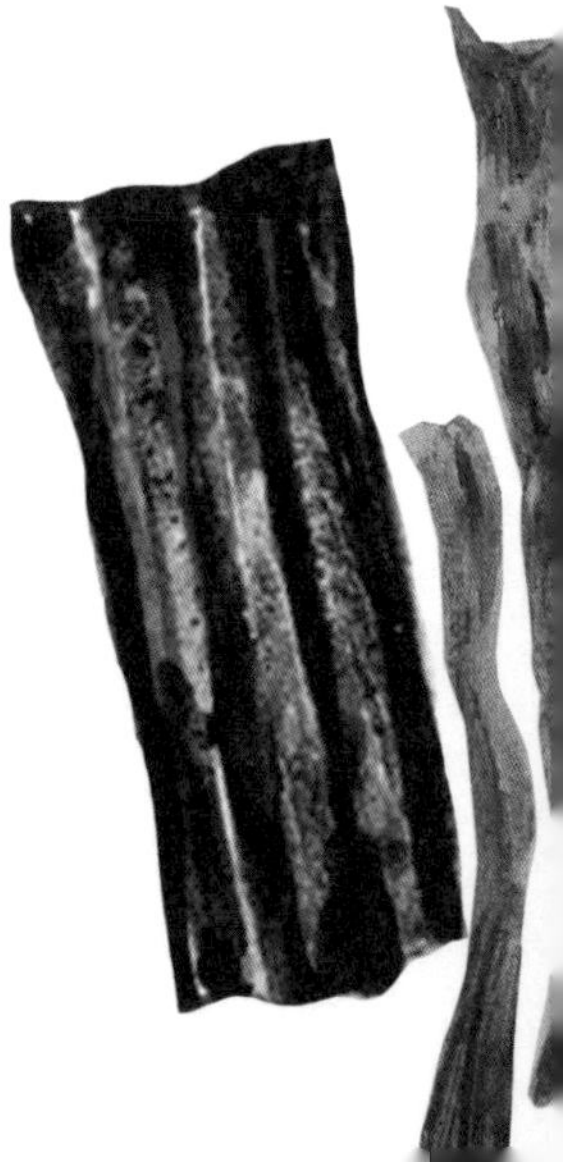

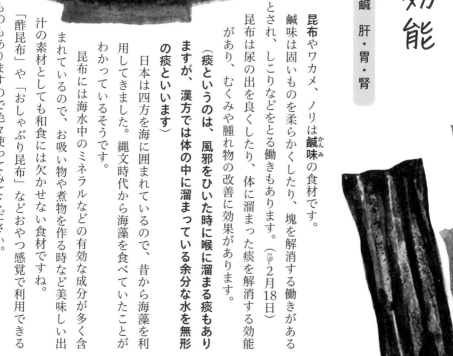

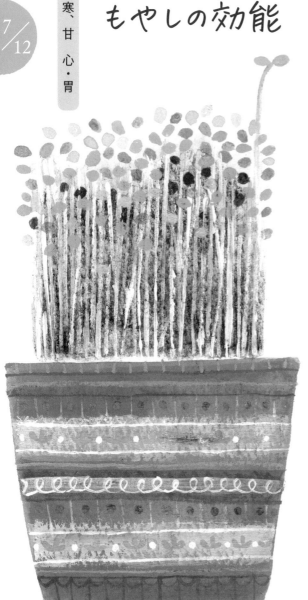

もやしの効能

寒、甘　心・胃

もやしは安くて、あまり栄養価がないという認識の方も多いのではないですか？

緑豆もやしは利尿作用があり体の余分な水分の排泄を促し、体の余計な熱を冷まして解毒作用もあるので、夏バテや二日酔いなどにも使いやすい食材です。

もやしは緑豆や大豆などを発芽させて作ります。材料が豆なので、たんぱく質やビタミンなどが多く含まれていて、しかも安価で一年中安定して手に入りやすいうれしい食材です。

芸能人や作家の方が、貧しかった時代に安価なもやしを毎日工夫して食べていたというエピソードがテレビや雑誌に紹介されていましたが、もやしの効能を知れば、賢い判断だったことがわかります。

もやしは、油炒め、ラーメンのトッピング、色々便利にちょい足しできる便利な食材です。

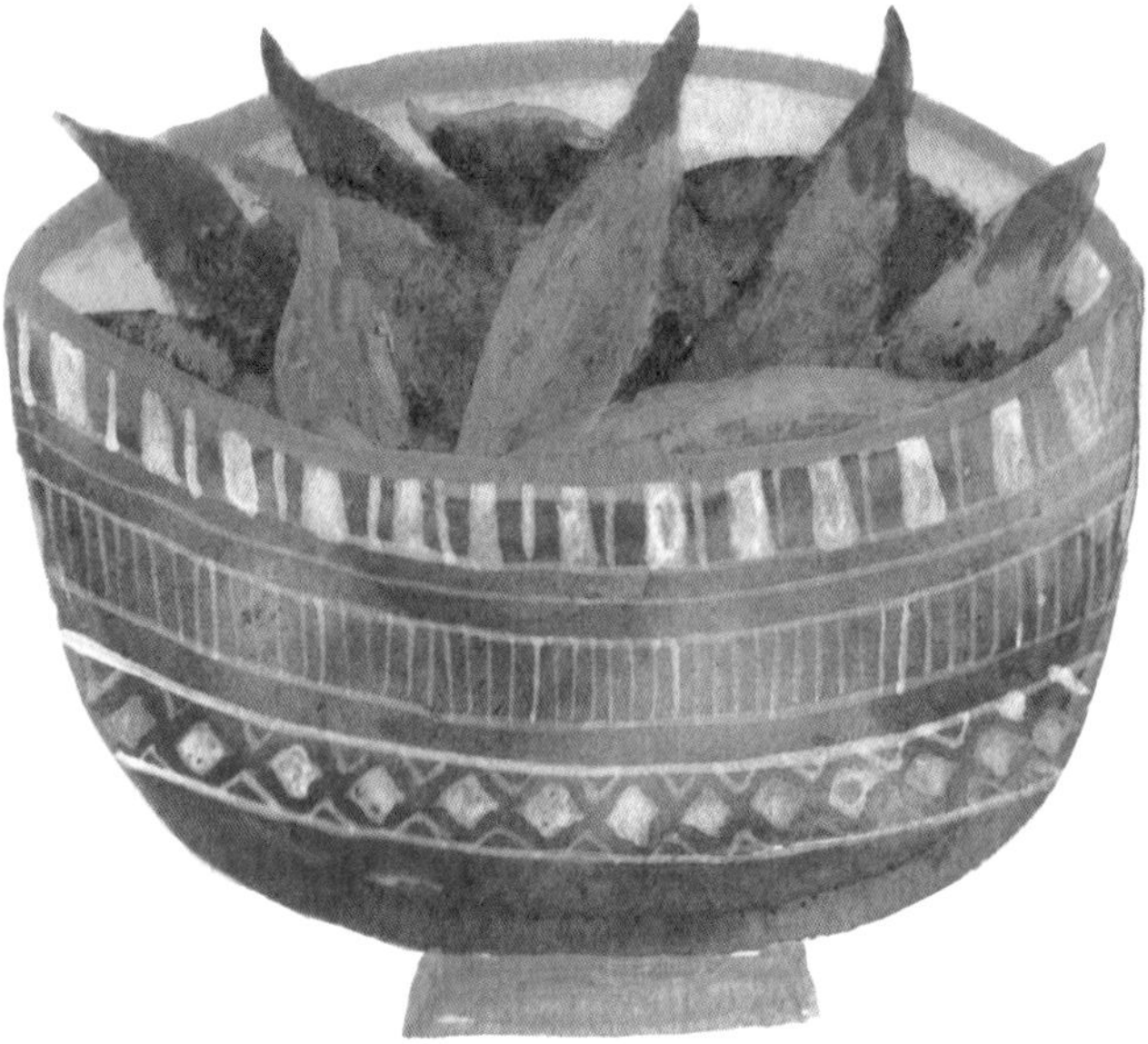

枝豆の効能

7/13

平、甘　脾・胃・腎

夏になると「のどごしスッキリ」などのコマーシャルが流れます。

薬膳的には、冷やした食べ物はお勧めしないのですが、勤め帰りのビアガーデンでキンキンに冷えたビールは何とも美味しそうですよね。

必ずといっていいほど突き出しに出てくるのが**枝豆**です。実はこのセットは理にかなっているのです。

枝豆は大豆が成熟する前に収穫したものです。

食品分析表で調べると、大豆は豆類、枝豆は何と野菜類に分類されていて、大豆には含まれないビタミンCが入っているのです。

しかも大豆が持っている胃腸の働きを整える働き、気を補う、余分な湿を取り除くなどの効能も合わせ持っている**枝豆はビールにはぴったりのおつまみ**ですね。

7/14

シジミの効能

寒、鹹・甘　肝・腎

シジミや**アサリ**は縄文時代の貝塚から見つけられているように、古くから食べられていました。

体の余分な熱を冷ます、余分な湿を取り除くなどの効能があります。

シジミに含まれるオルニチンという成分がアルコール分解を助けるそうで、二日酔いに良いものとしてシジミのサプリメントはコマーシャルに良く出てきますね。

スパゲッティ、シチュー、味噌汁などそのままで出汁が出るので、料理下手な私の料理でも美味しく仕上がります。

アサリ、シジミ、ハマグリは体を冷やす食材ですので冷え性の方は食べすぎに気をつけましょう。

ニンニクをオリーブ油で焦がさないように炒めて香りを出し、アサリと酒と醤油を加えて蒸し煮した「アサリの酒蒸し」は簡単で美味しい酒のおつまみになりますよ。

冷やす食材のアサリを温める食材のニンニクと酒で調理するのでバランスもよいですね。

東京都江東区の清澄白河《きよすみしらかわ》や門前仲町《もんぜんなかちょう》には、アサリを炊き込んだ深川めしのお店が並んでいます。

都会の下町、深川近辺は昔は漁師の町だったので仕事の合間にぶっかけて食べるまかない飯だったようです。

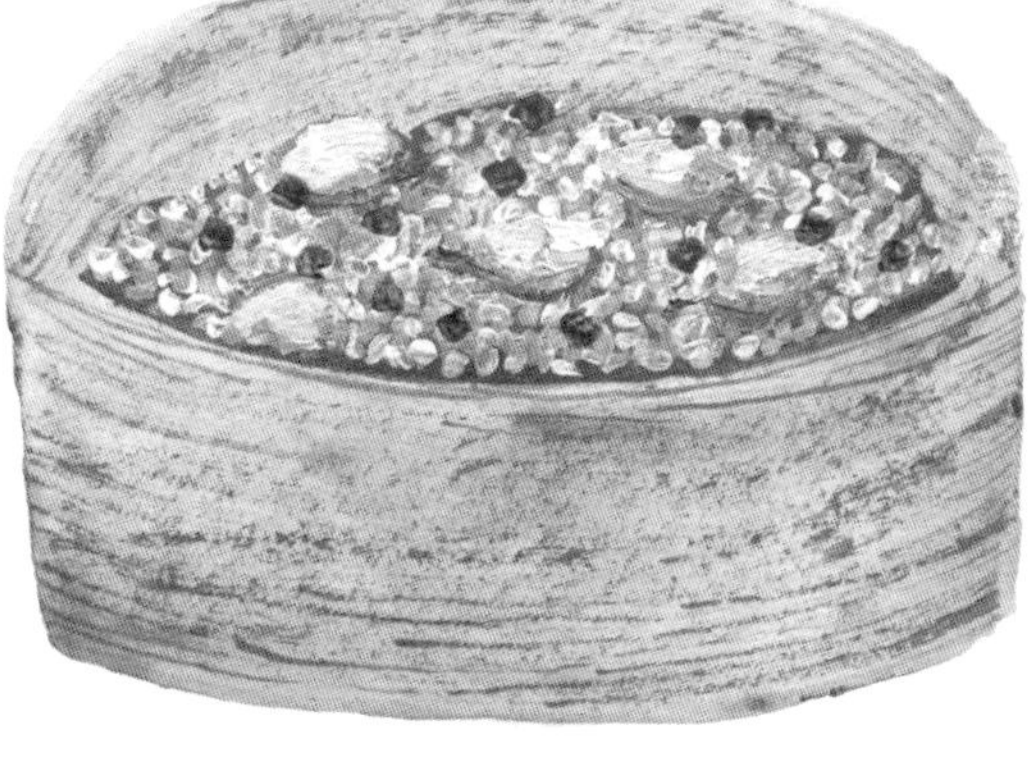

7/15

ウドの効能

ウドは体を温めて余計な湿を取り除き、痛みを和らげる効能があります。

ウドの根茎は独活《ドッカツ》という名前の生薬で、寒邪や湿邪によって悪化する関節痛やしびれを改善する漢方薬などに配合されています。

ウドは春の食材として和食に欠かせません。ウドの若芽はてんぷらに、皮を少し厚めに剥いて薄く切って酢味噌和えに、剥いた皮はキンピラに、捨てるところがありません。最近はハウスの栽培もされていますので、梅雨の時期に限らず、寒くて湿気の多い日には利用されると良いですね。

ウドの大木柱にならずという言葉があります。

確かに柱にはなりませんが、色々役立つ立派な食材です。

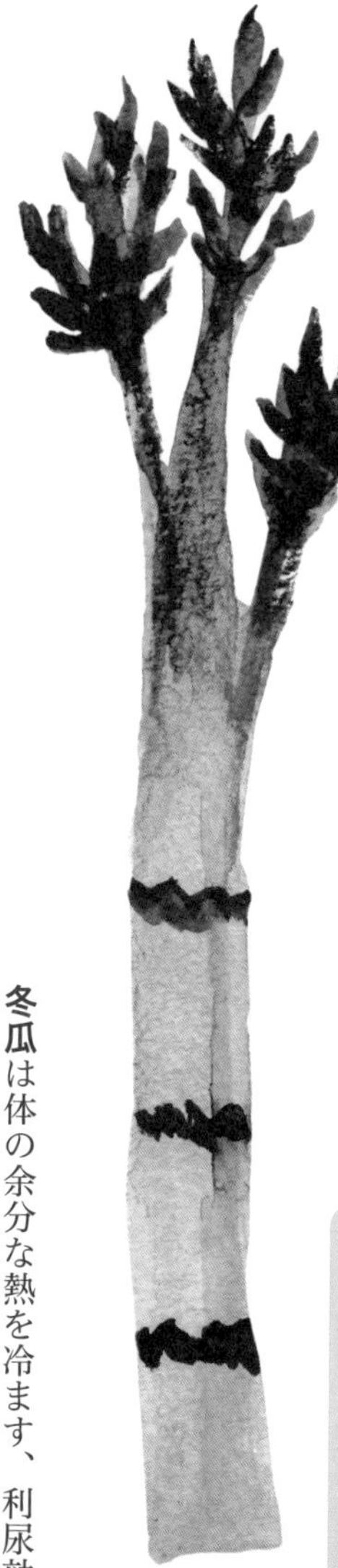

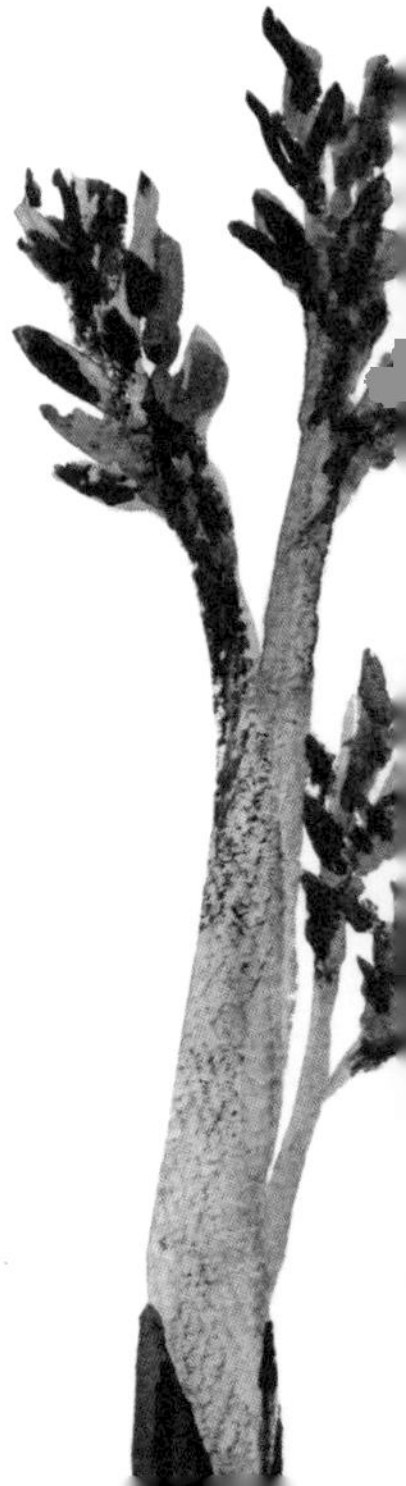

微温、辛・苦　肝・腎・膀胱

＊　＊　＊

冬瓜は体の余分な熱を冷ます、利尿効果によってむくみを取る、潤いを増やして乾きを改善するなどの効能があります。

冬瓜は夏バテにぴったりですが、生活習慣病予防やダイエットなどにも活用されています。

冬瓜の皮は、丈夫で水分を失いにくいので、収穫

7/16

冬瓜の効能

涼、甘・淡　肺・大腸・膀胱

してから常温で2、3カ月は保存できる非常に珍しい野菜で、古くは夏の栄養満点の野菜を冬に食べられるということで、大変重宝されていたそうです。

つまり、〝冬までもつ瓜〟で冬瓜と名づけられたそうです。

果肉の味が淡白なためスープや煮物として利用されることが多いです。味付けによって美味しさが変わるので料理人の腕次第ということです。

体を冷やす食材になるので、冷え症の方などとりすぎに注意してくださいね。

冬瓜がゆ（体が重だるくなったりむくみが出た時に）

皮付きの冬瓜（１００g）、米（50g）

冬瓜の皮をむいて2㎝角に切り、冬瓜、冬瓜の皮、米に水を加えておかゆを作る

冬瓜の皮は冬瓜皮《トウガンヒ》という生薬です。一緒に煮ると効果が高くなるので加えて煮て後で取り除きます。

7/17

イタドリの効能

イタドリは最近、関節痛などに使う健康食品やサプリメントのコマーシャルに出ていますね。

イタドリは野原でみられるスカンポです。

地下部は、虎杖根《コジョウコン》（平、微苦・酸）という生薬になり、湿邪によって痛む関節痛などに使われます。

イタドリの名前の由来は「痛取り＝いたどり」の意味で、痛みを取るからなのだそうです。

わかりやすい名前ですね。


知人に聞いたら、食べ物に不自由だった頃はスカンポを塩を振って食べたことがあるそうです。

イタドリを使ったレシピを見ると、炒め料理、酢物、白和え、お寿司など色々利用できる食材であることがわかります。

ちょい足しには使いづらいかもしれませんが、面白い名前なので紹介しました。

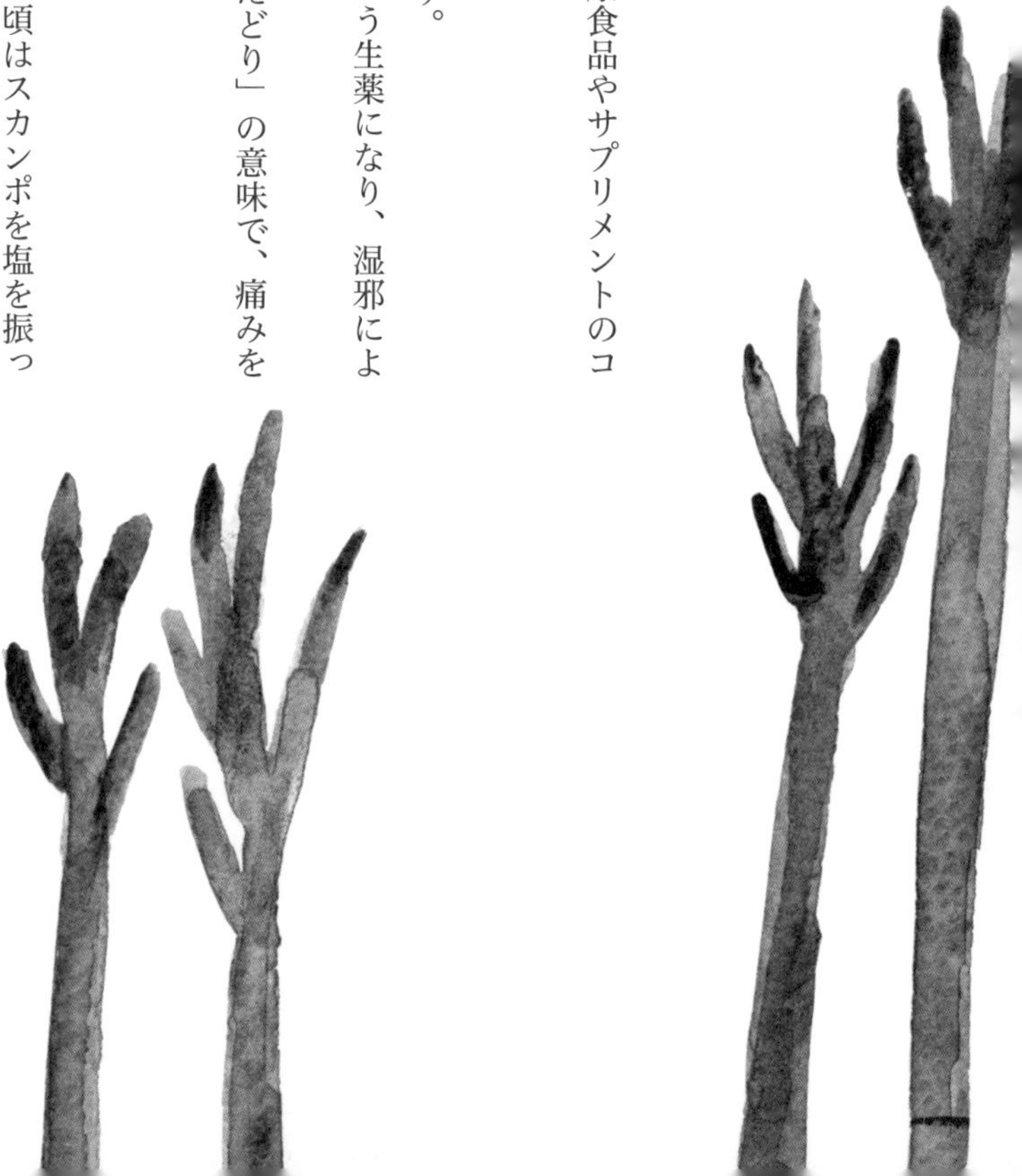

生活習慣病の原因はメタボ以外にも

血液検査で高脂血症、糖尿病、痛風などいわゆる生活習慣病を指摘される人は多いです。

コロナで命を落とされた方は糖尿病や高血圧の方が多かったといわれています。

日本ではウエスト周りが男性は85cm、女性は90cm以上で、血圧、血糖値、脂質の3つの内2つ以上が基準値以上だとメタボリックシンドローム（略してメタボ）というイエローカードが出されます。

メタボの人は肥満や血糖値の上昇などが原因で血管が硬くなる動脈硬化が進行し、脳梗塞や心筋梗塞で突然死する危険が大きくなります。

病院ではまず食生活の改善、運動などが勧められますが、内服薬などの治療も必要になってくると、薬もどんどん種類や数が増えていく方も多くいらっしゃいます。

メタボは動脈硬化の原因になりますが、漢方では、原因の一つに「**瘀血**《おけつ》」という体質が考えられています。

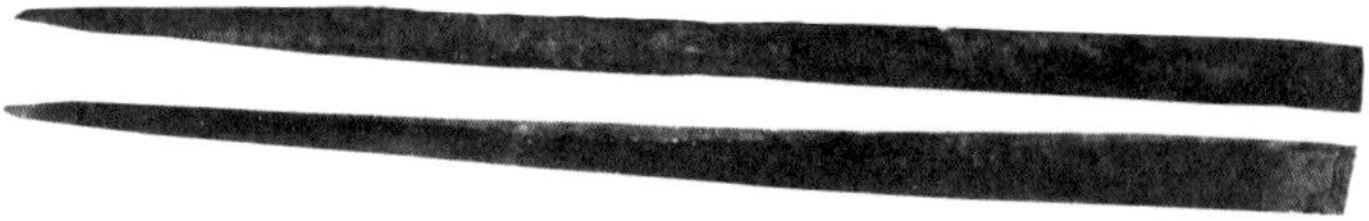

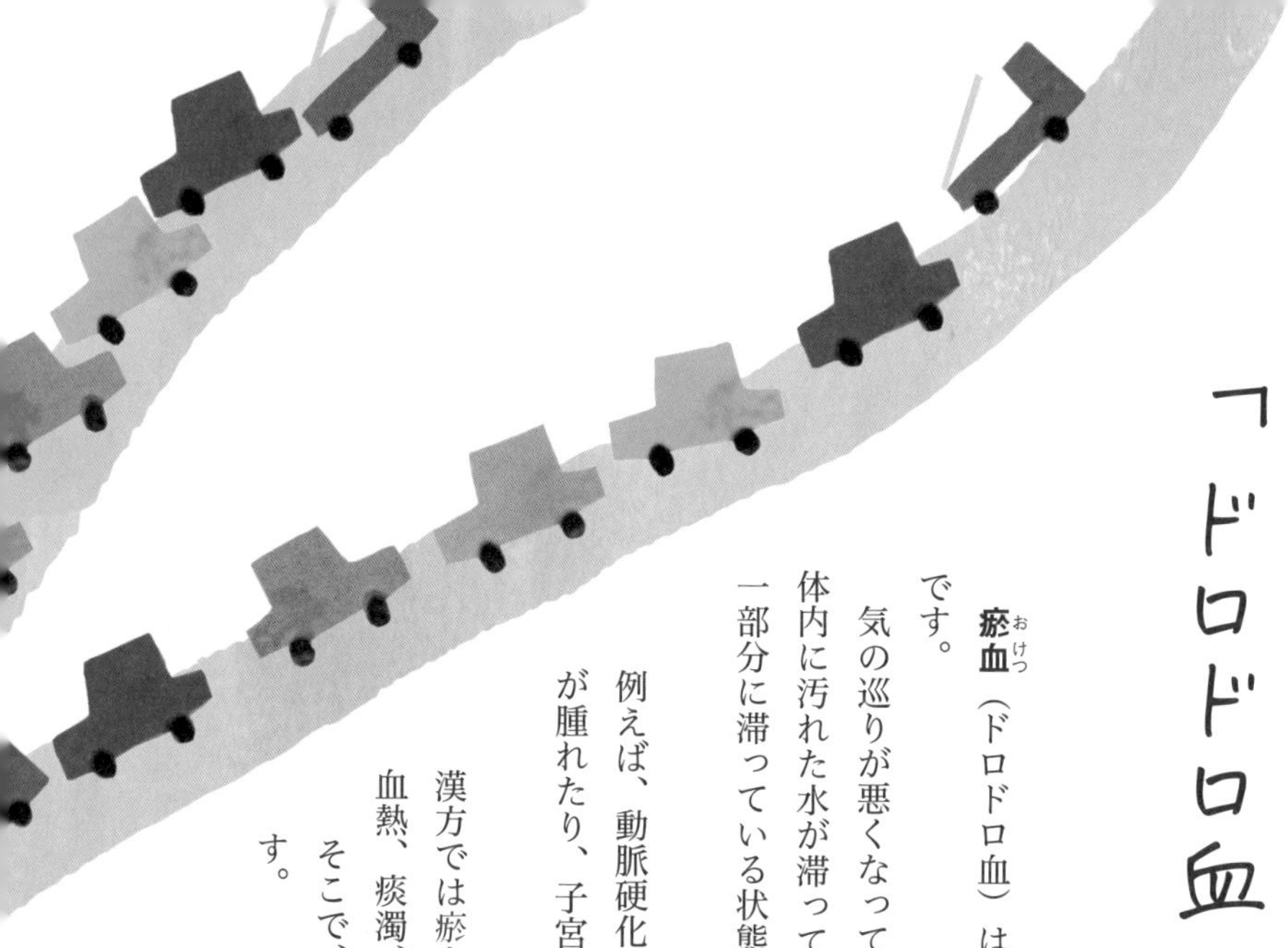

7/19

「ドロドロ血」に要注意!

瘀血《おけつ》（ドロドロ血）は、体内に生理機能をしない血液が溜まっている状態のことです。

気の巡りが悪くなって気が体内に滞っている状態を気滞、水の巡りが悪くなって体内に汚れた水が滞っている状態を痰濁（水毒）、血の巡りが悪くなって血が体の一部分に滞っている状態を瘀血といいます。

例えば、動脈硬化が進んで血管が詰まったり、打撲などで内出血したところが腫れたり、子宮筋腫のような塊ができたりする状態です。

漢方では瘀血が出来てしまう原因として、気虚、血虚、気滞、冷え、血熱、痰濁、外傷などがあると考えています。

そこで、瘀血の改善にはそれぞれの原因を考える必要があるのです。

7/20

気虚からドロドロ血に

気は血を乗せて体の隅々まで運んでいるので、気が不足する「**気虚**」の状態になると必然的に血の流れも滞ってしまいます。

元気がない方、疲れやすい方、病後や過労の方など、気が不足気味の方は瘀血《おけつ》になっているかもしれませんので注意してください。

疲れのご相談でドリンク剤を希望されたご老人がいました。

お話を伺ってみると気虚の症状がありました。

病院でコレステロールを注意されて以来、肉類などを減らし、毎日1万歩の散歩をして、せっせと野菜ばかり食べているとおっしゃっていました。

今の状態を放置するとフレイルやサルコペニアの危険性があること、肉や魚も不足するのは良くないので、脂肪分の少ない部分を選んだり調理の工夫など、また疲れを引きずるほどの運動はしないようにお話ししました。95歳になってもお元気でお過ごしです。

コレステロール値が下がっても、節制のしすぎで体調不良になっては本末転倒ですね。

また、気虚で血を運ぶことができないと血流が滞るので瘀血になったり、なかなか瘀血が改善しないようなこともあるのです。

気虚にお勧めの食材は☞10月7日。

同時にすでに瘀血を改善する食材をちょい足ししてください☞7月28日。

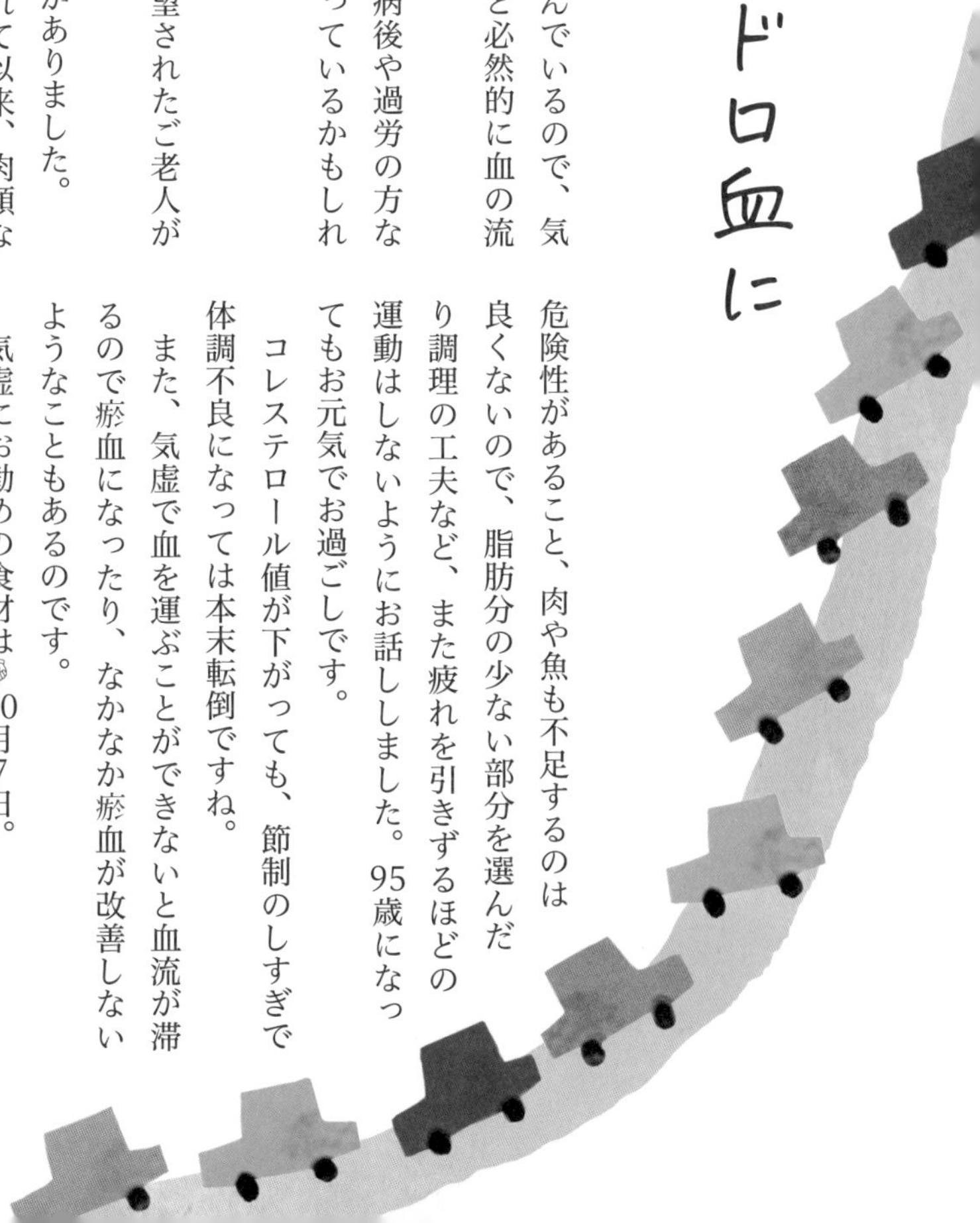

気滞からドロドロ血に

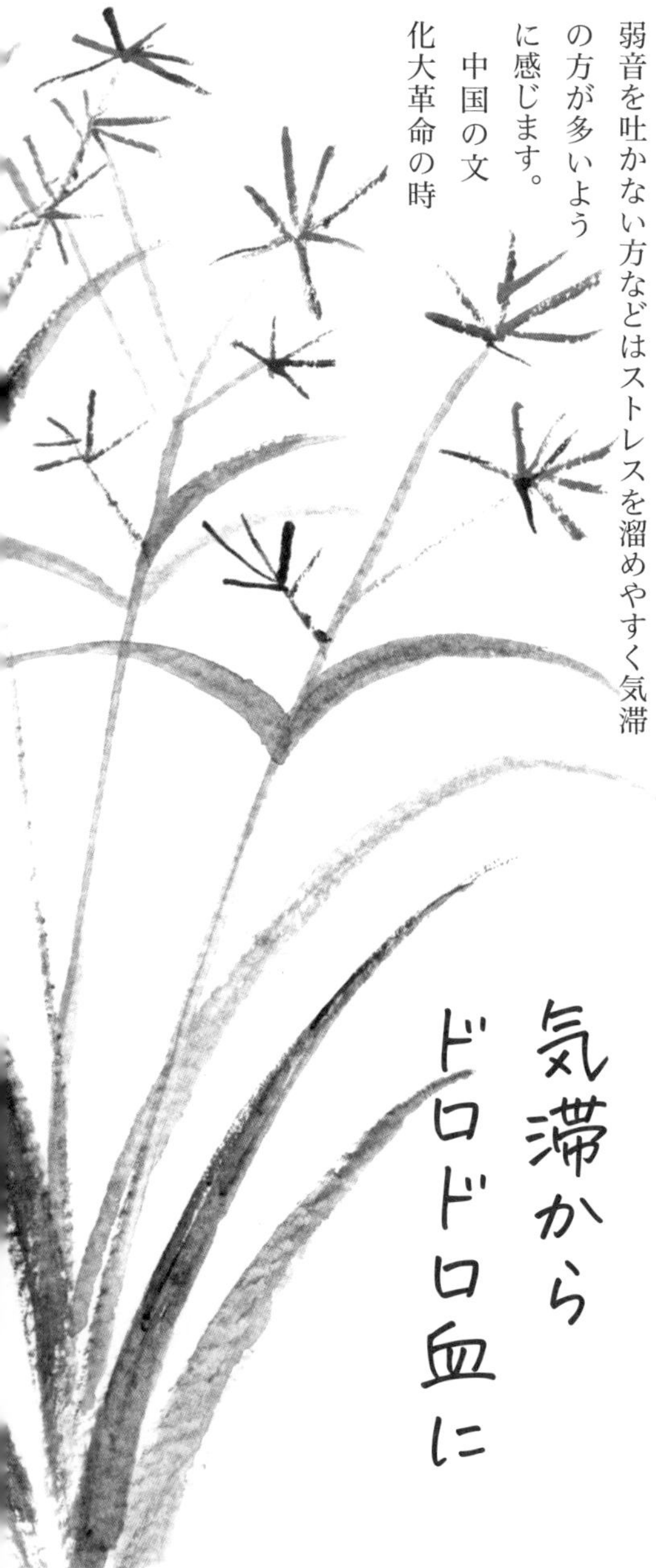

気が滞る「**気滞**」によっても血流が悪くなって瘀《お》血《けつ》になることがあります。

ある日、ご近所で50代の男性が突然脳梗塞で亡くなりました。奥様に伺うと、忙しくお仕事をされていましたが、休日はスポーツクラブに通われている元気な方だったようです。お仕事のストレスがかなり強かったそうで、ストレスによる気滞が瘀血を引き起こしてしまったのではないかと想像しています。

残業などで働きすぎの方、周りの方に気を使う方、弱音を吐かない方などはストレスを溜めやすく気滞の方が多いように感じます。

中国の文化大革命の時には、ストレスで倒れる要人が多かったらしく、その対策としてストレスによる気滞から瘀血になってしまうことを予防する漢方薬「冠心《かんしん》Ⅱ《に》号法《ごうほう》」という薬を国家を上げて開発したといわれています。

この薬の中には気の巡りを良くする木香（モッコウ）・香附子（コウブシ）という生薬が配合されています。（☞気滞にお勧めの食材は4月2日）

同時にすでに瘀血の症状がある方は瘀血を改善する食材もちょい足ししてください。（☞7月28日）

7/22

冷えからドロドロ血に

寒さによって血管が収縮すると、当然血の流れが滞ります。

寒い地方の方に脳梗塞が多いのは、寒さによって瘀血《おけつ》になってしまうことが多いのかもしれません。

寒い地方の方ばかりでなく、冷たいものばかり召し上がっている方も注意しましょう。

慢性的に冷え症になっている方はまず食事から改善する必要があります。

余談ですが、私は若い頃、夏場に運転をしていて、かなり長い間、左の腕にクーラーの冷たい風を受けていました。それから左腕の一か所に痛みが出たのですが、湿布をしながら数日間はその生活を続けていました。どうにかその夏は乗り切ることができましたが、それ以後、寒い日やクーラーの効いた部屋に入ると同じ場所に痛みが出てくるようになりました。クーラーで同じ場所を冷やし続けてしまったためにその場所に瘀血が出来てしまったのが原因と判断しました。

結局、5年近く同じ症状が続きましたが、瘀血を改善する漢方薬を服用したり、黒豆やニラなどを使った料理を積極的に食べたりしているうちに徐々に痛みが出なくなってきたという経験があります。

体を温める食材は☞1月20日。

同時にすでに瘀血の症状がある方はお血を改善する食材もちょい足ししてください。（☞7月28日）

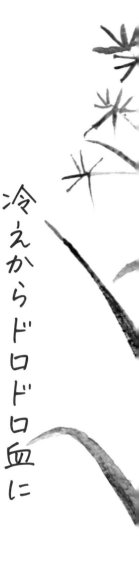

血熱からドロドロ血に

食生活でよく辛いものを好んで食べていたり、アルコールをとりすぎたりしている方は内臓に熱を持つようになり、血が熱を持ってしまう「**血熱**」によって「瘀血《おけつ》」になることがあります。

いつも冷たい水をがぶがぶ飲む、顔が赤く暑がり、食欲旺盛で汗をびっしょりかきながら激辛ラーメンなどを食べている、赤い吹き出物や口内炎がよく出来る……このような傾向の方は血に熱を持っている血熱の方です。瘀血にならないように気をつけてください。

熱を冷まして血熱を和らげる食材は☞8月11日。

同時にすでに瘀血の症状がある方はお血を改善する食材もちょい足ししてください。（☞7月28日）

＊　＊　＊

梅雨の時期などの湿邪によって脾の働きが悪くなっ

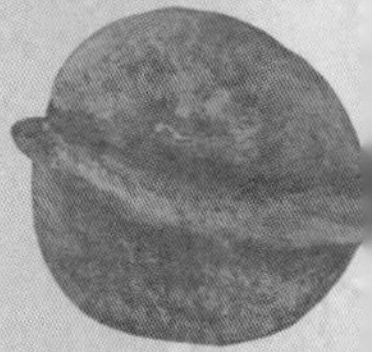

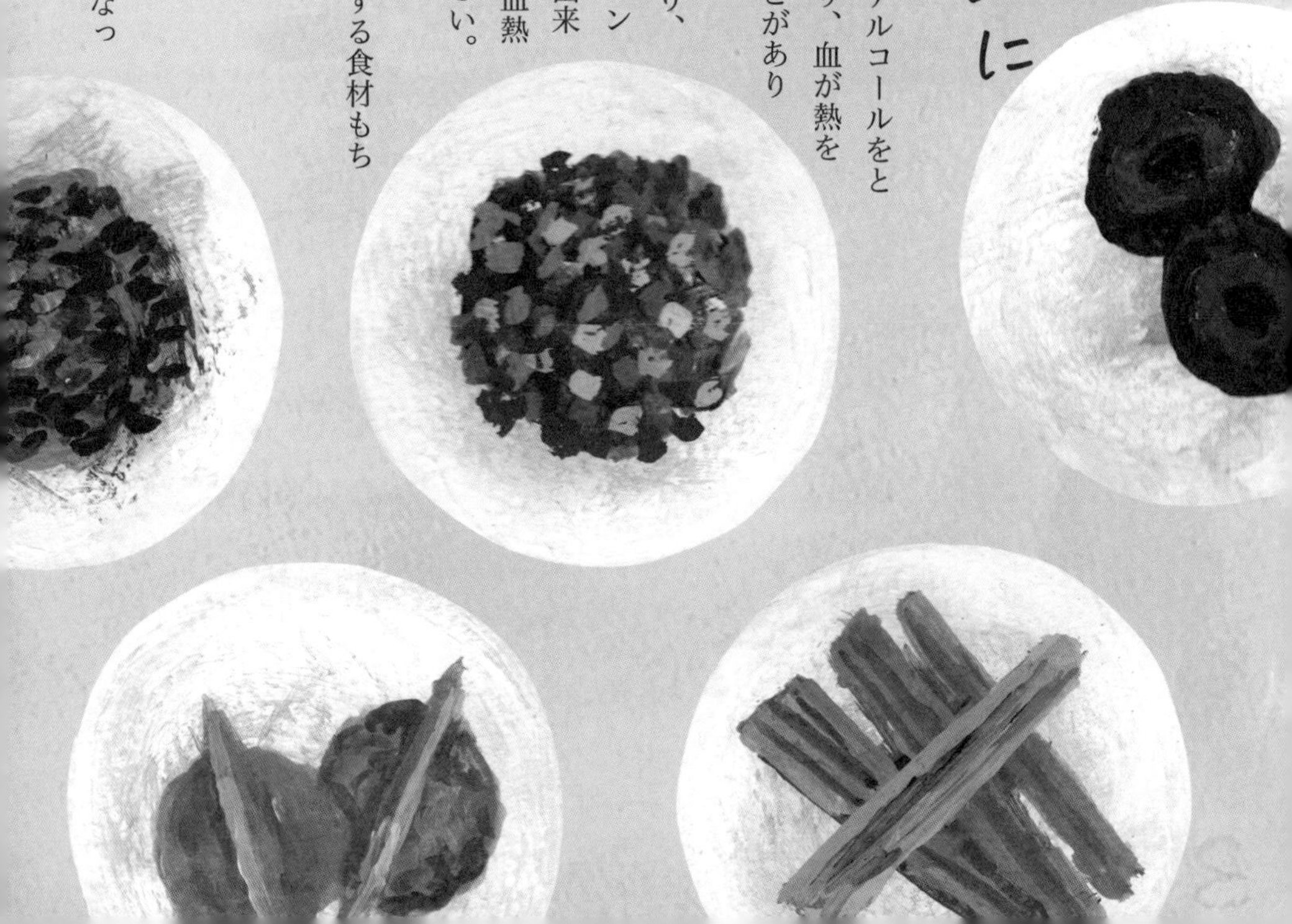

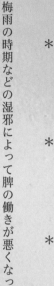

たり、飲食の不摂生などによって体の中に余分な湿が作られてしまうことは説明させていただきました。

寒がり水毒（寒湿）、暑がり水毒（湿熱）の方です。

湿の特徴は重くてベタベタと汚れやすく、長く居座ってなかなか取り除けないことです。

体の中の余分な湿（水毒）は放っておくと、粘度が増して**痰濁**《たんだく》となってしまうのです。

痰濁が血管の中に留まれば血液の流れも停滞するようになり、瘀血《おけつ》になってしまいます。

暑がり水毒（湿熱）の方や寒がり水毒（寒湿）の方は瘀血にならないように気をつけましょう。

体の水はけを良くする食材は☞7月6日。

同時にすでに瘀血の症状がある方は瘀血を改善する食材もちょい足ししてください。

7/24 痰《たん》濁《だく》からドロドロ血に

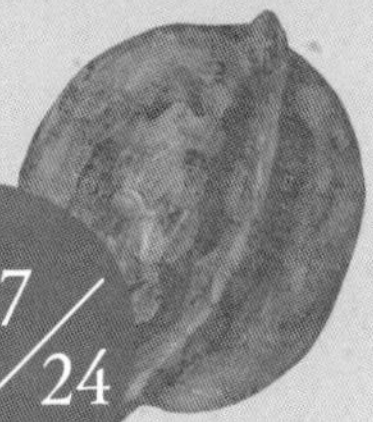
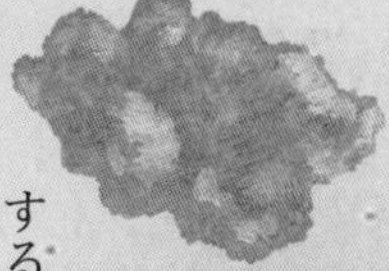
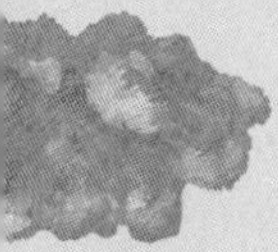

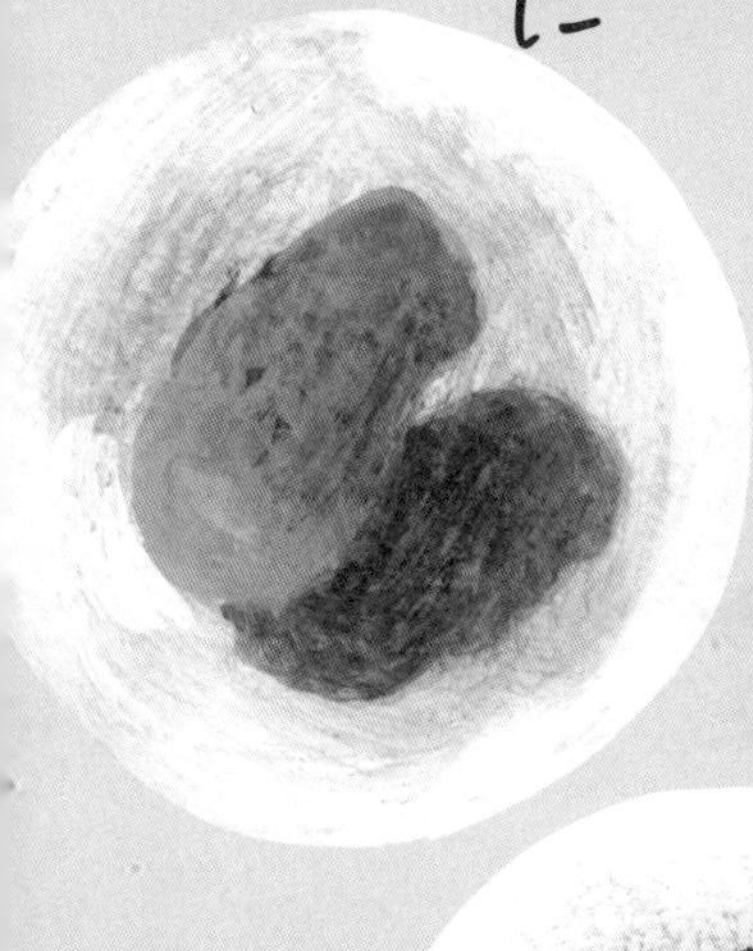
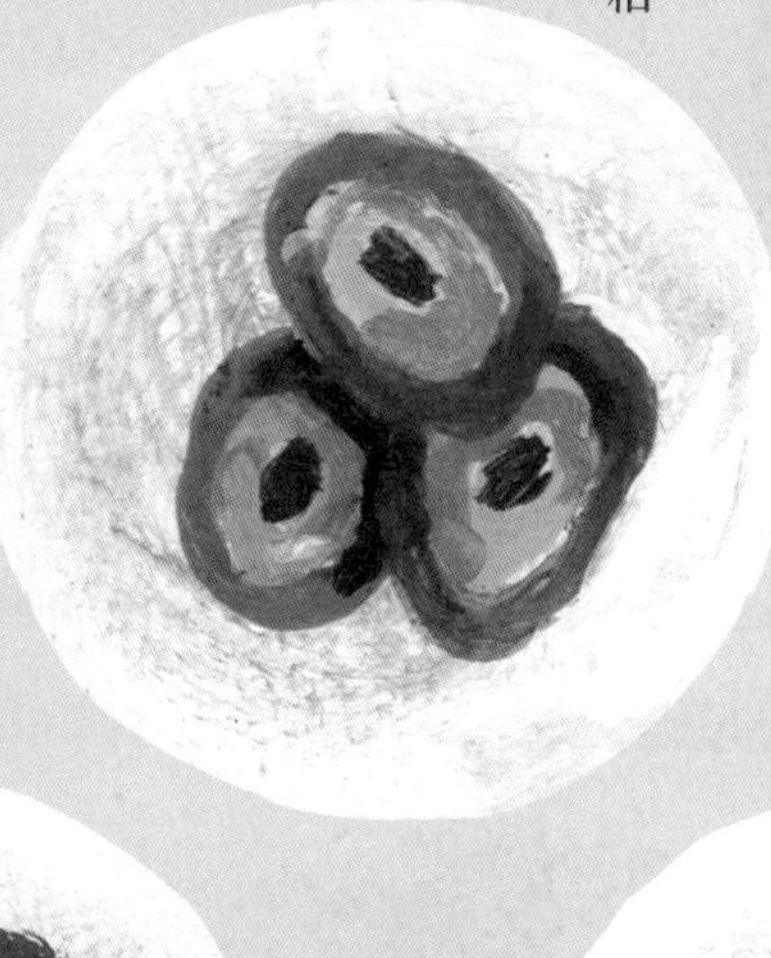
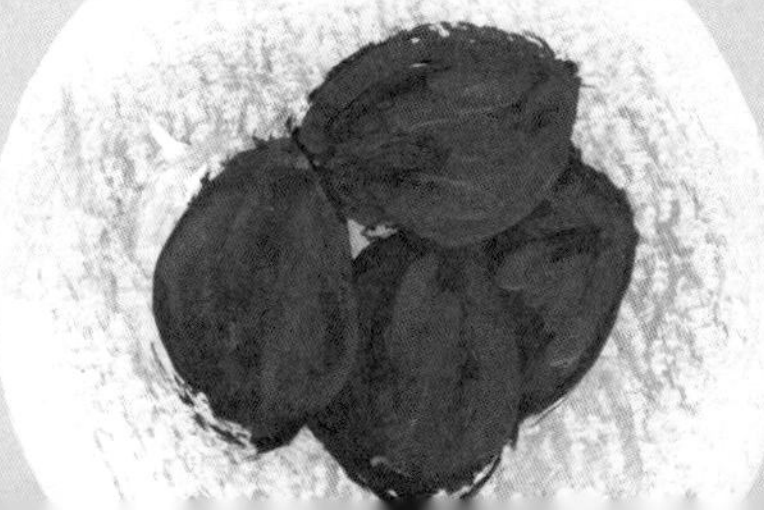
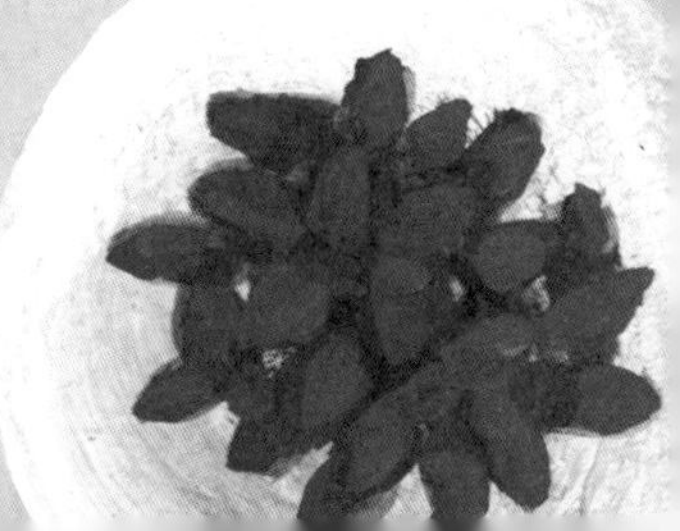

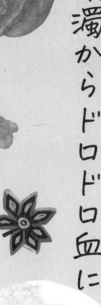

血虚からドロドロ血に

「**血虚**」は貧血のように血液中のヘモグロビンが不足した状態も含みますが、漢方では貧血ではなくても体の中に血液のストックが充分あるかどうかも含めて考えます。

血虚の方は、血管内を流れる血液量が不足することで血の流れが悪くなって、滞りが起こり、瘀血《おけつ》になってしまうことがあります。

例えば、生理中や病中病後、栄養不足などでは血液のストックが不足してしまい、体をめぐる血液の量が不足して、瘀血になってしまうこともあるのです。

血虚だけでなく瘀血の症状も気をつけましょう。

普段から、血虚を改善する食材をちょい足ししてください。（☞5月4日）

同時にすでに瘀血の症状がある方は、瘀血を改善する食材もちょい足ししてください。（☞7月28日）

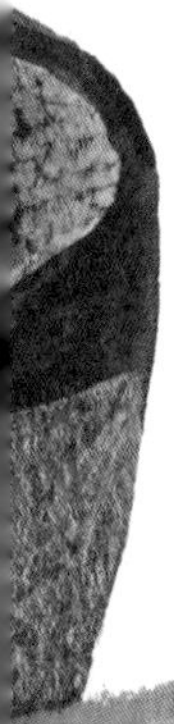

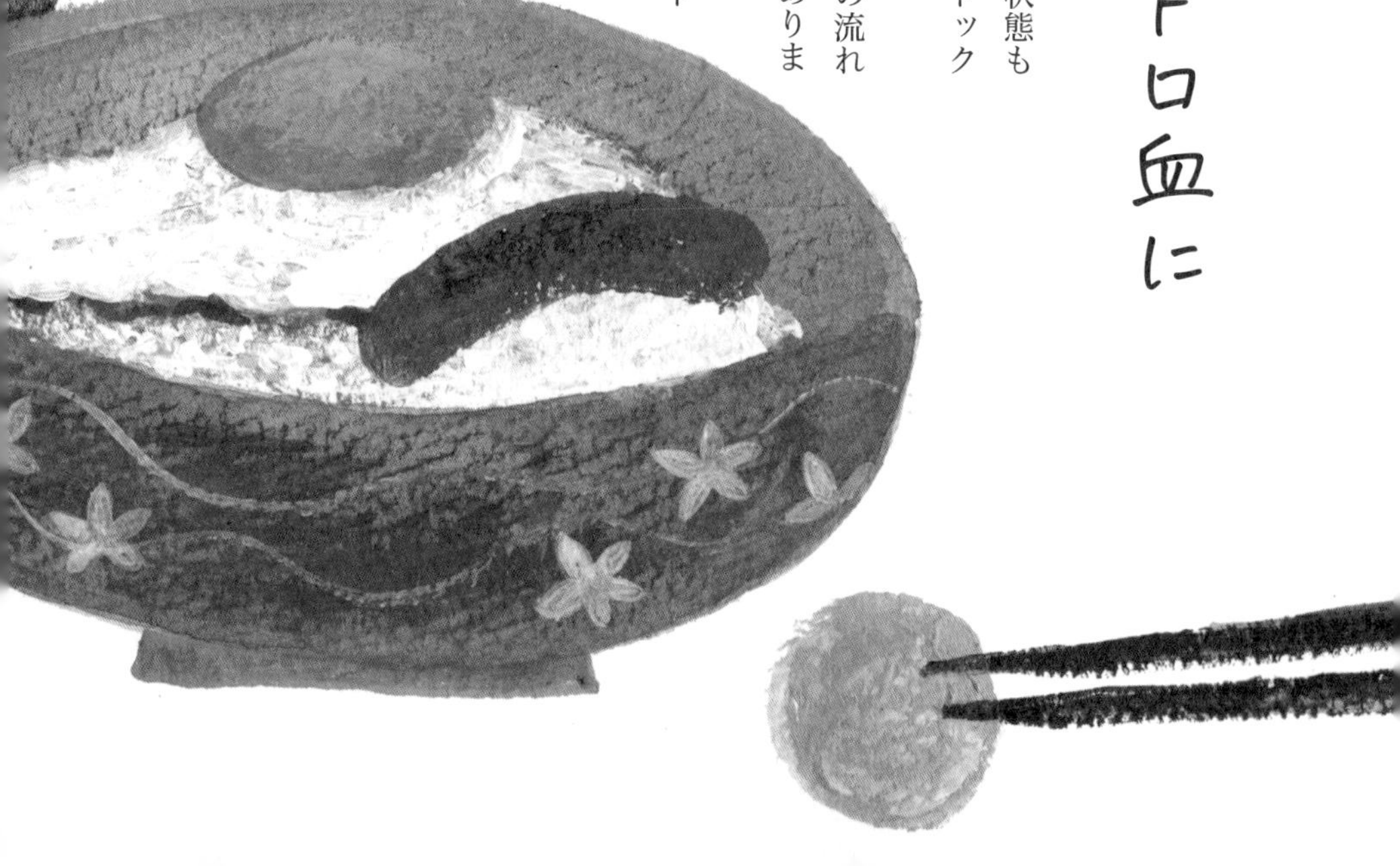

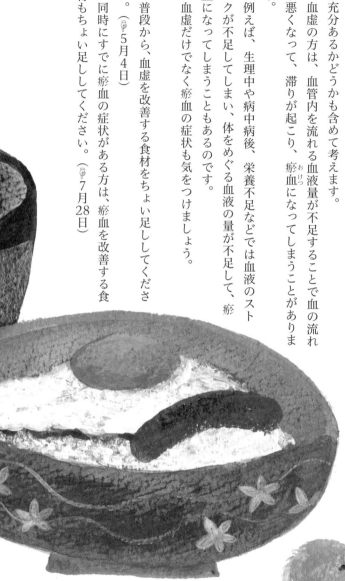

ドロドロ血は万病の元

瘀血《おけつ》は体の色々な場所に起こり、体の不調をもたらすので万病の元といわれます。

血管の長さは毛細血管まで含めると約10万㎞もあるといわれています。**ドロドロ血（瘀血）はその先々、体の色々な場所で様々な不調を起こします。**

例えば瘀血のために、血管が目詰まりして段々と細くなっていけば、血流が悪くなり、体が血圧をあげようとしてその結果高血圧が起こります。

血液をより強い力で循環させなければならないために心臓に負担を与えて、心肥大や心不全の原因にもなります。

さらに血管の目詰まりが進めば臓器や組織に流れる血がついには途絶えて、心筋梗塞や脳梗塞、狭心症の原因になります。

血管に圧力がかかり続ければ、もろくなった血管が破れて脳出血やくも膜下出血の原因になります。

子宮に瘀血が起これば、月経痛、月経不順、不妊症、子宮内膜症、子宮筋腫などの婦人科疾患に、その他肩こり、腰痛、膝痛、冷えのぼせ、肌荒れ、痔核など、ご相談の多くは瘀血が原因になっていることもあるのです。

瘀血の改善や予防は、時に命に関わることもあるとても大切なことなので覚えておいてください。

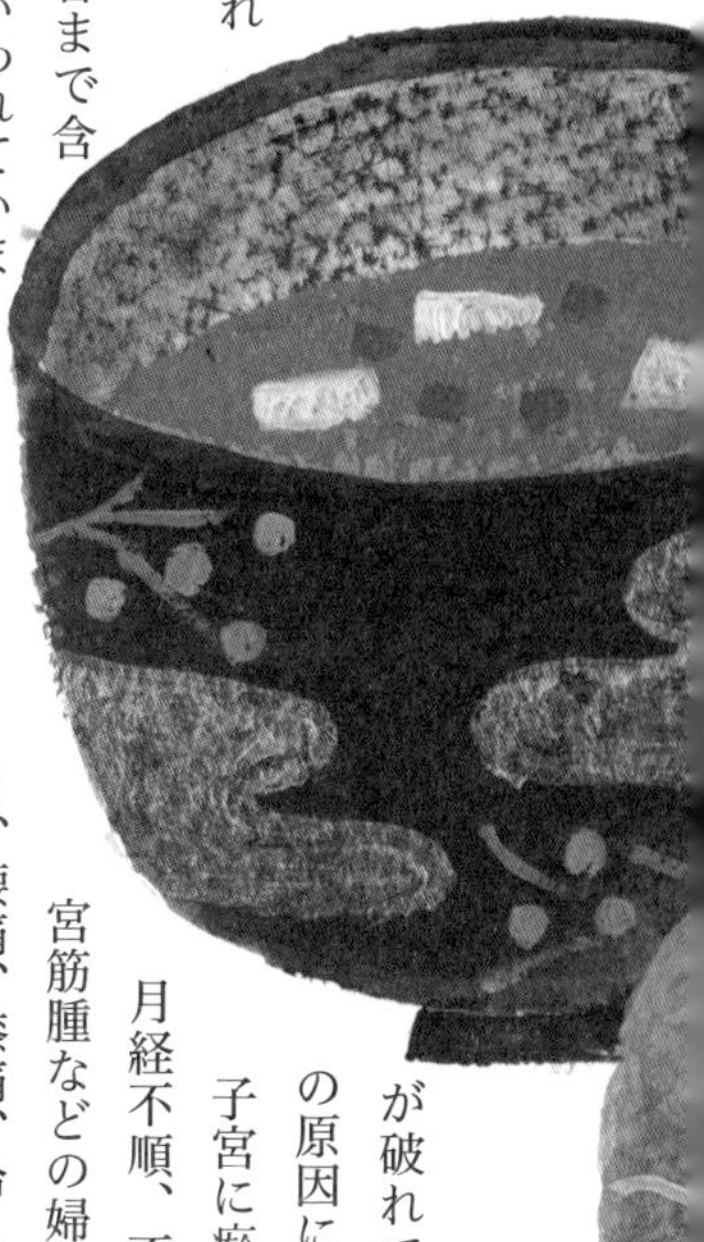

7/27

ドロドロ血のチェックポイント

次のものは瘀血《おけつ》の代表的な症状です。

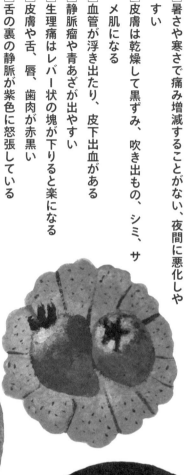

□頭痛や体の痛みがある時は、場所が固定して、刺すような痛みがある
□暑さや寒さで痛み増減することがない、夜間に悪化しやすい
□皮膚は乾燥して黒ずみ、吹き出もの、シミ、サメ肌になる
□血管が浮き出たり、皮下出血がある
□静脈瘤や青あざが出やすい
□生理痛はレバー状の塊が下りると楽になる
□皮膚や舌、唇、歯肉が赤黒い
□舌の裏の静脈が紫色に怒張している
□肩こり、筋肉痛、頭痛などが起こりやすい
□物忘れ、思考力の低下が起こる

外傷や女性は月経や出産などでも瘀血になりやすいので注意しましょう。

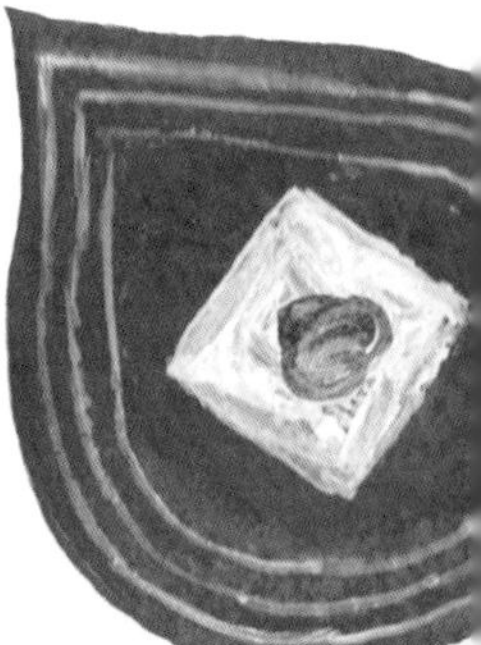

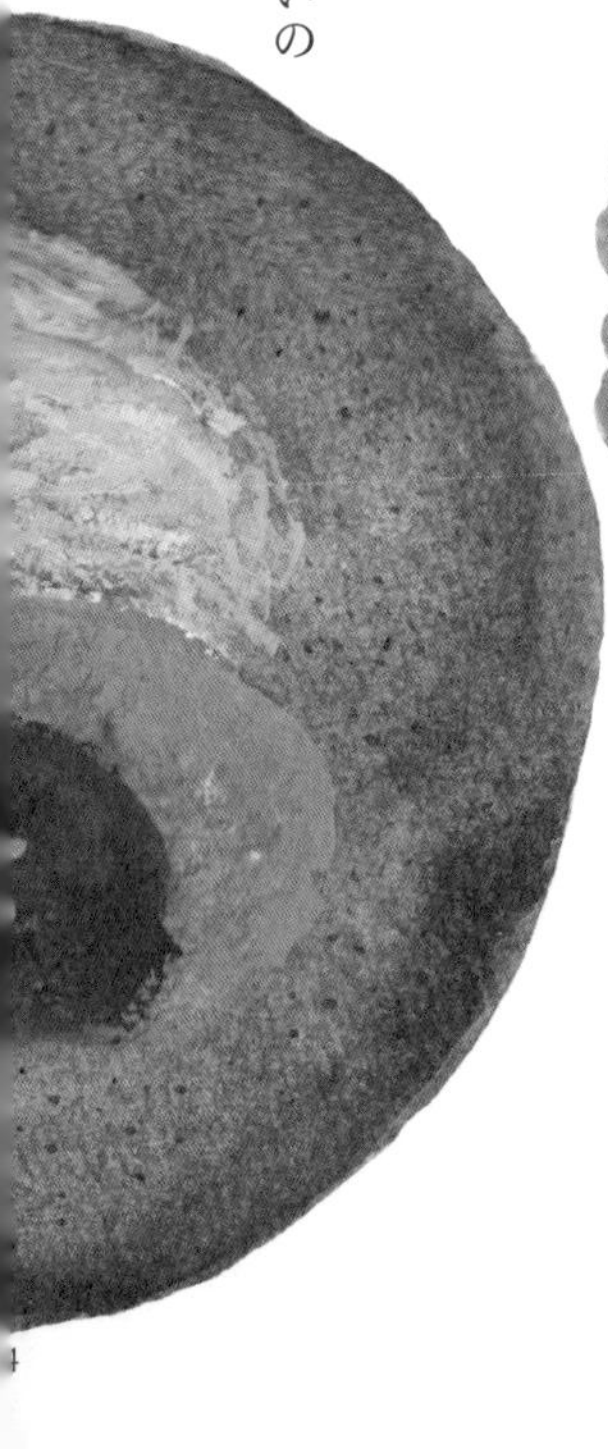
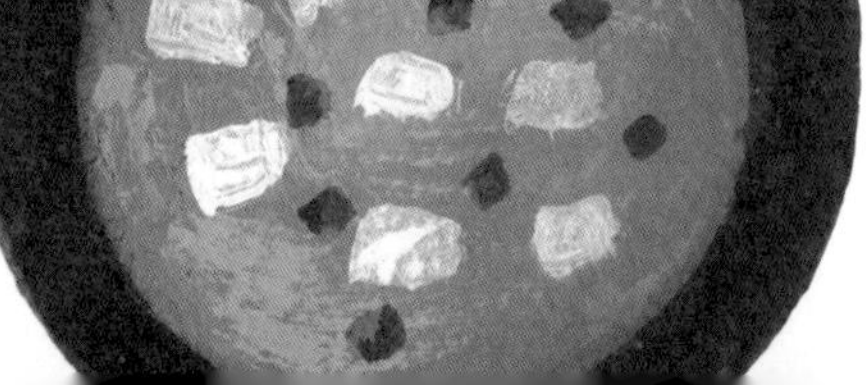

ドロドロ血を改善する食材

「**活血**」といって、血の流れを良くする食材をご利用いただくと良いです。

チンゲン菜（涼）、なす（涼）、黒キクラゲ（平）、黒酢（温）、紅花（温）、サフラン（涼）、ターメリック（温）、ヤクモソウ（微寒）、黒豆（平）、玉ねぎ（温）、ニラ（温）、レンコン（寒）、ラッキョウ（温）、桃（温）、酒（温）、イワシ（温）、鮭（温）、サバ（温）、サンマ（平）、シシャモ（平）、ニシン（温）

ドロドロ血の原因になっている気虚、血虚、冷え、血熱、痰濁、気滞を改善する食材が必要です。温性の食材、冷性の食材を選んで使ってください。

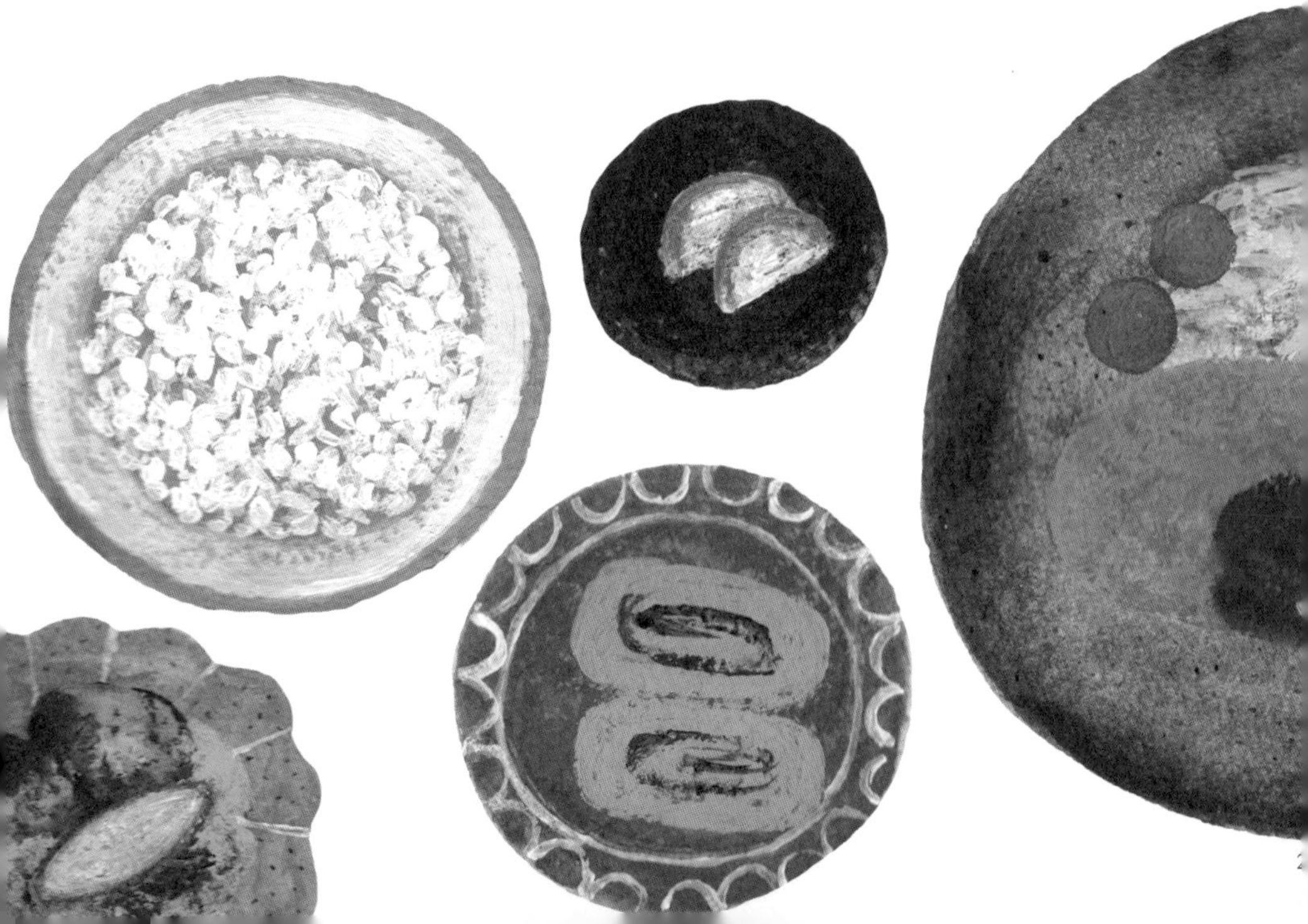

7/29

紅花《べにばな》の効能

温、辛　心・肝

紅花《べにばな》は血流を改善して瘀血《おけつ》を取り除く働きがあり、瘀血が原因の生理不順、生理痛、産後などに使われています。

コウカという生薬名で、血の流れが滞ったために起こる月経痛、無月経、生理不順などや、打撲などで血が滞ったために起こる疼痛や内出血に使われる漢方薬に配合されています。

紅花は、山形県で多く栽培されて県花にもなっています。橙黄色のアザミに似たような花で、日が経つと赤色に変わってきます。

山形では、かつては大半が染料の原料として使われていましたが今は色々な場面で使われています。

養命酒や命の母などにも配合されています。

その他、紅花の種子から取った油はサフラワー油、またサフラワー茶は血の滞りをなくすお茶として人気があります。

乾燥した紅花が市販されていますが、料理に使う場合は熱湯に浸して冷水で洗い、絞ったものを使います。

薬膳では、混ぜご飯、漬物、うどんなどの和食から、ドレッシング、ケーキといった洋食にまで、利用されています。

出来上がった料理にトッピングとして振りかければ簡単薬膳として利用できます。

ただし多量に使わないように注意してください。

また妊婦さんや出血が多い方には使えないので気をつけてください。

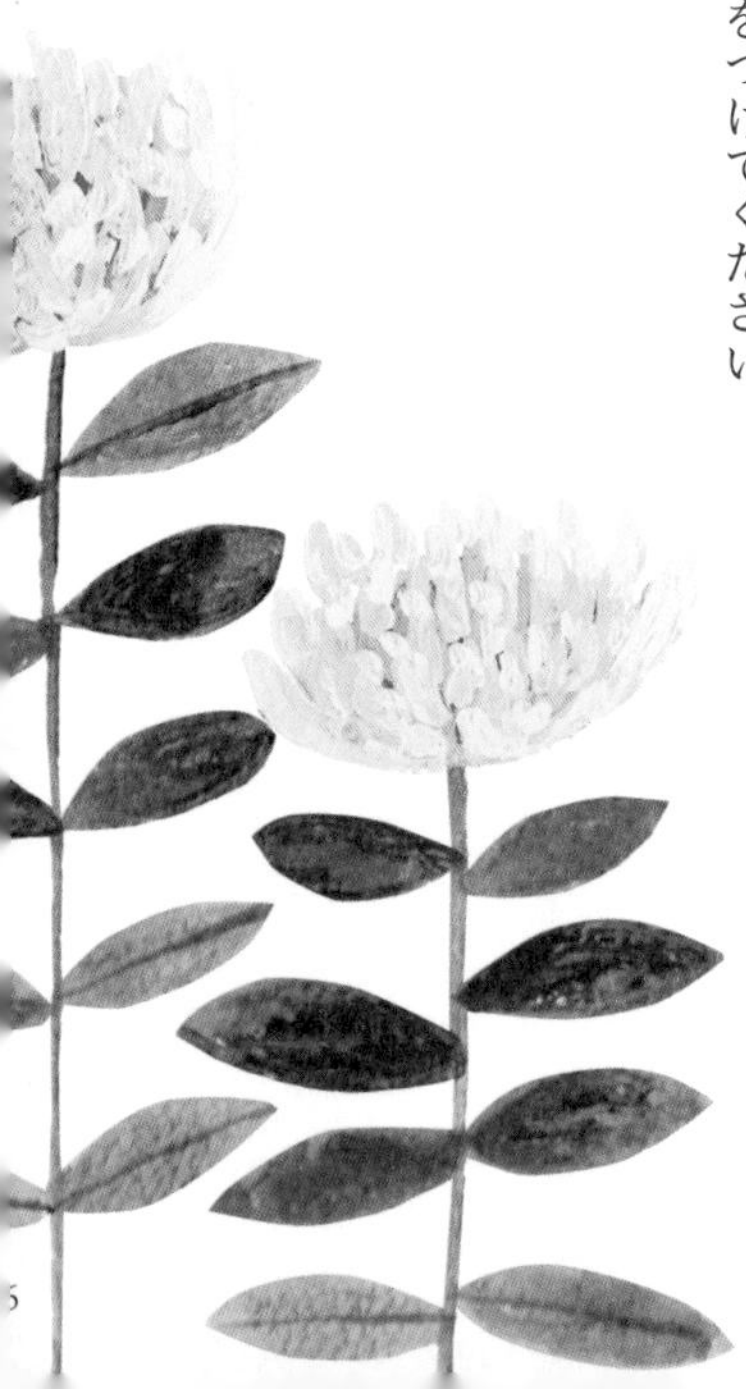

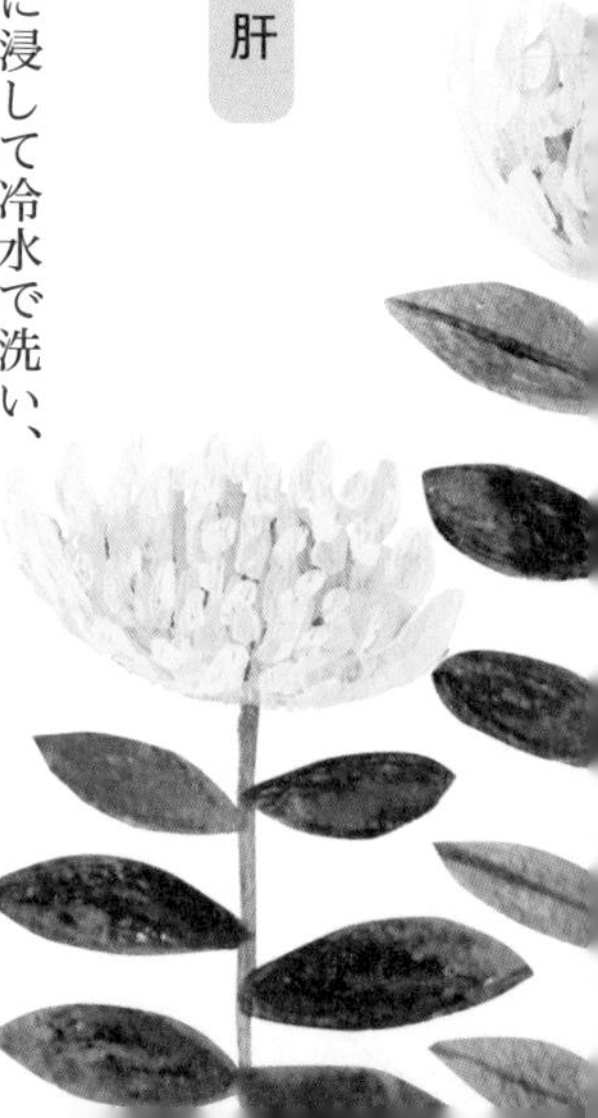

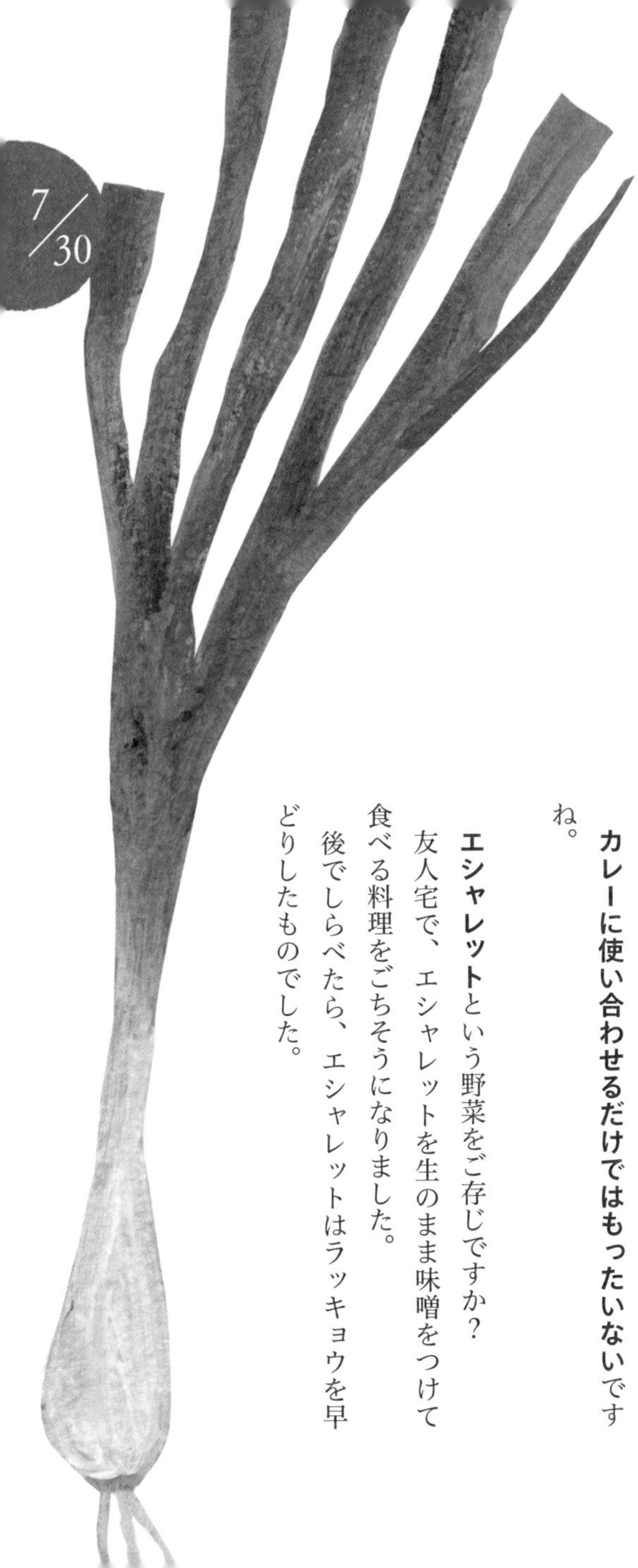

ラッキョウの効能

ラッキョウは体を温めて気の流れを良くする働きがあり、冷えや気滞による消化不良やお腹の張り、胸の痛みなどに使われています。

ラッキョウも薤白《ガイハク》という生薬名で漢方で活用されています。

温、辛・苦　肺・心・胃・大腸

シーズンになるとラッキョウの甘酢漬けを作る材料がスーパーに並びます。

酢にはドロドロ血を改善する働きがあります。ラッキョウに含まれている硫化アリルという成分も血液をサラサラにする働きがあるので、瘀血《おけつ》体質の方にお勧めの薬膳になります。

カレーに使い合わせるだけではもったいないですね。

エシャレットという野菜をご存じですか？友人宅で、エシャレットを生のまま味噌をつけて食べる料理をごちそうになりました。

後でしらべたら、エシャレットはラッキョウを早どりしたものでした。

7/31

桃の効能

温、甘・酸　肺・脾・肝

桃は腸を潤して便通を良くする、血の巡りを良くするなどの効能があります。

多くの果物が涼性であるのに対し、桃は温めるタイプの果物です。

桃の種は桃仁《トウニン》と呼ばれる生薬で、生理痛や打身、怪我などで出来た内出血など瘀血《おけつ》の解消や腸の潤い不足による便秘などに使われる漢方薬に配合されています。

また桃の葉は民間療法などであせもなどの肌荒れに入浴剤として使われてきました。

次女がまだ9カ月の頃、あせもが体中に出て困っていましたら、ご近所の老人が庭の桃の葉を持って来てくださいました。

教えられたとおりに、鍋に入れて煮だした汁を、タライの中でピシャピシャ体中につけてあげたところ、翌日には効果が出てビックリした経験があります。

今では桃の葉のローションになって市販されていますね。

桃は果実も種も葉っぱも有効に使える万能フルーツですね。

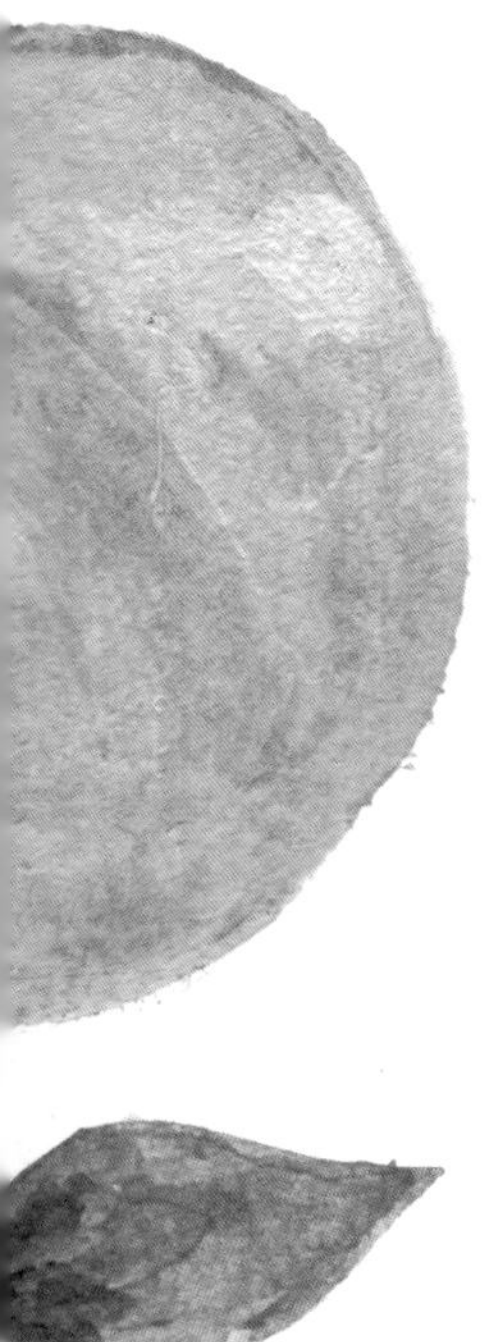

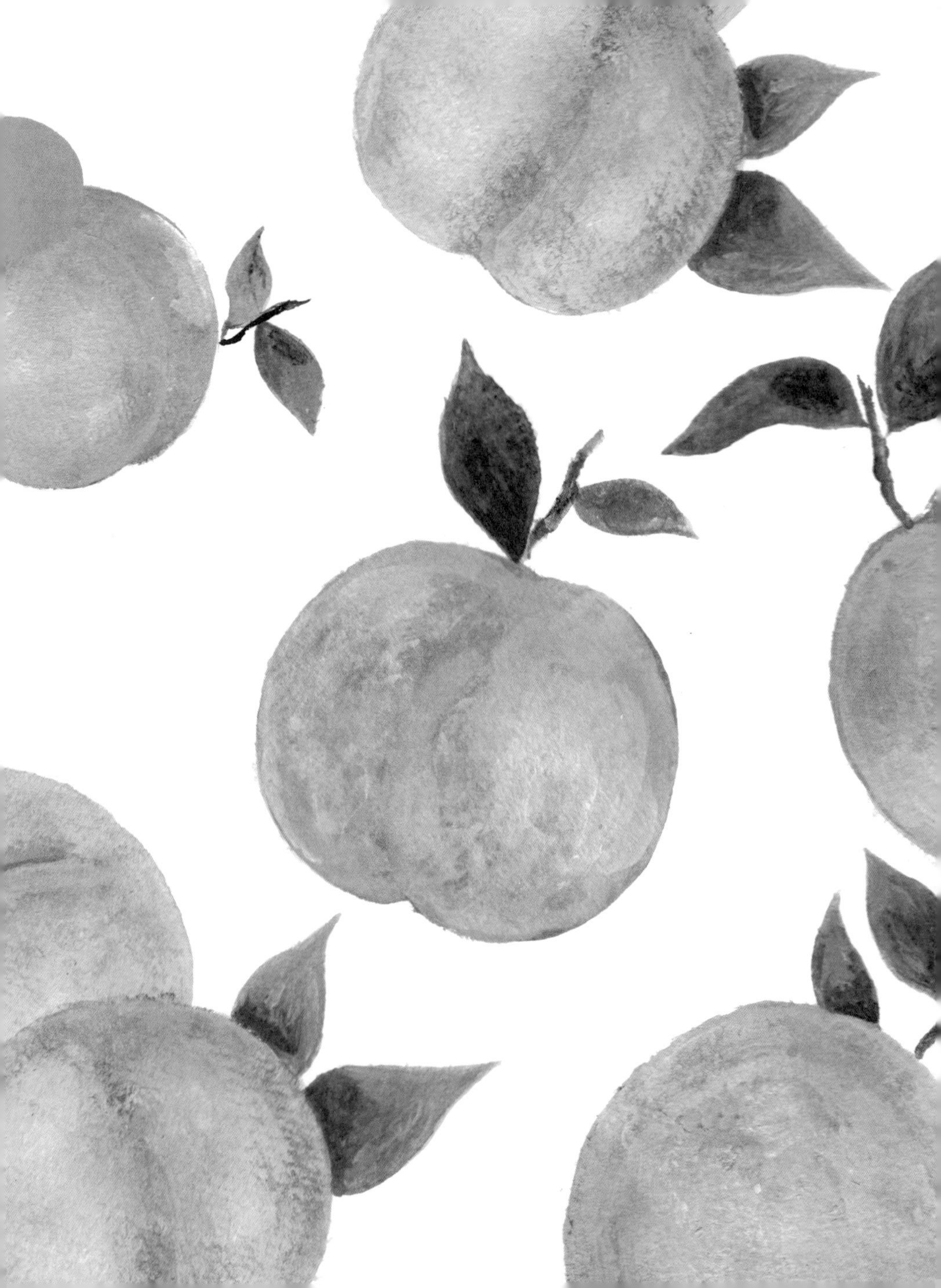

8/1

レンコンの効能

寒、甘　心・脾・胃

レンコンはハスの地下茎です。

生のレンコンは体の熱を取り除き潤いを増やしたり、血の熱を冷まして瘀血《おけつ》を解消する働きがあります。

民間療法でも活用されていますが、**喉が痛くなった時にレンコンを皮ごとすりおろした絞り汁を飲むと痛みや咳を和らげてくれます。**

一方、ハスの実は夏の季節の精神を安定させる食材です。（☞8月30日）

レンコンの皮にはポリフェノールが多く含まれるので、皮は剥かずによく洗って使うと良いです。

調理する時には空気に触れるとすぐ黒ずんでくるので、酢水につけてください。

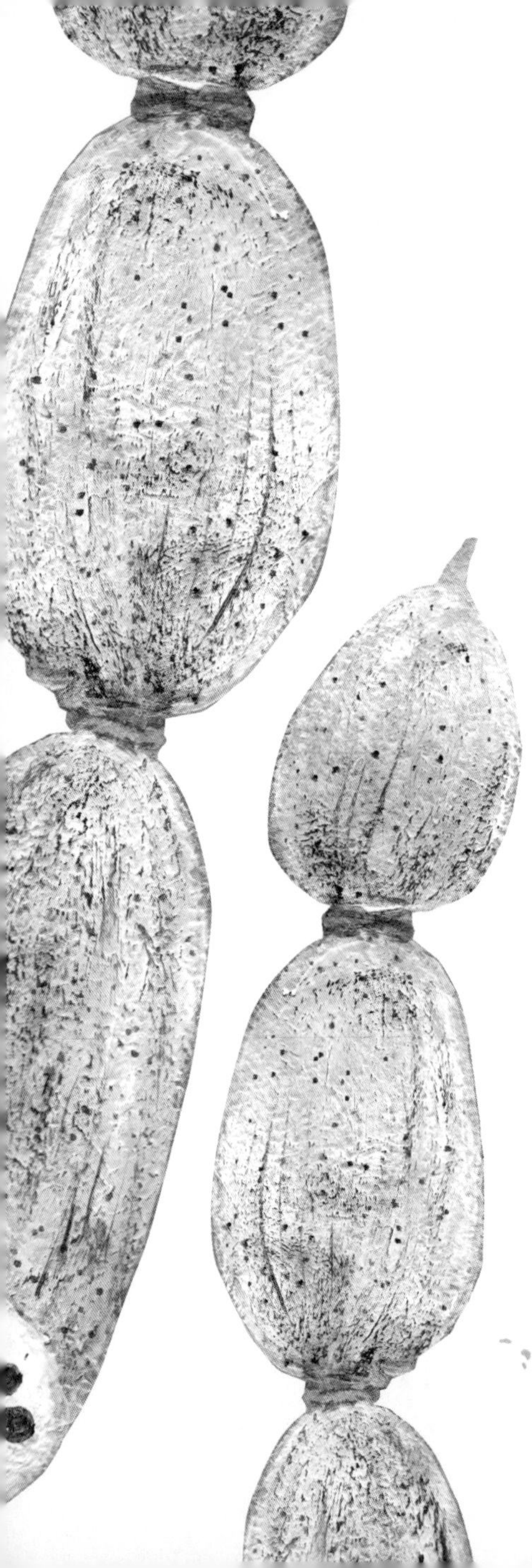

益母草《ヤクモソウ》の効能

8/2

メハジキは**益母草**《ヤクモソウ》という生薬です。

日本では昔から愛されていた植物で、奈良時代の万葉集にも歌の題として詠われています。

血の巡りを良くして瘀血《おけつ》**を取り除く**効果があります。

月経痛、月経不順、無月経、産後の悪露などの治療や、尿量減少のむくみや、乳腺炎の治療に使われています。

益母草は、このように産後の女性、不妊に悩む女性、月経に悩む女性など色々な婦人病に効果があるのです。

そこで「母に利益をもたらす薬」という意味で益母草と名づけられたそうです。

欧米でもMother wort（母の草）と呼ばれているそうです。

なお、妊婦さんは使わないでください。

微寒、辛・苦　心・肝・膀胱

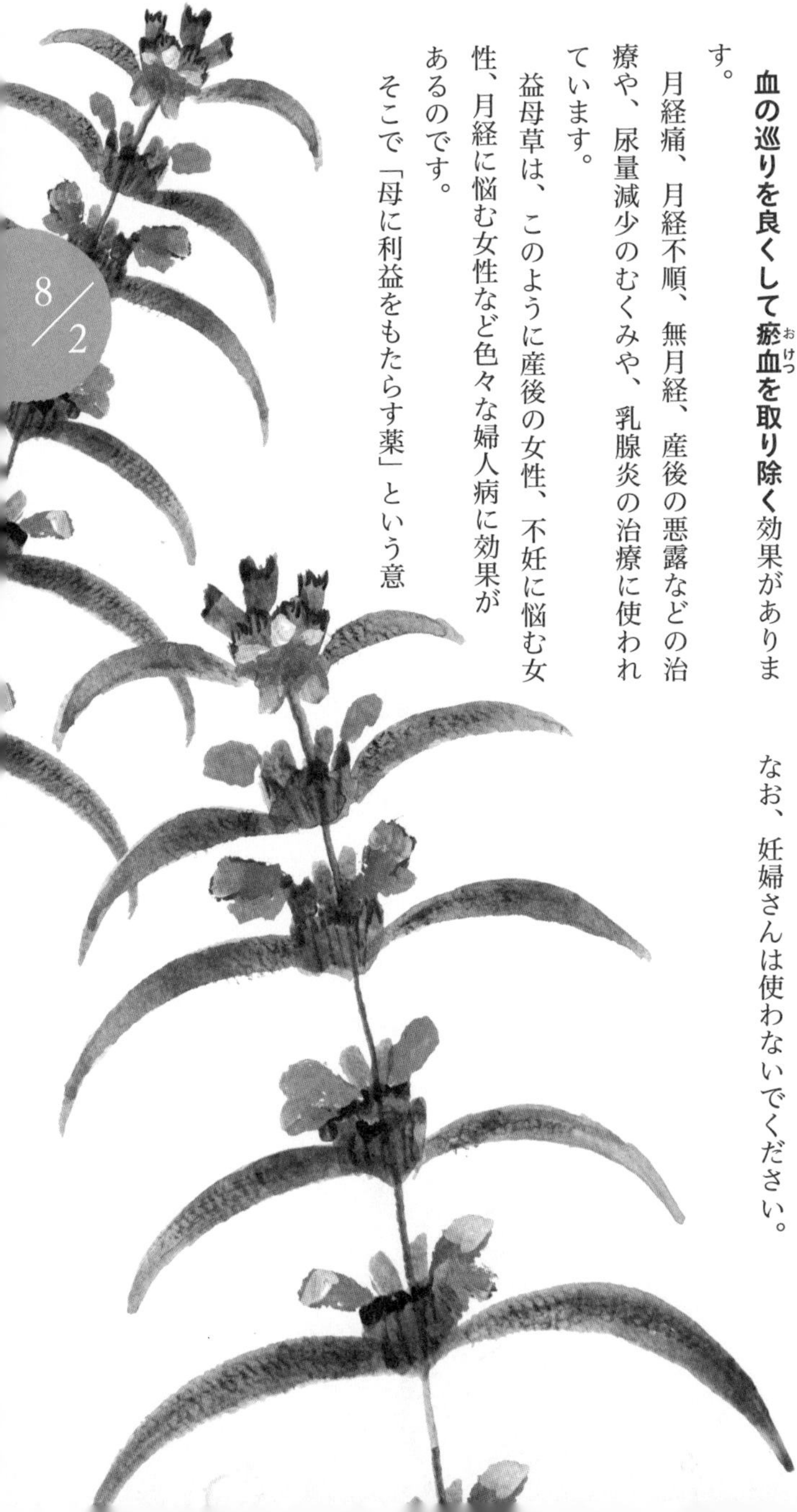

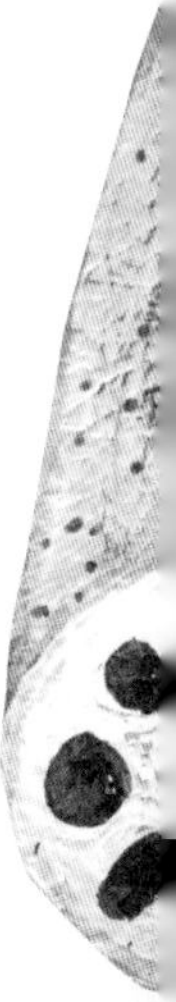

妊婦さんは活血剤NG

8/3

紅花や益母草のような**活血剤は妊婦の方には注意が必要**です。活血剤は瘀血《おけつ》があって妊娠しにくい時に効果がある薬草ですが、逆に妊娠中に服用すると流産の危険性があります。

韓国のドラマ『イ・サン』にも益母草が出てきます。イ・サンの側室ウォンビンが妊娠したと発表したのですがそれは嘘でした。

その嘘を隠すために、正妻がくれた薬を飲んだら、流産してしまったと嘘をつくのです。

正妻のソヨンは色々調べました。

そして、側室は流産したと言い張る前日まで益母草を飲んでいたことがわかって、妊娠は嘘だったことがばれてしまったのです。

『チャングムの誓い』など、韓国のドラマは勉強になります。

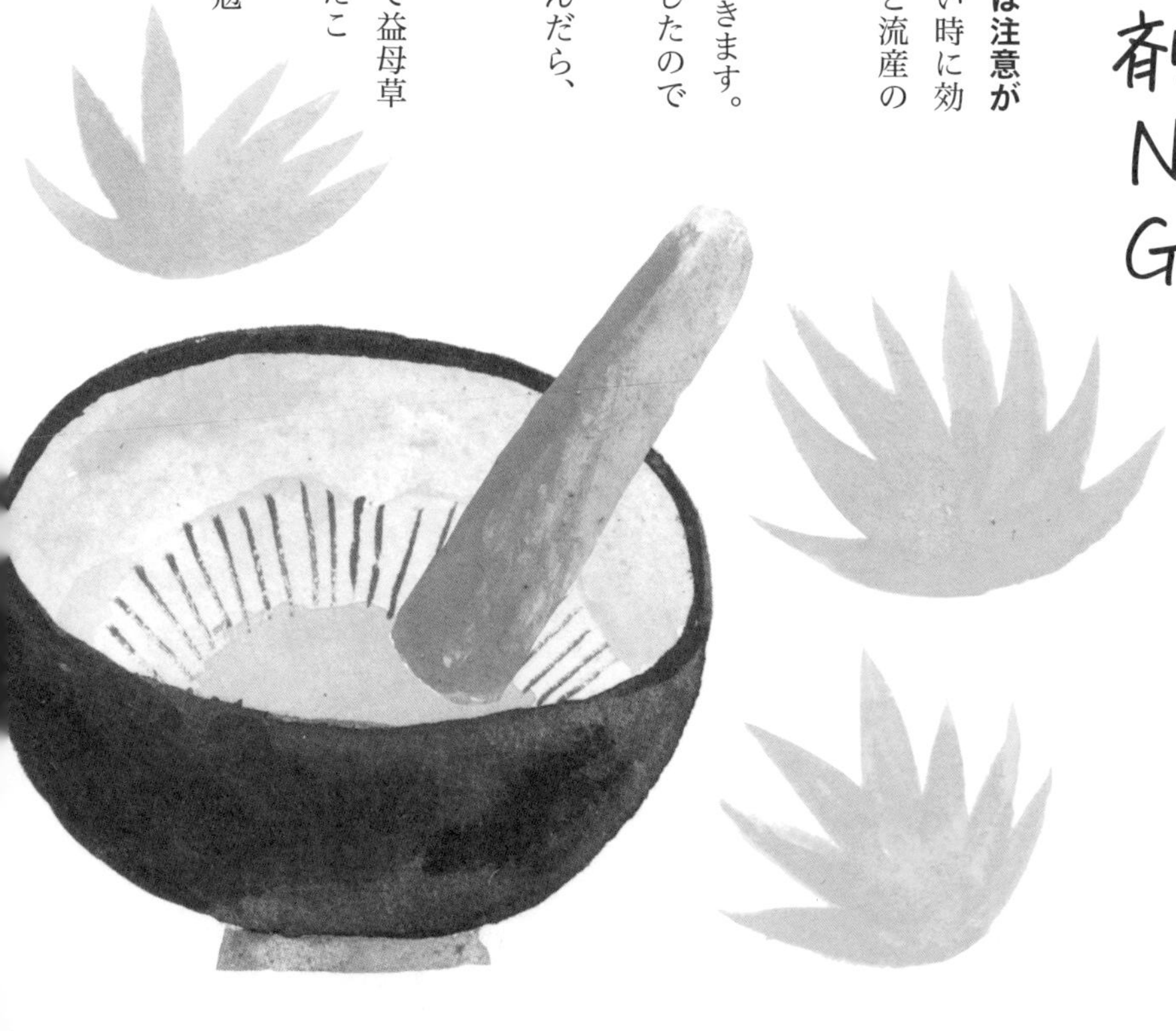

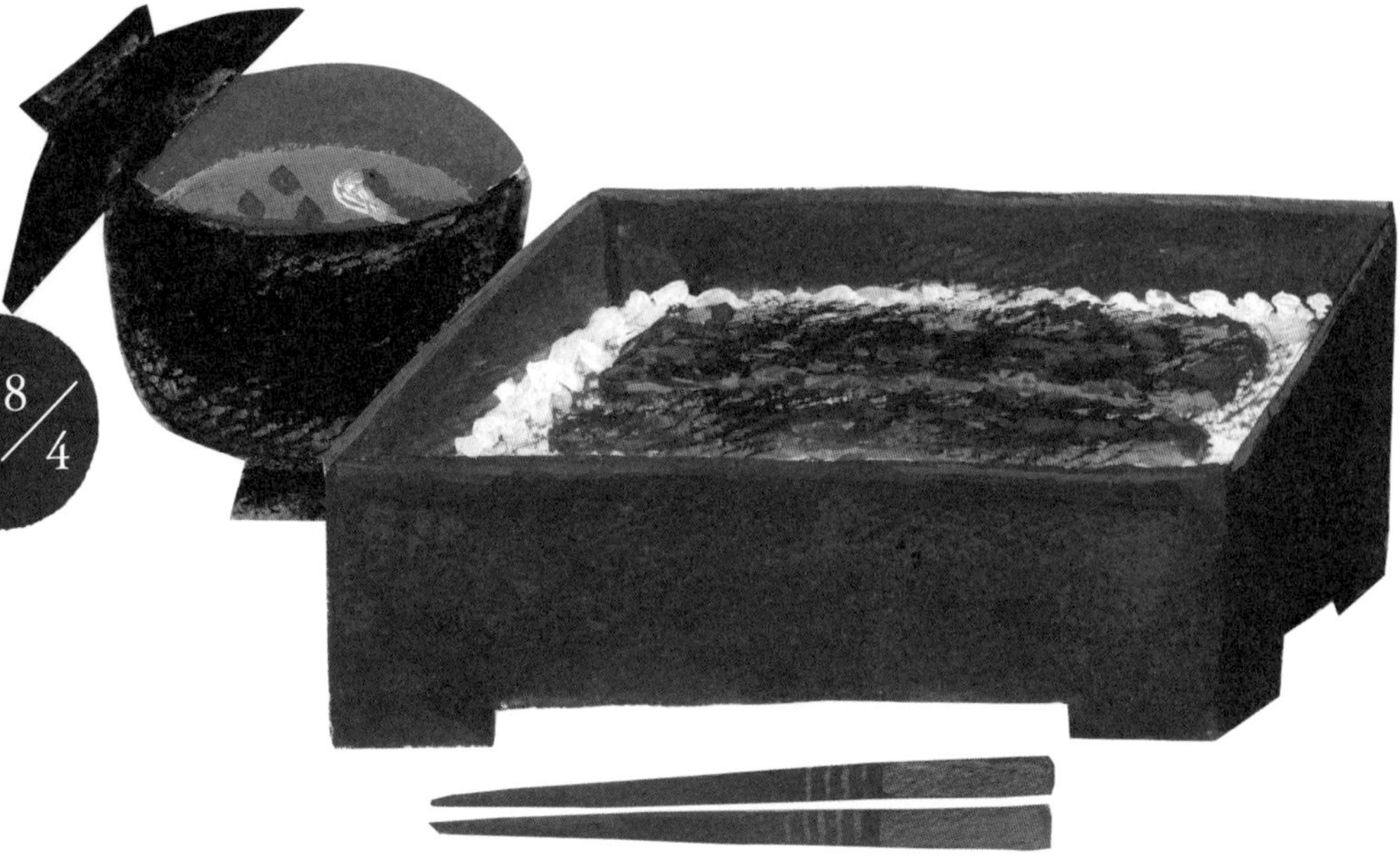

8/4

ウナギの効能

平、甘　肝・脾・腎

土用は立春、立夏、立秋、立冬の前の18日間をいいます。年に4回ありますが、特に夏の土用は「う」のつく体によいものを食べて養生する風習があり、**ウナギ**以外にうどんや瓜、梅干しなどが食べられていたそうです。

土用の丑の日の食べ物としてウナギが定番になったのは、江戸時代に夏場で客足が落ちて悩んでいたウナギ屋さんが、学者の平賀源内さんの助言で「本日、土用の丑の日」と張り紙したところ、お客さんが殺到したというお話は有名ですね。

ウナギは昔から滋養効果の高い食材として食べられていたそうです。薬膳では肝と腎を養う、気血を補う、血の巡りを良くする、筋骨を強くするなどの効能があります。

夏の暑さで疲れた体に精力をつける食材としても良く利用されていますね。

8/5

暑い毎日が続きます

日本は四方を海に囲まれ、夏は高温多湿が続きます。

同じ温度でも、湿度が高い日本はハワイなどと比べると不快感がより感じられるそうです。

梅雨の頃には、胃腸の働きが悪くなり、水毒になりやすくなると説明させていただきました。

最近は梅雨が明ける7月頃から、すでに40度近くの猛暑がやってきます。

夏の暑さと湿気は食欲を低下させて夏バテに繋がり、ウイルスと戦う免疫力を低下させます。

特に最近は地球温暖化も加わり、熱中症で亡くなる方も増えてきました。

夏は五行では**心**《しん》に関連があることから、この季節の養生は暑邪対策と同時に**「心」を守る手当て**が中心になります。（季節と五臓のルール☞12月28日）

食事と生活の工夫で上手に夏を乗り越え、寒さと乾燥が強まる秋冬に流行するウイルスの攻撃に備えておきましょう。

夏は心《しん》がポイント

「心《しん》」の働きの一つは、血を全身に送り出して、体の隅々まで運ぶことです。

この働きは解剖学的な心臓と一緒ですね。

臓器や組織、皮膚など全身には約37兆個の細胞があるといわれています。

血管は体の隅々まで張り巡らされており、全部を繋ぐとなんと10万㎞。

地球をほぼ2周半回るほどの距離といわれています。

私は、心の働きを血を載せて走る車に相当すると考えていますが、10万㎞という距離を走らなければいけないので、心のエンジンパワーが落ちると、37兆個の細胞全てに血液を滞りなく運べなくなり、不調が起こるようになります。

夏の暑さは心のエンジンパワーを低下させて、やる気や元気を消失させ、精神にも影響が出やすくなりますので気をつけましょう。（☞8月25日）

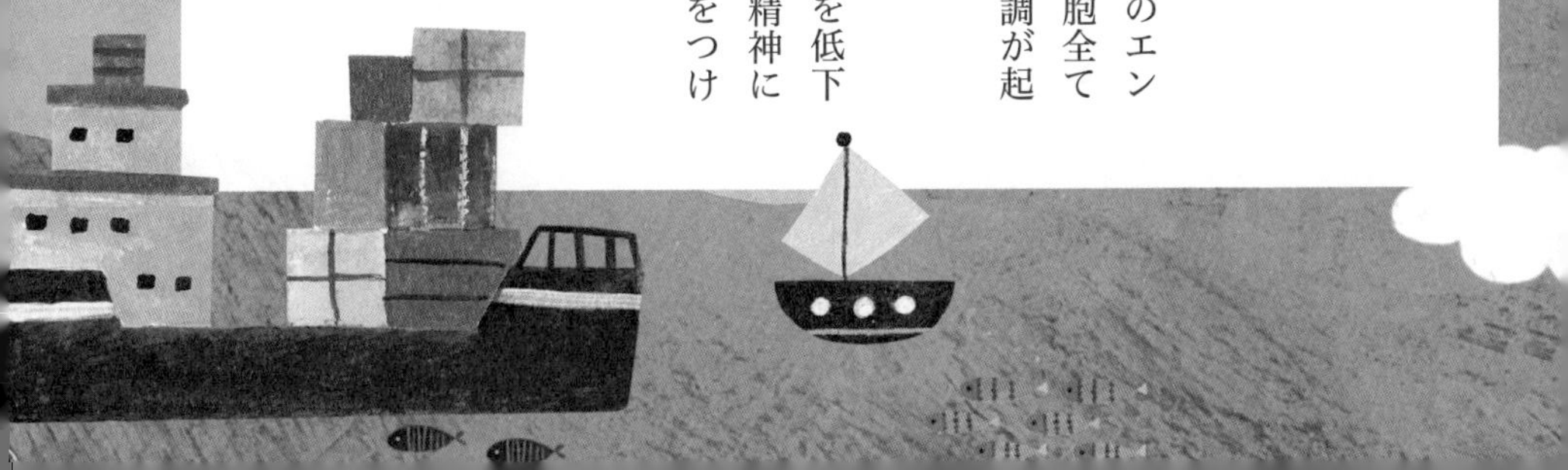

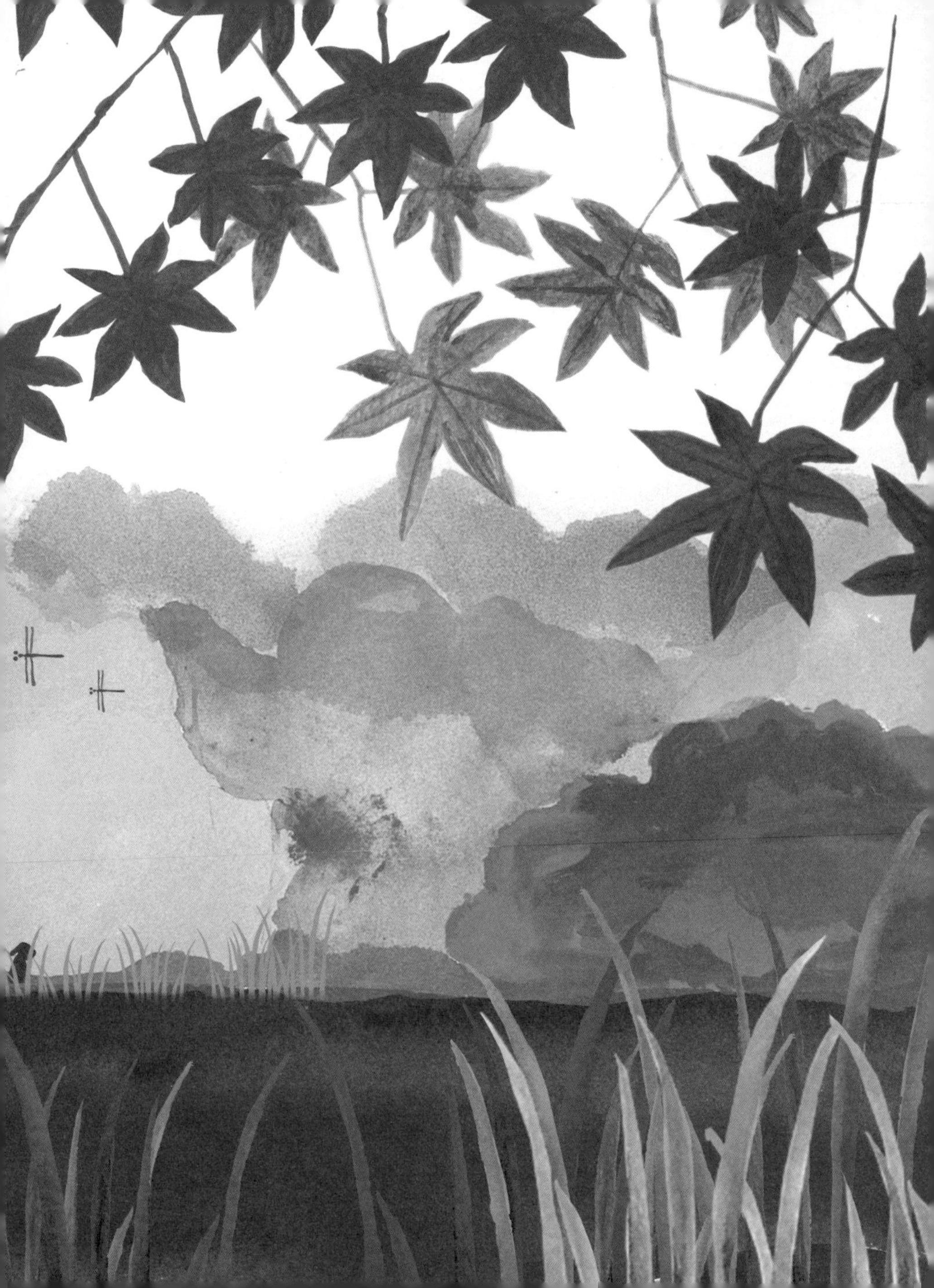

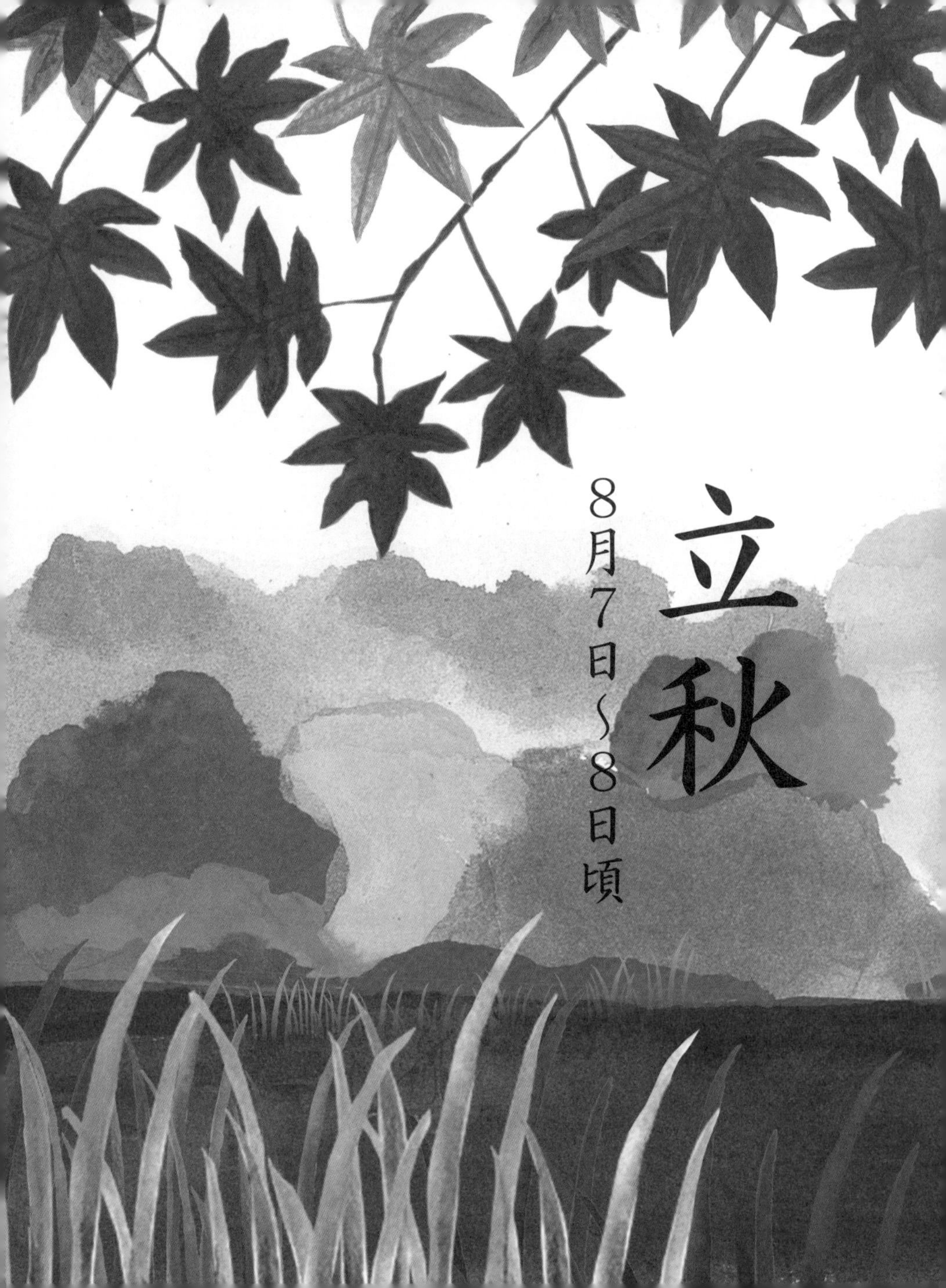

立秋

8月7日〜8日頃

心《しん》は精神を司《つかさど》る

心は精神をコントロールするといわれています。

心臓が精神をコントロールする？　西洋医学にはない発想ですね。

私の友人は心配事で眠れないほど悩みが深くなると心臓がドキドキしたり、胸が痛くなったりすると話していました。

心電図がない時代は、緊張すると心臓がドキドキしたり脈が速くなったりするような心臓の異常が起こることから経験的に「心」という臓器は精神が関係していると考えたのではないでしょうか。

気弱な人はビックリするとすぐ心臓がドキドキします。失恋で悲しみが深くなると心臓のあたりがキューンと苦しくなるという人もいます。つまり気弱な人は「心気」が弱い人といえるでしょう。

逆に昔から全くクヨクヨしない人は「心臓が強い」とか「心臓に毛が生えている」とか言いますよね。

中医学では、不安感、マイナス思考、気分の落ち込みなどの原因の一つが、「心血」の不足や「心気」の巡りの不調であると考えます。

一方、西洋医学では、悲しいとか嬉しいとかの思考活動や不安感や抑うつなどの精神の病気は脳で起こっていると考えられています。

しかし、西洋医学でも、検査で異常がないのに自分で病気と思い込んでしまう疾患を「心気症」と呼んでいるということは、脳ではなく「心血」や「心気」の問題なのでしょうね。

8/8

心《しん》は赤、苦味

五行説ではそれぞれの臓に関係する色と味があり、機能を整えたい時に食べるとよいといわれています。（五臓のルール☞12月30日）

心に関連する色は**赤**で味は**苦味**です。

夏は心の機能が活発になりますが、その分体力がないと疲れて不調を感じることも多いです。体質を考慮した上で、赤や苦味の食材も上手に取り入れて夏を元気に過ごしましょう。

苦味は熱を冷ましたり、余計な湿を乾かしたり、排泄を促したり、解毒するなどの作用があります。例えば、ニガウリは暑さでほてった体の熱を冷ましてくれるので、夏バテ解消によいですね。

苦味の食べ物はニガウリ、オクラ、レタス、アロエ、アスパラガス、緑茶などがあります。

赤い食べ物はトマト、スイカ、クコの実などがあります。

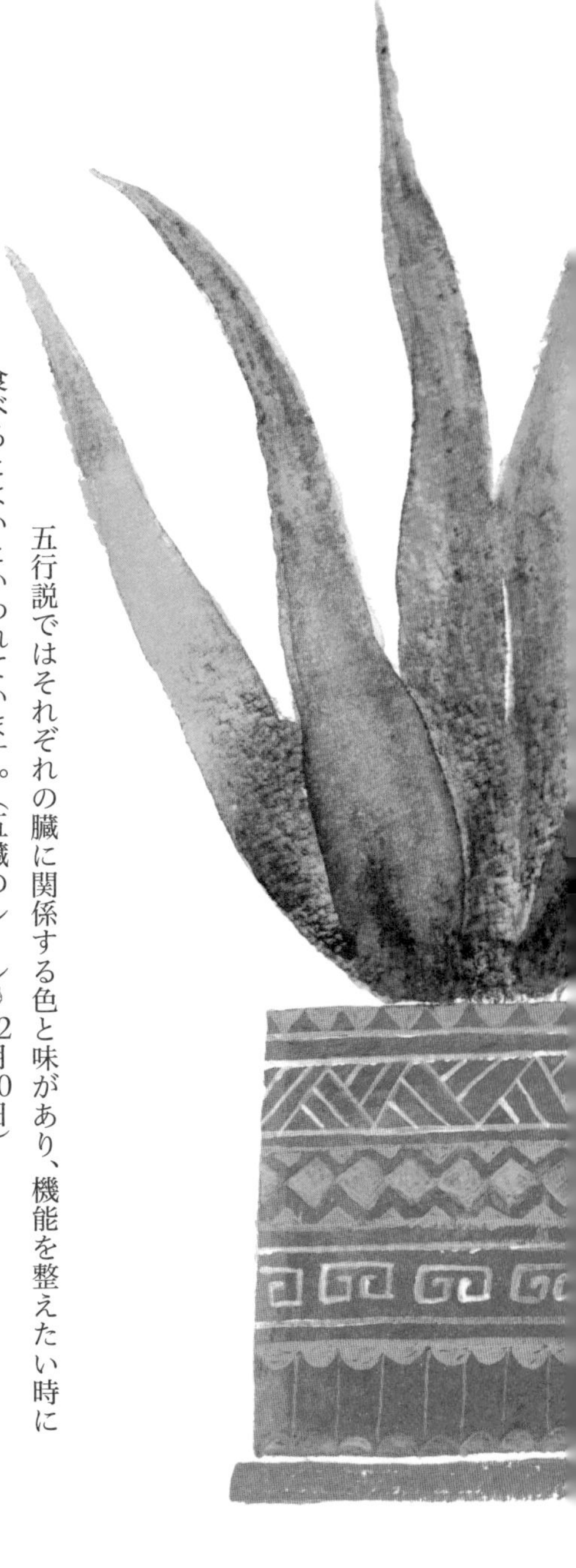

8/9

熱中症に注意！

高温多湿の時期に注意しなくてはならないのは**熱中症**です。

暑い夏は体の熱を放出するために汗をかき、皮膚から水分が蒸発することによって体を冷やそうとします。しかし、暑さによる汗のかきすぎは、水分や塩分も過剰に消耗し、体の中のミネラルバランスを崩してしまいます。

また湿度が高いと汗の蒸発が妨げられるので、体がうまく冷えずに熱がこもったままになってしまいます。

体が高温のままミネラルバランスが崩れると、自律神経が乱れ、めまいや痙攣、頭痛などが起こり、手当てが遅れると命の危険もあるのです。

毎年、この時期に熱中症による死亡事故がニュースになるのはこういう理由なのです。

熱中症の予防には水分の補給が欠かせませんが、水だけでは脱水時に不足するナトリウムやカリウムなどのミネラルが補充されません。

汗をかきすぎて、調子が悪くなった時に、経口補水液のストックがなくても慌てないでください。経口補水液を自作できるレシピがネットで書かれていました。

１０００㎖のボトルに水を入れて、砂糖20g、塩を1・5g入れてガシャガシャ振ってまぜあわせるだけ。

お好みでレモン汁を加えると飲みやすくなります。

熱中症の予防には温度と湿度を調節することと適切な水分補給が必要です。気をつけてお過ごしください。

8/10

汗の出しすぎは気の消耗

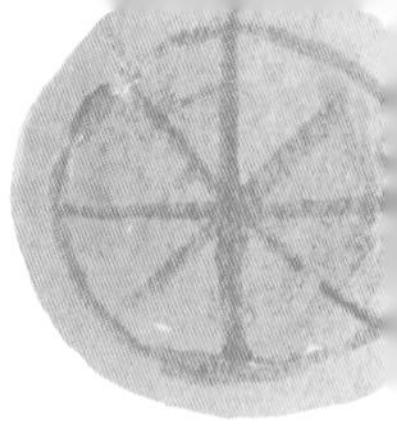

夏は湿気と共に、陽気が盛んになり温度や湿度が最も高くなる季節です。

漢方では熱中症と同時に、気の不足「**気虚**」という症状が起こりやすくなります。

多量の汗と一緒に気も消耗してしまうのです。

マラソンを想像してみてください。

たくさんの汗が出て、喉が渇き、疲れ果て、ハッハッと息が短くなり、ついには倒れそうになります。あの状態が気虚です。

休息をとって気を回復し、スポーツドリンクを飲んで潤いを補給すれば回復します。

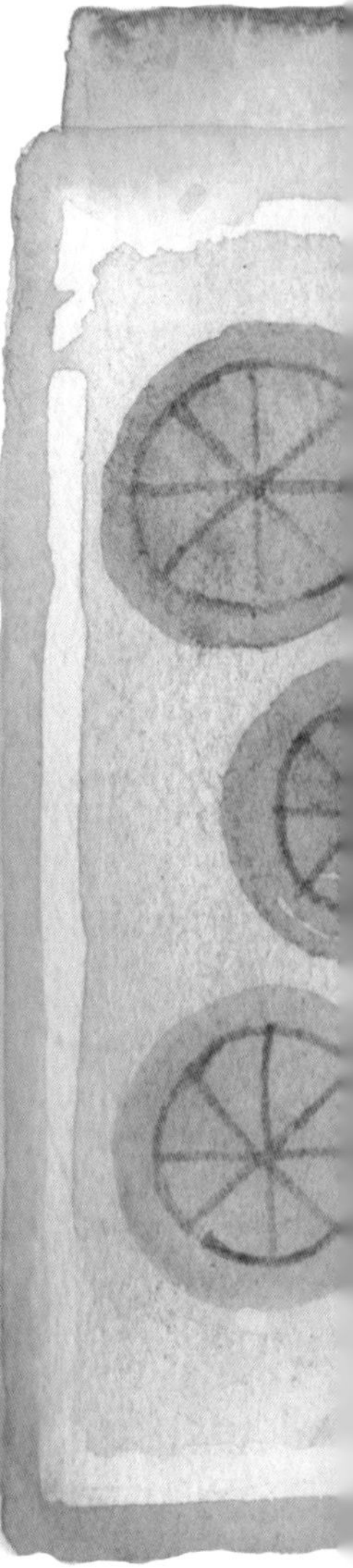

水分と塩分の補給で応急手当ての後に気の補充を忘れると、慢性の気虚という症状に進むので注意してください。（気虚については秋で説明します）

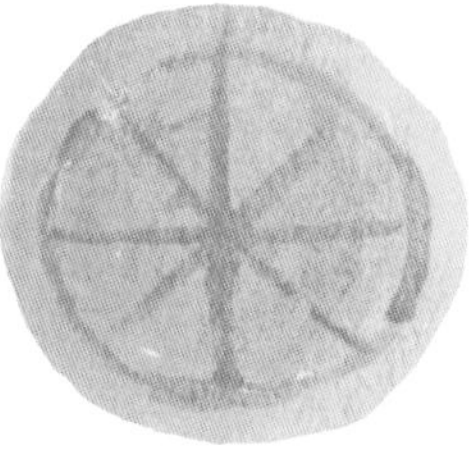

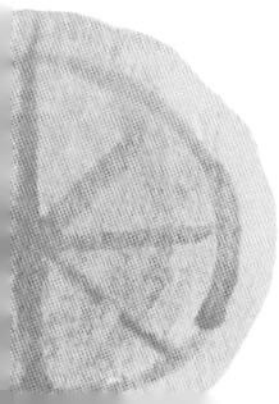

8/11

暑がりの方にお勧めの食材

暑がりの方で体に熱がこもっている方は、次のような食材（**陽盛**）が合います。

白菜（平）、セロリ（涼）、トマト（微寒）、きゅうり（涼）、ニガウリ（寒）、ズッキーニ（寒）、コンニャク（寒）なす（涼）、りんご（涼）、スイカ（寒）、バナナ（寒）、シジミ（寒）、カニ（寒）、豆腐（寒）、緑豆（寒）、茶葉（涼）、クチナシ（寒）、ドクダミ（微寒）、タンポポ（寒）

暑がりで体に不調を感じている方は、香辛料など温める性質の食材や高カロリーのものなど体に熱がこもりやすくなるものは控えましょう。

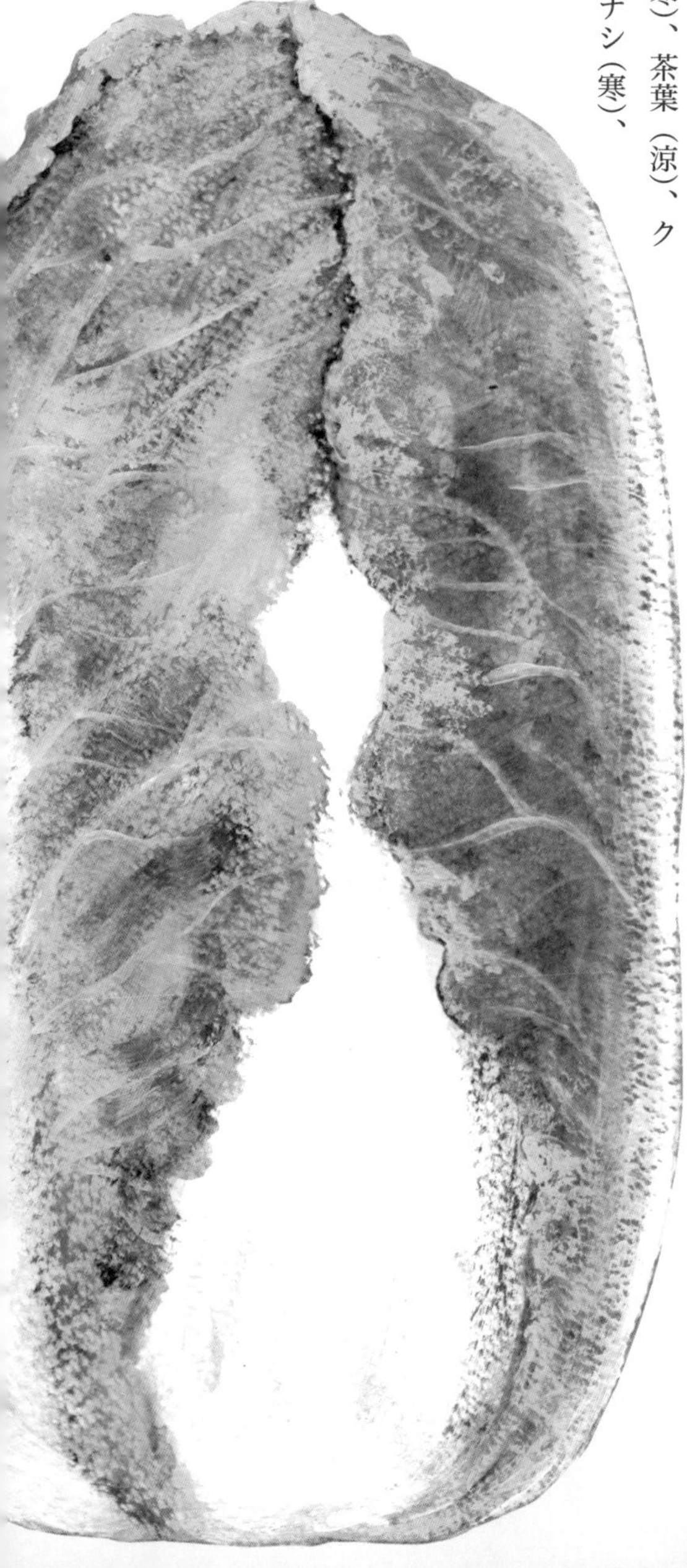

なすの効能

涼、甘　脾・胃・大腸

なすは夏の暑さで火照った体を冷ましてくれる働きがあります。また胃腸の働きを良くする、血の巡りを良くする、排尿を促すなどの効能があるので、食欲不振やむくみなどに活用できます。（☞7月28日）

「秋なすは嫁に食わすな」という嫁いびりのような格言がありますが、事実はもちろん違います。

なすは夏の野菜の中でも、体を冷やす力が強いのです。美味しいから食べさせたくないのではなく、嫁の体が冷えすぎてしまうことを心配する優しい思いやりからの格言なのです。

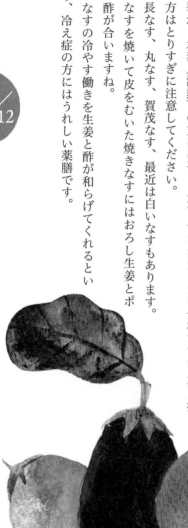

暑がり水毒（湿熱）の方には召し上がっていただきたい食材ですが、冷え症の方はとりすぎに注意してください。

長なす、丸なす、賀茂なす、最近は白いなすもあります。

なすを焼いて皮をむいた焼きなすにはおろし生姜とポン酢が合いますね。

なすの冷やす働きを生姜と酢が和らげてくれるという、冷え症の方にはうれしい薬膳です。

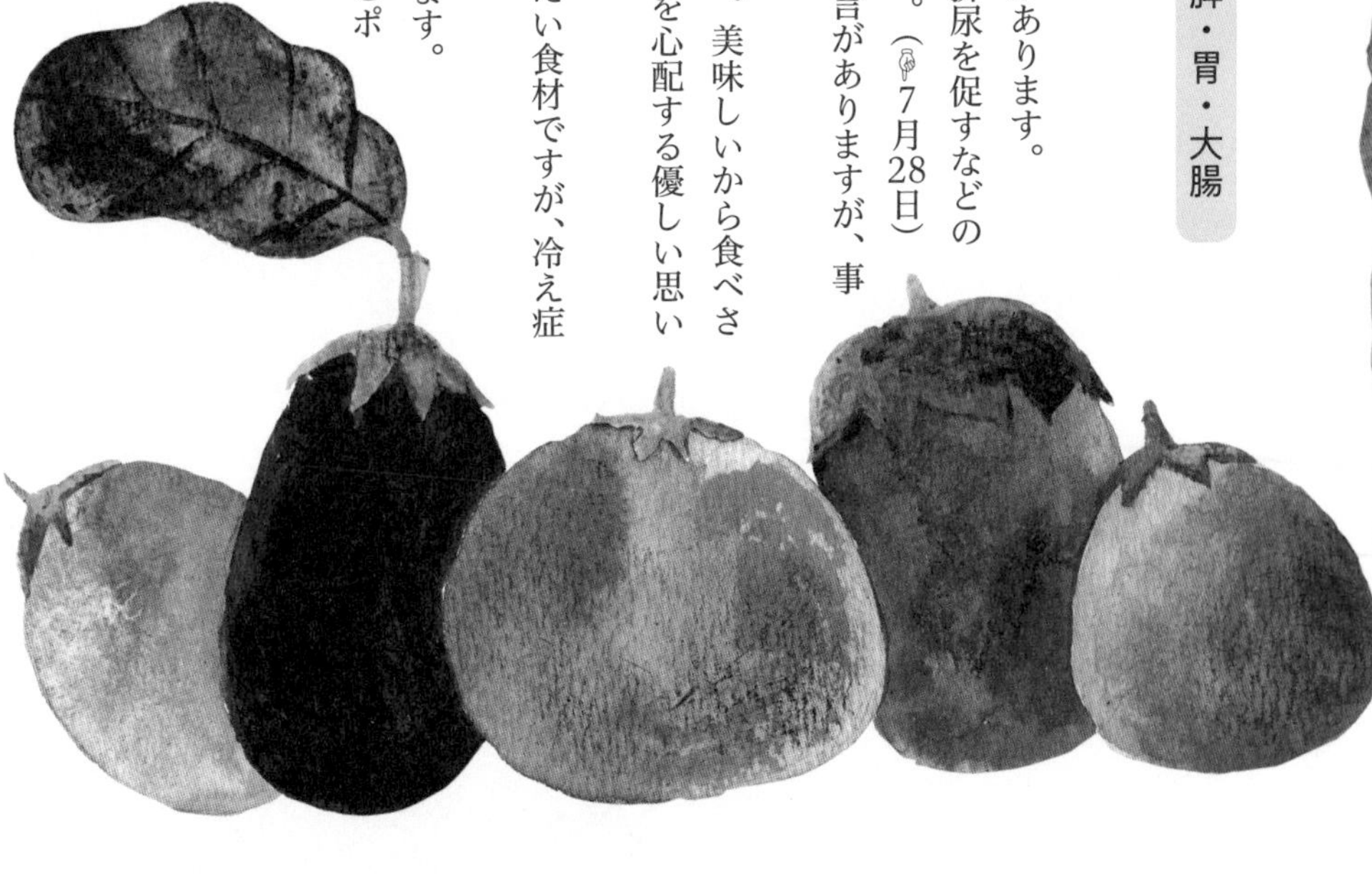

8/13

トマトの効能

微寒、甘・酸　肝・脾・胃

トマトは口の渇きを止めて、胃の働きを良くし、消化を助けるという働きがあります。

暑さで喉が渇いた時にトマトを食べると喉を潤して渇きを止めてくれます。

夏の疲れた胃の回復を助けるので、食欲不振にも効果的です。

私は夏に食欲がない時に、トマトに少し塩を振って食べると食欲が出てくるのを感じます。

食欲がない時でもビタミンや食物繊維の補給ができ、汗で失われがちなミネラルもとれるので夏には最適な食材です。

ただしトマトは体を冷やす食材なので、冷え症の方はとりすぎに注意してくださいね。

トマトに含まれるリコピンは体のさびの原因になる活性酸素を取り除いてくれるので、体のさび止めになります。（☞11月3日）

リコピンは油と一緒にとると吸収が良くなるので、スパゲッティ、カレーなどの家庭料理にちょい足ししたり、トマトサラダにはオリーブオイルなどを使ったドレッシングが良いですね。

トマトの水煮缶やカットトマト、トマトジュースなどは、いつも台所に常備しやすく活用しやすい便利食材です。

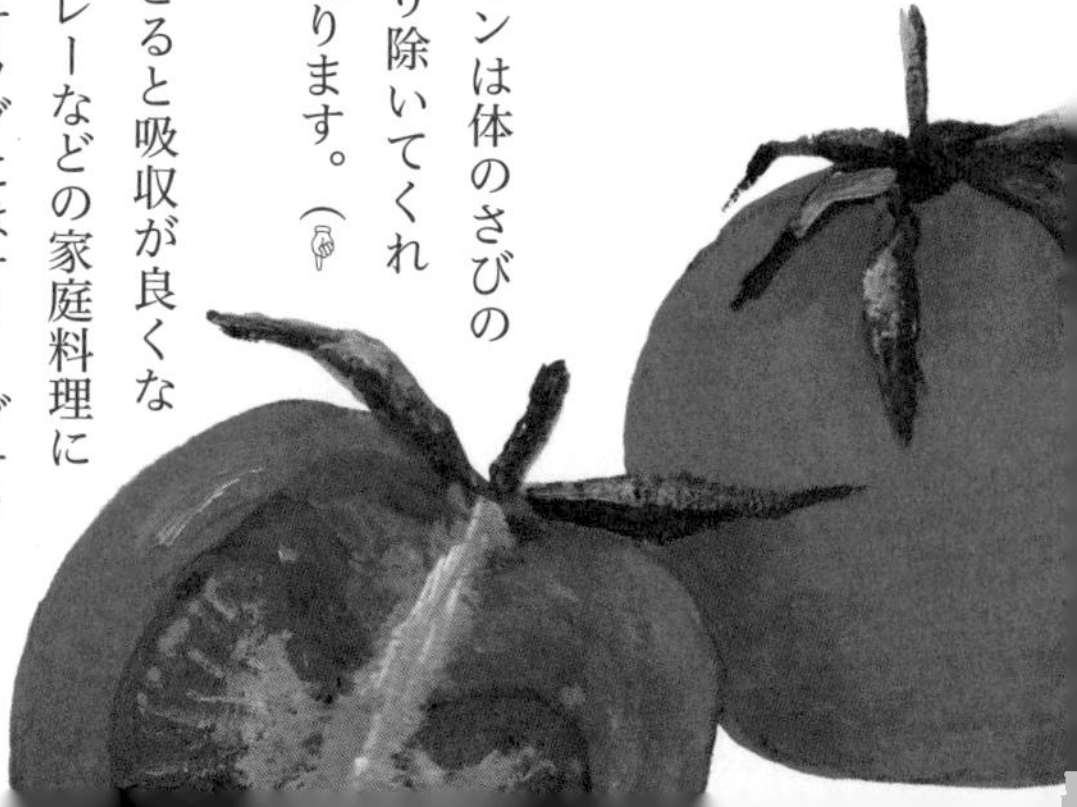

きゅうりの効能

涼、甘　胃・小腸

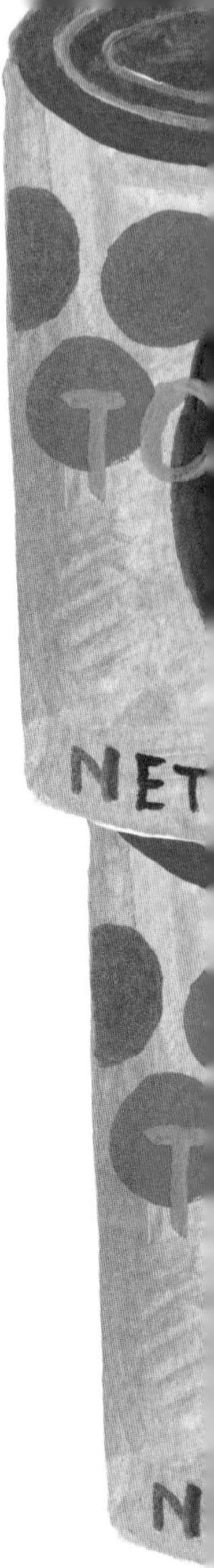

きゅうりは、体の熱冷まし、利尿作用で余分な水分を排泄してくれる働きや、喉の渇きを止めてくれる働きなどがあります。

暑さで喉が渇く、体が熱を持って重だるく足がむくむ、尿の出が悪いなどが気になる方にお勧めします。冷たい水を飲む代わりにきゅうりをかじれば喉の渇きを抑えて、むくみも防いでくれるので一石二鳥です。

湿度が高く、熱い夏には積極的に利用したい食材ですね。

体を冷やす傾向があるので、冷え性の方は食べすぎに注意しましょう。

冬場にはきゅうりのサラダは冷え性の方にはお勧めできませんが、カボチャや玉ねぎなど温める食材と一緒にいただいたり、生姜や玉ねぎ、ニンニクなどのドレッシングを使うなど工夫してみてください。

一年中スーパーの食品売り場に並んでいるきゅうりやトマトなどですが、暑い夏にこそ本来の役目を発揮する食材です。

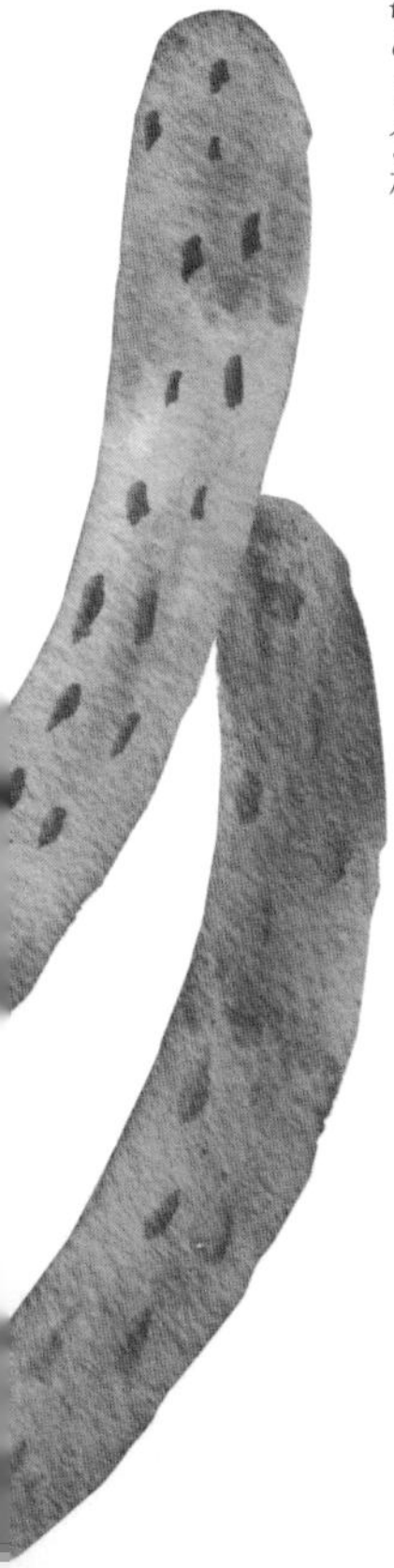

スイカの効能

8/15

寒、甘　心・胃・腎

漢方では**スイカ**の皮は西瓜皮《セイカヒ》、果肉と果汁は西瓜《セイカ》という名前で使われています。

暑い時にほてりを静めて喉の渇きを止め、尿の出を良くする働きがあります。

喉が渇いて水をたくさん飲んだのに、尿の出が悪くなってむくんだりしたことありませんか？

スイカは尿量が少なくなってむくんだりする時に利用できます。

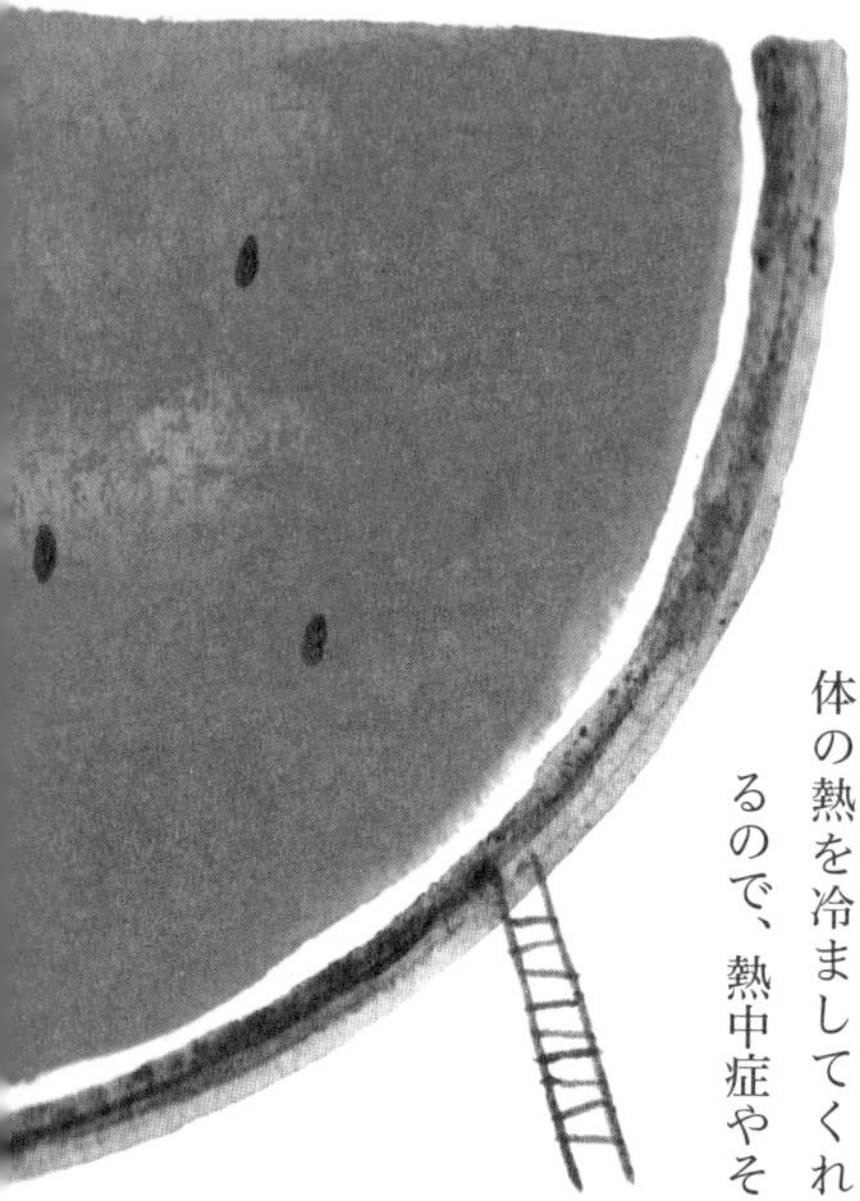

体の熱を冷ましてくれるので、熱中症やその予防にもお勧めです。

井戸水で冷やしたスイカは一番美味しいといわれていますが、残念ながら井戸のある家は田舎でもなかなか見つけられませんね。

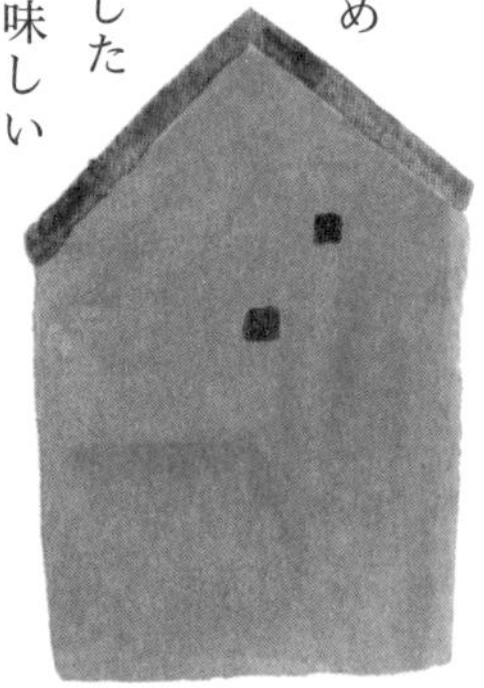

冷蔵庫で冷やしたスイカは自然界の冷たさ以上に冷やされてしまっているので、胃腸を過度に冷やします。

胃腸の弱い方や老人、冷え性の方は食べすぎに注意しましょう。

スイカの皮はぬか漬けにしても美味しいですね。スイカの皮もちょい足し漢方になるので、夏には丸ごと利用しましょう。

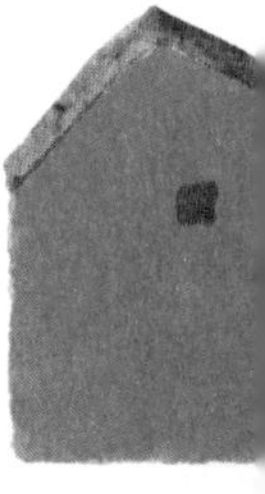

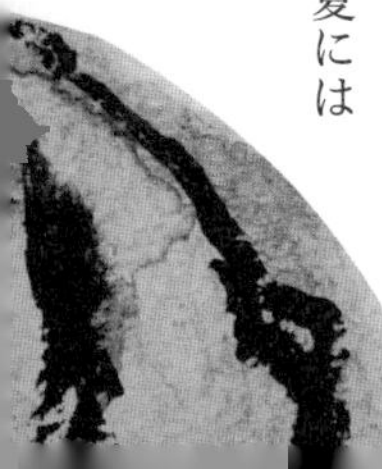

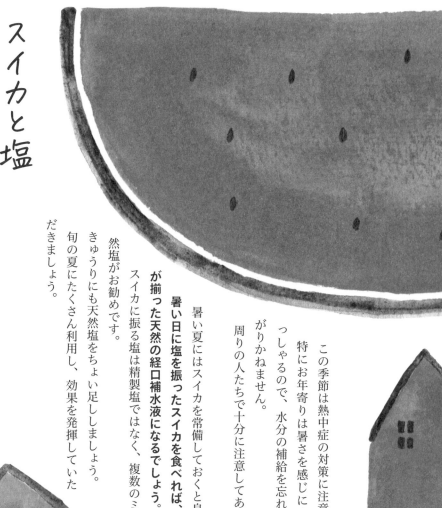

スイカと塩

8/16

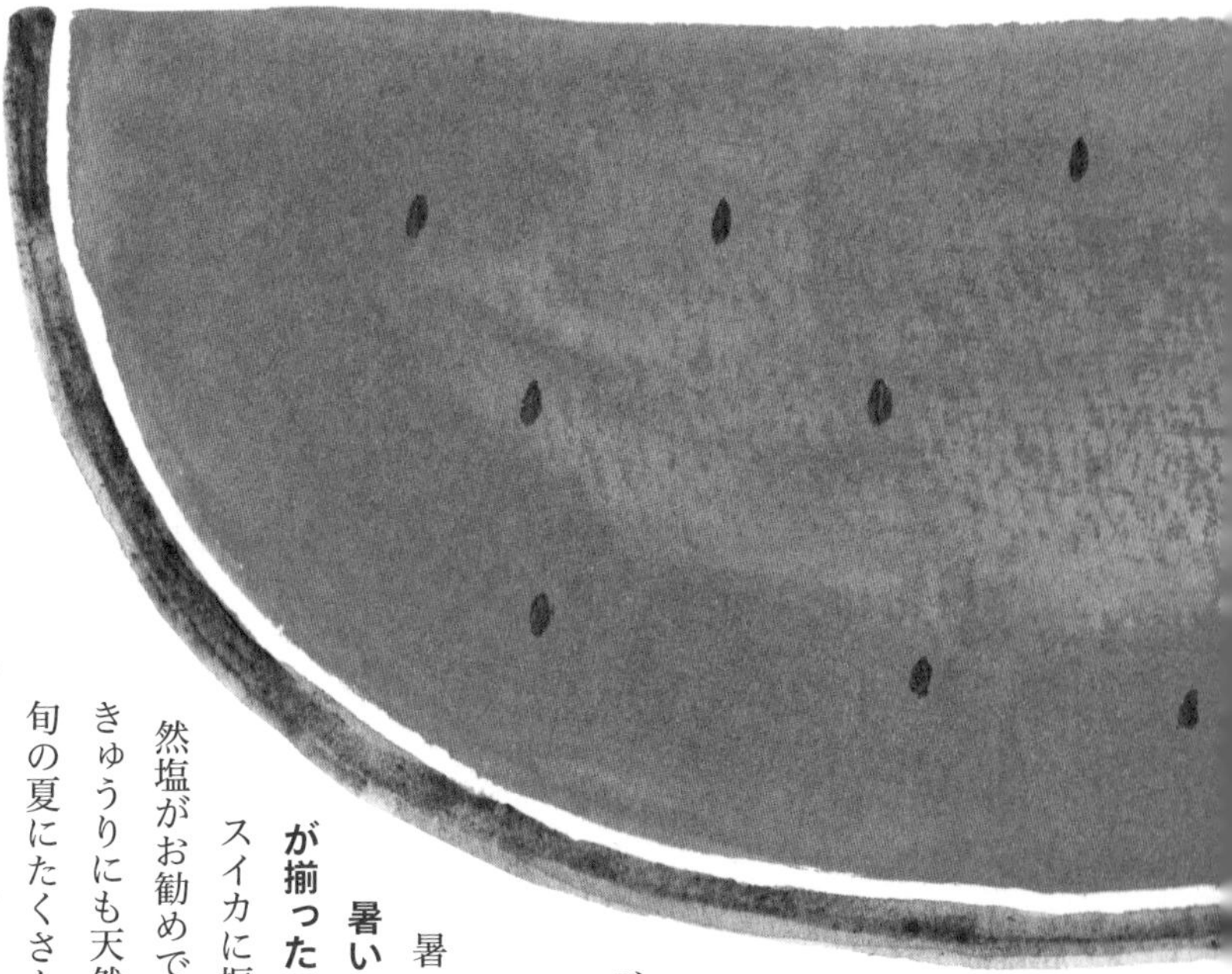

この季節は熱中症の対策に注意が必要です。

特にお年寄りは暑さを感じにくくなる方もいらっしゃるので、水分の補給を忘れて重大な事故に繋がりかねません。

周りの人たちで十分に注意してあげましょう。

暑い夏にはスイカを常備しておくと良いですよ。

暑い日に塩を振ったスイカを食べれば、ナトリウム、糖分が揃った天然の経口補水液になるでしょう。

スイカに振る塩は精製塩ではなく、複数のミネラルが補える天然塩がお勧めです。

きゅうりにも天然塩をちょい足ししましょう。

旬の夏にたくさん利用し、効果を発揮していただきましょう。

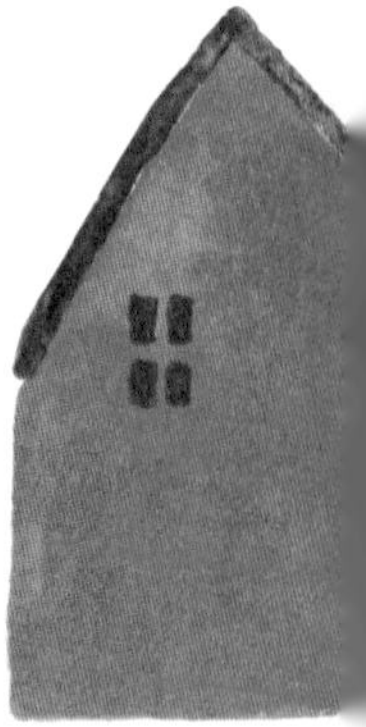

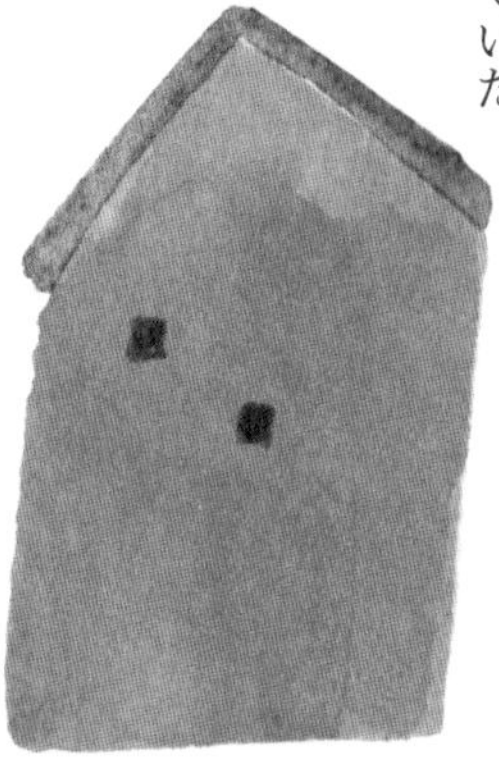

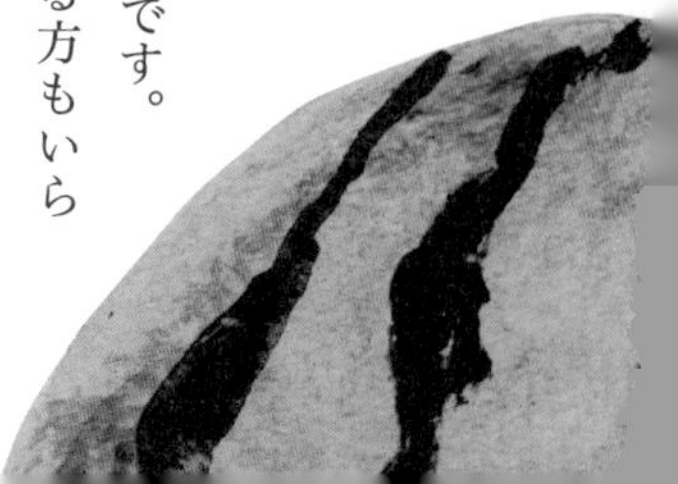

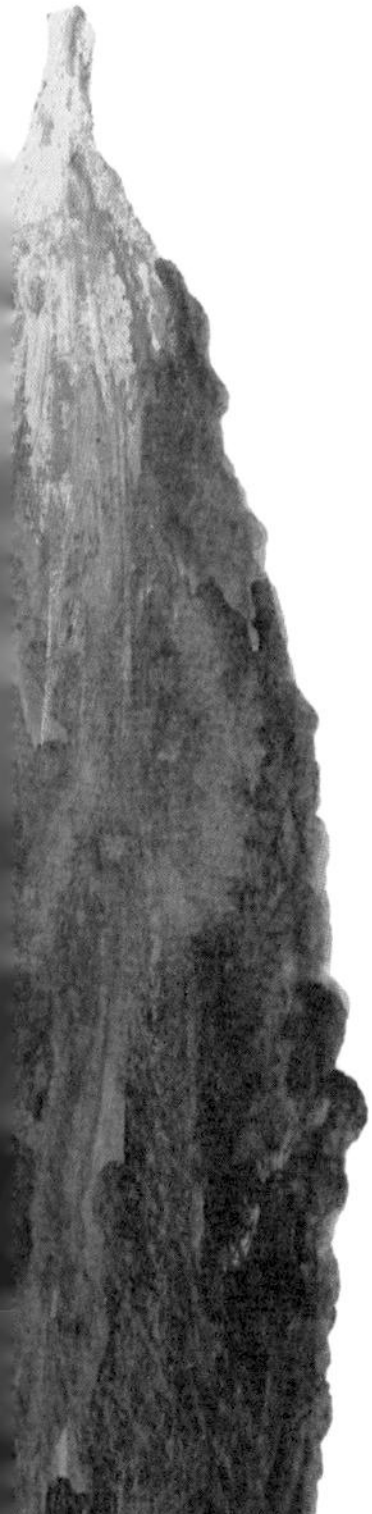

8/17

ゴーヤーの効能

寒、苦　心・脾・胃

ゴーヤー（ニガウリ）は体を冷やす作用が強く、暑さによる体の熱を静めてくれます。

また目の不調を改善する働きもあります。

暑さによる口の渇きや、目の充血にも効果があります。

ズバリ、ゴーヤーチャンプルーをお勧めします。

チャンプルーという言葉は、まぜこぜにするという意味だそうです。ゴーヤー（ニガウリ）を豆腐と野菜、豚肉、卵などをまぜこぜに炒めます。

豚肉には夏の疲労回復に欠かせないビタミンB群が豊富に含まれ、豆腐にも良質なたんぱく質が含まれます。

夏の暑さで火照った体を冷ましながら、栄養豊富で疲れも回復してくれる良いとこどりの薬膳料理ですね。

ゴーヤーチャンプルーは暑い沖縄の郷土料理です。

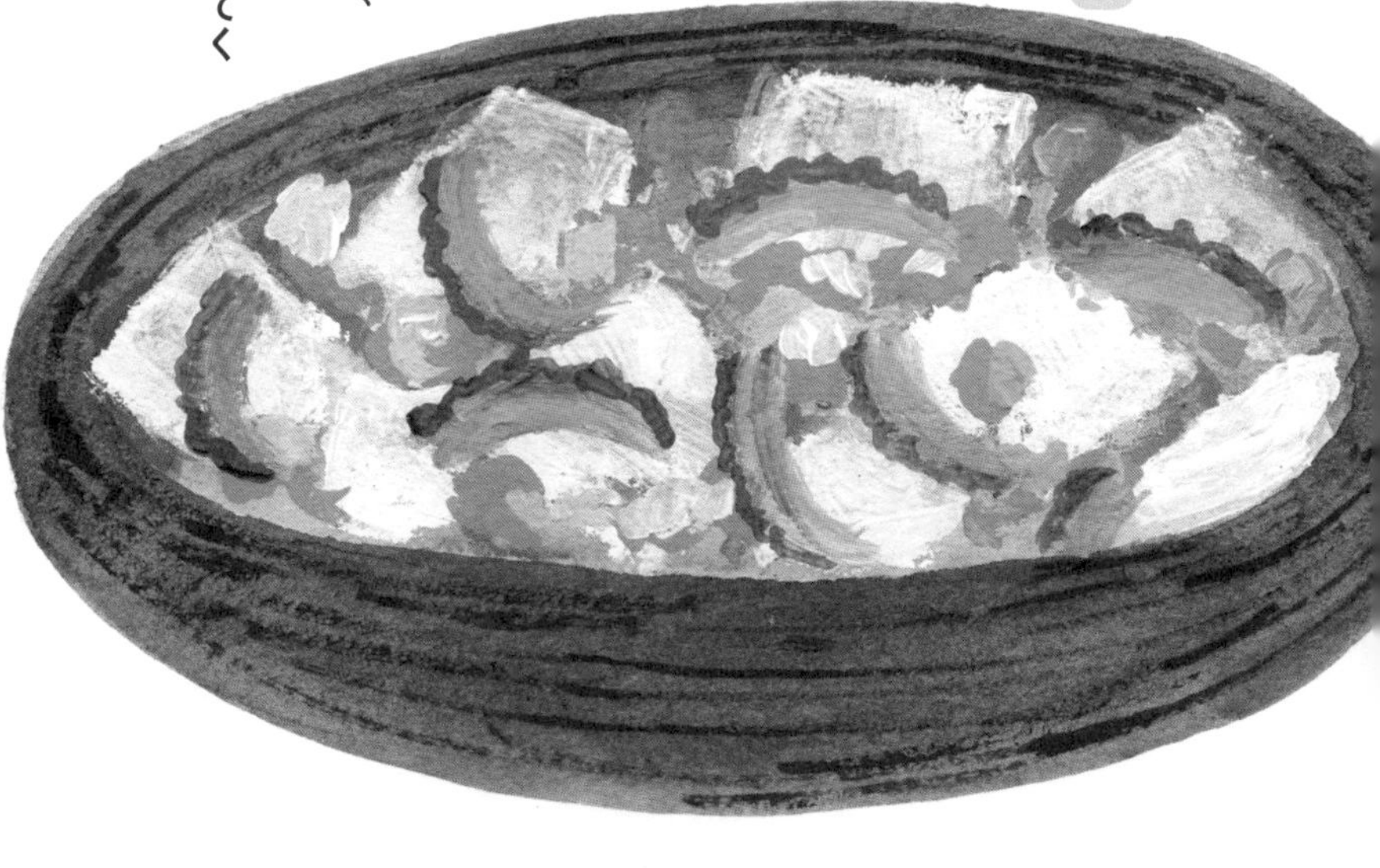

8/18

緑豆の効能

寒、甘　心・胃

緑豆は、緑豆《リョクズ》という生薬名で漢方にも使われています。緑豆は小豆より小さな緑色の豆で、緑豆もやしや緑豆春雨などの材料として良く知られていますね。

薬膳では、清熱・解毒・解暑・利尿の働きに優れた食材として知られています。

暑気あたり、暑さによる口の渇き、排尿を促してむくみを改善してくれます。

アトピーなど皮膚の赤みが強い時に熱を冷ましてくれます。

緑豆をゆでて、塩を軽く振ると枝豆のように手軽に食べられます。

緑豆ごはん

アトピーで肌が真っ赤になっている方や、赤い吹き出物が出ている暑がりの若い方にお勧めです。

分量はお好みで緑豆1に米3くらいアバウトに混ぜ、普通に炊くだけです。黒豆ご飯のように、下煮しておかなくても一晩水につけておけばそのまま使えるので気軽に作ることができます。また緑豆とヨクイニンのおかゆも手軽で効果的です。(☞7月8日)

緑豆もやしや緑豆春雨も体を冷やしてくれますので、夏の料理に利用すると良いでしょう。ただし、冷え症の方や胃腸の弱い方は食べすぎに注意してくださいね。

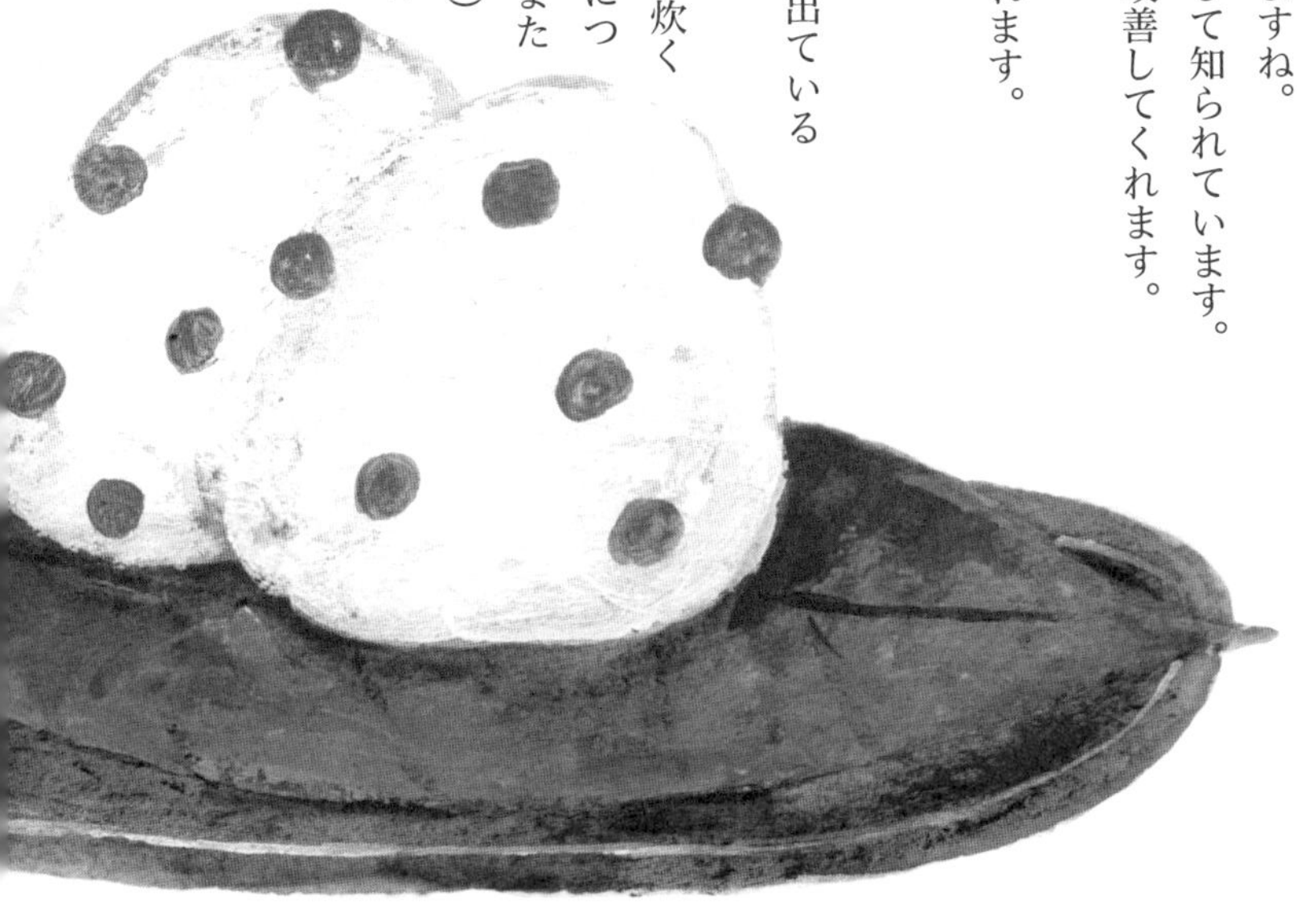

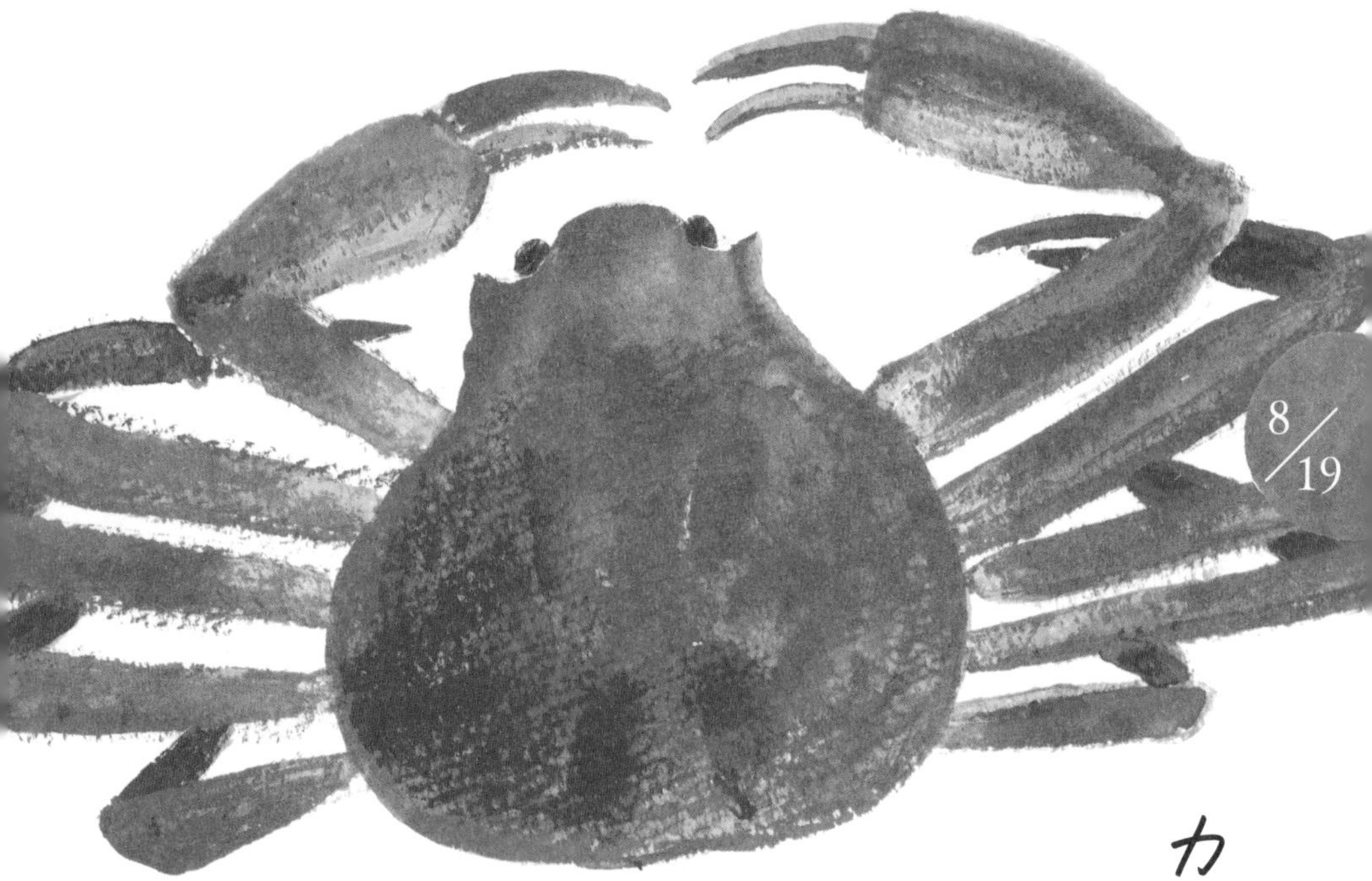

8/19

カニの効能

寒、鹹　肝・胃・腎

カニは体の余分な熱を冷ます、血の滞りを解消するなどの効能があります。

炎症によるうっ血や黄疸などの解消に役立ちます。

ただし、冷え性の方には不向きな食材です。


カニを専門で出す料理店があります。

カニの天ぷらから始まり、焼きガニ、カニのサラダ、汁物、といったカニ尽くし。

カニ好きの人にはとてもうれしい料理ですが、冷え性の方は温かいスープなどを一緒に頼むことをお勧めします。

鹹味の魚介類ではカニと同様にアサリ、シジミ、ハマグリも体を冷やします。

またノリ、昆布など海藻も体を冷やす食材です。

冷え症の方はカニ鍋やカニ玉を作る時は、生姜やねぎ、ニラなど温める食材をちょい足しすると良いでしょう。

緑茶の効能

涼、苦　心・肺・胃

お茶を毎日飲んでいますか？　何気なく飲んでいるそのお茶があなたの体質に影響を与えるかもしれないと言われたらどう思いますか？

緑茶、ウーロン茶、紅茶は同じ茶葉から作られていますが、発酵度の違いによって、緑茶は不発酵茶、ウーロン茶は半発酵茶、紅茶は完全発酵茶に分類されています。

発酵度が低いお茶は冷やす性質で、発酵度が高いお茶は温める性質といわれています。緑茶が涼、ウーロン茶が涼または平、紅茶が温とされていることが多いです。

あなたの体質が冷え性なら紅茶、暑がりなら緑茶を毎日のお茶にしてみると体質改善に役立つかもしれませんよ。また、暑い夏は緑茶、寒い冬は紅茶と季節に合わせて飲み分けてみるのも良いでしょう。

特に嗜好品として毎日そこそこの量のお茶を愛飲されている場合には、その時の自分の体調や体質に合っているかどうか考えながら選び、飲む量にも気をつけることをお勧めします。私は緑茶が好きなのですが、冷え性なので緑茶を飲む時は量は少なめにして、温める性質のある茴香などをプラスしていただいています。

お茶は精神を落ち着かせてリラックスさせてくれる効果が大きいので、一息つきたい時にお茶はお勧めですが、カフェインが多く含まれるので、飲みすぎに注意し、寝る前は控えましょう。

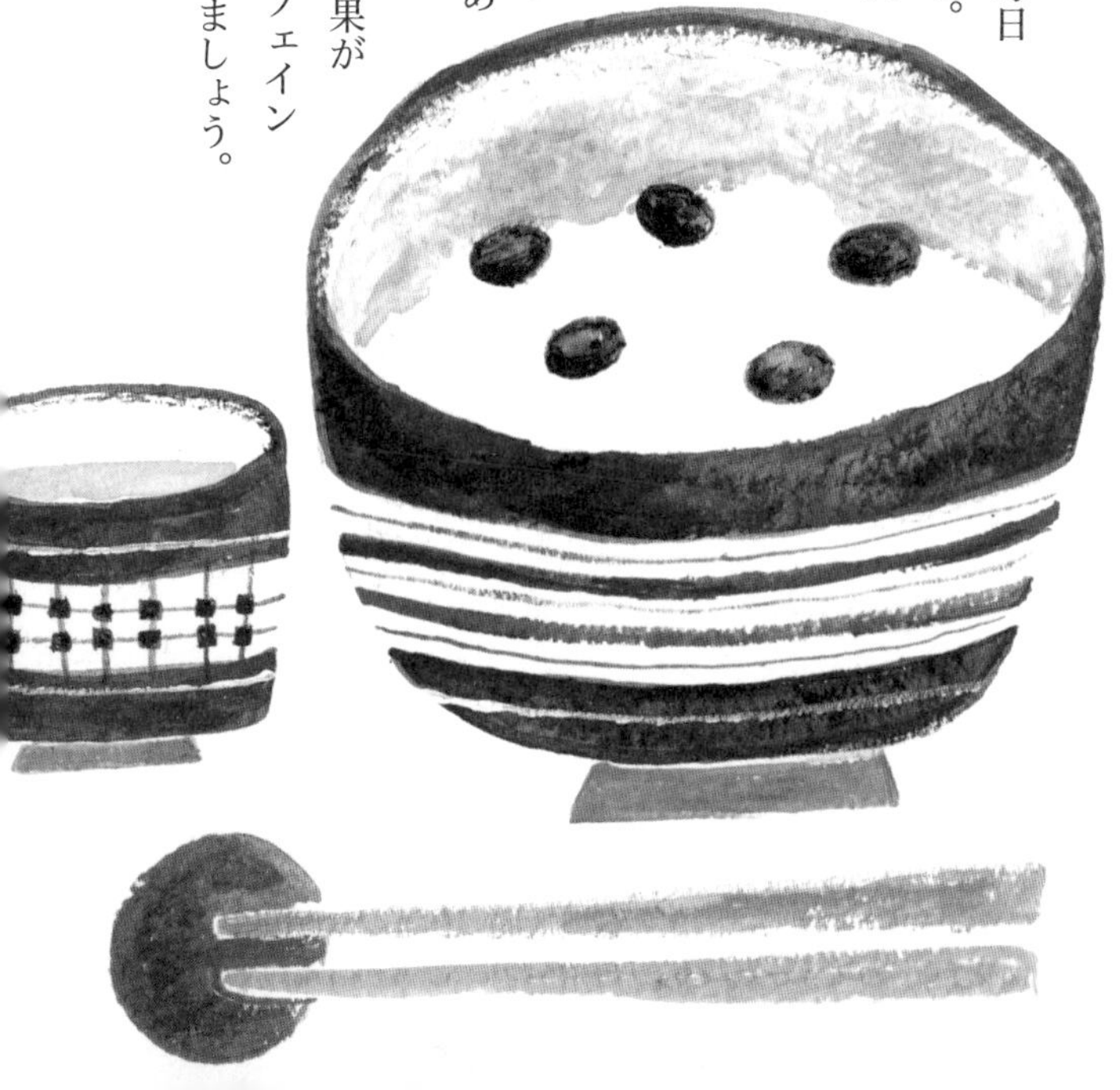

梅干しの効能

8/21

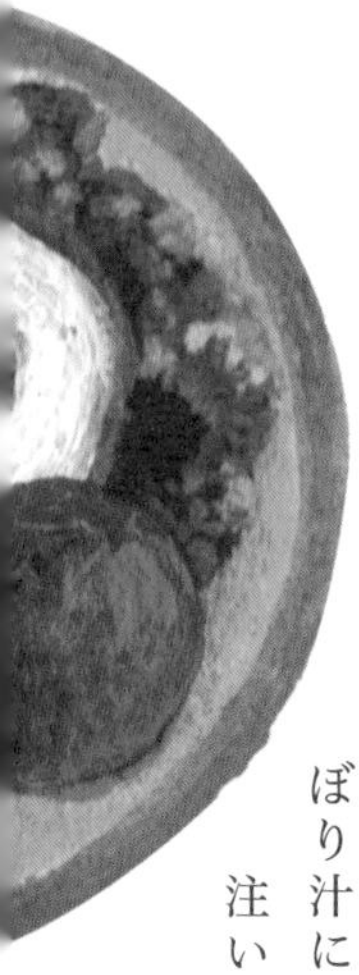

「梅はその日の難逃れ」という、朝に**梅干し**を食べれば、その日一日災難から逃れられるという意味のことわざがあるそうですね。

また、古くから梅は「食べ物の毒」「血の毒＝血の汚れ」「水の毒＝水の汚れ」の「三毒を断つ」といわれ、様々な効果があるとされていました。

梅干しの効果には唾液の分泌を促進する、口や喉の渇きを止める、食欲を回復する、下痢を止める、殺菌作用などが知られています。

昔からごはんの上に梅干しを載せたり、おにぎりの中に入れたりして利用していましたが、これには防腐の役割の他に食欲増進や唾液の分泌を促して消化を助けるなどの役割もあったのでしょう。

梅干し1～2個をすりつぶして、醤油、生姜のしぼり汁に熱い番茶を注いで混ぜて飲むという方法があります。

胃もたれ、食欲不振、吐き気、二日酔いにおばあちゃん達から受け継がれてきた民間療法です。

＊　＊　＊

漢方では「**冬病《とうびょう》夏治《かち》**」という言葉があります。

冬になると症状が悪化したり発症する不調や病は、体の陽気が不足しているために治りにくいことが多いので、陽気が旺盛になる夏に治療や予防をしましょう、というものです。

暑い夏でも必要以上に冷えたものを飲食してはいけません。

キンキンに冷えたビールと冷蔵庫から出したばかりの冷ややっこ、氷が入った冷麺などを食べ続けると必要以上に胃腸が冷えて機能が悪くなるので、食欲が減退したり、食べられていても消化吸収できずに夏バテになったり、陽気不足になったりします。

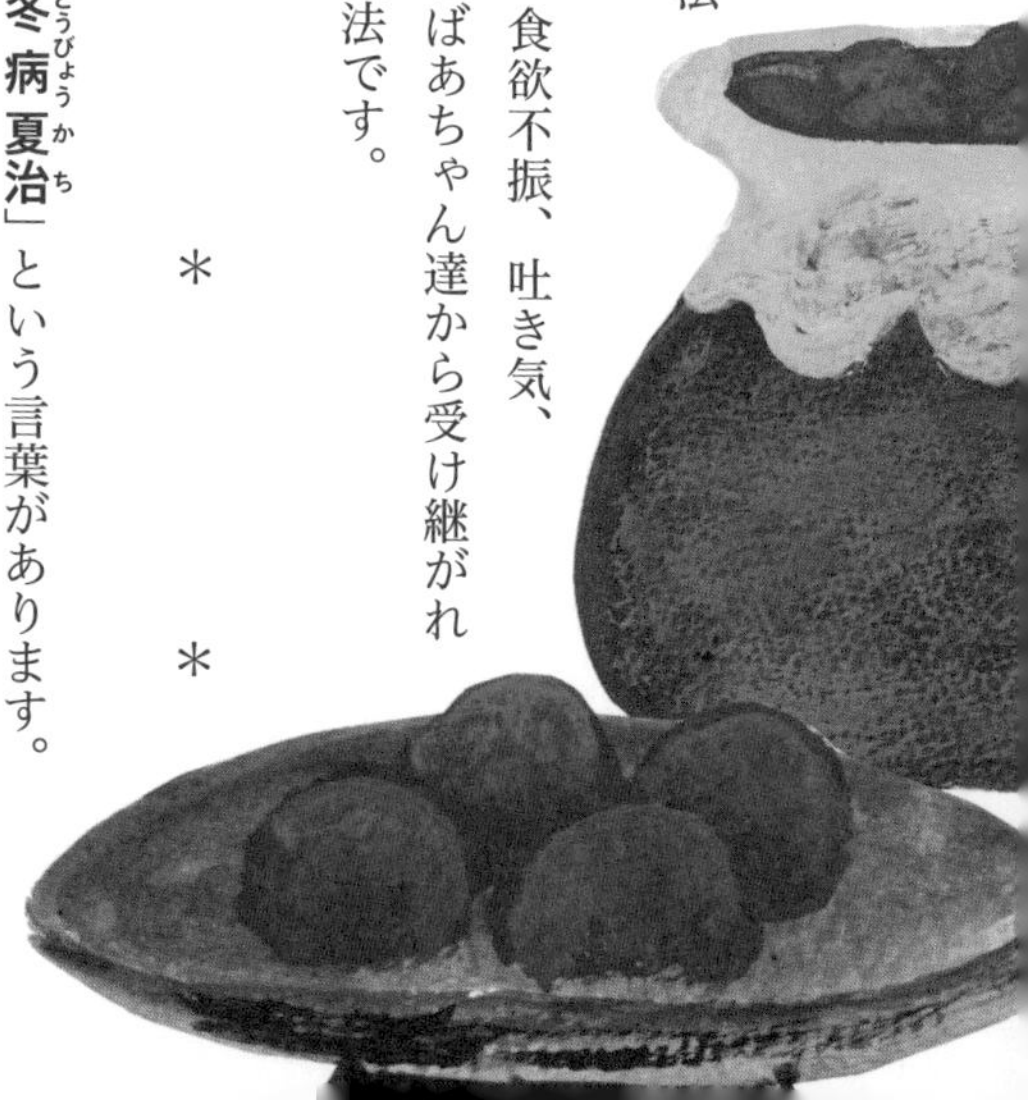

8/22

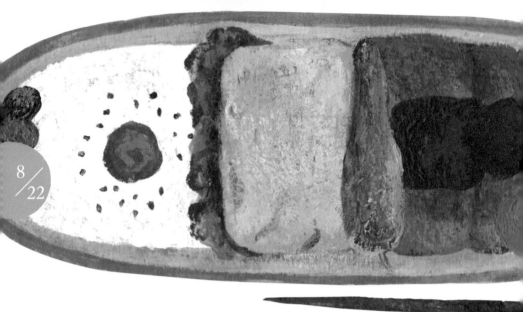

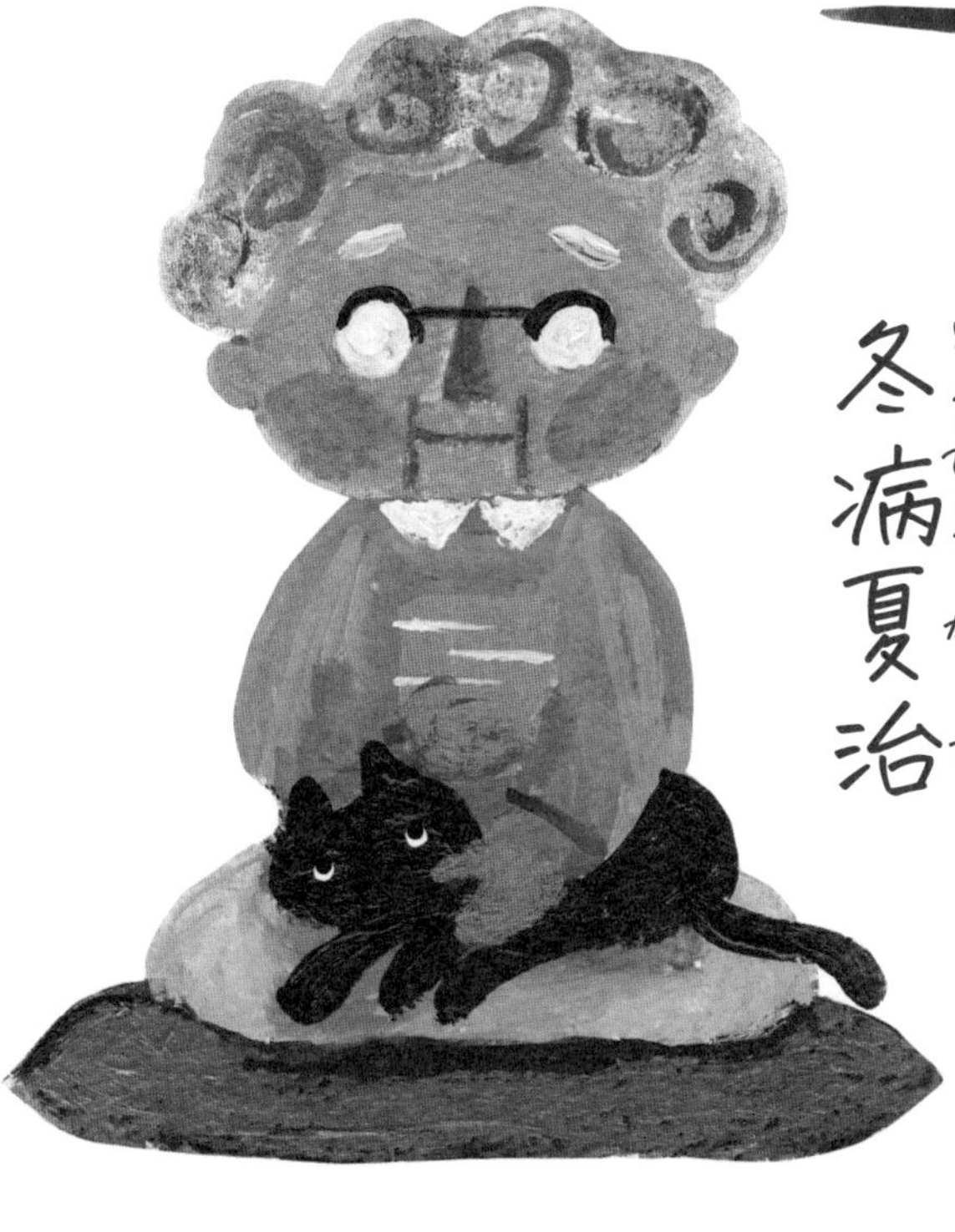

冬《とう》病《びょう》夏《か》治《ち》

また、熱中症予防のため冷房で冷えた部屋で過ごすことが多くなり、夏なのに冬のような冷えの病の症状が現れる方も多くいらっしゃいます。これでは「冬病夏治」ができるわけありませんよね。

喘息や関節リウマチ、腰痛など寒い冬に悪化しやすい疾患をお持ちの方は、夏の間も温かい食事を心がけて「冬病夏治」を実践してください。

8/23

夏は肝にも要注意

漢方では「**汗は心の液**」といわれています。猛暑日に外で作業やスポーツをしていると、程なくして「したたるような汗」が溢れ出してきますね。このまま続けると、心臓がドキドキして頭がクラクラし始めるかもしれません。こんな時は木陰で休み、水分や塩分を補給しましょう。

本当は涼しい時間に活動するようにしたいですが、昨今は朝から猛暑ということも珍しくないので、できる対策はするようにしましょう。

体温が通常以上に上がると体は汗を出して体温を下げようとします。しかし体の潤い不足で汗をかけなかったり、汗を消耗しすぎて上手く熱を逃せなくなったりなどで心臓の機能が不調をきたすと動悸や立ちくらみが起こります。

いわゆる熱中症ですね。

「汗は心の液」とは汗を過剰にかきすぎると心の機能が損なわれるという意味なのです。

また、「**血汗同源**」ともいいます。汗と血は共通の材料から作られているため、多量の汗をかくと、体内の血を減らしてしまうことにもなりかねません。

体内に必要な血は肝に蓄えられていることはすでにご説明しましたが、このように汗を多量にかきすぎることで、肝の血が少なくなって、肝の不調まで引き起こしてしまうことがあります。

イライラ怒りやすい、目の充血、筋のけいれんなどの症状が続く場合は、夏の暑さが肝にまで及んでしまっているかもしれません。体の潤いや血を増やす食材もとるようにしてくださいね。

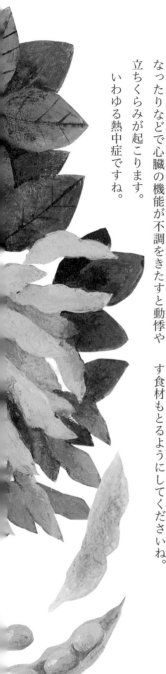

8/24

心臓がドキドキする

地下鉄に乗るといつも胸が苦しくなって、ドキドキするという方がいました。しかし、心電図やCTなどの検査をしても異常がないのです。どういうことでしょう？

現代医学では技術の進歩で心電図やCTなどを使って心臓の様子を細かくチェックできるようになりました。また、心臓外科の発展は目を見張るものがあり、多くの人の命が救われています。

しかし、漢方で考える「心」の病変は救急を要するもののほかに、動悸が気になるとか不安感とか、自覚はあるけれど検査では異常が見つからないような場合も含みます。

漢方に配合されている生薬には精神を安定させたり、鎮静させたりする効能のあるものがあります。**牡蛎《ボレイ》**、**真珠**、**琥珀**、**大棗《タイソウ》**、**竜眼**、**ハスの実**などは安神薬（不安を取る薬）に使われる生薬ですが、食材として販売されているものもあるので、必要に応じて活用できると思います。

検査では原因がわからない不安感や動機などの不定愁訴にも優しい対応ができるのは、漢方の良いところと常々感じています。

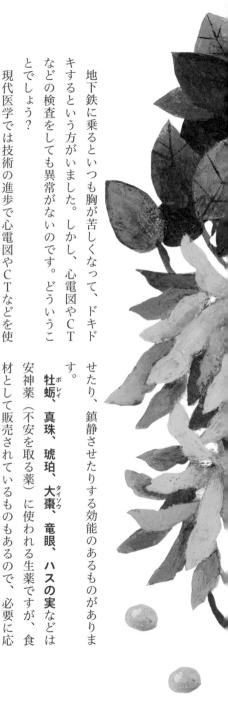

マイナス思考の方は心に栄養を

8/25

血虚の方は原因がわからない憂うつな気分や違和感を覚えたり、いつもマイナス思考になったりする方が多いと感じています。

「隣の人が私を避けているような気がする」と落ち込んで不眠になってしまった方がいましたが、さらに、「そういえば、ご近所の方がみんな私を避けているような気がする」と不安や猜疑心がどんどん膨らんでいきます。

結局、隣の人が避けていた理由はご主人がリストラされて無職になってしまい、そのことをご近所に知られたくなかった事が原因で、さらに近所の方達に避けられていると感じたことは単なる妄想だったのです。

一つ不安があると妄想がドンドン膨らんで、信じられないようなところにまで発展してしまうことがあります。

漢方では原因の一つに心に運ばれる血液の不足で起こる「心血虚」を考えます。

血虚の方はマイナス思考になりやすいのです。

精神不安がある方は、まず普段の料理に次のような血や潤いを補う食材をプラスしてみてはいかがでしょうか？

大棗、落花生、にんじん、ほうれん草、小松菜、ぶどう、イカ、タコ、牛乳、牡蠣、ホタテなど。

＊　＊　＊

牡蠣《かき》は、精神を安定させる、潤いを増やす、血を補う、虚弱を補うなどの効能があり、精神不安やほてりやのぼせ、不眠などに使われています。

牡蠣の肉は、昔から人類の栄養源として食べられてきました。

最近は、タウリンや亜鉛の効果が精力剤として期待されサプリメントにもなっています。

8/26

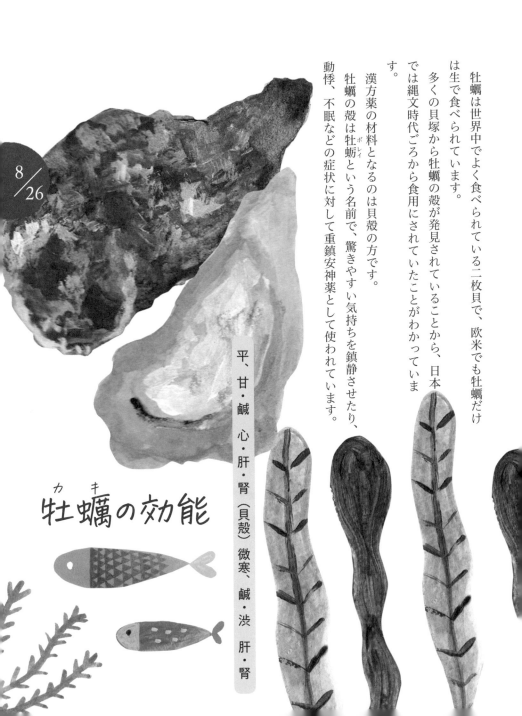

牡蠣は世界中でよく食べられている二枚貝で、欧米でも牡蠣だけは生で食べられています。

多くの貝塚から牡蠣の殻が発見されていることから、日本では縄文時代ごろから食用にされていたことがわかっています。

漢方薬の材料となるのは貝殻の方です。

牡蠣の殻は牡蛎《ボレイ》という名前で、驚きやすい気持ちを鎮静させたり、動悸、不眠などの症状に対して重鎮安神薬として使われています。

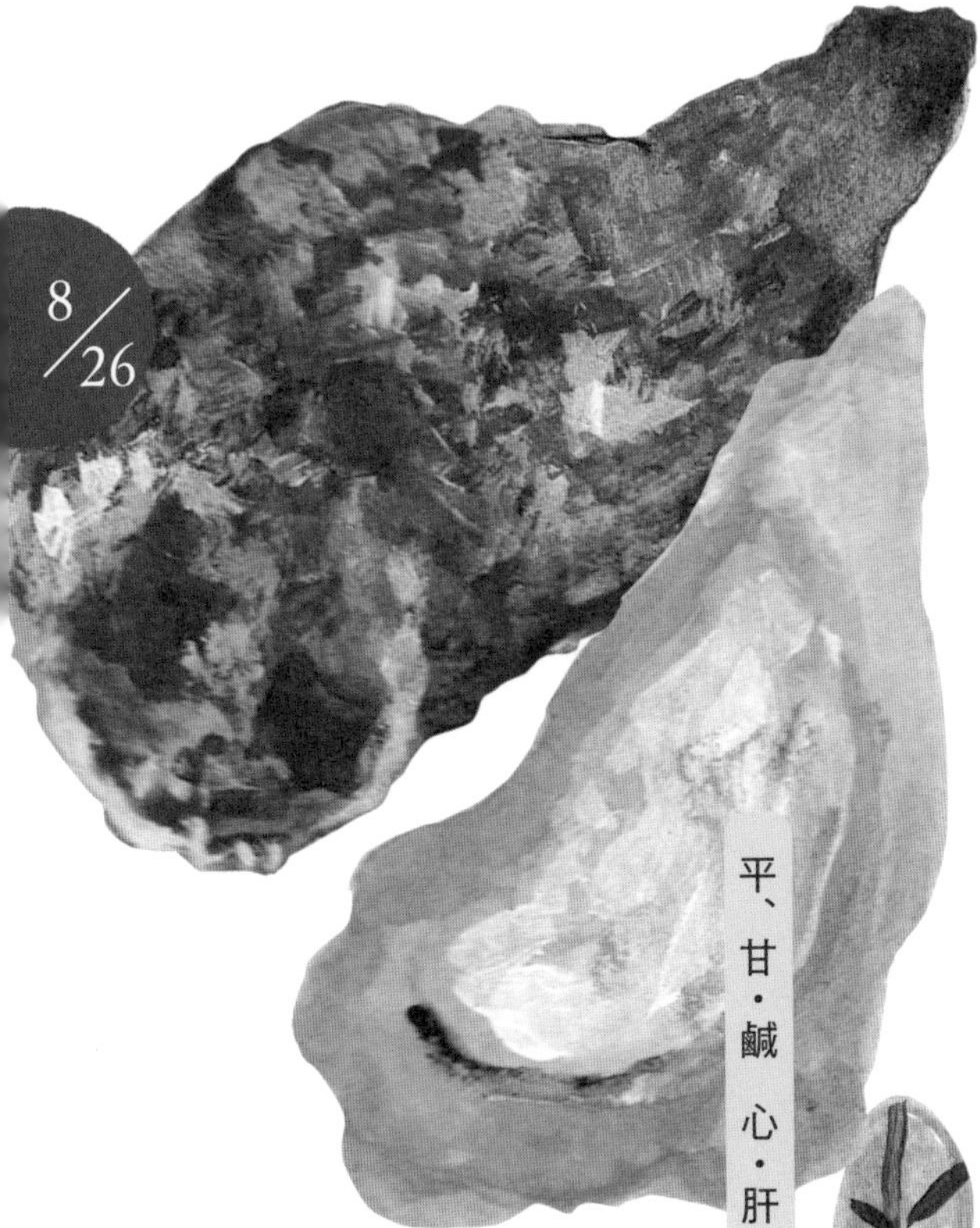

牡《カ》蠣《キ》の効能

平、甘・鹹　心・肝・腎（貝殻）微寒、鹹・渋　肝・腎

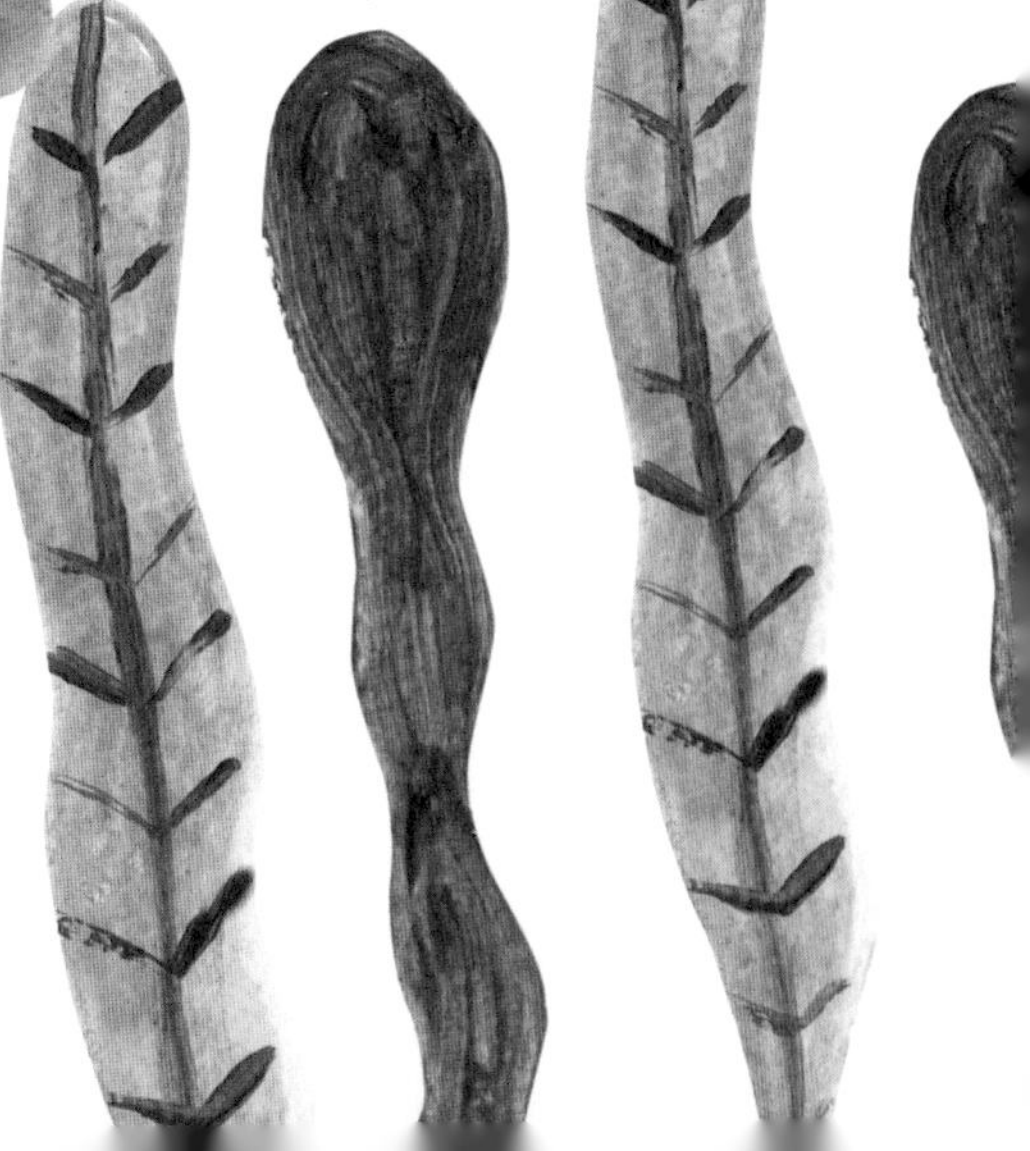

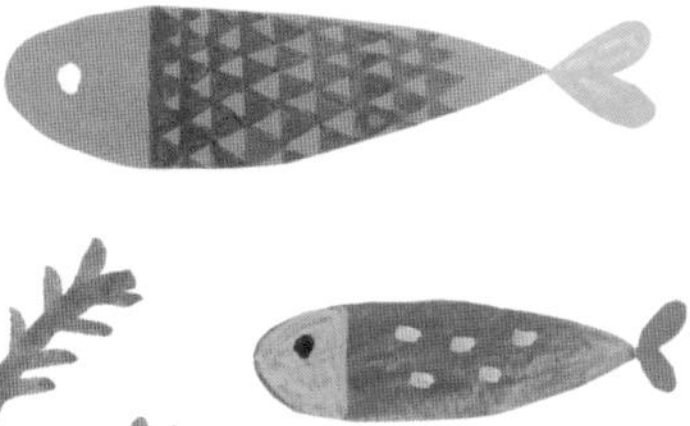

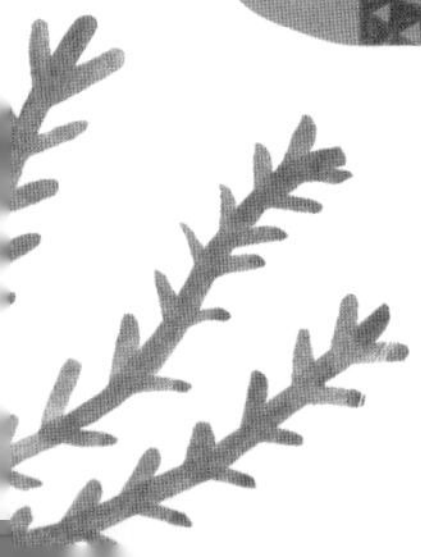

真珠の効能

寒、甘・鹹　心・肝

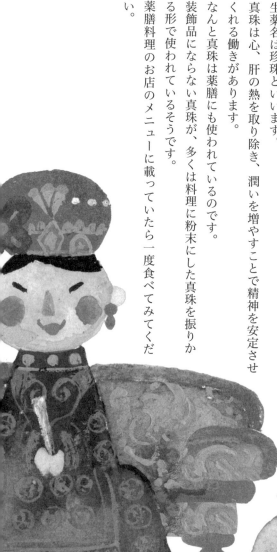

6月の誕生石で、冠婚葬祭時のアクセサリーの定番といえば**真珠**ですね。

実は、重鎮安神薬という分類の生薬として漢方薬にも使われています。

生薬名は珍珠《チンジュ》といいます。

真珠は心、肝の熱を取り除き、潤いを増やすことで精神を安定させてくれる働きがあります。

なんと真珠は薬膳にも使われているのです。

装飾品にならない真珠が、多くは料理に粉末にした真珠を振りかける形で使われているそうです。

薬膳料理のお店のメニューに載っていたら一度食べてみてください。

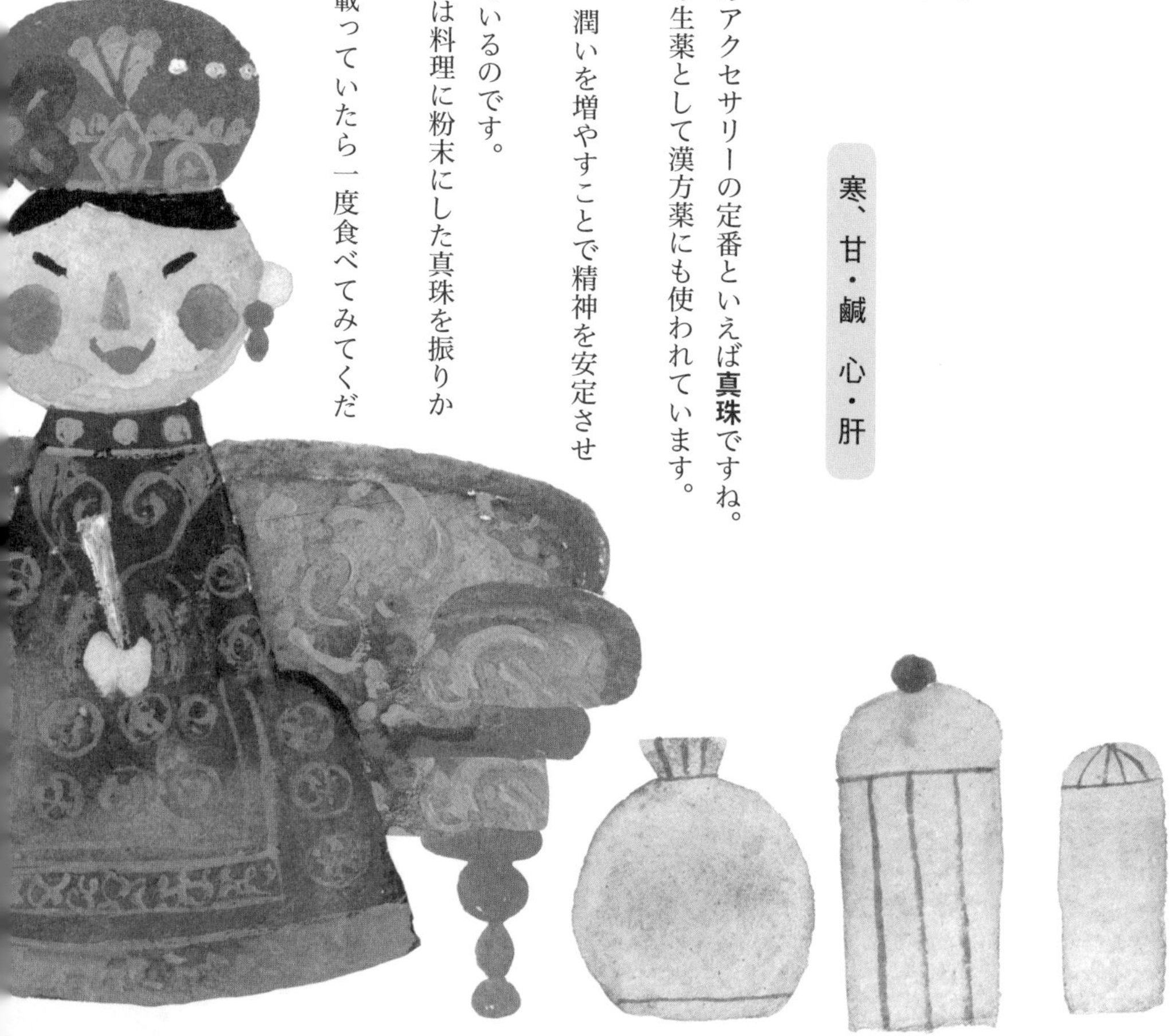

琥《こ》珀《はく》の効能

平、甘
心・肝・膀胱

琥珀《こはく》も、精神を落ち着かせる効能がある重鎮安神薬に分類されている生薬です。
琥珀は松や楓などの樹脂が長期間に地層に埋まり、化石になったものです。
内部に植物や昆虫の化石が入っているものもあり、高価な宝飾にも用いられます。
女性の憧れの宝石の一つですね。
驚きを静めて精神を安定する働きから、動悸、不安感、不眠などに使われています。
現在日本では、琥珀の入ったミンハオ（珉好）という健康食品があります。
琥珀を食べるなんてちょっと贅沢ですね。ご参考までに。

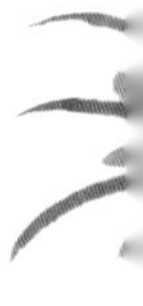

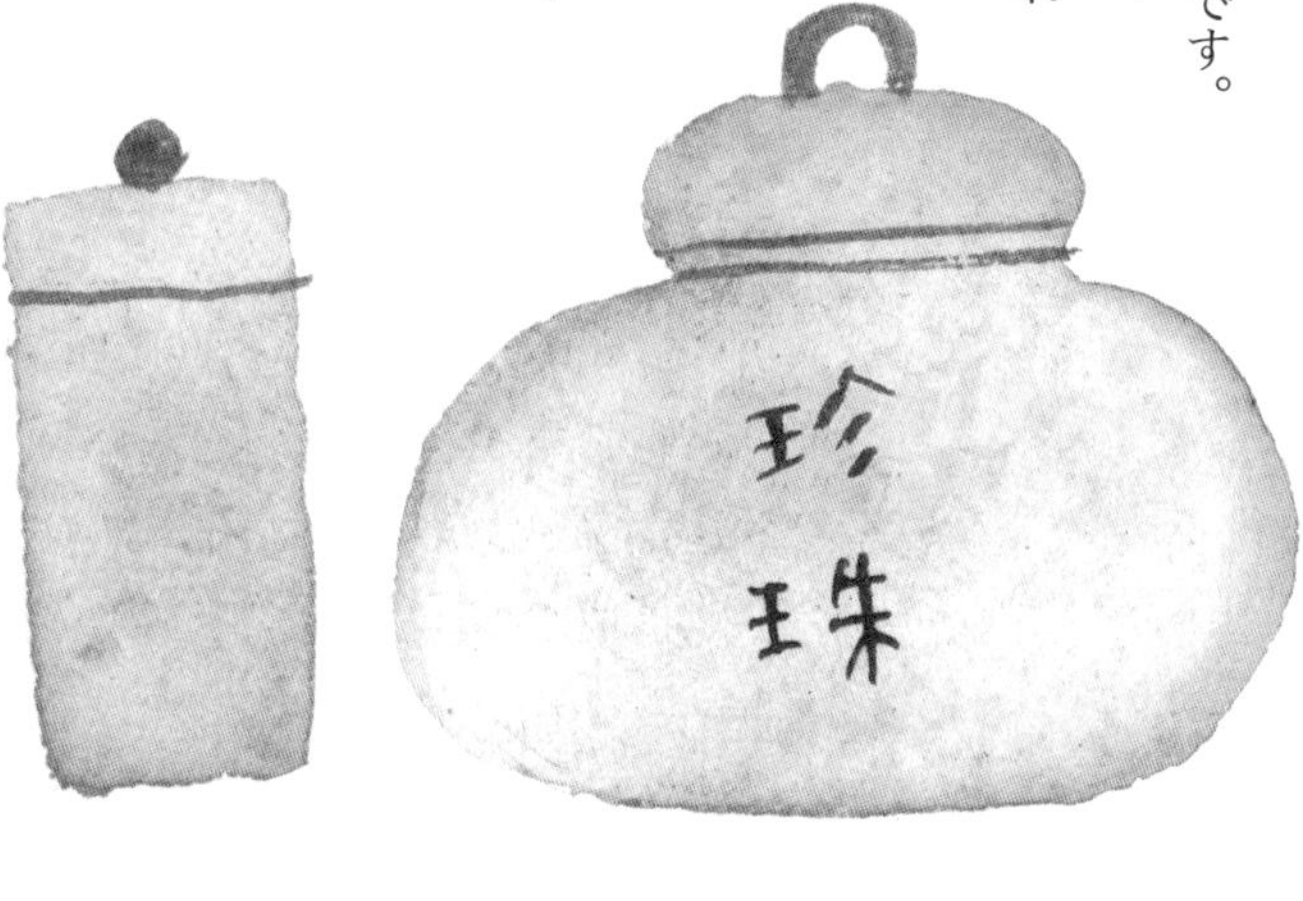

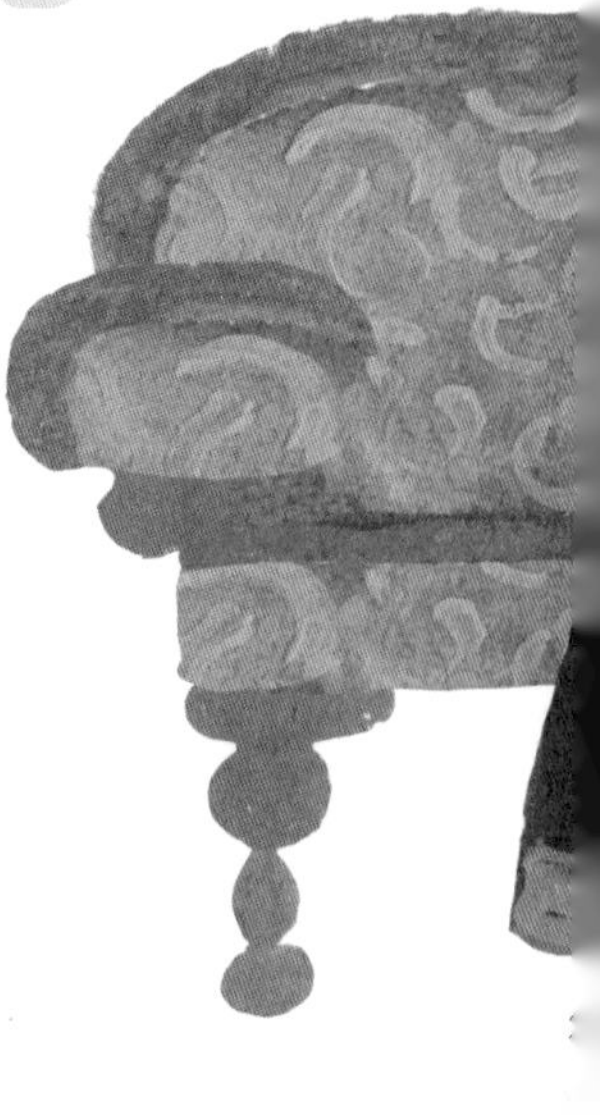

ハスの実の効能

8/29

平、甘・渋　脾・腎・心

ハスの実は薬膳によく登場します。

ハスの花は極楽浄土に咲く花として尊ばれています。ハスはタネが抜け落ちた後の花托が、蜂の巣のように見えることからハチスと呼ばれています。

この抜け落ちた実がハスの実、ハスの根茎は台所の常連のレンコンです。

ハスの実は**胃腸の働きを整える、腎を補う、精が漏れ出ないように防ぐ、精神を養い安定させる**などの効能があります。

蓮子《レンシ》という名前の生薬で、漢方薬に配合され活用されています。

市販のハスの実は乾燥した1㎝くらいの白い実です。芯は苦いので取り除き、1、2回ゆでこぼしてから使うと良いです。

煮込むとホクホクしておいしいので、ごはんに炊き込んだり、スープなどにちょい足ししたり色々楽しめます。

イライラして落ち着かない不眠や不安感には、心の余計な熱を冷まして潤す効能があるユリ根と一緒に使うとより効果的です。

余談ですが、数年前に近所の公園に大賀ハスが咲いているという情報を聞いて、昼過ぎに見学に出かけました。どこにもハスの花は見られず、茶色のハチの巣のようなものが並んでいました。ハスの花は午前8時頃開いて数時間でしぼんでしまうということを後で聞き、不勉強を恥じた経験がありました。

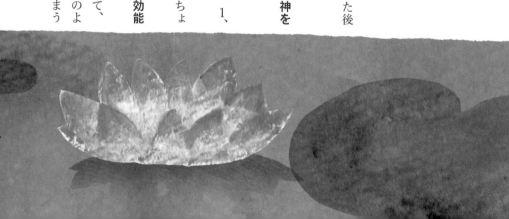

心の調子は顔と舌に出ます

私はご相談を受ける時、まず望診といってお顔の色や舌の色や形を拝見します。心の不調が一番現れやすいのが「**顔**」です。

「心」の華は顔にあるといわれています。

「心」の働きが良ければ、意識がはっきりして眼光が明るく、表情が豊かで、顔色が栄潤していると判断します。その状態を「得神」といいます。

またその逆で、ぼんやりして精気がなく虚ろな表情をされている状態を「失神」とか「無神」といいます。

余談になりますが、安倍晋三さんが首相をされていた頃、テレビでお顔を拝見していると日々変化しているのを感じました。首相をやめられた頃は、顔つきも暗く、目もうつろな感じで、明らかに「失神」という表情でした。その後、病気を克服されて再びカムバックされた時には、顔つきや目つき、顔色が良くなり、声も張りがあり、表情がとても明るくなっておられ安心しました。

不慮の災難で亡くなられたことは本当に残念です。

「**舌**」にも心の不調が現れます。心と舌は経絡で関連しているので、例えば舌の先が真っ赤になっている時は精神が乱れていることが多いです。

皮膚が真っ赤になっている時は

8/31

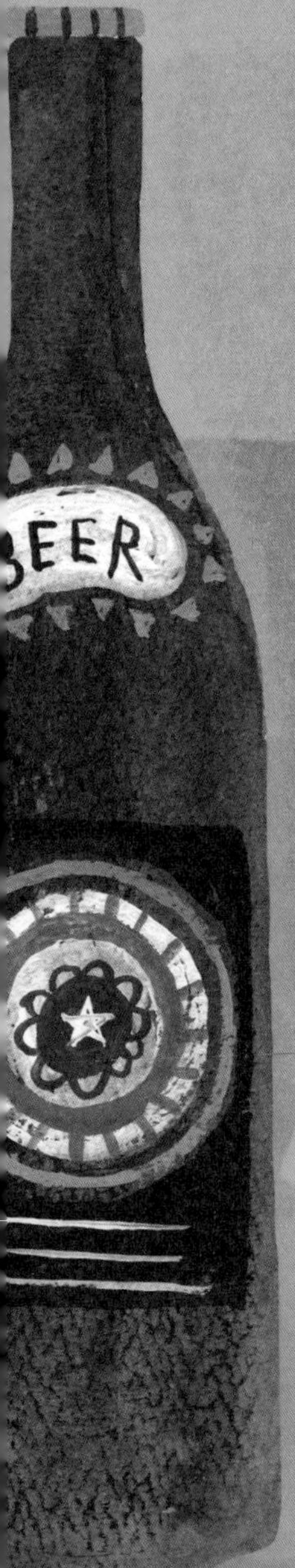

心の働きは、血を全身に運ぶことです。

血は血管の中を絶え間なく流れていて、体や組織、臓腑を滋養します。

その結果は顔色や舌にも反映します。

血が不足している人は顔が白っぽくなります。

血の滞りが起こると青紫色になります。

血が熱を持つと真っ赤になります。

アトピーなど真っ赤な皮膚炎や赤いニキビがたくさん出来ている人は**血熱**《けつねつ》といって、血に熱を持っている場合が多いのです。

アトピーは原因が色々あるので治療も難しい疾患の一つですが、アトピーを悪化させないように気をつけられることもあります。

一つは、血熱を悪化させないように香辛料や脂の多い食事を避けること。

前述の体を冷やすタイプの食材を多めに食べることを実践すると良いでしょう。

もう一つは、ストレスでも血熱が悪化する場合があるので、上手に対応して極力ストレスを遠ざけたり、胃腸機能を守り、気血の巡りが滞らないように体力をつけることなどが大切です。

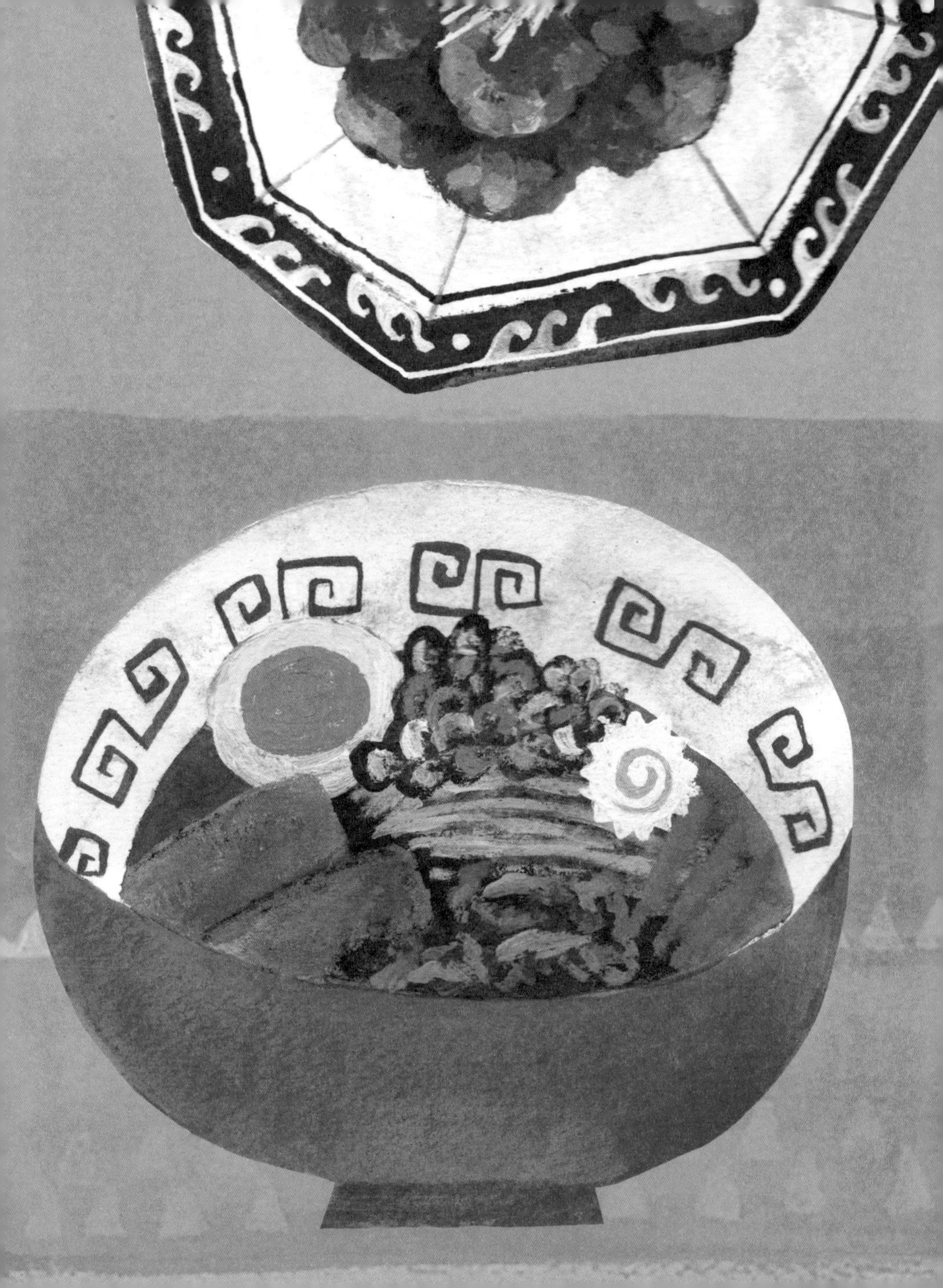

ドクダミの効能

9/1

微寒、辛　肺・腎・膀胱

ドクダミは、中医薬の名前では魚腥草《ぎょせいそう》、日本では十薬《じゅうやく》と呼ばれています。

十種の薬の効能があるところからつけられたといわれています。

魚腥草の名前の由来は「魚の生臭い（腥い）匂いがする草」という意味があるからだそうです。確かにドクダミが群生しているところは、あの独特の臭いですぐに見つけられますね。

ドクダミは**炎症や化膿している皮膚病や湿熱による排尿困難・排尿痛、肺化膿症**などに使われます。**冷やす性質なので冷え症の方には不向き**です。

一般的には乾燥したドクダミ茶が市販されています。湿熱タイプの方は毎日のお茶代わりに利用しても良いですね。

しかし、貧血や冷え症の方などの吹き出物には、炎症が改善されたら、吹き出物が出来る原因となっている貧血や冷えを改善するためのものも必要です。

＊　＊　＊

『夜船閑話《やせんかんな》』は、江戸時代に白隠禅師が書いた、今でいうベストセラーの健康本です。

白隠禅師という禅僧が73歳の時、過去26歳の時に罹った自分自身の病気を治療したことを書いています。

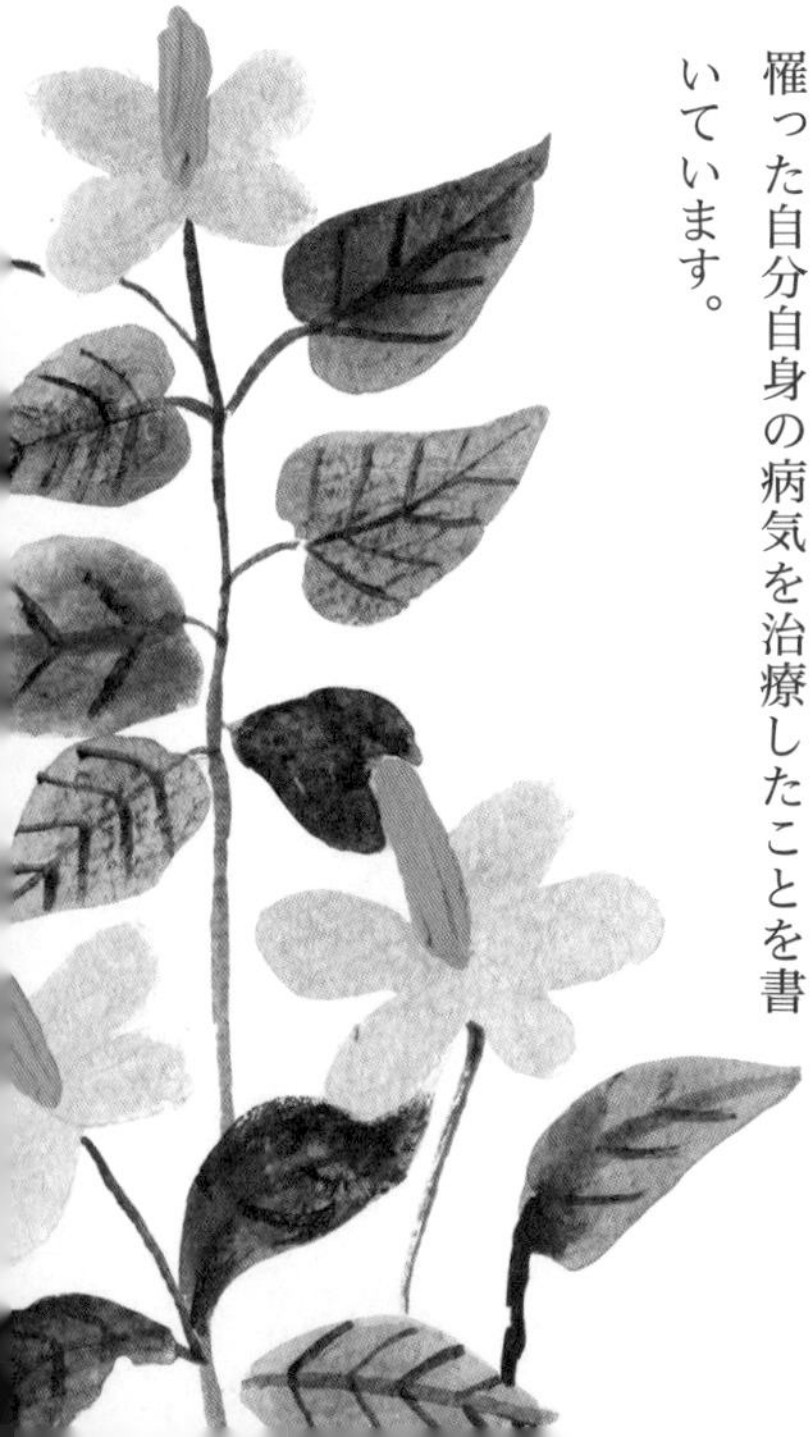

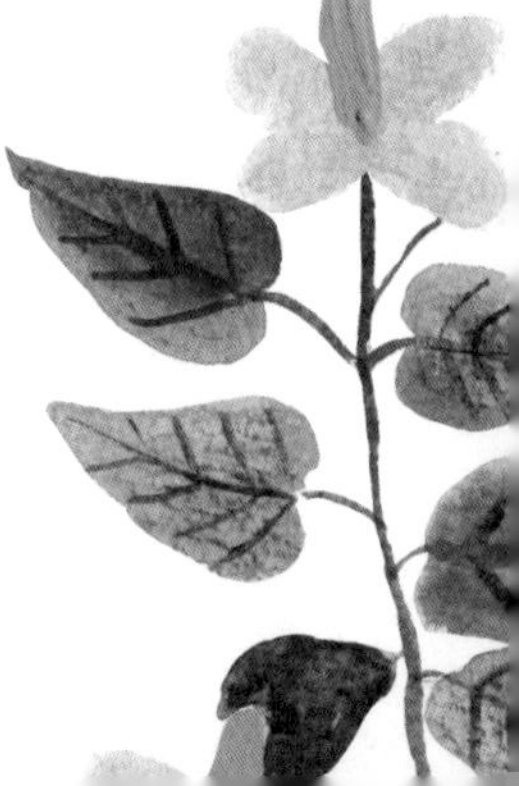

9/2

『夜《や》船《せん》閑《かん》話《な》』の教え

呼吸と座禅を組み合わせた健康法で、重いノイローゼと結核を治し、その経験を生かして神経病や結核に悩む大勢の重病人を治療したそうです。

白陰禅師が治した病気の一つは、ザックリ言うと不安感や悩みが大きくなると「心」の血液が頭に上ってしまって、本来の「心の血」が不足してしまう「心の血虚」でした。

そういう時は心気を「丹田《たんでん》」に落ち着けて気を静めるのが先決で、心を平安にすれば、血液は心臓から体を巡り肺臓と腎臓でろ過され清浄にされて、心臓に再び帰ることができるようになる、と書かれています。

また呼吸法の一例としては、頭に「なんそ」という、何とも言えない良い匂いの物体を載せて、頭から、肩、腕、上半身、下半身に流していくうちに痛みや悩みを取り去っていくという方法が書かれています。

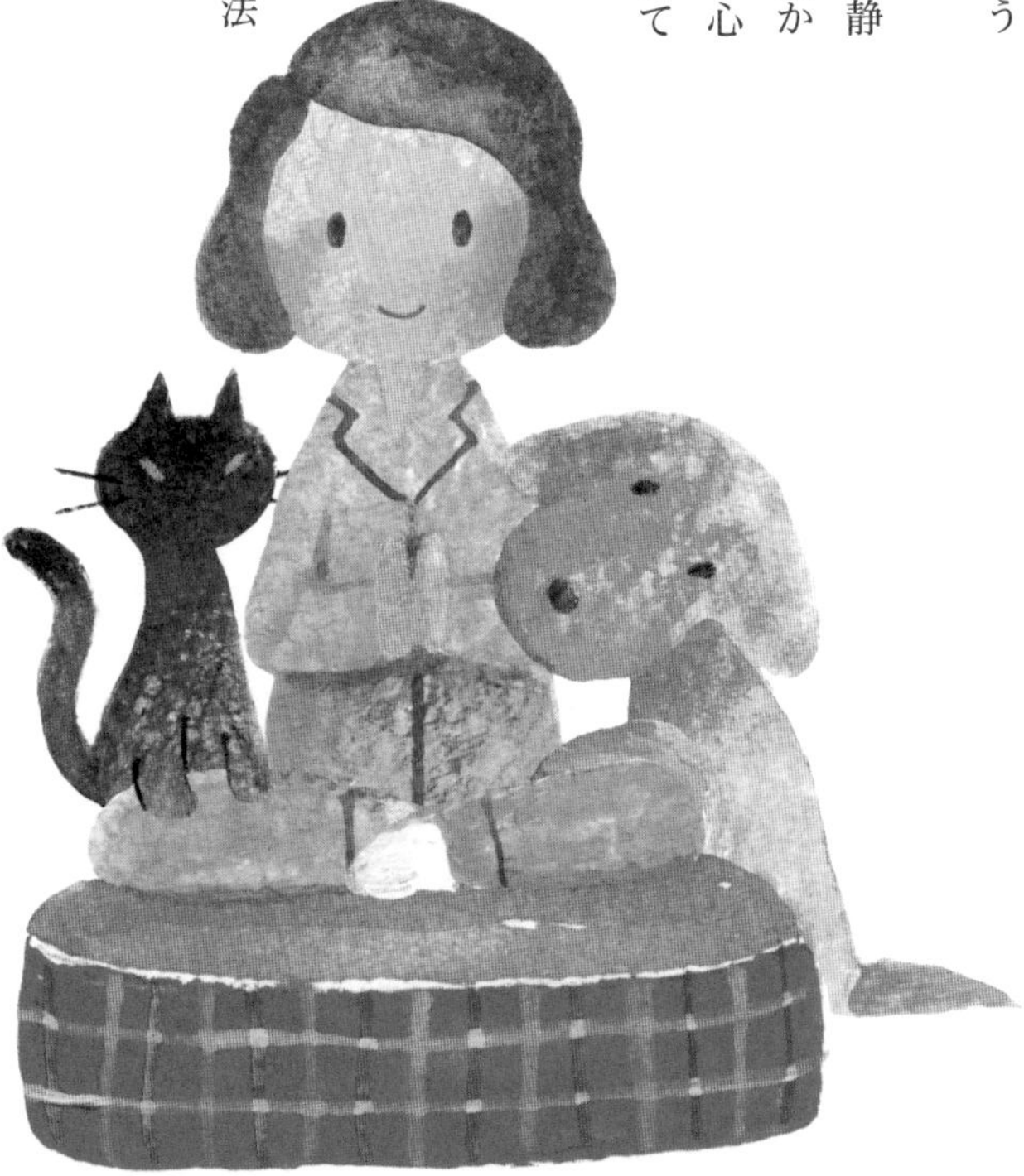

9/3

江戸時代の健康ブーム

江戸時代前半の日本社会は高度成長期から開発がそろそろ限界に達して、人口も増えない低成長期の時代に入っていったといわれています。ちょうど今の日本に似ていますね。

開発や発展の活動が終わると、人の心は内向きになり、健康や趣味など内面的なものに関心を持つようになります。

江戸時代にも現在の様に、健康に関する食事や料理、呼吸法などのいわゆる健康本のブームがあったようです。白隠禅師が書いた『**夜閑船話**』、貝原益軒が書いた『**養生訓**』、医者や儒学者が書いたといわれる『**和歌食物本草**』などの健康本や料理本がベストセラーだったようです。

実は、江戸時代の健康食ブームのお手本になっていたのは中国です。

中国では約2000年前の食事に関する記録が残っています。前漢時代、すでに「食医」という医者が皇帝や妃が病気にならないように治療や予防効果のある食事を施していたそうです。

「医食同源」「食は命なり」という言葉があるように、中国では現在でも西洋医学とは異なる伝統的な考えによる食生活の工夫が見られます。

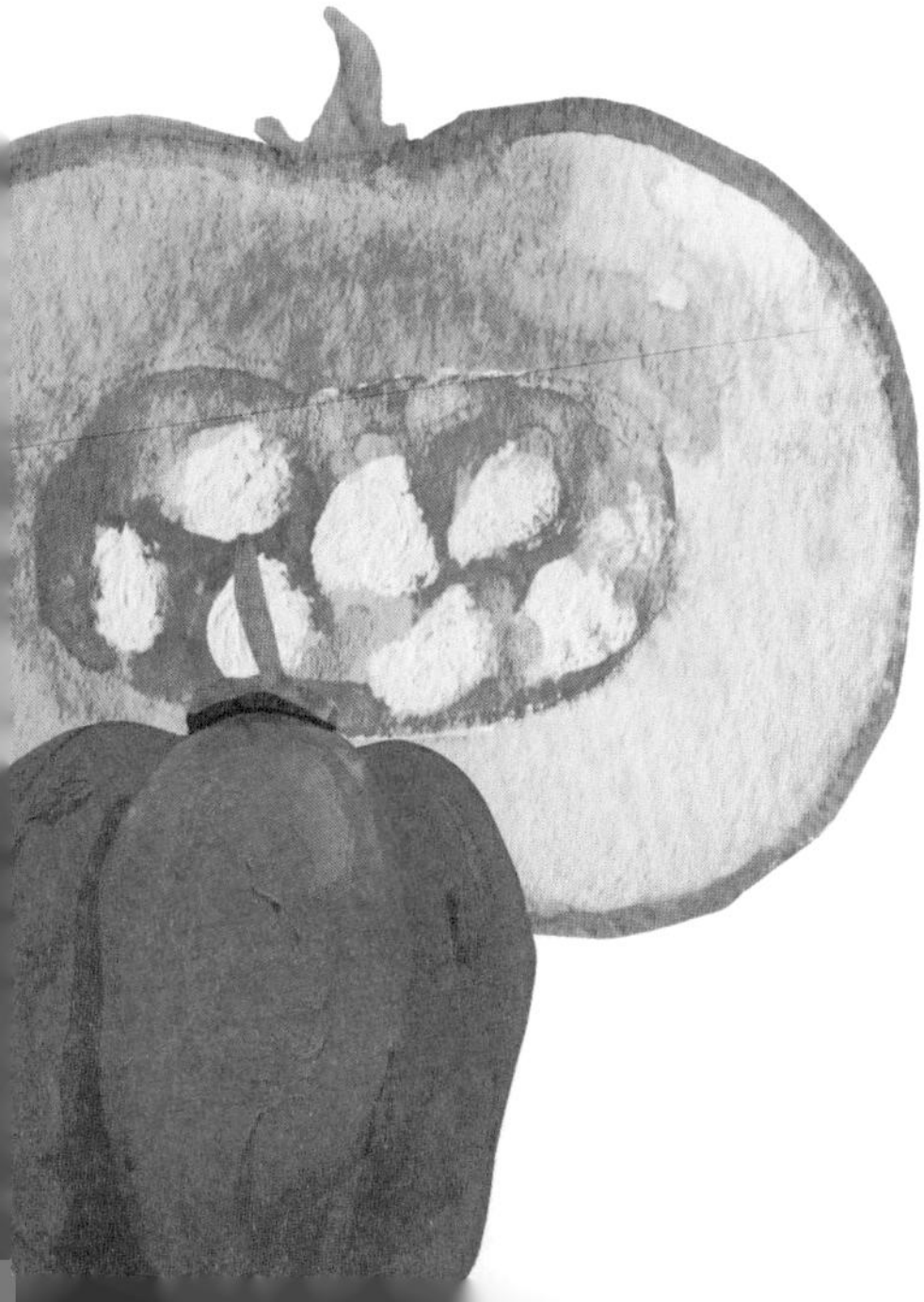

一《いち》物《ぶつ》全《ぜん》体《たい》という考え

「一物全体《いちぶつぜんたい》」とは、植物は皮も実も根もすべて食べるのが良いという考えです。

例えば——

スイカの皮は西瓜皮《セイカヒ》という生薬です。

冬瓜も皮は冬瓜皮《トウガヒ》という生薬です。

カボチャの種は南瓜子《ナンカシ》、大根の種は萊菔子《ライフクシ》という生薬です。

にんじんや大根なども皮をむかず、玉ねぎも丸ごと、ピーマンも中の種ごと全て丸ごとスープにして健康に役立てようと提案されている先生もいらっしゃいます。

私も皮や種を捨てないで、少しずつまとめてプラスチック製密閉容器に入れて冷蔵保存して、量が貯まったらスープにするように心がけています。

雑菌が付かないように、良く洗って天日干しして使う方が良いでしょう。

9/4

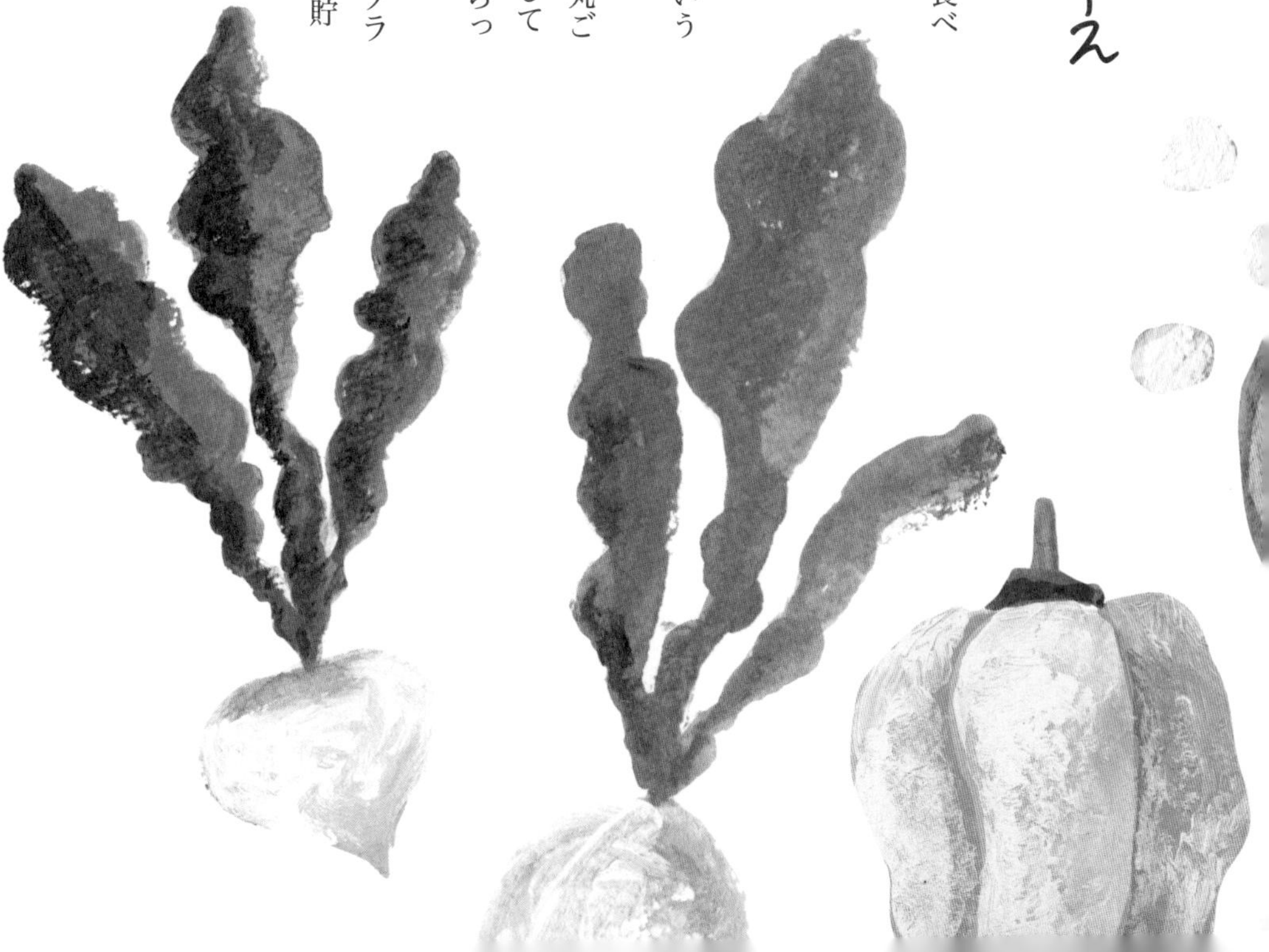

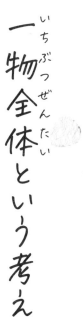

地《ち》産《さん》地《ち》消《しょう》という考え

9/5

「地産地消《ちさんちしょう》」は、地元で生産されたものを地元で消費しましょう、という考えです。

遠くから運ばれてくるものより、運搬にかかる時間が短縮されるだけでなく、費用も安価になり、飛行機やトラックによる運搬で生ずるCO_2の排出も抑えられるので「ＳＤＧｓ」にも貢献できるというメリットもあります。

薬膳からの観点からも、その土地でその季節に育った食材をその土地に住んでいる人がいただくことは意味があるのです。

例えば、暑い夏には路地で育ったトマトやなす、きゅうりなどが出回りますが、それらの夏野菜は体を上手に冷やしてくれる働きがあるので、その土地に住んでいる人たちがそれらの夏野菜をいただくことは夏を元気に過ごすことに役立ちます。

現在は世界各国から多くの食材が輸入され、食卓が豊かになったことはよいことですが、一年中夏野菜が手軽に手に入ることで季節感が薄れてきたり、冬に夏野菜をいただくことで体の冷えを助長してしまう方もいるであろうことは残念なことです。

また、季節に出回る旬の食材は新鮮であるだけでなく安価でもあるというメリットもあります。

近頃は魚離れといわれていますが、日本は四方を海に囲まれ海産物が豊富なので、ＥＰＡやＤＨＡが豊富な日本近海で獲れた地産地消の魚貝をもっと食べたいものです。

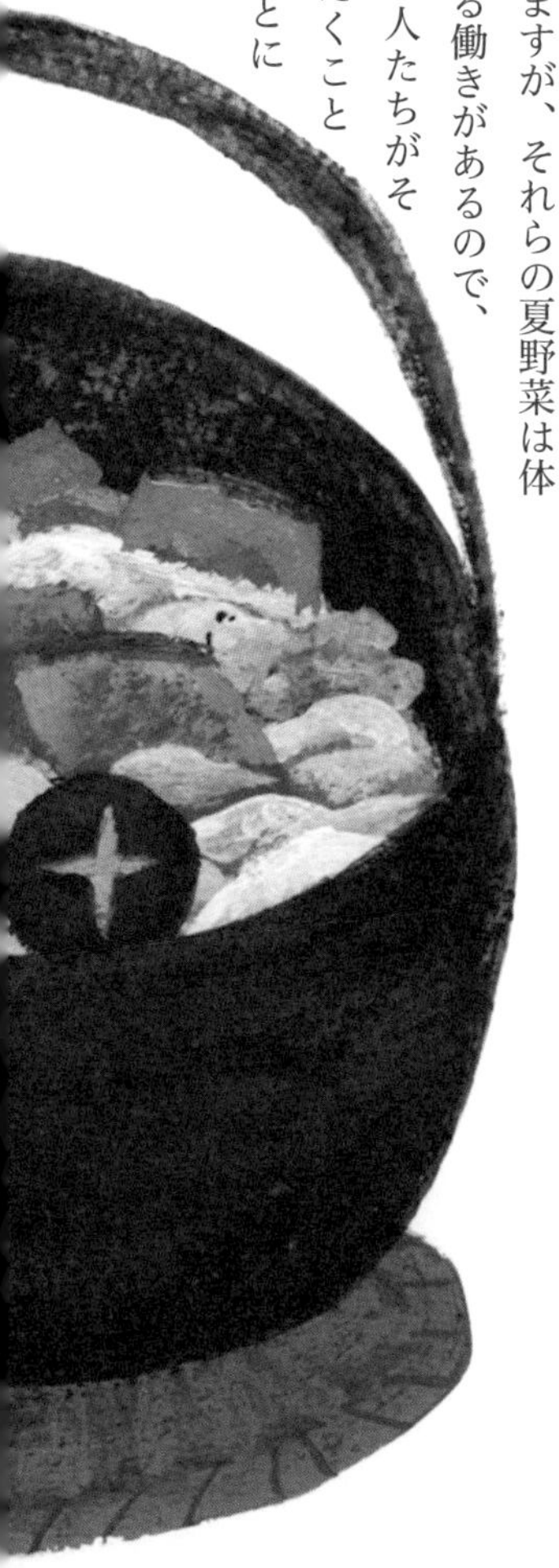

9/6

身《し》土《ん》不《ど》二《ふじ》という考え

「身《しん》土《ど》不《ふ》二《じ》」とは、体と土は切り離せないという意味です。私たち日本人は、狩猟をやめて定住するようになって以降は、先祖代々同じ土地で暮らしてきたので、生まれ育ったその土地の食べ物は、体に馴染んでいて、健康にも良いという考えです。

地方を旅行すると、味噌や漬物などの加工品や、山形県の芋煮、山梨県のホウトウ、沖縄のゴーヤーチャンプルー、北海道のジンギスカン料理など、その土地ならではの美味しい食べ物や料理がありますよね。その地方で採れた食材を使って、気候風土に合わせて工夫し調理された郷土料理は、長い間その土地に住む人々の健康に役立ってきたものです。

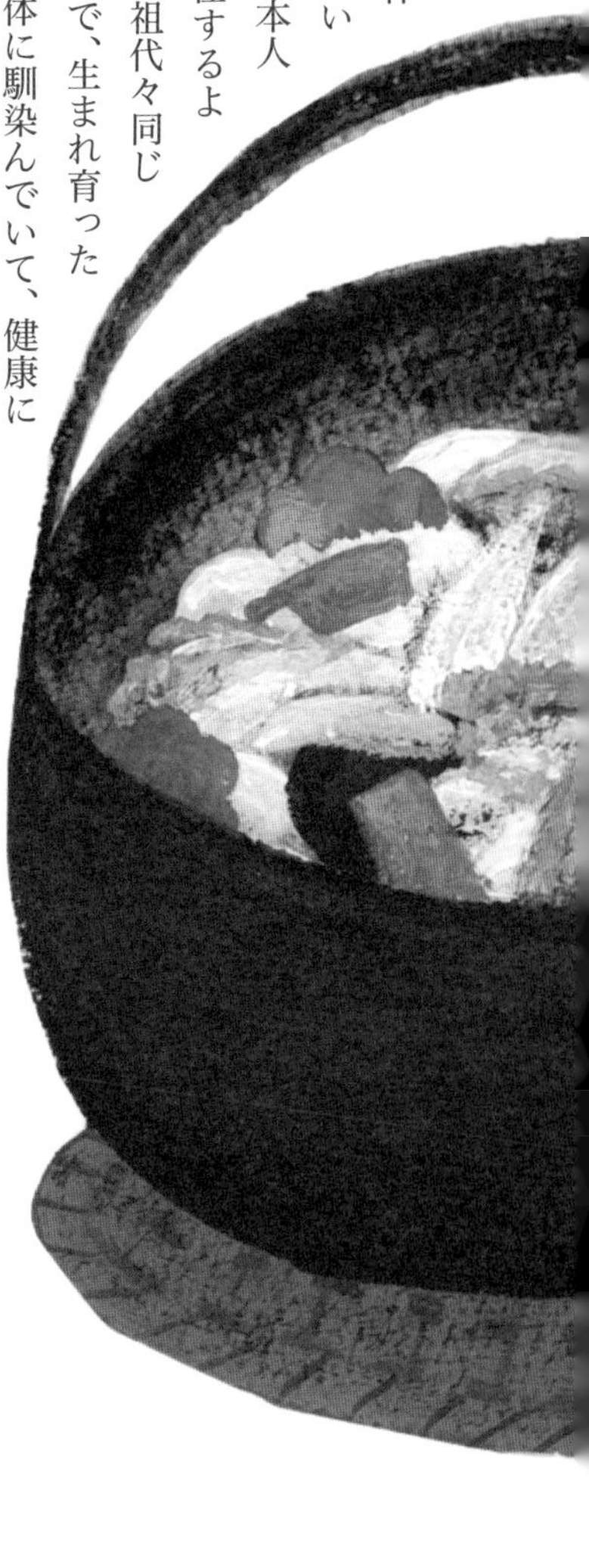

この考えは地産地消と重なる部分もありますが、大切に残しておきたい日本の文化だと思います。

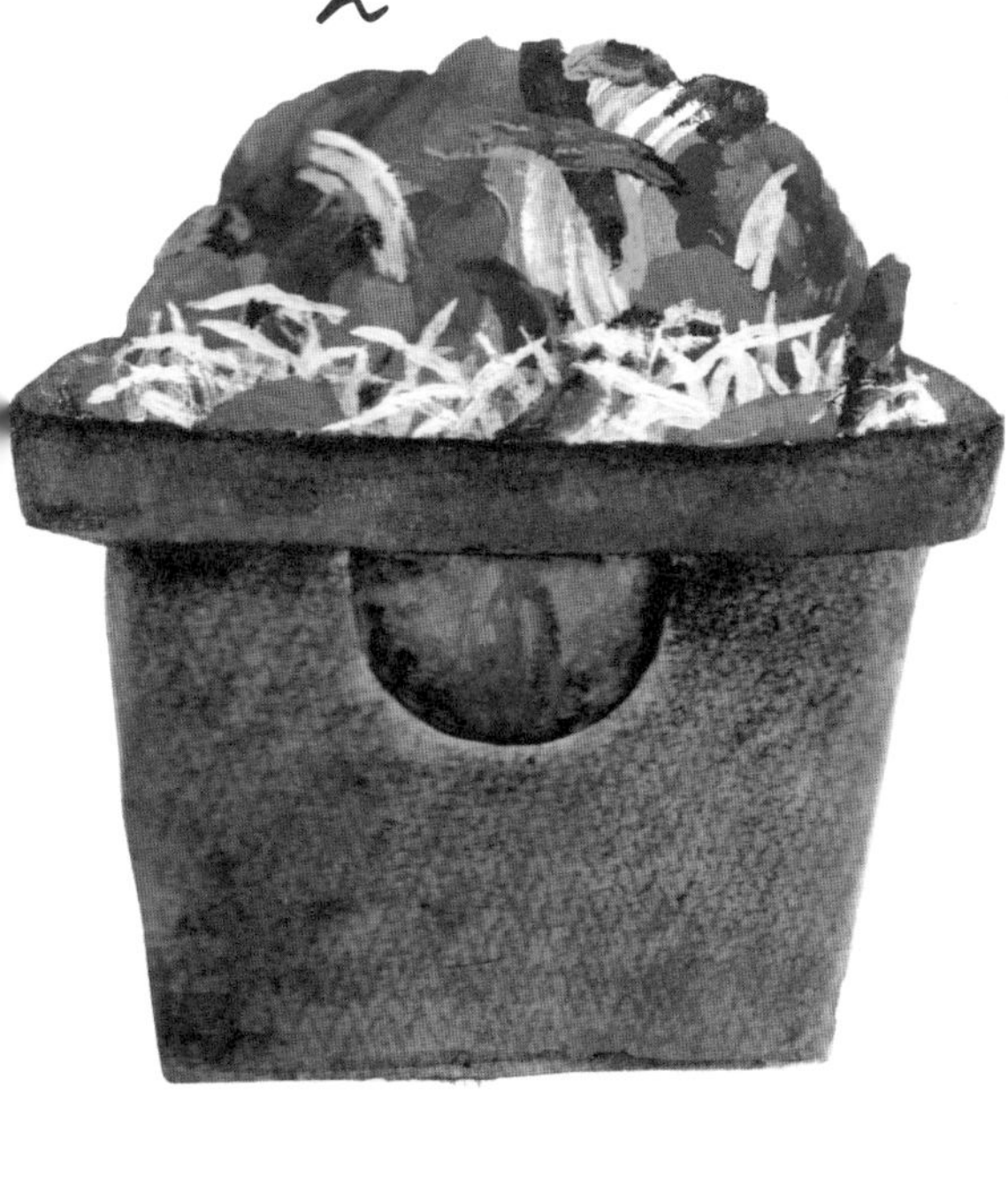

冷凍保存の利点

9/7

私は色々な食材を**冷凍保存**して利用しています。

作り方は簡単。チャック付きフリーザーバック(マチ付きでないもの)を用意してください。

冷凍庫の引き出しの高さに合わせたもので色違いを用意すれば楽です。

例えばスープやお蕎麦に使いたい長葱は小口切りにし、炒め物に使いたいものは適当な大きさに切って、それぞれパックに入れて薄く平らに伸ばします。

その他、シイタケは石づきを落として細切りに、ほうれん草や小松菜はお浸しなどに利用する場合は軽くゆでてから食べやすい大きさに切って、パックに薄く平らにして入れて冷凍します。

その他、長芋はすりおろしてドロドロにしてからパックに入れて冷凍します。ニンニクや生姜もチョッパーでみじん切りにして冷凍して利用しています。

それぞれシールに名前と年月日を書いておきましょう。

全て平らに伸ばして冷凍庫に入れて、凍ったら冷凍庫の棚に立てて並べておきます

使う時は適当な大きさにパキッと割って使えます。

＊　＊　＊

まだ真夏の暑さも残っていますが、朝晩は少し冷えてきました。初秋のこの時期の洋服選びには迷いますね。

街のショーウィンドウは一斉に秋のファッションに代わります。おしゃれな方ほど、流行に先駆けて秋物を着るようになるものです。

中国には初秋になりひんやりした空気になってきた頃の養生の仕方として「**秋凍**」という言葉があり、「少し寒くなってきても慌てて厚着をしてはいけない」という意味だそうです。

秋は毛穴を引き締めて潤いを守ることが大事です。

暑かった夏の影響で毛穴が開き気味のところに、少し涼しくなったからと直ぐに厚着をして毛穴が開き気味のまま冬になってしまうと、邪気に侵入され

9/8

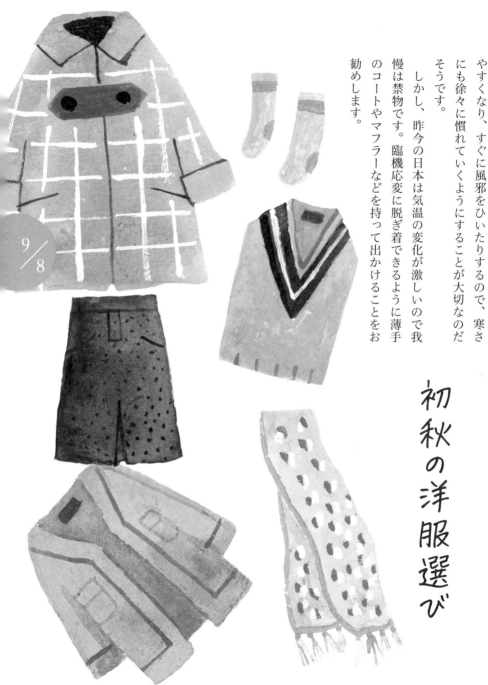

初秋の洋服選び

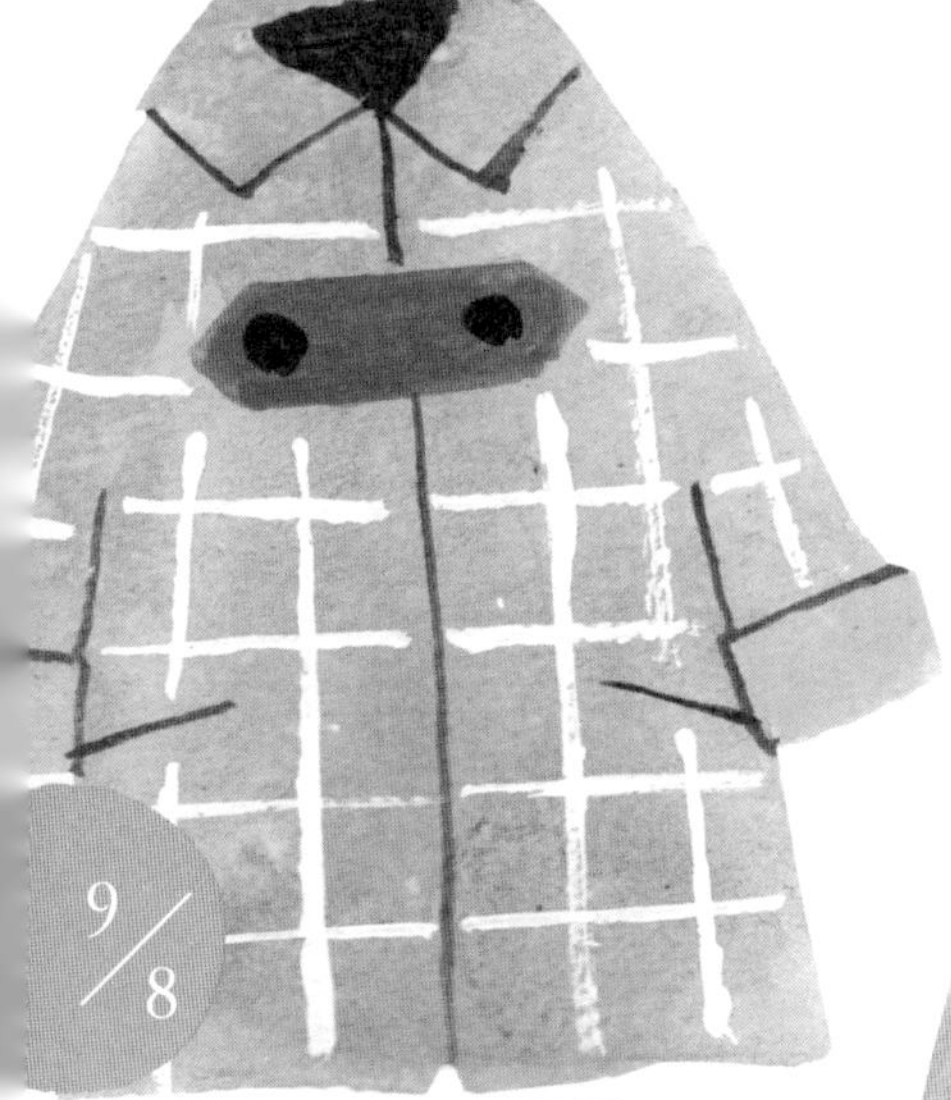

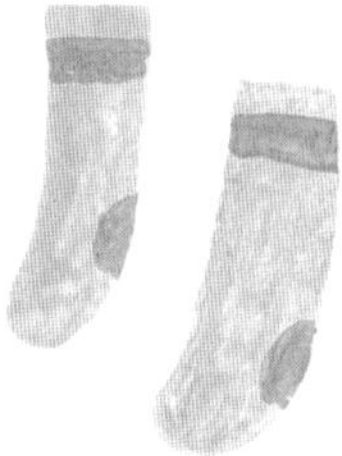

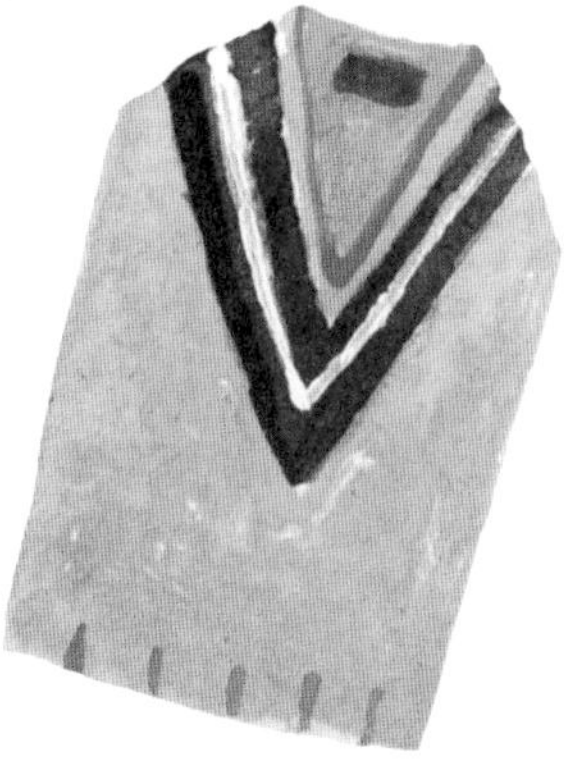

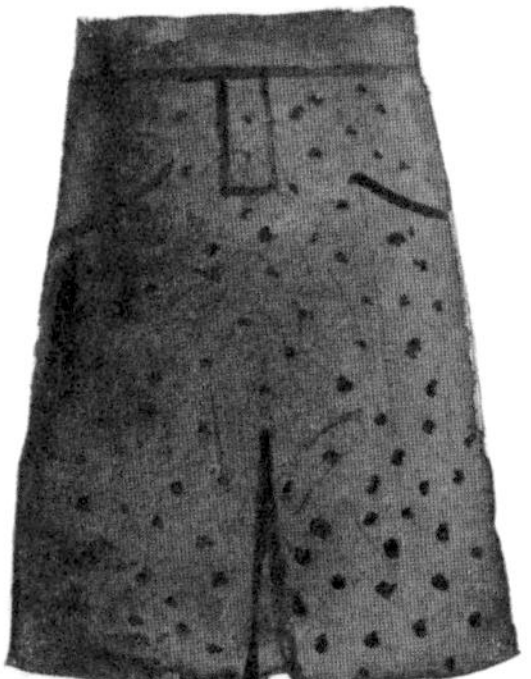

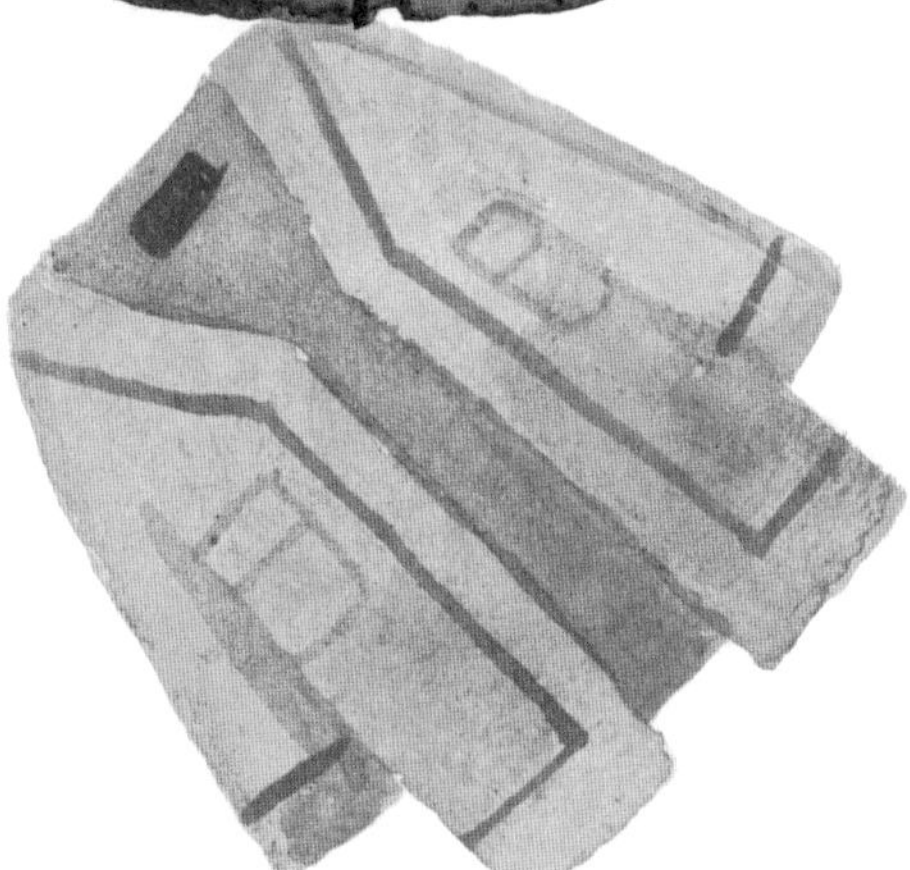

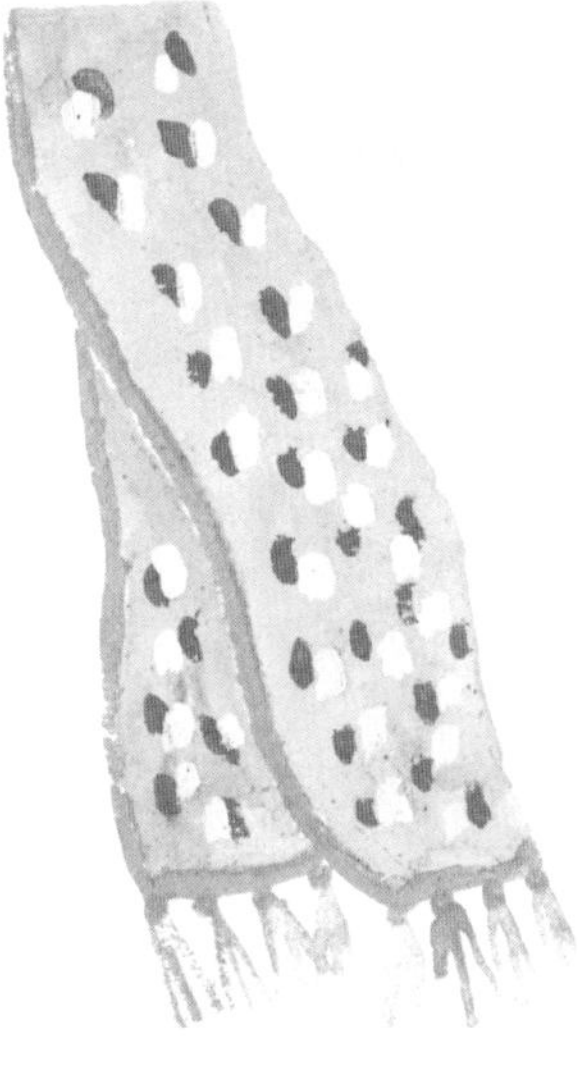

やすくなり、すぐに風邪をひいたりするので、寒さにも徐々に慣れていくようにすることが大切なのだそうです。

　しかし、昨今の日本は気温の変化が激しいので我慢は禁物です。臨機応変に脱ぎ着できるように薄手のコートやマフラーなどを持って出かけることをお勧めします。

9月9日は菊の花を

9/9

古来中国では奇数は縁起が良い、偶数は縁起の悪い数字と考えられていました。奇数は陽、偶数は陰になります。

以前台湾に旅行した時に、有名なお金持ちの家の車のナンバープレートに9999という数字が並んでいるのを指して、あの番号のナンバープレートはものすごく高い値段なのだ、とガイドさんが説明してくれました。

1月1日は正月、3月3日は桃の節句、5月5日は端午の節句、7月7日は七夕、という陽の日が続き、9月9日は一番重い「重陽の節句」といいます。別名「菊の節句」とも呼ばれ、この日は**菊の花**の香を移した菊酒を飲んで邪気を払って無病息災を祈るそうです。

今では桃の節句や、端午の節句のようにメジャーではありませんが、9月9日には菊の花のごはんや菊の酢の物などを味わってみませんか。

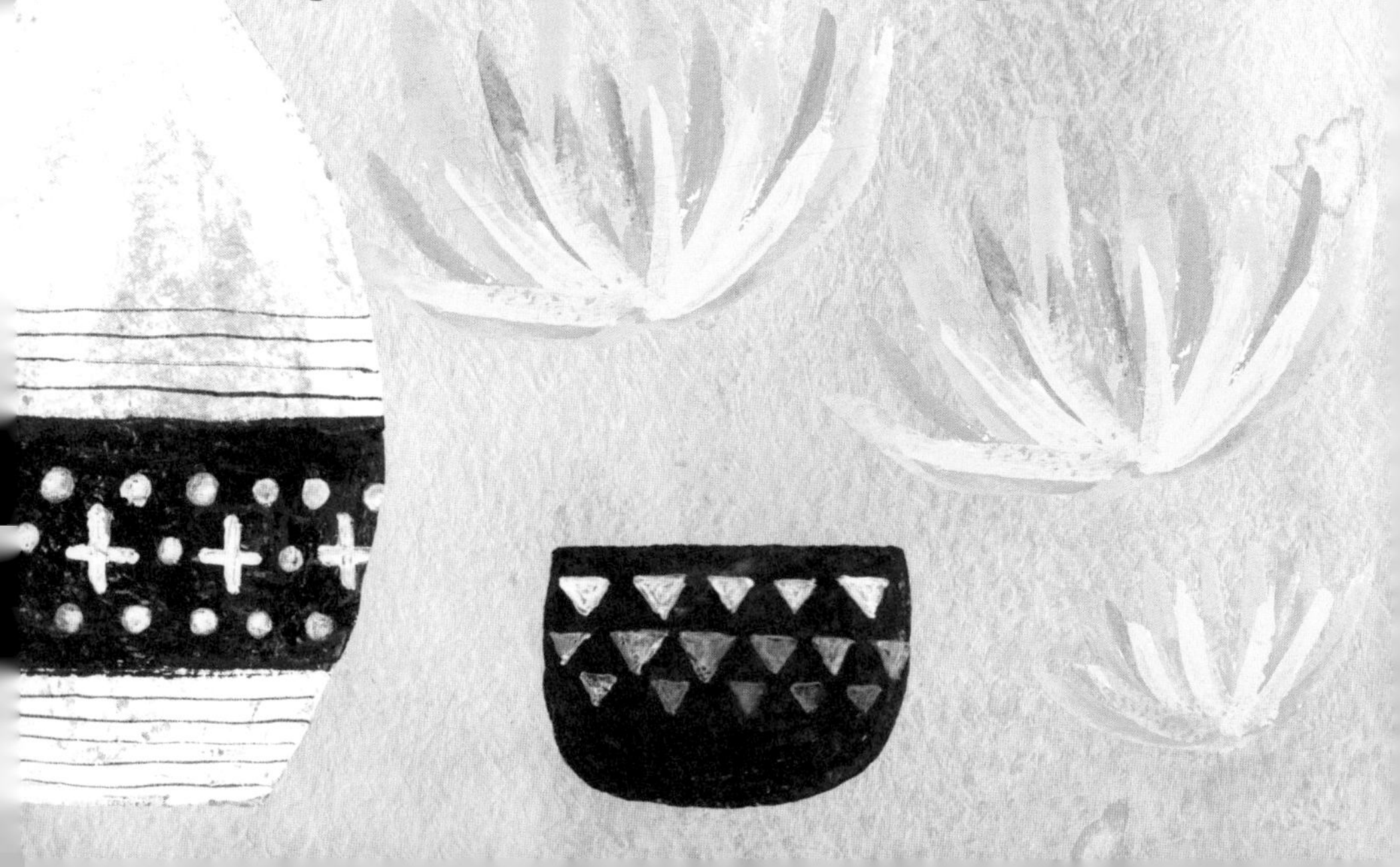

薬味で体調を整える

刺身にワサビ、おでんにカラシ、お蕎麦やうどんにはねぎやゆず、焼肉にはニンニクや生姜、サンマの塩焼きには大根おろしとスダチは定番の組み合わせですね。その他にも山椒、大葉、七味唐辛子など**薬味**は一年中大活躍します。

薬味は香りや風味を引き立てるだけでなく、毒を消したりや食欲を高めたり、寒さから体を守ったり、逆に冷やしたりするものなど、体の調子を整えて健康に役立つものでもあります。

私は定番の使い方以外にも普段の料理に色々ちょい足しして活用しています。

揚げ物など脂が多めのおかずは、大根おろしやポン酢といただくともたれず食べられます。

食欲がない時にはおかゆをよくいただきますが、みかんの皮を乾した陳皮を少し加えると良い香りで食が進みます。

私は冷え性なので、トマトのサラダを食べる時には紫蘇をちぎって加え、ごま油とポン酢をかけていただいています。

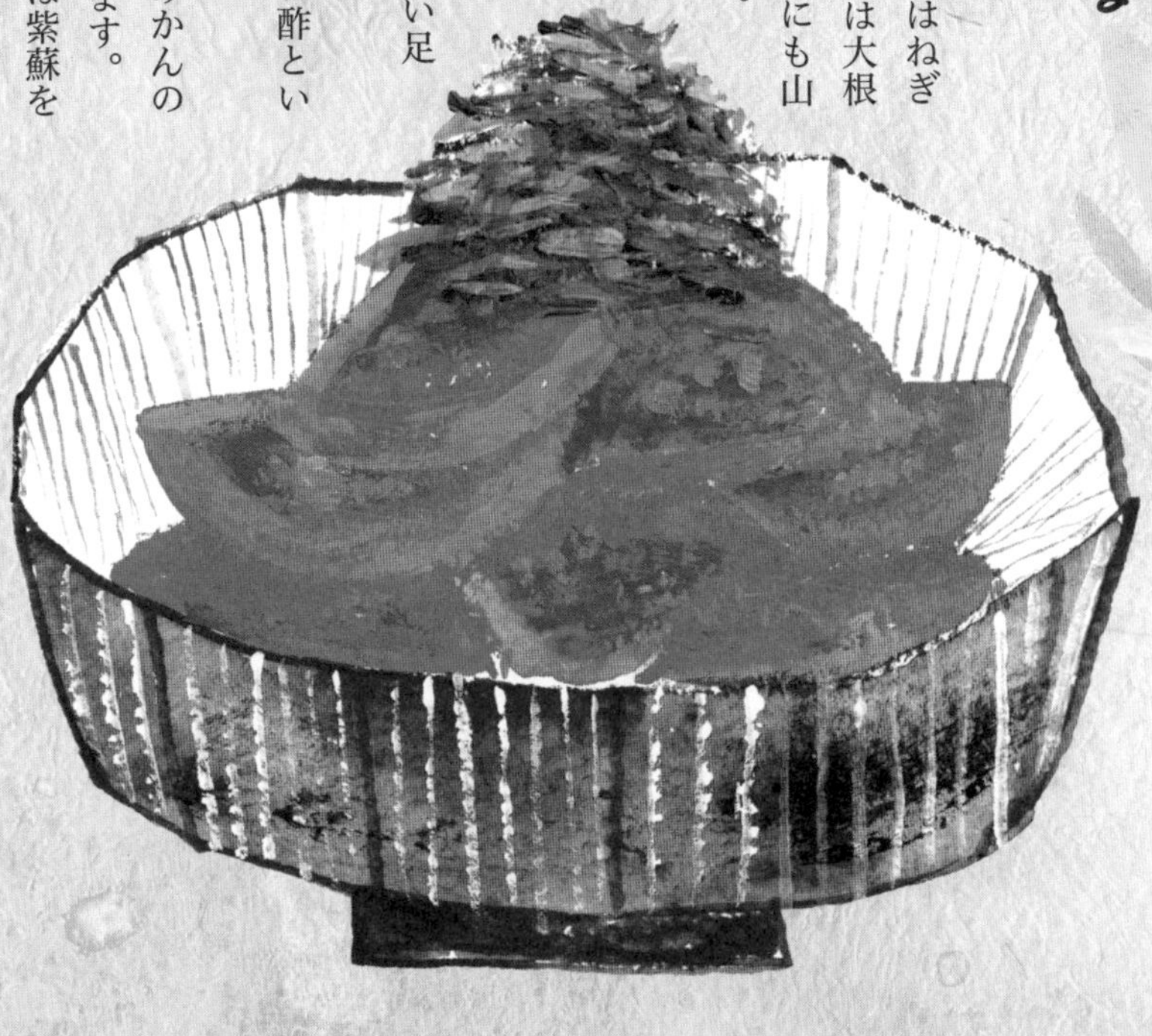

9/11

秋は肺が大切になる

秋といえばスポーツの秋、読書の秋、芸術の秋ですね。運動会や文化祭など楽しい行事が続きます。中秋の名月、物思う秋など何となくロマンチックな気分になる季節でもあります。

一方、夏が過ぎて秋風が吹く頃になると、夏のジメジメした気候から一変して空気が乾燥してきます。この季節は乾燥の邪「**燥邪**《そうじゃ》」が体を痛めつけます。（反対に夏の季節に湿邪で弱った脾は元気になり、「食欲の秋」を迎えます）

五臓というワンチームにおける**肺**の担当は、呼吸や気の生成・運行などの他に外邪から体を防衛することです。初秋は残暑と乾燥、晩秋は寒さと乾燥との戦いになりますので、肺は大忙しです。（季節と五臓のルール☞12月28日）

肺は湿を好み乾燥を嫌うという性質があるので、燥邪によって肺が乾燥すると働きが低下します。秋の乾燥は肺の働きを低下させて免疫力を低下させるのです。

＊　＊　＊

肺は五臓の中で一番高いところから傘のように他の臓腑を覆っています。

また、肺は皮毛を通じて敵である外邪と真っ先に戦い、身体全体を守っているので、**華蓋**《かがい》といわれています。

華蓋というのは王様の専用車の上の部分のことで、蓋は傘という意味です。

一方で肺は**嬌蔵**《きょうぞう》とも呼ばれ、寒さや乾燥などの影響を受けやすいデリケートな臓器でもあります。

例えば、秋風が吹き始めると急に咳が出始めることがあります。

9/12

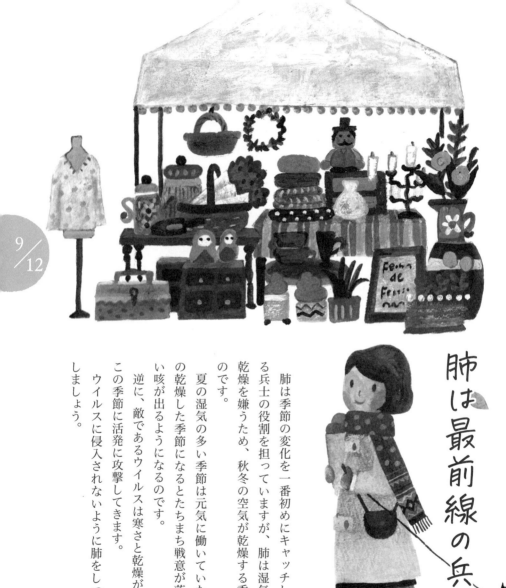

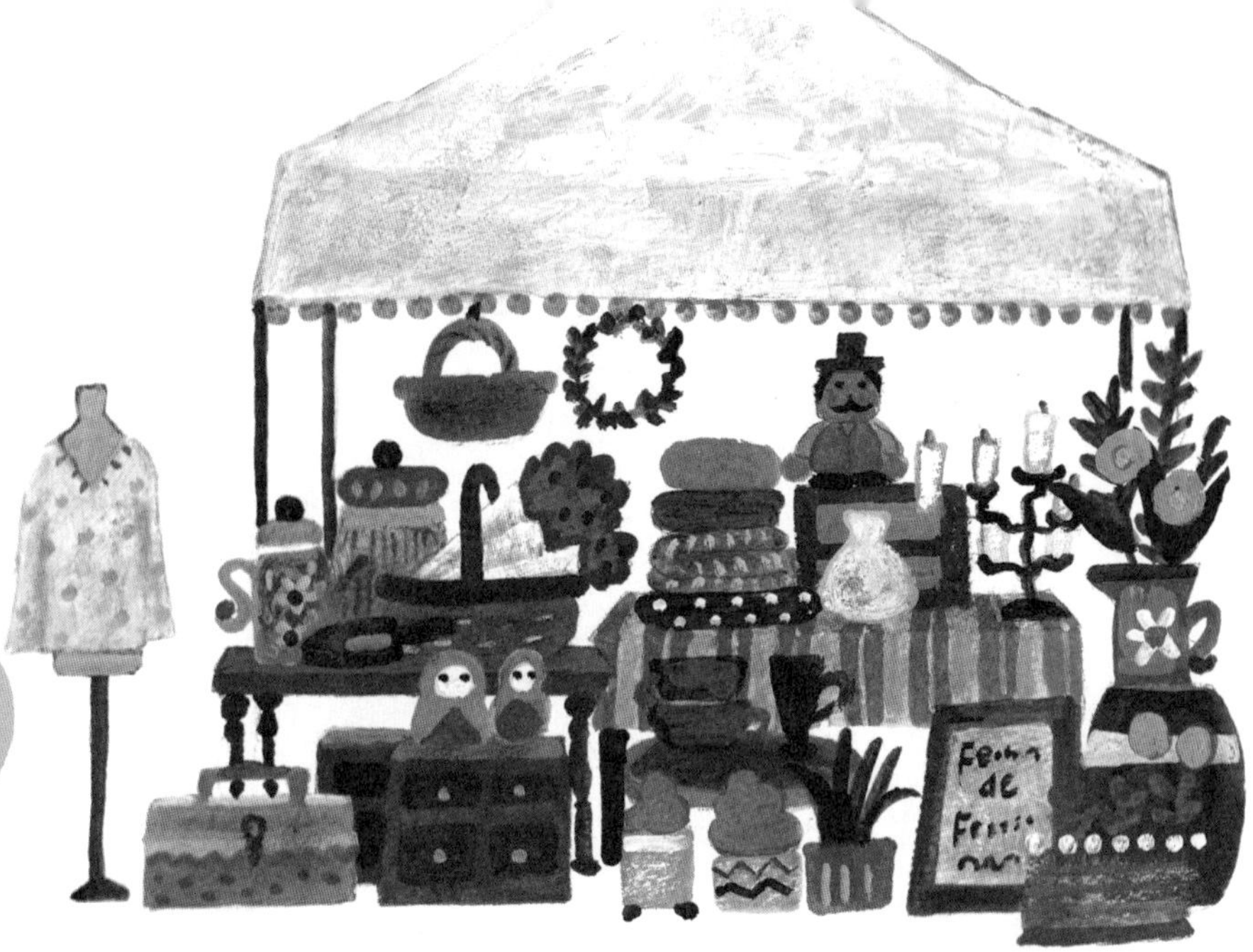

肺は最前線の兵士

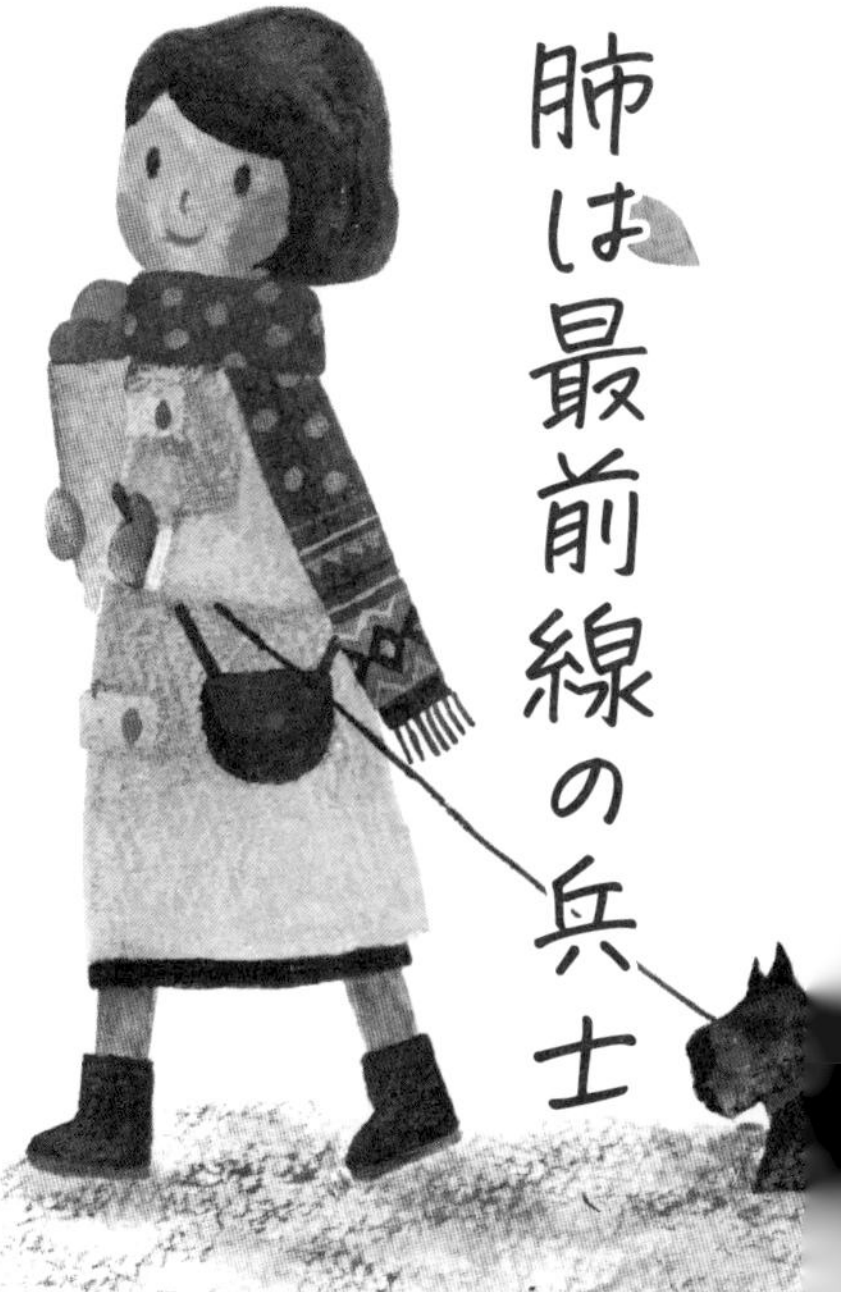

肺は季節の変化を一番初めにキャッチして反応する兵士の役割を担っていますが、肺は湿気を喜び、乾燥を嫌うため、秋冬の空気が乾燥する季節に弱いのです。

夏の湿気の多い季節は元気に働いていた肺は、秋の乾燥した季節になるとたちまち戦意が落ちてしまい咳が出るようになるのです。

逆に、敵であるウイルスは寒さと乾燥が大好きで、この季節に活発に攻撃してきます。

ウイルスに侵入されないように肺をしっかり意識しましょう。

外邪《がいじゃ》は鼻と喉と皮膚から入る

夏は暑さ（暑邪）と湿気（湿邪）に悩まされましたが、秋風が吹く頃になると、気温は徐々に下がりはじめ、夏のジメジメした気候から一変して空気が乾燥してきます。

ウイルスは温度や湿度が低い環境が大好きなので、この頃になると風邪のウイルスやインフルエンザが活発に活動し始めます。

そこで秋に風邪をひかないためには、まずウイルスの侵入を防ぐことが先決です。

漢方では「**肺は鼻に開竅《かいきょう》する**」「**肺は皮毛を主《つかさど》る**」というように、外邪は鼻や喉、皮膚から侵入してくると考えます。

風邪をひきやすい方や咳が出やすい方は、マスクの着用と皮毛を守る暖かな服装を心がけましょう。

寒く乾燥する冬の季節は、目安として室内温度18度から22度、湿度は50%から60%の状態を保てれば、風邪の予防になるといわれています。

＊　＊　＊

冬は寒邪が主体の風邪をひくことが多いので、寒気がして風邪かなと思った時には、生姜や紫蘇など体を温める食材をお勧めしています。

一方、秋は燥邪による喉の乾燥や痛み、咳などの肺の症状が現れやすいので、**肺を潤す食材**をプラスすることが大切です。

また、夏の暑さが残る初秋に体が熱を持っている場合には熱を冷ますものと潤すもの、晩秋になって体が冷えてきている場合には温めるものと潤すものが合うことが多いですが、症状によって選ぶことが大切です。

風邪のひき始めに生薬としても使われている熱を冷ます食材にはハッカ、桑の葉、菊花など、温める食材は紫蘇、生姜、ねぎなどがあります。

肺を潤す食材としては杏、梨、りんご、柿、枇杷、銀杏、松の実、キクラゲ、ハチミツなどをケースバイケースで併用すると良いです。

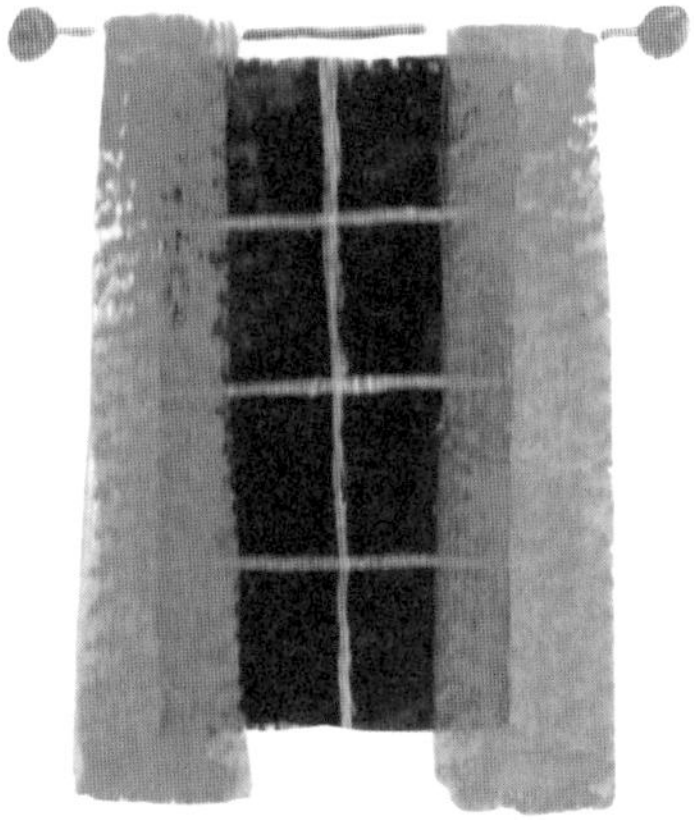

9/14

風《か》邪《ぜ》かなと思ったら

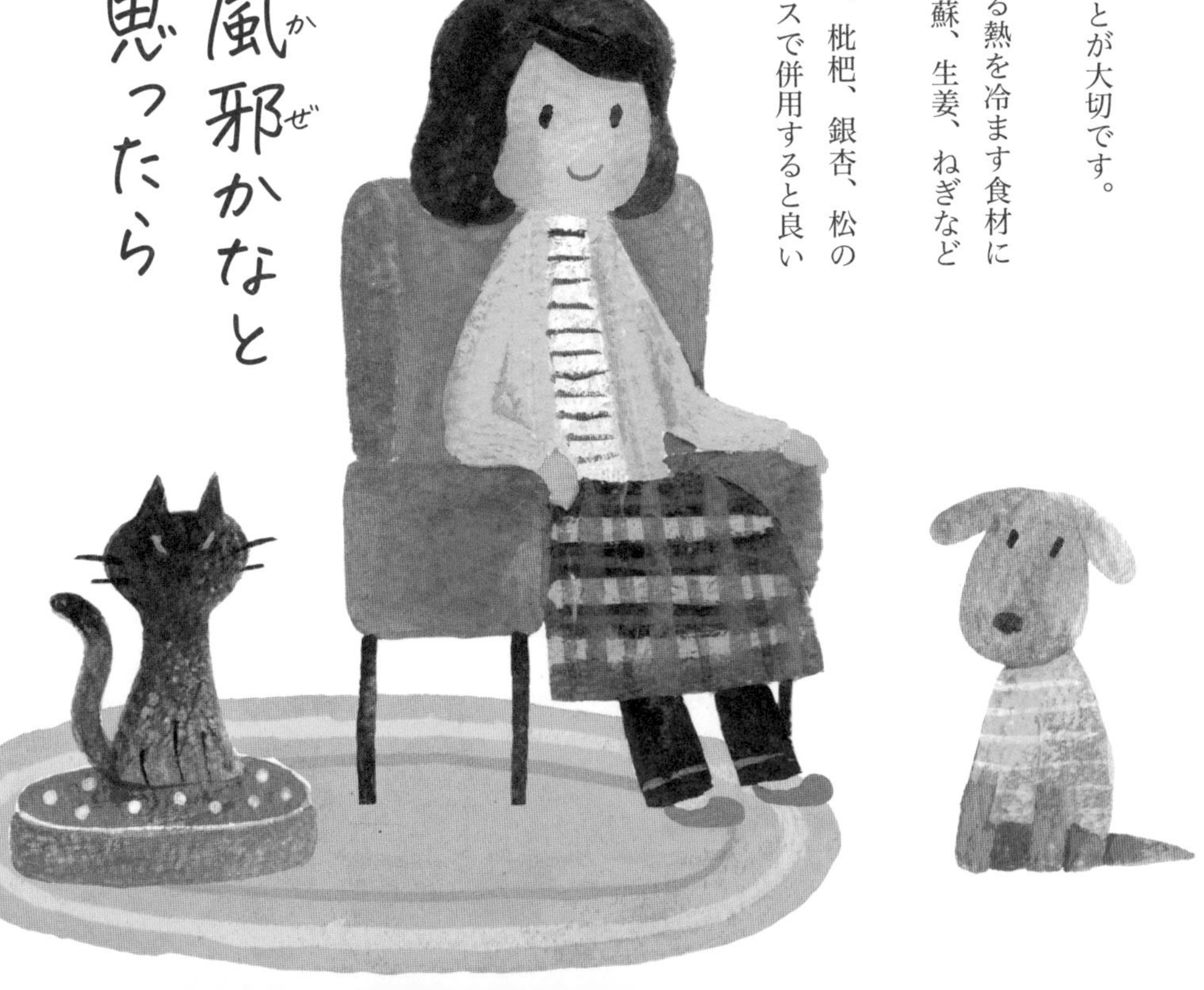

肺はスプリンクラー

9/15

肺は体を寒さや乾燥から防衛する働きのほかに、脾から運ばれてきた栄養分をシャワーで降り注ぐように臓器や組織、皮膚に運んだり、不用なものを呼気や汗で排出したり腎に送って尿で排出したりする働きをしているのです。

この働きに支障が出ると、皮膚に栄養が行き渡らなくなってカサカサになったり、水の排出に支障がおきて、顔やまぶたがむくんだりします。

肺は冬になると毛穴をキュッと閉じて寒さから身を守り、夏は熱を逃がすために毛穴を開きます。

運動もしていないしないのに日中汗をかいたり、暑くもないのに疲れると寝汗をかいたりする方は、肺が毛穴に気を十分運べないため、毛穴を正常に開閉することができずに開きっぱなしになっている可能性があります。

肌がカサカサして、年齢以上にシワが多い方もこの作用に支障が起きている可能性があります。

また、肺の腑は大腸なので、肺が乾燥すると大腸も乾燥して便秘になることがあります。

肺を潤す効果がある杏仁は、大腸を潤す働きもあり便秘にも有効です。

このように、**肺は鼻、皮膚、大腸の働きに影響**しますので不調を感じている方は意識してみましょう。

痰が溜まって苦しい

いつも痰が絡んだ咳をしている方や、副鼻腔炎や後鼻漏（喉に痰がいつも流れ落ちる）がなかなか治らない方はいらっしゃいませんか？

漢方で考える胃腸（脾）は、食べたものを消化して、必要な栄養分や水分を肺に送ります。

しかし、胃腸が健康でない人は、消化できなかった不必要なものが痰となって、一緒に肺に送られてしまうのです。

こうして肺に溜まった痰は、鼻や喉で副鼻腔炎や後鼻漏のような症状を起こすと考えます。

この関係は「**脾は生痰の源、肺は貯痰の器**」という言葉で表現されています。

いつも痰が溜まって苦しい人は、肺だけでなく、胃腸の調子も見直してみましょう。

肌荒れが気になりませんか？

9/17

秋口になると急に肌荒れや肌にツヤがなくなるのを感じることがありませんか？

その原因は肺が関係しているかもしれません。肌荒れと肺が関係するって不思議ですよね。

「**肺の体は皮に合し、その華は毛にある**」という言葉があるように、漢方では、皮膚の不調の原因の一つは肺にあると考えます。

肺は胃腸で消化吸収した栄養物や水液をシャワーのように全身に降り注いで組織や肌を滋養するという働きがあります。

秋の乾燥は肺の働きを低下させ、肌を滋養する働きが弱くなってしまうのです。

そのため、秋は肌荒れやかゆみなどの肌トラブルも起こりやすくなります。

皮膚の不調は、クリームなどの保湿剤に頼るだけでなく、肺の機能を高めて体の中から改善することも大切です。

ユリ根、白ゴマ、白キクラゲなどの白い食材や、梨、柿、りんごなど秋のフルーツは肺を潤す効能があります。

乾燥による肺の不調は、風邪をひきやすくなるだけでなく、肌荒れや手荒れなどの皮膚の不調、便秘など大腸の不調の原因にもなりますので、秋は肺を潤す食材を意識して食べましょう。

＊　＊　＊

漢方では、**肺**は**白色**と**辛味**が五行で関連しています。白胡麻、白キクラゲ、牛乳など白い色の食べ物には乾燥が苦手な肺を潤す効能のあるものが多いです。秋が旬のりんごや梨なども白い食べ物ですね。

また辛味は肺が好み肺に入りやすい味なので、適

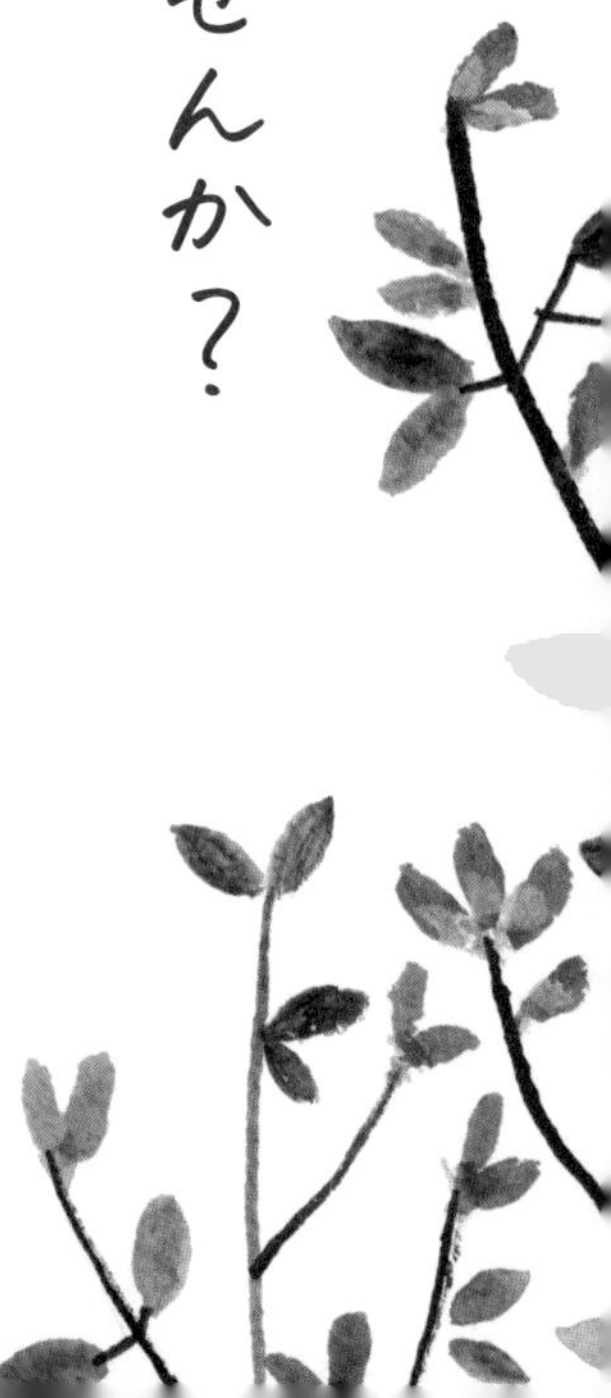

量をとると肺の機能が活発になるとされています。

辛い味は血の巡りを良くして体を温めたり、発汗を促す働きがあります。

しかし辛味の使い方には注意が必要です。秋は暑い夏に消耗した潤いを、冬に備えて増やして逃がさないために毛穴を引き締めておく必要がありますが、辛味の使い方によっては、発散させすぎて潤いを逃してしまい、逆効果になってしまいます。

辛味に限らないですが、昨今は気候も従来とは変わってきているところも多いので、それぞれの味の特性をよく理解して臨機応変に上手に活用する事が大切だと思っています。

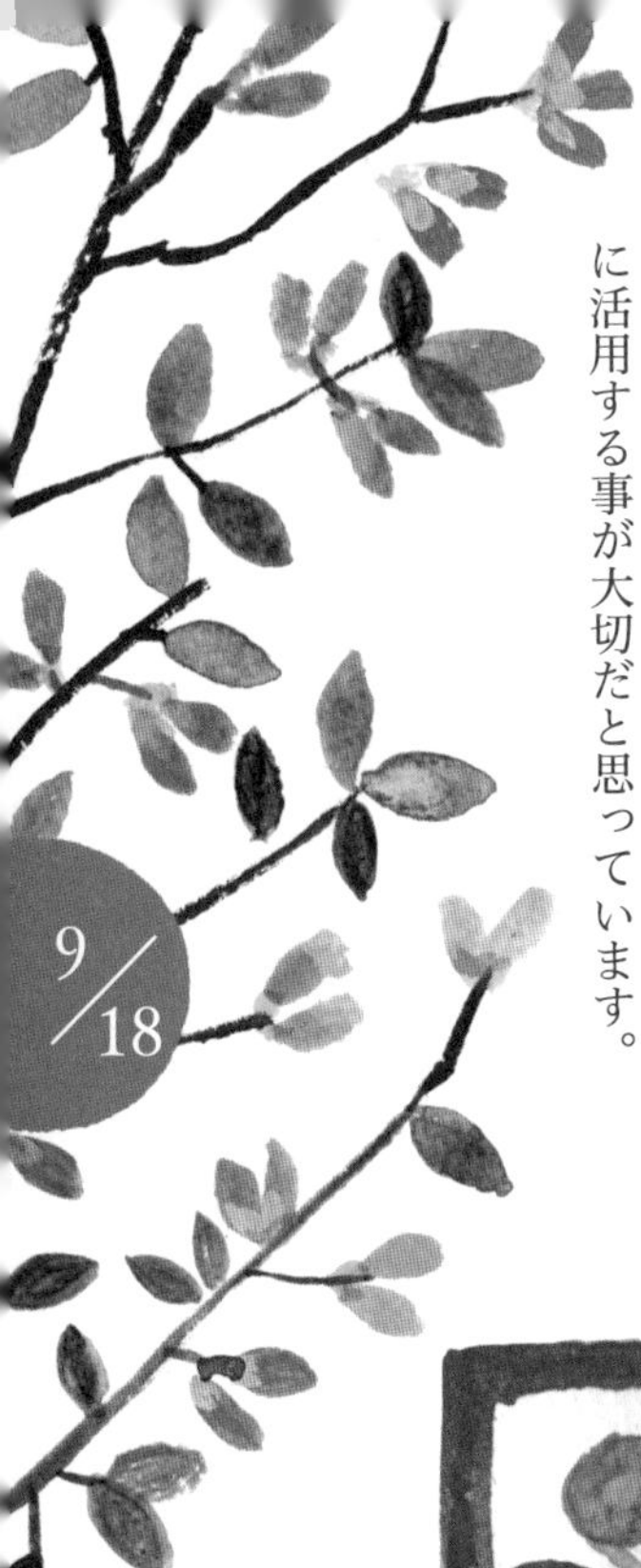

9/18

肺は白、辛い味

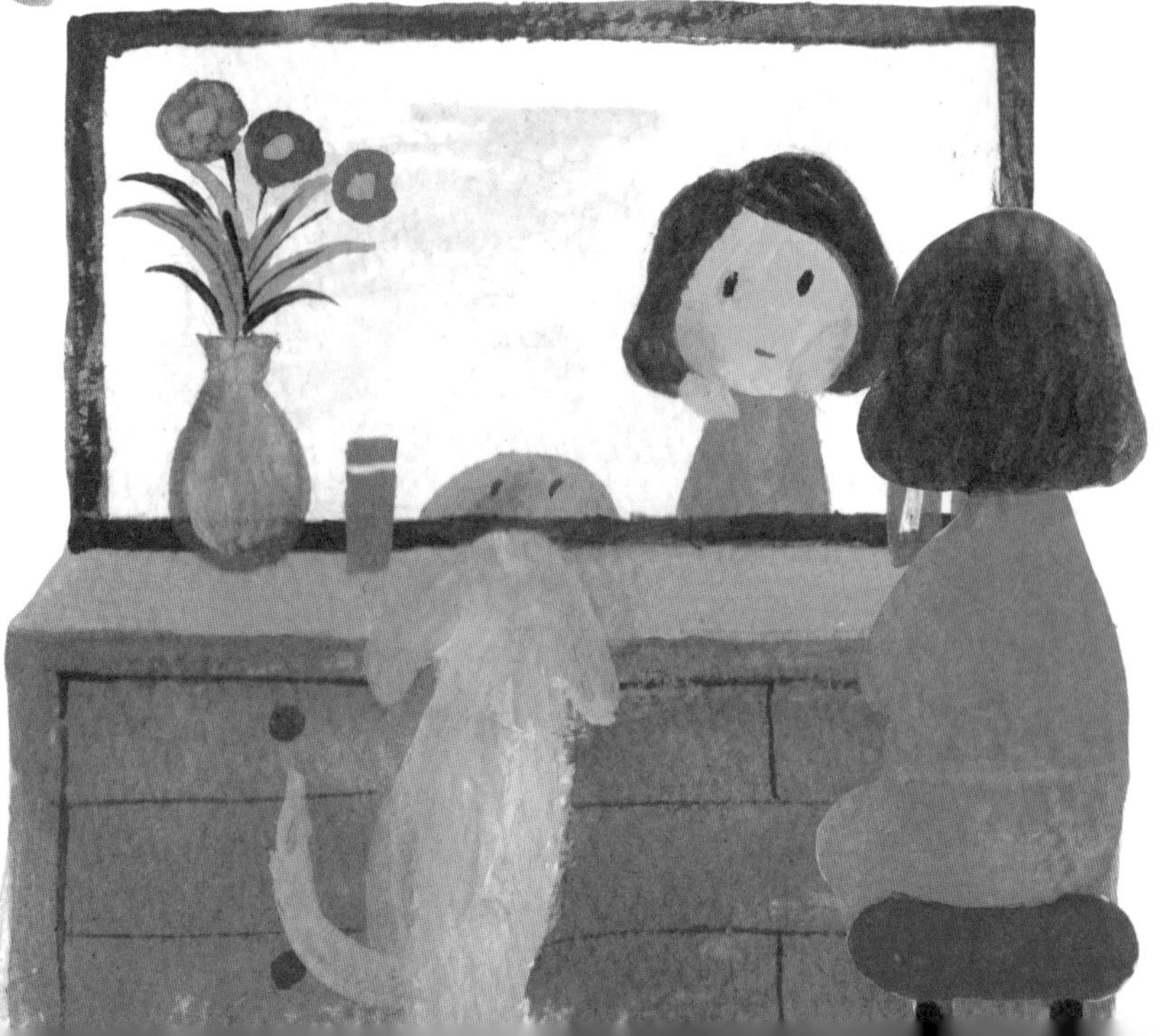

少《しょう》辛《しん》多《た》酸《さん》という考え

少《しょう》辛《しん》多《た》酸《さん》という考え方があります。秋には、辛味は控えめにして酸味をとると良い、という意味です。

辛味は五臓の肺に入りやすく、体を温めて気血を巡らせ、発汗を促すなどの働きがあります。寒さが加わる頃に、ねぎ、生姜、コショウ、カラシなど辛いもので温めてあげると肺の働きが良くなります。

一方で、肺は乾燥が苦手ですが、空気が乾燥する秋に発汗しすぎると体が乾いてしまうので、辛味のとりすぎにも注意が必要です。

また五行で秋は肺の季節なので、肺の機能が活発になると相克関係の肝が弱くなるので、酸味で肝を助けるという意味もあるようです。

秋には適量の辛いものや酸味のもの、潤いを補う食材などをバランスが良くなるようにとるようにしたいですね。

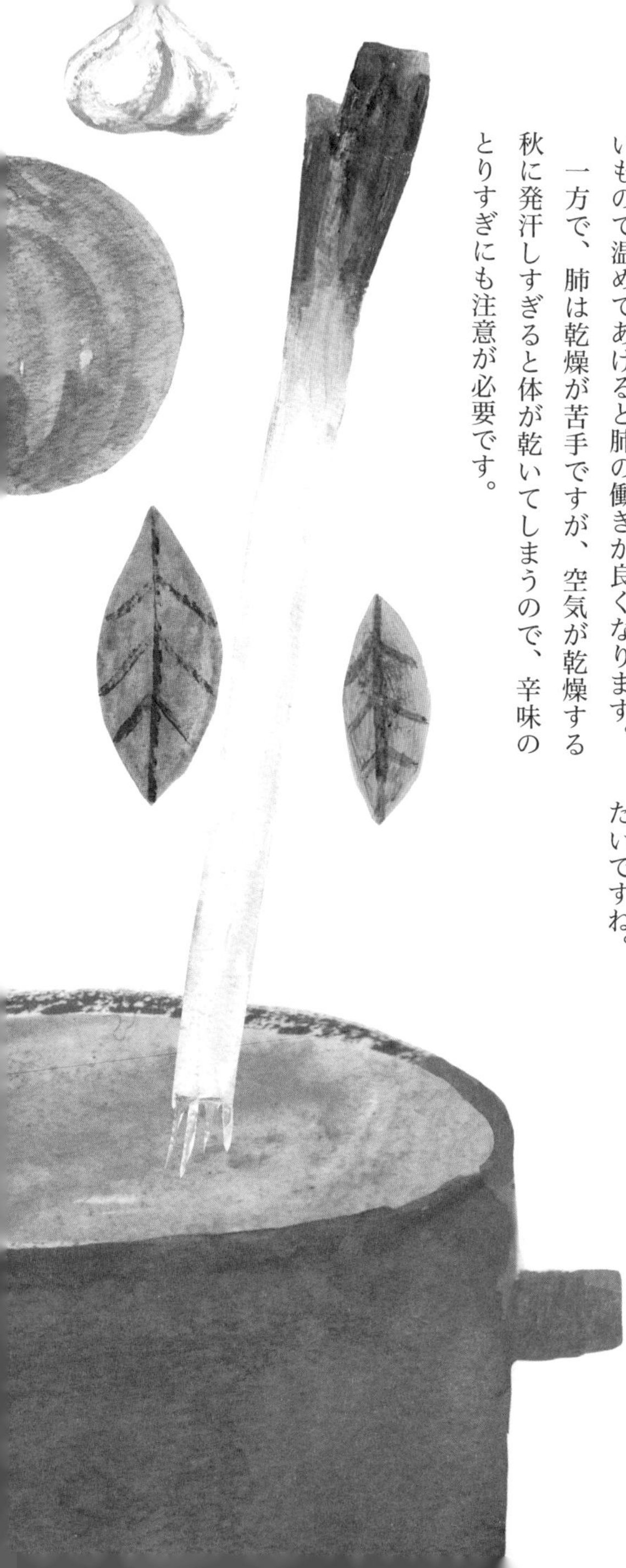

9/20

外からの乾燥、中からの乾燥

水毒にも寒がり水毒（寒湿）と暑がり水毒（湿熱）があるように、乾燥にも外からの乾燥と体の中からの乾燥があります。

秋の季節に起こる外からの乾燥を**外燥**《がいそう》といいます。

一方、夏の間の汗のかきすぎ、働きすぎ、睡眠不足、香辛料のとりすぎなどで、陰虚という潤い不足の体質になってしまうことがあります。

また血が不足している血虚の方も肌に栄養を運べなくなるので潤い不足が起こります。

この陰虚や血虚の乾燥は**内燥**《ないそう》といいます。

秋の外燥は季節の問題なので防ぎようがありませんが、内燥は自分自身が招いた問題です。

秋には、体に潤いを補う食べ物がたくさん出回ります。

生活習慣を改め、潤いを補う食材を積極的にとりましょう。

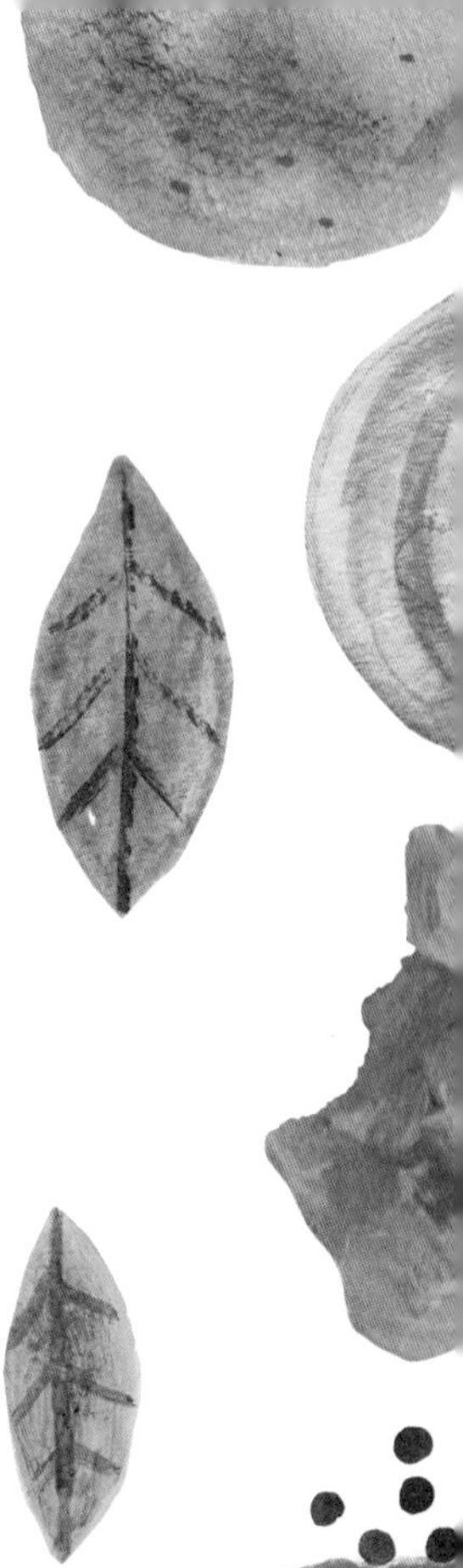

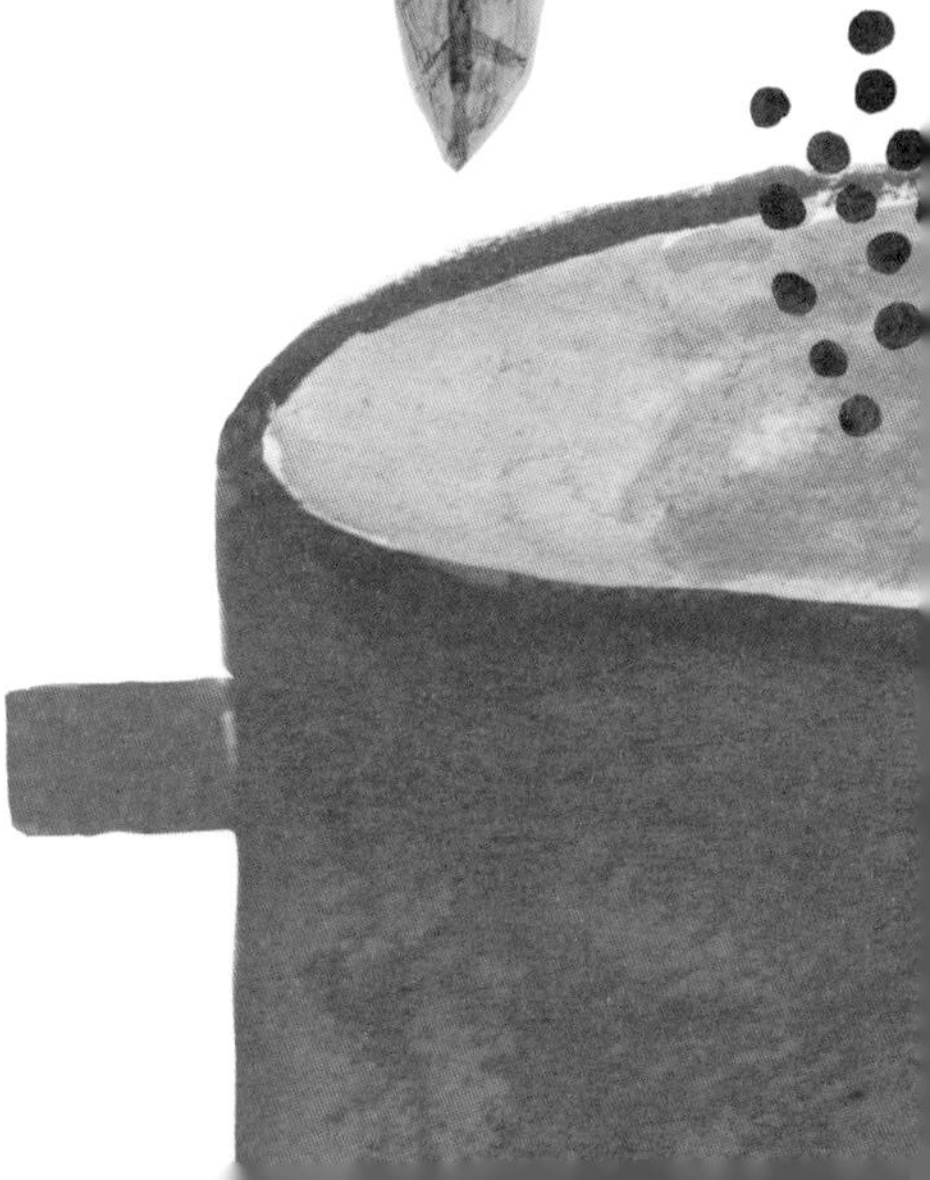

9/21

梨の効能

涼、甘・微酸　肺・胃

梨は体の潤いを増やす、肺を潤す、体の熱をとる、咳を止める、痰を取り除く、酒の毒を解消するなどの効能があります。

喉の乾き、空咳や痰がからまる咳、肌荒れ、二日酔いなどに活用されています。

梨と白キクラゲのデザートは秋の乾燥を改善する薬膳としてよく紹介されていますね。

夏の季節には体を冷やして喉の渇きを抑えてくれるトマトやきゅうりがたくさん出回りました。

同じように、まだ暑さの残る初秋の季節には梨やりんご、柿など喉の渇きを潤してくれるフルーツが収穫されます。

まさに旬の食材は体のバランスを整えてくれる食材です。自然の恵みを感じますね。

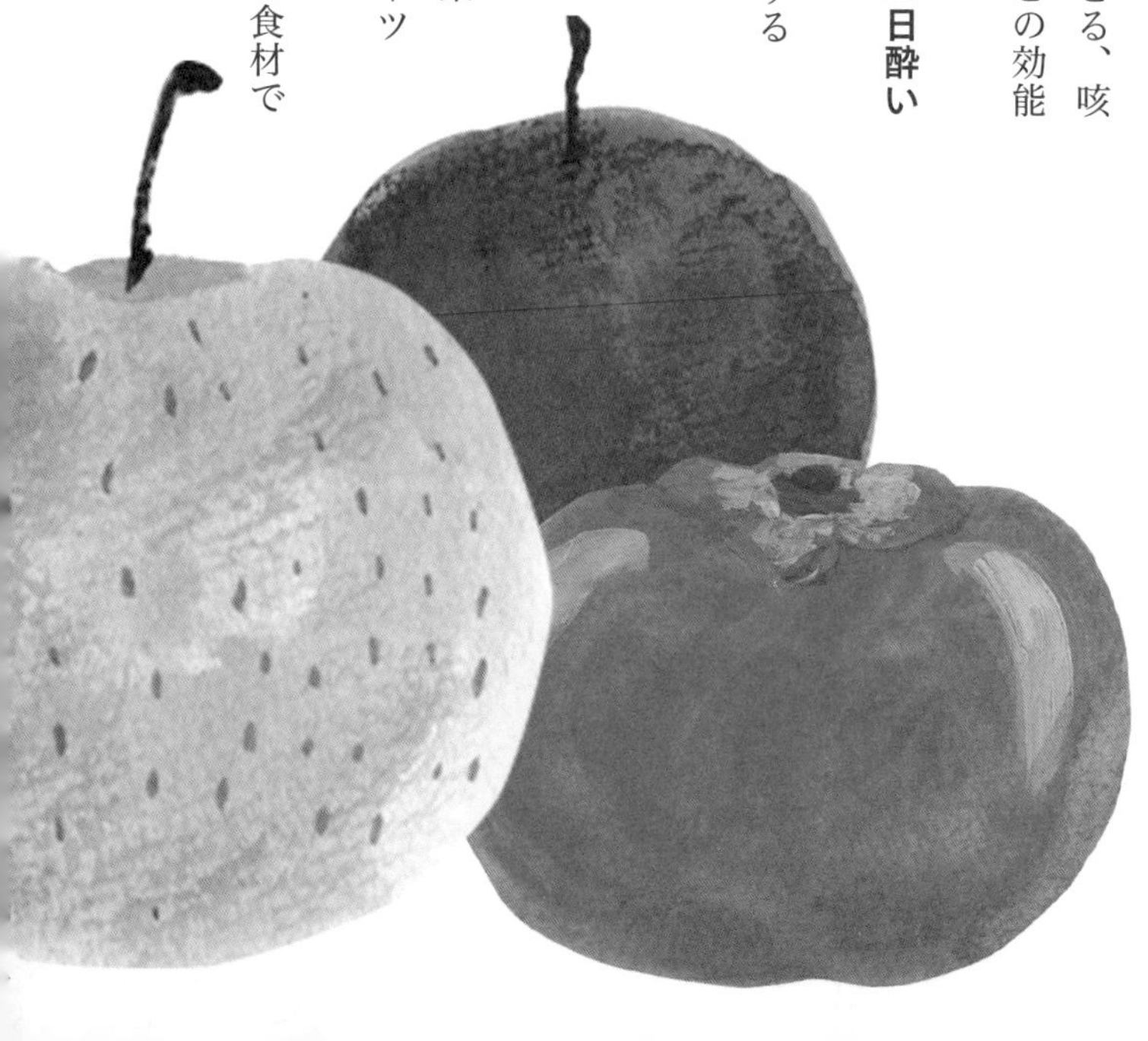

9/22

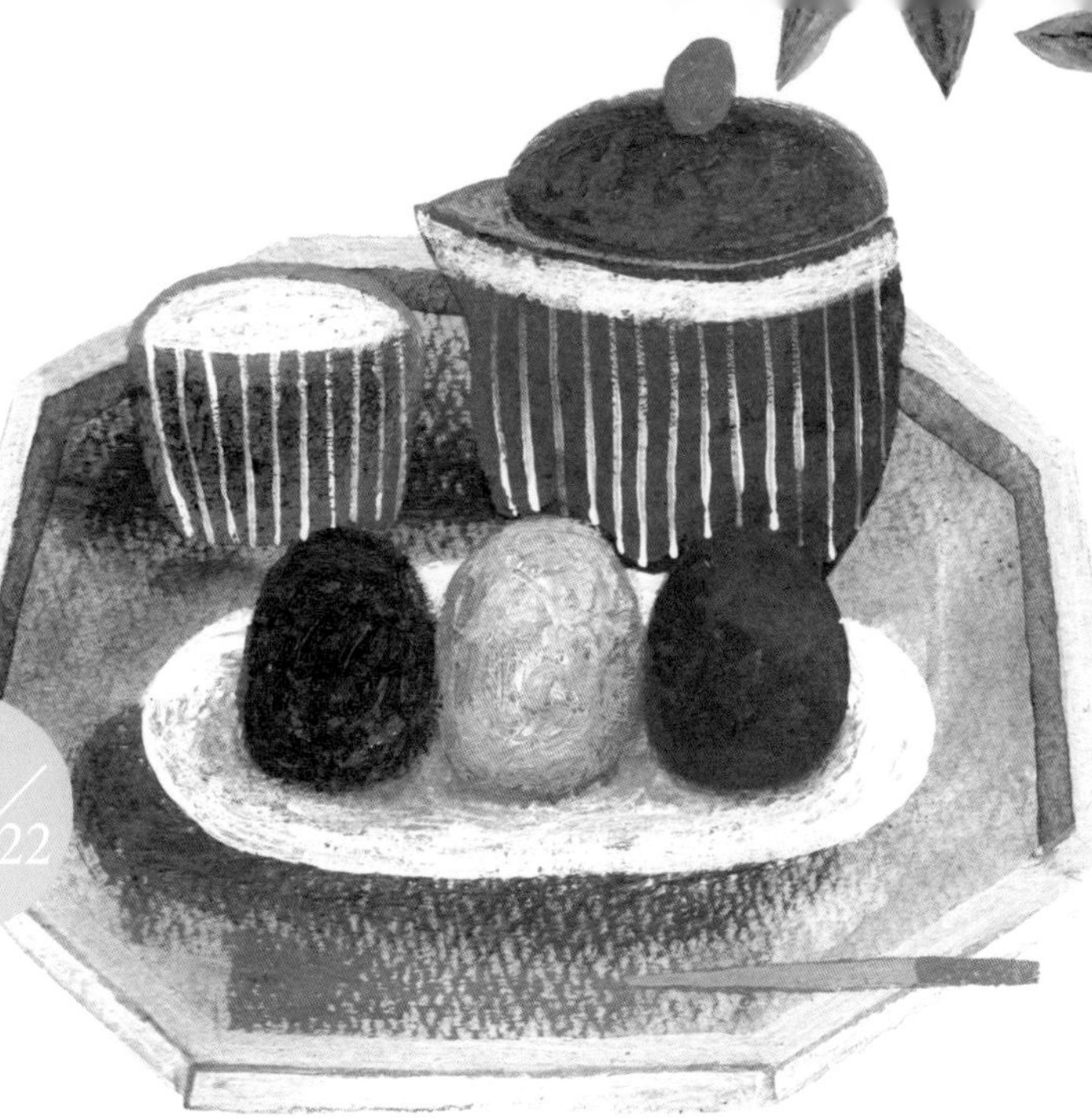
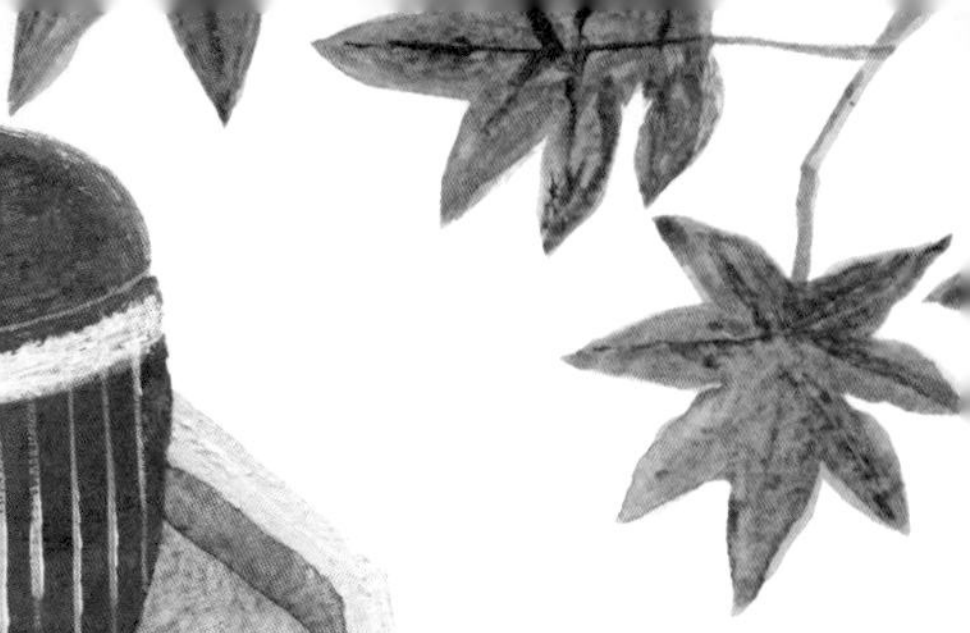

秋分の日

秋分は、夜と昼が同じ長さになる日です。

この日を挟んで前後3日間が秋のお彼岸です。

お彼岸は「祖先を敬い、亡くなった日をしのぶ」日です。

この日は赤い色で邪気を払う小豆と砂糖で作ったおはぎを仏壇に供えます。

利尿作用や解毒作用があるといわれている小豆ですが、飲みすぎ食べすぎた後にお勧めの小豆がゆも、優れた食材です。（☞1月12日）

秋はおはぎ、春のお彼岸にはボタモチ。

同じものなのに何で呼び方が違うのでしょうね。

その理由は季節に咲く花にあります。

春に咲くのはボタン、秋は萩。

何かにつけて、色々ないわれがあり、日本の四季を楽しんで生活してきた遊び心が感じられますね。

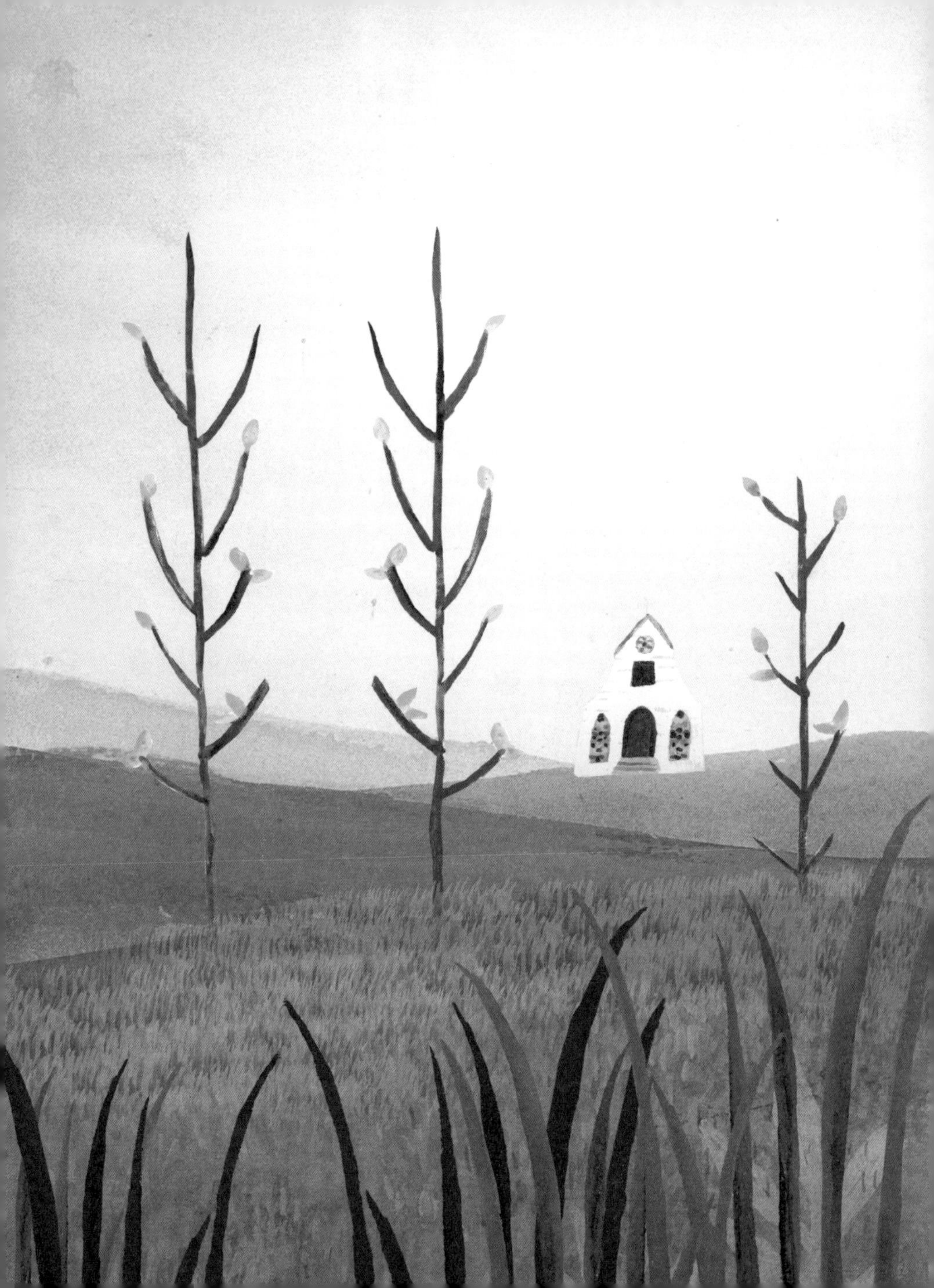

秋分

9月22日〜23日頃

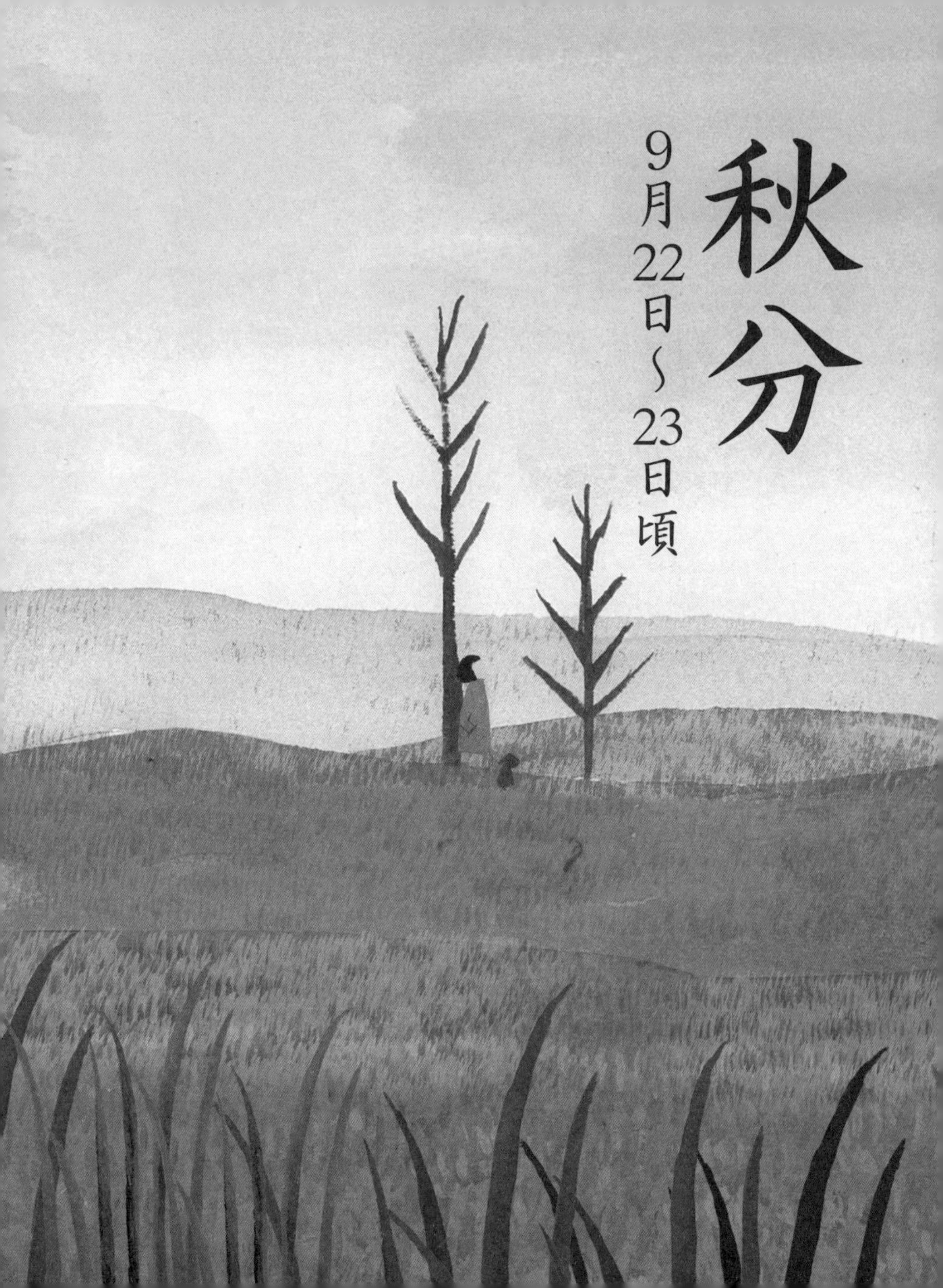

ぶどうの効能

平、甘・酸　肺・脾・腎

9/23

ぶどうは気血を補う、筋骨を強くする、尿の排泄を促す、喉の渇きを止める、安胎などの効能があります。

疲労回復や貧血、喉の渇き、むくみなどに活用されています。

補血の成分は皮に多く含まれるので、血虚の方は皮ごと召し上がると良いですね。

干しぶどうには鉄分も多く含まれています。カレー、シチュー、チャーハンなど色々な料理にちょい足ししやすくて、血虚の方にはうれしい食材の一つです。

干しぶどうを購入する時は、黒い色を選んでください。

色の濃い方が目に良いポリフェノールのアントシアニンが多く含まれるそうですよ。

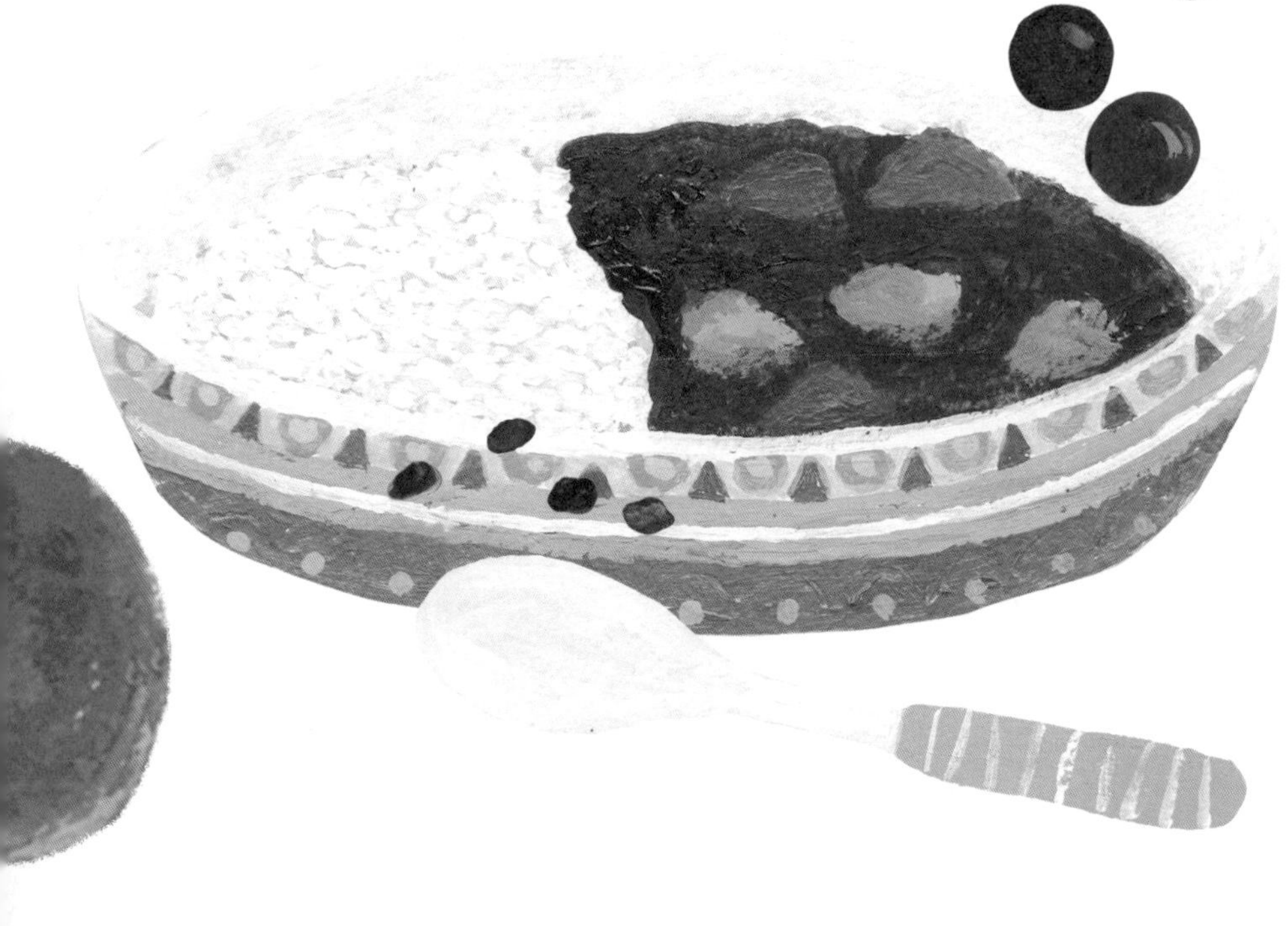

杏《あんず》の効能

苦杏仁　温、苦・辛　肺・大腸
甜杏仁　平、甘　肺・大腸

杏《あんず》も潤いを与えてくれるフルーツです。

漢方では杏の種の中の仁が杏仁《キョウニン》という生薬として使われています。

咳を止める、腸を潤すなどの効能があり、咳嗽、喘息、便秘の改善などに使われていますが、毒があるので使い方には注意が必要です。

漢方薬で使われているのは苦杏仁（温・苦、辛）で苦いですが、薬膳では甜杏仁（平・甘）といわれる甘い味のものが使われています。

杏仁豆腐《あんにんどうふ》は有名です。

杏（温・甘酸）の英名はアプリコットです。シロップ漬けやジャム、パイなどに利用されています。

杏は乾したものも美味しくて私は大好きです。

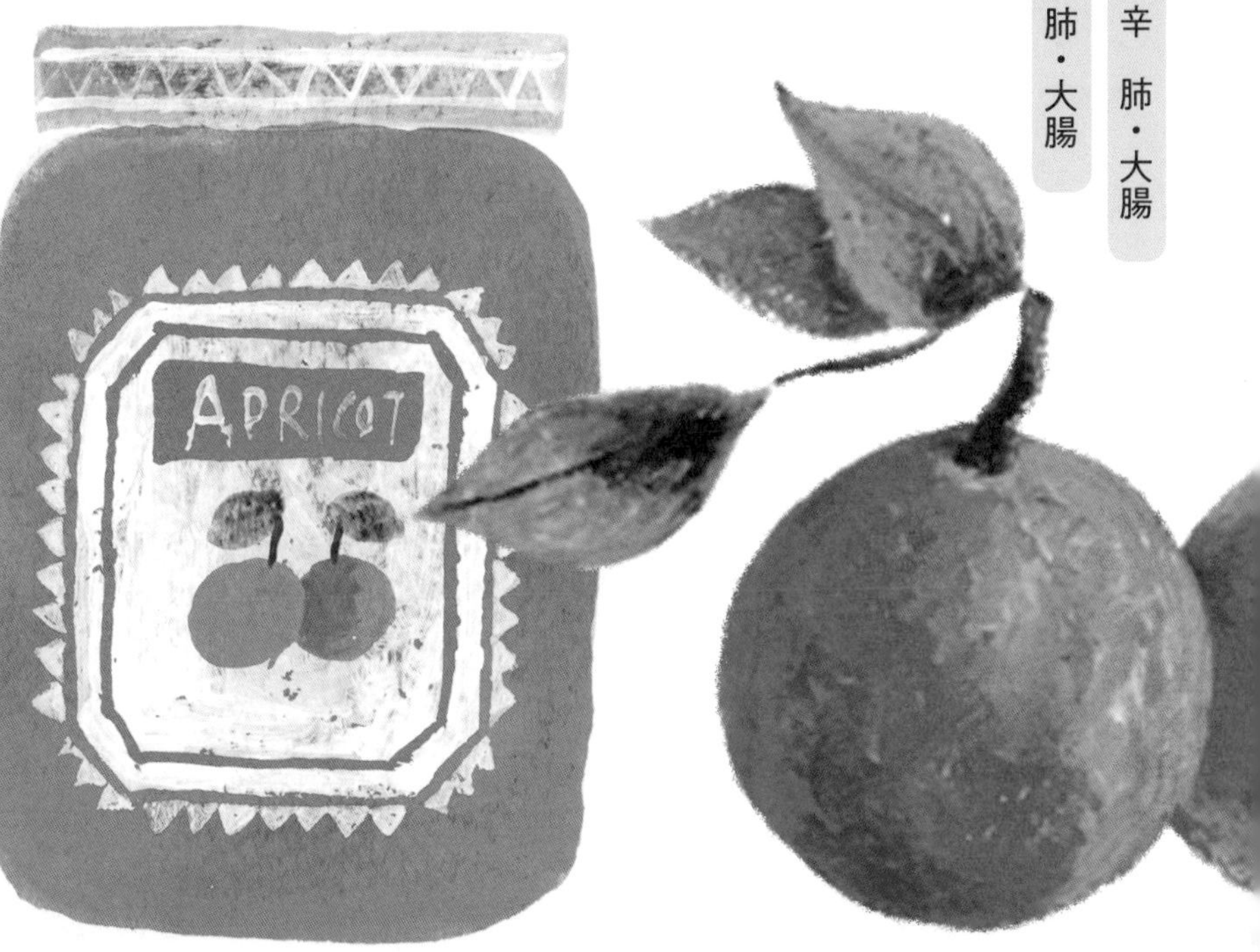

柿《かき》の効能

9/25

寒、甘・渋　心・肺・胃・大腸

柿は、体の熱をとる、肺を潤す、喉の渇きを止める、酒の毒を解消するなどの効能があり、乾燥によるから咳や喉の渇き、二日酔いなどに活用されています。

秋は空気が乾燥しますので乾燥を嫌う肺の機能が下がるとウイルスが侵入しやすくなります。柿は、秋の体調管理にとても良いフルーツの一つです。

「柿が赤くなれば医者が青くなる」。柿が赤く色づく頃は気候が良くお医者さんが暇になるという意味だそうですが、柿の健康効果の面から考えると「医者がいらなくなる」という意味にもとれますね。

また、柿とカニは一緒に食べると腹痛や下痢を起こすといわれていますので気をつけてください。

干し柿（平・甘）は甘味が濃厚になり美味しいですが、さらに冷やす性質も緩和されるので、冷えが気になる方にはうれしいですね。

干し柿を小さく刻んで、大根やかぶの酢の物に加えれば、消化吸収作用がプラスされ、秋の乾燥から喉を守り風邪を予防する美味しい薬膳になります。

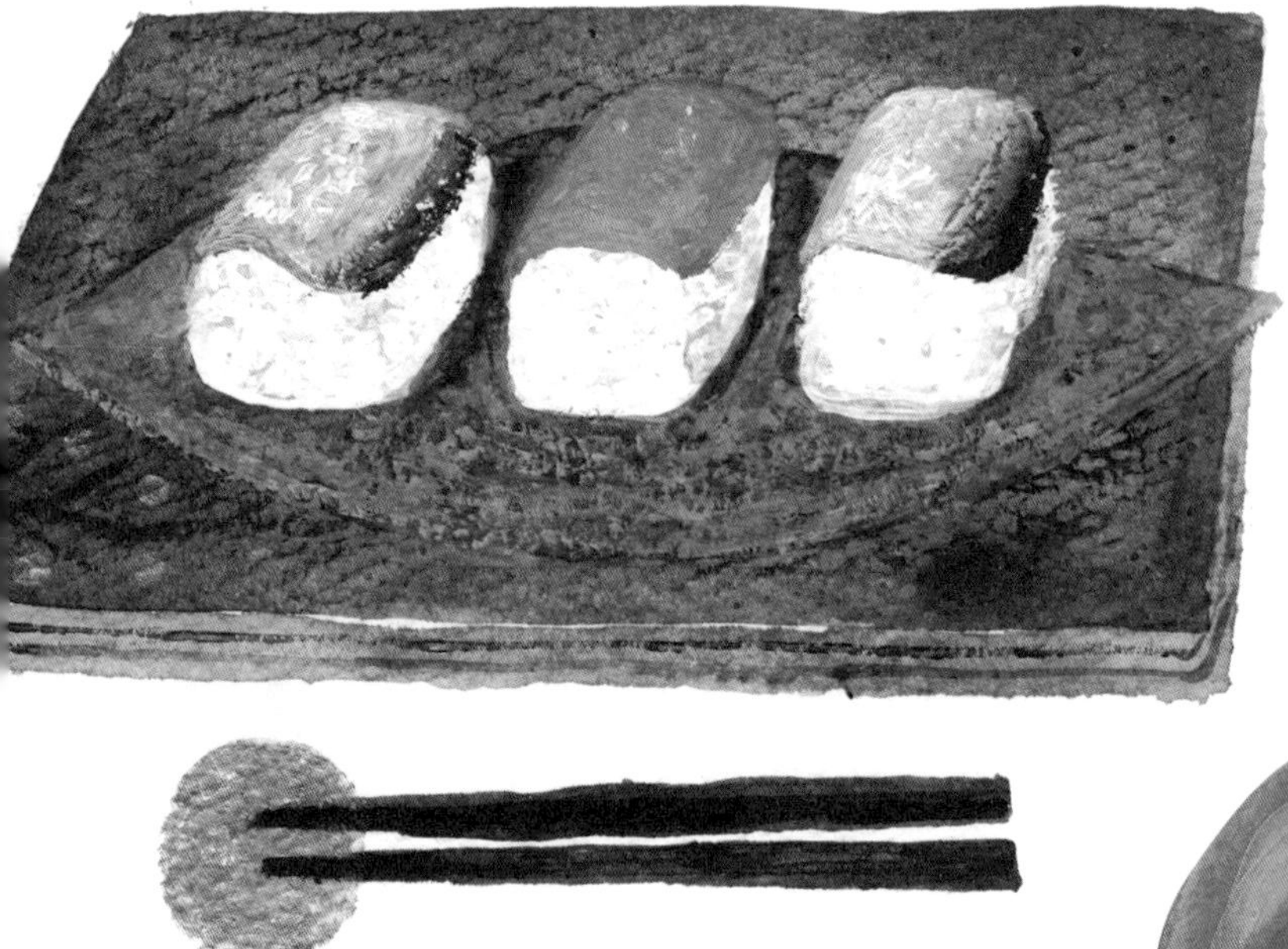

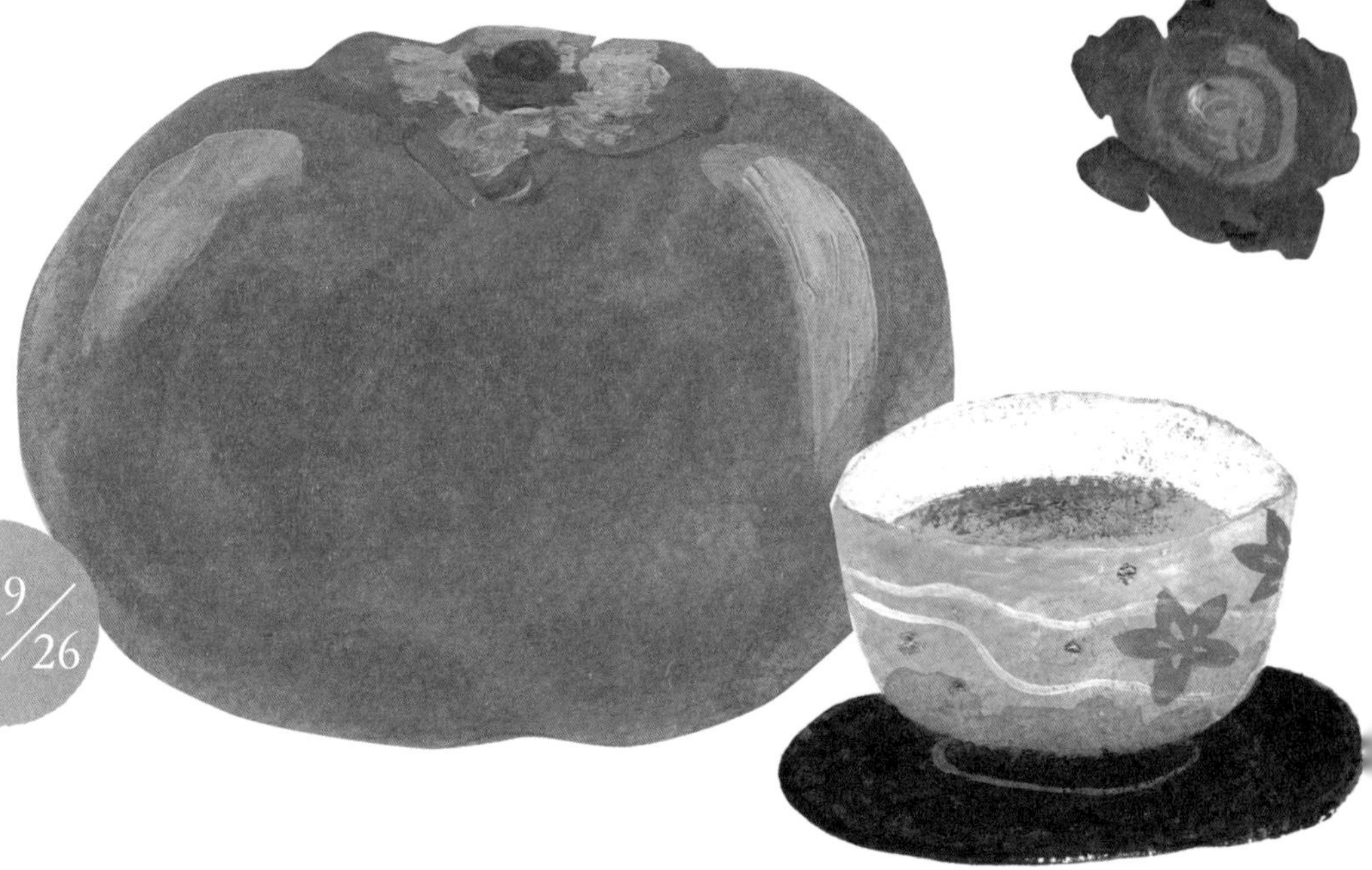

9/26

柿《かき》はヘタまで役立つ

以前、友人から柿の葉寿司を頂いたことがあります。

鮭やサバの押しずしに一つ一つ柿の葉っぱが巻いてありました。

奈良や和歌山の郷土料理だそうです。

柿の葉を巻くことで日持ちが良くなり、柿の葉を取り除いた時に香りが立ちとても美味しかったのを思い出します。

柿の葉は健康茶としても市販されていますね。

また、柿の若葉をてんぷらにしたり、あえ物や、サラダに使ったレシピも薬膳に紹介されています。

柿のすごいところは実や葉だけでなく、ヘタまでが「**柿帝湯**《していとう》」というしゃっくり止めの漢方薬として使われているところです。

柿帝湯は煎じ薬を取り扱っている薬局に行くと作ってくれますので、しゃっくりでお困りの方はご相談してみてください。

9/27

紫蘇《しそ》の実の効能

温、辛　肺・大腸

紫蘇の実は蘇子《ソシ》という生薬です。

紫蘇の葉は風邪の初期に使われたり、吐き気を抑えたりする働きがあります。（☞1月28日）それに対して、紫蘇の実は、痰が溜まって胸が苦しかったり、咳が出る時の漢方薬に配合されています。また腸を潤して便秘を改善する効能もあります。

葉も実もどちらも気の巡りを良くする効果もあります。

紫蘇の実は花が終わって実になったら収穫し、佃煮にしたり、塩漬けにしたりして保存できます。おにぎりや、ふりかけ、お茶漬けなど大活躍です。ぜひ試してみてください。

紫蘇の花穂も日本料理には欠かせません。五分くらい咲いたところを切って、刺身に添えてください。ワサビと一緒にこそいで付け醤油に加えると味も香りも一段とアップします。

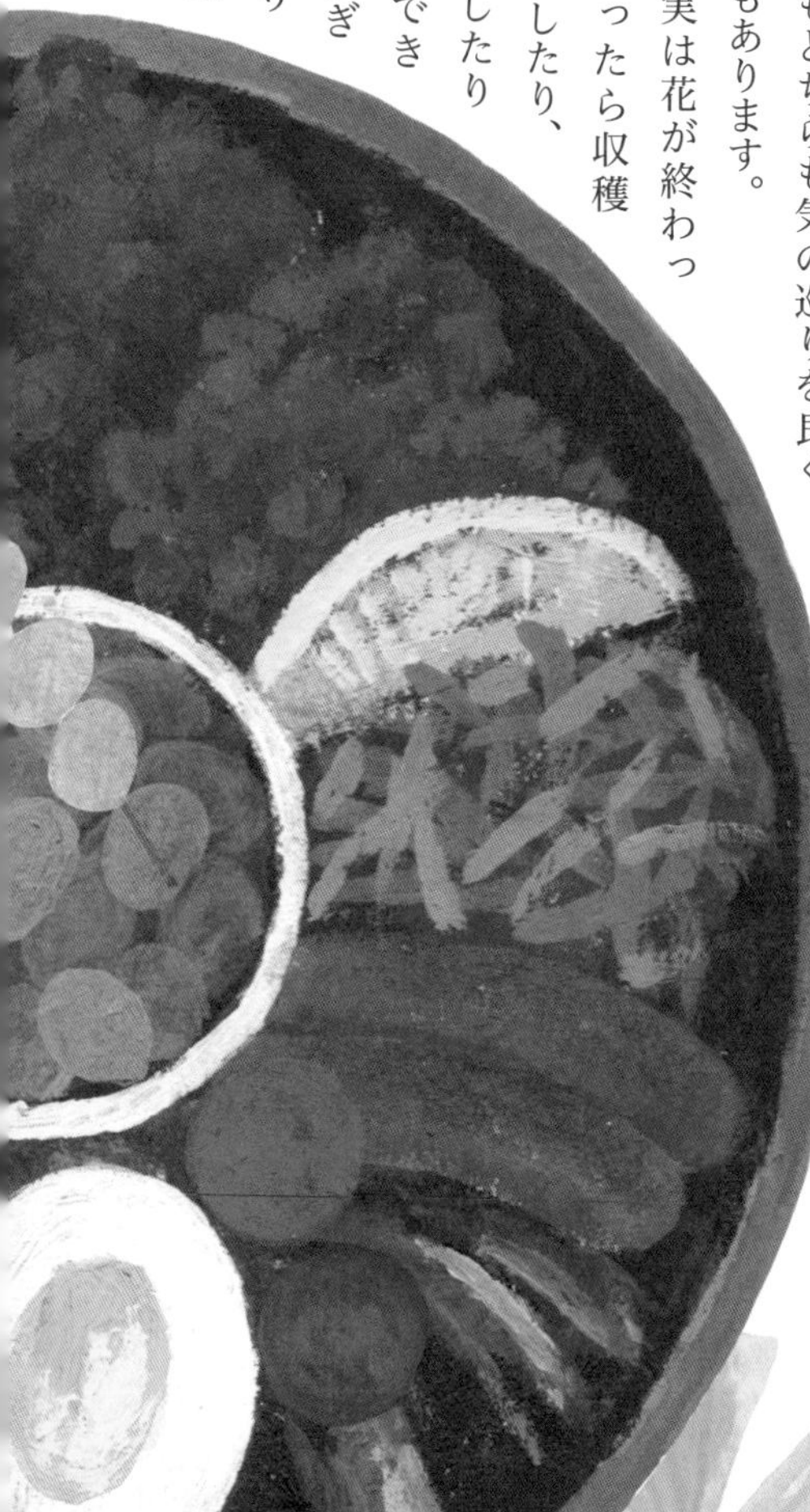

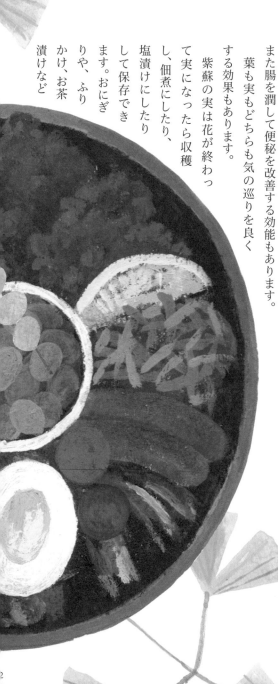

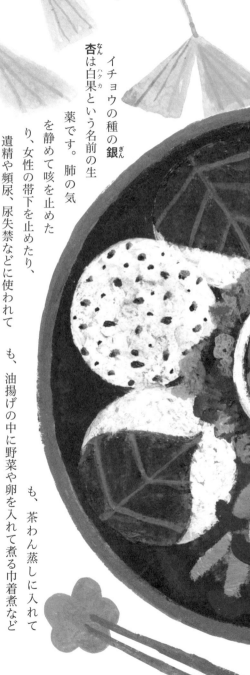

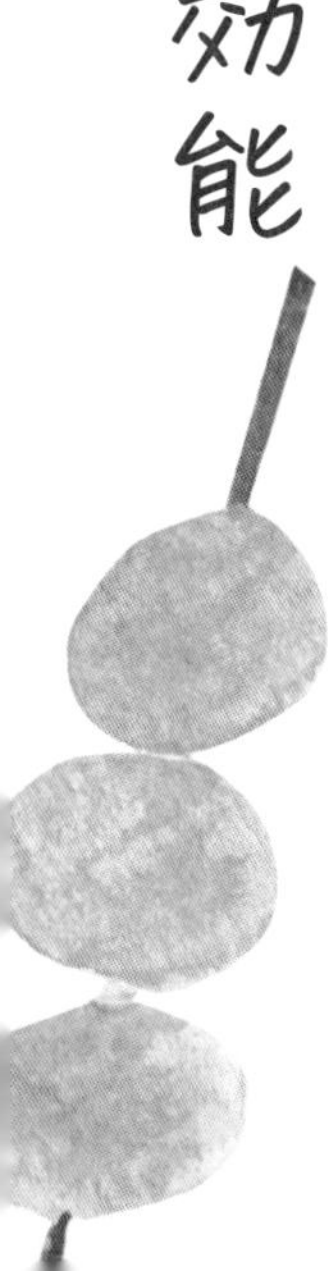

9/28

銀《ぎん》杏《なん》の効能

平、甘・苦・渋　肺・腎

イチョウの種の**銀《ぎん》杏《なん》**は白果《ハクカ》という名前の生薬です。肺の気を静めて咳を止めたり、女性の帯下を止めたり、遺精や頻尿、尿失禁などに使われています。

民間薬として、子どものおねしょや大人の頻尿に炒って食べると良いとされている文献もあります。

しかし、中毒を起こすことがあるので食べすぎには注意が必要です。

銀杏を紙袋に数個入れてレンチンするとはじけて取り出しやすくなります。炒って塩をつけて食べても、茶わん蒸しに入れても、油揚げの中に野菜や卵を入れて煮る巾着煮なども、色々楽しめます。

イチョウの葉も脳の血液改善や記憶力の維持に効果があるといわれ、海外では医薬品として使われているところもありますが、日本では健康食品として販売されています。ただし、イチョウ葉には有害成分も含まれますので、ご自分で落葉を拾ってお茶にするのはやめましょう。

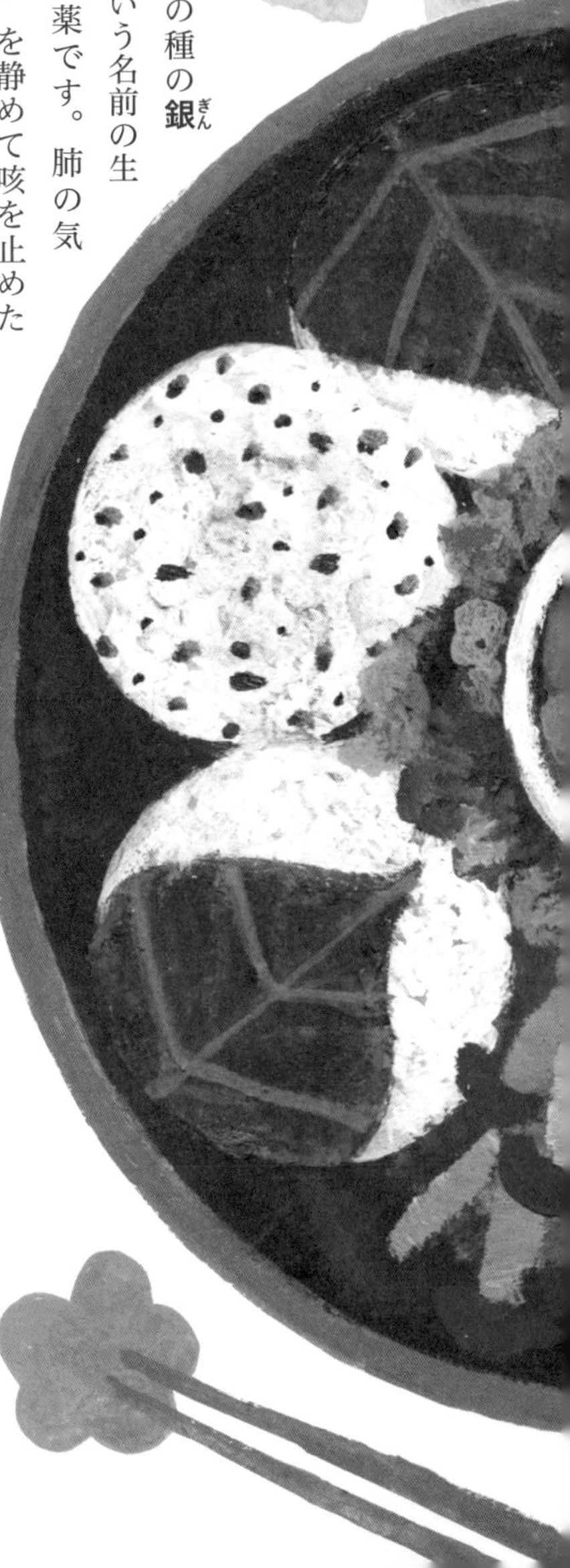

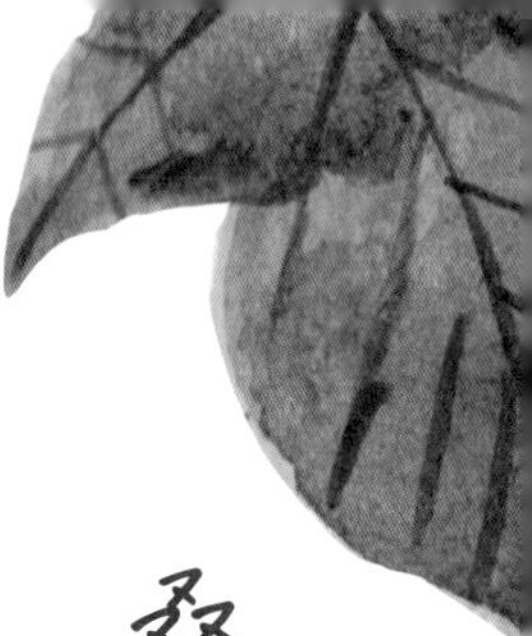

桑の葉の効能

9/29

桑の葉は漢方では桑葉《そうよう》という生薬で、風熱の邪気を払う、肺の熱を取り潤す、肝気の高ぶりを鎮める、目の不調を改善するなどの効能があり、風熱感冒から咳、頭痛、目の充血などに使われています。

最近では桑の葉に食後の血糖値上昇を抑制する、ＤＮＪという成分が含まれていることがわかりました。

糖分は小腸でαグルコシターゼという酵素でぶどう糖に分解されて吸収されますが、ＤＮＪがαグルコシターゼという酵素に結合すると、分解されなかった糖分は吸収されずにそのまま大腸に送られてしまうのです。ただし食後の血糖値上昇を抑制するためには、食前に飲まなければ効果がありませんので気をつけましょう。

桑の葉は健康食品やお茶として販売されていますが、糖尿病が気になる方や、ダイエットしたい人に愛飲されています。

寒、苦・甘　肺・肝

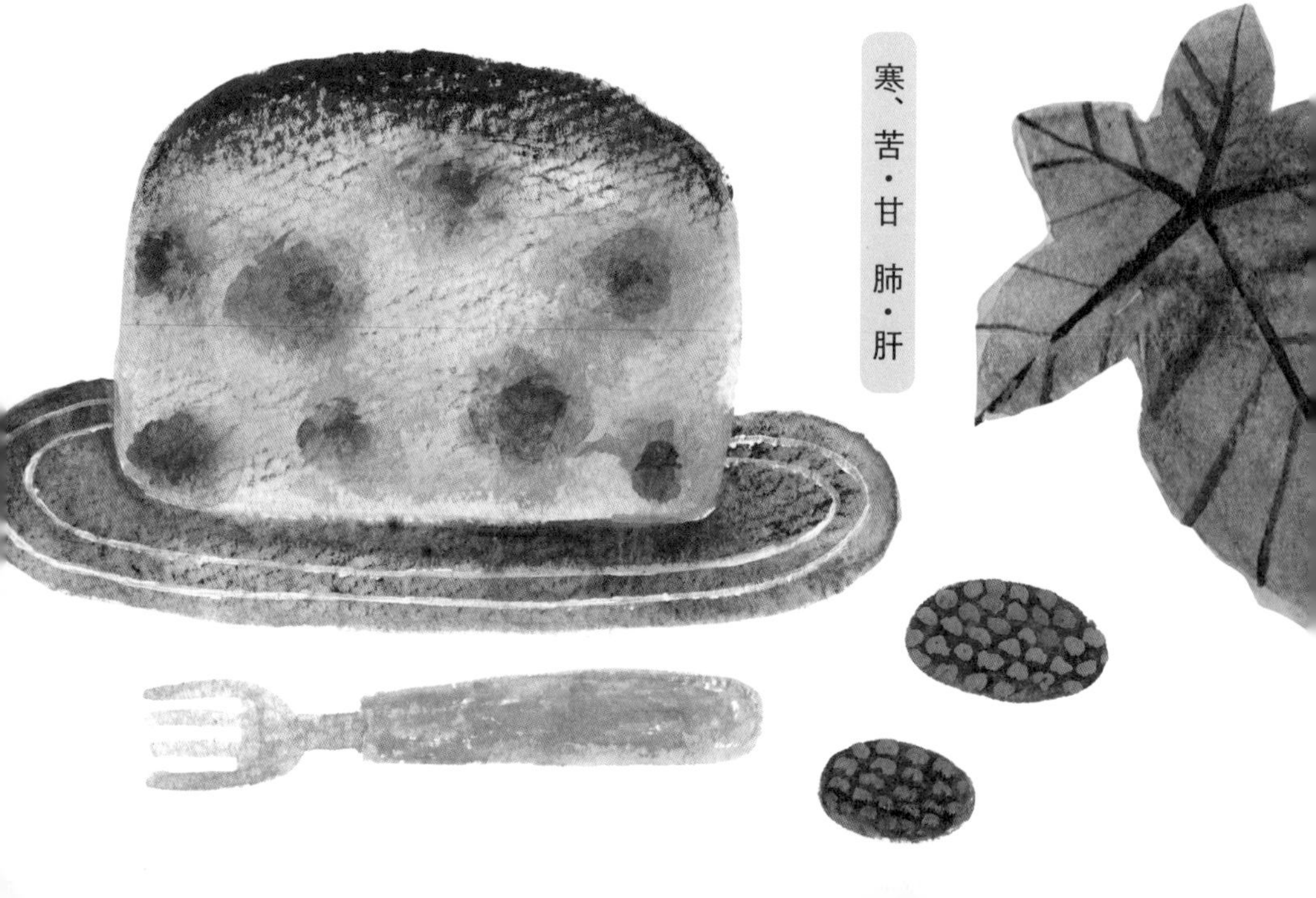

桑の実の効能

寒、甘・酸　心・肝・腎

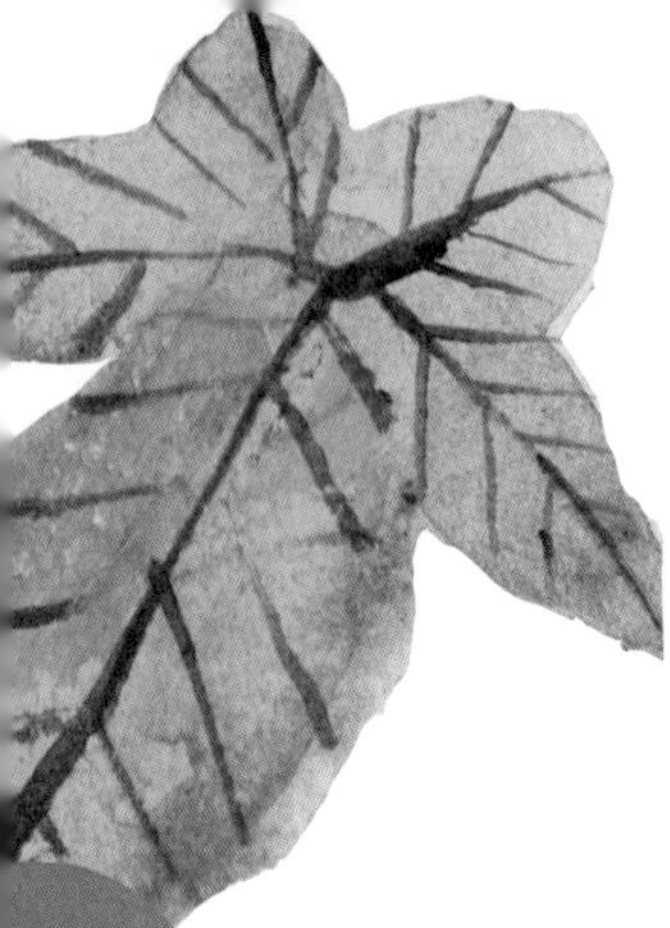

桑の実を乾燥したものは漢方では桑椹《そうじん》という生薬です。桑椹は、血を補う、潤いを増やす、腸を潤すなどの効能があり、めまい、目のかすみ、耳鳴り、若白髪、口や喉の渇き、糖尿病、便秘などに使われています。

桑の実（桑椹）はマルベリーとも呼ばれ、こちらの方がメジャーになっているかもしれませんね。

赤黒いキイチゴの様な粒の集まった実で細長い形の実で、果実酒やジャムに使われています。

マルベリーのジャムというとお洒落に聞こえますね。

欧米では、スーパーフードとしても紹介されています。

桑は色々な部分が漢方薬の材料に使われていますが、それぞれ分類が違います。

例えば、葉は辛涼解表薬、枝は去風湿薬、皮は止咳平喘薬、実は補血薬という分類に分けられています。

道端でよく見かける桑の木ですが、実に多くの効用をもっている植物というのがおわかりいただけたでしょう。

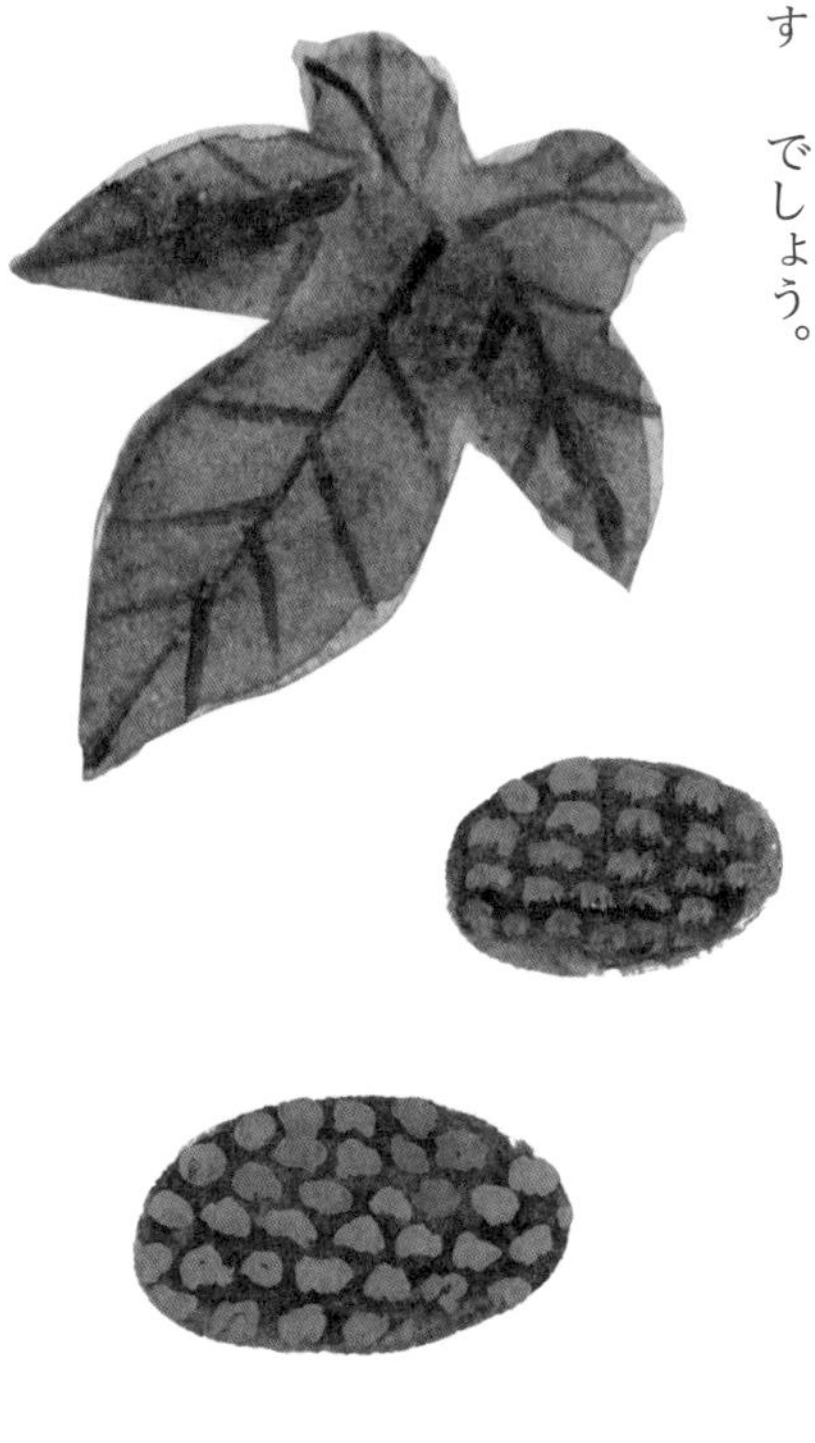

枇《び》杷《わ》の葉の効能

10/1

涼、苦　肺・胃

枇《び》杷《わ》は5月ごろに出回るので、秋の果物とは言えませんが、生薬として使われるのは葉の方です。

枇杷の葉の裏側には絨毛が多く、そのまま使うと刺激があるので、裏側の毛茸を取り除いたものが生薬として使われます。

枇杷の葉は肺の熱をとって咳を止める、胃に熱を持った時の吐き気や嘔吐を止めるなどの効能があります。

慢性副鼻腔炎や鼻づまりに使われる「辛夷清肺湯《しんいせいはいとう》」という漢方薬に配合され、花粉症にも使われます。

枇杷の葉は、カフェインを含まないので健康茶として愛用している方も多い食材です。

お茶の他に民間療法として枇杷のお風呂や枇杷の温灸など色々な使い方をされています。

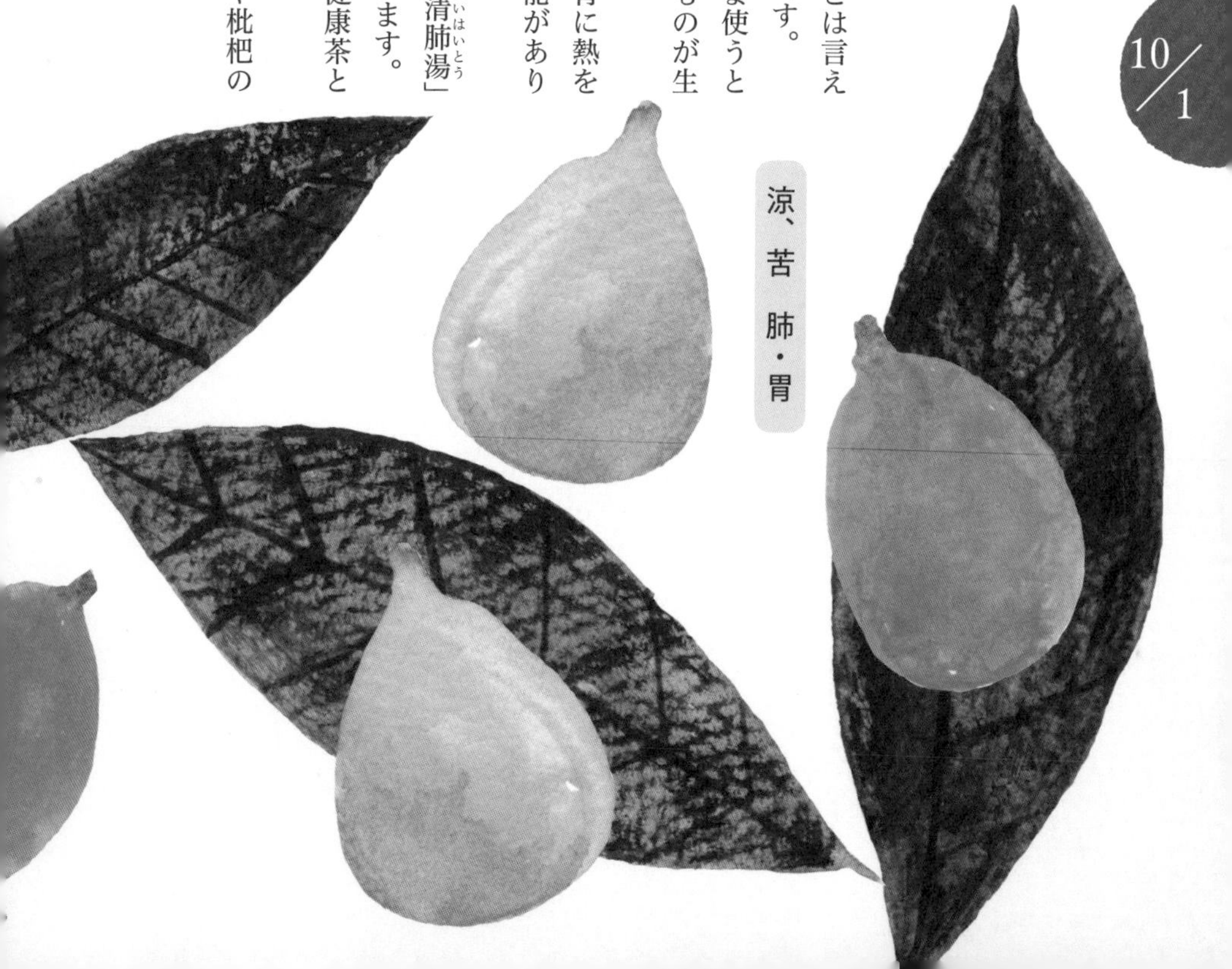

10/2

夏バテのツケは秋に

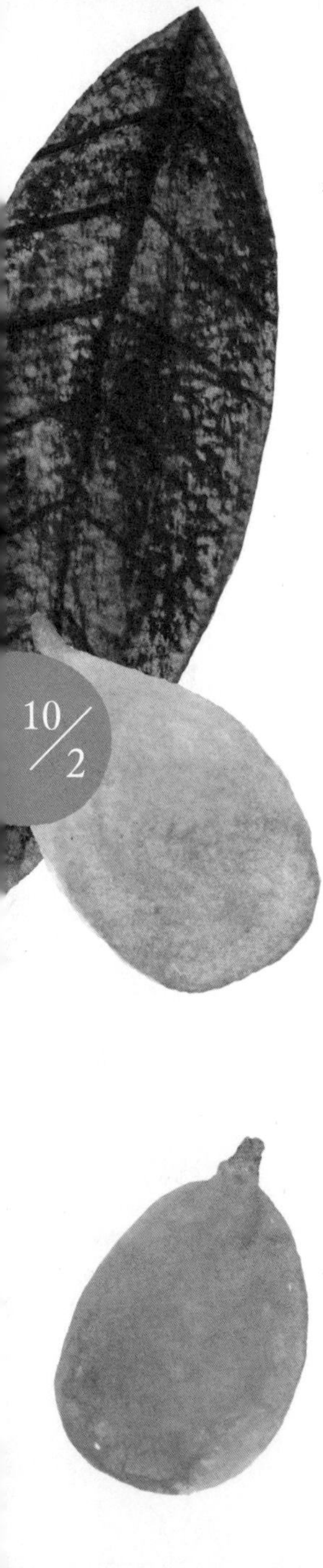

秋は陽気が盛んだった夏を過ぎて、冬に向かって陰気を蓄える時期です。夏に熱気を持った体をクールダウンして体の疲れをとり、寒い冬に向かって体のメンテナンスを始める時なのですが、一方で夏にエネルギーを使いすぎてしまった人は、秋口に気の不足（**気虚**）を起こしてしまい体調を崩してしまう時期でもあります。

この時期はお盆休みで家族サービスを頑張った方、炎天下で庭の草取りを頑張った方など、いつも元気で健康自慢だった方からご相談を受けることが多いです。

体調不良の原因は、汗と一緒に消耗した気の不足を回復できなかったためです。

気の不足の症状は、マラソンを走った後に、ハアハアと息が切れ、汗をかいて疲れ切ってしまった状態と考えるとわかりやすいでしょう。

元気な方は、時間を惜しんで働いたりスポーツをしたり、休むことを忘れていることが多いです。

そのうえ夏の食事はそうめんやお茶漬けなど炭水化物に偏りがちで胃腸を元気にするたんぱく質が不足しがちになります。たまに栄養ドリンクを飲んで疲労回復した気になっているとそのツケは秋にやってきます。

無気力になった、集中力がなくなった、おしゃれして出かけるのが面倒になった、一日中ぼんやりしてしまう、新しく何かやろうとする元気が出ない、細かい仕事や計算ができない、食欲がなくなった……秋口はそんな気虚のご相談が多くなります。

肺は脾と一緒に気を作る

10/3

脾（胃腸）の働きを思い出してください。

脾は気、血、水を作りだして体中に運ぶ働きをしていますが、気を作りだすためには、肺から吸い込んだ自然界の清気が必要です。つまり「**肺と脾が協力して気を作りだしている**」のです。

気を作りだすってどういうこと？

血や水は目に見えるのでわかりやすいのですが、ここでわかりにくいのが中医学の気という存在です。

中医学では気は血や水と同じように物質であると定義しています。

ちょっと難しいですよね。

精を精力と置き換えたように、気は気力と考えてみると少しわかりやすくなるでしょう。

＊　＊　＊

前述のように夏の終わりから秋にかけて、**気虚**のご相談が多くなります。

もともと虚弱体質で、子どもの頃から疲れやすい、気力がないなど気虚の症状に悩む方もいますが、飲食の不摂生、長い病気、過労の蓄積、老化などが原因で気虚になることも多いのです。

元気になりたくて栄養ドリンクやサプリメントをとってもなかなか効果が上がりません。

そんな時に私はいつも、脾（胃腸）の働きをチェックさせていただきます。

梅雨の季節でご紹介したように「脾」は「気、血」の製造工場です。

工場に不具合が起これば当然「気虚」「血虚」の傾向が出てきます。

秋は、夏の間に冷たいものや水分のとりすぎで胃腸の働きが悪くなり、そのツケで気虚という症状を起こしやすいのです。

10/4

秋に多いのは気虚のご相談

運動もしていないのに日中に漏れ出るような汗をかいたり寝汗をかいたりするのは、気虚の特徴的な症状です。

胃腸の働きを良くする「補中益気湯《ほちゅうえっきとう》」という漢方薬は、秋に起こりやすい疲れの症状にも奏功します。

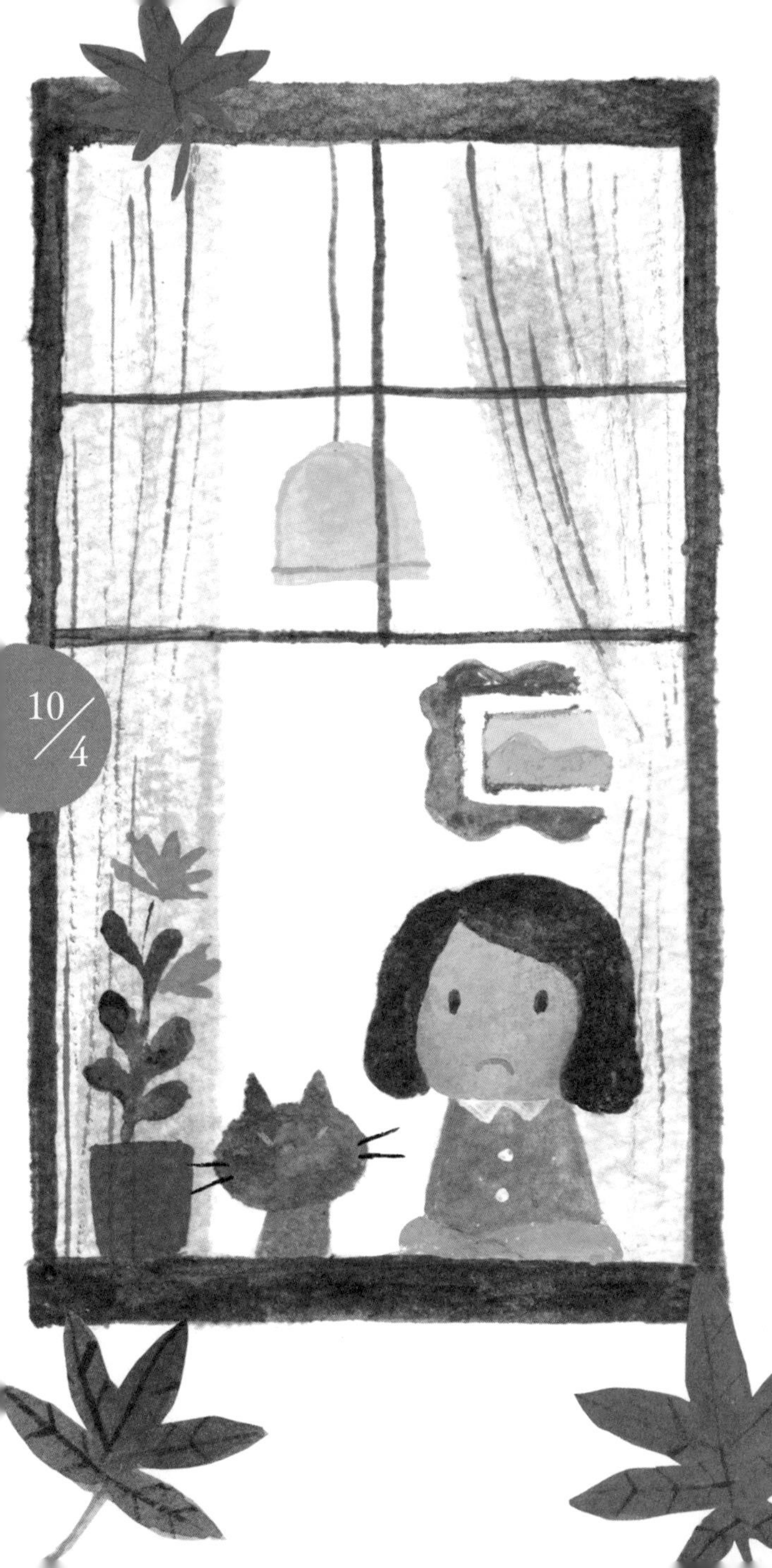

疲れと尿漏れの関係

疲れやすい、気力が湧かない、持続力が低下する、集中力が低下する、手足が冷える、寒がる、しょっちゅう風邪をひく……そのような症状は夏の季節にマラソンをした後の症状と説明させていただいたように、**気虚**という気が不足した症状です。

また、気虚の方の中には「**尿漏れ**」の症状に悩まされる方も多いです。

尿漏れの原因は腎の弱りが原因のことが多いのですが、気の不足、気虚が原因のこともあります。（☞2月14日）

尿漏れのご相談を受ける時は腎の不調のチェックと同時に気の不足、気虚という症状を疑うようにしています。

気は体の中で次のような働きをしています。

・水が汗や尿になるなど、物質を変化させる（気化作用）
・成長発育、代謝活動などを推進する（推動作用）
・全身を営養する（営養作用）
・体を温める（温煦作用）
・外邪から体を守る（防御作用）
・体の中にあるものをあるべき場所に留めておく（固摂作用）

この中の「体の中にあるものをあるべき場所に留めておく」という働きに不調が起きると、尿漏れの症状が出てきます。

気の働きはたくさんあるので、気虚という症状も実に多くの不調が出てきます。

＊　＊　＊

前述の気の働きに不調が起こると、次のような症状が出てきます。

・**体の新陳代謝や全身を営養する働きが悪くなる**と
↓疲れやすい、無気力、しょっちゅうあくびが出

る、息切れする、声が小さくなる、排便の力がない、痩せてくる、持続力が低下する、集中力が低下する、脈が弱くなる

- **体を温める働きが低下すると**↓手足が冷える、寒がる、尿が薄くサラサラになる、顔色が青白い
- **体を防御する働きが低下すると**↓風邪をひきやすい、ウイルスや病原菌に侵されやすい
- **体の中にあるものをあるべき場所に留めておく働きが低下すると**↓尿が漏れる、不正出血が起こる、何もしないのに汗が出る、胃下垂や子宮脱、脱肛、ポッコリおなか

いかがですか。
びっくりするほど、色々な不調が起こりますね。

10/6

気の働きは全身に影響する

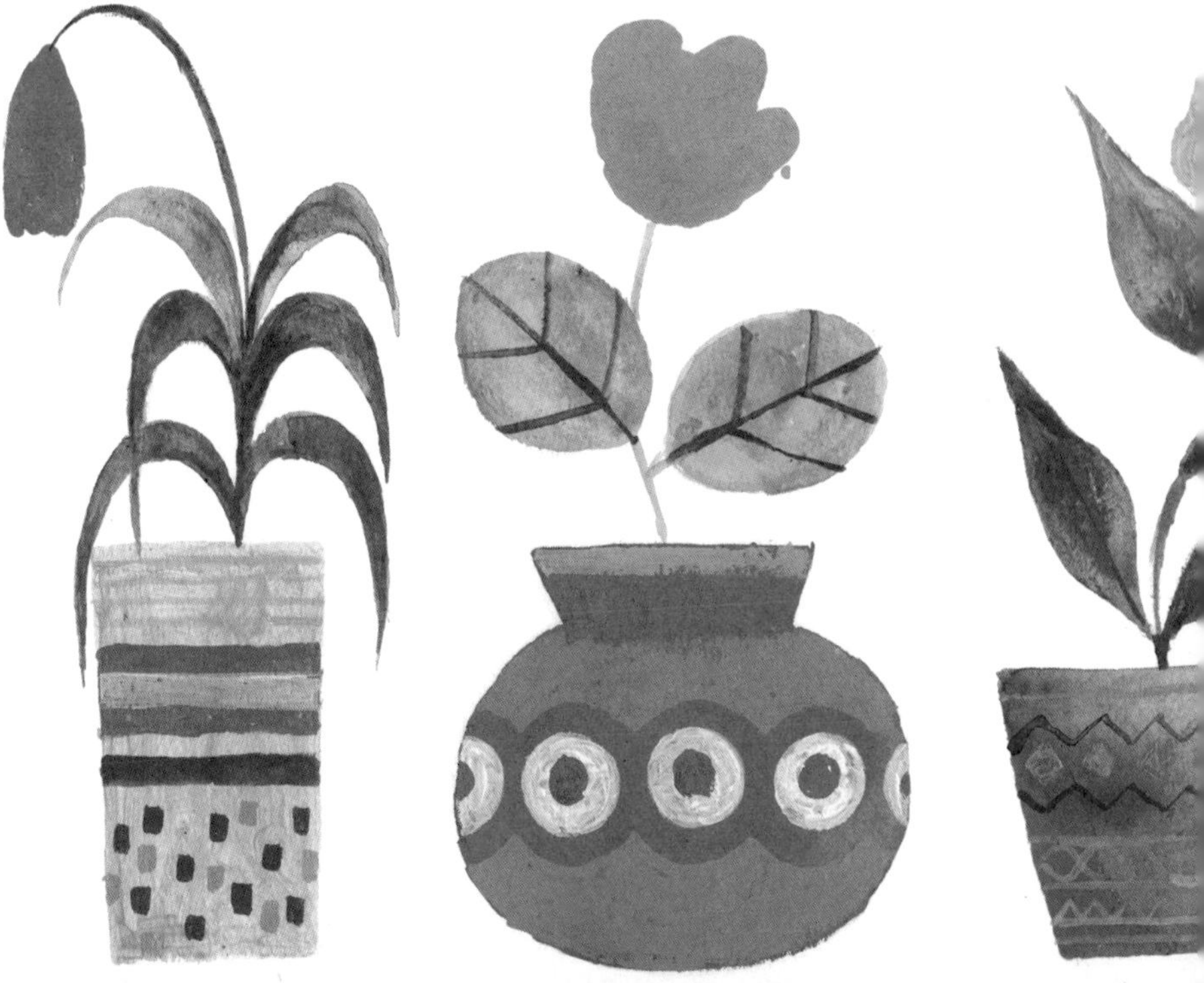

元気のない人にお勧めの食材

10/7

気虚にお勧めの食材です。

たんぱく質として牛肉（平）、カツオ（平）、サバ（温）、エビ（温）、鶏肉（温）、ウナギ（温）、イワシ（温）、鯉（平）、など

うるち米（平）、さやいんげん（平）、シイタケ（平）、キャベツ（平）、カリフラワー（平）、じゃがいも（平）、さつまいも（平）、山芋（平）、大豆（平）、栗（温）、ナツメ（温）、ハチミツ（平）、ローヤルゼリー（平）、クルミ（温）、杜仲（温）など

気虚、血虚、水毒の場合もそうでしたが、胃腸の働きを良くする食材が中心になります。

＊　＊　＊

朝鮮人参は漢方や薬膳では人参《ニンジン》とよばれ、気を補う代表的な生薬ですが、野菜のにんじんとは全く違う品種です。

有名な生薬なので漢方や薬膳に興味がない方でも朝鮮人参は知っているという方が多いのではないでしょうか？

朝鮮人参はその効能を「**大補元気**《だいほげんき》」といい、大病などで衰弱してしまった時に元気を補う主要な生薬です。脾と肺の気を補う、潤いを増やして渇きを止める、心神を安定させるなどの効能があり、虚脱、ショック状態、胃腸虚弱、食欲不振、息切れ、抵抗力の低下、無気力、心神不安などに使われます。

日本でも古くから使われていましたが野生でとれるものは希少でごく少数の上流階級の人だけしか使われていませんでした。そのために病気の親に飲ませるために娘が身売りするというようなストーリーの時代劇もあるほどです。そこで第八代将軍、暴れん坊将軍といわれた徳川吉宗が貴重な人参の種を諸藩に配って人参栽培を奨励したのです。

将軍から下げ渡された人参のタネ（つまりオタネ

10/8

朝鮮人参は生薬の王

微温・甘、微苦　脾・肺・心

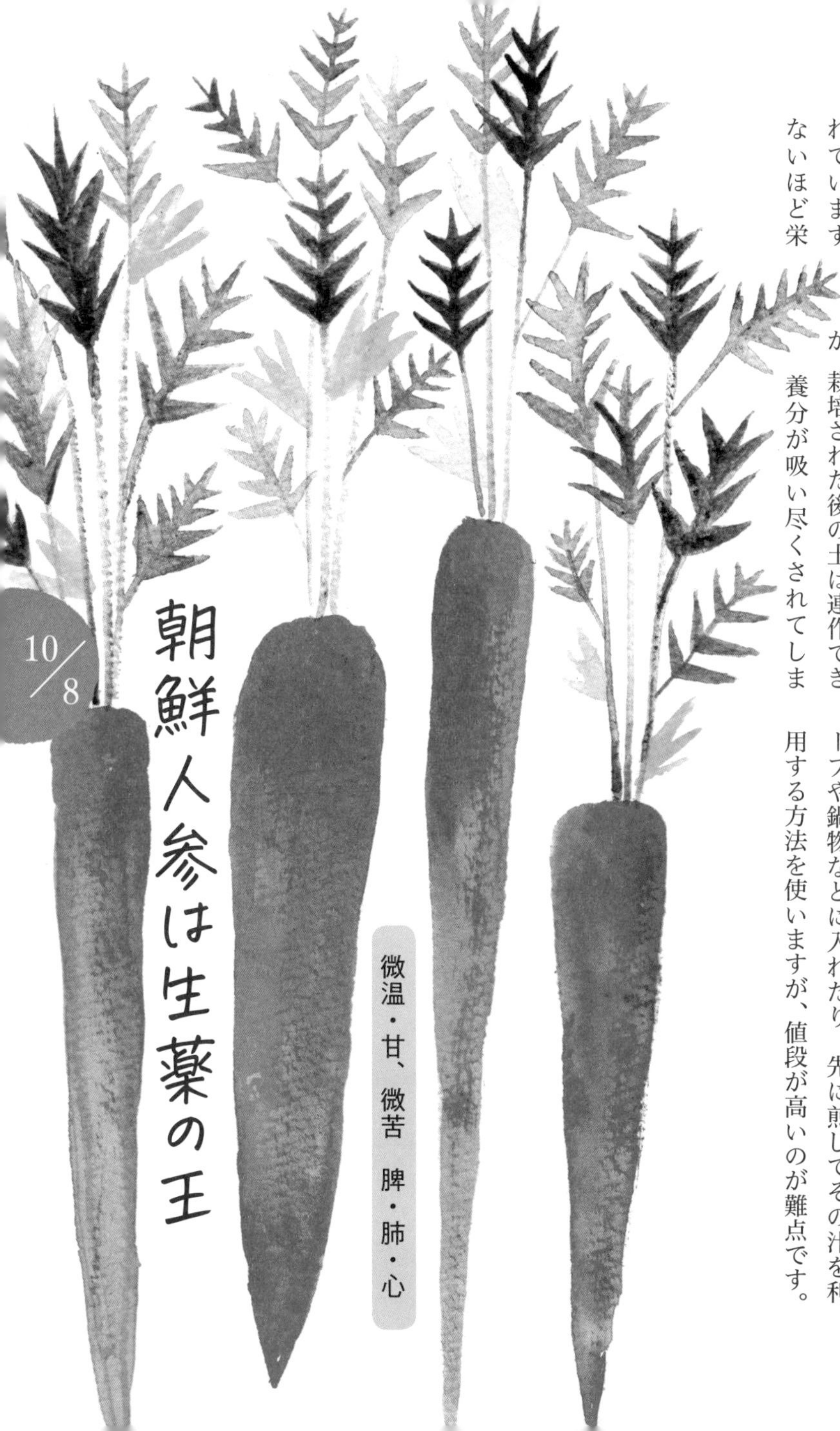

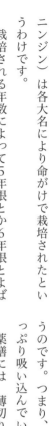

ニンジン）は各大名により命がけで栽培されたというわけです。
栽培される年数によって5年根とか6年根とよばれていますが、栽培された後の土は連作できないほど栄養分が吸い尽くされてしまうのです。つまり、朝鮮人参は土の中の栄養分をたっぷり吸い込んでいるわけです。
薬膳には薄切りを3～4枚紙パックに入れてスープや鍋物などに入れたり、先に煎じてその汁を利用する方法を使いますが、値段が高いのが難点です。

シイタケの効能

10/9

平、甘 胃・肝

シイタケは気を補う、胃腸の機能を高めるなどの効能があります。胃腸の働きが落ちて食欲不振の時にちょい足ししてみてください。また食物繊維も多く低カロリーなので、便秘の改善やダイエットにも期待できます。

シイタケの裏側を日光に20分~30分当てるとビタミンDが増加するといわれています。しかもうまみ成分も増します。

安い時にたくさん買って、洗わずに表面の汚れを布巾などで取り除き、そのまま天日干ししたら、ざっくり切って食品保存用袋に入れて冷凍保存しておくと、煮物や炒め物などさっと使えて便利です。

シイタケの仲間では**マイタケ**もお勧めです。そのままちぎってスープに入れたり、炒めたり時短で簡単に仕上がる食材です。

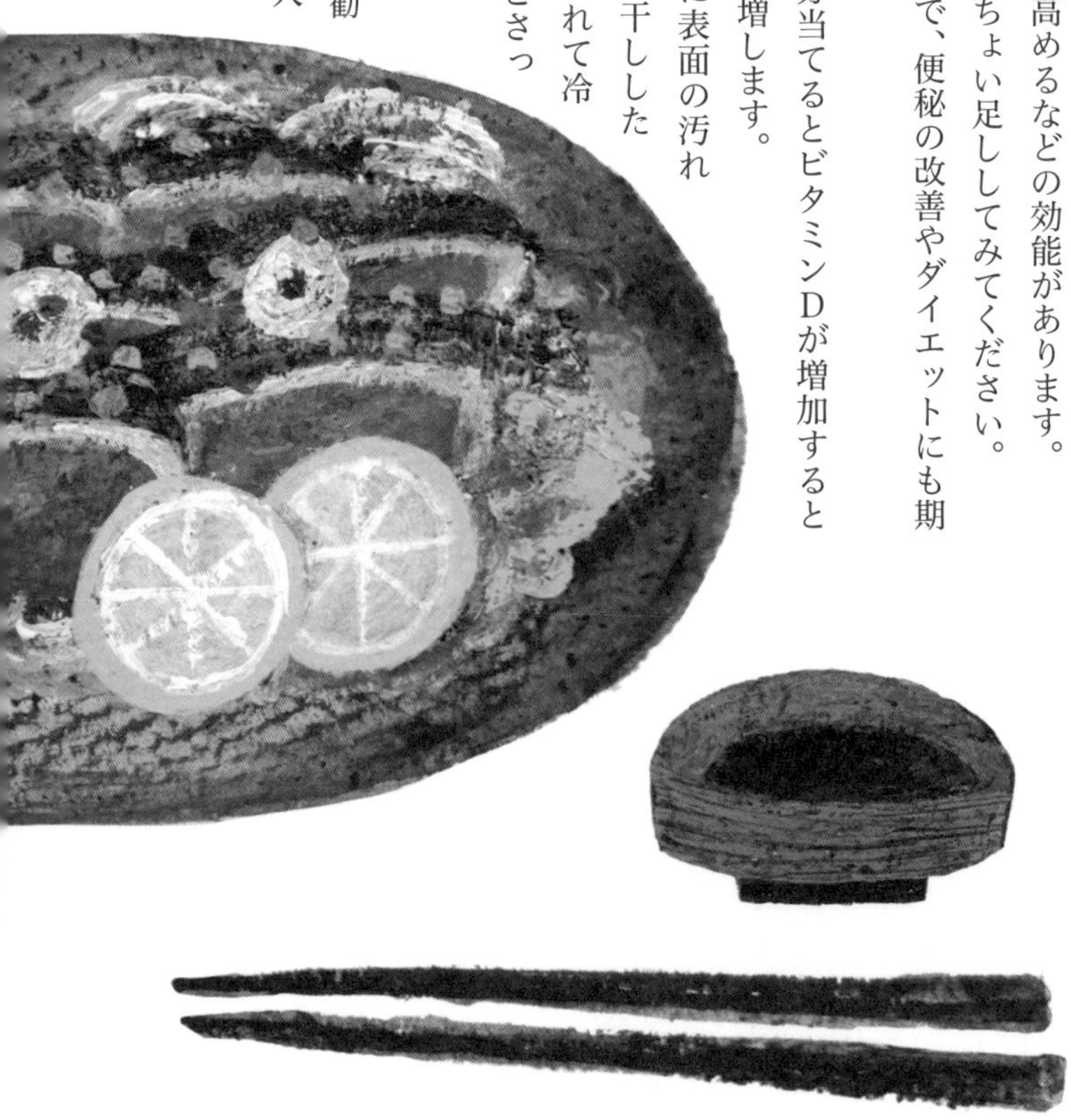

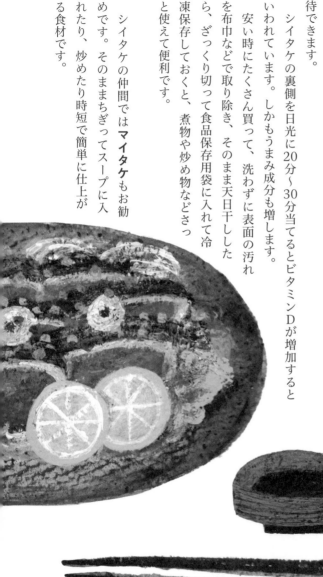

カツオの効能

平、甘　脾・腎

カツオは気血や精を補う、胃の働きを良くするなどの効能があります。

初夏にやってくる初カツオは脂肪が少なくあっさりした味です。

秋にやってくる戻りカツオの方が、味は濃厚で油がのっています。

カツオは高たんぱく、低脂肪で疲労回復効果の高い食材です。血液をサラサラにする成分EPA・DHAも含まれているので、生活習慣病の改善にもお勧めの食材です。しかも回遊魚なので、他の魚と比べると血合いの部分が多く、鉄分を多く含みます。

その鉄分は吸収の良いヘム鉄なので貧血予防には最適な食材です。

刺身やタタキにする時は、ニンニクや紫蘇、生姜、ねぎなどの薬味でいただけば、胃腸を温める効果が加わります。

またカツオ節は手軽に使いやすいので、私は味噌汁に一つまみ入れてみたり、色々活用しています。

10/10

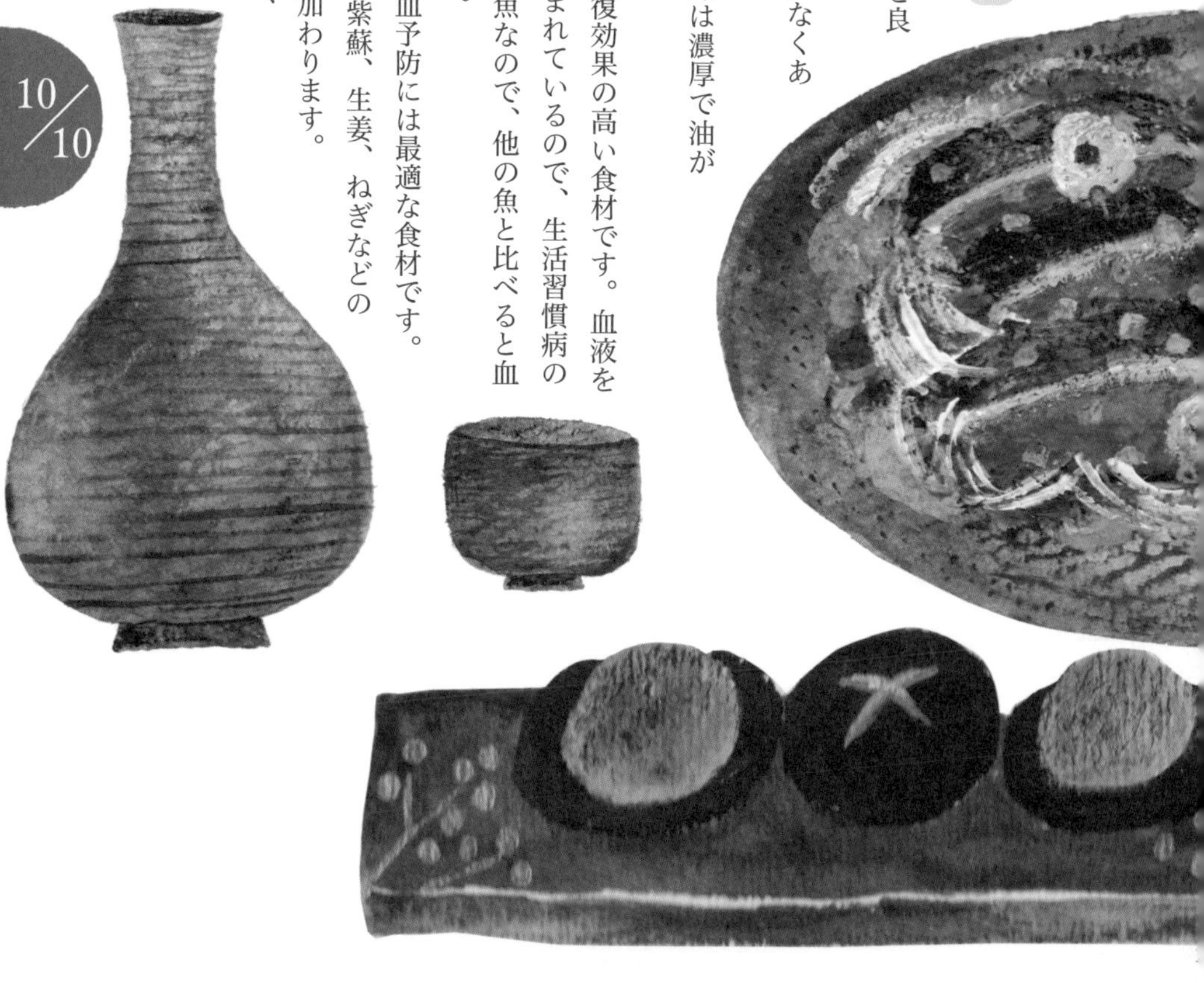

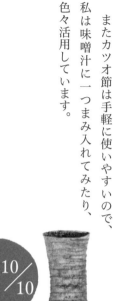

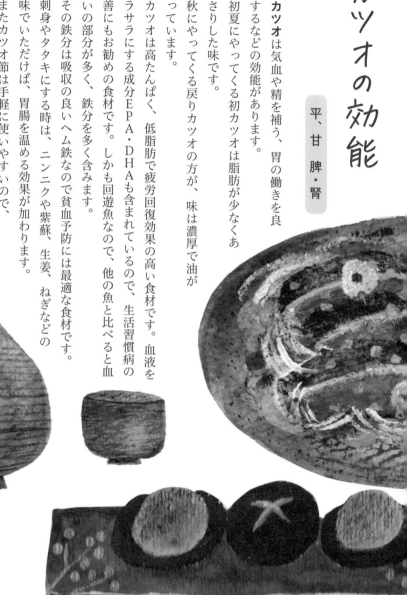

「気」って何？

私たちは日本語で、気持ちが良い、気がある、気をつけるなど……「**気**」という言葉を普段何気なく使っています。

しかし、改まって、気を説明してください、と言われると、すぐに答えらえない不思議なものでもあります。

東洋の哲学では、気とは宇宙のすべてのものを作り出し、形成する基本物質であると説明されています。

気は昔から色々な分野で論じられてきました。

中医学、気功、武術、儒教などの学問など……色々な分野で登場します。

しかし、どの分野の解釈を見ても、これが「気」だという決定的な結論は得られていないようです。

なぜなら、「気」は機械で測定することができず、科学的に証明した学術論文もないため、気に関する概念は各分野で都合の良い解釈がなされており、あいまいな存在なのです。

ですが、漢方を考える上で気の存在なしには何も語れませんので、手に取ってみることはできませんが、気は確実に存在するのでしょう。

世の中には怪しげなものもありますので、くれぐれも悪徳商法には引っかからないように気をつけてください。

＊　＊　＊

漢方では血や水のように**「気」は体を作っている基本物質**とされています。

血と水は自分では動けないので、「気」のエネルギーで運んでもらいます。

私はいつも「気、血、水」の関係を車に例えて説明しています。

中医学では、気は基本物質

気は「エンジン」、血は「ガソリン」、水は「エンジンオイル」という関係に考えるとわかりやすいでしょう。

「気」は車にエンジンをかけて「血管という道路」を走って五臓六腑や器官、組織に「血」と「水」を届けていると考えてください。

車は気というエンジンがかからないと走れません。
車は血というガソリンがないと走れません。

水というエンジンオイルは、潤滑の役目だけでなく車を冷却したり、さびを防いだりしてトラブルのないように車を動かしています。

つまり気血水が揃って働かないと車は順調に走れないのです。

気血水はお互いに助け合わないと車は走れないのです。

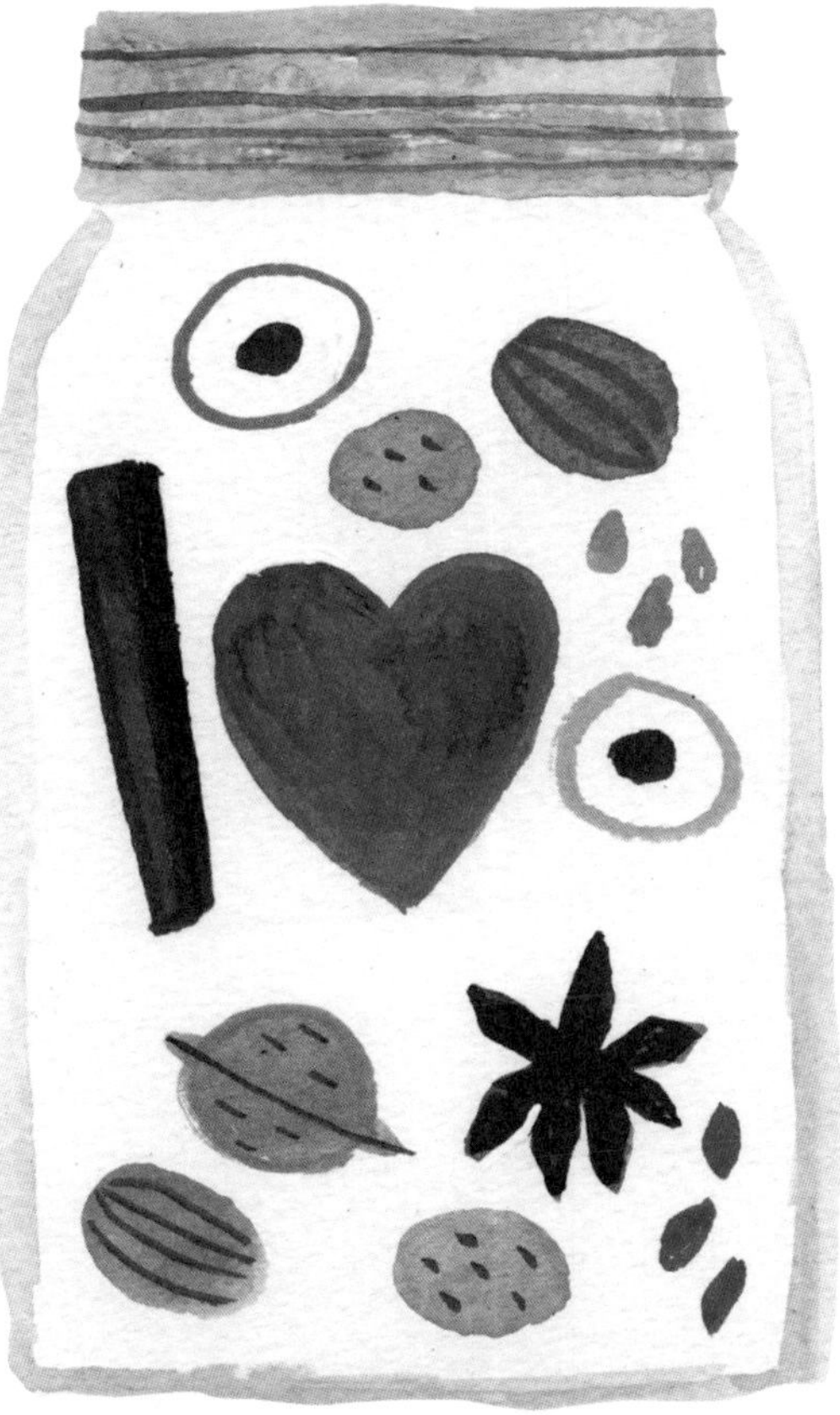

健康は安全運転で

10/13

車は手入れが悪くて、ガソリンやオイルの補充を忘れたり、無頓着に走り続けたりすれば、エンジンが故障しエンストしてしまいます。

エンジンの性能が落ちると「気虚」が、ガソリンが不足すると「**血虚**」が起こり、車が渋滞に巻き込まれると「**気滞**」「**瘀血**《おけつ》」「**水毒**」という体質が生まれてくると考えてください。

近頃は色々なことを頑張りすぎて交感神経の働きが強すぎる人が増えています。

まるで、アクセルを踏みっぱなしで運転しているようなもので、いずれエンジンが壊れてしまうように自律神経失調になってしまうかもしれません。

他人に負けないようにアクセルを目いっぱい踏んで走らせている人と、周りの景色を楽しんでのんびり走らせている人では、車の状態が変わってくるのは当然のことです。心と体を壊さないように安全運転で過ごしたいものです。

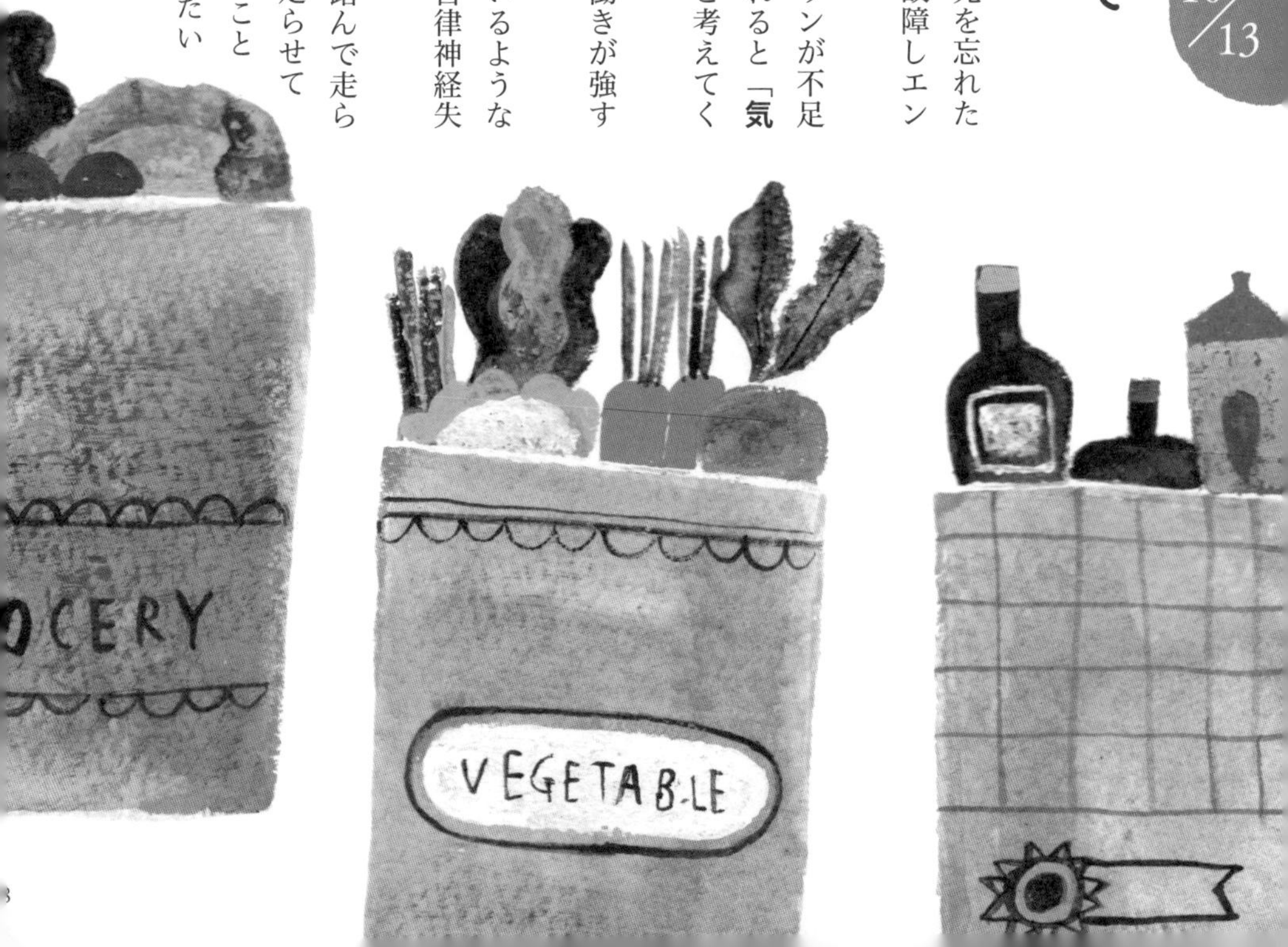

食事で気を作る

10/14

「先天の精気」は生まれつき親から受け継ぎ、腎に蓄えられているということは冬の季節でご説明いたしました。（☞3月2日）

「先天の精気」を現代的に言えば、遺伝とかDNAとかいう言葉が近いかもしれません。

「気」は3つの精気で作られます。

- **腎に蓄えられた「先天の精気」**
- **脾の働きで食べ物から作られた「水穀の精気」**
- **肺が吸入した「自然界の精気」**

です。つまり、気は親から受け継いだ腎の「先天の精気」に加えて、食べ物と呼吸から作られるというわけです。

特に脾で作られた水穀の精気は「後天の精気」と呼ばれ「先天の精気」の補充に重要の役割を果たしています。つまり、毎日の食事が「先天の精気」を補充しているのです。

私達の心と体は、良くも悪くも毎日の食事で作られています。このことを忘れないでください。

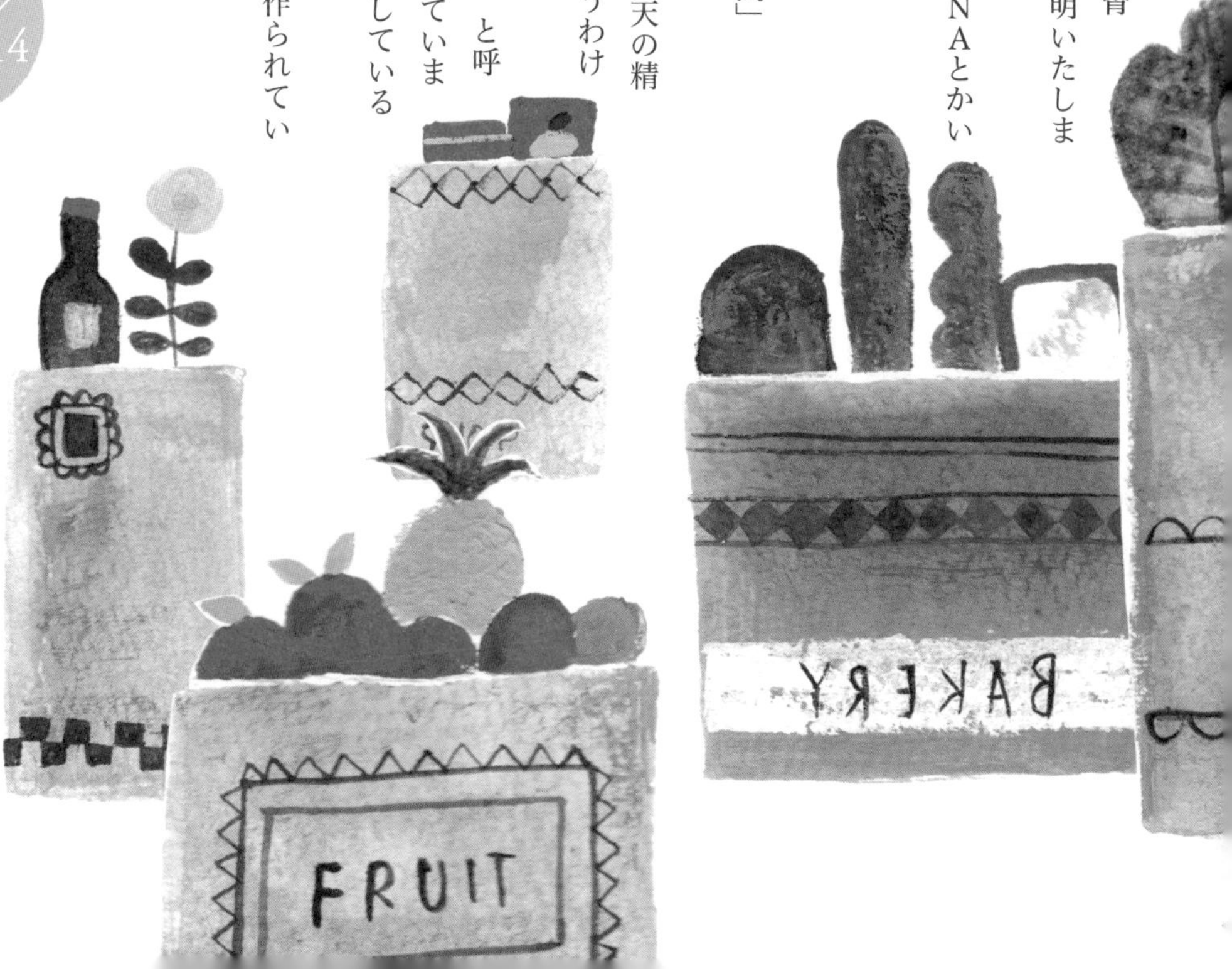

「元気」は食事で補える

10/15

元気は両親から受け継いだ「先天の精気」から作られて、生まれた後は食べたものから作られた「後天の精気」によって養われて補充される、生命活動の原動力です。

小学校の時、ひ弱で体が小さく、目立たなかった男の子っていましたよね。ところが40代になって同窓会で会ったら、見違えるように大きくなって会社の社長になっていたなんてことがあり、びっくりしました。

親から「先天の精気」を少ししか貰えなかった子どもでも、**しっかり栄養をとって「後天の精気」を補充すれば、元気を作ることができる**のです。つまり毎日の食事でしっかり栄養を補給していれば元気になれるというわけです。

普段から食事を見直して「後天の精気」を作り出すことが大事です。

芸能人のインタビューで「小さい時は気が弱く、病気がちでしたが、大きくなってからは元気になり、積極的な性格になりました」というような記事を良くみかけます。

食事に気をつけて「後天の精気」を作り出し、補充した結果ではないでしょうか。

親から「先天の精気」をしっかりもらった子どもは、栄養のある食事で「後天の精気」を補充しながら生活すれば、ずっと元気でいられます。

生まれつき弱かったからとがっかりしているあなたもまだ間に合いますよ。

今日から毎日の良い食事で「後天の精気」を作り出して、元気になりましょう。

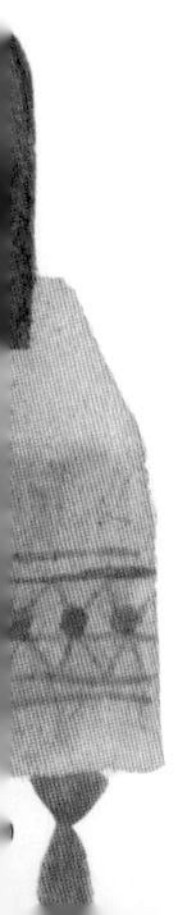

病は気からの意味

「病は気から」は、ことわざ辞典には「病気は気の持ちようによって、良くも悪くもなるということ」と書かれています。

悩み事や精神的に心配事などを抱えていると、免疫力が落ちて病気にかかりやすくなったり、病気が重くなったりする例はあります。

たとえばがんと宣告された途端にガックリして気力体力が衰えてしまう方、逆に前向きに開き直って残された時間を明るく過ごすうちにがん細胞が小さくなったという方もいるようです。

このように気の持ちようで病気になったり、病気を克服することはよくあることで、「気」が精神面に大きくかかわっているのは事実です。

しかしこの言葉は、もっと深い意味を持つのです。

そもそも「病は気から」ということわざの原点は、中国の最古の古典『黄帝内経』に書かれているといわれています。**「百病は気に生ず」**つまり「すべての病は気より生ずる」という一文が語源だといわれているのです。一言でいえば「気」とは気持ちではなく体を動かすエネルギーで、つまり「元気」のことなのです。

この「元気」は毎日の食事で増やすことが可能です。実際に、病気になった時や、病気がなかなか回復しない時に「気の持ちよう」を変えることは難しく、そう努力してもかえってストレスになる場合が多いです。しかし、生活を見直して元気になる方法は努力次第で実行できます。

「元気が出ない」「体調が戻らない」とクヨクヨ悩まずに、まずは食生活の改善から取り組んでみましょう。

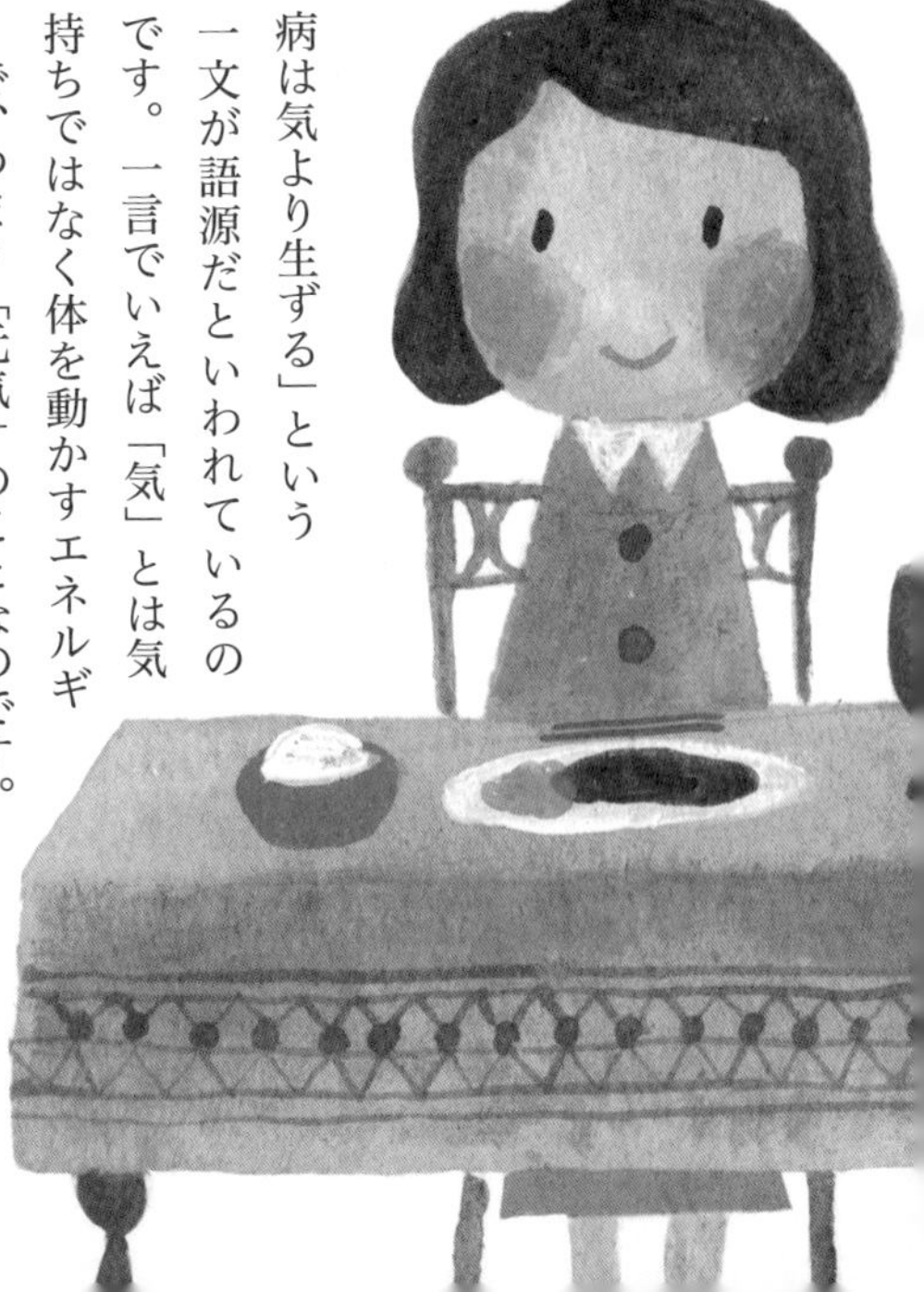

10/17

本当に元気ですか

腎では腎陽と腎陰の二つの働きがバランスを取り合っています。腎陽は体を温める働き、腎陰は体が温まりすぎないようにする冷却水のような働きです。徹夜の仕事やゲームで睡眠不足、働きすぎ、スポーツでの汗のかきすぎ……などは冷却水がうまく働かなくなり体の熱を冷ませなくなります。

体の熱が冷ませなくなると、本当は休息を必要としているのに、体が元気になったように錯覚してしまい、無理しているのに疲れを感じにくくなったり、自分では元気になったと勘違いしたりすることもありますので注意しましょう。

ボーっと暑い、喉が渇く、興奮しやすい、顔面が紅潮する……などの症状を自覚するはずです。

お宅のご主人が、足の裏が熱くて靴下を脱ぎたがる、声がやたらに大きい、ほほ骨のあたりが赤い、などの兆候が見られたら注意しましょう。

この症状は陰が陽より不足した状態がひどくなった「**陰《いん》虚《きょ》火《か》旺《おう》**」という症状です。

例えるなら、火にかけたヤカンの水が少ないために、火の勢いも弱いにもかかわらず、ヤカンの水がプスプスと沸騰している状態です。

陰虚火旺という症状は突然倒れてしまうことがあるので注意してください。
このような方は陰を補う食事と十分な休息が必要です。

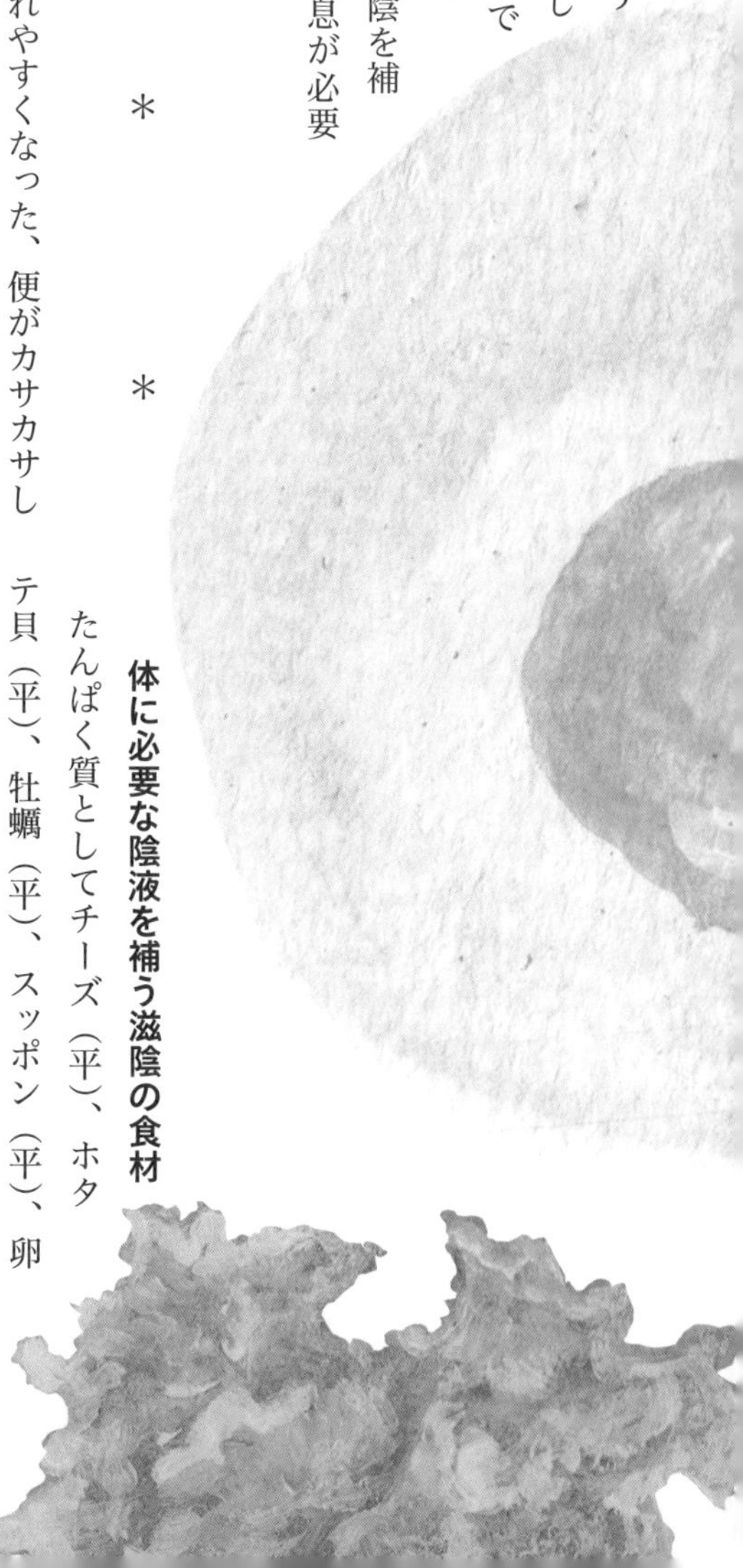

＊　＊　＊

肌が乾燥して荒れやすくなった、便がカサカサして出にくい、足の裏が火照る、嫌な熱感がある、午後になると頬のあたりが赤くなるというような症状のある陰虚体質にお勧めの食材です。

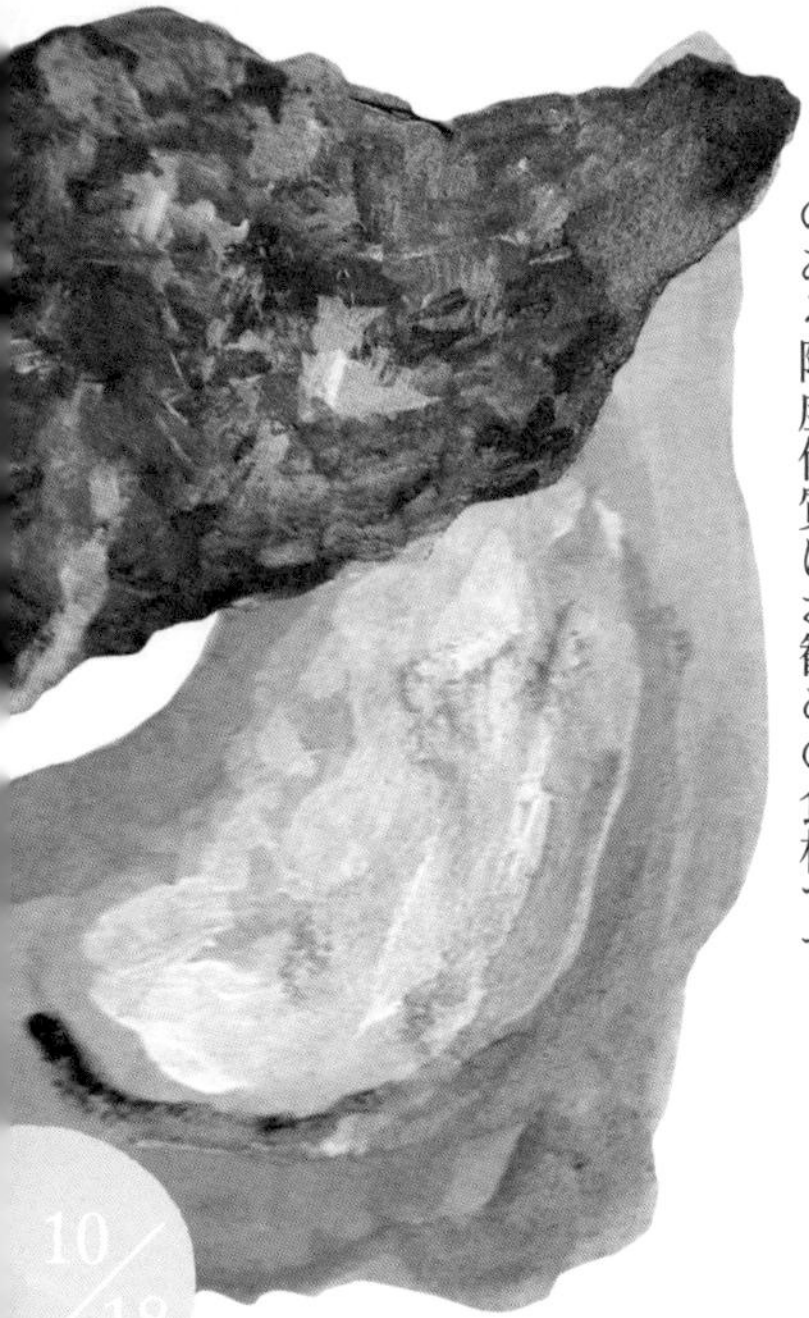

10/18

陰虚にお勧めの食材

体に必要な陰液を補う滋陰の食材

たんぱく質としてチーズ（平）、ホタテ貝（平）、牡蠣（平）、スッポン（平）、卵（涼、平）、ウズラの卵（平）、豆腐（寒）、牛乳（平）

小松菜（平）、アスパラガス（微涼）、ユリ根（微寒）、白ゴマ（平）、黒ゴマ（平）、松の実（温）、白キクラゲ（平）、クコ（平）

嫌なボーとした熱感がある方はセロリ、きゅうりなど涼性の食材をプラスすると楽になります。

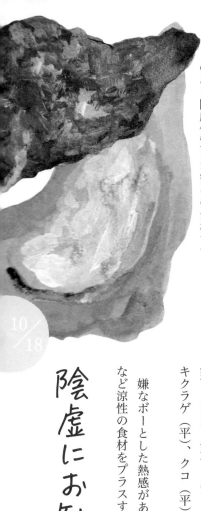

白キクラゲの効能

平、甘・淡　肺・胃・腎

白キクラゲは薬膳では銀耳《ギンジ》と呼ばれ、体の潤いを補う、肺を潤す、胃を元気にするなどの効能があり、**秋の乾燥に弱い肺を守り、喉の渇きを止めたり、乾いた咳を止めたりする**効果があります。何より肌をしっとりさせる効果があり、女性に人気の食材です。薬膳茶の店に行った時に美人茶という名前で提供されていました。

朽ち木に発生するキノコで人の耳の形に似ているので銀耳の名前がつきました。野生のものが少なかったので、中国では不老長寿の高価な食材として使われていたそうですが、現在は栽培が可能になり、手軽に手に入る食材になっています。

使う時は水で戻して硬いところを除いて使います。倍くらいの量に膨らむので量を加減してください。コリコリした歯ざわりがあり無味無臭なので、サラダ、スープ、刺身のつまなど色々な料理にちょい足しできます。

薬膳では梨やユリ根などと一緒に甘く味付けしたものが、お肌をしっとりさせるデザートとして人気があります。

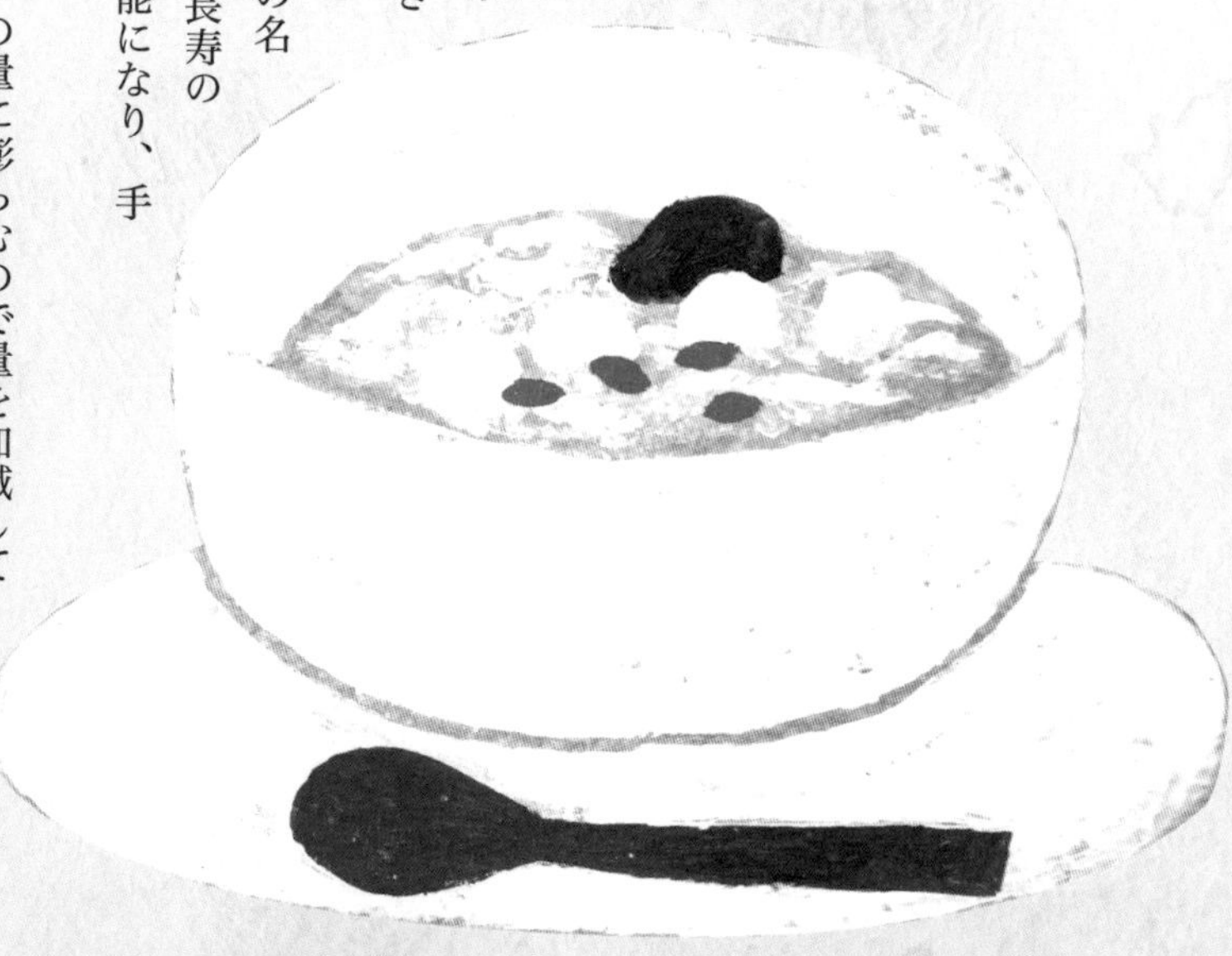

ユリ根の効能

微寒、甘・微苦　肺・心

10/20

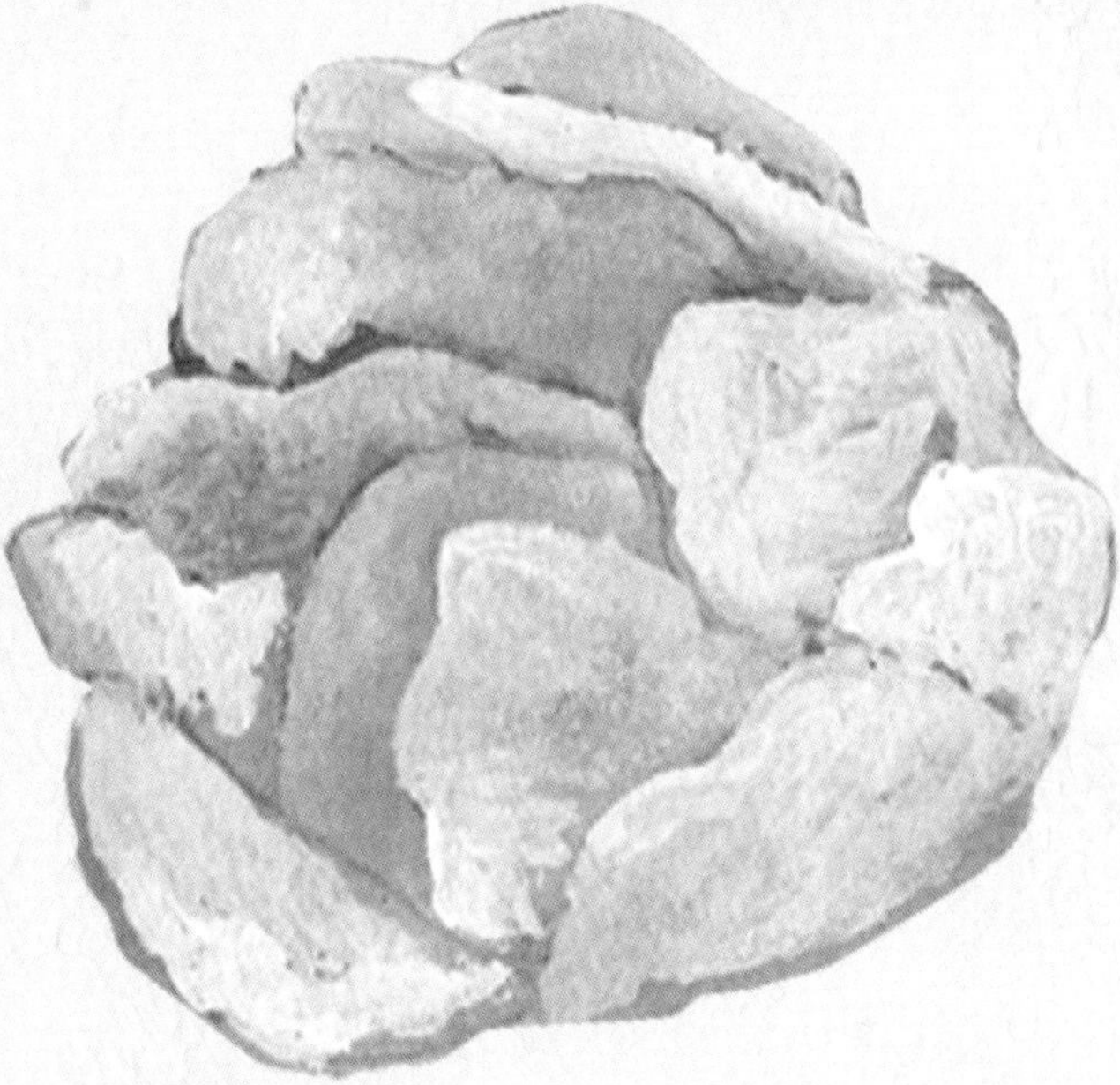

ユリ根は百合《ヒャクゴウ》という生薬で、百合の鱗茎を剥いだ鱗片を使います。**肺を潤して咳を止める、心の熱をとり、精神を安定させる**効能があり、から咳や痰が切れにくい咳、精神不安や不眠、多夢などに使われています。薬膳でもユリ根は良く使われています。ホクホクとした食感とほんのりした甘みがとても美味です。

生のユリ根は、おが屑が付いているものはよく洗って一枚ずつはがし、茶色の部分を削り取って使います。

はがしたユリ根の上にバターを載せてラップをして、3分くらいレンジでチンするとホクホク美味しいおつまみが出来上がります。

刻んだニンニクと炒めたり、アルミホイルでくるんで焼いたりしても美味しいですよ。

またスープにユリ根と白キクラゲと一緒にちょい足しすれば肌荒れに、マイナス思考になった時はハスの実やナツメをちょい足ししています。

鱗片がバラになって乾燥したものはそのまま熱湯に入れて、柔らかくして使えます。

松の実の効能

10/21

微温、甘　肝・肺・大腸

松の周りには松かさがたくさん落ちていますね。小さい頃はマツボックリといって拾ったものです。**松の実**は松かさの中にある小さな実です。

生薬名は海松子《かいしょうし》といいます。腎を補う、血を補う、肺を潤す、咳を止める、腸を潤すなどの効能があります。中国では「**仙人の食**」とよばれ、**滋養強壮**や**老化防止**に使われているそうです。

たんぱく質やビタミンE、ビタミンB_1を多く含み乾燥肌にもお勧めです。

空煎りしてそのままつまんでも、ヨーグルトに混ぜてデザートにも、サラダやスープのトッピングにも色々便利に使えて、美味でもあります。

クルミと一緒に粗く刻んでおかゆに混ぜれば、肌荒れや便秘の改善にも役立つおいしい朝食になります。ただし、少々高額なのが難点です。

＊　＊　＊

陰虚体質にお勧めなのが**スッポン**です。陰を補い火照りをとる、体内に出来た塊を柔らかくするなどの効能があります。

スッポンは精力増強に良いイメージのある食材の代表選手だと思いますが、甲羅は鼈甲《ベッコウ》（寒、鹹）という生薬になり、肉も甲羅も捨てるところはない優れた食材です。すっぽん料理の店に行った経験がありますが、最初にスッポンの生き血が出てきてたのには、さすがにびっくりしました。

また、美容に良い薬膳デザートとして有名な亀ゼリーは亀の甲羅のコラーゲンが材料とのことですが、漢方ではクサガメの甲羅を亀板《キバン》（寒、甘・鹹）といい、こちらも陰虚に使われる生薬です。

若い方でも働きすぎや寝不足などが続いて、ボーっと暑い、足の裏が火照る、喉が渇く、興奮しやすい、顔面が紅潮するなどの症状が続く時は陰虚かもしれません。

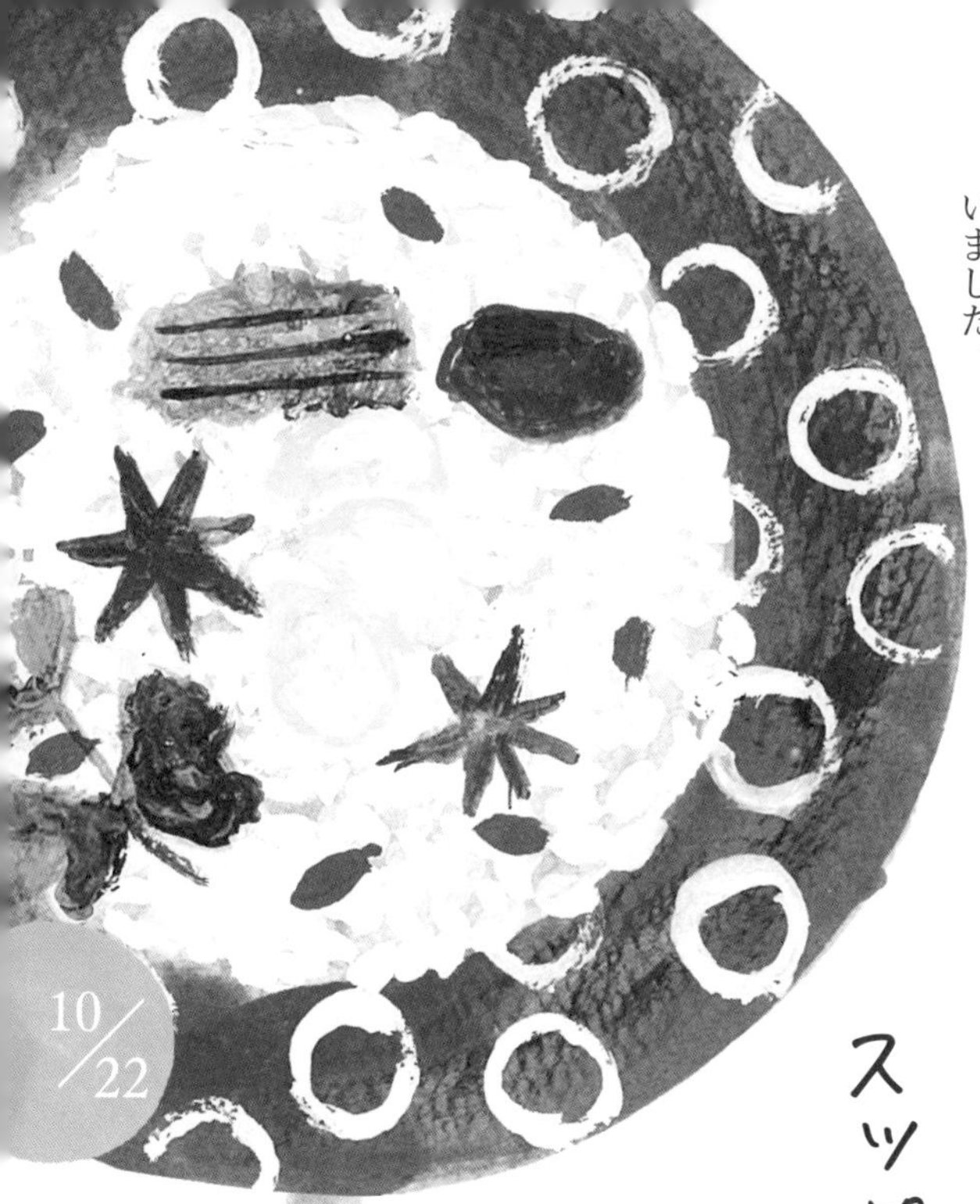

10/22

スッポンの効能

平、甘　肝・腎

すっぽん料理を食べに行ってみるのも良いでしょう。スッポンの甲羅とカメの甲羅が配合されている健康食品も販売されています。

ほかにも中国では動物由来の薬が昔から使われています。例えば、ヒルは水蛭《すいてつ》という生薬で瘀血《おけつ》（ドロドロ血）に使われます。ヒルが皮膚に吸い付くとお腹いっぱいになるまで血を吸いますが、昔は、わざとヒルに血を吸わせて瘀血を取り除く治療をしていました。

その他、ゴキブリはシャ虫、アブはボウ虫という生薬名でヒルと同じように瘀血の薬として使われています。サソリはゼンカツ、ムカデはゴショウという名前で顔面神経麻痺などに使われています。

ちなみに江戸時代にガマの油というキズ薬があったようですが、現代ではセンソというヒキガエルの仲間の分泌物を乾燥したものが強心薬として救心という薬に配合されています。

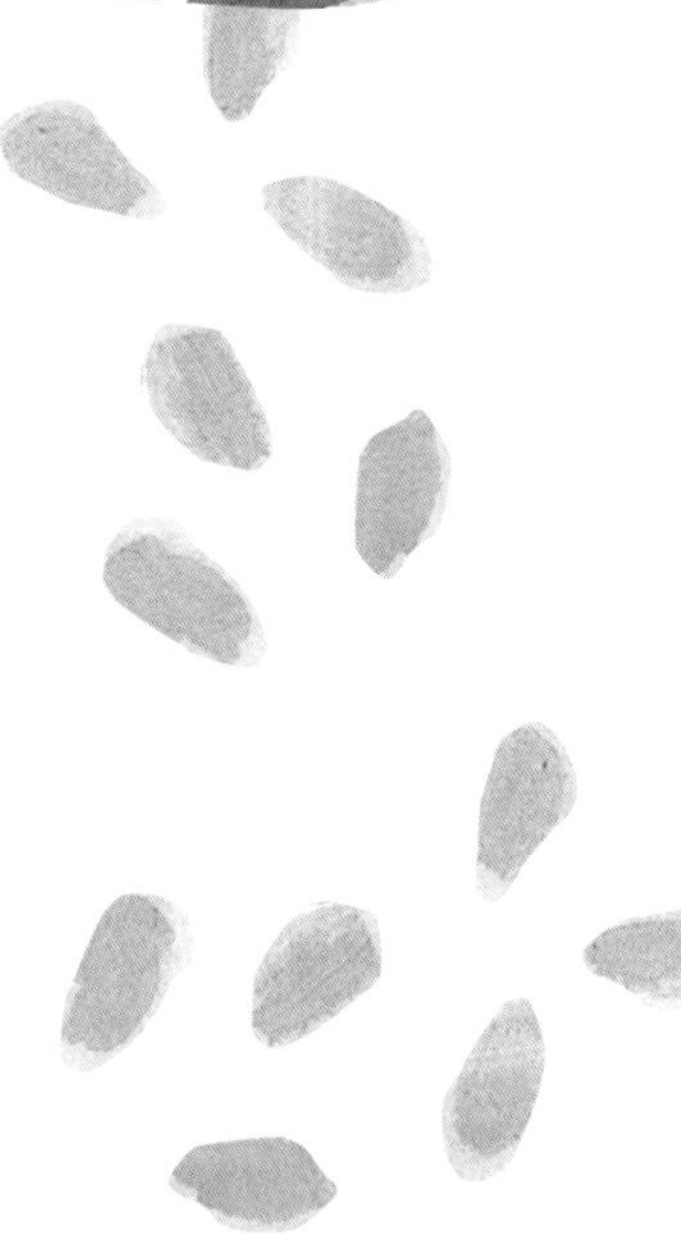

栄養の常識は変わる

10/23

厚生労働省のデータは時代によって変わっているのをご存じですか？

私の子どもの頃は、青い水っぱなを垂らしていた子がたくさんいました。昔は栄養状態が悪く抵抗力も弱かったので今でいう副鼻腔炎を起こすとなかなか治らなかったためです。また、当時は脳出血や肺結核、肺炎で亡くなる人も多かったのです。

低栄養のために血管が早く老化して弾力性を失い、もろくなってちょっとした血圧上昇で血管が破れ脳出血を起こしたり、また免疫力が落ちて肺結核や肺炎にかかったりする人が多かったのです。

その頃のたんぱく質の摂取量は一日8・5gくらいでした。ところが東京オリンピックの頃から食生活は飛躍的に変化し、「たんぱく質が足りないよ」というキャッチコピーが宣伝されて、プロレスラーが2kgのステーキを毎晩食べるなんていう逸話がありました。厚生労働省のデータではその頃のたんぱく質の摂取量は71gとあります。たんぱく質の摂取が増えたことで、子どもたちの身長や体格が大きくなったのは実感できますね。

平均寿命に関しては江戸時代や明治時代と比べてもわかるように、圧倒的に長くなりました。

しかし、最近はファストフードやジャンクフードを食べる習慣が増えたので、たんぱく質と一緒に脂肪の摂取量が過多になる傾向があります。またジャンクフードが増えたことで、野菜や食物繊維の不足も指摘されています。

現在は40代から60代の男性の肥満、20代の女性のやせ体質、老人の低栄養が問題として取り上げられています。（☞11月12日）

健康を良くするのも害するのも食事ですね。

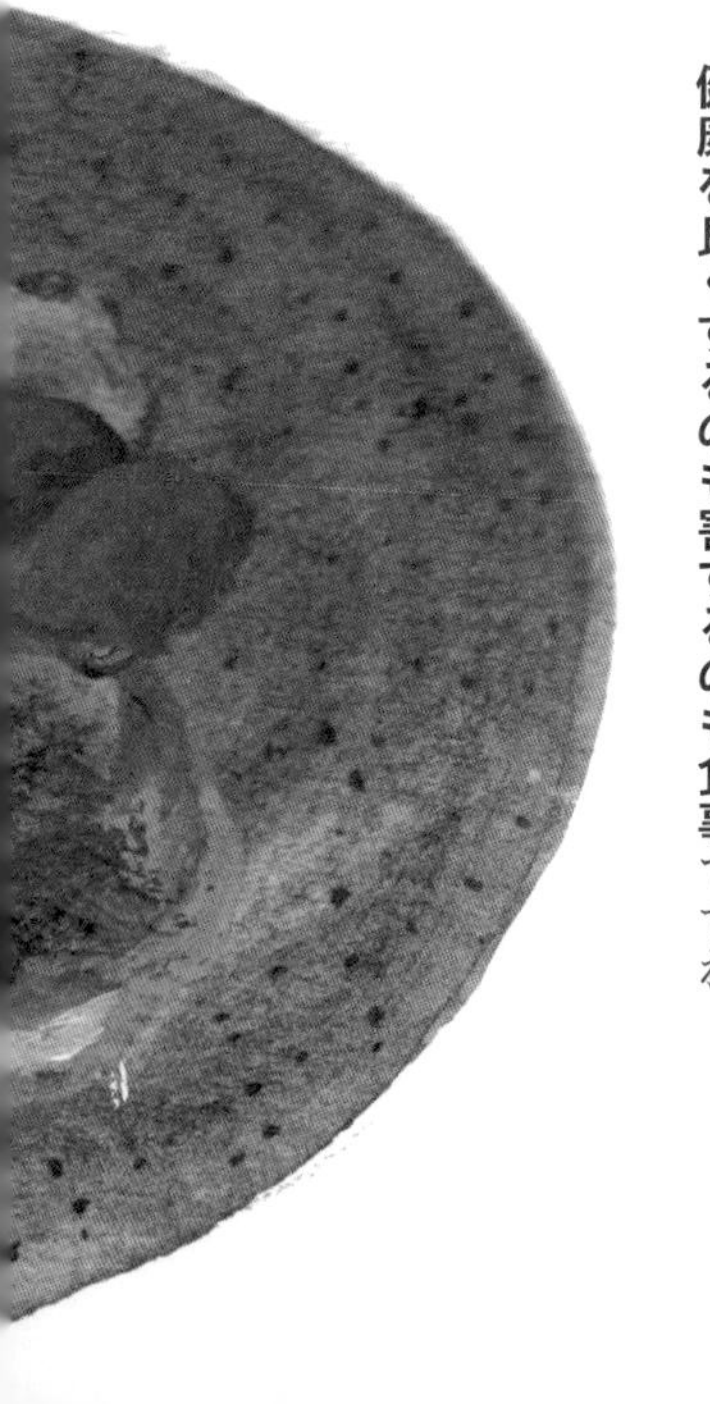

10/24

栄養学は基本が大事

テレビなどのメディアでは健康に関する新しい情報が日々上書きされて、頭がいっぱいになっている方もいらっしゃるのではないでしょうか。

私が最近感じるのは、新しい知識も大切ですが、**栄養の基本を忘れてはいけない**ということです。

飢餓が問題だった時代、そして最近のように飽食が問題になっている時代、栄養に対する問題は時代によって変化しています。

「粗食の頃の方が元気だった、今の若者はひ弱が多い」という昔気質の方もいますが、昔と比べて、男女とも背の高さや筋肉は大きくなり、長寿の方が多くなってきたのは事実です。

現在では若い女性のやせ体質と、老人のフレイルなどの原因となるたんぱく質の不足が問題になっています。

私は、**若い女性の方には、結婚や出産、育児に備えて適正な栄養をしっかりとることの重要性**を、**食が細くなったり、調理が面倒になっているご老人には簡単に栄養がとれる手抜き料理のお勧め**を、この本でお伝えできればと願っています。

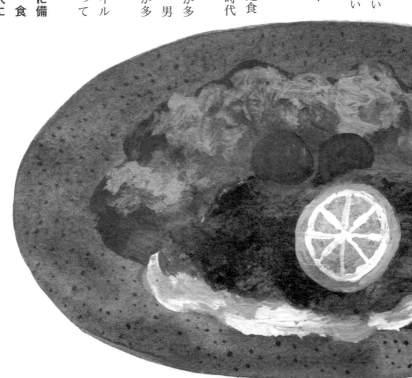

献立はまず「胃腸を元気に」

10/25

毎日、朝、昼、晩の食事。皆様はどのようにしていますか？　毎日の食事作りに、またお弁当や外食の際のメニュー選びに頭を悩めていらっしゃることでしょう。

いくつになっても若々しくいたい、運動や仕事ができる体を維持していたいということはだれもが望むことです。ボケ防止にお勧めの食品、がん予防のための食品、血糖値を下げるための食品、どれもこれも必要に感じてきて選ぶのに困ってしまうのも理解できます。

しかし、残念ながら、それらの食品はあなたの**胃腸がきちんと働いていなければ効果を十分に発揮できない**のです。まずは必要な栄養を受けつけて吸収してくれる胃腸を作ることが重要です。献立を立てる時には胃腸をいたわり、胃腸を元気にすることを意識しましょう。

そして、体のほとんどはたんぱく質で出来ていますので、たんぱく質を中心に献立を考えましょう。ここがぶれなければ、迷うことも少なくなります。

＊　＊　＊

人間の身体は37兆個の細胞から成り立っているといわれていますが、**頭からつま先までほとんどの臓器や組織はたんぱく質で作られています**。

血液はもちろん、胃腸を含む内臓や筋肉、組織、爪や髪などもたんぱく質で作られています。

女性の子宮や男性の性器などもたんぱく質です。骨はカルシウムだけ？　いえいえ、骨の80％はカルシウムですが、残りの20％はコラーゲンというたんぱく質です。ビルの鉄筋コンクリートに例えると、カルシウムはコンクリート、コラーゲンは鉄筋にあたります。

カルシウムばかりとっても、鉄筋の役目をしているコラーゲンをしっかりさせないと、ポッキリと折れやすい骨になってしまいます。

体を維持するには、とにもかくにもたんぱく質が必要なのです。

何はなくとも たんぱく質！

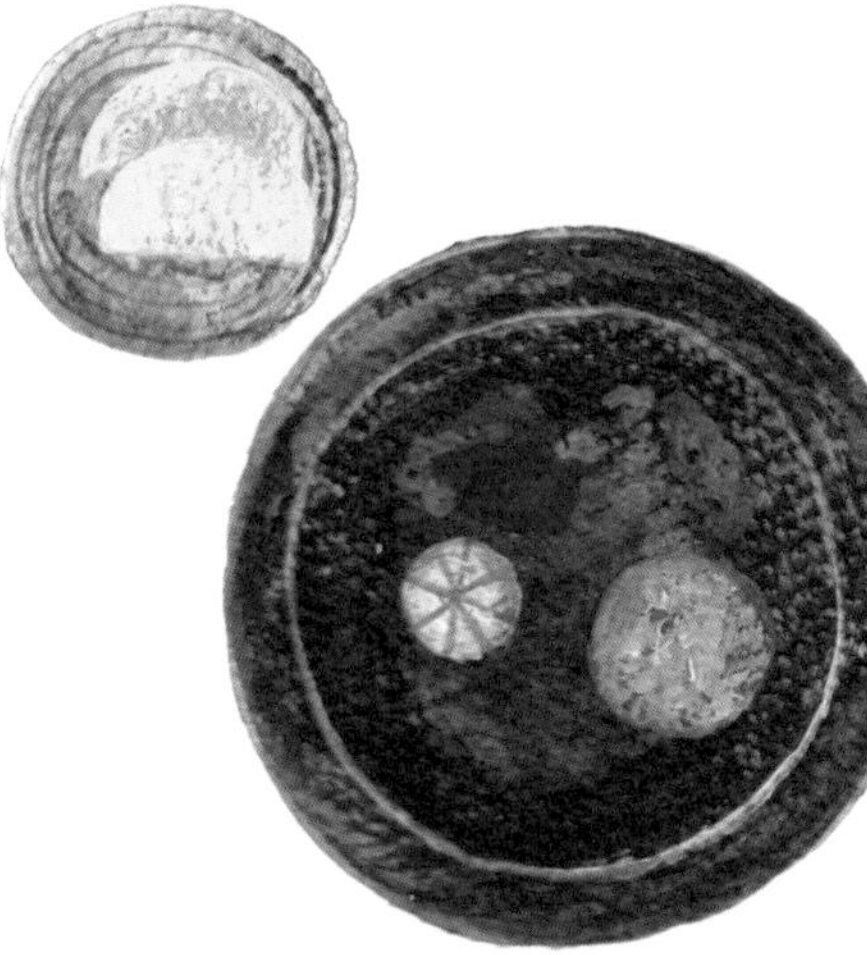

10/26

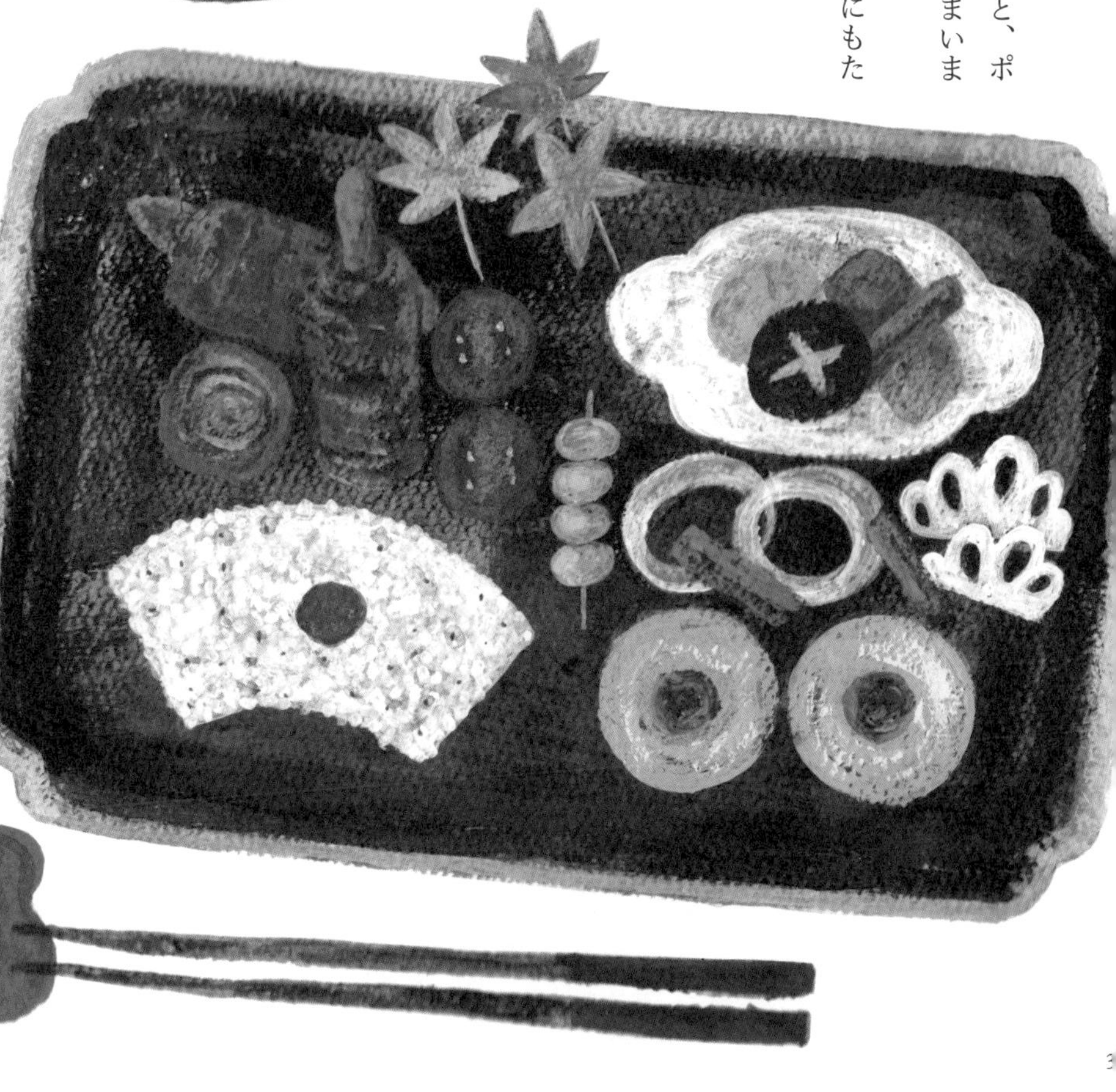

胃腸とたんぱく質

10/27

体中の臓器や血液などのたんぱく質は新陳代謝によって常に入れ替わっています。

例えば、赤血球が入れ替わるには約4カ月、胃腸の細胞は約5日、骨は約半年、筋肉は48日ほどかけて入れ替わっているといわれています。

全身に必要なたんぱく質は毎日の食事で補いますが、胃腸が弱って、食べられなくなってしまっては体に必要なたんぱく質を吸収することができません。

元気な胃腸を維持するためにもたんぱく質をしっかりとることが大切です。

もともと胃腸の働きが悪い人や、夏バテや病後などで胃腸の働きが落ちている人は、まずたんぱく質の補給を考えましょう。

たんぱく質をおろそかにして、ビタミン剤や栄養補助食品をたくさんとっても意味がありません。

＊　＊　＊

たんぱく質は肝臓でアミノ酸に分解され、体に必要な筋肉やその他の組織の再合成に使われます。

例えば、筋肉量の多い人の方が、体温が高く免疫力も高いそうです。

たんぱく質をしっかりとって運動することで筋肉量は増やすことができますので、免疫力のためにもたんぱく質の摂取と運動は常に意識しましょう。

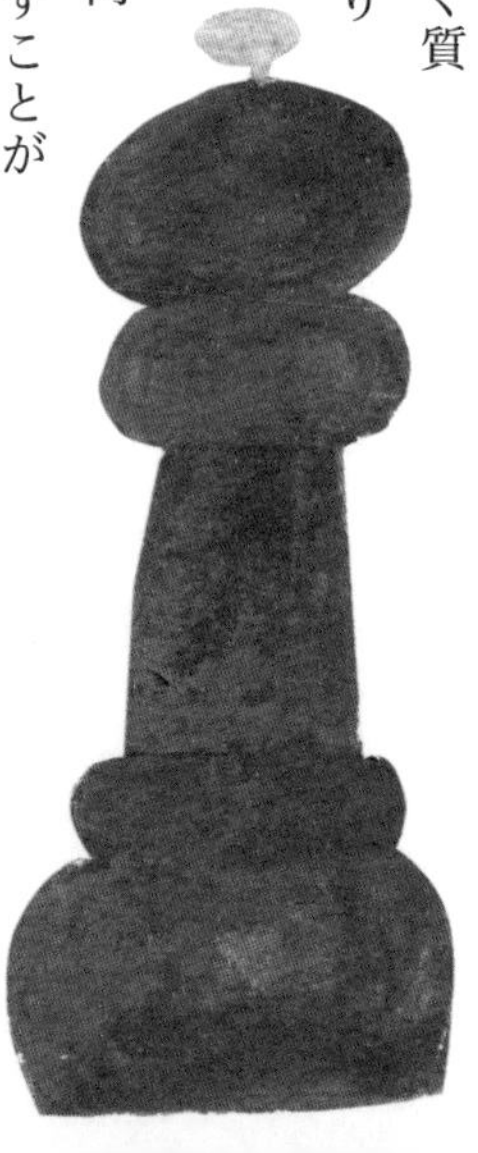

ただし、木材やくぎなどの材料があっても、カナヅチやノコギリのような道具が揃っていないとお家を建てることができないように、**たんぱく質以外にビタミンやミネラルなどが不可欠**です。

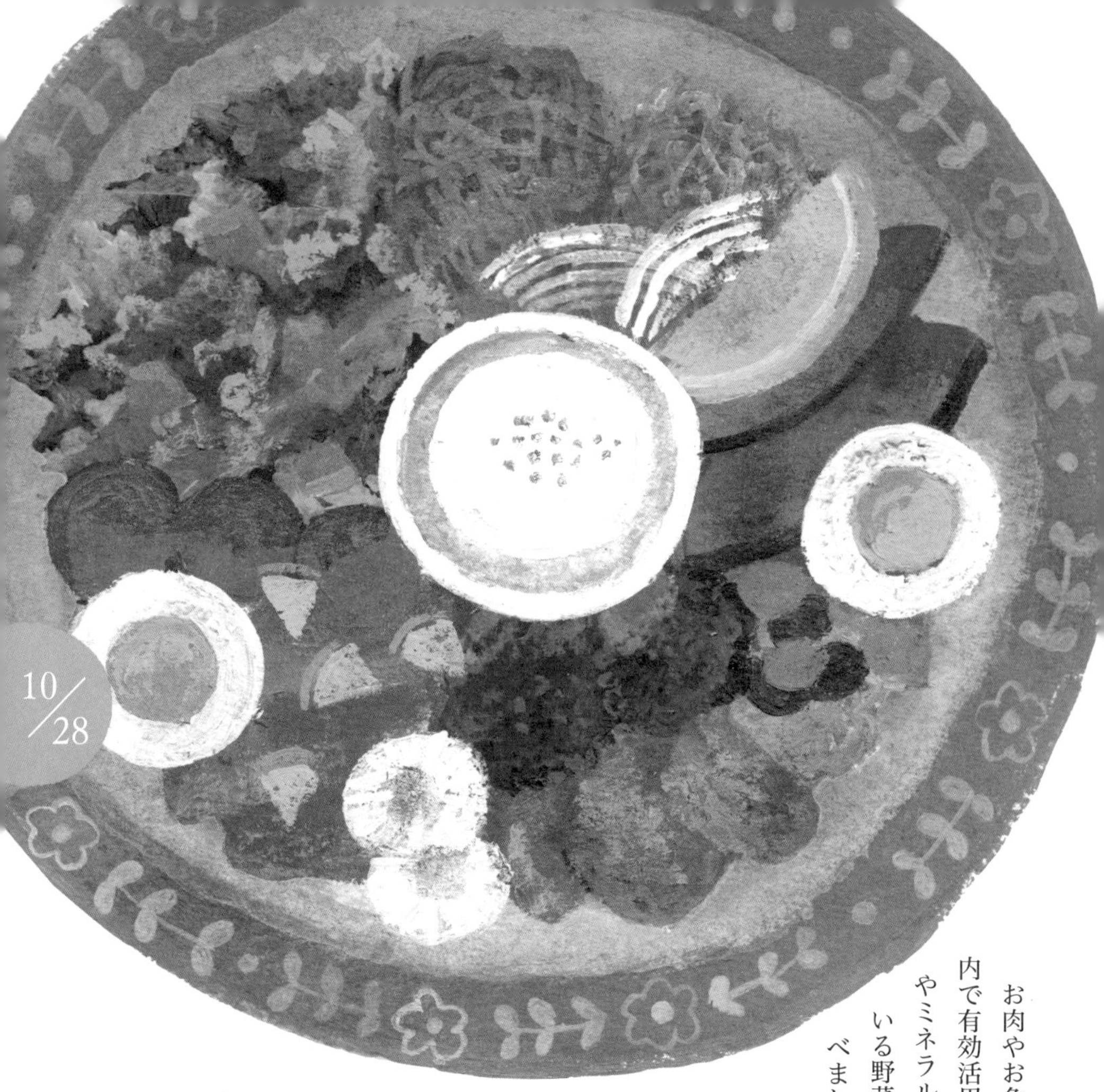

10/28

野菜がないと たんぱく質は 活かされない

お肉やお魚などのたんぱく質を体内で有効活用するために、ビタミンやミネラルなどが豊富に含まれている野菜や海藻もしっかりと食べましょう。

たんぱく質の必要量

肉	100g	約20g
魚	一切れ	約20g
卵	1個	約6g
牛乳	200mℓ	約6g
納豆	1パック	約6g

10/29

厚生労働省の指針には、たんぱく質の一日の必要量は男性は50g、女性は40gという数値が出ています。(可能であれば男性は60g、女性は50gが推奨されています。65歳以上の人はフレイルの予防に少なくとも一日に体重1kg当たり1gの以上のたんぱく質をとることが望ましいとされています)

主な食べ物の中のたんぱく質の目安は上の表の通りです。出典によって含有量は多少異なるのでこの表はあくまで大雑把な目安です。

肉と魚は手の平にのるくらい。(肉と魚は重量の約20%がたんぱく質です)

長寿でかつ現役で働いている方は肉類を多くとっていらっしゃる方が多いです。

105歳まで現役で働いていた聖路加病院の日野原重明先生は毎日たんぱく質を60g以上召し上がっていたそうです。

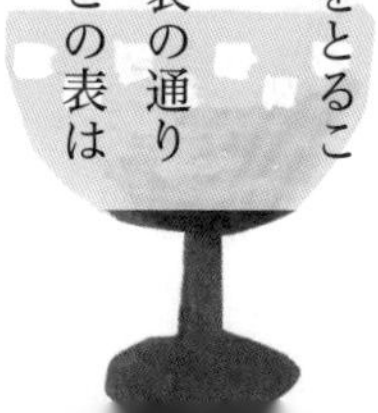

必須アミノ酸の大切さ

ところでたんぱく質は、ただたくさんとれば良いものではありません。たんぱく質はまずアミノ酸に分解され、再びたんぱく質に組み立てられます。

分解されたたんぱく質に組み直されるアミノ酸はたった20種類です。そして、20種類のアミノ酸から、たんぱく質の設計図の役割をする遺伝子のDNA配列で、10万を超えるたんぱく質が組み立てられるそうです。

ここで問題があります。

アミノ酸のなかには、体の中では合成できない「**必須アミノ酸**」が9つあるのです。

つまり、9種類の必須アミノ酸を食事からしっかりとらないと組み立てられないたんぱく質が生じてしまいます。

必須アミノ酸は主に肉類や魚介類、卵、乳製品に多く含まれています。「必須アミノ酸」が欠けているたんぱく質をいくらたくさん摂取しても、ある種のたんぱく質は組み立てることができません。

たんぱく質とアミノ酸は量より質です。

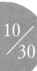

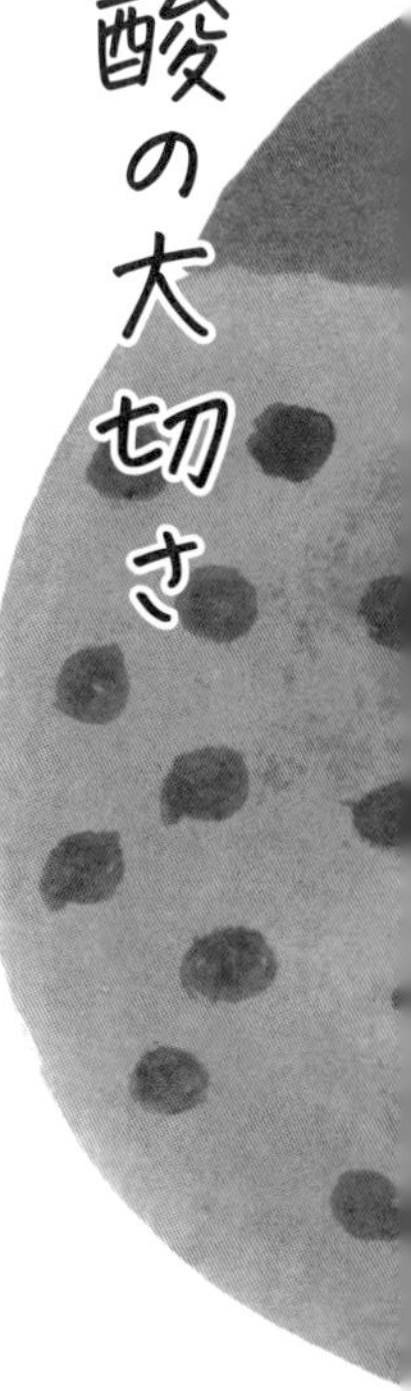
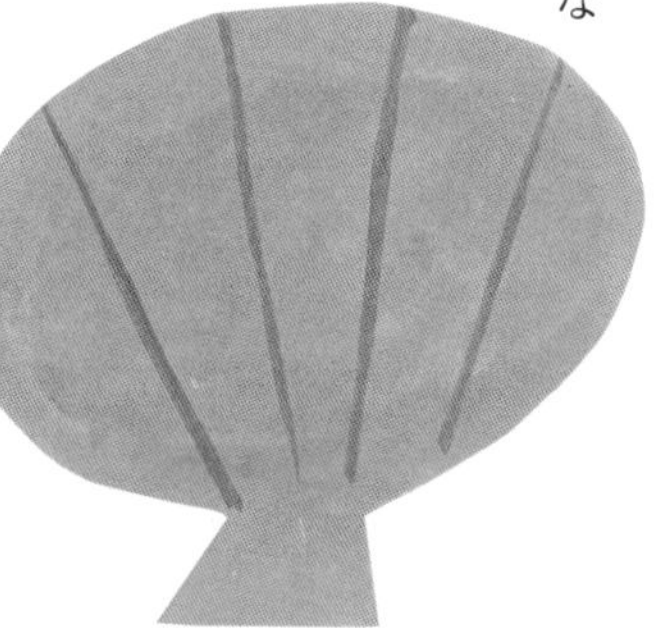
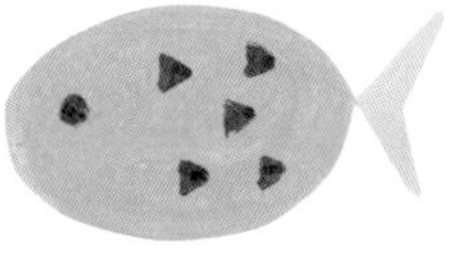
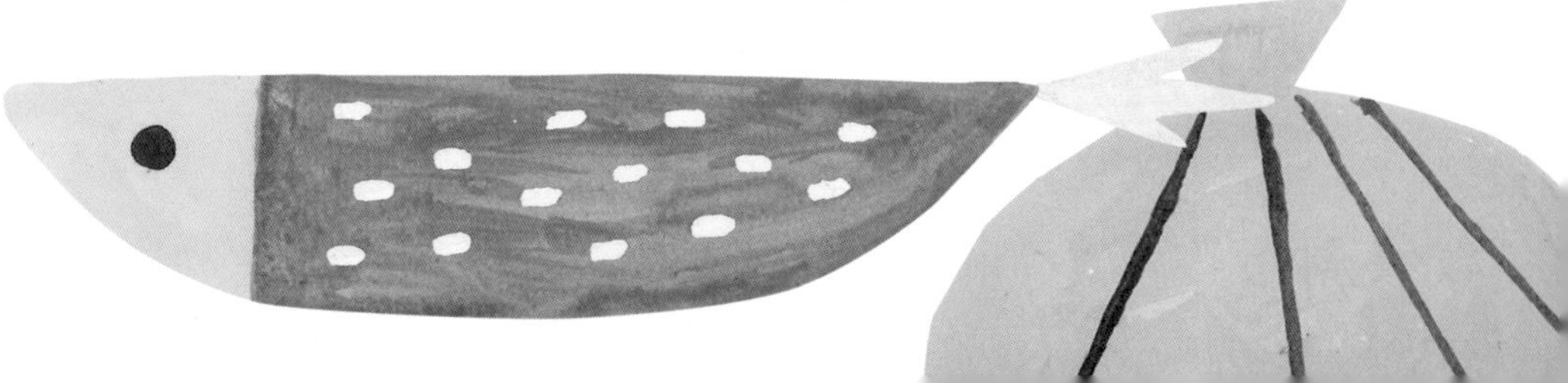

ボケ防止には必須アミノ酸が必要

10/31

脳内では、脳細胞と脳細胞の間をドーパミンやノルアドレナリン、セロトニンなどの神経伝達物質が色々な情報や命令を仲介しています。

これらの神経伝達物質の原料としてフェニルアラニンやトリプトファンという**必須アミノ酸**が必要です。

このように、必須アミノ酸を含むたんぱく質は、筋肉や組織の合成だけでなく、思考活動や精神活動などにも必要なのです。

通常の食事では脳内伝達物質が不足することはありません。

しかし、長期間の過労や病気、突発的な事故などで十分な食事がとれなくなると、たんぱく質の摂取量も足りなくなり、正常な神経細胞の伝達を支える神経伝達物質に不足が生じることは充分考えられることです。

一方、漢方では脳の老化は腎の働きが関係すると考えられています。

物忘れや認知症は腎の中に蓄えられている精の衰えが深く関係しますので、昔から精をつける食べ物として、スッポンやマムシ、ウナギ、卵などが勧められていました。

精をつけるといわれている食品は、必須アミノ酸がバランス良く含まれる食品です。

つまり、西洋医学的にも漢方的にも必須アミノ酸が大切ということですね。

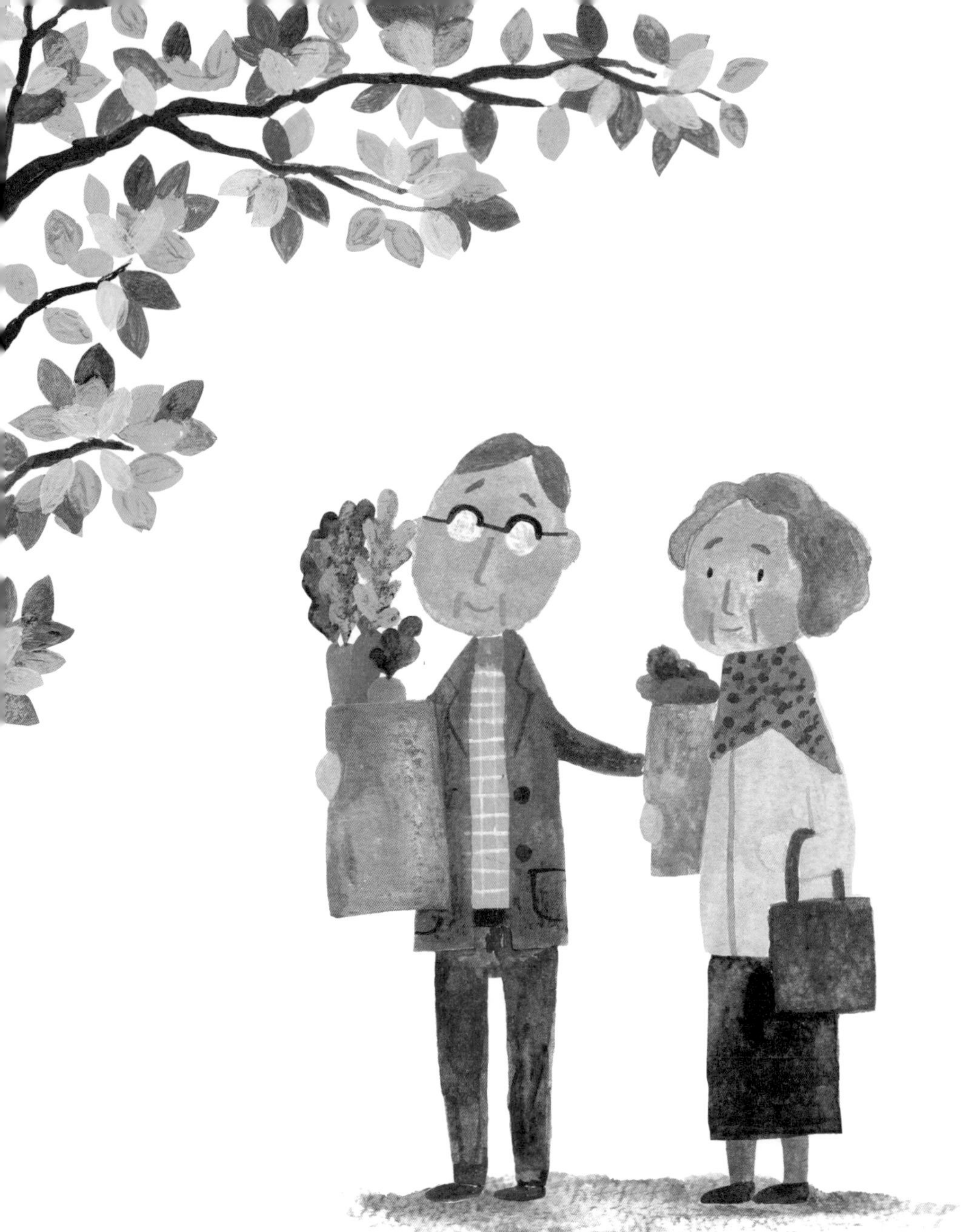

たんぱく質を何からとるか

11/1

人間の体のほとんどの臓器や組織を作るにはたんぱく質が必要で、その中でも必須アミノ酸を含むたんぱく質が重要です。

　必須アミノ酸を効率良く摂取するためには**肉や魚**がベストですとお勧めしました。でも、**牛などの草食動物はどうやってたんぱく質をとっているのでしょうか？**　実は、草食動物は腸内の微生物のおかげで草からたんぱく質の元になるアミノ酸を作りだしているのです。特に牛は4つの胃を持ち、一日中もぐもぐ口を動かして反すうを繰り返し、アミノ酸を作りだしています。

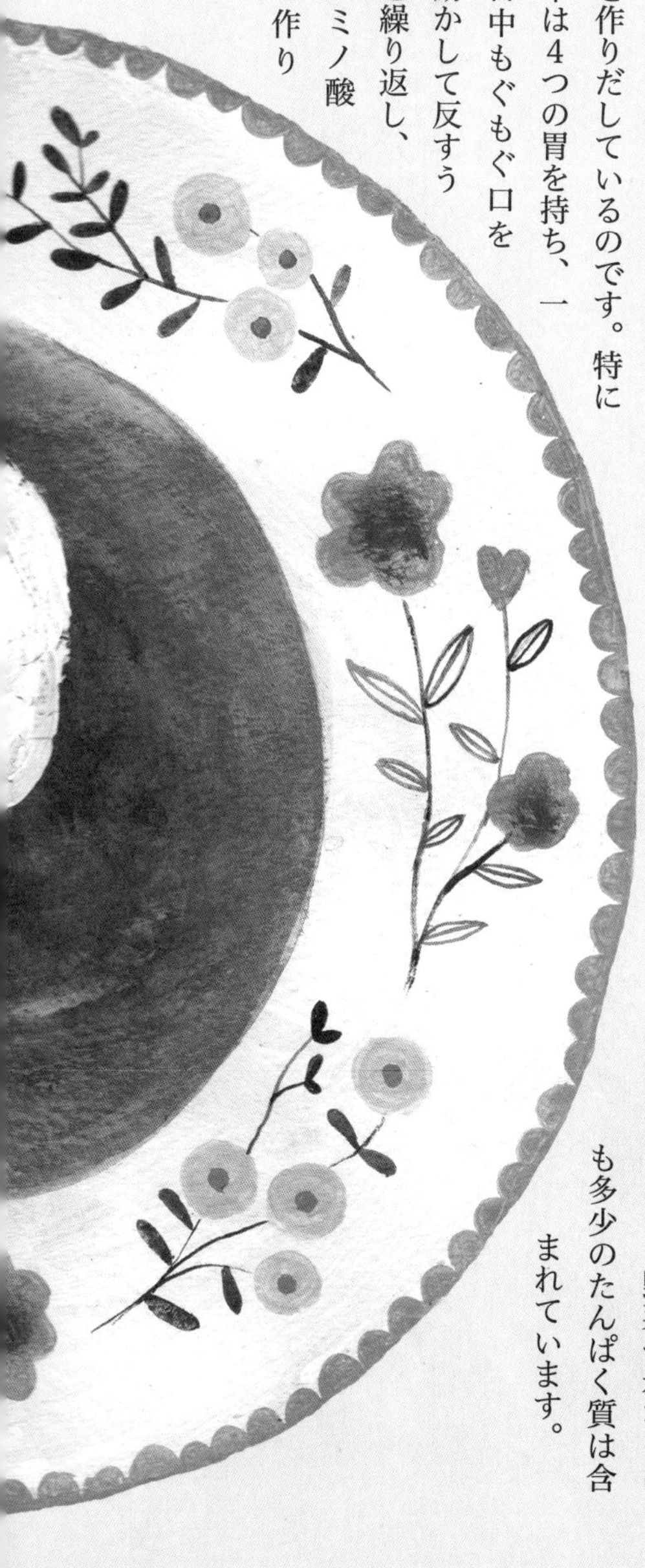

　私たちには草食動物のような能力はありませんが、肉を食べない方でも卵や牛乳などから良質なたんぱく質をとることができます。

　卵も牛乳も食べないヴィーガンの方は豆腐をはじめ、枝豆や納豆などの豆類、カボチャの種、ピーナッツ、オートミールなどでたんぱく質をとることができます。また、野菜や米などにも多少のたんぱく質は含まれています。

11/2

体の焦げを防ぎましょう

最近、テレビや雑誌で、糖化という問題が多く取り上げられています。

どういうことかというと、私たちはたんぱく質、脂質、糖質を取り入れてエネルギーに変えるわけですが、甘いものやご飯など、いわゆる糖質（炭水化物）を多くとりすぎると、エネルギーとして消費されずに余ってしまいます。

その余ってしまった糖とたんぱく質が結びついて、AGE（終末糖化産物）と呼ばれる物質に変化してしまう現象を糖化といい、「**体の焦げ**」と表現されています。

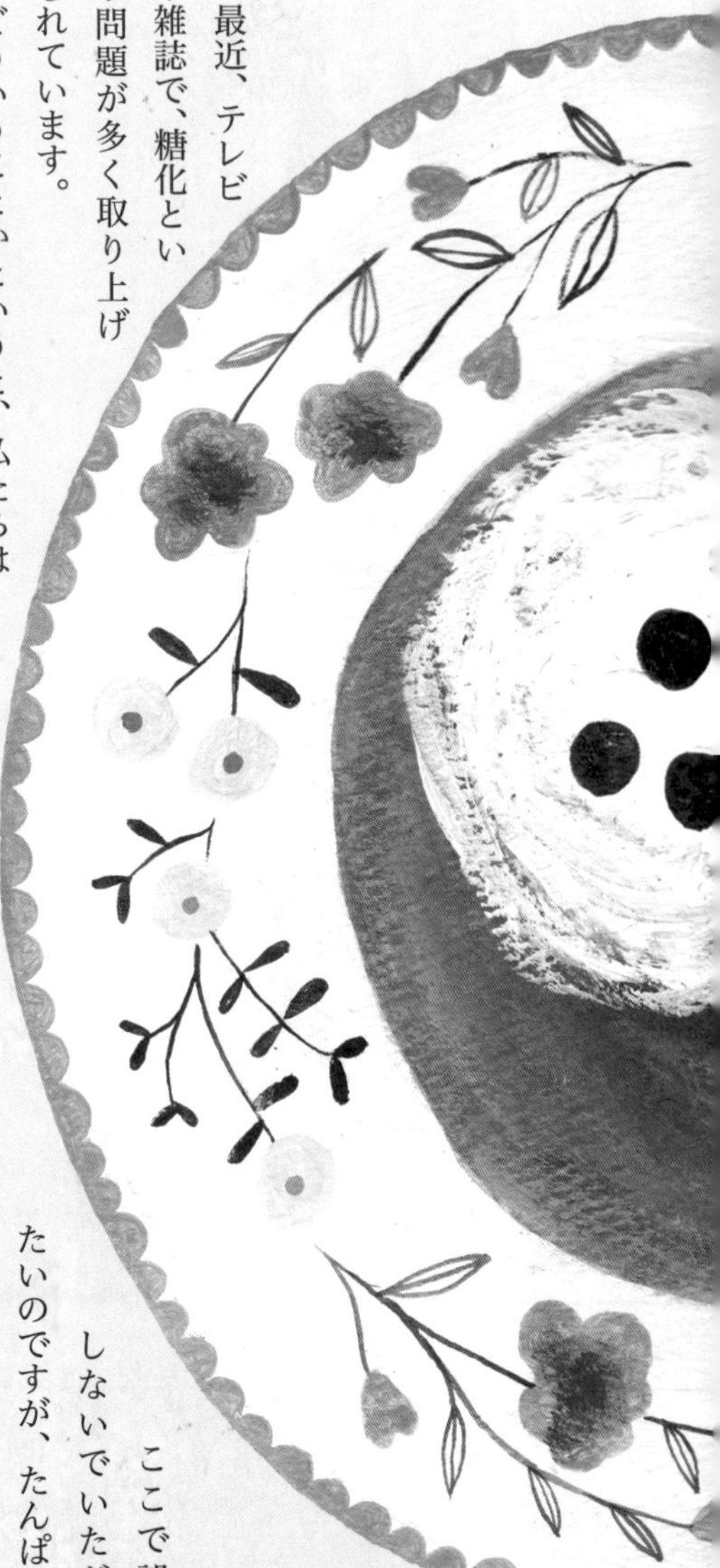

ここで誤解しないでいただきたいのですが、たんぱく質が悪いのではなく、糖分のとりすぎがいけないのです。この「体の焦げ」は年々増えていき、後戻りできないので対策が必要です。

そこでその対策として次のような注意を心がけてみてください。

まず糖分のとりすぎを控えること、そして揚げ物を控えて、ゆでたり、煮たりして焦げを防ぐ調理法にすることです。

11/3

体の錆《さび》を防ぐ

酸化とは一口で言うと**錆**《さび》です。

私たちの体は毎日食事の中のたんぱく質、脂質、炭水化物（糖質）からエネルギーを作り出しています。そのために酸素を利用するわけですが、エネルギー生産の時に**活性酸素**が生まれます。

活性酸素は細菌を除去したりする働きも持っていますが、増えすぎると、自身の細胞も傷つけることがわかってきました。

この体の錆は年齢とともに否応なく増えるわけですが、ストレス、紫外線、過度の運動や飲酒、たばこなどでさらに増えることがわかっています。

アンチエイジングだけでなくがんや生活習慣病を予防するためにも、体の錆の原因を除去する抗酸化作用の高い食品をとる必要があります。

ビタミンA、ビタミンC、ビタミンE、カロテノイド、ポリフェノール（アントシアニン、イソフラボン、カテキン、セサミン、クルクミンなど）などの栄養素がたくさん含まれている食品です。

緑葉野菜にはビタミン群、緑茶にはカテキン、赤ワインにはアントシアニン、大豆にはイソフラボン、ゴマにはセサミンなどが含まれています。

食材の特徴を知って、毎日取り入れることで体の錆を防ぎましょう。

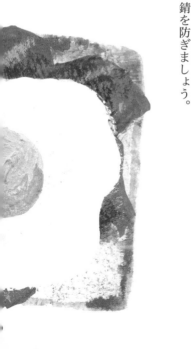

パン食のご家庭には

11/4

(小麦) 涼、甘　心・脾・腎

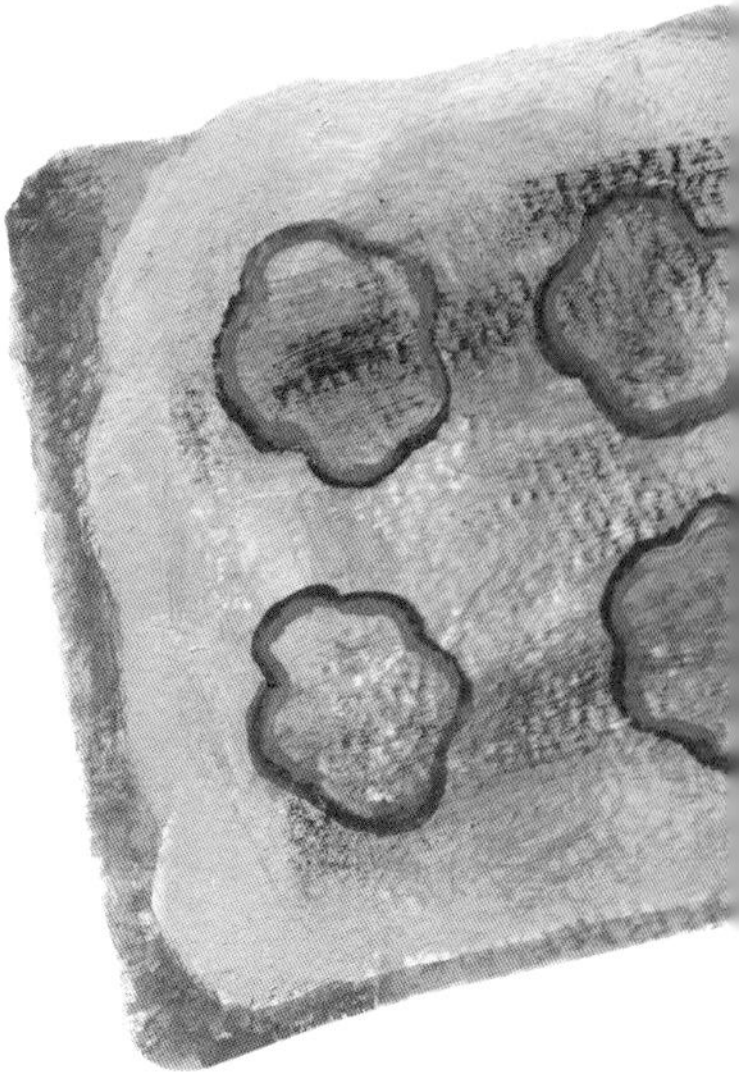

朝食はご飯ではなく**パン**を食べるというご家庭が身近でも多いです。

米離れが進んでいると言われて久しいですが、パンに限らず、パスタ、ラーメン、うどんなど原料に小麦が使われている食品はたくさんあり、色々な料理を食べられることは幸せなことですね。

小麦は漢方では小麦《ショウバク》といい、小麦の種子が生薬として使われています。

心を養い、精神を安定させる効能があり、胸に熱感があり落ち着かないような精神不安や不眠などに使われ、甘麦大棗湯という甘くて美味しい漢方薬に配合されています。

パンやうどんに使う小麦粉は小麦のふすまや胚芽を除いたものがほとんどなので、この効果を期待するには全粒粉の方になります。

ちなみに「皮涼肉温」といって小麦は涼性、パンなどの精白した小麦は温性になります。

ご自分でパンを作る方は小麦粉の種類や製粉の違い、配合によっても色々なパンや麺が出来ますし、出来上がったパンに色々なちょい足し食材をはさんだりできるので、薬膳でも活用しやすいと思います。

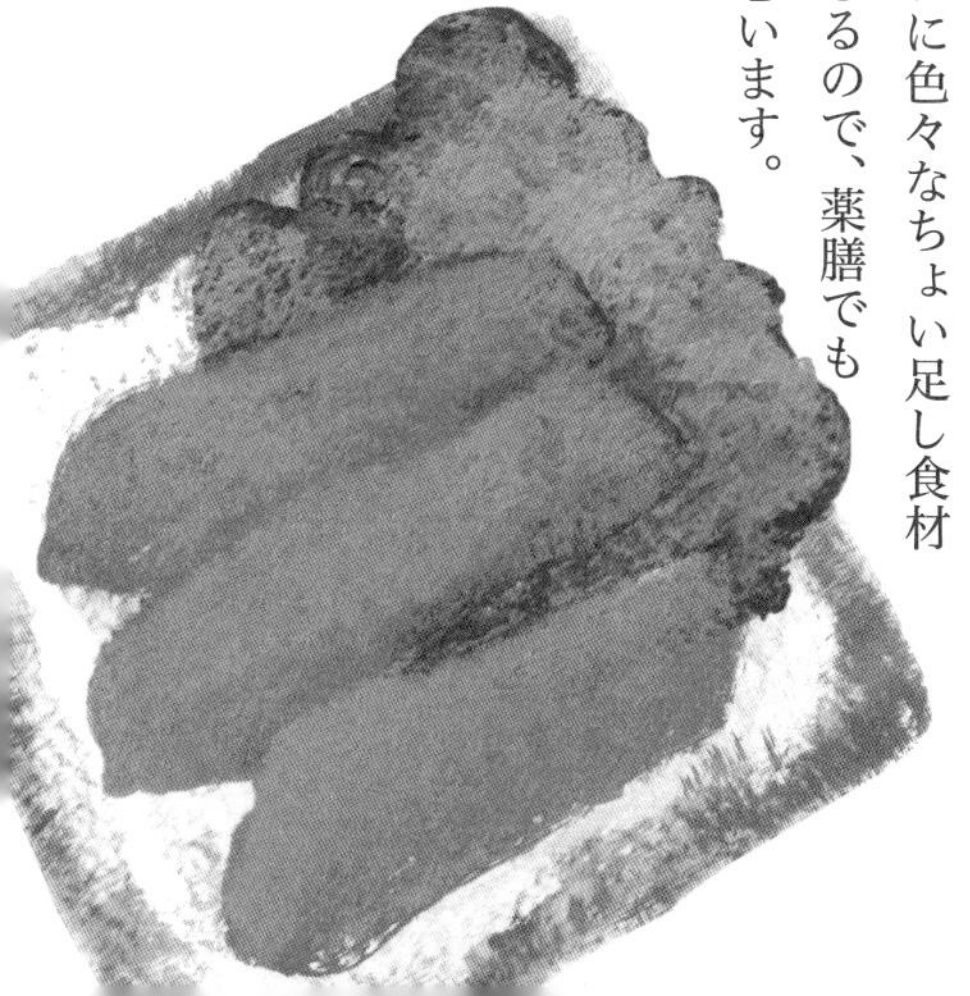

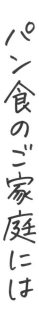

毎日の献立の考え方

11/5

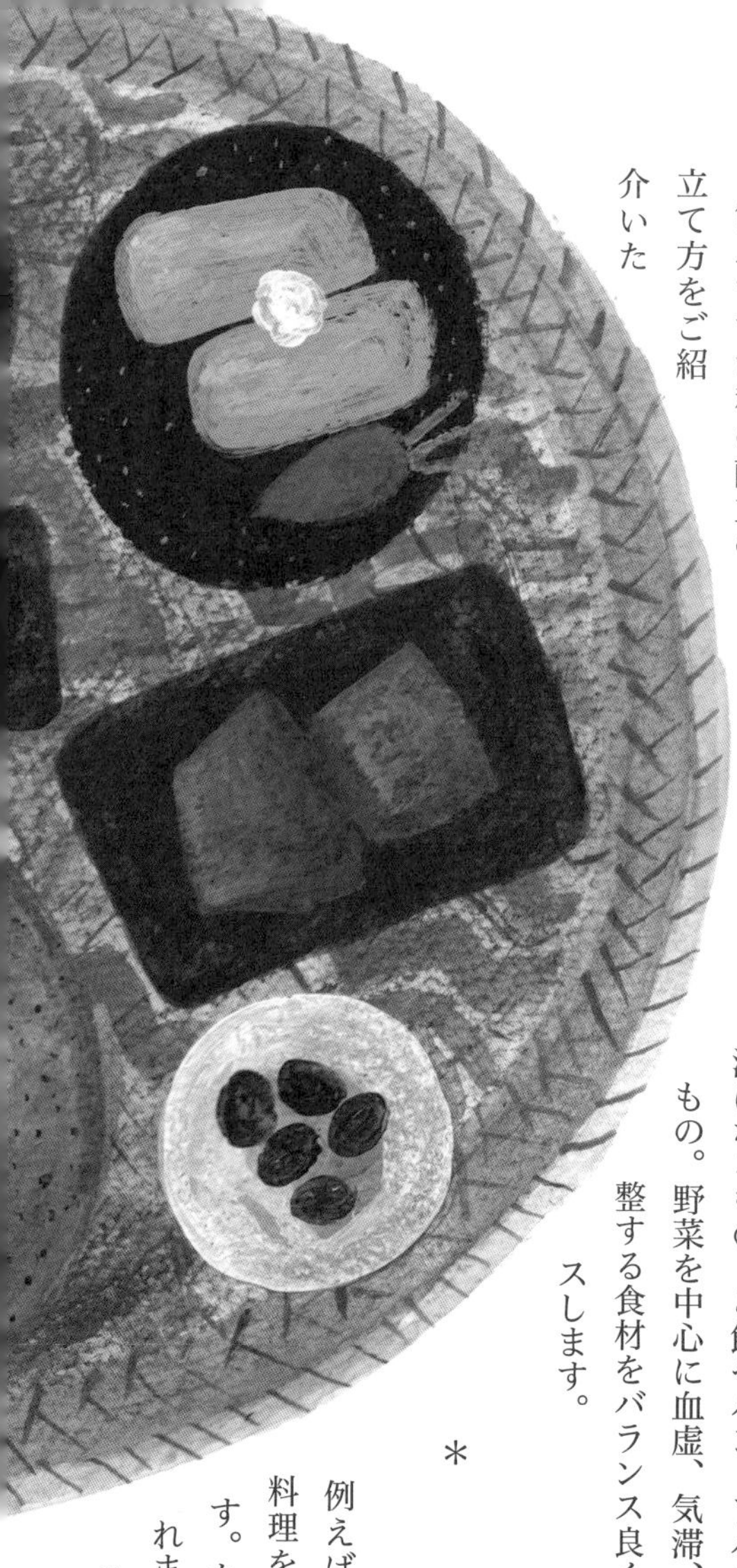

多くの方はいくつかの体質を持っていたり、またご家族もそれぞれ体質が違う場合もあります。

でも難しく考えなくても大丈夫です。

私が気をつけているのは、温める食材を選ぶか、冷やす食材にするか、足した方が良いか、取り除いた方が良いかなどのバランスをとることです。

簡単ですが私の献立の立て方をご紹介いたします。

まず**主菜**になるメニューを決め、ご家族が多くいても、メインの料理に不足していると考えられる食材を**副菜**や**スープ**に足していったり、取り除いていく方法です。

メインのおかずは体の基本を作るたんぱく質を魚、肉、卵、豆腐、などを中心に、主食はエネルギー源になるもの、ご飯やパン、ソバなど、副菜と汁もの。野菜を中心に血虚、気滞、瘀血《おけつ》などを調整する食材をバランス良くプラスマイナスします。

＊＊＊

例えば、主菜に豚肉料理を選んだとします。たんぱく質がとれますね。

私は冷え性な

11/6

足りないものを足していく

ので、温める性質の生姜（☞1月25日）のしぼり汁とドロドロ血の予防に黒酢（☞2月24日）で味付けした生姜焼きにしました。

また、胃腸が少し疲れ気味なのと胃もたれの予防に胃腸の働きを良くするじゃがいも（☞6月20日）のサラダとキャベツ（☞6月18日）の千切りを添えます。じゃがいものサラダには免疫力アップの玉ねぎ（☞6月23日）と目の疲れに良いにんじん（☞5月23日）も入れました。

主食は老化防止に黒ゴマを振りかけた白いご飯。

副菜は、血虚の体質があるので、血を補う効能があるほうれん草（☞5月10日）のお浸しにカツオ節（☞10月10日）をかけます。

水毒の傾向もあるのでスープは尿を増やし余分な水湿の排泄を促す効能があるトウモロコシ（☞7月9日）のスープにしました。

もし湿熱の傾向のあるご家族がいたら、サラダにレタスやきゅうりなどを加えたり、スープにもやしやわかめなど余分な熱を冷ましたり尿を増やす効能がある食材をプラスしてもよいですね。

ご家族が多くても、**混ぜたり、振りかけたり、トッピングしたり**、知恵を絞れば大丈夫です。

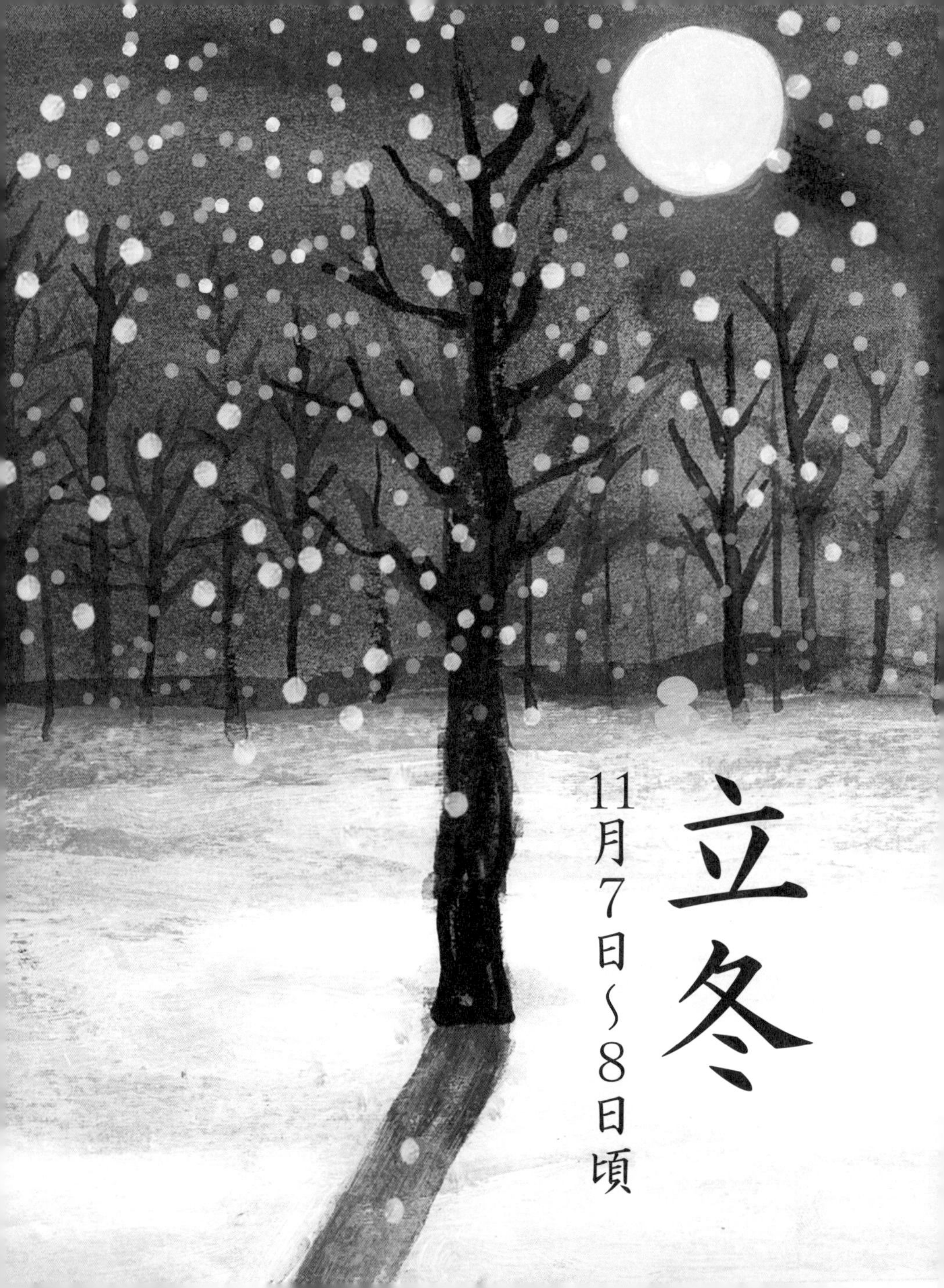

立冬

11月7日〜8日頃

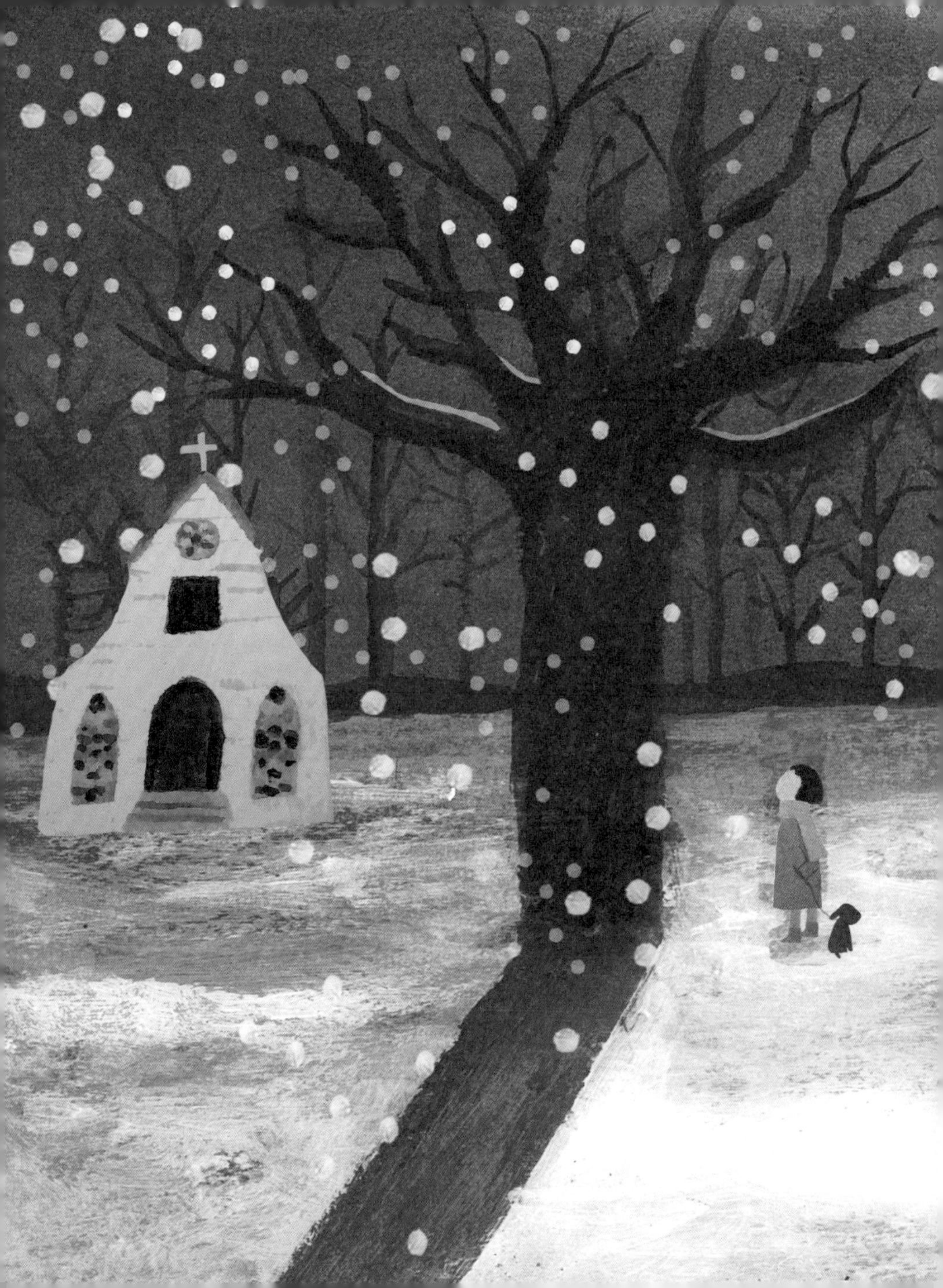

世代や性別に合った食べ物を

一家の中には、赤ちゃんからご老人、学生さん、妊産婦、若いお嬢さん、働き盛りのお父さんなど色々な人がいますよね。

お子さんは好き嫌いを作らないように色々なものを食べることが必要ですが、消化器官が未熟なので、消化力に合ったものを選ぶことが大切です。私は小さい頃から玉ねぎ、ねぎ、ピーマン、シイタケなど好き嫌いがたくさんあり、給食の時は苦労しました。

好き嫌いがあったら、細かく刻んだり、味付けで変化を加えたり、ドロドロ玉ねぎ（☞6月24日）のように工夫すると良いと思います。

成長期の学生さんは活動量も多く、体が大きく成長するための栄養も充分にバランス良くとることが必要です。また中学、高校くらいの若い女性は生理のために血虚になりがちです。おしゃれだけど冷えが心配になるような服装をいつもしていたり、生理痛があるようでしたら、将来のためにも体を冷やさない食材を選び、血を補う食材を積極的にとるようにしたいですね。

働き盛りのご主人であれば、高血圧や糖尿病など成人病などの疾患予防のために、気滞、水毒、瘀血《おけつ》などの対策も必要かもしれません。

高齢者になり、運動や外出の機会が少なくなり食事量も減っているようであれば、たんぱく質の不足などによるフレイルやサルコペニアの予防対策も重要です。また歯や胃腸の働きも低下してくるので、食べやすく柔らかく調理したり、誤嚥を防ぐための配慮なども大切です。

現代の栄養学を踏まえた上で、薬膳の考え方も活かせれば、より良い食生活ができるようになると思います。

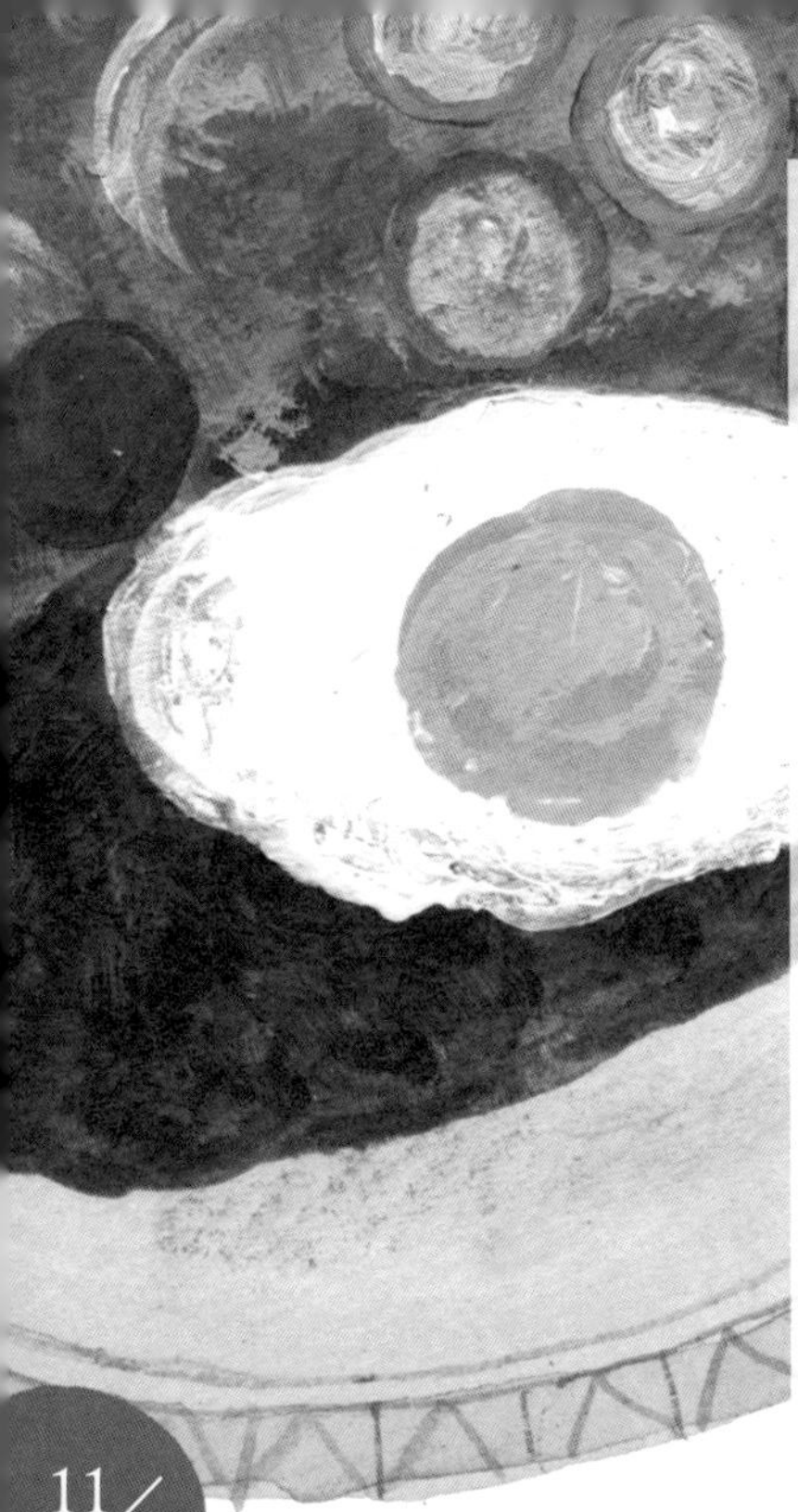

11/8

お年寄りの低栄養が増えています

令和の飽食時代に栄養失調？　信じられないようなことですが、老人介護の現場では現実のようです。

ご近所を見回してみると、一人暮らしの男性のご老人が増えています。この時代の方は「男子厨房に入るべからず」と教えられて育った方が多いので、食に対する知識が少ない方が多いようです。三食必ず食べていても、コンビニで菓子パンやおにぎりだけといった生活が続くと、筋肉の材料であるたんぱく質が不足して、気がついてみると足腰が弱ってくるフレイルという状態になってしまうのです。

男性だけでなく、女性も高齢になると、食欲も衰え、美味しいものを作るという意欲もなくなるものです。私自身もそうですが、昔は子ども達のために色々工夫して料理を作っていましたが、自分の分だけを作る作業は、だんだん億劫《おっくう》になってきています。こうして、**お年寄りの低栄養**が増えていくのです。

最近はそのようなご老人の方のために簡単料理のハウツー本がたくさん出ています。

たんぱく質の上手なとり方などのノウハウも多く書かれていますが、なんとなく始められてもだんだんと興味が出てきて、楽しくできるようになってくる方は多いです。

本屋さんに行って簡単料理の本を探してみませんか。

健康手抜きごはん

11/9

現在はコンビニやスーパーで、実に多くの調理済みの料理が手に入ります。以前は出来合いというと、とりあえず間に合わせの料理という認識でしたが、実際に買い物に出かけてみたら、おいしそうな食品や食材がたくさん並んでいたのにびっくりいたしました。お弁当も便利ですが、避けたい食材が入っていた場合に困ることがありますね。焼き魚、煮魚、ハンバーグ、オムレツなど主菜になるものから副菜までひとり分が単品であり、包丁を使わなくても済むカット野菜や果物、汁物までそろっているのを利用しない手はないと思いました。

例えばスーパーで今晩の食事を考えてみましょう。気や血を補って血の巡りを良くするおいしそうな鮭（☞2月9日）の焼き魚があったので、たんぱく質がこれでとれます。大根おろし（☞6月14日）を見つけたので、最近胃腸が疲れ気味なので焼き魚につけ合わせることにしましょう。

レタスなどカット野菜のサラダがあり、その横にドレッシングの小さなパックまでありました。インスタントの味噌汁を見つけたので、今夜はこれに熱湯を注げば簡単です。血を増やすほうれん草（☞5月10日）のお浸し、低カロリーの理想の鶏の胸肉のサラダチキン（☞5月2日）、老化防止の黒い食材であるヒジキ（☞2月20日）の煮物、水はけを良くしてむくみを取る煮豆（☞1月12日）など上手に利用すれば、たんぱく質とビタミンやミネラルがそろった**薬膳の食卓**が出来ますね。

なお、カットされた野菜や果物などは便利ですが、殺菌洗浄処理が行われているようです。安全のために必要ですが、栄養も溶け出しているかもしれません。余裕があったら生野菜は自分で切ったものを使いたいですね。

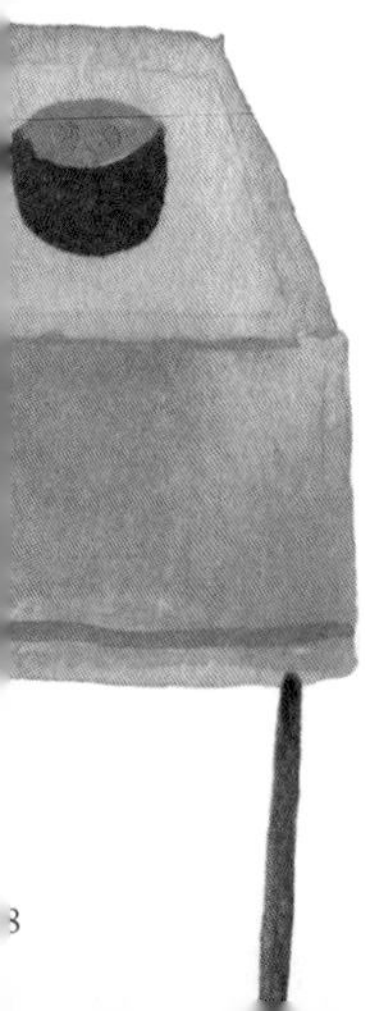

ひとりでも大丈夫

11/10

女性たちに混ざって、若い男性、中年の男性やご老人の男性などがスーパーのかごを持って食品売り場を回っているのをよく見かけるようになりました。

ひと昔前には見られなかった光景です。

最近は、独身でいらっしゃる男性や、単身赴任、奥様に先立たれて自炊されている男性も多くなりました。

そんな背景もあり、スーパーやコンビニには驚くほど便利な食品や食材がそろっていますね。

簡単料理といわれている「おかーさんやすめ」の料理、「オムレツ、カレーライス、サンドイッチ、焼きそば、スパゲッティ、目玉焼き」などはすべてパックになったり、冷凍食品になって揃っています。

また、この頃は宅配も増え、ますます便利に食事ができるようになってきています。

ご自分の健康に関心のある方は、それぞれ工夫をしながら食事を楽しんでいるようです。

出来合いのパック弁当でも、そこに野菜の煮物、缶詰、工夫された調味料など便利なものを、きちんと選んでちょい足しすればあなただけの立派な薬膳が出来上がります。

今の世の中、手抜き料理に罪悪感を恥じる必要はありません。

諏訪中央病院の名誉医院長、鎌田実先生も**たんぱく質と野菜を中心とした健康手抜きごはん**を提唱されています。

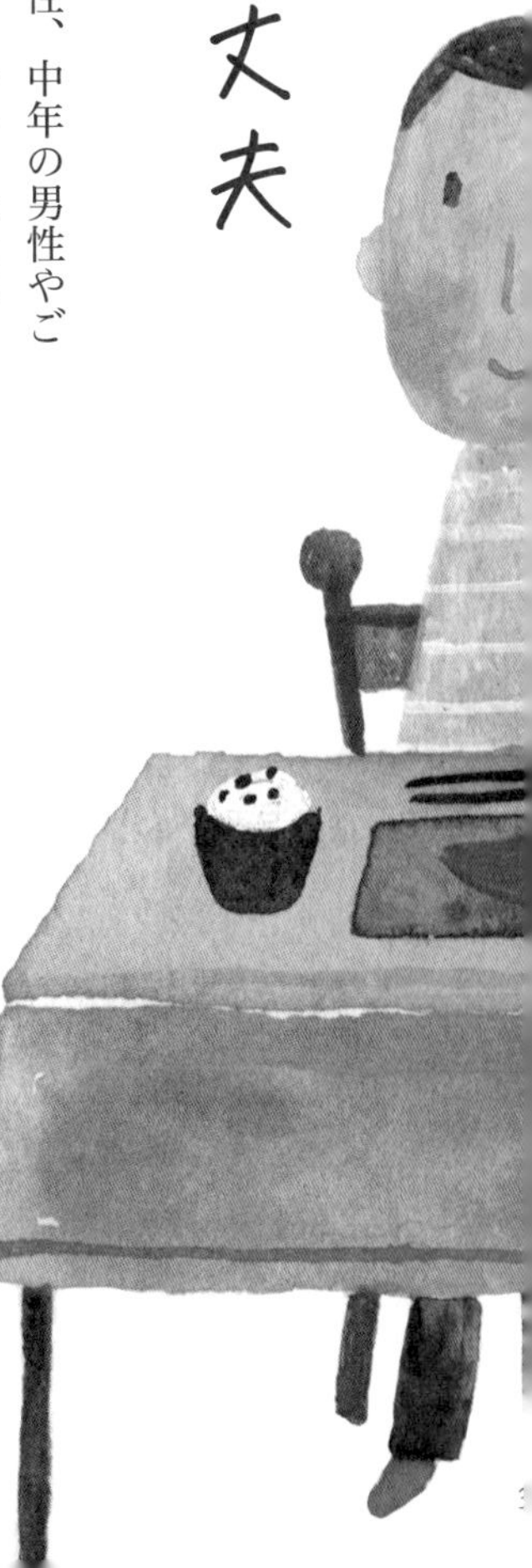

漢方のエビデンス

11/11

今の時代は多くの情報が瞬く間に拡散されます。世の中にあふれる健康情報の中で自己防衛するためには、消費者庁など公的機関から発信される確かな情報を自分で調べるしか方法はないと思います。

このような時こそ、基本的な知識が必要です。

私は西洋医学的な栄養の概念に、漢方の考え方をプラスすることで食生活がより健康的になることを実感しています。

漢方のルーツである中国では、古くから不調の原因になる体質（未病）を改善するための特別な栄養学（食療）が研究されてきました。皇帝が病気にかからず長生きできるように医者が食事を管理していたという歴史が残っています。

つまり**漢方は、長い歴史の中で、淘汰編纂され、現在でも活用されているという事実こそがエビデンスになる**のではないでしょうか。

現代の栄養学にプラスして、ご自分の体質を改善する薬膳の知識を取り入れれば、もっと健康的な食事作りができるのではないかと考えます。

＊　＊　＊

現代の食事の考え方は、カロリーや栄養素を基にデータを集めて統計的に計算されたものが中心になっています。しかし、それらをきちんと食生活に活かされていない方がまだまだ多いと感じます。

私が20代くらいの時は、戦後の栄養不足を補うために栄養価が高い物を摂取する必要がありました。しかし最近は食生活が欧米化したために、肉などについてくる脂肪が問題になり、それを代謝するための野菜の摂取が必要になってきました。

厚生労働省の指導要綱でも一日の野菜の摂取量が350gと推奨され、テレビでも野菜不足を補うための栄養補助食品のCMを多く見かけます。

特に中高年に生活習慣病の患者さんが増えてきたことも加わり、かかりつけ医院から肉など動物性の食品を減らして野菜を多くとるように指導されている方が多くいらっしゃいます。

しかし最近の厚労省の指導指針では、20～30代の

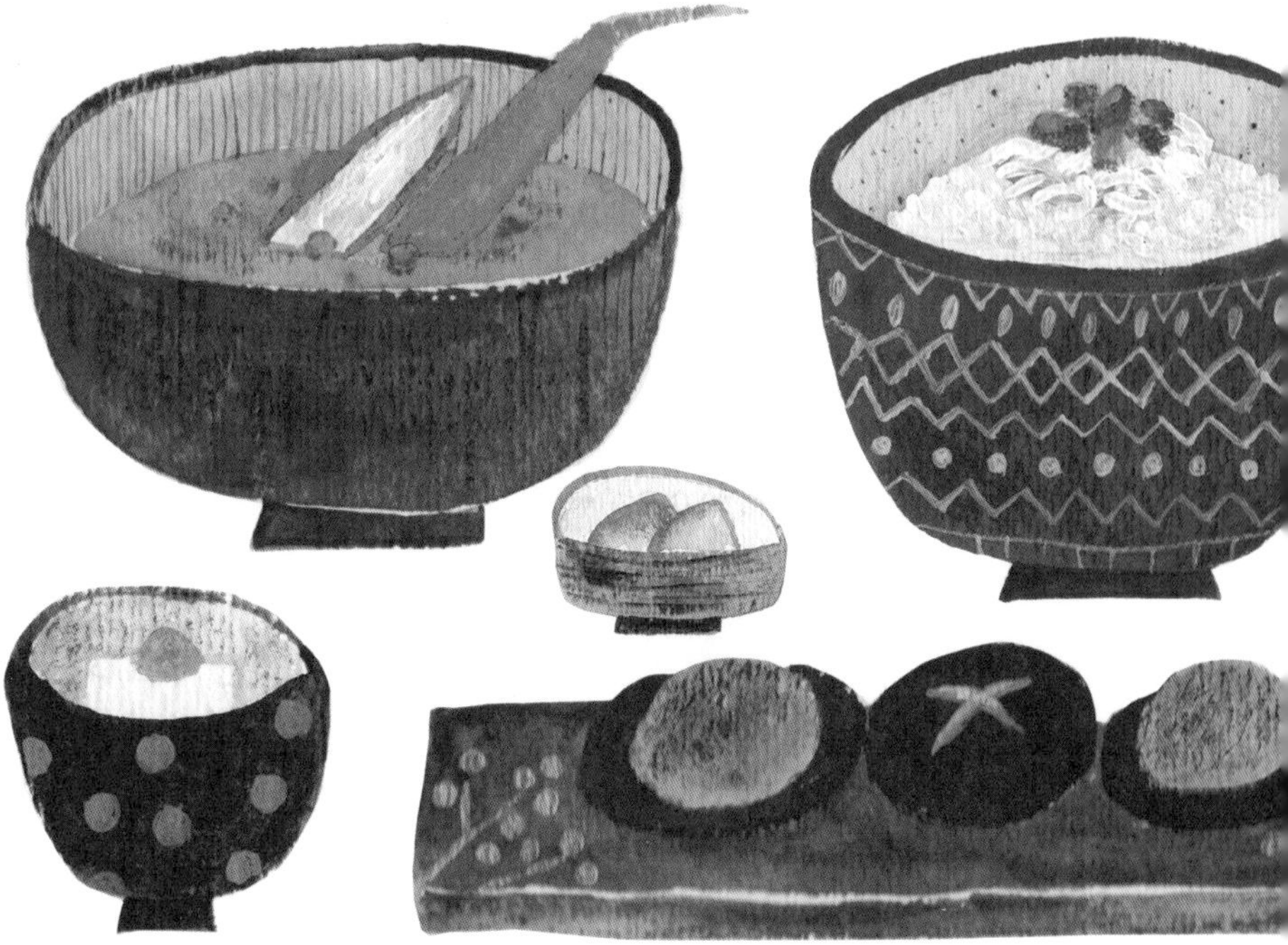

11/12

厚労省が勧める食生活

若い女性のやせ体質の傾向があることや高齢者の低栄養が取り上げられ、若い女性のやせ体質の人の割合を減らすことや老人のたんぱく質の摂取量を上げることが新しい目標に加えられています。

厚生労働省の「食生活指針」改定ポイント（平成28年6月）によれば、30～60代の男性の肥満の割合が3割あり肥満予防に取り組むこと、若い女性のやせ体質（ＢＭＩ18・5％未満）が19・5％ありそのパーセントを減らすこと、高齢者の低栄養の問題があり適正な栄養が必要である、とされています。

まとめると、**中高年の働き盛りの方の肥満の傾向がある方は野菜を多くとって運動をしましょう、若い女性と高齢者はたんぱく質をもっと多く摂取しましょう**、ということだと理解しています。

温かい食事が薬膳の基本

11/13

薬膳では食事は温かくしていただくということが基本です。

特に一日のスタートである朝の食事は大切です。冷たいものは胃の中で体温まで温められてから消化されますので、薬膳では冷たいものはお勧めしません。温めることで消化が早く進み、血行が良くなり、体の隅々まで早く栄養が回るようになります。

冷えは万病の元と言いますが、体温が１℃上がれば免疫力は５～６倍に増えるとか、内蔵の温度が１℃下がると免疫力は30％減少するとか言われている先生もいらっしゃいます。

また免疫細胞は血液やリンパ液に乗って身体中をパトロールしていますが、冷えは血流やリンパの流れを悪くして、パトロールの運行にも支障をきたすのです。

朝一番の温かい食事で胃腸を元気にして、一日をスタートしましょう。

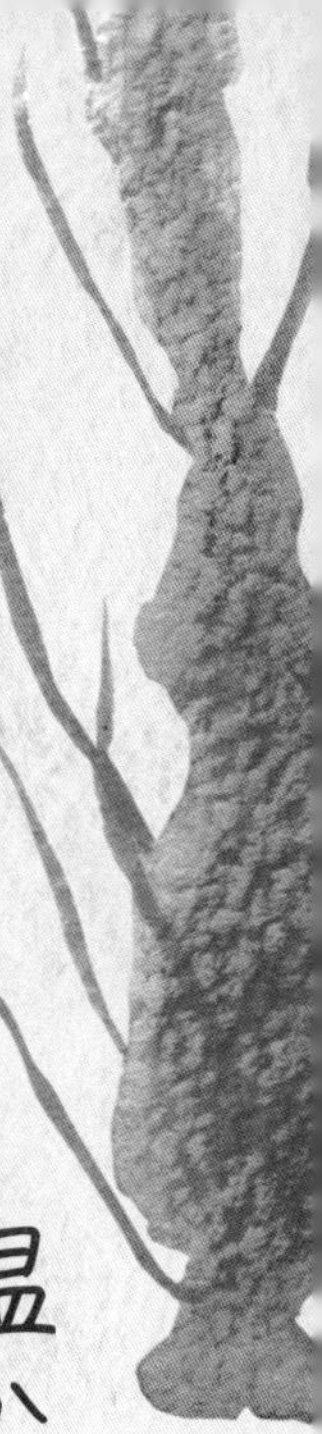

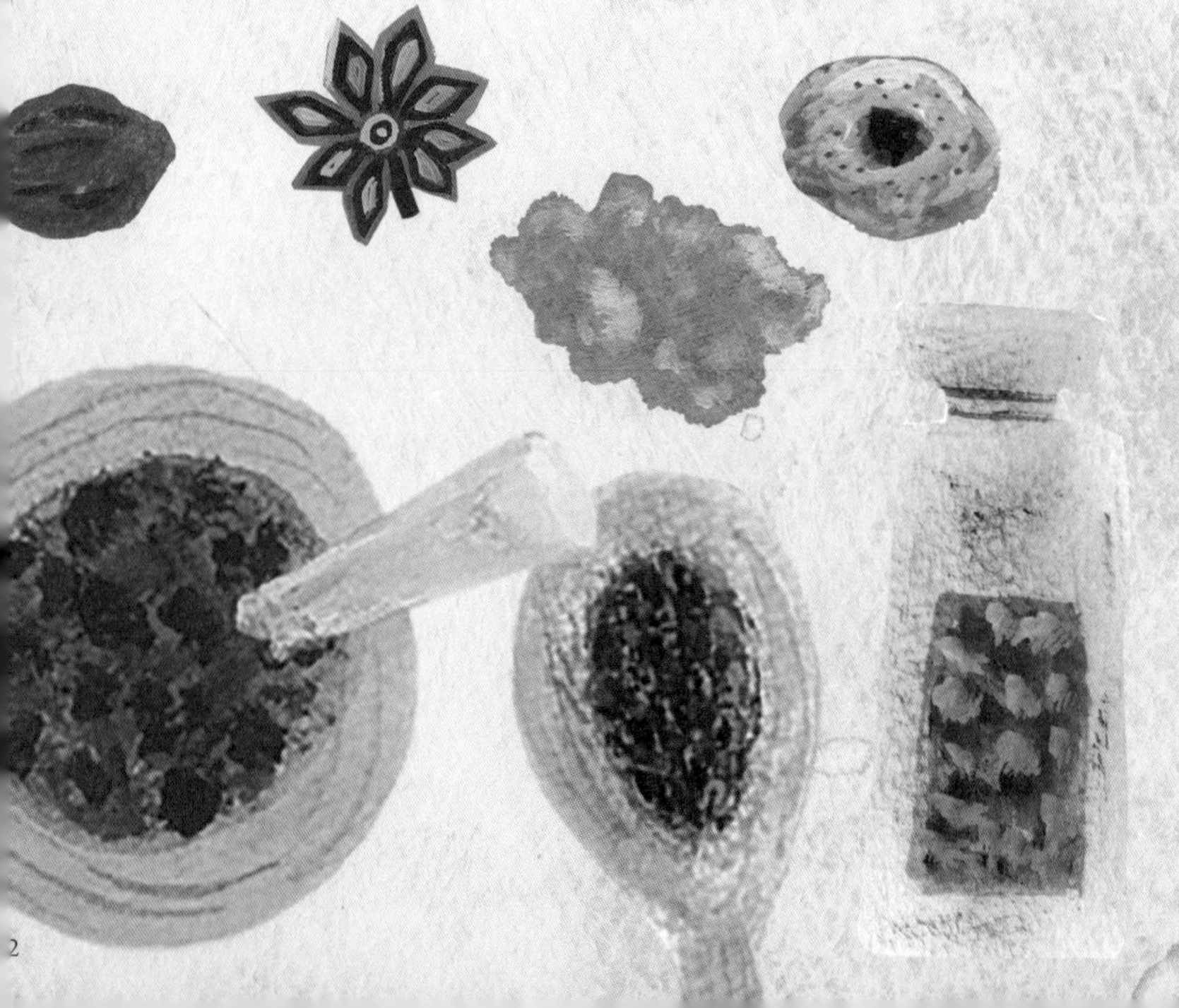

お年寄りの中には寒くてたまらないという方と、体がボーっとした熱感があるという二つのタイプの方が多くなります。

これは**腎陽**と**腎陰**が衰えてきた結果なのです。腎陽は臓器や組織を温めたり元気にしたりする車のエンジンのような働き。腎陰は臓器や組織を滋養したり潤したりする車の冷却水のような働きです。腎はこの二つの働きがバランスをとって、体を温めたり、温めすぎを抑えたりしています。

若い時は腎陽と腎陰の働きが良く、バランスがとれています。しかし、老人になると陰陽のバランスが崩れていくことが多いのです。

腎陽が衰える腎陽虚の方は、冷え症になります。寒がる、足腰の冷え、膝の冷痛、元気がない、透明な尿が多く出る、頻尿、むくみ、精力減退など。

腎陰が衰える腎陰虚の方は、ボーっとした熱感が起こるようになります。夕方になると熱が出てくる、手のひらや足の裏が火照る、寝汗、ほてり、のぼせ、耳鳴り、めまい、遺精など。

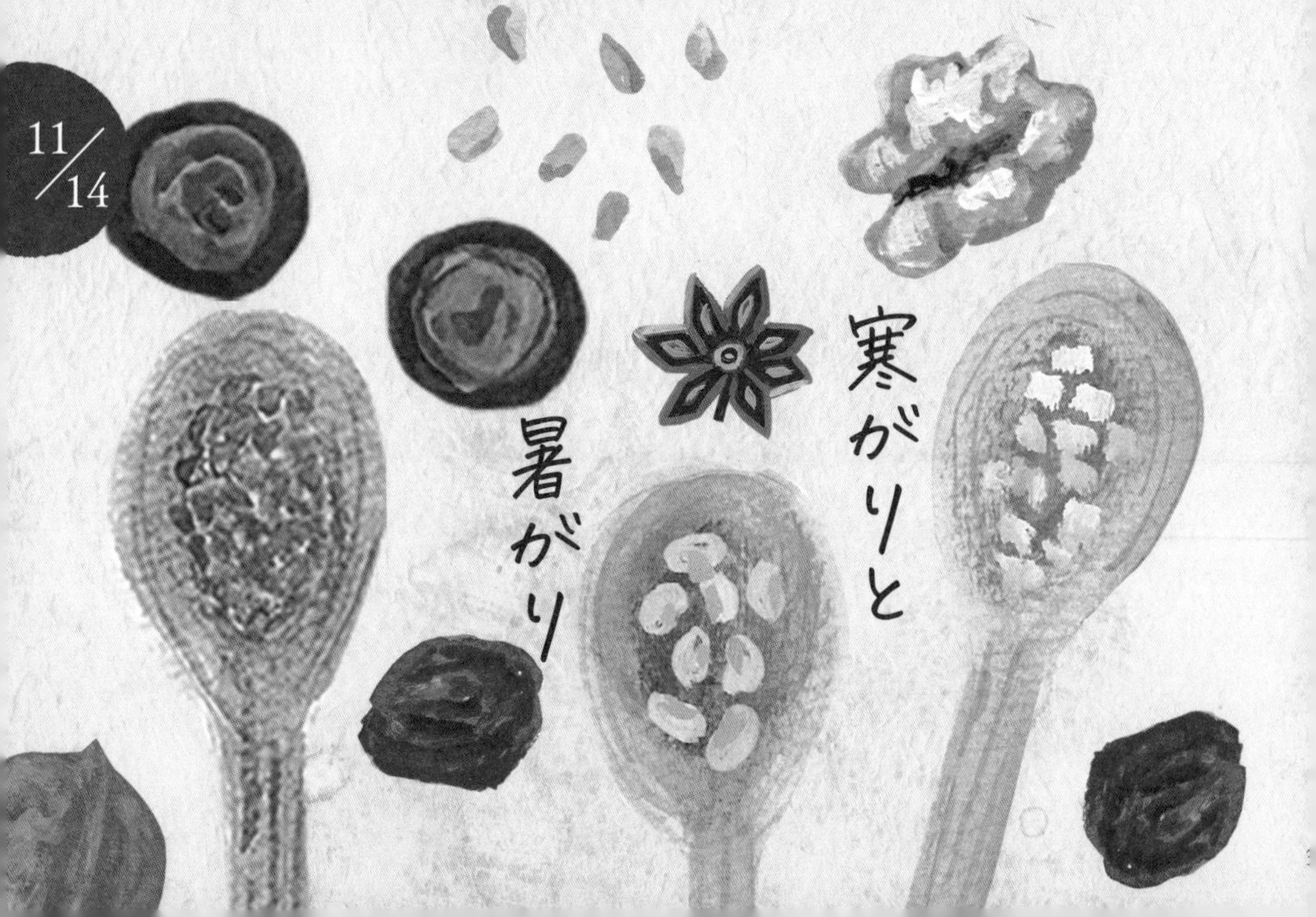

風邪《ふうじゃ》は色々な邪を連れてくる

風邪《ふうじゃ》は百病の長といって色々な邪を連れて体に侵入してきます。

・冬場など寒い時には寒邪を連れて侵入してきます（**風寒**《ふうかん》）。寒けが強い、汗が出ない、関節痛、頭痛、透明な鼻水、無色の水っぽい痰などの症状が現れます。風寒邪がまだ体表近くにいて体の中まで侵入していない時には、体表を温めて汗と一緒に除去することで治します。生姜、紫蘇、ねぎなどは体を温めて発汗を促す食材としてお勧めです。

・梅雨など湿気の多い時には湿邪を連れて侵入してきます（**風湿**《ふうしつ》）。食欲不振、吐き気、嘔吐、下痢、発熱、頭や体が重だるい、口が乾いても飲みたくないなどの症状が現れます。普段から体の中に余計な水湿があるとかかりやすいので、小豆、インゲンマメ、トウモロコシ、ハト麦など不要な水湿の排泄を促す食材のちょい足しが合います。

・夏など暑い時には熱邪を伴って体に侵入してきます（**風熱**《ふうねつ》）。熱感が強い、発熱、汗が出る、喉の腫れや痛み、喉の渇き、黄色い痰や鼻水、頭痛、咳などの症状が現れます。きゅうり、トマト、スイカ、りんごなど熱を冷まして体を潤す食材のちょい足しが合います。

・秋など空気が乾燥している時には燥邪が侵入してきます（**風燥**《ふうそう》）。乾いた咳、鼻や喉の乾燥、喉の渇きや痛み、痰は少ないなどの症状が現れます。梨、柿、りんご、枇杷などのフルーツや白キクラゲ、ハチミツなど肺や喉を潤してくれる食材のちょい足しが合います。

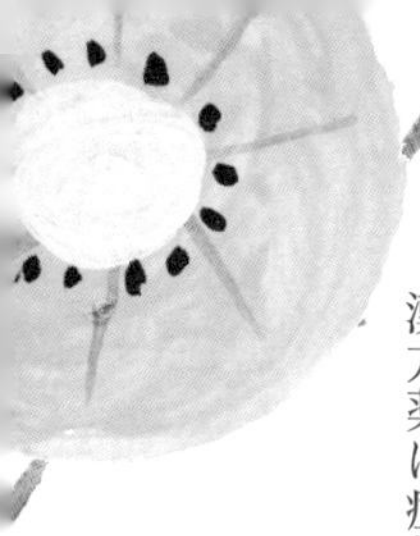
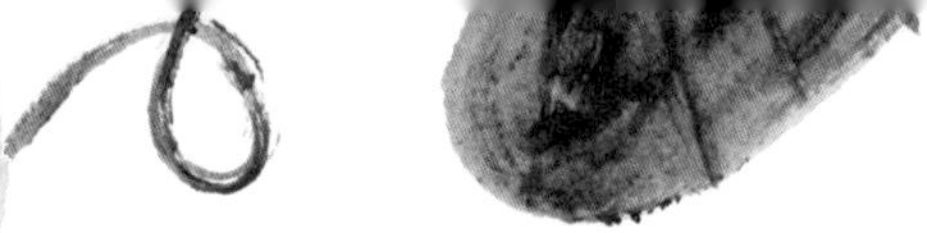
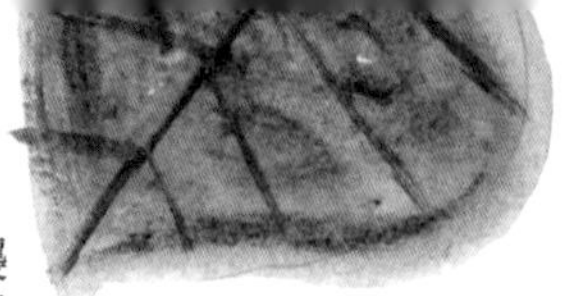

風《か》邪《ぜ》のひき始めには

皆様が一番よくひく風邪は、冬に多い風寒の邪気による**風寒感冒**だと思います。

風寒感冒の初期は風寒の邪気がまだ体表部を侵襲中で体内には侵入されていないうちに、体表を温めて邪気を発散することで治療します。

風寒感冒のひき始めに使われるのは葛根湯《かっこんとう》や麻黄湯《まおうとう》という漢方薬で、葛根湯はテレビのコマーシャルなどでご存じの方も多いと思います。

お年寄や虚弱な体質の方の風邪の初期には桂枝湯《けいしとう》という漢方薬がよく使われます。

葛根湯と麻黄湯は汗をかいていない時、桂枝湯はすでに汗をかいている時に使います。

胃腸が弱い人、高齢者には香蘇散《こうそさん》もよく使われます。また虚弱で体が弱く温める力が弱い方には麻黄附子細《まおうぶしさい》辛湯《しんとう》が使われます。

漢方薬は症状や体質によって使い分けが大切です。

11/16

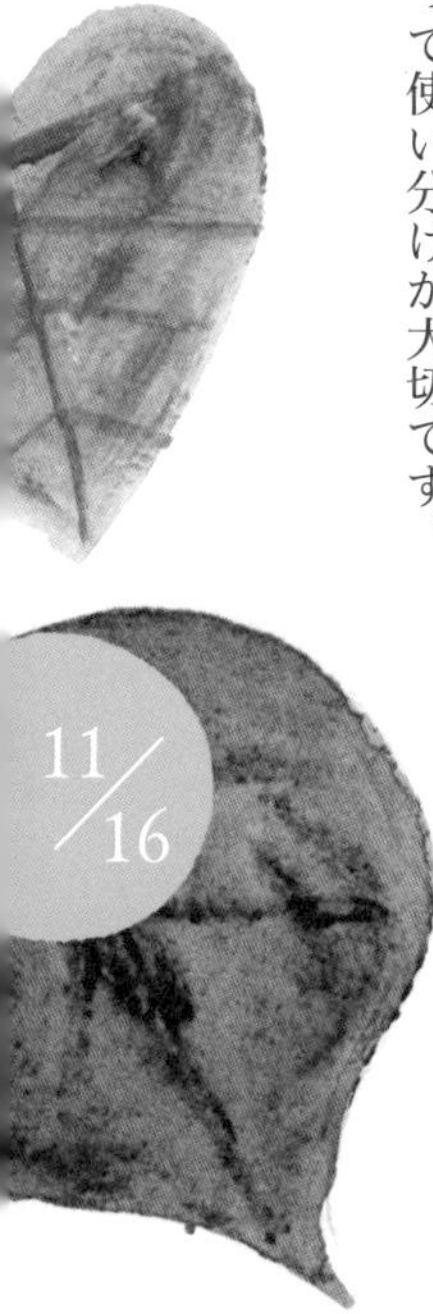
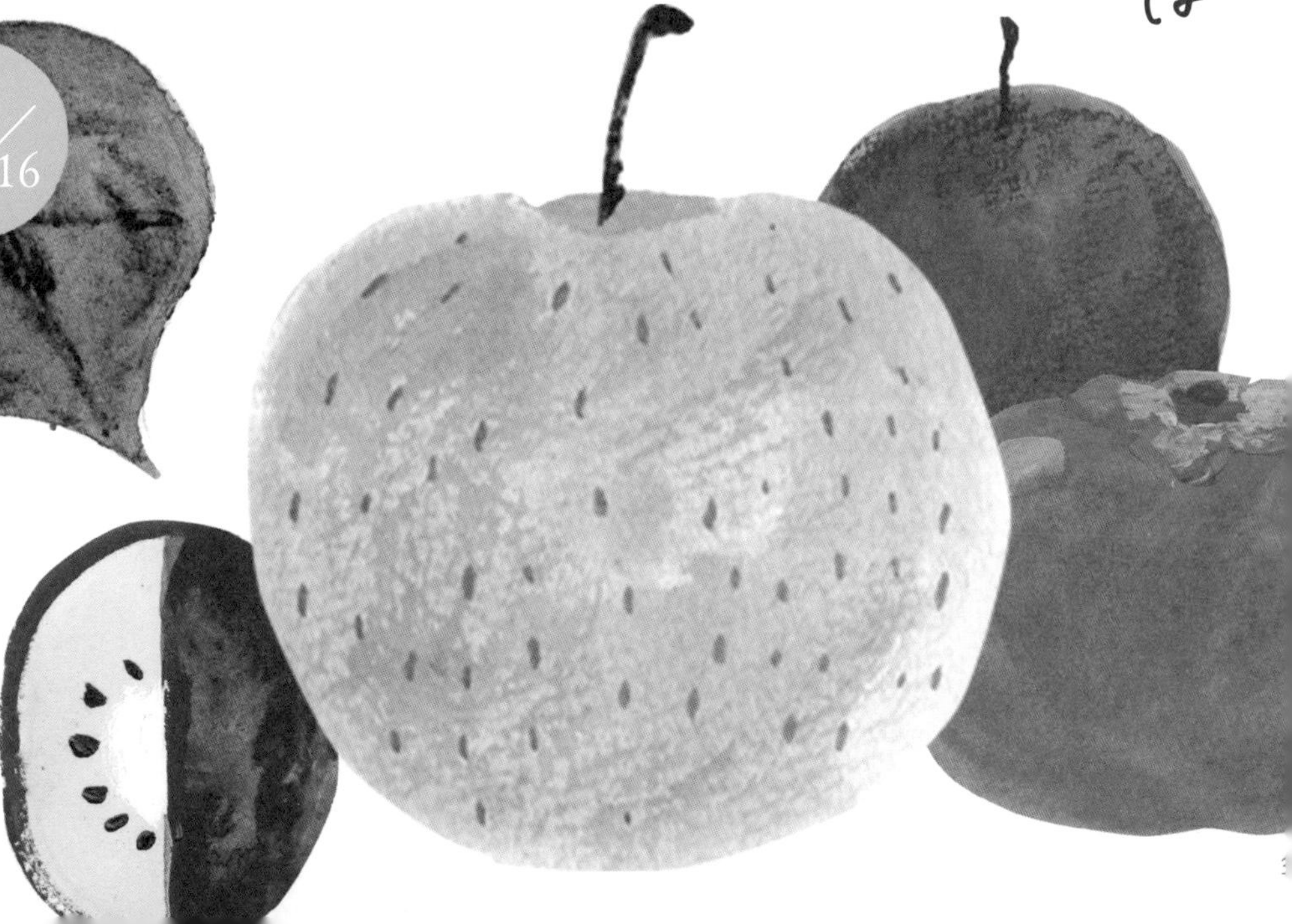

もう一つの風邪の撃退法

寒邪は、まず背中の**風門**《ふうもん》というツボから侵入してきます。

風門は、首を曲げて出っ張ったところから指二本くらい下がったところの両側にあります。

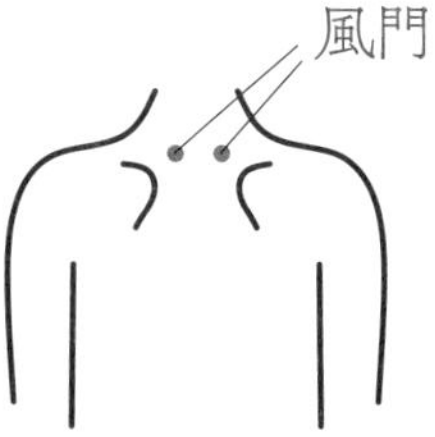

そのあたりにカイロを貼ったり、ドライヤーで温めたりしてください。

そうすることで寒邪はびっくりしてコソコソ風門から逃げていってしまうはずです。

風邪をひきやすい方は、ベストやスカーフで風門をいつも守ってみてください。

中からは温める食事を、外からは風門を閉めて、外からと中から撃退すれば万全ですね。

＊　＊　＊

クズの周皮を除いた根は葛根という生薬で、葛根湯に配合されています。

また、クズ粉はクズの根からデンプンを精製して作られていますが、

クズ粉を湯で溶いたクズ湯は、風邪の引き始めの首や肩のこわばりをとってくれます。

作り方は簡単、クズを少量の水に溶いて、砂糖を加えて溶かしたら、熱い湯をそそぐだけ。

白色から一転して透明なクズ湯が出来上がります。

お年寄りには嚥下防止にも使えて一石二鳥です。

クズは涼性ですが、紫蘇や生姜と同じ解表剤という仲間で、発汗を促して体の熱をとってくれます。

くず湯には本クズを

しかし、一般的に料理や嚥下防止に使われているのは片栗粉で、原料はさつまいもやじゃがいもが使われています。

風邪の予防には片栗粉ではなく、本クズを使わなければ効果がありませんのでお間違えなく。

涼、辛・甘

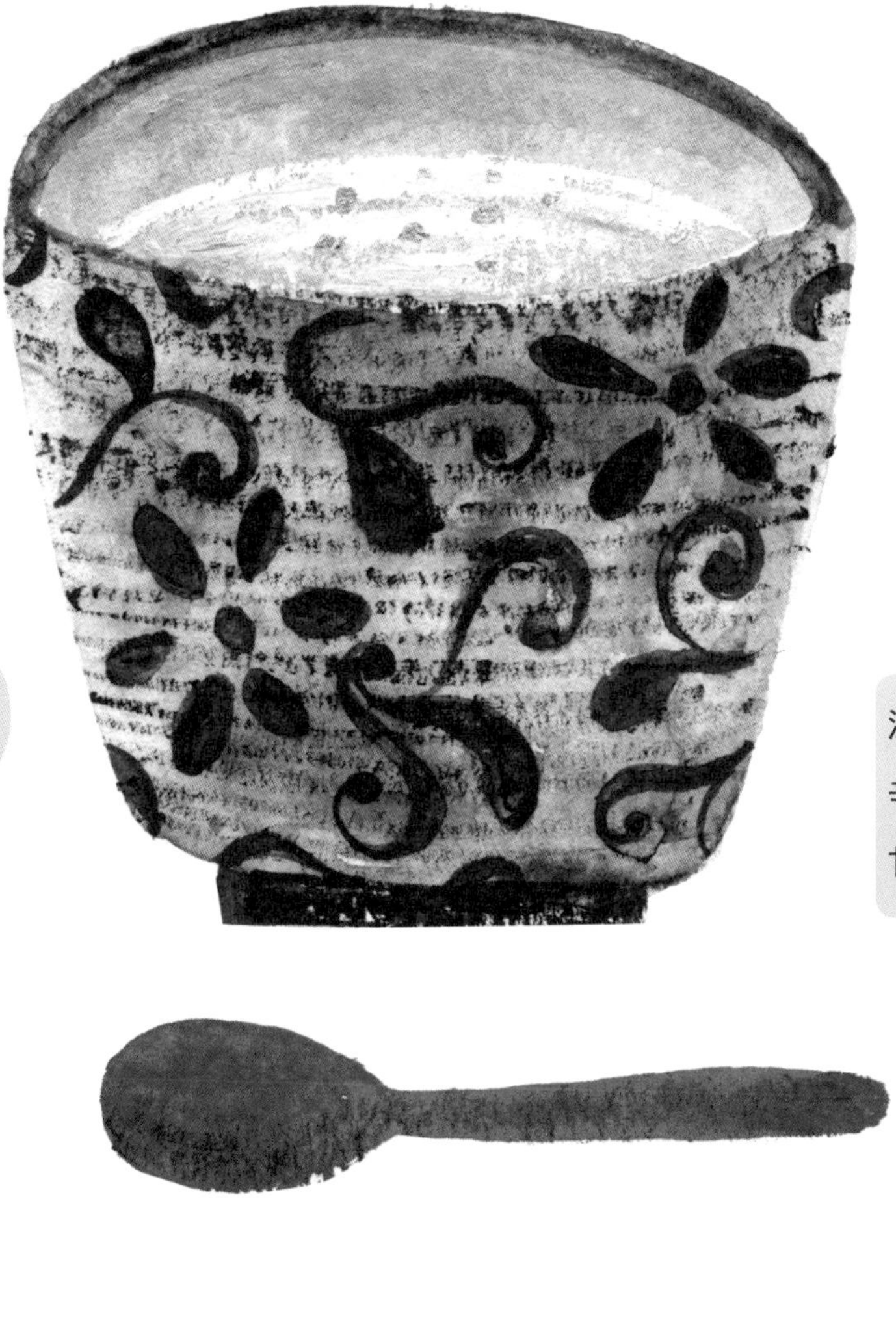

11/18

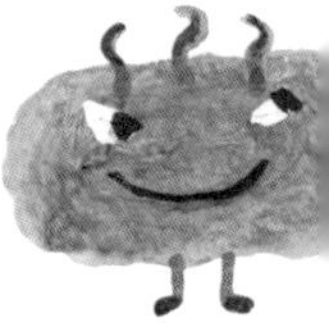

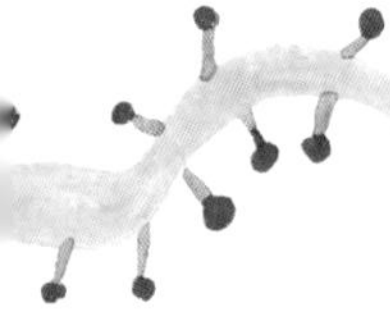

葛《かっ》根《こん》湯《とう》が効かない？

11/19

友人から「風邪をひいたので漢方薬を服用したが、今日は全く効かない」という電話をもらいました。彼女は風邪かな？と感じたらすぐ**葛根湯**《かっこんとう》を服用するという葛根湯のヘビーユーザーです。症状を聞くと、頭がガンガン痛くて喉が痛いというのです。

よく聞くと寒気はなく、咳と黄色い痰が出る、鼻水もいつもはサラサラしているのに今日は少し黄色で粘っているというのです。

このタイプの風邪は風熱感冒といい、熱感が強い、発熱、汗が出る、喉痛、喉の渇き、頭痛、痰や鼻水が黄色く粘るなどの特徴があります。

一方、彼女がいつもよくひく風邪は風寒感冒といって、寒気が強く、鼻水は透明で、汗が出ないなどの特徴があります。

風熱感冒は熱を冷ます漢方薬、風寒感冒は体を温めるタイプの漢方薬を使います。

葛根湯には生姜、シナモンなど体を温める生薬が配合されているので、逆効果にもなってしまうのです。

彼女には銀翹解毒散という漢方薬をお勧めしました。

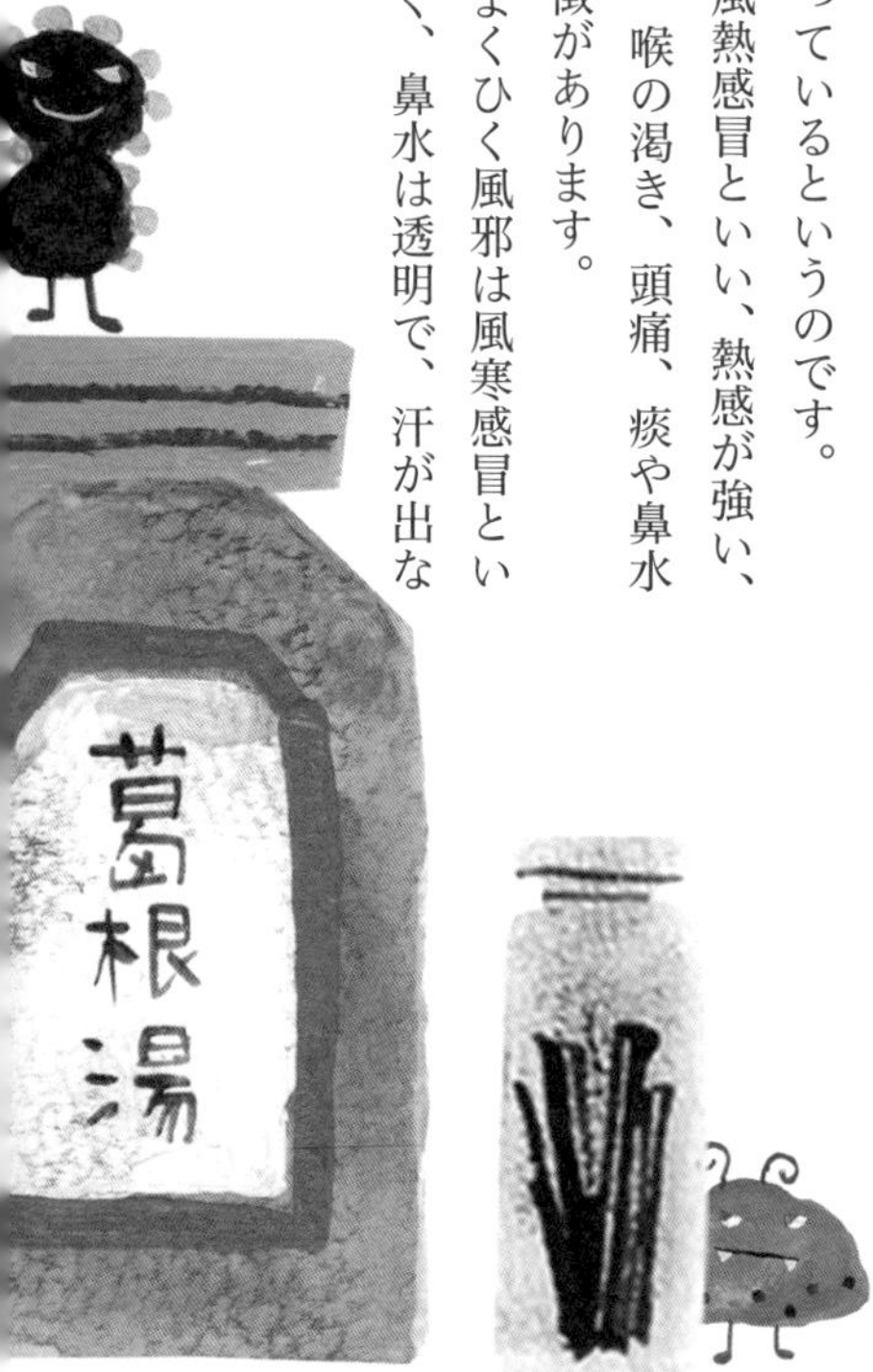

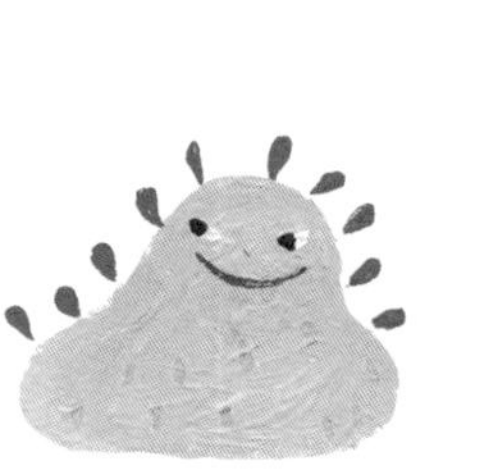

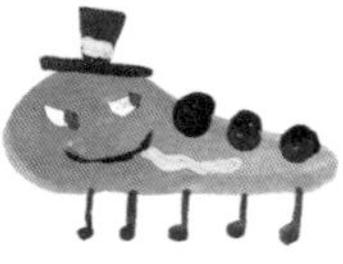

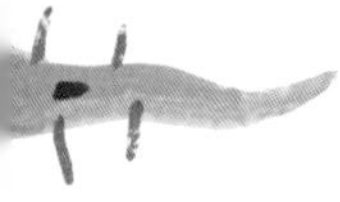

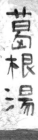

11/20

葛根湯《かっこんとう》医者

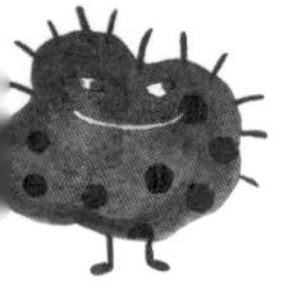

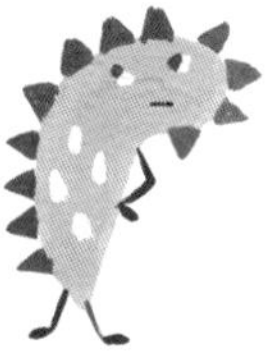

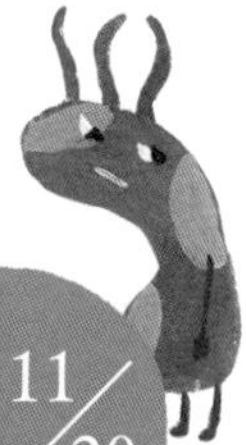

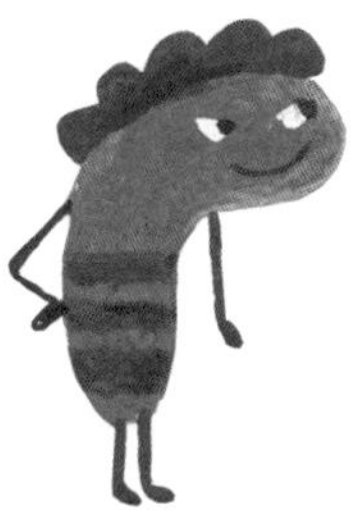

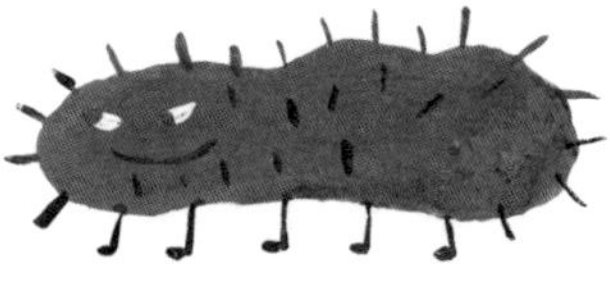

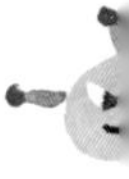

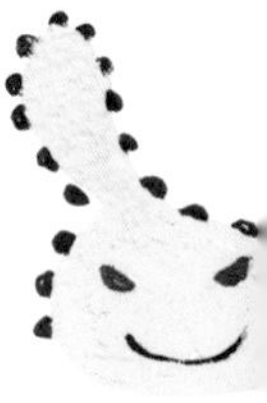

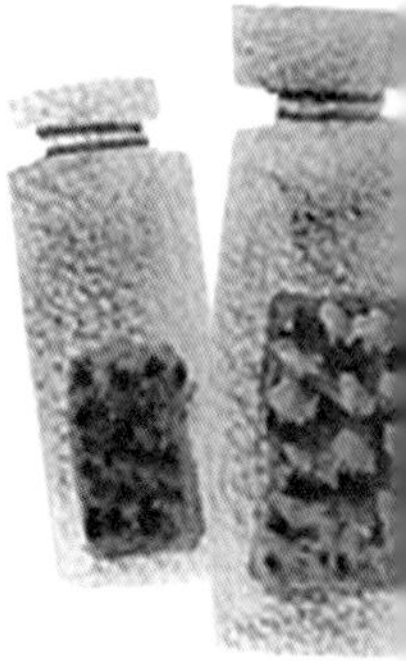

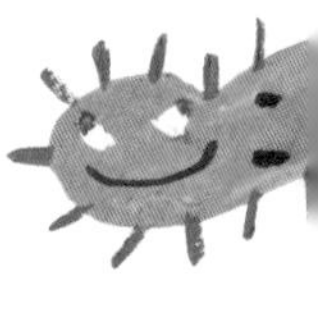

「葛根湯医者」という落語があります。頭痛や腹痛など、どんな病気でも葛根湯を処方してしまう江戸時代のやぶ医者の話です。オチは、付き添いに来ていた人にもついでに暇だから飲みなさいといって葛根湯を勧めてしまうというものです。

落語はともかく、風邪かなと思った時は、葛根湯が体を温めてウイルスを撃退する非常に有効な薬になります。風邪のウイルスは体温が低い時にはどんどん増殖するので、初期に体温を上げて撃退する方法は理にかなっているのです。

「**既病防変**《きびょうぼうへん》」という言葉があります。病気は初期に防ぐことが必要ですが、病気になってしまったら、それ以上発展させないようにするという意味です。

病気の初期では病気の部位が比較的浅く、抵抗力もまだ衰えていないので、治療が行いやすいですが、悪化すると抵抗力も劣ってきます。

『黄帝内経』には次のように書かれています。

〝聖人といわれる人は、完全に発病してしまった患者を治療するのではなくて、当然発病するであろうことを予測して先手を打って治療を施すものである〟

特別な難病を治療する先生も名医ですが、漢方では病気の原因がまだ体表の浅いところにあるうちに治療する医者が名医だとされているのです。

初期に葛根湯を進める葛根湯医者は、名医かもしれませんね。

11/21

妊活のお悩みに

最近は男女とも結婚年齢が遅くなったせいでしょうか、不妊治療を受けていらっしゃる方も多く、体外受精など高度生殖補助医療によって多くのカップルが救われています。

薬局には病院の治療と並行して体力づくりのために漢方相談に来店される方が多くなりました。

漢方では、生殖に関して女性は28歳を過ぎると徐々にその機能が下がり、49歳で閉経すると妊娠できなくなると考えますが、これを**腎虚**と考えると対策できることが色々あります。

またその他の原因として**血虚**、**気虚**、**気滞**、**陽虚**、**陰虚**、**水毒**、**瘀血**《おけつ》などに対しても活用できる漢方薬や生薬が配合されたサプリメントが多くありますので妊活を良い方向に導くことができます。

また、漢方薬を飲むだけではなくて、薬膳など漢方の考え方を活かした養生も一緒にすることで妊娠しやすい体づくり、また妊娠中～出産～産後を元気に過ごす体力づくりができますので、ぜひ活用していただければと思っています。

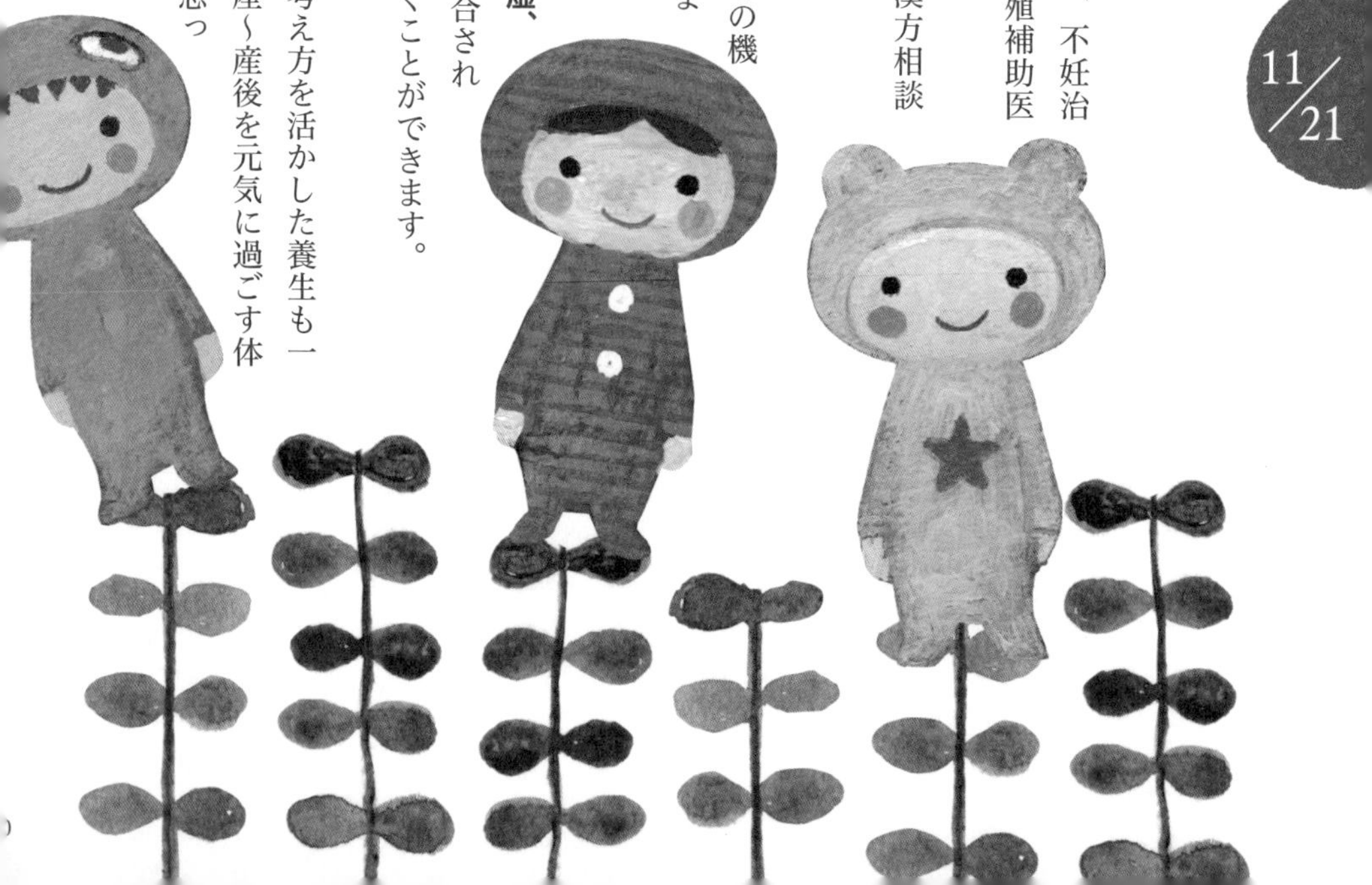

妊活で大切なこと

妊娠されてもすぐ流産をしてしまう方がいらっしゃいます。

実は私も3回の流産を経験しています。私の場合はそれまでの間違った食事でかなりひどい**血虚**の症状があったのです。

受精卵が着床する子宮内膜を作るための血が、質も量も不足していたのですね。

10カ月間赤ちゃんが快適に育つためにはベッドメーキングが重要です。

つまり、受精卵のベットである子宮内膜が栄養たっぷりでフカフカでないと、受精卵は着床できませんし、育つこともできません。

せっかく妊娠できても流産してしまう方の原因には血虚のほかに、**腎虚**、**気虚**、**瘀血**《おけつ》などの体質もあります。

もし漢方薬やサプリメントを飲むなら、食事も体質を考えてとるようにすることで効果もさらに良くなります。

もちろん、きちんと食べて消化吸収ができるように胃腸を常に元気に整えることはとても大切です。

11/22

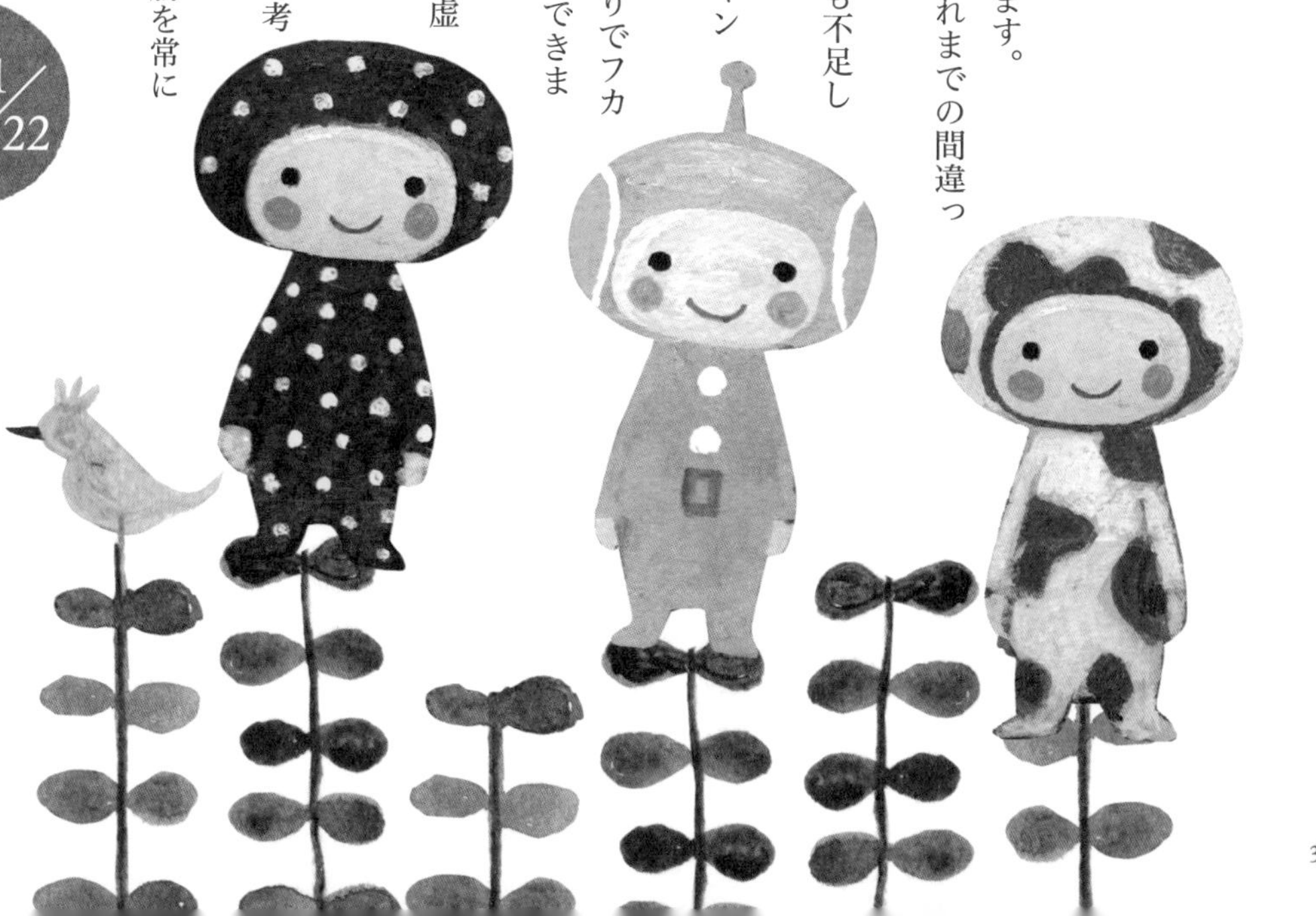

慢性的な頭痛

11/23

人ごみに出たり、集中して何か仕事をしていたりすると頭痛が起こることがありませんか？

そんな時は鎮痛剤を飲めば、30分くらいで効き目が現れますので助かります。

しかし、雨降りになると痛むとか生理の時に痛むとか明らかに原因がある場合には、それぞれ体質改善が必要です。

痛み方によって大体原因がわかりますので、対処法もわかります。

原因には実症と虚証の違いがあります。

気滞や瘀血《おけつ》、寒邪、水毒などが原因の場合は実症で、**不通則痛**《ふつうそくつう》といって血液や水液や気が滞って邪魔をしているために起こる頭痛です。痛みが強い傾向があります。

体に必要な血や気が足りなくなっている場合は虚証で、**不栄則痛**《ふえいそくつう》といって必要な栄養が行き届いていないために起こる頭痛です。比較的、痛みが弱い傾向があります。

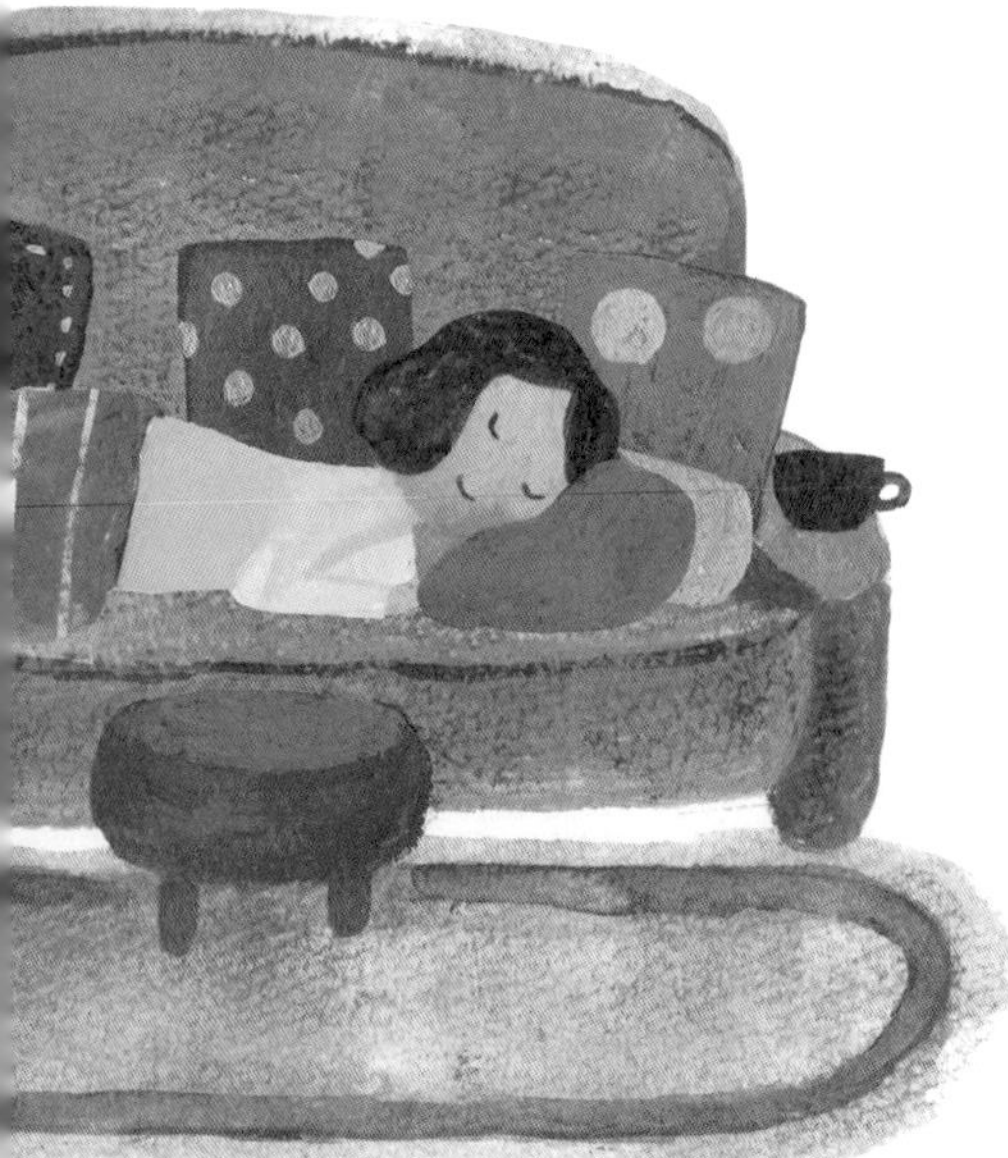

慢性的な頭痛は、気や血や水の滞りや不足を解消する食材を普段から利用して、痛み止めを使いながら体質を改善しましょう。

頭痛を体質改善するということは、体全体の調子を良くするということに繋がります。

ご自分の体質がわからない方、いくつも不調があって原因が自分ではわからない方は、いくつかの例を挙げますので、参考になさってください。

11/24

疲労や睡眠不足での頭痛

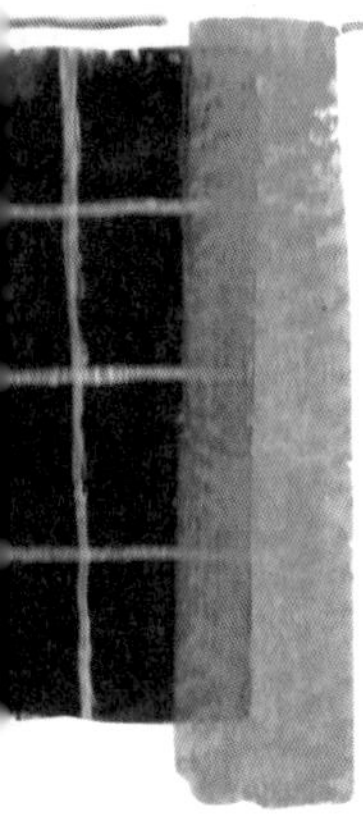

私は学生の頃、生理の後や、徹夜で試験勉強した後よく頭痛が起こりました。

今考えてみると、それは**血虚**と**気虚**が原因でした。肝のワンチームの仕事の一つは肝に血液を貯蔵する働きです。

生理の後や徹夜で試験勉強して睡眠不足の時は、肝の血液貯蔵のメンテナンスが間に合わなくなり血虚状態になります。

睡眠不足は疲労が回復せず気虚状態になります。

血虚や気虚の方は脳に必要な気血を供給することができなくなるため、不栄則痛という、必要な栄養が届かないために生じる痛みを起こすのです。

不栄則痛の痛みはシクシクした比較的弱い痛みが続く場合が多いです。

特にダイエットをする若い女性は、気血の不足が起こりやすいため、このような頭痛を起こしやすいと感じています。

男性の場合も残業が続いた時や、仕事が一段落した週末にこのような頭痛が起こることが多いようですが、男性の場合は気虚が原因のことが多いです。

気虚血虚の頭痛をよく起こす人は、まず気血を作る脾（胃腸の働き）の働きを助ける肉類や魚類、卵などのたんぱく質をしっかりとりましょう。

気虚にお勧めの食材は☞10月7日、血虚にお勧めの食材は☞5月4日。

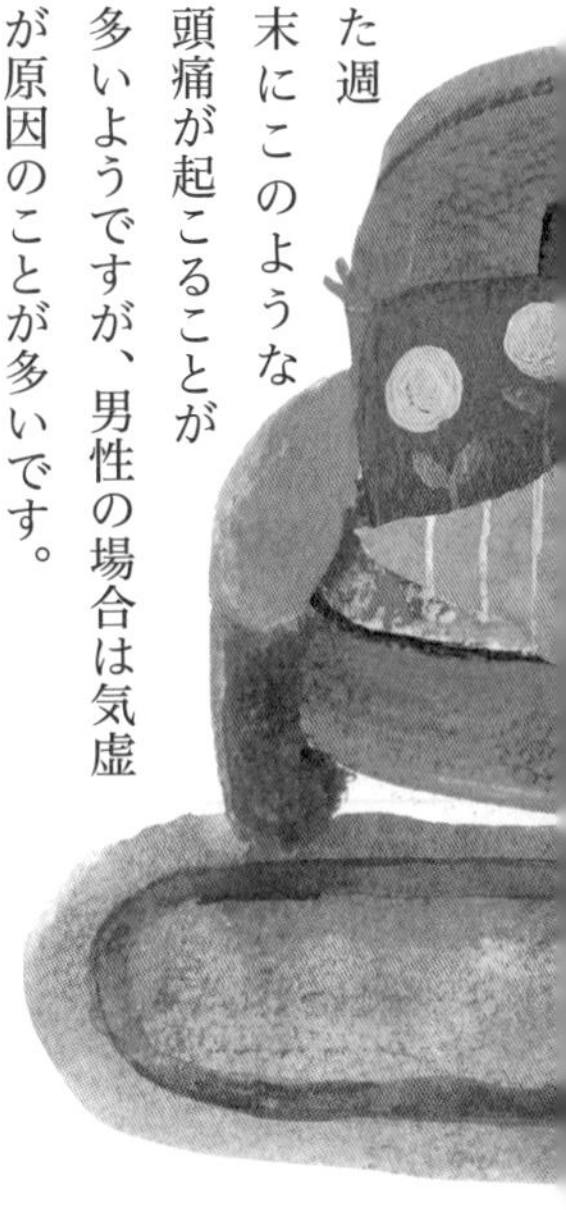

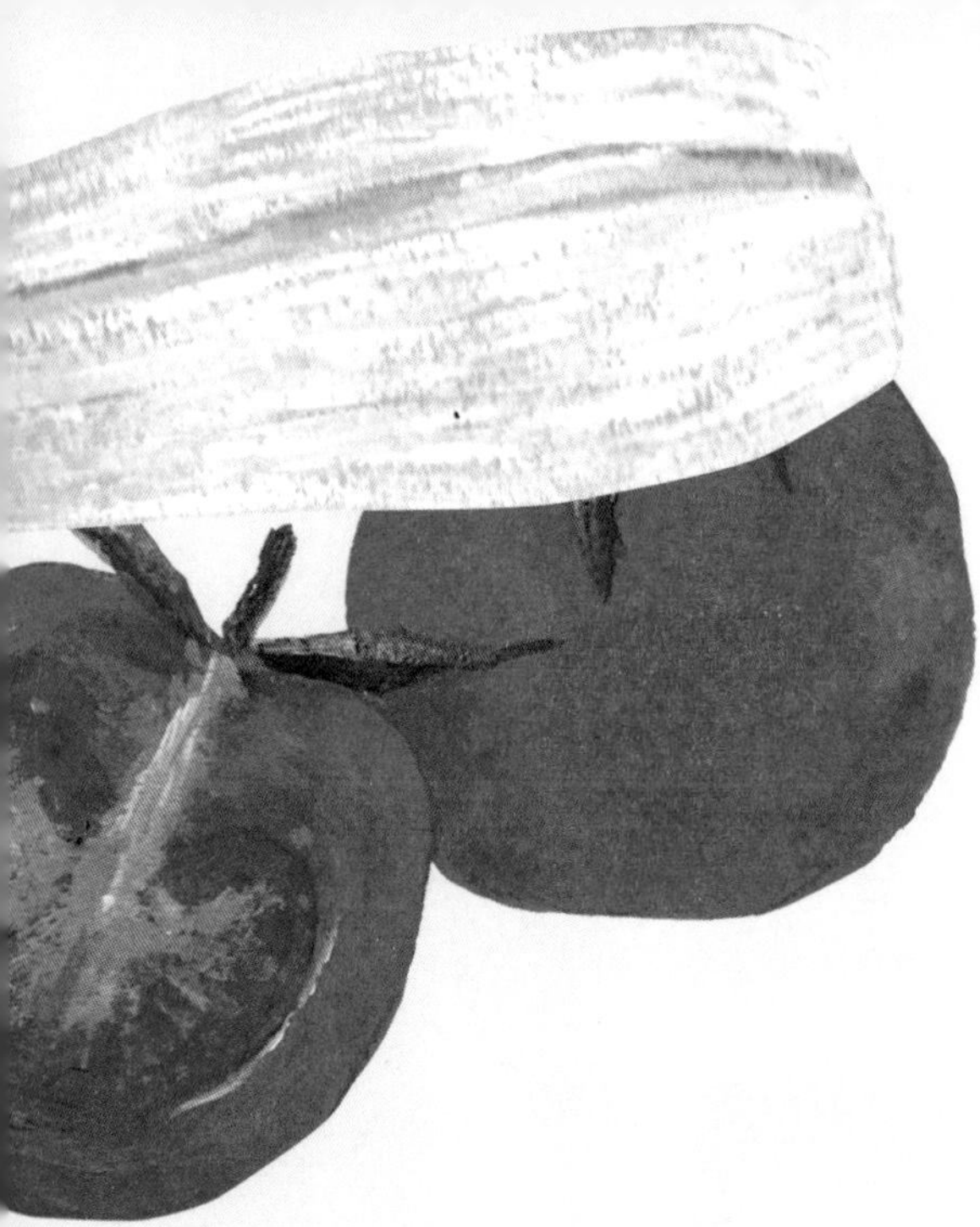

イライラ頭痛

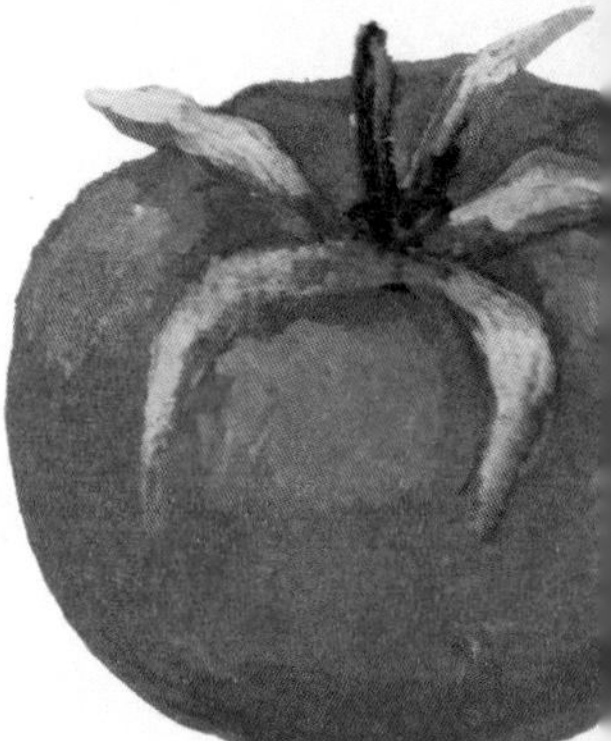

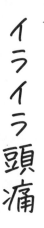

11/25

春に起こりやすい頭痛は肝が高ぶり、ストレスなどで起こることが多い頭痛で、のぼせ症にも多い頭痛です。

特徴は、張ったような痛みで時には張り裂けそうと表現する方もいます。

熱が出たり、目が赤くなったり、口が乾くこともあります。

怒りの感情やイライラの感情が激しくなった時に起こりやすい頭痛で、**肝陽頭痛**といいます。

高血圧や緊張からくる頭痛や片頭痛もこのタイプの方に多いようです。

熱を冷ましたり、肝気の高ぶりを抑える効能があるセロリ、トマト、セリ、菊花などの食材を上手に使ってみると良いです（☞4月2日）。

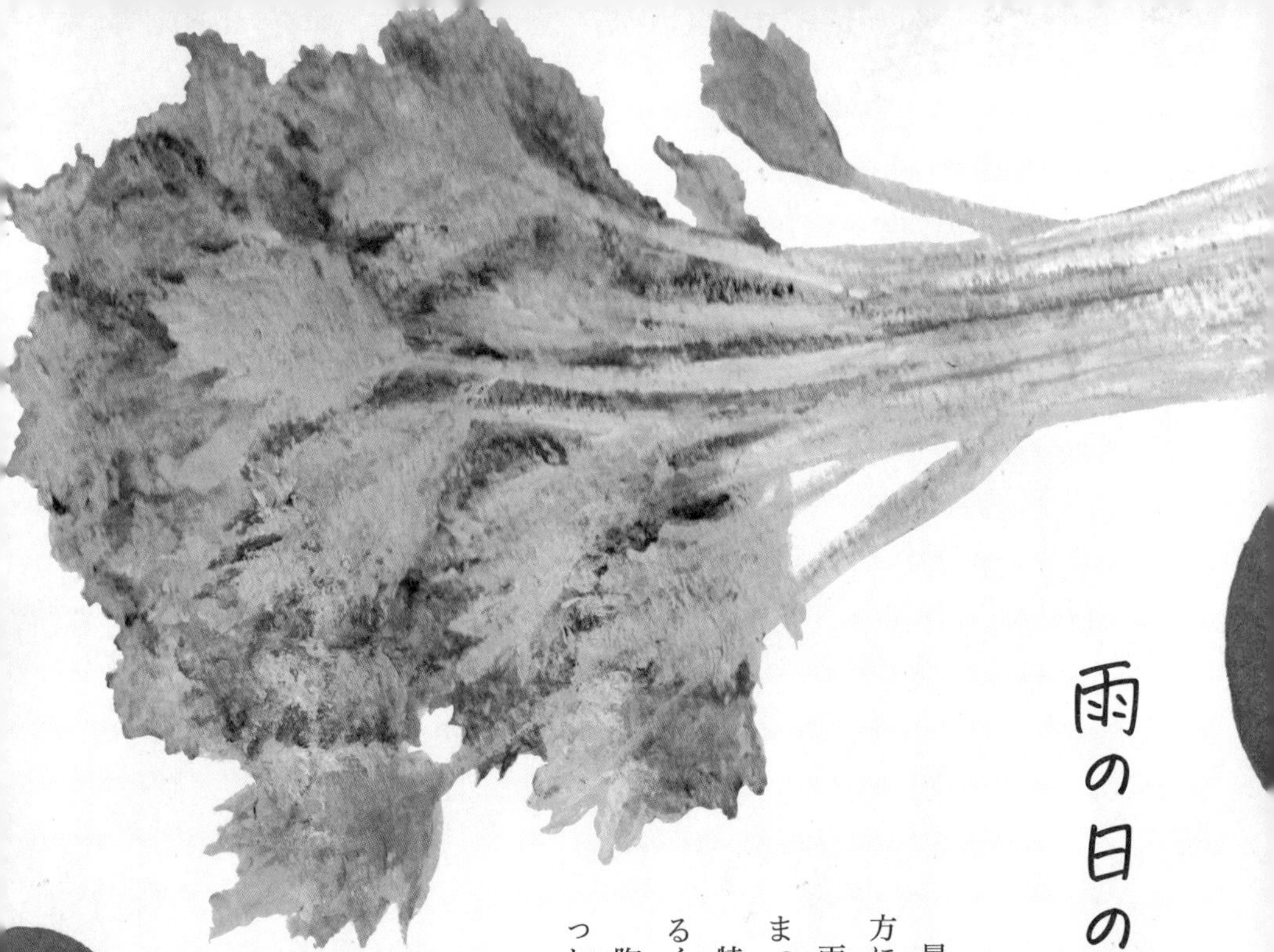

11/26

雨の日の頭痛

暑がり水毒（**湿熱**）の方、寒がり水毒（**寒湿**）の方に起こりやすい頭痛です。

雨の日や、どんよりした湿気の多い日になると決まって頭が痛くなる方がいます。

特徴は頭が布で巻かれたように痛く、手足が重だるくなります。

胸苦しさやめまいが起こったり、尿が出にくくなったりする人もいます。

水毒は脾の働きが悪くなって、水液の代謝が悪くなることが原因の一つであると説明させていただきました。普段から脾の働きを良くすることが大切です。

水毒体質にお勧めの食材は☞7月6日。

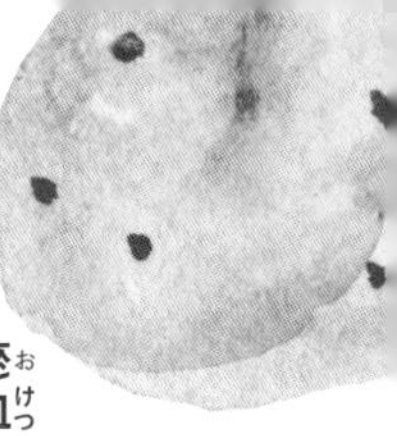

ドロドロ血が原因の頭痛

11/27

瘀血《おけつ》には色々な原因があることを記述させていただきました。（☞7月18日～）

ストレスが多く気滞がある人、血虚や気虚がある人、体に余分な水液を抱えている水毒の人、潤い不足の陰虚の人、暑がりで血に熱を持っている人、冷え症の人……色々な原因で瘀血になります。

瘀血を解消することと同時に原因を解消することが大切です。けがや手術などが原因で瘀血になる場合もあります。

瘀血の頭痛は血の巡りが阻害されて起こる頭痛です。痛む場所が固定していて、針で刺されるような痛みが起こることが多いです。主に夜間に悪化しやすい傾向があります。瘀血にお勧めの食材は☞7月28日。

＊　＊　＊

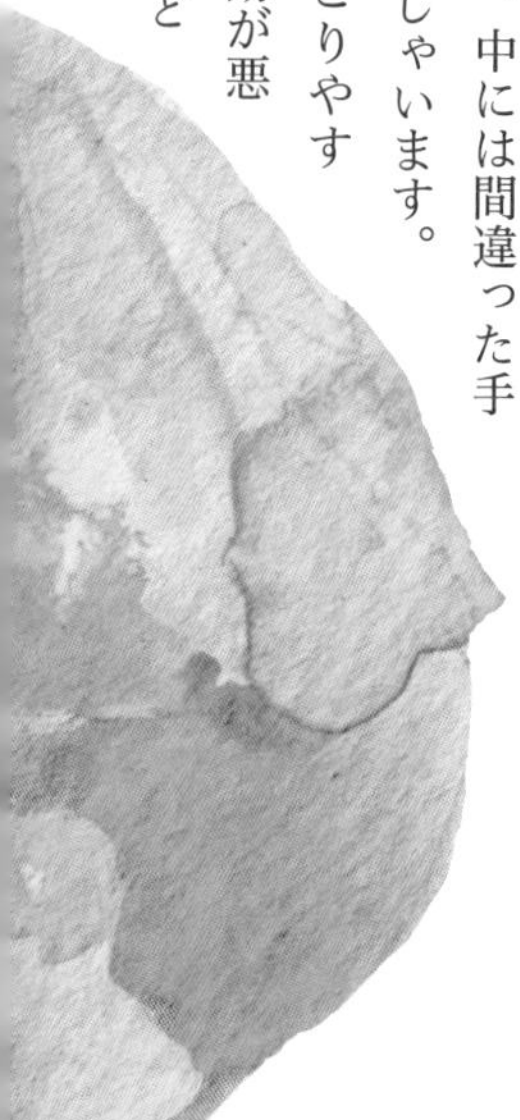

店頭で多いご相談の一つが**便秘**です。

食物繊維や乳酸菌などが配合された色々な健康食品や便秘に良いとされる食材を試されている方も多く、中には間違った手当をされている方もいらっしゃいます。

主にストレスなどで起こりやすい痙攣性便秘、腸の蠕動運動が悪くなっている弛緩性便秘など

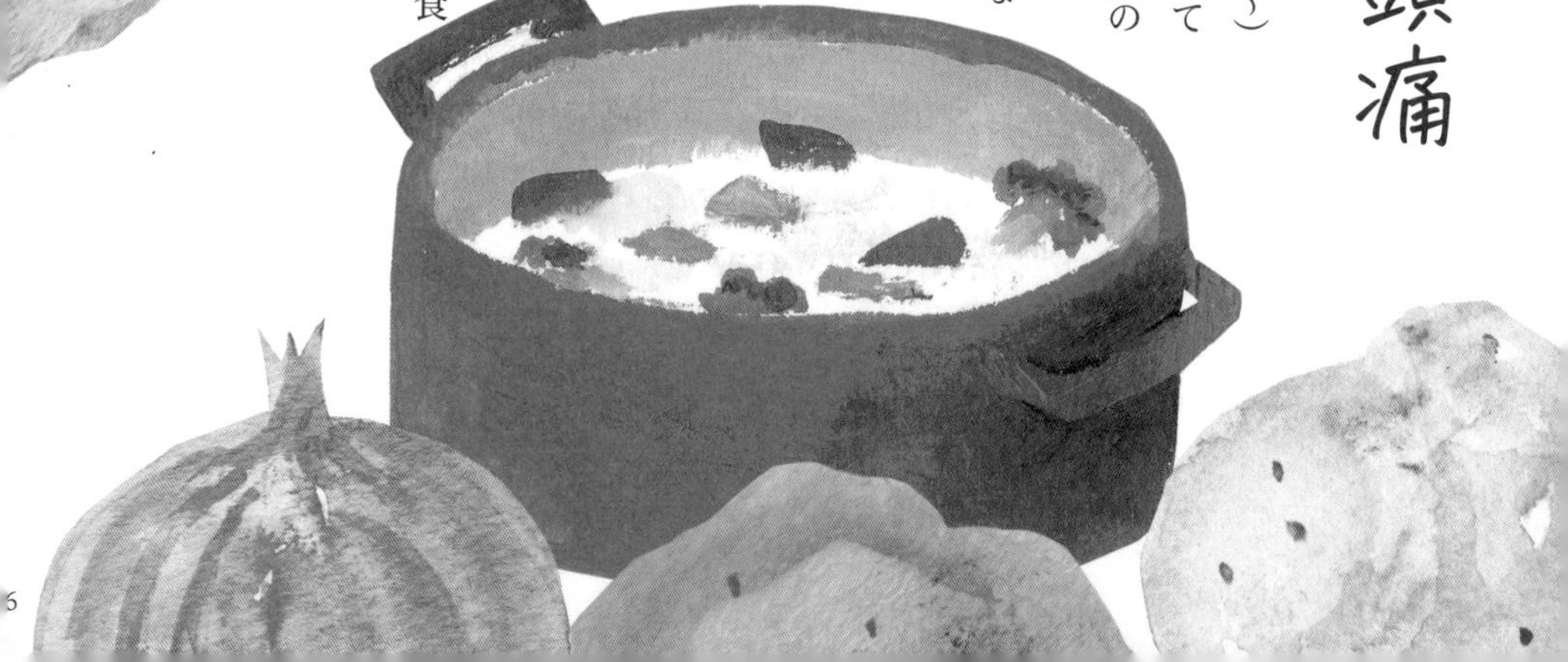

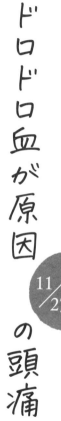

11/28

「どんな便秘にも効く食材」はない

原因は色々あるので、便秘にはこれを使えば全て解決といった食材はありません。

例えばゴボウやイモ類など便のかさを増やして排便をうながす食物繊維などがありますが、かえって調子が悪くなったという方もいます。

西洋医学の考えに薬膳の考えをプラスして、それぞれの体質に合った食材を選んで便秘の改善に役立てていただければと思います。便秘の改善にはまず元気な胃腸を作ることが大前提です。

長年生きていれば体質も変わります。また、旅行に行った時や、残業などが続いた時、寒さが続いた時などその時々で変わる体質の変化もあります。

私は若い頃には重症な血虚があり、今考えれば色々と反省することがたくさんあります。

現在は、血虚、陽虚、水毒などホドホド悪い体質を自覚していますが、一番の原因は胃腸の元気がないことと自覚して、疲れて少し便秘気味だと感じた時などには、気を補い胃腸の機能を整えるじゃがいもをご飯の代わりにいただいたりしています。

寒さが続いた時には、玉ねぎやニラ、香辛料を入れたスープを作ったり、夏場に暑さが続いたりした時はトマトやきゅうりのサラダをいただいたりと色々工夫しています。

飲み会が続いて一時的に腸に熱を持ったとか、旅行に行った後便秘になったとか、生理の後便秘になったとか、一時的なものでも原因がわかればすぐ改善できるので参考にしてください。

便秘は体の調子のバロメーターになります。

食生活の改善に加えて、運動、睡眠など、良いと思われる方法を組み合わせて便秘解消に取り組んでみましょう。

暑がりの人の便秘には バナナを

11/29

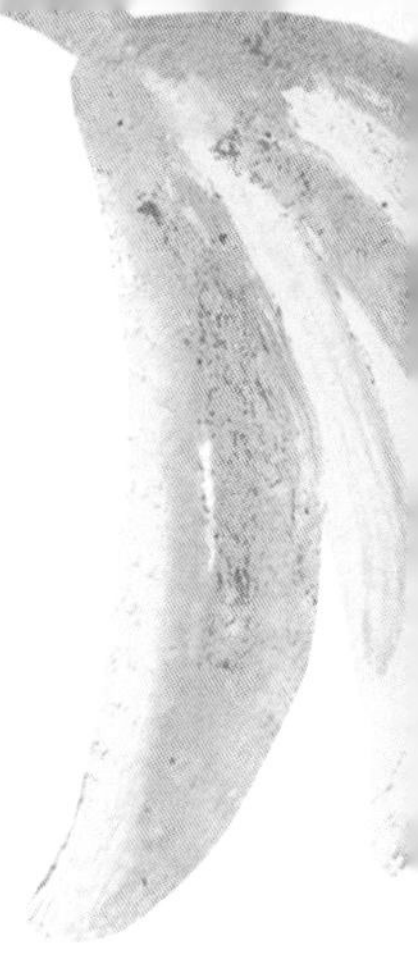

便秘には**バナナ**が良いとよく言われていますが、「熱秘」といって暑がりの方に多い便秘に合います。

お酒や辛いものをとりすぎると、胃腸に熱を持ち腸の水分が不足して便が出にくくなります。

野菜をあまりとらず、喉や口が乾いて、口臭がある方、赤ら顔の方、口内炎が出来やすい方、冬でも寒がらない方に多いです。

便秘に伴って、便が乾燥して硬い、便が臭い、小便の量が少なくて濃いなどの症状があることが多いです。

8月11日、また12月5日の便秘にお勧めの食材も参照してください。

便秘だけでなくその他の不調も改善してきますよ。

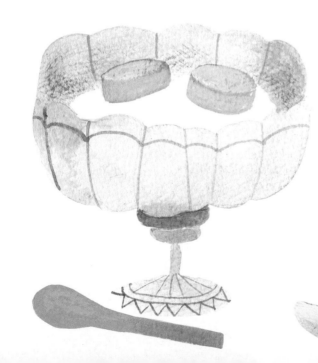

11/30

ストレスや旅行などで便秘になる

「**気秘**」といって気の巡りが停滞している（気滞）ために起こる便秘があります。何か行事を控えている時や女性では生理前にこのタイプの便秘になる人がいます。

精神的なストレスがあったり、緊張や不安によって胃腸の働きがスムーズでなくなると便がうまくできなくなったり、ガスが溜まってお腹が張ったりします。痙攣性便秘と言われることが多いです。

便が細かったり、便が切れぎれに出たり、排便後もスッキリしません。おならやゲップも出やすく、食欲不振や脇腹が痛くなったりする方もいます。

気滞を楽にする食材は4月2日を、また12月5日の便秘にお勧めの食材も参照してください。

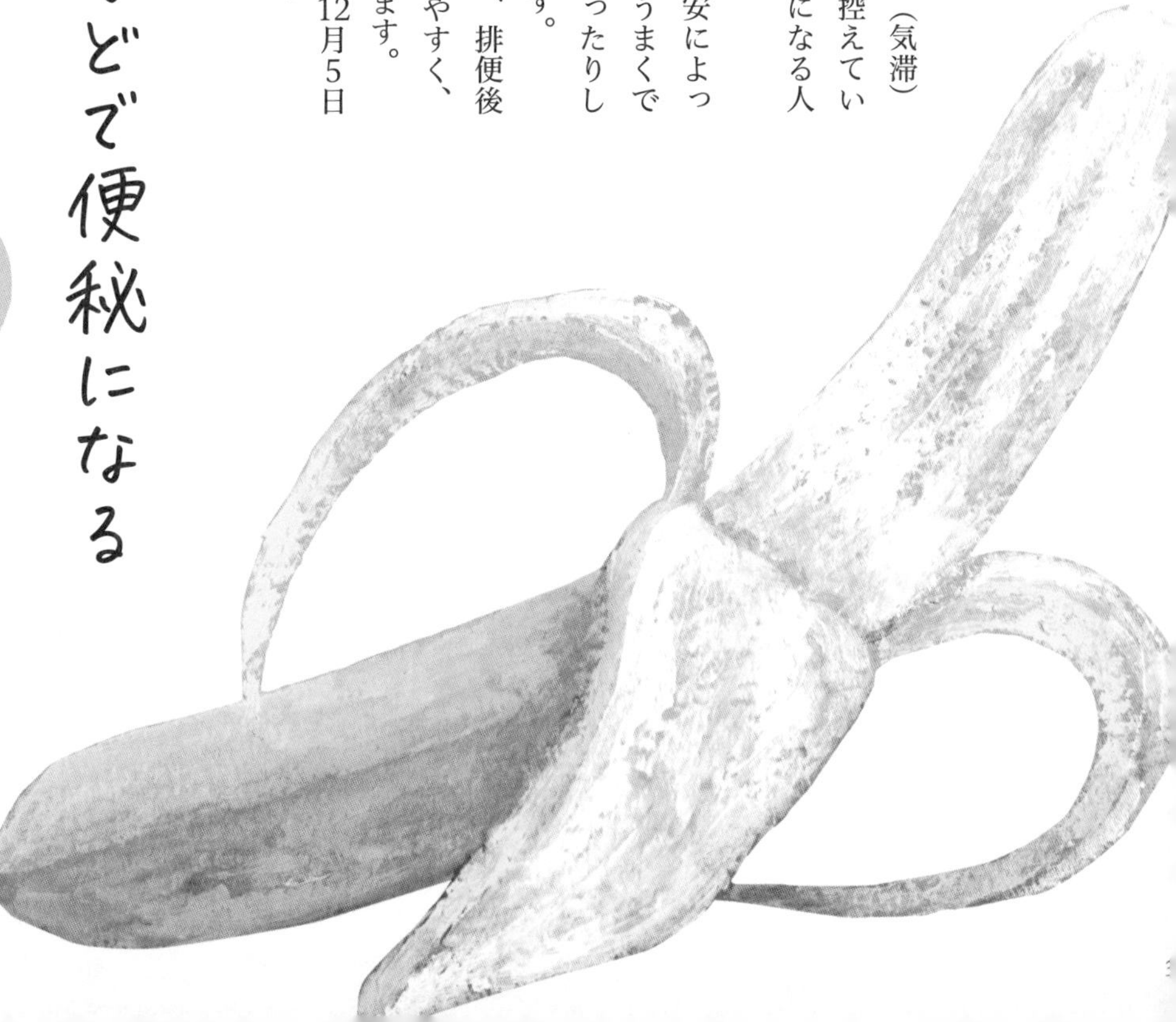

12/1

冷え症の方の便秘には温める食材を

体を温める機能が低下して起こる「**陽虚**」による便秘もあります。冷え症や老人に多く、冷えのために大腸の便を動かす能力が衰えて起こります。

顔色が白い、トイレが近い、尿が透明でうすい、手足が冷えてだるい、お腹が冷たい、冬になると調子が悪くなる、暖かいものを好むなどの症状がある方に多いです。

便秘だけでなく、冷えを改善することはとても大切です。

便秘というとバナナを勧められることが多いですが、このタイプの方には合いません。陽虚にお勧めの食材は1月20日、21日、22日、また12月5日の便秘にお勧めの食材も参照してください。

私は冷える季節に便の出が悪くなった時は、胡桃がゆをいただくようにしていますが効果があります。

便秘だけではなく、お年寄りの冷えの改善にも良いです。

12/2

血が不足している方の便秘

若い女性に比較的多い「**血虚**」による便秘です。

生理が遅れて量が少なく、生理の後半に痛みや不調が出る方に多い便秘です。

生理が終わった後や産後や授乳中にも血液の不足は起こりがちです。

血が不足しているので腸に潤いが足りずウサギの糞のようなコロコロ便になります。

血虚の食材は5月4日、また12月5日の便秘にお勧めの食材も参照してください。

実は私は若い頃このタイプの便秘に苦労しました。

便秘だけではなく、生理不順や不眠、気分の落ち込み、めまいや立ち眩み、肌荒れなど色々な不調を抱えることが多いです。

私がそうだったように、便秘が解消すると体の不調も治ることがありますので、体質改善に取り組んでみてください。

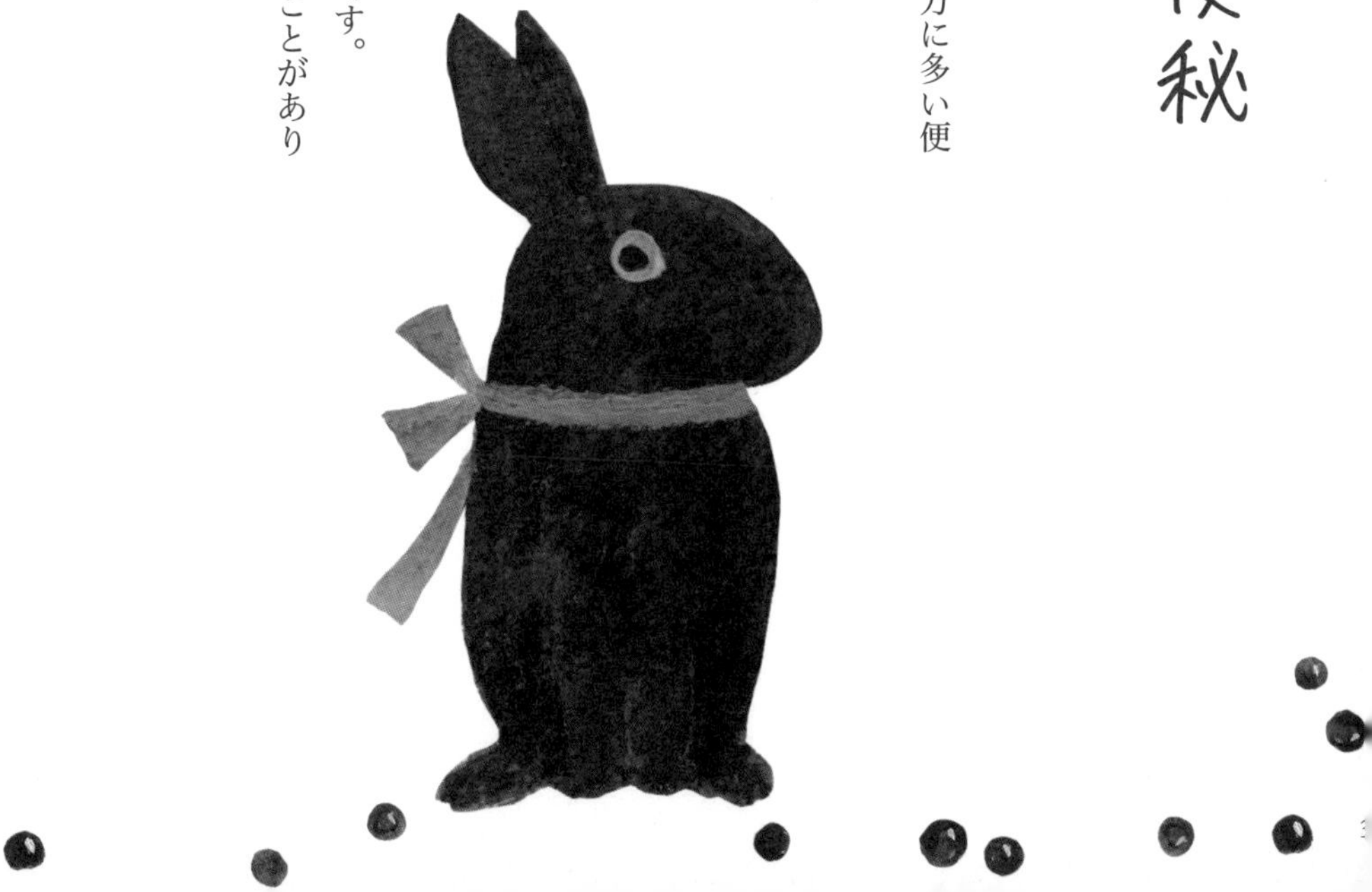

12/3

虚弱体質、高齢者、病後に多い便秘

虚弱体質、高齢者、病後などの人や普段から疲れやすい方に多く見られる便秘です。

過労や激しいスポーツで気が消耗して一時的に便秘になることがあります。

気の不足「**気虚**」で大腸の力が弱くなり、便を肛門の方へ送り出すことができないのが原因です。

便意があるのに力めない、便は固くない、便をした後疲れるなどの不調が起こります。

気の不足を改善する食材は☞10月7日、また☞12月5日の便秘にお勧めの食材も参照してください。

気虚の改善は便秘の改善だけでなく、アンチエイジング、免疫力アップのためにも大切です。

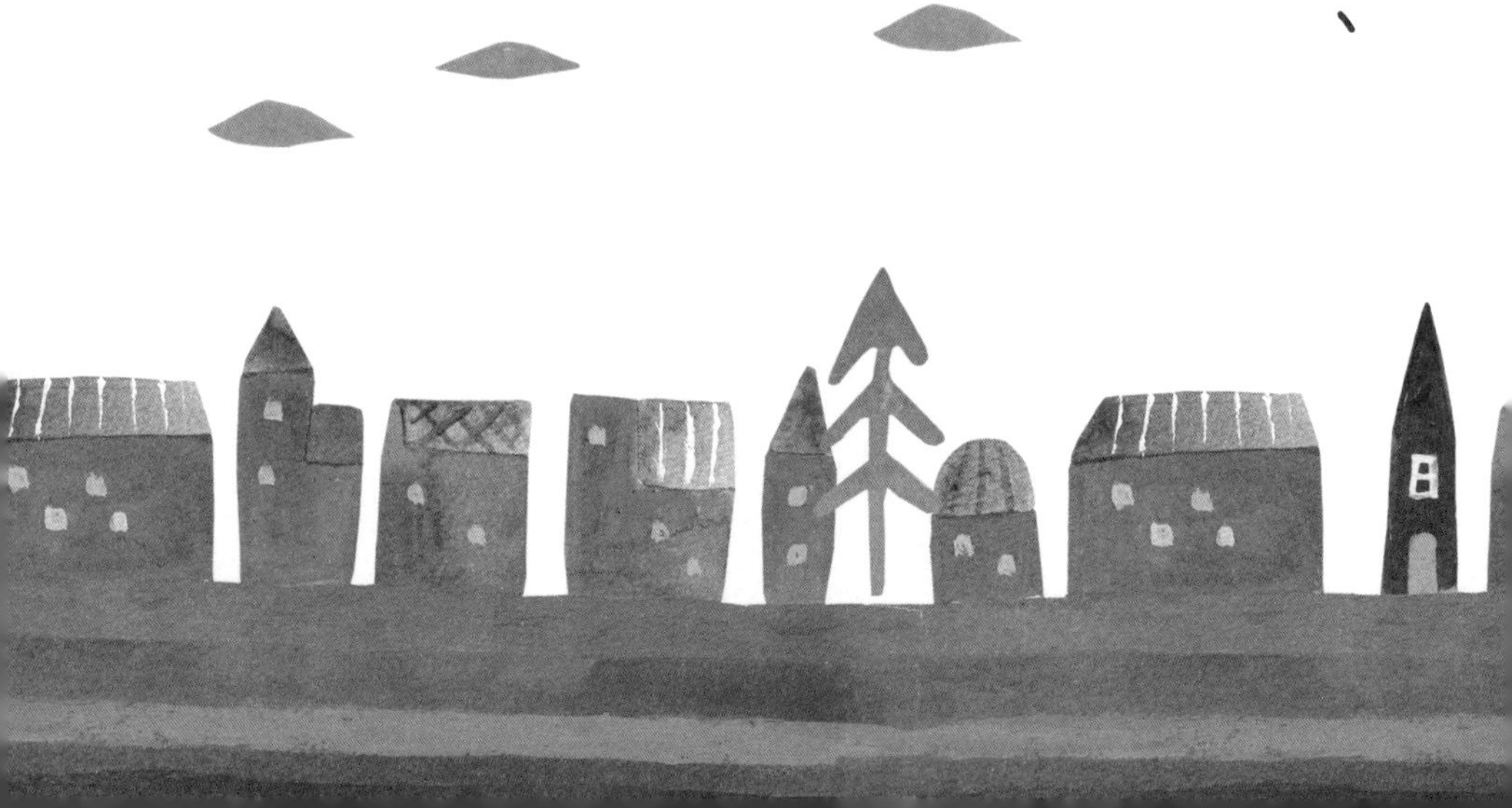

12/4

潤い不足の方の便秘

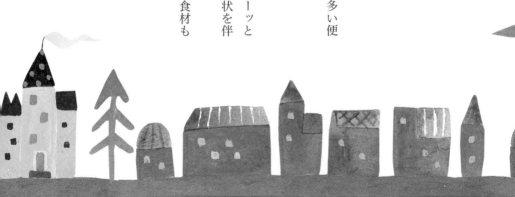

秋の季節で説明させていただいた「**陰虚**」という症状をお持ちの方に多い便秘です。

陰虚の原因は老化や疲労、病後、血虚など色々あります。

潤い不足が原因で、腸内が乾燥して便秘になっている状態です。

便がカサカサして出にくい、足の裏が火照って靴下を脱ぎたがる、ボーッといやな熱感がある、喉が渇く、興奮しやすい、顔面が紅潮するなどの症状を伴うことが多いです。

陰虚にお勧めの食材は☞10月18日、また☞12月5日の便秘にお勧めの食材も参照してください。

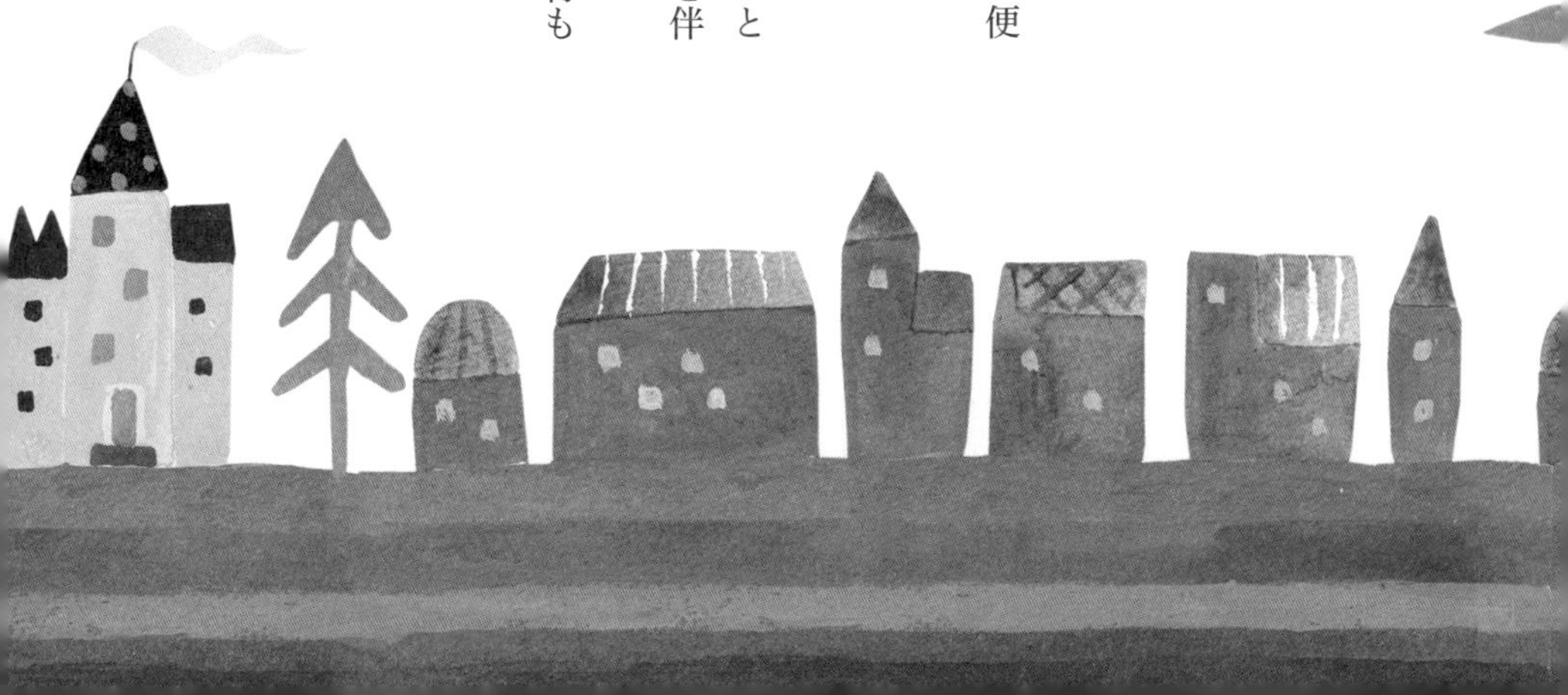

12/5

便秘に効果がある食材

大腸を潤して通便する食材（「潤腸通便」）

クルミ（温）、黒ゴマ（平）、チーズ（平）、松の実（温）、オクラ（平）、紫蘇の実（温）、杏仁（微温）、羅漢果（涼）、麻子仁（平）、桃（温）

その他

里芋（平）、パイナップル（平）、アロエ（寒）、センナ（寒）、白菜（平）、ナマコ（温）、バナナ（寒）、コンニャク（寒）、じゃがいも（平）、さつまいも（平）、ゴボウ（寒）、ほうれん草（涼）、小松菜（平）、タケノコ（寒）

以上の食材は、便秘に良いという効能があるものです。

涼性か温性かなどを確認して、ちょい足ししてみると効果が上がると思います。

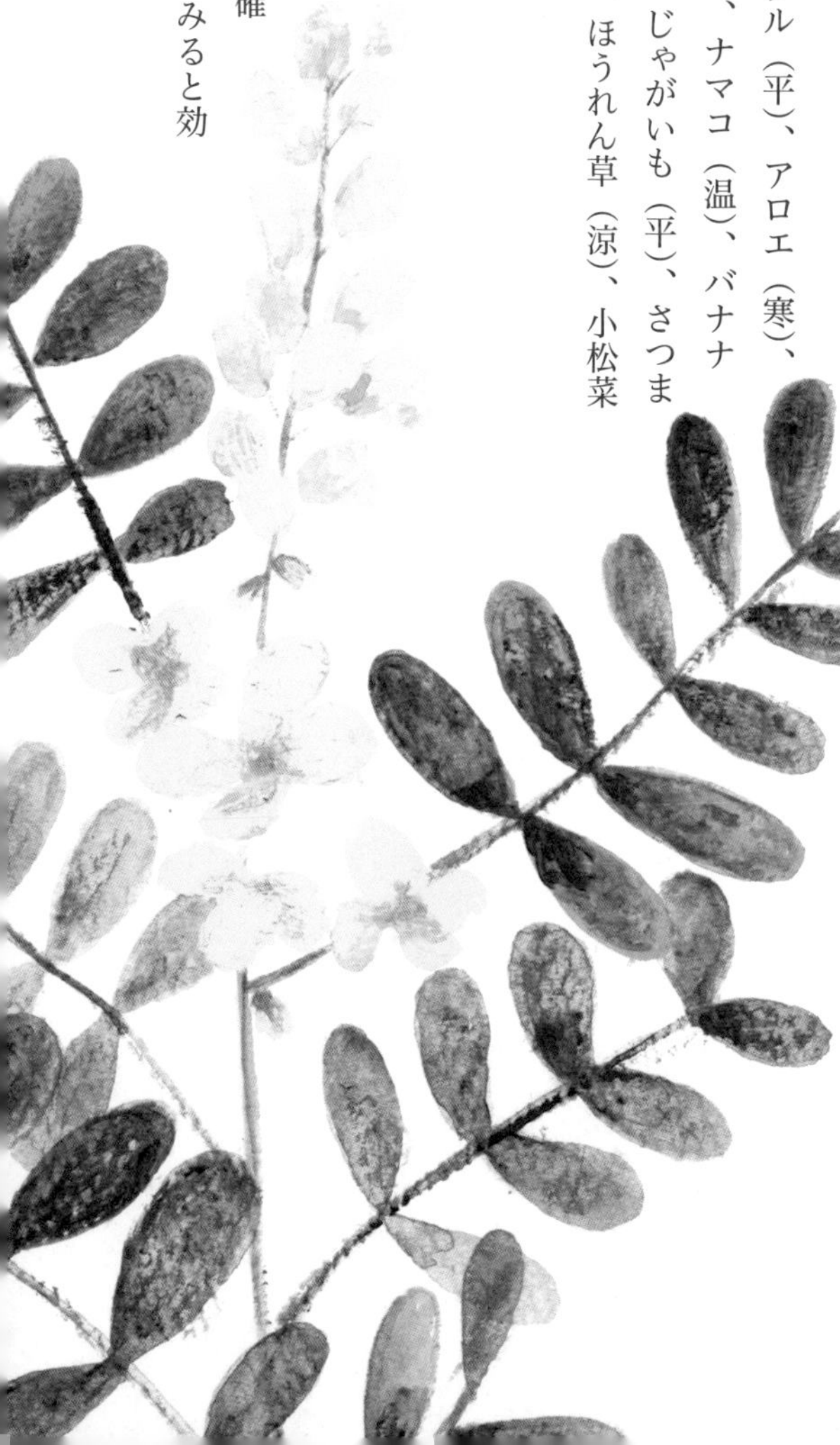

＊　＊　＊

西洋医学に「**冷え性**」という病名はありませんが、冷え性が元で体調不良を訴える方は非常に多いです。特に女性の方からご相談をよく頂きます。

12/6

冷え症の原因

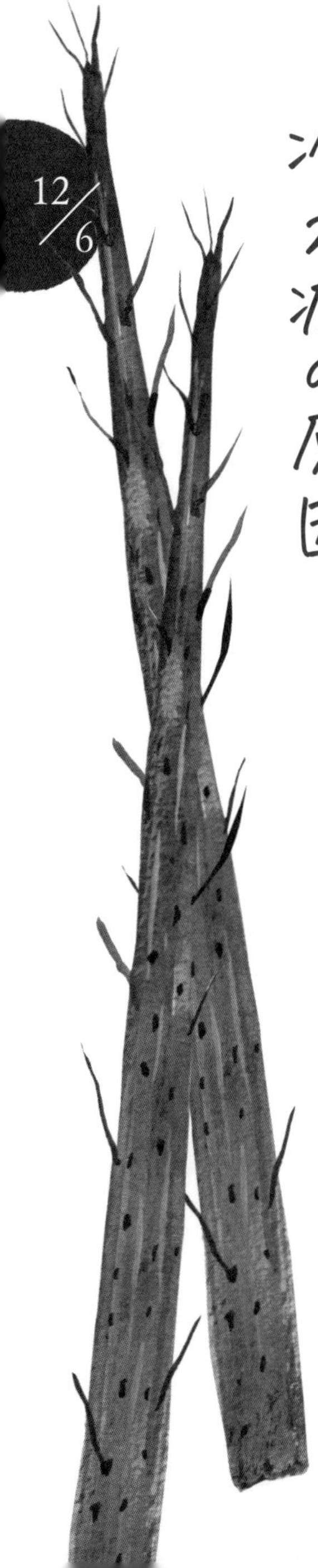

冷え性の一つの理由として、生野菜を多食するような食事の偏りがあると感じています。

太るという理由で主食や肉、脂質を減らして、生野菜のサラダやスムージーのような体を冷やすものに食事が偏っている方は多いようです。

食事以外にも服装や運動などの生活習慣や過ごしているところの環境、ストレス、加齢などによって血虚、気虚、気滞、水毒、瘀血《おけつ》などの体質になると、冷え性に進んでいくこともあります。

はっきりご自分の体質がわからない場合は、**まず温めるタイプの食材を選び、体を冷やす食材を避ける**ことから始めてみましょう。（☞1月20～22日）

原因は様々考えられますが、冷えは万病の元です。なるべく早く手当てをしましょう。

「**陽虚**」といって、深刻な冷え性に発展してしまうと厄介です。

生姜《しょうが》を食べた後、サーモスタットで体温を比べている実験がテレビで放映されていました。

生姜は体の表面を温めて、風邪などを退治するタイプの代表的な食材ですが、生姜ばかり食べすぎると胃に熱を持ってしまったり発汗しすぎて体が乾いたりするかもしれません。生姜だけに偏らない方が無難です。

薬膳にはもっとお勧めしたい食材がたくさんあります。

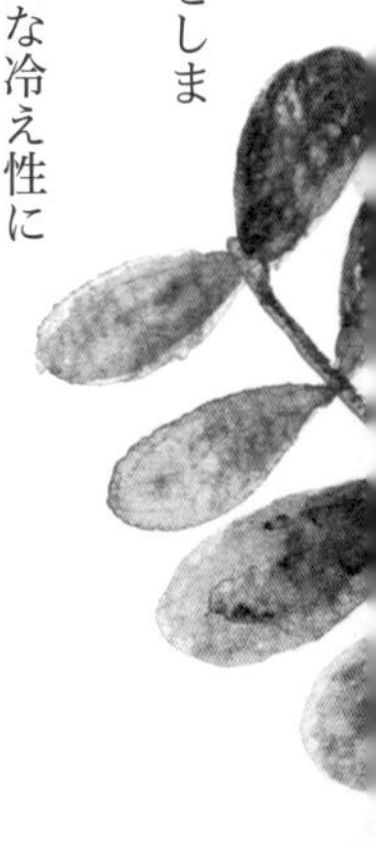

12/7

血虚、気虚の方の冷え

全身を巡って栄養を届ける血が不足している**血虚**の方は、手足や体を温める血が不足しているので冷えが起こります。

血を運ぶエネルギーが不足している**気虚**の方は、手足まで温かい血が運ばれないので冷えが起こります。

それぞれ顔色や舌の色が白っぽく、元気もない傾向があります。

若い女性に多く、出産や月経時には特に冷えやすくなるので十分な養生が大切です。

普段から鶏肉や牛肉、魚など動物性の良質なたんぱく質もとりましょう。

女性は毎月の生理があることで血が不足しやすく、きちんと補わないと冷え性に進みやすいので、毎日の食事はとても大切です。

私は年相応に冷え性がありますが、20代の頃から比べると現在の方が冷えの症状が軽くなっています。

若い方は冷え性改善のために、ぜひ食生活を見直しましょう。

5月4日、10月7日を参照してください。また1月20～22日の、体を温める食材も組み合わせるといいですよ。

＊　＊　＊

ストレスが原因で気が滞っている**気滞**の体質の方は、血液も渋滞して末端まで血液が運ばれず瘀血《おけつ》にもなることがあります。

いつも緊張している方や、ストレスが多い生活環境の方に多いです。

体全体より手や足の末端の方が冷える傾向があります。肩こりや冷え、のぼせを感じる方もいます。

スポーツやお風呂などで気持ちの良い汗をかく、カラオケで歌うなど楽しいことをして滞っている気

を発散させましょう。（☞4月18日）
また、ストレスを緩和する食材をお勧めします。
（☞4月2日）

気滞の方の冷え

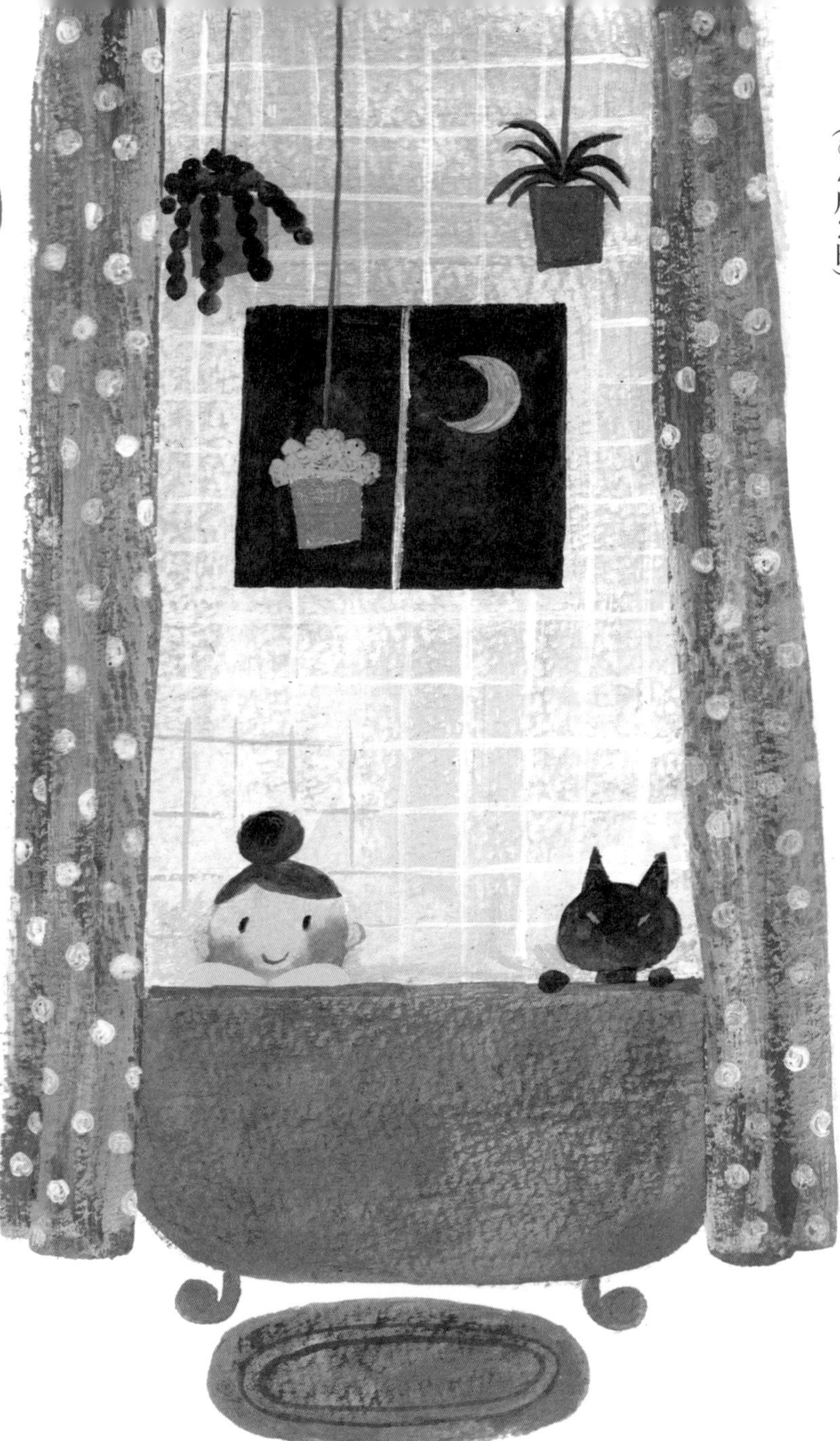

12/9

水毒の方の冷え

寒がり水毒（**寒湿**）の冷えは体の中に冷たい水をため込んでいる状態です。

冷たいもの、甘いもの、脂っこいものなどの過食によって胃腸（脾）の機能が悪くなり、水液代謝が悪くなっている水太りの方に多いです。

舌がぼてっとして周りにギザギザがついていることが多いので、思い当たる方はご自分でチェックしてみましょう。

若いお嬢さんの冷たい野菜の過食やたんぱく質不足も原因になります。

朝晩で1kgくらい体重が違う方もいます。

水毒にお勧めの食材は☞7月6日。寒がり水毒の方は、緑豆や冬瓜などは体を冷やしますので、なるべく温や平と書かれているものを選んで食べましょう。

食事は温かく調理したものを食べるようにしましょう。

水毒はすぐには改善しませんが、根気よく続けてみてください。

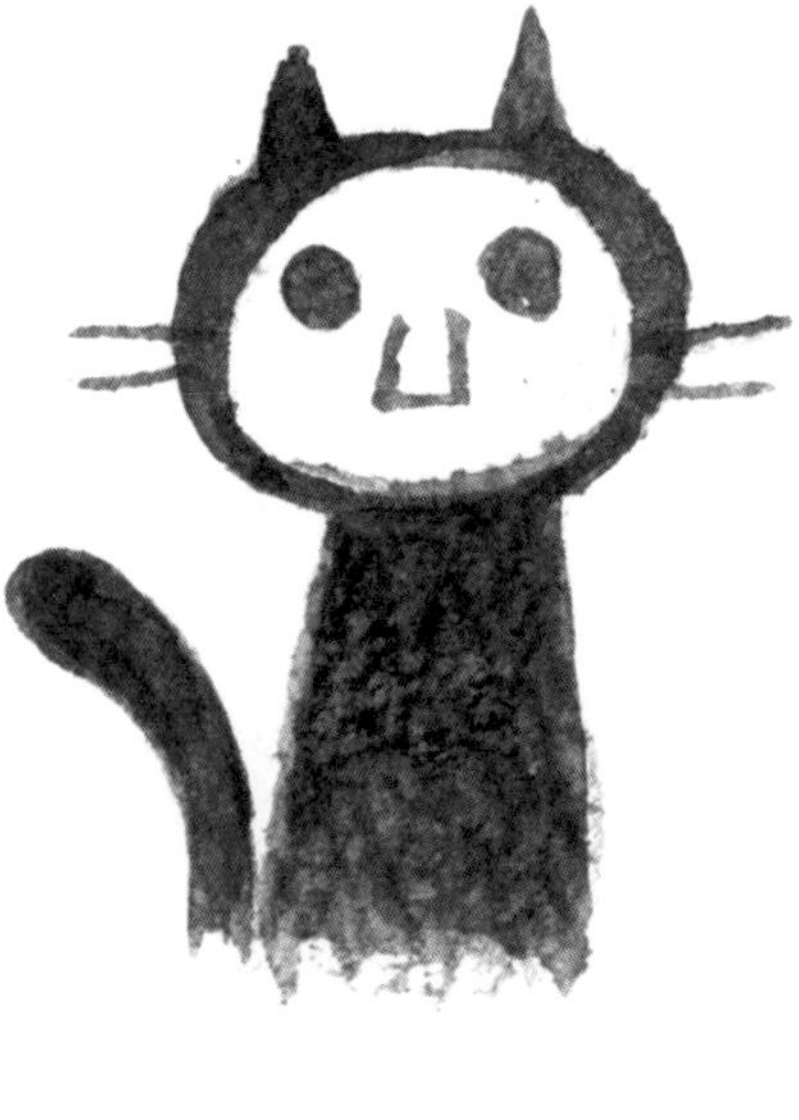

12/10

陽虚の方の冷え

腎の温める力（腎陽）が悪くなっている方の冷えは厄介です。

生まれつきや加齢で腎の体を温める力（腎陽）が弱くなってしまった人は深刻な冷え症になります。体全体が冷えて一番改善が難しい冷えです。

腰の冷えや腰痛、むくみ、尿のトラブルなど多くの症状が見られます。

陽虚の方にお勧めの食材は☞1月20日～22日。時間はかかりますが、特に若い方は体質改善の努力をしてみてください。

私も年相応に冷え性や気虚、血虚、瘀《お》血《けつ》、水毒などがありますが、下半身を冷やさないようにしたり、毎日の食事に気をつけたりして、冷えや便秘を改善する努力を続けており、若い頃ほど冷えを感じなくなっています。

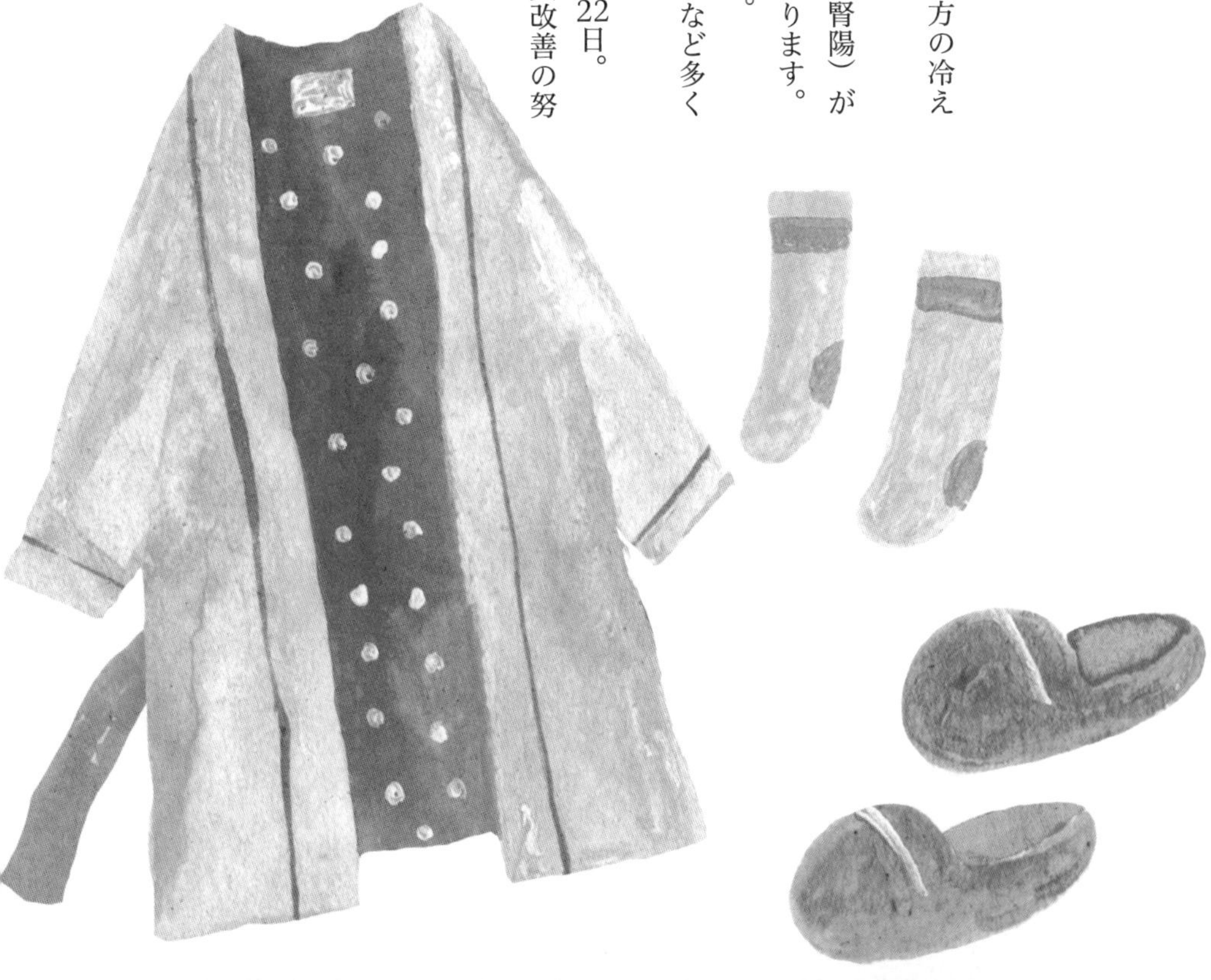

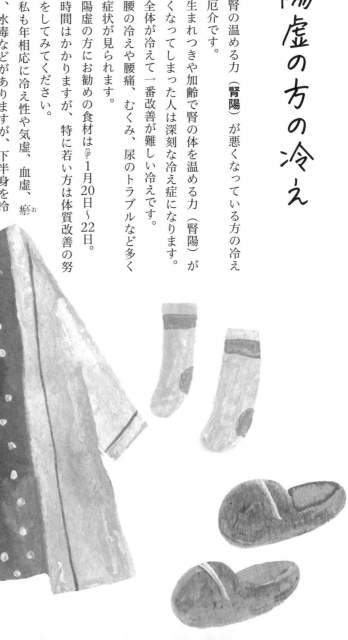

12/11

「未病」のうちに治す

未病とは病気にかかってしまう前の段階のグレーゾーンの状態のことです。

なんだかこの頃疲れる、この頃爪が薄くなった、雨の日になると頭痛がする、小さなことがストレスになる、お化粧して出かけるのが面倒になった、夜になると憂うつになる……小さな体の変化がありませんか。

漢方では「**未病先防**《みびょうせんぼう》」という考えがあります。

ご自分しかわからない小さな変化を見逃さず、大事に至る前に先に防いでしまいましょうということです。

西洋医学では検査しても異常がなければ○○病という診断名はつきません。

しかし、ほんの小さながんを見つけだしたり、複雑な心臓の血管にバイパスをつけたりする技術は素晴らしいと思います。

どちらかに軍配を上げる必要はありません。

両方を合わせて、現代は良いとこ取りができる環境です。

今の時代、生活習慣や食生活の乱れで未病の段階にいる人は多いと思います。

毎日、自分だけがわかる体の変化を見逃さず、○○病という名前がつく前の段階で予防したいものです。

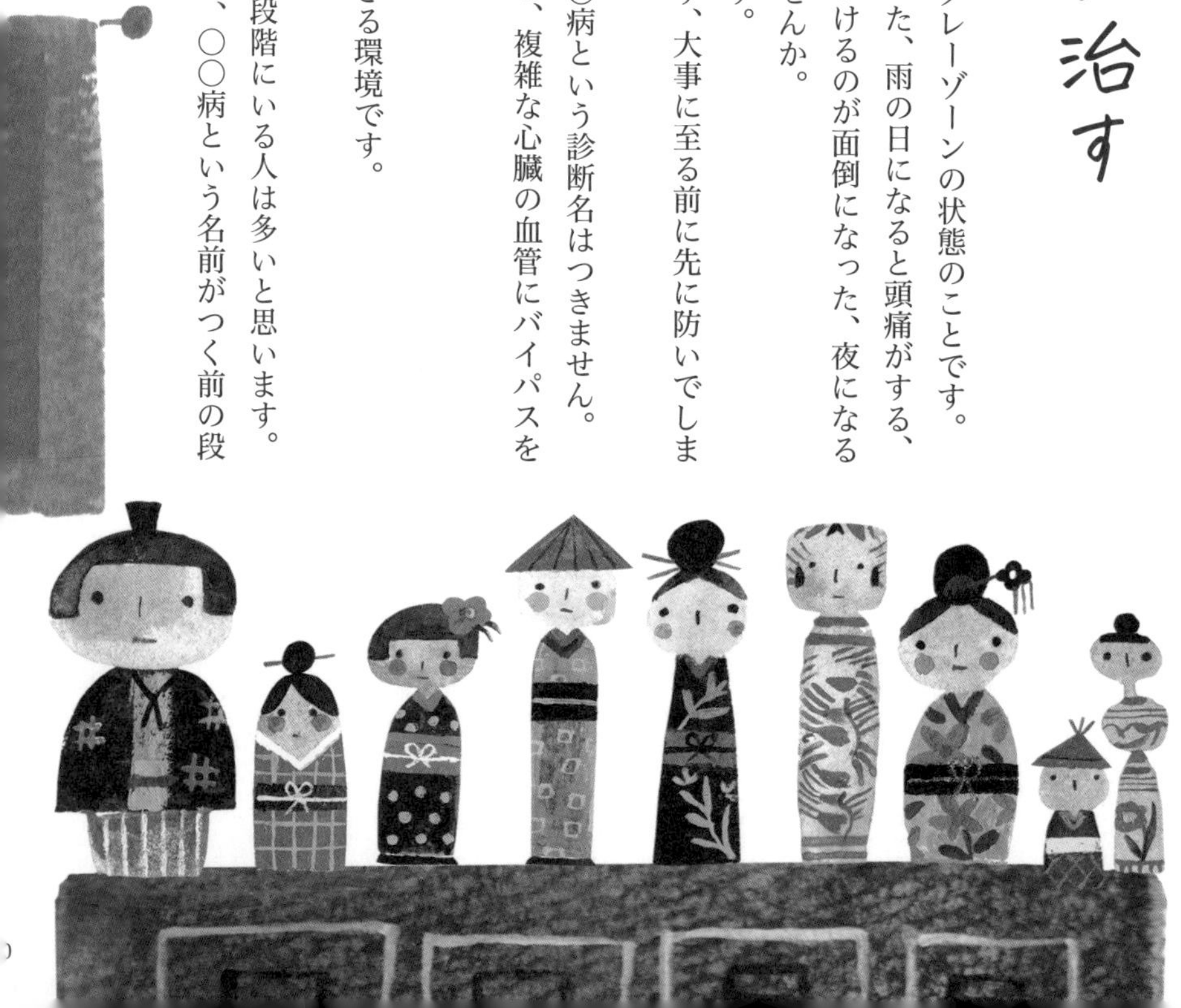

12/12

陰陽は転化する

陰陽にはいくつかの法則があります。

そのうちの一つが「**陰陽転化**」という法則です。


人間の健康や性格、それに自然現象や政治経済にいたるまで、陰陽は存在します。


自然現象では火山の休止と爆発、地球の寒冷化と温暖化、豪雨と日照りなど、陰と陽はどちらかに傾かないようにバランスをとることが大事ですが、陰陽のどちらかが強くなって、ぎりぎりまで極まると反対に転じてしまうのです。

日本でも今まで眠っていた火山の爆発が起こっています。

この現象は地下のマグマが極限に達し、爆発する陰陽転化です。

政治の世界でも陰陽があり、どんな政策でも反対と賛成があります。

保守と革新はまさに陰陽転化を繰り返しています。

戦争と平和はどうでしょうか?

過去を見ればわかるように、世界も日本も戦争を繰り返しています。

そして今、世界は非常に危うい状態にあります。

平和の時代が、戦争に転化することがないように祈ります。

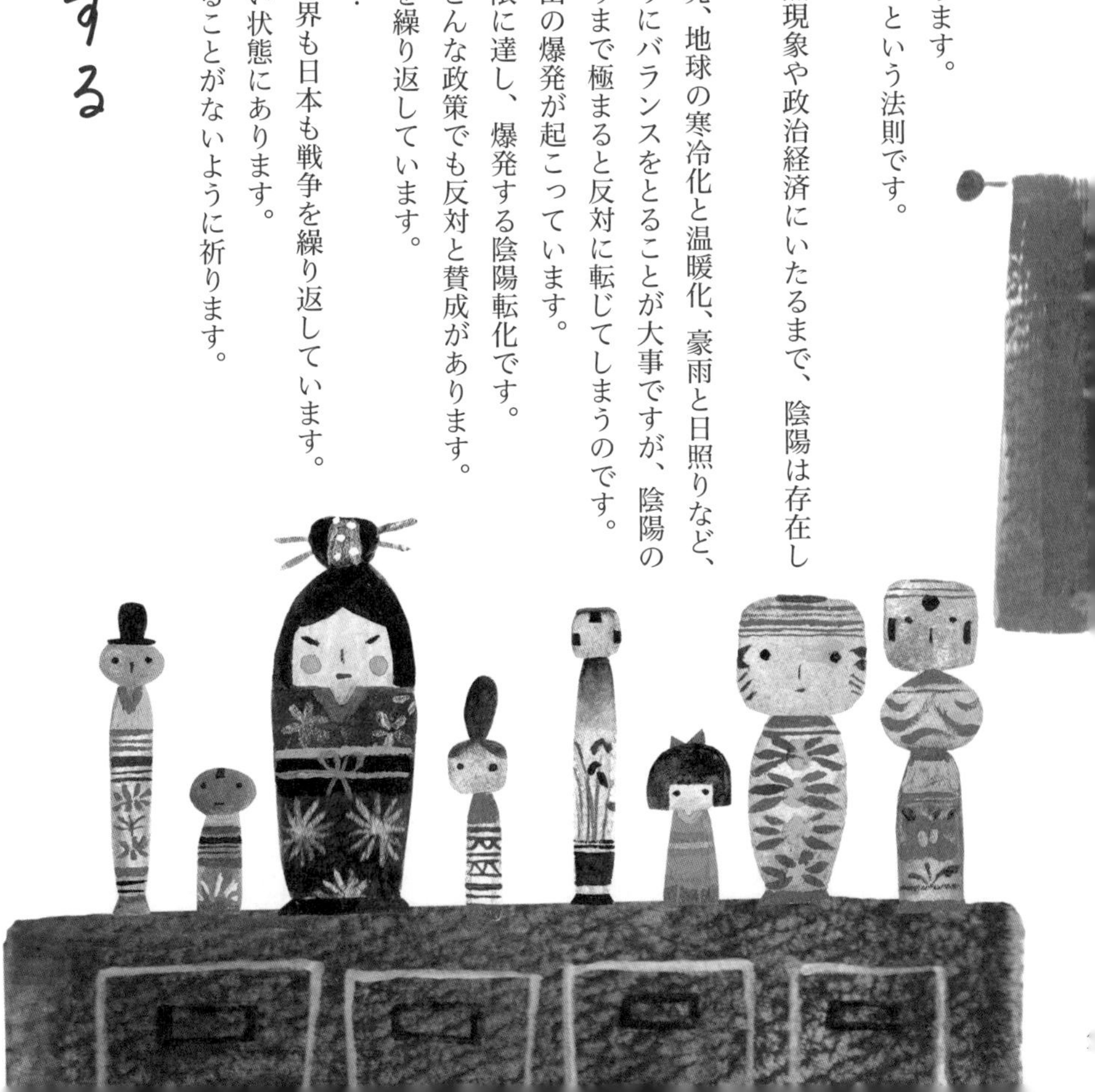

12/13

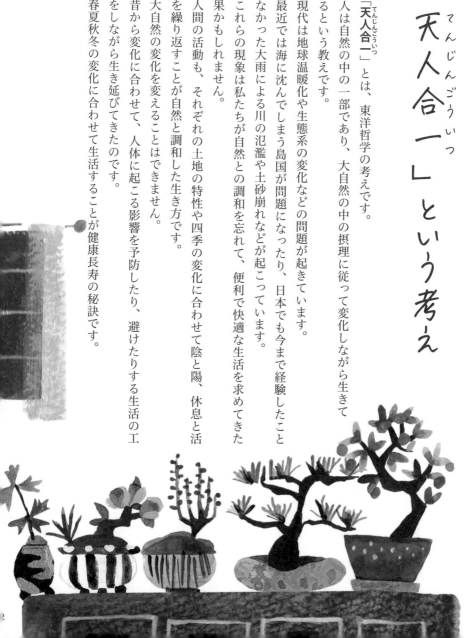

「天人合一《てんじんごういつ》」という考え

「天人合一《てんじんごういつ》」とは、東洋哲学の考えです。

人は自然の中の一部であり、大自然の中の摂理に従って変化しながら生きているという教えです。

現代は地球温暖化や生態系の変化などの問題が起きています。

最近では海に沈んでしまう島国が問題になったり、日本でも今まで経験したことのなかった大雨による川の氾濫や土砂崩れなどが起こっています。

これらの現象は私たちが自然との調和を忘れて、便利で快適な生活を求めてきた結果かもしれません。

人間の活動も、それぞれの土地の特性や四季の変化に合わせて陰と陽、休息と活動を繰り返すことが自然と調和した生き方です。

大自然の変化を変えることはできません。

昔から変化に合わせて、人体に起こる影響を予防したり、避けたりする生活の工夫をしながら生き延びてきたのです。

春夏秋冬の変化に合わせて生活することが健康長寿の秘訣です。

『黄帝内経《こうていだいけい》』の教え

日本は四季があります。

雪が降る寒い冬、花粉混じりの風が吹く春、ジメジメした湿気に悩まされる梅雨、猛暑の夏、肌荒れなど乾燥に悩まされる秋、それぞれの季節が身体に負担をかけます。

2000年前に書かれた漢方のバイブル『黄帝内経《こうていだいけい》』には、季節の法則に背くことなく、養生しながら過ごせば100歳まで生きることが可能であると書かれています。また季節ごとに、飲食や睡眠など良いとされる過ごし方などが書かれています。

日本を含む東アジアの地域は、冬至には陰が最も多くなり、陰陽が半々になる春分、陽が最も多くなる夏至、再び陰と陽が半々になる秋分を経て、冬至に戻るという陰陽のサイクルを人類が誕生する以前から毎年繰り返しています。

21世紀の現代も『黄帝内経』が書かれた2000年前の時代と同じ陰陽のサイクルで1年が過ぎていきます。

『黄帝内経』に書かれている通りに過ごしていけば、季節の変化や流行病などから影響を受けにくい生活を送ることができます。

この本では、この教えをもとに、それぞれの季節の特徴とそれに伴って起こりやすい不調、その不調を和らげるのに役立つ食材をいくつか紹介いたしましたが、参考になると幸いです。

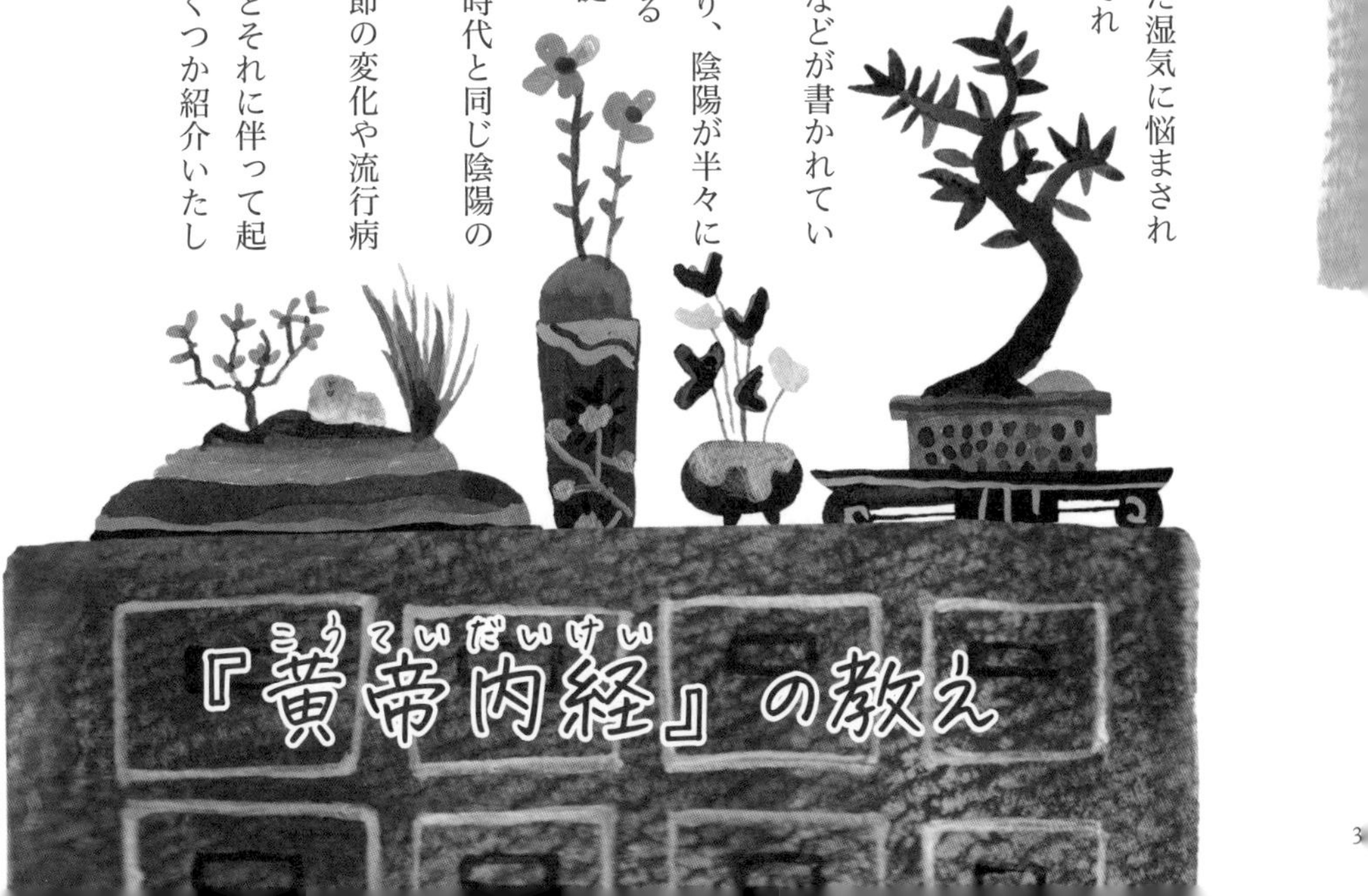

12/15

冬の過ごし方

冬は最も寒くなる季節です。

動物たちは冬眠し、草花も木々も枯れて休眠する季節です。

人間も宇宙の中の一つの生物ですので、活発な活動を控えてゆっくりと過ごし、次の季節に備えることが大切です。

冬の寒さは腎の働きに影響を及ぼすことがあります。

陽気が不足する冷え性（**陽虚**）という体質になりやすくなります。

また腎の働きは成長や発育、生殖能力、免疫能力をコントロールしているので、腎の弱りは老化を早めます。

体を温める食材、腎に関連する黒い食材、鹹味の食材を上手に利用して寒い冬を過ごしましょう。

『黄帝内経』には「冬は早く寝て、朝はゆっくり起きるのが良い」、「何かしなければというような思いはしない方が良い」と書かれています。

冬は太陽の陽気が最も少なくなる季節です。

暖かくして過ごし、過度な労働や性生活をひかえ、腎の働きを守りなさいというのが冬の過ごし方の基本になります。

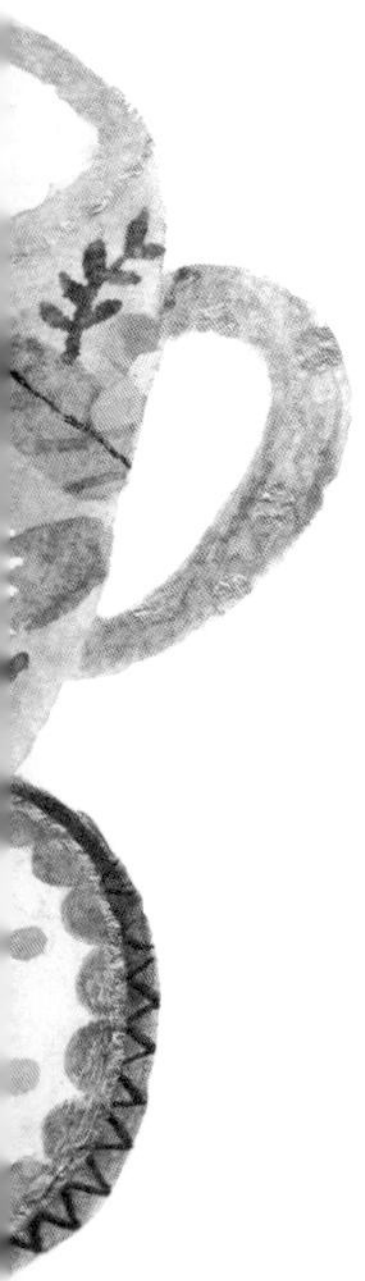

12/16

春の過ごし方

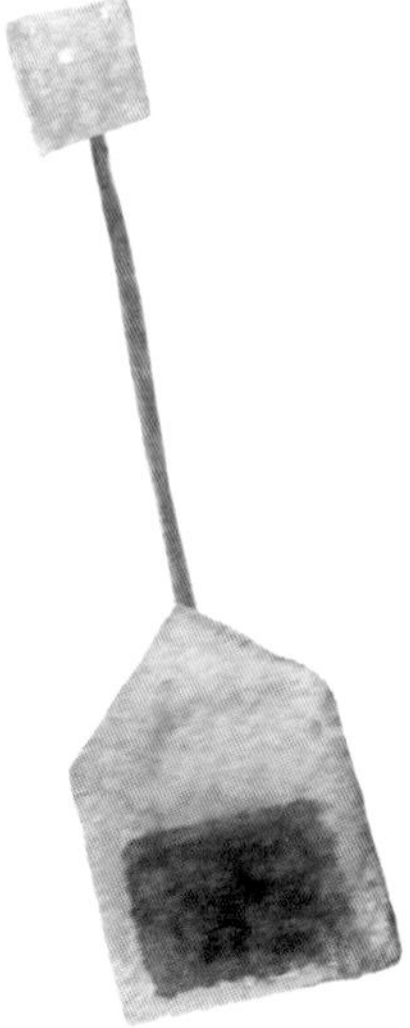

春は冬の間じっと力を蓄えていた植物たちが芽を出し、木々はのびのびと枝を伸ばし始めます。陰から陽へ、変化の多い春は肝の働きに影響を及ぼすことがあります。

旺盛になっている気の巡りが妨げられ発散できないことでイライラしやすくなる人（**気滞**）や、気の巡りが妨げられて機能が悪くなることで鬱々した気分になる人（**気鬱**）もいます。

また肝には血液を蓄えるという働きもあり、血の不足（**血虚**）があることで、この季節に肝の不調が現れやすくなるということもあります。

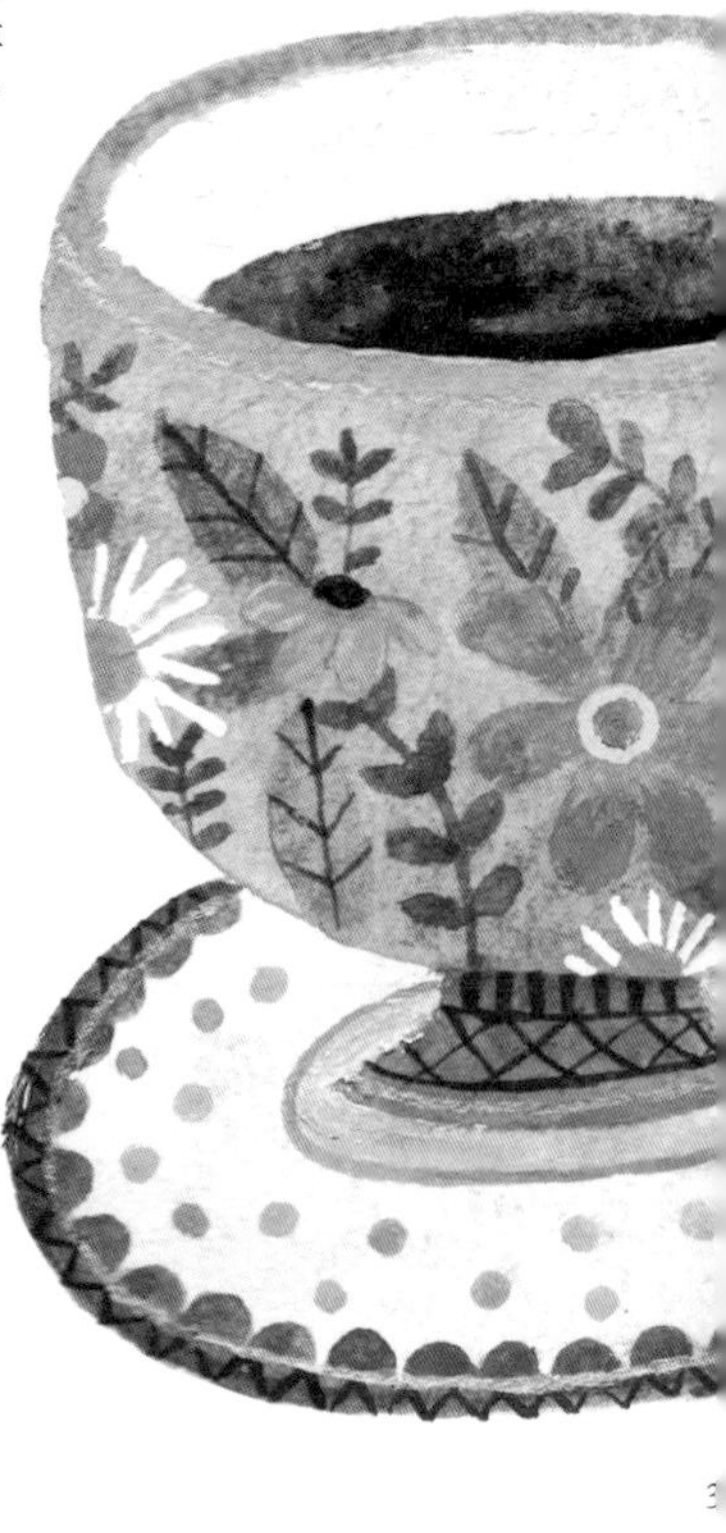

気滞や血虚を改善する食材、肝に関連する青い食材、酸っぱい食材を上手に利用して春の季節を過ごしましょう。

『黄帝内経』には、暖かくなった春には「冬の間我慢していたことをやり始めた方が良い」と書かれています。

新調したスーツを着た新入社員や、ランドセルを背負ったピカピカの一年生たちの姿がまぶしく映る季節ですね。

梅雨の過ごし方

梅雨の頃に多くなる湿気は脾の働き（胃腸の働き）に影響を与えます。

気、血、水を作り出す脾の働きが悪くなると**気虚**や**血虚**という体質になりやすくなります。

湿邪によって脾の水液を運化する働きが悪くなると、**水毒**（湿熱・寒湿の違いがある）という体質になることがあります。

脾の働きを良くして、体の中の余分な水を排出する食材、脾に関連する黄色い食材、甘い食材を上手に使ってこの季節を元気に過ごしましょう。

脾の働きを悪くする冷たいものや生もののとりすぎは、この時期は特に気をつけましょう。

漢方では、瘀血《おけつ》を招く原因はメタボリックシンドロームだけではないと考えています。

気虚、血虚、冷え、血熱、気滞、痰湿など多くの原因があるので、それぞれの対策も必要になります。

瘀血は季節に限らず注意が必要です。気になる方は参考にしていただければと思います。

＊　＊　＊

梅雨が明けると暑い夏がやってきます。

夏の暑さは心の機能に影響を与えます。

真夏の暑さによって気を消耗すると気虚という体質になることがあります。

心に負担がかかり、心の機能が悪くなると、不安感や不眠症など精神的な不調が出やすくなります。

体の余分な熱を冷ます食材、心に関連する赤い食材、苦みの食材を上手に使って暑い夏を快適に過ごしましょう。

「**冬病夏治**」という言葉があります。

「冬の病は夏に治す」という意味です。気管支喘息やリウマチなど冬の寒さで症状が悪化したり、体調を崩しやすい方は、夏の間にきちんと体調を整えて

12/18

夏の過ごし方

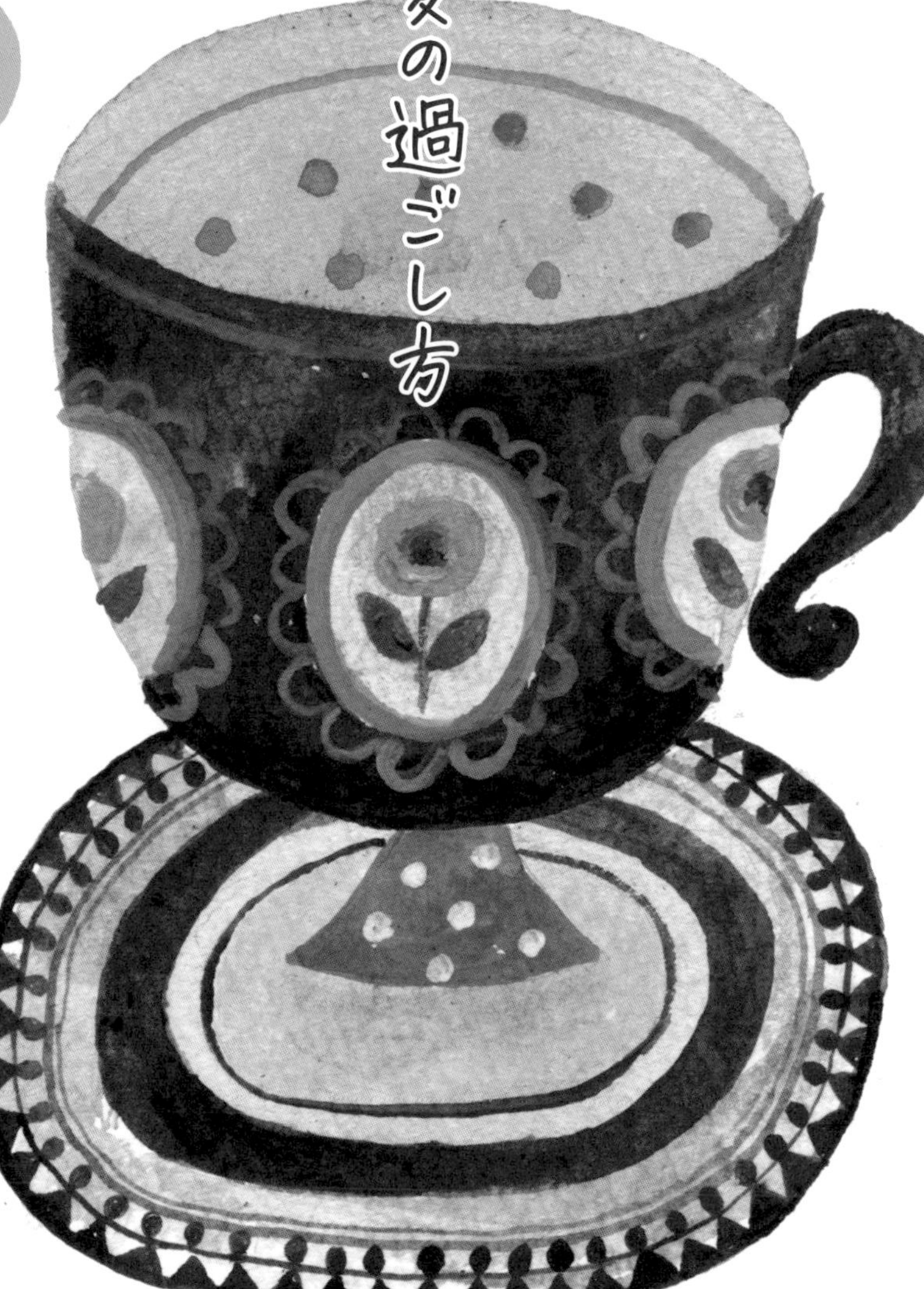

おくと冬を楽に過ごせますので意識してください。
黄帝内経には、「朝は早く起きて、活動するのが良い」と書かれています。長くなった陽の時間を有効に活用して過ごしましょう。

12/19

秋の過ごし方

春に芽を出して夏に成長した植物は実りの秋を迎え、収穫の時期を迎えます。

秋の乾燥は肺の働きに影響します。

肺はデリケートな臓器で湿潤を好み、乾燥を嫌う性質があるので、咳や喘息、喉痛などが起こりやすくなります。

肺を潤す食材、肺に関連する白い食材、辛味の食材を上手に使ってこの季節を過ごしましょう。

夏の疲れが慢性化すると起こりやすくなる**気虚**という体質や、潤い不足による**陰虚**という体質の方は要注意です。

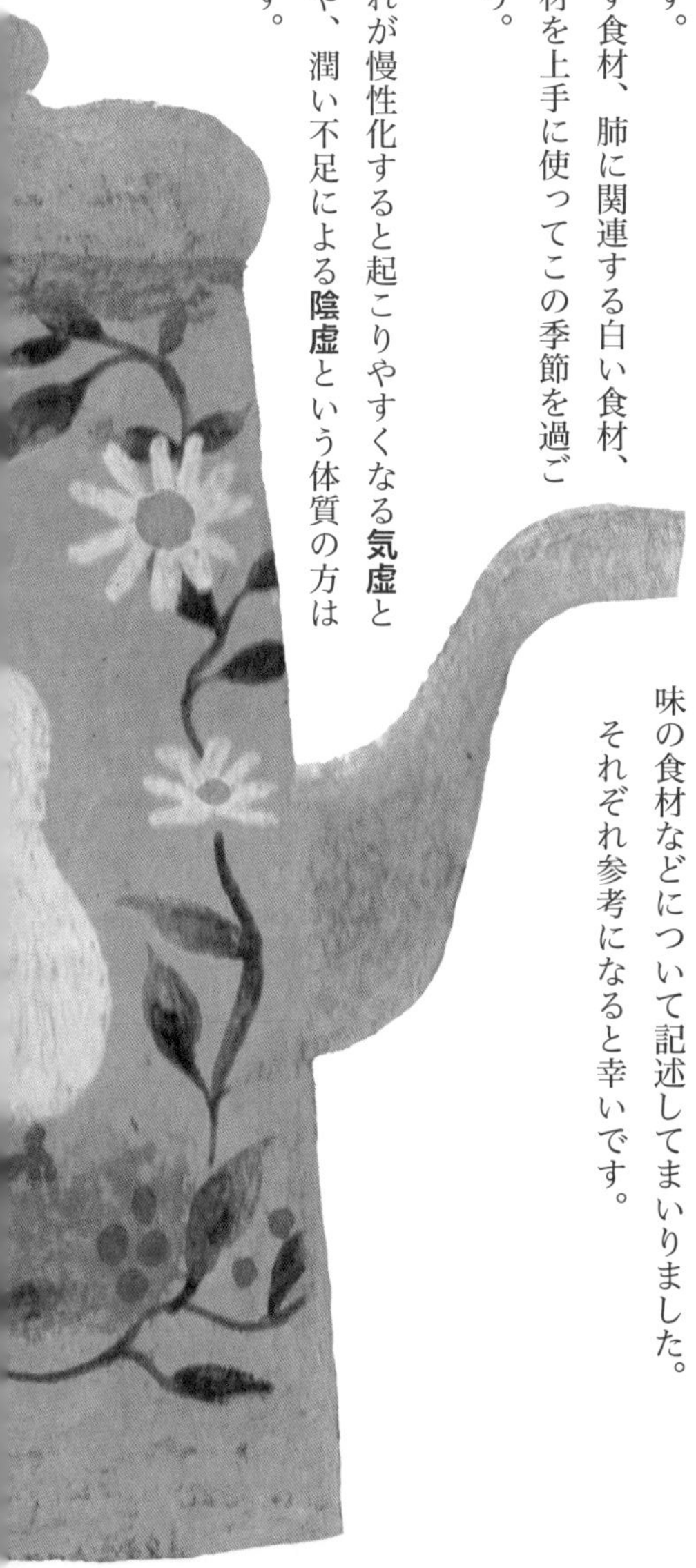

『黄帝内経』には、「朝は早く起きても、日が短くなっていく夜はなるべく早く寝て、冬に備えた方が良い」と書かれています。

朝は早く起きて活動しても、夜は早く寝て来るべき冬に備えなさい、という教えです。

以上、一年をめぐる陰陽の変化、それに伴う季節の変化、季節によって影響される五臓の働き、それに伴って起こりやすい体質、五臓に入りやすい色と味の食材などについて記述してまいりました。

それぞれ参考になると幸いです。

12/20

この時代を生きるために

人間は自然界から色々な影響を受けながら何千年という年月を生き抜いてきましたが、ここ数年の間にも、立て続けに天災が起こっています。地球温暖化が原因と思われる大雨による川の氾濫や土砂災害なども相次いでいます。

そして、それらに追い打ちをかけるように新型コロナウイルス感染症が流行しました。経済は落ち込み、感染症による死亡だけではなく、心の不調による自殺者も増えている現状があります。

不安を抱えたままの生活が続いています。

現在は、消毒薬や抗ウイルス剤、ワクチンの開発など、ウイルスと戦う材料も増えてきています。

一方で、私達一人ひとりができることは、自分自身の免疫力をアップして病気を遠ざけ毎日を楽しく過ごすということです。

そのためには、一人ひとりが自分自身やお家族の「**食医**」になって、毎日の食事や生活習慣を管理できるようになりましょう。

カロリーや栄養素などを中心にした現代の栄養学の知識に薬膳の教えもプラスして、免疫力アップ、健康維持にこの本が少しでも参考になれば嬉しいです。

ちょい足し薬膳が、わずかでもあなたのお役になれれば幸いです。

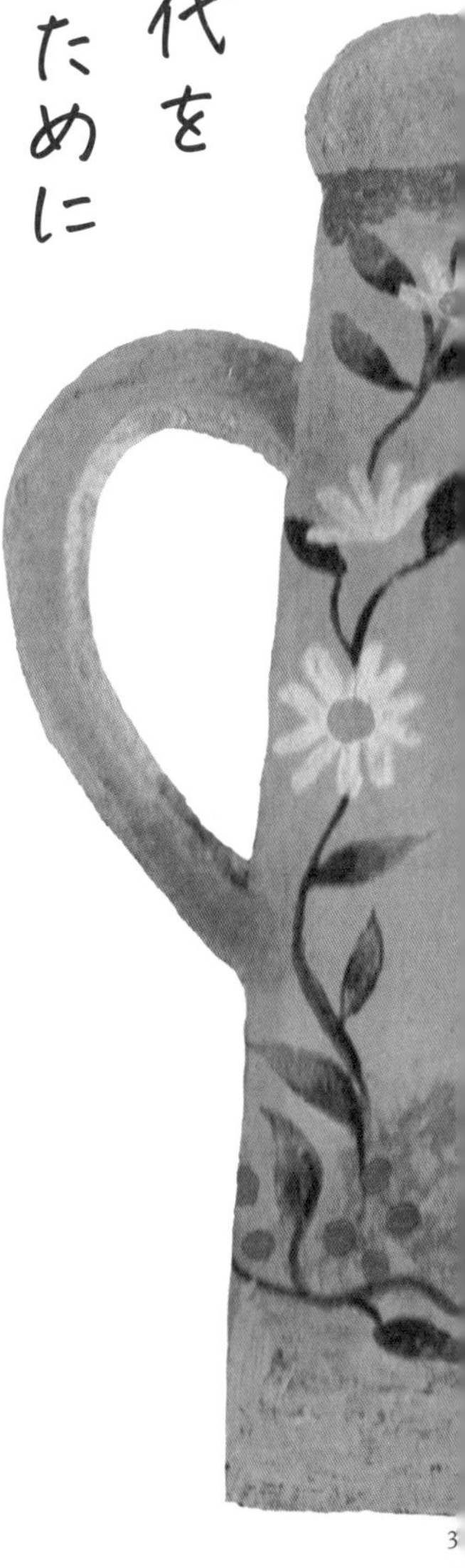

おわりに

この本を読んでくださっている皆様の中には、独身の方から、ご家庭の料理を切り盛りされているベテラン主婦の方、定年後の生活を楽しんでおられるご夫妻、すでにおひとり様になってしまったご老人の方、色々な方がいらっしゃると想像しています。

ライフステージ、ライフスタイル、様々異なる方々のご事情を想定しながら、より多くの皆様の参考にしていただけたらという思いでまとめてみました。

最近は毎日のように、健康に良いといわれる食品や健康食品が新聞やテレビで宣伝されています。もう皆様は、現代的な栄養学からの知識は十分ご存じのことと存じます。

今回私は、薬膳からの免疫力アップ、アンチエイジングに役立つ食生活を提案をさせていただきました。

私は1942年、第二次世界大戦の中で生まれ、戦後の食糧不足の時代に幼少期を過ごしました。

その頃の子供達は栄養不良のために、青い洟を垂らし、疫痢（幼児の赤痢）やはしかで死んでしまう子供もいました。

肺結核は不治の病といわれ、治す手段は栄養と休養だけ、また血管がもろくなって、脳出血でなくなる方も多かったのです。

1960年以降になると、肉や魚などのたんぱく質の摂取が増え、子供たちの身長が伸び、平均寿命は一気に延びてきました。

生きるために食べるという時代を経て、現在は食を楽しむ時代になっています。

しかし、現状はまた新しい問題が起きています。厚生労働省の指針では、若い女性のやせすぎと老人の低栄養によるフレイルの対策が新しい目標に加わっています。

また新型コロナの問題が起きてからは、今まで以上に、糖尿病などの生活習慣病の改善も重要になっています。

本書での私からの食生活のご提案は本格的な薬膳料理の作り方ではなく、毎日簡単にちょい足ししていただくという、ゆるゆるの薬膳もどきです。

店頭での経験や、私自身の体質改善の経験を含めて理論をまとめていますので、薬膳の大家の先生にはお叱りを受けるかもしれませんが、より多くの方に分かりやすいように工夫してまとめてみました。

薬膳は漢方の基礎理論をもとに考えられた食事方法です。

少しわかりにくい説明もあるかとは存じますが、春夏秋冬に必要な薬膳のルールを紹介いたしました。

皆様がよくご存じの栄養学に、薬膳の知識をプラスすれば、さらに健康的な食生活が実現できるのではないでしょうか。

新型コロナとの戦いを経て、健康に不安を感じやすくなる時代が続いています。免疫力アップに、アンチエイジングに、この本がお役に立てれば幸いです。

現在は私の子供達が薬局を引き継ぎ、皆様のご相談にあずかり、日々勉強を続けております。

最後に、企画を考えてくださった出版プロデューサーの樺木宏先生、また企画を採用し、このような素敵な本に仕上げてくださった自由国民社の竹内尚志編集局長に心より感謝申し上げます。

薬剤師・国際中医師　川手鮎子

基本食材・料理名さくいん

著者プロフィール

川手 鮎子（かわて あゆこ）

漢方薬局を45年経営、西洋医学の薬剤師の資格ももつ中医学のエキスパート

・薬剤師
・国際中医師（世界中医薬学会連合会認定）
・生活習慣病指導士（日本ホリスティック医学協会認定）

昭和17年生まれ。実践女子学園中学校高等学校・東京理科大学薬学部卒業後、製薬会社開発部に勤務。昭和48年エーケー有馬薬局を開設し、その後45年間漢方相談等に従事。国際中医師の資格も取得し、ホリスティック医学協会に所属して呼吸法やアロマ、カウンセリングなど、多くの代替療法も学んだ経験をふまえ、和洋両面から心身の不調を解消する。地域への貢献も長く、主な受賞歴に、神奈川県保険功労賞受賞、川崎市保険功労賞受賞、学校薬剤師30年勤務表彰等がある。

著書『食事と呼吸で40代からの女性の不調は楽になる』（彩図社）、『心も体もととのう 漢方の暮らし３６５日』（自由国民社）

Special Thanks to

企画協力　樺木 宏（株式会社プレスコンサルティング）

イラストレーション　ｒ2（下川 恵・片山 明子）

心《こころ》も体《からだ》ももっと、ととのう
薬膳《やくぜん》の食卓《しょくたく》３６５日《さんびゃくろくじゅうごにち》

二〇二三年（令和五年）十一月十二日　初版第一刷発行
二〇二四年（令和六年）二月二十四日　初版第五刷発行

著　者　川手鮎子
発行者　石井悟
発行所　株式会社自由国民社
　　　　東京都豊島区高田三—一〇—一一　〒一七一—〇〇三三
　　　　電話〇三—六二三三—〇七八一（代表）
造　本　ＪＫ
印刷所　大日本印刷株式会社
製本所　加藤製本株式会社